W0253549

In die Sammlung von „Monographien aus dem Gesamtgebiete der Neurologie und Psychiatrie" sollen Arbeiten aufgenommen werden, die Einzelgegenstände aus dem Gesamtgebiete der Neurologie und Psychiatrie in monographischer Weise behandeln. Jede Arbeit bildet ein in sich abgeschlossenes Ganzes.

Das Bedürfnis ergab sich einerseits aus der Tatsache, daß die Redaktion der „Zeitschrift für die gesamte Neurologie und Psychiatrie" wiederholt genötigt war, Arbeiten zurückzuweisen nur aus dem Grunde, weil sie nach Umfang oder Art der Darstellung nicht mehr in den Rahmen einer Zeitschrift paßten. Wenn diese Arbeiten der Zeitschrift überhaupt angeboten wurden, so beweist der Umstand andererseits, daß für viele Autoren ein Bedürfnis vorliegt, solche Monographien nicht ganz isoliert erscheinen zu lassen. Es stimmt das mit der buchhändlerischen Erfahrung, daß die Verbreitung von Monographien durch die Aufnahme in eine Sammlung eine größere wird.

Die Sammlung wird den Abonnenten der *„Zeitschrift für die gesamte Neurologie und Psychiatrie"* und des *„Zentralblatt für die gesamte Neurologie und Psychiatrie"* zu einem Vorzugspreise geliefert.

Angebote und Manuskriptsendungen sind an einen der Herausgeber, Professor Dr. O. FOERSTER, Breslau und Professor Dr. K. WILMANNS, Heidelberg, erbeten.

MONOGRAPHIEN AUS DEM GESAMTGEBIETE DER NEUROLOGIE UND PSYCHIATRIE

HERAUSGEGEBEN VON

O. FOERSTER-BRESLAU UND K. WILMANNS-HEIDELBERG

HEFT 59

DAS STEHEN

STATISCHE REAKTIONEN GLEICHGEWICHTSREAKTIONEN UND MUSKELTONUS UNTER BESONDERER BERÜCKSICHTIGUNG IHRES VERHALTENS BEI KLEINHIRNLOSEN TIEREN

VON

DR. G. G. J. RADEMAKER

PROFESSOR AN DER REICHSUNIVERSITÄT LEIDEN

MIT 296 ABBILDUNGEN

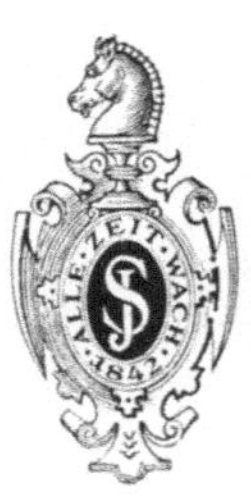

SPRINGER-VERLAG BERLIN HEIDELBERG GMBH

1931

ISBN 978-3-662-34211-4 ISBN 978-3-662-34482-8 (eBook)
DOI 10.1007/978-3-662-34482-8

DEM ANDENKEN

MEINES GROSSEN LEHRERS

RUDOLF MAGNUS

Inhaltsverzeichnis.

Einleitung.

Wenn man das Skelet eines Menschen aufrecht auf den Boden stellt, klappt es in sich zusammen; das gleiche geschieht, wenn man die Leiche eines Menschen, die noch nicht totenstarr ist, aufzustellen versucht. Knochen, Gelenke, Bänder und Muskeln sind nicht imstande, die aufrechte Stellung des Körpers zu gewährleisten. Hierzu ist ein gewisser Spannungszustand der Muskulatur notwendig, der vom Zentralnervensystem reguliert wird; jedoch genügt die Verbindung der Muskeln mit dem Rückenmark allein nicht. Trennt man das Rückenmark vom Gehirn, so verlieren Säugetiere das Vermögen zu stehen. Auch nach Läsionen des Mittel- und Kleinhirns ist das Stehvermögen mehr oder weniger gestört.

Die im vorliegenden Buche mitgeteilten Untersuchungen beschäftigen sich mit folgenden Fragen:

1. Wie kommt das Stehen zustande, und welche Reaktionen beteiligen sich am normalen Stehen?

2. Welche Teile des Zentralnervensystems müssen vorhanden sein, damit diese Reaktionen entstehen?

3. Was geschieht, wenn eine oder mehrere dieser Reaktionen gestört sind?

Folgende Tiere gelangten zur Untersuchung, abgesehen von einer Anzahl intakter sowie decerebrierter Hunde[1] und Katzen.

8 kleinhirnlose Hunde.

Erik,	Kleinhirnexstirpation:	9. Oktober 1924,	lebt noch,	lebt	also	72	Monate
Piccolino,	„	24. Dezember 1924,	† 7. Januar 1929,	lebte	„	49	„
Caesar,	„	3. Februar 1925,	† 15. März 1927,	„	„	25	„
Moor,	„	5. Januar 1926,	lebt noch,	lebt	„	57	„
Pim,	„	27. Februar 1926,	† 26. Oktober 1926,	lebte	„	8	„
Wolf,	„	26. April 1926,	lebt noch	lebt	„	54	„
Tommy,	„	1. Mai 1926,	† 8. September 1926,	lebte	„	4	„
Susanne,	„	7. Mai 1926,	† 23. Januar 1927,	„	„	8	„

6 kleinhirnlose Katzen.

Fridel,	Kleinhirnexstirpation:	27. Oktober 1924,	† 27. April 1925,	lebte	also	6	Monate
Carolus,	„	19. November 1924,	lebt noch,	lebt	„	70	„
Pierrette,	„	27. Februar 1925,	† 1. Juni 1928,	lebte	„	39	„
Nikker,	„	8. Dezember 1926,	† 24. August 1927,	„	„	8	„
Esperance,	„	siehe unten.					
Peggy,	„	„ „					

[1] Bisher sind in der Literatur Exstirpationen des Großhirns vor den Thalami optici und SHERRINGTONscher Querschnitt durch den Hirnstamm zwischen vorderen und hinteren Vierhügeln des Mittelhirns mit Enthirnung bezeichnet worden. Dies hat oft zu Mißverständnissen geführt. Im folgenden verstehe ich unter decerebriertem Tier ein Tier, bei dem das Mittelhirn quer durchtrennt und vom Hirnstamm außer dem Pons nur ein caudaler Rest des Mittelhirns stehen geblieben ist. Ein Tier, bei dem das Großhirn vor dem Thalami optici entfernt, bezeichne ich als großhirnloses oder Thalamustier.

1 kleinhirnloser Affe.

Corrie, Kleinhirnexstirpation: 13. Januar 1926, † 20. April 1927, lebte also 15 Monate.

4 halbseitig kleinhirnlose Hunde.

Mops,	halbs. Kleinhirnexstirpation:	11. Februar 1926,	† 8. Sept. 1926,	lebte also	7 Monate
Peter,	„ „	4. Februar 1926,	† 12. April 1927,	„ „	14 „
Fox,	„ „	16. Februar 1927,	lebt noch	lebt „	43 „
Tip,	„ „	9. Nov. 1927,	„ „	„ „	35 „

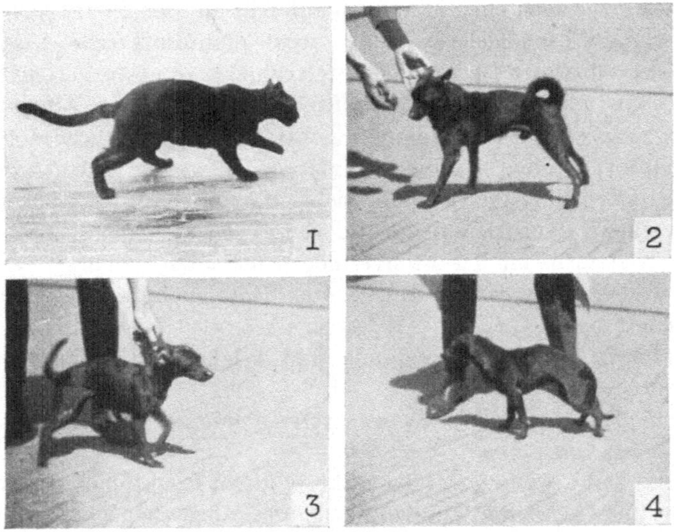

Abb. 1. 1. Katze Pierrette, photographiert am 13. Mai 1926. 2. Hund Erik, photographiert am 10. Juni 1925. 3. u. 4. Hund Piccolino, photographiert 10. Juni 1925.

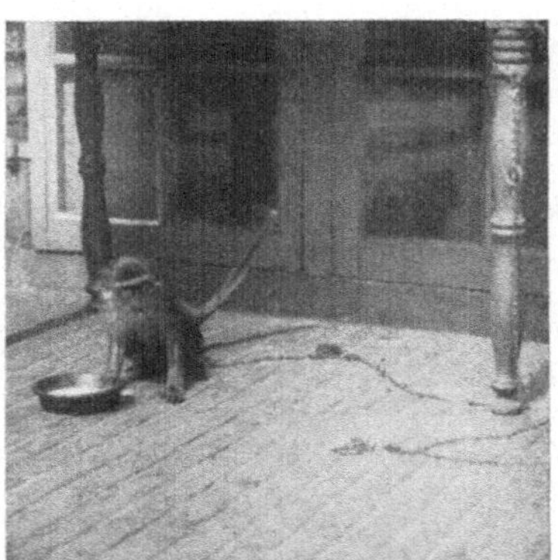

Abb. 2. Kleinhirnloser Affe Corrie. Kleinhirnexstirpation am 13. Januar 1926. Photographiert 22. Mai 1926.

1 halbseitig kleinhirnlose Katze.

Josephine, halbseitige Kleinhirnexstirpation: 3. Juni 1924, † 12. Mai 1930, lebte also 76 Monate.

2 Hunde und 1 Katze, bei denen außer dem Kleinhirn die rechte Großhirnhälfte entfernt war.

Hund Vici, Kleinhirn- u. halbseitige Großhirnexstirpation: 7. April 1925, † 19. Okt. 1926, hat also 18 Monate gelebt.

Hund Däumling siehe unten.

Katze Esperance, Kleinhirn- u. halbs. Großhirnexstirpation: 27. März 1925, † 19. Okt. 1925, hat also $6^1/_2$ Monate gelebt.

2 Hunde, bei denen außer dem Kleinhirn das Großhirn exstirpiert war.

Hund Däumling:

Kleinhirnexstirpation	30. Dez. 1925
Exstirpation r. Großhirnhälfte	20. Feb. 1926
„ l. „	13. Mai 1926
	† 10. Juni 1926

Hund Robbie:

Exstirpation l. Großhirnhälfte	9. Dez. 1926
„ r. „	29. Dez. 1926
Kleinhirnexstirpation	7. Feb. 1927
	† 17. März 1927

5 großhirnlose Hunde.

Hund Däumling siehe oben.

Hund Miesel:
Exstirpation l. Großhirnhälfte 18. Dez. 1926
„ r. „ 7. Jan. 1927
† 19. März 1927

Hund Vos:
Exstirpation l. Großhirnhälfte 28. Jan. 1927
„ r. „ 21. Feb. 1927
† 8. Nov. 1927, war also 8 Monate großhirnlos.

Hund Robbie siehe oben.

Hund Bob:
Exstirpation l. Großhirnhälfte 9. Feb. 1927
„ r. „ 4. März 1927
† 28. „ 1927

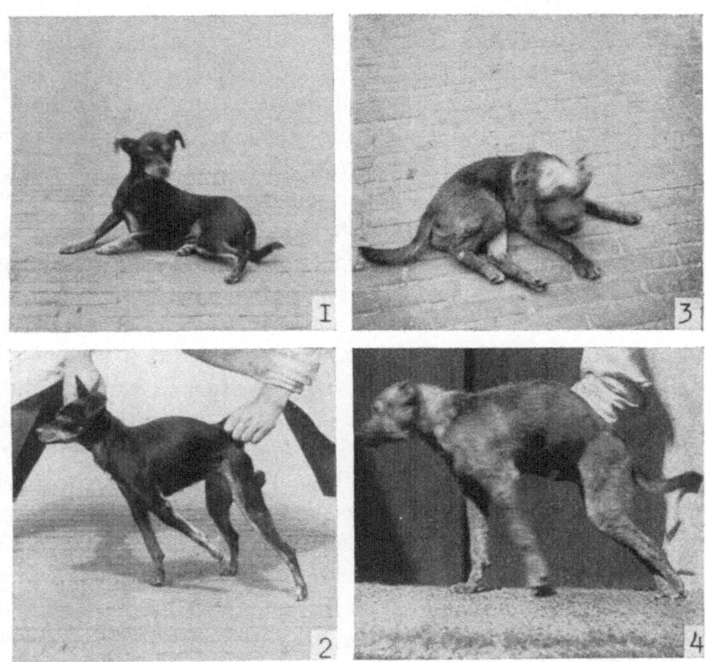

Abb. 3. Hunde Vici und Däumling (kleinhirnlos, rechtsseitig großhirnlos). 1 u. 3. Die beiden Hunde in ihrer üblichen Haltung, in der sie lagen oder herumkrochen. Bisweilen stellten sie sich auf alle Vieren, machten einige Schritte, wobei der Hinterkörper bald auf die linke, bald auf die rechte Seite fiel. Hund Vici brachte den Hinterkörper stets in rechte (1), Hund Däumling stets in linke (3) Seitenlage. 2 u. 4. Beide Hunde passiv auf ihre Pfoten gestellt.

1 Katze, bei der außer dem Kleinhirn beide Labyrinthe exstirpiert waren.

Katze Peggy: beiderseitige Labyrinthexstirpation 17. Mai 1926 (DE KLEYN)
Kleinhirnexstirpation 8. Juni 1926
† 13. Aug. 1926.

1 Hund, bei dem außer den Labyrinthen die linke Großhirnhälfte exstirpiert war.

Hund Jenny: beiderseitige Labyrinthexstirpation 17. Februar 1927
Exstirpation der linken Großhirnhälfte 2. März 1927
† 8. Februar 1930.

Zu diesem Material kommen eine Anzahl Tiere, Hunde und Katzen, bei denen entweder nur eine Großhirnhälfte exstirpiert, oder das Rückenmark durchtrennt, oder eine beiderseitige Labyrinthexstirpation ausgeführt (DE KLEYN) war, ferner Tiere, bei denen die zu einer oder zu beiden Hinterpfoten gehörigen hinteren Wurzeln des Rückenmarkes durchschnitten, oder die vier Pfoten infolge Durchtrennung der Hautnerven anästhetisch gemacht worden waren.

Schließlich wurden noch Tiere nach partieller Kleinhirnexstirpation bzw. -läsion untersucht; Medianspaltung des Kleinhirns, Vermisexstirpation, Durchtrennung der Kleinhirnstiele usw.

I. Allgemeines über Stehen und statische Reaktionen.

In den älteren Lehrbüchern der Physiologie wird bereits ausführlich die Frage erörtert, durch welche Mechanismen der Mensch imstande ist, in aufrechter Haltung zu stehen, ohne daß dabei die unteren Extremitäten unter dem Gewichte des Rumpfes einknicken. Man bestimmte auf das genaueste den Verlauf der Schwerpunktslinien der verschiedenen Körperteile und die Stellung der Gelenke beim Stehen. Für die Stützfunktion der Beine wurden Knochenbau, Gelenke und Bänder verantwortlich gemacht, während den Muskeln nur für die Bewegung, nicht aber für das Stehen eine Bedeutung zugeschrieben wurde und zwar deshalb, weil sie beim Stehen eine nur geringe Ermüdbarkeit aufweisen, was mit einer aktiven Muskeltätigkeit unvereinbar schien.

Im Jahre 1867 erkannte Duchenne (58, 59) als erster, daß bei den verschiedenen Stehstellungen die Fixation der Knochen durch die Bänder unmöglich ausreichen kann, daß vielmehr eine andauernde Muskelwirkung zum Stehen notwendig ist. Er machte darauf aufmerksam, daß sich in Stehstellung befindliche Muskeln hart und gespannt anfühlen, und daß sich u. a. sowohl Streck- wie Beugemuskeln der Beine an der Fixation beteiligen. Er wies ferner darauf hin, daß das Stehen bei Atrophie der Muskulatur sehr beeinträchtigt sein kann. Im Jahre 1896 fand Sherrington (273) weiter, daß die Muskelreflexe, insbesondere die Reflexe, deren Erregung von den Muskeln selbst ihren Ursprung nimmt (proprioceptive Reize), auf das Stehen einen Einfluß ausüben. Er sah bei Tieren nach querer Durchtrennung des Mesencephalons zwischen vorderen und hinteren Vierhügeln eine Streckstarre (Enthirnungsstarre) auftreten. Die Tiere können, passiv auf ihre Pfoten gestellt, „stehen", d. h. die gestreckten starren Pfoten waren imstande, den Körper zu tragen. Nach Durchschneidung der zu den Pfoten gehörenden spinalen hinteren Wurzeln verschwindet die Starre sofort. Sherrington sprach von einem reflektorischen Stehen der decerebrierten Tiere („reflexstanding"); die starren Pfoten besitzen durch den Einfluß der „standing reflexes" statischen Tonus.

Bereits früher hatten Magendie (187), Longet (176), Schiff (268), Vulpian (315), Christiani (40), Munk (214) und besonders Goltz (107; 1892) gezeigt, daß auch großhirnlose Tiere (Thalamustiere) stehen können. Im Gegensatz zum Stehen der decerebrierten Tiere handelt es sich hier wohl um ein reflektorisches Stehen mit *anscheinend normaler Muskeltonusverteilung*. Mehrere Forscher messen dem Kleinhirn eine sehr wesentliche Rolle für das Stehen bei. Edinger hielt das Kleinhirn für das Organ des „Statotonus".

Luciani (181) beobachtete bei kleinhirnlosen Tieren Astasie, d. h. die Tiere vermögen infolge unvollständiger Summation der zu den Muskeln führenden Einzelimpulse nicht *ruhig* zu stehen. von Bechterew (18) verlegt in das Kleinhirn das Zentralorgan der statischen Koordination und versteht unter Astasie nach Kleinhirnexstirpation „ein Gestörtsein der Harmonie der einzelnen Bewegungen und Muskelspannungen mit der Lage des Körpers".

„Unter statischer Koordination" sagt v. BECHTEREW, „ist jener zusammengesetzte Reflexmechanismus zu verstehen, der ein regelrechtes Handinhandgehen der Muskeltätigkeit mit der Lage des Körpers im Sinne vollkommener Stabilität desselben unter allen vorkommenden Verhältnissen gewährleistet. Ihre wesentlichste Vorbedingung besteht darin, daß in jedem gegebenen Moment der Wirkung des Körperschwerpunktes eine Kraft entgegenwirke, die die natürliche Entfaltung der Wirkung der Körperschwere, bzw. die Neigung nach vorn zu fallen, hintanhalte. Nehmen wir den Fall an, ein vierfüßiges Tier befindet sich in stehender Lage. Dabei fällt die senkrechte Schwerlinie seines Körpers irgendwo im Bereiche des von seinen Extremitäten gebildeten Vierecks. Als Mittel der Gleichgewichtserhaltung des Körpers erscheinen in diesem Fall die Knochen und die Gelenke mit ihren Muskeln, die die Extremitäten in einer bestimmten Lage erhalten. Die von den gespannten Muskeln der einen Seite entwickelten Kräfte müssen den von den Muskeln der anderen Seite entwickelten Spannkräften die Wagschale halten, und ebenso muß die Muskelspannung in den Vorderbeinen der in den Hinterbeinen entsprechen. Sonst würde das Körpergleichgewicht gestört und das Tier müßte nach der Richtung der schwächeren Seiten fallen... Falls ein Tier mit allen vier Beinen auf einer beweglichen Ebene steht, so ruft jede Neigung der Ebene nach rechts unter Verlagerung des Körperschwerpunktes nach derselben Seite eine starke Anspannung der Muskeln der rechten Extremitäten, besonders der Abductoren hervor, während die Abductoren der linksseitigen Extremitäten erschlaffen, und sich nur die Adductoren gleichzeitig mit den rechtsseitigen Extremitätenabductoren kontrahieren. Wird die Unterstützungsfläche vorwärts geneigt, dann erfolgt wegen der Verlagerung des Körperschwerpunktes nach vorn eine starke Anspannung der Vorderbeinmuskulatur, insbesondere der Extensoren, während die Extensoren der Hinterbeine erschlaffen und die Flexoren dieser Extremitäten in Aktion treten, so daß das Tier sich schließlich auf den Hinterteil seines Körpers niederläßt. Genau entgegengesetzte Bewegungen erfolgen, falls man die Unterstützungsfläche nach hinten neigt. Die Extensoren der Hinterbeine spannen sich, während die Extensoren der Vorderbeine erschlaffen... Stellen wir uns vor ein Tier, das sich in stehender Haltung befindet, erhebe eines seiner Vorderbeine, z. B. das rechte, vom Boden. Infolge dieser Bewegung wird der Schwerpunkt des Körpers nach vorne und nach rechts verlegt und um den Körper im Gleichgewichtszustand zu erhalten, müssen die Muskeln der übrigen drei Beine nicht nur die Last des ganzen Rumpfes übernehmen, die sich bisher auf alle vier Extremitäten verteilte, sondern außerdem den Rumpf so dislozieren, daß sein Schwerpunkt innerhalb der Grenzen eines Dreieckes fällt, das von den drei auf den Boden gestützten Beinen gebildet wird. Zu diesem Zweck erfolgt eine Neigung des Rumpfes nach hinten und nach der der erhobenen Extremität entgegengesetzten Seite."

Diese Reaktionen werden, nach v. BECHTEREW, durch das Kleinhirn reguliert. Nach Entfernung des Kleinhirns sind sie verändert; die Harmonie der einzelnen Bewegungen mit der Lage des Körpers wird gestört, die Tiere zeigen „Astasie". Diese reflektorisch-statische Koordination setzt nach v. BECHTEREW ein besonderes statisches Gefühl voraus, das eine genaue Bestimmung der Lage des Körpers und des Kopfes in ihrer Beziehung zur Vertikalebene ermöglicht. Das Kleinhirn ist das Zentralorgan dieser statischen Perception; die Hautmuskelorgane, die Labyrinthbogen und ein Teil des dritten Ventrikels sind die peripheren Perceptionsorgane. Die Bedeutung dieser Perceptionsorgane wird, nach v. BECHTEREW durch folgende Beobachtungen bewiesen:

1. „Frösche und Tauben, denen man die Haut von den Pfoten abgetrennt hat, haben in erheblichem Grade das Vermögen der Erhaltung des Körpergleichgewichts und der Erfüllung der statischen Koordination verloren. Werden die Fußsohlen eines vollkommen gesunden Menschen künstlich anästhetisch gemacht, so vermag er sich nicht mehr ganz fest auf den Beinen zu halten und zeigt deutliches Hin- und Herschwanken (VIERORDT)." Auch nach Durchschneidung der hinteren Rückenmarkswurzeln werden Körpergleichgewicht und statische Koordination sofort gestört.

2. „Nach Ausschaltung des Kleinhirns erweisen sich alle Momente, die sonst auf die Labyrinthbogen wirksam sind, als wirkungslos, d. h. sie rufen nicht mehr die gewöhnlichen Folgeerscheinungen hervor, während Läsionen des Kleinhirns auch nach vollzogener Vernichtung der Labyrinthbogen noch wirksam sind." Ebenso haben Läsionen bestimmter Kleinhirnteile fast dieselben Erscheinungen zur Folge wie die Durchschneidung eines Bogenganges.

3. Infolge Schädigung des dritten Gehirnventrikels kommt es zu Erscheinungen, die „*im höchsten Grade mit Zuständen nach Labyrinthbogenaffektionen übereinstimmen*". Dadurch muß nach v. BECHTEREW der tiefe Teil des dritten Ventrikels ein besonderes Organ der statischen Koordination darstellen, ähnlich wie die Bogengänge.

Von diesen drei Receptionsorganen sollen Impulse zum Kleinhirn und zur Rinde des Vorderhirns gehen. Gegen diese sehr interessante Theorie v. BECHTEREWS ist einzuwenden: daß nach Exstirpation des Kleinhirns 1. die Labyrinthreaktionen nicht fehlen (siehe S. 317), und 2., daß die statischen Reaktionen auch *nicht* erloschen sind, wie wir später sehen werden.

Über das „Stehen" und die „standing reflexes" der decerebrierten Tiere sind von SHERRINGTON sowie seinen Mitarbeitern und anderen Forschern zahlreiche Untersuchungen angestellt worden. Dagegen fehlt bis zum heutigen Tage eine exakte Untersuchung über die Reflexe, die einem normalen Tier das Stehen ermöglichen, und über das Verhalten der statischen Reaktionen bei groß- und kleinhirnlosen Tieren. Diese Lücke sollen die Ergebnisse folgender Untersuchungen ausfüllen.

Als statische Reaktionen werden diejenigen reflektorischen Vorgänge bezeichnet, die eine aktive Körperstellung bedingen und durch eine bestimmte Lage des Körpers oder einzelner Körperteile ausgelöst werden.

Beim Studium der Körperstellung unterscheidet man zweckmäßigerweise das Verhalten des Körpers in Ruhe und bei Bewegung. Die durch eine Lage oder Stellung ausgelösten Reflexe bezeichnet man als statische, die durch aktive sowie passive Bewegungen ausgelösten als statokinetische Reflexe. Beide Gruppen sind nicht scharf voneinander zu trennen. Häufig ist z. B. eine Reaktion im Anfang statokinetisch, und geht später in eine statische über. Aus praktischen Gründen unterscheidet man zwischen passiven und aktiven Körperstellungen. Wenn ein Hund faul, d. h. vollkommen muskelschlaff in Seitenlage vor dem geheizten Ofen liegt, zeigt er eine passive, beim Stehen dagegen eine aktive Haltung. Die Reflexe, welche eine aktive Körperstellung bedingen, werden positiv statische oder kurz statische Reaktionen genannt, während die Vorgänge, die nach Aufhebung der aktiven eine passive Körperstellung im Gefolge haben als negativ statische Reaktionen bezeichnet werden.

Es werden also nicht zu den (pos.) statischen Reflexen gerechnet: 1. Reflexe, die passive Stellungen und Lagen hervorrufen, 2. Reflexe, die nicht zu einer Körperstellung führen, 3. Reflexe, die durch Bewegung ausgelöst werden.

Von den zahllosen statischen Reaktionen werden eine Anzahl mit bestimmter Funktion zu einer Untergruppe zusammengefaßt.

Als *Haltungsreflexe* werden diejenigen statischen Reflexe bezeichnet, welche durch das Auslösen einer bestimmten Spannungsverteilung der Muskulatur die Lage der einzelnen Körperteile zueinander und die dazu erforderliche Fixierung in den Gelenken beherrschen. Zu dieser Gruppe gehören u. a.: die tonischen Hals- und Labyrinthreflexe von MAGNUS und DE KLEYN, die Stütz-, Magnet- und Schunkelreaktionen, und andere im folgenden näher zu besprechende Reaktionen, die sich alle am Zustandekommen des normalen Stehens beteiligen.

Als *Stellreflexe* hat MAGNUS eine Anzahl von Reflexen bezeichnet, die die Stellung des Körpers zur Umgebung bedingen.

Unter *Stehbereitschaft* versteht man eine Anzahl von Reflexen, die die Endglieder der Extremitäten in die zum Stehen erforderliche Stellung bringen und erhalten.

Es ist schwierig zu entscheiden, zu welchen Reflexen die *Enthirnungsstarre* zu rechnen ist. Beim decerebrierten Tier sind die großen proximalen Extremitätengelenke durch die gespannten Muskeln in Streckstellung fixiert. SHERRINGTON nennt deshalb die Enthirnungsstarre einen ,,posture reflex". Sicher ist wohl, daß die Enthirnungsstarre einen Komplex von Haltungsreflexen darstellt; aber sind diese Haltungsreflexe statisch bzw. sind sie Reflexe der Lage? Wodurch die Erregungen, welche die Starre hervorrufen, ausgelöst werden, ist bisher nicht genau bekannt.

Bekanntlich kommt die Starre durch Fortfall von Erregungen zustande, die normalerweise über das Mittelhirn gehen, sie ist daher nach SHERRINGTON (276) ein ,,release phenomenon". Die Enthirnungsstarre stellt aber nicht nur eine Ausfallserscheinung dar, sondern sie ist auch eine positive Erscheinung. Das Auftreten und Andauern der Enthirnungsstarre beweist doch, daß bestimmte Reize, bestimmte Zentren, bestimmte reflektorische Mechanismen, welche den Muskeltonus beeinflussen, in Tätigkeit sind.

Die Enthirnungsstarre ist keine statokinetische Reaktion; sie ist auch vorhanden, wenn das Tier ruhig liegt. Ist sie aber wohl eine statische Reaktion, wird sie durch die Lage hervorgerufen? Bekanntlich zeigt die Starre sich in jeder Lage, in Bauch-, Seiten- und Rückenlage, sowohl in der Luft wie auf einer Unterlage. Sie ist also nicht an eine bestimmte Lage gebunden. Wohl aber kann ihre Intensität durch Lagewechsel geändert werden.

In Rückenlage ist sie, unter dem Einfluß der tonischen Labyrinthreflexe, meist besonders ausgeprägt (MAGNUS und DE KLEYN), aber sie fehlt auch nicht in Bauchlage, der Minimumstellung der tonischen Labyrinthreflexe. Ebenso ist sie deutlich vorhanden, wenn nach doppelseitiger Labyrinthexstirpation (MAGNUS und DE KLEYN, 146), oder nach Durchtrennung der Nervi octavi (SHERRINGTON), die Labyrinthreflexe völlig fehlen.

Auch die Stellung des Kopfes zum Rumpf (tonische Halsreflexe von MAGNUS und DE KLEYN) beeinflußt die Starre. Bei ventralwärts gebeugtem Kopf ist die Starre der Vorderpfoten beim Hunde und bei der Katze geringer als bei dorsalwärts gehobenem Kopf, jedoch nicht verschwunden. Die Starre der Hinterpfoten ist bei dorsalwärts gehobenem Kopf am geringsten, fehlt aber manchmal keineswegs völlig. Sie bleibt meistens sogar noch bestehen, wenn der Kopf zugleich in der Minimumstellung der tonischen Labyrinth- und tonischen Halsreflexe gehalten wird (Abb. 4). Ebenso tritt sie auch bei Tieren auf, die decerebriert wurden, nachdem ihnen einige Wochen vorher beide Labyrinthe exstirpiert und, zur Aufhebung der tonischen Halsreflexe, die hinteren Wurzeln C 1, C 2, C 3 durchtrennt worden (MAGNUS und STORM VAN LEEUWEN, 190).

SHERRINGTON (278) sah, daß nach Durchtrennung der zu einer Pfote gehörenden hinteren Wurzeln des Rückenmarkes die Starre dieser Pfote verschwindet. Dadurch wurde bewiesen, daß propriozeptive Erregungen von den Muskeln der betreffenden Extremität für das Aufrechterhalten der Starre von großer Wichtigkeit sind.

Nach LIDDELL und SHERRINGTON (173) werden die proprioceptiven Erregungen dadurch ausgelöst, daß die Muskeln infolge der Belastung gedehnt werden, und sich dadurch reflektorisch anspannen (myotatic reflexes). Diese Erregungen können aber nicht die Starre der Pfoten in Seitenlage verursachen, in der ja keine

Belastung, bzw. Dehnung der Muskeln stattfindet. Ferner beobachteten MAGNUS u. LILJESTRAND (175), daß nach der Decerebrierung eine deutliche Strecktonuszunahme an den Hinterpfoten auftritt, auch wenn die zu diesen Pfoten gehörenden hinteren Wurzeln des Rückenmarkes einige Wochen vorher durchschnitten worden sind. Die Starre der Hinterpfoten kommt also nicht ausschließlich durch Reize, die von den Pfoten selbst ausgehen, zustande, obwohl sie verschwindet, wenn die hinteren Wurzeln im Anschluß an die Decerebration durchtrennt werden.

LEIRI (158) berichtet, daß decerebrierte Katzen, bei denen die Labyrinthe exstirpiert und außerdem die Nervi prigemini durchschnitten sind, sogar noch unter Wasser deutliche Starre zeigen.

Die Ausschaltung der verschiedenen Reize, die normalerweise Reflexe der Lage auslösen, und von den Labyrinthen, dem Hals und den Extremitäten ausgehen, ist also nicht imstande die Starre völlig aufzuheben, sie aber wohl herabzusetzen. Es ist somit wahrscheinlich, daß die Starre durch Zusammenwirkung

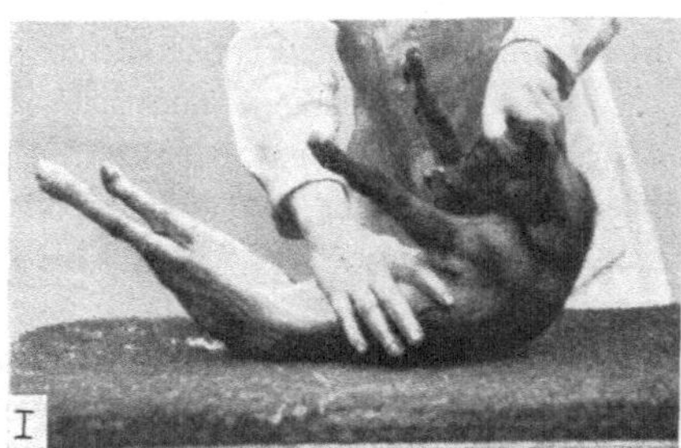

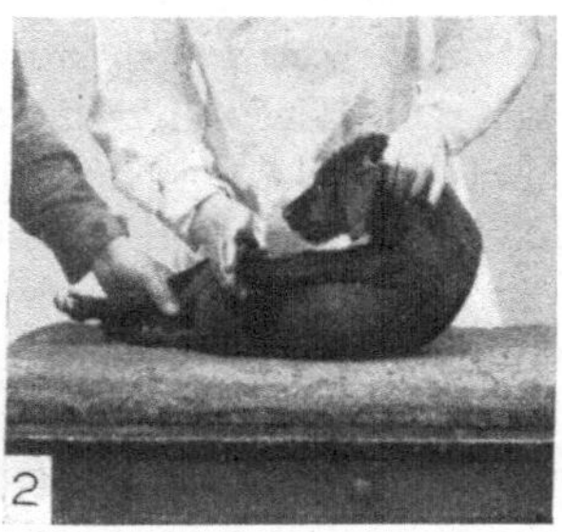

Abb. 4. Zwei decerebrierte Hunde in Rückenlage auf einer Unterlage, Kopf ventralwärts gebeugt, so daß die Mundspalte unterhalb der Horizontalen einen Winkel von 35—45 Grad mit dieser bildet. Der Kopf ist also in der Minimumstellung der tonischen Labyrinth- und Halsreflexe auf die Vorderpfoten. Deutliche Starre der Vorderpfoten, die emporgestreckt in die Luft gehalten werden (1) und gegen passive Beugung durch Druck auf die Sohlen deutlichen Widerstand bieten (2).

zahlreicher Reflexe der Lage ausgelöst wird und deshalb unter die statischen Haltungsreflexe eingereiht werden muß. Wie sich aber bei Erstickung eines decerebrierten Tieres zeigt, können auch andere, innere Reize an der Starre beteiligt sein.

Eine besondere Stellung nehmen die *Gleichgewichtsreaktionen ein, die die Schwerpunktslinie des Körpers innerhalb der Stützfläche aufrecht halten oder in diese zurückführen.* Sowohl statische wie statokinetische, z. B. durch eine Fallbewegung ausgelöste Reaktionen können als Gleichgewichtsreaktionen funktionieren. Von den statischen Reaktionen können, wie wir später sehen werden, u. a. die Stellreflexe und bestimmte Haltungsreflexe unter Umständen Gleichgewichtsreaktionen darstellen.

Wenn man einen in Seitenlage liegenden schlafenden Hund aufweckt, sieht man:

I. daß das Tier unter dem Einfluß der verschiedenen Stellreflexe die Brust-Bauchlage einnimmt (siehe: R. MAGNUS, Körperstellung);

II. daß darauf das Tier die Pfoten in die zum Stehen erforderliche Stellung auf den Boden setzt, die Pfoten streckt, und sich in stehender Haltung aufrichtet.

Wird jetzt die Unterlage schief gestellt, oder der Rücken mit einem Sandsack belastet, so sieht man:

III. daß sich die Pfoten den statischen Verhältnissen bzw. der Zunahme der Belastung anpassen.

In den folgenden Kapiteln werden besonders die statischen Reaktionen besprochen, die die Stehstellung bedingen (II), und diese Stellung den statischen Verhältnissen bzw. einer Belastungszunahme anpassen (III).

II. Die Störungen der Stehfunktion nach Querdurchtrennung des Rückenmarkes.

Nach querer Durchtrennung des Rückenmarkes in Höhe des mittleren Dorsalmarkes treten bei Hunden nach Abklingen der Shockerscheinungen eine Anzahl von Reflexen, wie u. a. der gleichseitige Beugereflex und gekreuzte Streckreflex, wieder auf (GOLTZ u. FREUSBERG 106, SHERRINGTON 276). Beklopfen der Patellarsehne lößt dann wieder den Patellarreflex, oft sogar *Patellarklonus* und gekreuzte Reaktion aus. Ebenso läßt sich *ein deutlicher Muskeltonus* wieder nachweisen. Die Muskeln fühlen sich nicht mehr schlaff an und reagieren auf Beklopfen und andere mechanische Reize. Je nach den Umständen zeigen bald die Beuge- bald die Streckmuskeln einen Tonus[1]. Wenn z. B. die Tiere in Hängelage, Kopf oben, gehalten werden, so sind die Hinterpfoten meistens gestreckt, und bei passiven Beugeversuchen ist dann ein deutlicher Widerstand, ein deutlicher Strecktonus zu fühlen. In Rückenlage dagegen halten die Tiere die Hinterpfoten gebeugt, und passive Streckung stößt dann fast stets auf deutlichen Widerstand. Schon BRONDGEEST (32) beobachtete, daß sich die Hinterpfotenmuskeln nach Durchtrennung des Rückenmarkes in einem gewissen mittleren, reflektorisch bedingten Spannungszustand befinden, der nach Durchschneidung der zu den Pfoten gehörenden spinalen hinteren Wurzeln verschwand. SHERRINGTON (278) macht auf Grund von übereinstimmenden Befunden auch in erster Linie proprioceptive Erregungen, welche von den betreffenden Muskeln selber ausgehen, verantwortlich. Jedoch wirken auch eine Reihe anderer sensibler Reize auf die, den Muskeltonus fördernden Rückenmarkszentren ein. Eine Hündin, bei der ich das Brustmark durchtrennte, hielt die Hinterpfoten, wenn sie beim Urinieren in Normalstellung in der Luft gehalten wurde, während des Entleerens stark gebeugt angezogen, nach dem Entleeren wurden die Pfoten auf einmal kräftig gestreckt und einige Zeit in Streckstellung fixiert. Das Tier zeigte also Änderungen des Muskeltonus auf Reize, die vermutlich vom Blaseninnern ausgingen. Auch auf Bestreichen der Haut, Kneifen und zahlreiche andere Reize reagierten die Hinterpfoten bald mit Streckung und Auftreten von Strecktonus, bald mit Beugung und Fixation in Beugestellung. Nach Durchtrennung des Rückenmarkes zeigen die Muskeln nicht nur phasische oder kurzdauernde Anspannungen, sondern *die Hinterpfoten vermögen auch eine eingenommene Stellung durch tonische Anspannungen längere Zeit beizubehalten.* Auf Kneifen der Zehen wird die Pfote durch den gleichseitigen Beugereflex angezogen, die kontralaterale Pfote durch den gekreuzten Streckreflex gestreckt, und die Pfoten verharren in dieser Stellung so lange das Kneifen dauert. SHERRINGTON (279) beobachtete, wie sich am Fuß eines Hundes mit durchtrenntem Rückenmark ein Ulcus entwickelte; das Tier hielt das kranke Bein dauernd gebeugt, das gesunde wochenlang gestreckt. Nach Bepinseln des Ulcus mit Kokain hörte die Zwangshaltung prompt auf; sie war also durch eine tonische Muskelspannung bedingt.

[1] Definition des Muskeltonus: S. 348.

Die Hinterpfoten spinaler Tiere sind nicht nur imstande komplizierte Bewegungen, wie z. B. Kratzbewegungen auf Kitzeln der Bauchhaut, zu machen, *sondern diese Bewegungen werden manchmal auch mit erheblicher Kraft ausgeführt.* Beim Liegen machen die Tiere oft anfallsweise rhythmische Laufbewegungen. Hielt man den Fuß in einem solchen Anfall fest, dann machte die Hinterpfote eines Hundes, bei dem vor einigen Wochen das Rückenmark durchschnitten war, so kräftige Beuge- und Streckbewegungen, daß dadurch der Rumpf auf der Unterlage hin und her geschoben wurde.

Es gelang bei diesem Tier sogar durch exterozeptive Reize einen Strecktonus der Hinterpfote auszulösen, der ein Heben und Tragen des Hinterkörpers ermöglichte. Auf Kneifen der Zehen streckte die gekreuzte Hinterpfote sich so kräftig, daß der Hinterkörper aus Bauchlage emporgehoben wurde. Nach Aufhören des Kneifens konnte die Pfote noch ungefähr 20 Sekunden den Hinterkörper tragen (SHERRINGTON beobachtete bei spinalen Tieren eine Nachdauer des gekreuzten Streckreflexes von 10—15 Sekunden). Obwohl die Muskeln wieder Tonus haben, die Hinterpfoten mit ziemlicher Kraft Bewegungen ausführen und auch in Streckstellung beharren können, sogar auf bestimmte exterozeptive Reize imstande sind den Körper zu tragen, so kann der Hinterkörper doch nicht stehen.

PHILIPPSON (224) hat kinematographische Aufnahmen von Hunden veröffentlicht, denen er das Rückenmark im Brustteile durchtrennt hatte, und welche sowohl stehen als auch laufen und galoppieren konnten. MAGNUS, der ähnliche Erscheinungen beobachtete, stellte fest, „daß hierbei insofern eine Täuschung vorliegt, als die Hunde es nach einiger Zeit lernen, durch geeignete Haltung des Kopfes und durch starke Kontraktion ihrer Schultermuskulatur den Hinterkörper horizontal über dem Grunde schwebend zu erhalten, so daß die Füße manchmal gerade auf dem Boden aufstehen und nun gewissermaßen am Hinterkörper hängend, einfache reflektorische Laufbewegungen ausführen, so daß es aussieht, als ob die Tiere mit ihren Hinterbeinen stehen können. Zahlreiche Beobachtungen an Hunden mit durchschnittenem Rückenmark, welche teilweise jahrelang im Leben erhalten wurden, haben aber gezeigt, daß die Hinterbeine einen wirklichen statischen Tonus nicht bekommen und nicht imstande sind, das Gewicht des Hinterkörpers selbst zu tragen“.

Setzt man die Zehen der gebeugten Hinterpfoten mit den Sohlenballen auf eine Unterlage, dann tritt bei den spinalen Hunden keine Streckung der Hinterpfoten auf und der Hinterkörper wird nicht emporgehoben (Fehlen der Streckung auf Berührung und statischer Beanspruchung der Sohlen). Werden die Hinterpfoten passiv gestreckt und in eine zum Stehen erforderliche Stellung gebracht, so knicken sie, wenn der Hinterkörper sich auf sie stützt, nach kurzer Zeit ein (Fehlen der Fixation in Streckstellung auf statische Beanspruchung). Die Hinterpfoten werden nicht in einer zum Stehen geeigneten Stellung aufgesetzt, wenn man die Tiere an der Haut des Nackens und Rückens in der Luft hält und bis auf eine Unterlage abwärts bewegt (Fehlen der Stehbereitschaft). Auch die verschiedenen Reaktionen, die normalerweise ein Umfallen des Hinterkörpers aus Stehstellung verhindern, fehlen ganz.

Im Jahre 1890 teilte BASTIAN (14) seine sehr genauen Beobachtungen mit, die er an Patienten mit Querläsionen des Rückenmarkes gemacht hatte. Auf Grund seiner und anderer ähnlicher Befunde in der Literatur schloß BASTIAN, daß beim Menschen die Durchtrennung des Rückenmarkes in den oberen Segmenten eine absolute, dauernde, schlaffe Paraplegie mit Hypotonie, Anästhesie und Ausfall aller Reflexe zur Folge habe, und daß das Wiederauftreten von Muskeltonus, spinalen Reflexen und spontanen Bewegungen ebenso wie das Zurückkehren der Sensibilität ein absoluter Beweis für die Unvollständigkeit der Durchtrennung sei.

Auf BASTIANS Mitteilung folgten eine ganze Reihe von Veröffentlichungen mit übereinstimmenden Beobachtungen, die mit dazu beitrugen, daß unter dem Einfluß von BRUNS (36) in Deutschland, DÊJÊRINE (49) in Frankreich und VAN GEHUCHTEN (92, 93) in Belgien das „Gesetz von BASTIAN" fast allgemein von den Neurologen anerkannt wurde. Man zog den Schluß, daß die Zentren der Sehnenreflexe und der übrigen, bei niedrigen Säugetieren spinalen Reflexe, bei phylogenetisch höher entwickelten Tieren mehr oralwärts liegen; VAN GEHUCHTEN nimmt sie für den Menschen im Mittelhirn an.

Diese Beobachtungen am Menschen haben lange Zeit zu der Auffassung geführt, daß die Befunde der experimentellen Neurophysiologie nicht ohne weiteres auf den Menschen übertragen werden dürfen. Sie waren die Ursache, daß die Kliniker meinten mit Recht die Ergebnisse der Tierexperimente vernachlässigen zu können.

Nach und nach wurden aber Fälle veröffentlicht (VON SCHULTZE, SENATOR, JOLLY, BROUWER [34] u. a.), die das Gesetz von BASTIAN widerlegten. Obwohl in mehreren von diesen Fällen das Verbindungsstück gewiß nicht funktionsfähig war, so war doch die Querdurchtrennung keine vollkommene. Jedoch auch ein Fall von KAUSCH (1901), bei dem das Rückenmark absolut ganz durchtrennt war, zeigte deutliche Patellarreflexe. Schließlich wurde durch HEAD (116), RIDDOCH (116 und 244) und LHERMITTE (171) an Kriegsverwundeten festgestellt, daß auch beim Menschen nach totaler Querläsion deutlicher Muskeltonus, spinale Reflexe, wie Fußsohlen[1] und andere Hautreflexe, Patellar- und Achillessehnenreflexe, Periostreflexe, gleichseitiger Beuge- und gekreuzter Streckreflex und ebenso auch automatische Streck- und Beugebewegungen genau wie beim spinalen Hunde, auftreten können. Bei einigen Verwundeten wurde sogar Hypertonie der Beinmuskulatur mit gesteigerten Patellarreflexen und Patellarklonus beobachtet (RIDDOCH 244, CLAUDE u. LHERMITTE 41). Obwohl die Kraft der automatischen Bewegungen oft erheblich war, vermochten die Beine nicht den Rumpf zu tragen. Die Kranken konnten nicht stehen.

Also wie auch bereits RIDDOCH u. LHERMITTE betonten, eine absolute Übereinstimmung zwischen den Beobachtungen am Menschen und den Ergebnissen der Tierexperimente.

Die spinalen Reflexe kehren beim Menschen meist viel später wieder als beim Hund. Dies hängt wohl damit zusammen, daß die Shockerscheinungen um so länger andauern, je höher die Tierart ist (SHERRINGTON). Hinzu kommt, daß bei den Tieren die Durchtrennung aseptisch ausgeführt wurde, während bei den Kriegsverletzten die Wunde meist infiziert war, und wie die Beobachtungen an Tieren zeigten, bleiben die spinalen Reflexe viel länger aus, wenn die Wundheilung nicht glatt verläuft. Ferner treten nach Durchtrennung des Rückenmarkes sehr leicht intercurrente Krankheiten, wie Decubitus, Cystitis auf, und dies wird bei den Kriegsverwundeten, da die Pflege durch die Umstände die erste Zeit nur eine sehr dürftige sein konnte, besonders der Fall gewesen sein. Bei den Tieren war es manchmal auffallend, wie durch eine kleine nicht infizierte Decubituswunde das

[1] Auf Bestreichen der Fußsohle bewegte die große Zehe sich bald dorsal-, bald plantarwärts; manchmal war das BABINSKIsche Zeichen längere Zeit positiv, später konstant, Plantarflexion.

Wiederauftreten der spinalen Reflexe verzögert wurde, bereits wiedergekehrte Reflexe manchmal wieder verschwanden, und auch der Muskeltonus geringer wurde. Noch in viel stärkerem Maße war dies der Fall, wenn die Komplikationen das Auftreten von Fieber verursachten.

Die hemmenden Einflüsse von intercurrenten Krankheiten werden oft zu wenig berücksichtigt, und die Ursache für herabgesetzte Muskeltonus und für geschwächte oder fehlende Reflexe wird manchmal zu ausschließlich im Zentralnervensystem gesucht. RIDDOCH konnte bei einigen Kriegsverwundeten bereits 3 Wochen nach der Durchtrennung des Rückenmarks wieder Patellarreflexe auslösen.

Auch beim Menschen können also die spinalen Reflexe unter Umständen ziemlich schnell wieder auftreten.

In den älteren, zur Stütze des BASTIANschen Gesetzes veröffentlichten Fällen, war die Querdurchtrennung des Rückenmarks entweder durch wuchernde oder infektiöse Prozesse verursacht oder ging mit manchmal von Fieber begleiteten Komplikationen einher. Solche Fälle lassen keine Schlußfolgerungen über die Physiologie des Zentralnervensystems zu.

III. Das „Stehen" decerebrierter Tiere.

Im Jahre 1896 zeigte SHERRINGTON, daß bei Tieren nach Querdurchtrennung des Mesencephalons zwischen vorderen und hinteren Vierhügel eine Streckstarre (Enthirnungsstarre) auftritt, und daß diese Tiere, auf die Pfoten gestellt, stehen können. Die gestreckten starren Beine haben statischen Tonus und können durch „standing reflexes" den Körper tragen.

Aber das Stehen decerebrierter Tiere unterscheidet sich in wesentlichen Punkten vom normalen Stehen, es stellt gewissermaßen nur eine Karikatur des normalen Stehens dar (MAGNUS). Es unterscheidet sich in so vielen Punkten vom normalen Stehen, daß man sich fragen muß, ob man es überhaupt noch „Stehen" nennen darf.

Die decerebrierten Tiere zeigen beim Stehen eine ganz andere Tonusverteilung, eine Hypertonie der Streckmuskulatur, und die Extremitätengelenke befinden sich in übermäßiger Streckstellung.

RICHTER (243) hat eingewandt, daß ich in meiner früheren Arbeit (234) die Stärke des Strecktonus übertrieben vorgestellt habe. Seiner Ansicht nach besteht eine weitgehende Ähnlichkeit des Strecktonus und der Gelenkstellungen der decerebrierten Katzen in Stehstellung mit denen der normalen, stehenden Katzen. Demgegenüber möchte ich auf die photographischen Abbildungen in der Originalarbeit SHERRINGTONS hinweisen, die am besten zeigt, wie außerordentlich stark die Streckstarre beim decerebrierten Tier sein kann. Daß sie auch manchmal weniger stark sein kann, zeigen die von MAGNUS und mir hinzugefügten Abbildungen (Abb. 5, siehe auch Abb. 6).

Auch erwähnte ich in der betreffenden Publikation, daß bei einer Anzahl decerebrierter Tiere die tonischen Labyrinthreflexe einen so starken Einfluß ausübten, daß sie in Rückenlage wohl eine ausgesprochene Enthirnungsstarre mit übermäßigen Strecktonus zeigten, in Bauchlage dagegen der Strecktonus viel geringer war, so daß manchmal die Pfoten den Körper nicht zu tragen vermöchten. Bei anderen decerebrierten Katzen, die Kopf und Hals übermäßig hintenüber streckten, war der Einfluß der tonischen Halsreflexe so groß, daß die Hinterpfoten einen überwiegenden Beugetonus zeigten, und in allen Lagen der Tiere in Beugestellung angezogen waren. Diese Tiere konnten nur mit den Vorderpfoten stehen.

Die Streckstarre zeigt also bei verschiedenen Tieren sehr erhebliche Unterschiede, wobei besonders die Ebene des Querschnittes eine große Rolle spielt (Abb. 6).

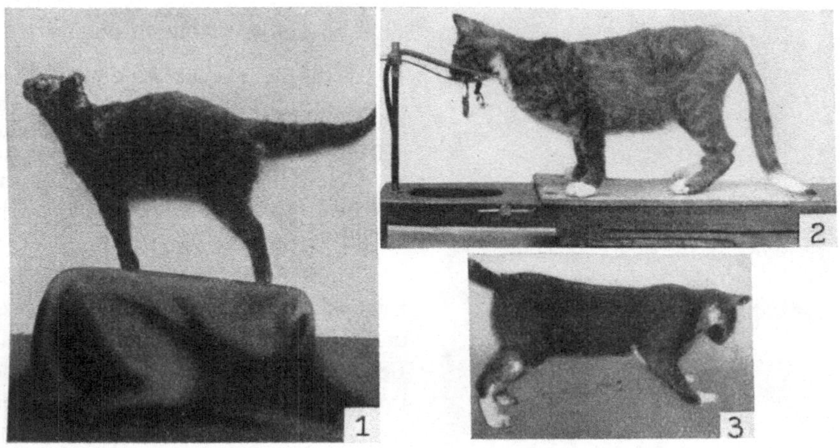

Abb. 5. Decerebrierte Katzen, stehend. 1. Nach SHERRINGTON (C. S. SHERRINGTON, Philosophical Transactions, Series B, Bd. 190, Abb. I, S. 187). 2. Nach MAGNUS (R. MAGNUS, Körperstellung, Abb. 1). 3. Nach RADEMAKER (G. G. J. RADEMAKER, Die Bedeutung der roten Kerne usw. Abb. 188).

Beim Stehen intakter Tiere sind an den Vorderpfoten meist sowohl der Triceps wie der Biceps stark gespannt. — Bisweilen, wenn die Vorderpfote nach hinten gerichtet steht, fühlt sich nur der Biceps hart und gespannt, der Triceps dagegen schlaff an. Nach SHERRINGTON u. a. zeigen beim stehenden decerebrierten Tiere nur die Streckmuskeln einen starken Tonus, während die Beuger dagegen gar keinen oder nur einen geringen Tonus haben. Jedoch ergaben neuere Untersuchungen mit dem Saitengalvanometer, daß bei den decere-

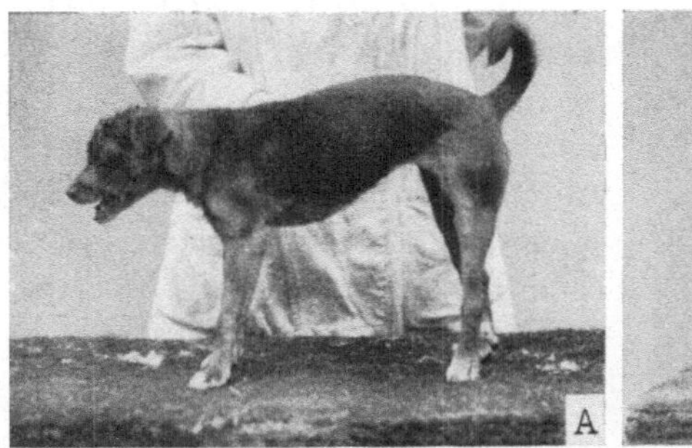

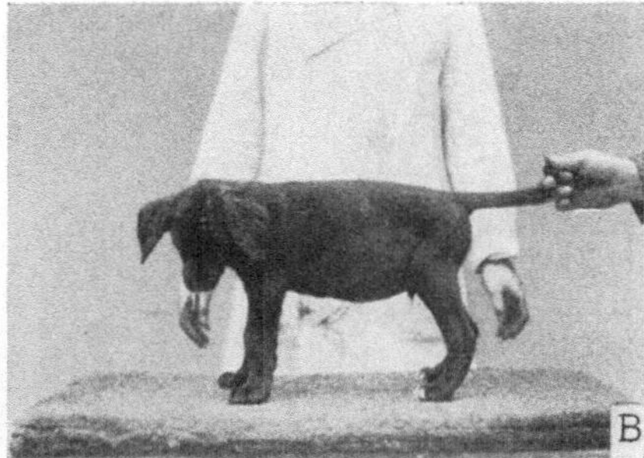

Abb. 6. Zwei decerebrierte Hunde in Stehstellung. Hund A ist caudalwärts von den roten Kernen, Hund B durch die roten Kerne und gerade vor den Austrittsstellen der Nn. oculomotorii decerebriert. Beachte die viel stärkere Starre des Hundes A.

brierten Tieren auch der Biceps meist einen deutlichen Tonus hat, und daß dieser Tonus zugleich mit demjenigen der Streckmuskeln zunimmt. Je stärker die Streckstarre des stehenden decerebrierten Tieres, desto stärker ist auch der Beugertonus.

Ein anderer Unterschied besteht, daß beim decerebrierten Tier der Strecktonus, der das Stehen ermöglicht, nicht durch Berührung oder Druck der Unterlage hervorgerufen wird. Wenn man ein intaktes Tier in Bauchlage in der Luft hält, hängen die Pfoten meist in halber Streckstellung und sind passiv leicht beweglich; sobald sie aber mit einer Unterlage in Berührung kommen, werden sie gestreckt, durch

Anspannen der Streck- und Beugemuskeln in Streckstellung fixiert und so in feste Säulen verwandelt.

Hält man dagegen ein decerebriertes Tier in Bauchlage in der Luft und bringt es dann auf die Unterlage, so ändert sich die Tonusverteilung nicht.

Wohl nimmt der Strecktonus, wenn man die Pfoten passiv mit den Fußsohlen in die zum Stehen erforderliche Stellung auf die Unterlage setzt, manchmal etwas zu. Besonders ist das der Fall, wenn man außerdem Druckstöße auf den Schultern ausübt.

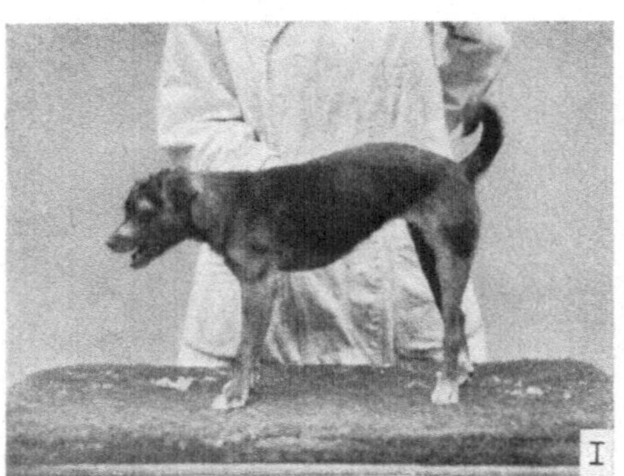

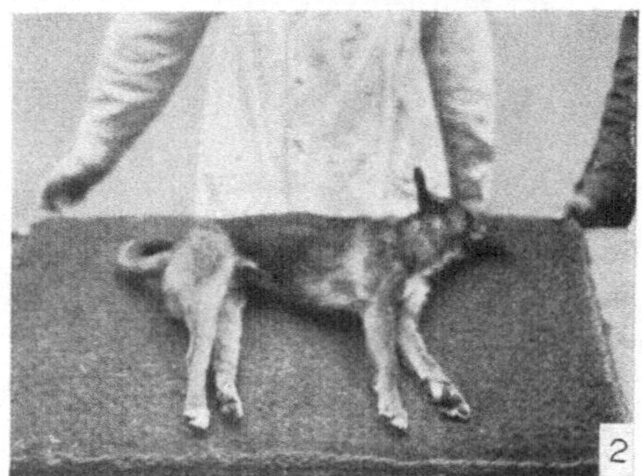

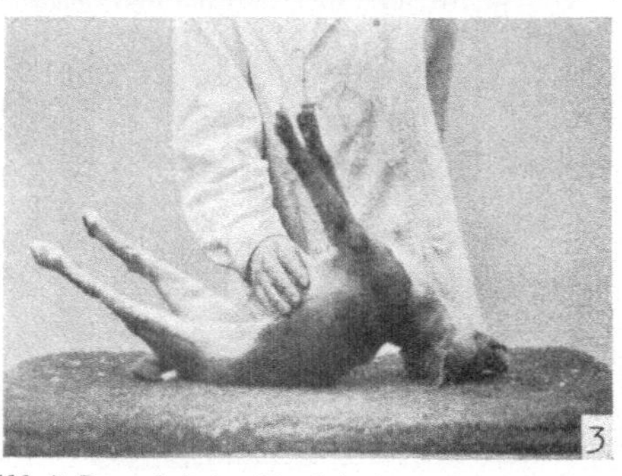

Abb. 7. Decerebrierter Hund A. 1. passiv auf seine Pfoten gestellt; 2. in Seitenlage; auch jetzt zeigt das Tier deutliche Starre. 3. in Rückenlage; maximale Streckung und Starre der Pfoten. Auch die Muskeln des Nackens und der Wirbelsäule sind maximal gespannt. Durch die Anspannung der Nackenmuskeln wird der Vorderteil des Rumpfes von der Unterlage gehoben.

Der Strecktonus decerebrierter Tiere zeigt sich nicht nur beim Stehen, sondern auch in Seiten- und Rückenlage. Beim decerebrierten Tier ist der Strecktonus in Rückenlage sogar maximal ausgeprägt (Abb. 7). Legt man nämlich ein decerebriertes Tier auf den Rücken, die Schnauze in einem Winkel von $\pm 45^0$ mit der Horizontalen nach oben gerichtet, dann strecken sich die Pfoten unter dem Einfluß der tonischen Labyrinthreflexe maximal, und die Streckstellung und der Widerstand gegen passive Beugung sind dann stärker als beim Stehen (Abb. 7, Nr. 3 und Abb. 8).

Das decerebrierte Tier verhält sich hierbei also umgekehrt wie das intakte. Beim intakten Tier ist der Widerstand gegen passive Beugung beim Stehen am stärksten, während es in Rückenlage die Pfoten gebeugt hält.

Beim intakten Tier in Rückenlage bieten die passiv gestreckten Pfoten keinen Widerstand gegen Beugung, werden sogar manchmal aktiv in Beugestellung angezogen, so daß man bei der passiven Streckung einigen Widerstand fühlt.

Noch ein anderer Unterschied ist die Unbeeinflußbarkeit der Tonusverteilung durch die statischen Verhältnisse. Während sich die Tonusverteilung beim normalen stehenden Tier sofort den statischen Verhältnissen anpaßt, wird sie beim decerebrierten Tier durch Veränderung der statischen Verhältnisse, wie z. B. durch Schiefstellen der Unterlage, in keiner Weise beeinflußt (Abb. 9).

Auch wenn man den Rumpf des auf seine Pfoten gestellten Tieres passiv hin und her, vor-, rück- oder seitwärts bewegt, treten keine Reaktions- bzw. Korrektionsbewegungen der Pfoten auf (Abb. 10).

Der sogenannte statische Tonus der decerebrierten Tiere wird also weder durch die Stehstellung hervorgerufen, noch paßt er sich den statischen Verhältnissen an. Er ist sogar meistens in Rückenlage am stärksten.

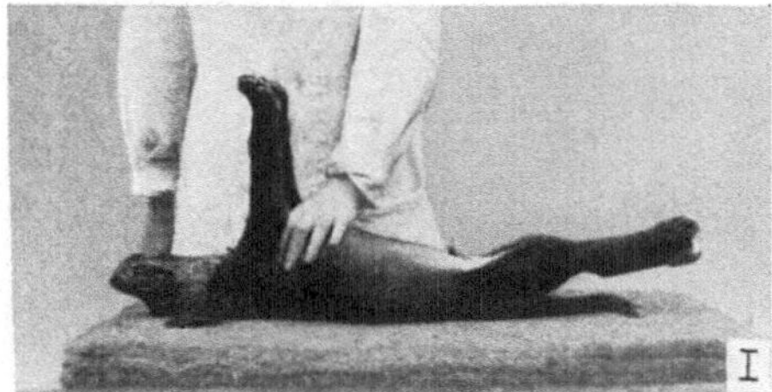

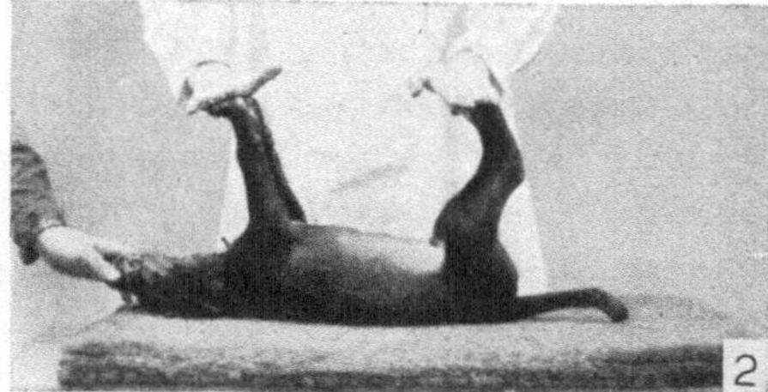

Abb. 8. Decerebrierter Hund B in Rückenlage. 1. Die Pfoten unberührt gelassen. Die Vorderpfoten sind in die Luft nach oben, die Hinterpfoten nach hinten gestreckt. 2. Die Pfoten statisch beansprucht. Der auf die Sohlen ausgeübte Druck stößt auf starken Widerstand. (Vgl. diese Abb. mit Abb. 6, Nr. 2.)

Das Stehen der decerebrierten Tiere zeigt noch andere Abweichungen. Wenn man ein decerebriertes Tier in Bauchlage in der Luft hält, und es dann senkt bis die vier Pfoten eine Unterlage berühren, so kann das Tier nicht stehen, weil die Pfoten eine ganz falsche Stellung inne haben. Das Tier setzt die Pfoten mit der Dorsalseite der Zehenspitze auf, also in einer Stellung, die zum Stehen völlig un-

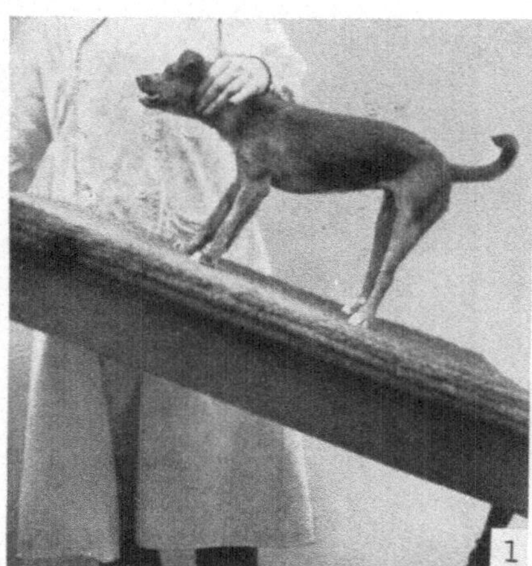

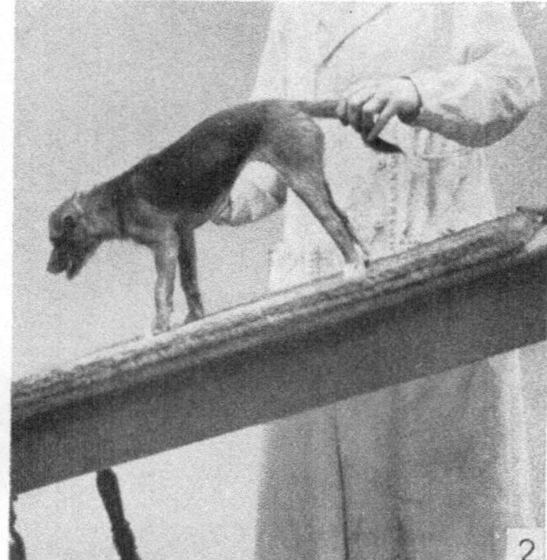

Abb. 9. Decerebrierter Hund A. passiv auf seine Pfoten gestellt. 1. Die Unterlage des Tieres wird am Kopfende gehoben. Die Pfoten bewegen sich nicht in den Schulter- und Hüftgelenken caudalwärts; das Tier würde also, wenn es nicht am Nacken festgehalten würde, rückwärts stürzen. 2. Die Unterlage des Tieres wird am Schwanzende gehoben. Die Vorderpfoten werden nicht wie beim intakten Tier nach vorn bewegt, die Hinterpfoten nicht gebeugt, so daß das Tier, ohne am Schwanze festgehalten zu werden, vornüber fallen würde.

geeignet ist (Abb. 11, Nr. 1 und 2). Wird das Tier losgelassen, dann gleiten die Pfoten nach hinten, das Tier fällt auf Brust und Bauch, und macht keine einzige Bewegung um den Fall zu verhindern (Abb. 11, Nr. 3).

Das decerebrierte Tier kann also nur stehen, wenn die Pfoten passiv in die richtige Stellung gesetzt werden. Es fällt aber auch dann beim geringsten Stoß, bei der leichtesten Verschiebung der Unterlage, oder der kleinsten Bewegung, die es macht, um, und es macht weder den Versuch den Fall zu verhindern, noch sich aus der Seitenlage aufzurichten. Die Gleichgewichtsreaktionen und die Stellreflexe bleiben völlig aus (nur die Halsstellreflexe sind beim decerebrierten Tier noch auszulösen). *Das Stehen des decerebrierten Tieres kommt also durch eine abnorme Tonusverteilung zustande, die sich den statischen Verhältnissen nicht anpaßt. Die Pfoten werden nicht in eine zum Stehen erforderliche Stellung gesetzt, noch werden abnorme passiv gegebene Stellungen korrigiert. Die Reaktionen zur Erhaltung und Wiederherstellung des Gleichgewichts sind ebenso wie die Labyrinth- und Körperstellreflexe aufgehoben.*

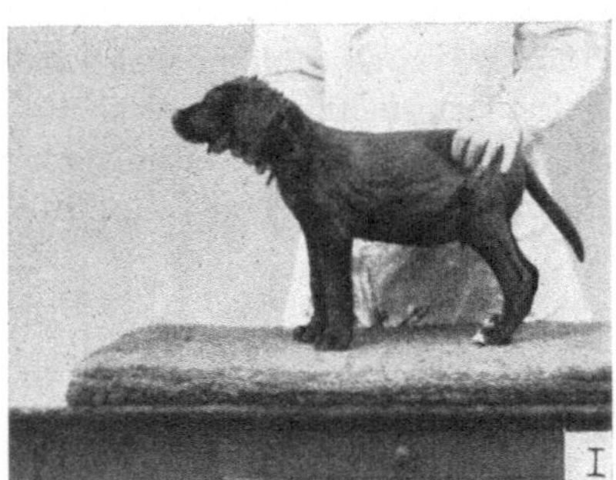

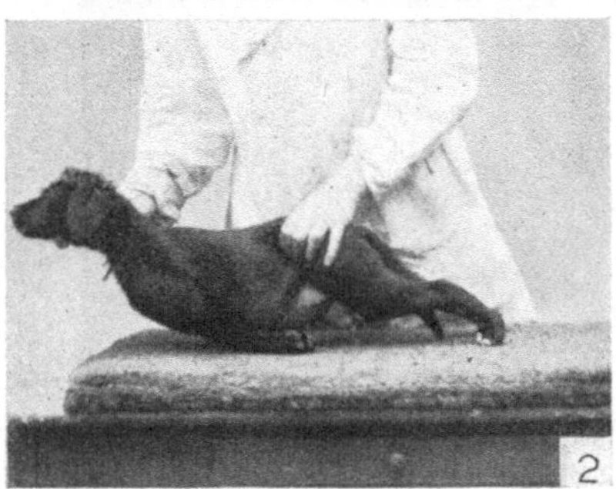

Abb. 10. Decerebrierter Hund B. 1. Das Tier auf seine Pfoten gestellt. 2. Der Rumpf ist passiv nach vorne bewegt. Die Pfoten werden nicht, wie beim intakten Tier, nach vorne versetzt, sie zeigen weder Anpassungsreaktionen noch Korrektionsbewegungen, sondern gehen passiv in den Schulter- und Hüftgelenken immer mehr nach hinten, so daß das Tier schließlich mit Brust und Bauch, und mit nach hinten gestreckten Pfoten, auf der Unterlage liegt.

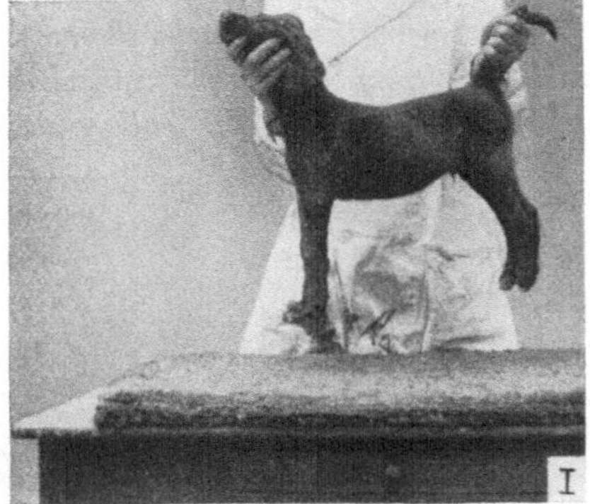

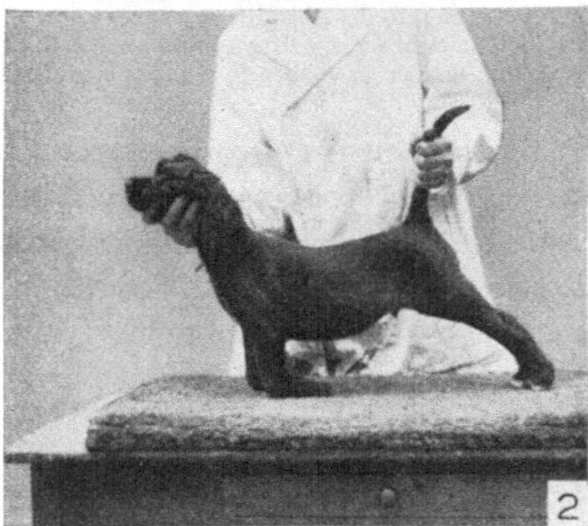

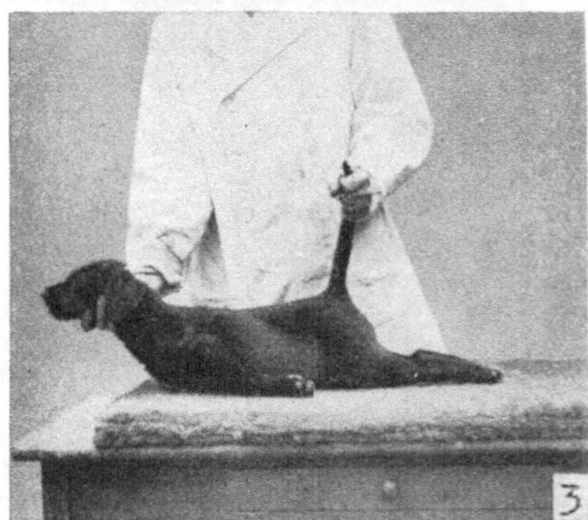

Abb. 11. Decerebrierter Hund B. 1. An Kopf und Schwanz in Bauchlage in der Luft gehalten. 2. Die vier Pfoten in Berührung mit einer Unterlage gebracht. Die Pfoten werden nicht so aufgesetzt, daß das Tier stehen kann (Fehlen der Stehbereitschaft). 3. Beim weiteren Senken gleiten die Pfoten nach hinten, und das Tier liegt in Brust-Bauchlage mit abnormer Stellung der Pfoten auf der Unterlage.

Das decerebrierte Tier steht also gewissermaßen wie ein Spielzeugtier, nur mit dem Unterschied, daß beim decerebrierten Tier verschiedene Umstände, wie z. B.

Stellungsänderung des Kopfes zum Rumpf, die Tonusverteilung beeinflussen können.

Außer den tonischen Hals- und Labyrinthreflexen von MAGNUS u. DE KLEYN, ausgelöst durch Stellungsänderung des Kopfes, zeigen decerebrierte Tiere auch die spinalen Reflexe, wie den Patellar-, den gleichseitigen Beuge- und den gekreuzten Streckreflex. Auch die labyrinthären Progressivreaktionen, wie die Sprungbereitschaft und Liftreaktion sind noch auslösbar. Ferner nimmt beim auf seinen Pfoten gestellten decerebrierten Tier nach einiger Zeit (meistens innerhalb 5—10 Minuten) der Strecktonus allmählich ab, und die Pfoten knicken mehr und mehr ein. Durch diese Abnahme unterscheidet sich das Stehen decerebrierter Tiere auch vom Stehen intakter und großhirnloser Tiere, diese können stundenlang stehen ohne daß die Pfoten einknicken.

SHERRINGTON u. LIDDELL (173) haben neuerdings besonders auf die Bedeutung der Muskelreflexe, ausgelöst durch Dehnung (myotatic reflexes) für das Stehen

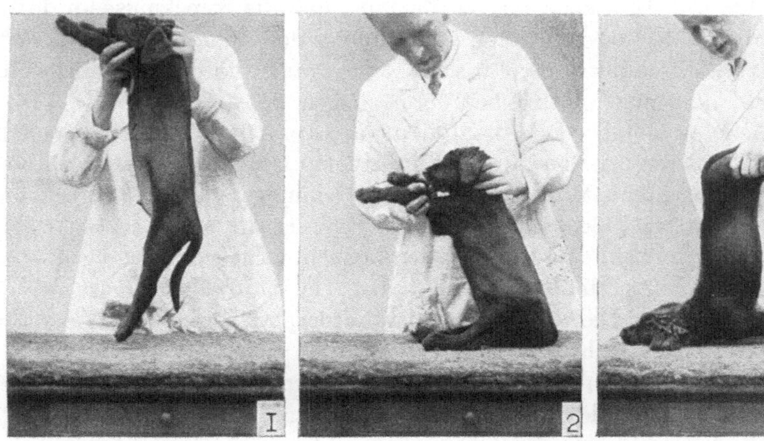

Abb. 12. Decerebrierter Hund B. 1—2. Beim Senken des Tieres aus Hängelage, Kopf oben, werden die Hinterpfoten bei Berührung der Unterlage nicht in die zum Stehen geeignete Stellung gesetzt. 3. In gleicher Weise versagen die Vorderpfoten beim Senken aus Hängelage mit nach unten gerichtetem Kopf.

decerebrierter Tiere hingewiesen. Sie beobachteten beim decerebrierten Tier, daß Dehnung eines Kniestreckers eine reflektorische Spannungszunahme dieses Muskels auslöste. Die Kniebeuger, unter anderem der M. semitendinosus zeigten diese reflektorische Anspannung auf Dehnung nicht[1]. Die Spannungszunahme war der Stärke der Dehnung proportional. Unter Umständen genügte eine minimale Verlängerung des Muskels (um 1%), um eine deutliche Spannungszunahme hervorzurufen. Diese verschwand sofort, sobald die Dehnung aufhörte. Wurde dagegen der Muskel in dem gedehnten Zustand festgehalten, so dauerte die Spannungszunahme an, um jedoch nach einiger Zeit, meistens innerhalb 6 Minuten, allmählich abzunehmen und schließlich zu verschwinden.

LIDDELL beobachtete, daß die Spannungszunahme der Kniestrecker, ausgelöst durch eine Dehnung von 3 mm, nach 30 Minuten noch unabgeschwächt andauerte, dagegen die

[1] Zusammen mit Dr. HOOGERWERF angestellte Versuche ergaben, daß an der Vorderpfote eines decerebrierten Tieres sowohl die Ellenbogenbeuger (M. biceps und M. brachialis) wie der Ellenbogenstrecker (M. triceps) auf Dehnung mit einer reflektorischen Spannungszunahme reagieren.

Spannungszunahme, ausgelöst durch eine Dehnung von 7 mm, nach 5—10 Minuten bereits verschwunden war.

Nur der gedehnte Muskel oder Muskelteil zeigt die Spannungszunahme; die Spannung der übrigen Muskeln ändert sich nicht.

Nur bei Dehnung der Knieextensoren der einen Seite wird zuweilen eine gleichzeitige Kontraktion der Kniestrecker der anderen Seite beobachtet. Beim spinalen Tier kann durch Dehnung der Streckmuskeln ebenfalls eine reflektorische Anspannung ausgelöst werden, die aber nur phasisch auftritt[1].

Nach Durchtrennung der zu den Hinterpfoten gehörenden hinteren Wurzeln des Rückenmarkes sind die myotatischen Reflexe der Kniestrecker verschwunden.

Die myotatischen Reflexe werden auch durch die tonischen Labyrinthreflexe beeinflußt. Die Spannungszunahme war auf gleich starke Dehnung geringer bei Normalstellung des Kopfes (Minimumstellung der tonischen Labyrinthreflexe) als bei Rückenlage des Kopfes (Maximumstellung dieser Reflexe, LIDDELL u. SHERRINGTON 174).

SHERRINGTON u. LIDDELL sind der Meinung, daß die Streckmuskeln des auf seine Pfoten gestellten decerebrierten Tieres infolge des Rumpfgewichtes gedehnt werden. Es treten dadurch myotatische Reflexe auf, die das Einknicken der Gelenke verhindern und „das Stehen“ ermöglichen.

Gegen diese Annahme von SHERRINGTON u. LIDDELL ist einzuwenden, daß beim Stellen der decerebrierten Tiere auf ihre Pfoten meistens keine Strecktonuszunahme zu beobachten ist. Auch können die Dehnungsreflexe die Streckstarre in Seitenlage, also bei fehlendem Einfluß der Schwerkraft, nicht erklären. Daß jedoch diese Reflexe wohl eine Rolle spielen können, zeigt sich, wenn man beim auf die Vorderpfoten gestellten decerebrierten Tier stoßweise Druck auf den Schultergürtel ausübt. Die Streckstarre der Vorderpfoten und der Widerstand gegen passive Beugung nehmen dann meist deutlich zu[2].

SHERRINGTON (272, 276) hat schon früher darauf hingewiesen, daß verschiedene Reize, die beim spinalen Tier kurzdauernde Reflexe auslösen, beim decerebrierten Tier lang anhaltende Streckreflexe hervorrufen können (unter anderem bis zu einer Dauer von 20 Minuten bei decerebrierten Affen), die auch nach Aufhören des Reizes weiterbestehen bleiben (afterdischarge). Die Bedeutung dieser tonischen Nachdauer der Reflexe ist für das Stehen der decerebrierten Tiere ohne weiteres deutlich. Die Nachdauerkontraktion fehlt aber merkwürdigerweise bei den myotatischen Reflexen; beim Nachlassen der Dehnung hört die Kontraktion sofort, innerhalb einer zehntel Sekunde, auf.

Die übrigen Reize, welche die Enthirnungsstarre, und dadurch das „Stehen“ decerebrierter Tiere beeinflussen, wurden bereits auf S. 7 ausführlich besprochen.

---

[1] In einer neuerdings erschienenen Publikation teilen DENNY-BROWN u. LIDDELL (52) mit, daß bei Hunden, bei denen das Rückenmark 2—3 Monate vorher im 1—3 Lumbalsegment durchtrennt war, der M. gastrocnemius auf Dehnung wohl eine tonische Anspannung zeigte, dagegen die Kniestrecker und der M. tibialis anticus nicht.

[2] Durch diesen Druck werden auch die Finger in den Metacarpo phalangeal-Gelenken passiv dorsalwärts bewegt. Wie die zusammen mit Dr. HOOGERWERF angestellten Versuche ergaben, bedingt die passive Dorsalwärtsbewegung der Finger, wobei die Fingerbeuger gedehnt werden, eine Zunahme der Steifheit der Vorderpfote. Sowohl die Aktionsströme des Triceps wie des Biceps werden stärker. Auch diese Zunahme wird eine Rolle beim „Stehen“ decerebrierter Tiere spielen.

Zahlreiche decerebrierte Tiere sind besonders erregbar und zeigen auf Schwanzkneifen, auf Hin- und Herschütteln, sogar wenn man mit einer Hand auf die Unterlage schlägt, sofort eine starke Zunahme der Starre. Ähnliche Reize sind natürlich beim Stellen der Tiere auf ihre Pfoten fast nicht zu vermeiden, sie werden sich also manchmal am „Stehen“ der decerebrierten Tiere beteiligen.

Da Enthirnungsstarre noch nach einer in Höhe der Medulla oblongata, vor dem Eintritt der Nervi octavi, gelegenen Querschnittsläsion auftritt, müssen die Zentren der Starre kaudal von dieser Schnittebene liegen. Wahrscheinlich befinden sie sich in der Medulla oblongata, denn die Starre verschwindet nach Querschnitten durch die untere Medullahälfte (SHERRINGTON, MAGNUS u. a.). Die sie auslösenden Reize nehmen ihren Weg zu den Starrezentren nicht über das Kleinhirn, denn nach Decerebrierung und vollständiger Kleinhirnexstirpation ist noch eine 8 Stunden lang andauernde Enthirnungsstarre beobachtet worden (MAGNUS u. BERITOFF, 20).

Aus dieser Beobachtung folgt auch, daß das Kleinhirn nicht die Rolle für die Entstehung des „Statotonus“ spielen kann, die ihm von EDINGER zugeschrieben wurde (siehe Kapitel XIX). Ebenso beteiligen sich nicht am Zustandekommen der Starre Pyramidenbahnen, rubrospinale Bahnen, prädorsale Bündel (234), die Hinterstränge des Rückenmarks (SHERRINGTON 278) und die dorsalen spinozerebellaren Bahnen (THIELE 299).

Demgegenüber sah SHERRINGTON nach Durchschneidung der ventrolateralen Hinterstränge die Starre stets verschwinden. Wahrscheinlich verläuft also der Reflexbogen des reflektorischen „Stehens“ der decerebrierten Tiere (sei es mit seinem ab- oder sei es mit seinem aufsteigenden Teil) in diesen Strängen.

Bei den Fällen von menschlicher Enthirnungsstarre (KINNIER WILSON 332, VIOLET TURNER 311, GORDON HOLMES 119, WALSHE 317) war das Mesencephalon durch Tumoren in Höhe des SHERRINGTONschen Enthirnungsschnittes ganz oder fast ganz durchtrennt. Auch die klinischen Erscheinungen waren denen beim Tier ähnlich: Streckstarre des ganzen Körpers, steife Gliedmaßen, hintenüber gehaltener Kopf, dorsalwärts gestreckter Nacken und hohler starrer Rücken.

Auch nach Querläsionen des Mittelhirnes stimmen also die klinischen Beobachtungen mit den Ergebnissen der Tierexperimente völlig überein. Außer nach Querdurchtrennung des Mittelhirnes tritt Enthirnungsstarre bei Tieren auch auf, wenn ausschließlich die FORELsche Kreuzung gespalten wird (234). RAYMOND u. RAYMOND CESTAN (241, 242) beobachteten einen Mann, bei dem, wie die Obduktion ergab, ein kleiner Tumor die Decussatio FOREL zerstört hatte. Der Mann konnte sich im Bett nicht aufrichten und mußte unbeweglich liegen bleiben.

Ferner zeigte er Hypertonie der Muskulatur. Die Symptomatologie: aufgehobene Stellfunktion und Hypertonie, war also auch wieder im völligen Einklang mit den experimentellen Ergebnissen.

Die verschiedenen Fälle von Enthirnungsstarre zeigten stets Streckstellung der Beine. Dagegen wurden die steifen Arme bisweilen gebeugt, bei anderen Fällen dagegen gestreckt gehalten. Der Fall von WALSHE u. a. hielt die Arme gebeugt. WALSHE weist darauf hin, daß beim Menschen die Vorderextremitäten eine andere Funktion haben, und die Beugemuskeln der Arme, im Gegensatz mit dem Verhalten beim Tiere, gewöhnlich der Schwerkraft entgegenwirken. Die Verteilung der Starre entsprach also in diesem Falle der Behauptung SHERRINGTONS, daß die der Schwerkraft entgegenwirkenden Muskeln bei Enthirnungsstarre eine Tonuszunahme aufweisen.

WALSHE hält daher die Beugestellung der Arme für ein charakteristisches Symptom der menschlichen Enthirnungsstarre, andere Autoren dagegen die Streckstellung mit Pronation (KINNIER WILSON u. a.). Die Stellung der Arme spielt also differentialdiagnostisch für die Enthirnungsstarre eine große Rolle, jedoch meines Erachtens zu unrecht. Wie die folgenden Beobachtungen zeigen, schließt wahrscheinlich weder die Beugestellung noch die Streckstellung der Arme Enthirnungsstarre aus.

SIMONS beobachtete an Hemiplegikern, daß Dorsalstreckung des Kopfes und Nackens teils Streckung, teils Beugung des paretischen Armes bedingte. Die durch Hintenüberhalten des Kopfes ausgelösten Reflexe können also individuell eine ganz verschiedene Wirkung erzielen. Dies gibt vielleicht die Erklärung dafür, daß die Kranken mit Enthirnungsstarre, die meistens den Kopf und Nacken stark hintenüber gestreckt hielten, teils Streck-, teils Beugestellung der Arme zeigten.

(Ähnliche Unterschiede weisen verschiedene Tierarten auf. Bei decerebrierten Hunden und Katzen bewirken die tonischen Halsreflexe, ausgelöst durch Hebung des Kopfes, eine Abnahme der Streckstellung der Hinterpfoten, bei Kaninchen dagegen eine Zunahme.)

Außerdem ist auch bei Tieren mit Enthirnungsstarre die Stellung der Extremitäten, besonders die der Hinterpfoten, oft verschieden. Es gibt ja decerebrierte Hunde und Katzen, die alle vier Pfoten gestreckt haben, während andere nur die Vorderpfoten gestreckt, dagegen die Hinterpfoten in Beugestellung angezogen halten.

Die Beugestellung der Hinterpfoten zeigt sich nur, wenn der Nacken sehr starr ist und stark hintenüber gehalten wird. Die Stellung des Nackens löst dann manchmal so starke tonische Halsreflexe aus, daß die Hinterpfoten statt eines Streck- einen Beugetonus haben.

Auch die Stellung des Rückens spielt eine Rolle (siehe Kapitel X). Bei den Tieren mit gebeugten Hinterpfoten ist der Rücken hohl, während die Streckstellung der Hinterpfoten mit einer dorsalwärts gerichteten Konvexität des Rückens gepaart geht.

Ferner spielt vielleicht noch eine Rolle, daß in den Fällen von menschlicher Enthirnungsstarre, ebenso wie bei den decerebrierten Tieren, die Nackenstarre verschieden stark ausgeprägt war, bisweilen auch ganz fehlte. Bei Tieren mit fehlender Nackenstarre zeigen die Vorderpfoten zuweilen nur die steife Streckstellung, wenn der Kopf passiv hintenüber gehalten wird. Bei ventralwärts gerichtetem Kopf sind die Vorderpfoten oft leicht zu beugen, und bei passiver Streckung der Pfoten ist dann Beugetonus zu fühlen. Der Fall von WALSHE zeigte im Gegensatz zu den übrigen Fällen keine Nackenstarre.

Bei enthirnten Tieren ist manchmal zu beobachten, daß infolge von Atemstörungen oder anderen Reizen die Starre anfallsweise zunimmt und die Stellung der Extremitäten sich dabei ändert. Zugleich mit dem Auftreten einer starken Nackenstarre werden doch oft die Hinterpfoten in Beugestellung angezogen, während zwischen den Anfällen, beim ruhig in Seitenlage liegenden Tier, die Pfoten mehr oder weniger gestreckt sind. Ähnliche Anfälle wurden auch beim Menschen beobachtet, die Starre nahm auf einmal zu, der Kopf wurde stark hintenüber bewegt und die gebeugten Arme gingen in Streckstellung und Pronation über.

Ebenso wie beim decerebrierten Tier wurde also beim selben Fall abwechselnd Beuge- und Streckstellung beobachtet.

Aus diesen Beobachtungen folgt meines Erachtens, daß die Beugestellung der Arme diagnostisch weder für noch gegen eine Enthirnungsstarre zu verwerten ist.

IV. Die Stehbereitschaft.

Das normale Stehen wird ermöglicht:

1. durch die Stehbereitschaft; darunter versteht man das Vermögen, die Extremitäten in die zum Stehen erforderliche Stellung zu setzen;

2. durch einen genügenden „Stütztonus“.

Die Stehbereitschaft der Pfoten wird bedingt: 1. durch Reize, die von verschiedenen Stellen der Körperoberfläche ausgelöst werden; 2. durch optische Reize.

A. Die Stehbereitschaft der Vorderpfoten auf Reize von der Körperoberfläche.

Ein intakter Hund mit verschlossenen Augen in Hängelage Kopf unten hält die Vorderpfoten, gebeugt oder gestreckt, nach hinten gerichtet. Wenn man die Unterseite der Schnauze mit einer Unterlage, z. B. mit einer Tischkante in Berührung bringt, werden die Vorderpfoten sofort nach vorne bewegt und die Sohlen neben die Schnauze auf den Tisch gesetzt (Stehbereitschaft). Dann streckt das Tier die Vorderpfoten, wodurch Kopf und Vorderkörper von der Unterlage gehoben werden (Abb. 13).

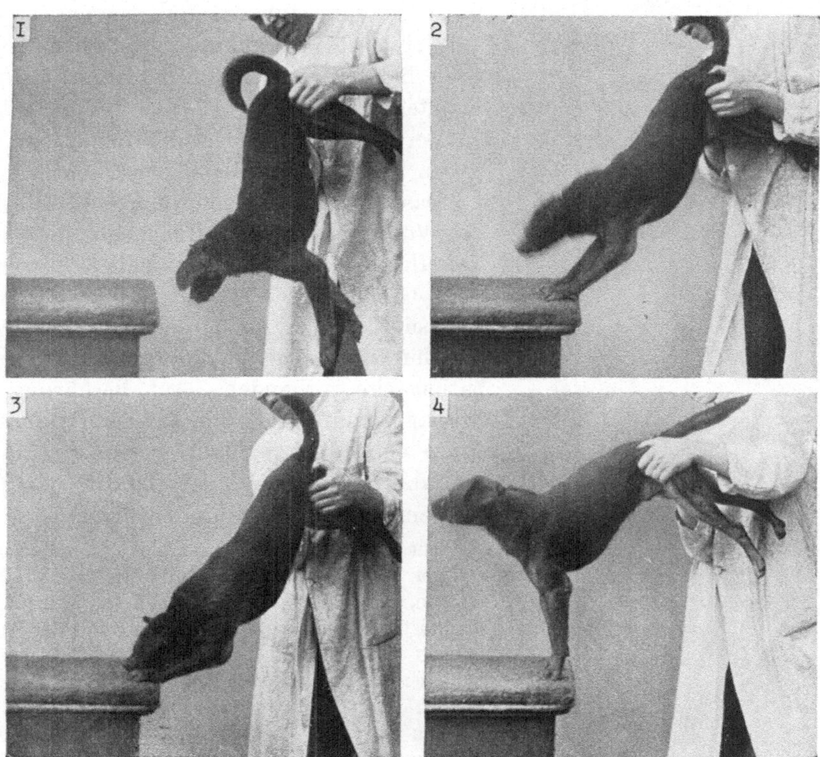

Abb. 13. Stehbereitschaft der Vorderpfoten beim kleinhirnlosen Hund Moor. 1. Tier mit Kopfkappe vor den Augen in Hängelage, Kopf unten. 2. Auf Berührung der Schnauze mit einer Unterlage werden die Vorderpfoten nach vorne bewegt, und die Sohlen auf die Unterlage neben die Schnauze gesetzt (Stehbereitschaft). 3 u. 4. Durch Streckung der Vorderpfoten werden Vorderkörper und Kopf von der Unterlage aufgerichtet (Stützreaktion).

Die Stehbereitschaft tritt auch auf, wenn auch nicht so prompt, bei Berührung der Dorsalseite der Schnauze mit einem Tischrande, jedoch werden die Pfoten dann nicht immer richtig auf die Unterlage gesetzt. Diese machen oft nur unzweckmäßige Bewegungen und streichen ohne die Unterlage zu berühren, der Schnauze entlang in der Luft, manchmal werden sie aber auch richtig auf die Unterlage gesetzt.

Die Stehbereitschaft der Vorderpfoten fehlt bei großhirnlosen Tieren (Thalamustieren, Abb. 21, Nr. 2 und Abb. 258), bei decerebrierten (Abb. 12, Nr. 3) und spinalen Tieren. Auch nach Exstirpation des Kleinhirns ist die Stehbereitschaft, *jedoch nur vorübergehend,* aufgehoben (Abb. 14, Nr. 1). Dieser Zustand hält verschieden lange an, von einigen Tagen (zuweilen nur 2—4) bis zu einigen Wochen.

Die Reaktion kehrte im allgemeinen am spätesten wieder bei den Tieren, die nach der Kleinhirnexstirpation Starresymptome zeigten. Längere Zeit nach der Exstirpation trat die Stehbereitschaft der Vorderpfoten bei allen kleinhirnlosen Hunden und Katzen prompt auf. (Für das Verhalten der Stehbereitschaft nach halbseitiger Kleinhirnexstirpation siehe Kapitel XVIII.)

Bei neugeborenen Hunden fehlt sie in den ersten 3—6 Wochen nach der Geburt.

Das Großhirn scheint die Stehbereitschaft der Vorderpfoten in weitgehendem Maße zu beeinflussen, denn erstens fehlt sie nach totaler Großhirnexstirpation, und zweitens ist sie bei Tieren mit halbseitig exstirpiertem Großhirn nur an der Vorderpfote der Exstirpationsseite vorhanden. Auf Berührung der Schnauze mit einer Unterlage wird nur diese Pfote neben die Schnauze gesetzt, während die kontralaterale Vorderpfote in der Luft hängen bleibt (Abb. 15 und Abb. 22 A).

Zur Prüfung der Stehbereitschaft nach halbseitiger Großhirnexstirpation empfiehlt es sich zu warten, bis das in der Luft gehaltene Tier ganz ruhig ist, und dann erst die Schnauze mit der Unterlage in Berührung zu bringen. Wenn das Tier unruhig ist und mit den Vorderpfoten Laufbewegungen macht, kann die kontralaterale Vorderpfote rein zufällig auf die Unterlage gesetzt werden. Aber auch wenn das Tier ruhig ist, löst das Niedersetzen der homolateralen Vorderpfote manchmal eine alternierende Bewegung der gegenüberliegenden Pfote aus, die meistens ganz in der Luft gemacht wird (Abb. 16 B), bisweilen aber ein Niedersetzen der Pfote auf der Unterlage zur Folge hat, und dann die Stehbereitschaft vortäuscht. Zur einwandfreien Prüfung muß man daher während der Berührung der Schnauze mit der Unterlage abwechselnd die linke und rechte Vorderpfote festhalten. Man sieht dann wie die der Exstirpation homolaterale Vorderpfote stets prompt auf die Unterlage gesetzt wird, dagegen die kontralaterale stets reaktionslos in der Luft hängen bleibt.

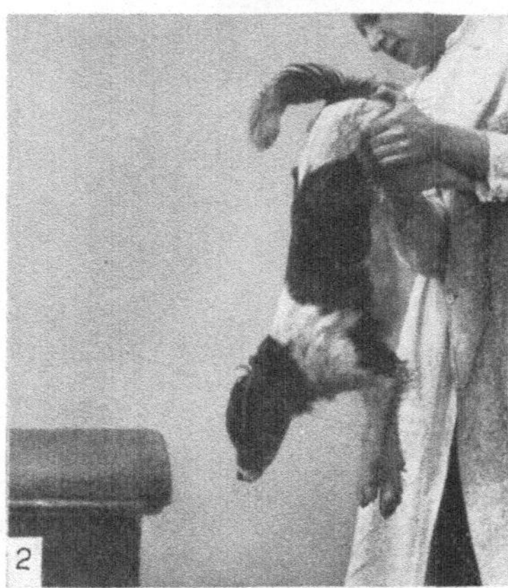

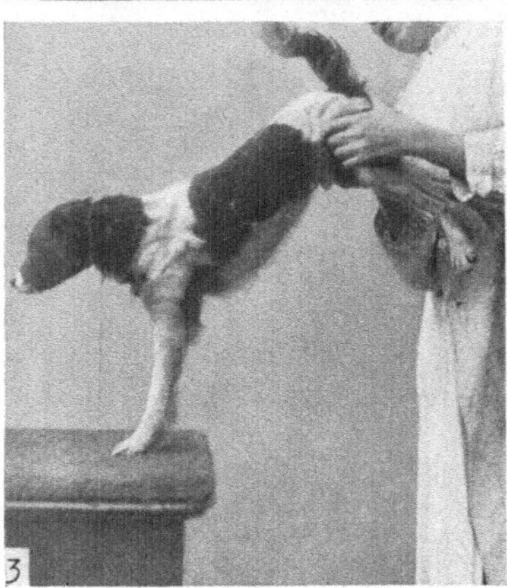

Abb. 14. Kleinhirnloser Hund Wolf. 1. Zwölf Tage nach der Kleinhirnexstirpation. Das Tier aus Hängelage Kopf unten gesenkt, bis die Schnauze den Boden berührt. Die Vorderpfoten werden nicht in Stehstellung gebracht, auch dann nicht, wenn Brust und Vorderseite der Vorderpfoten den Boden berühren. (Die Augen sind nicht verschlossen!) 2—3. Längere Zeit nach der Kleinhirnexstirpation. Auf Berührung der Schnauze mit einer Tischkante werden die Vorderpfoten jetzt sofort neben die Schnauze auf den Tisch gesetzt, und dann gestreckt.

Wie wir noch sehen werden, löst auch die Berührung der Rückseite der Hände oder der Ventralseite der Brust mit einer Unterlage Stehbereitschaft der Vorderpfoten aus.

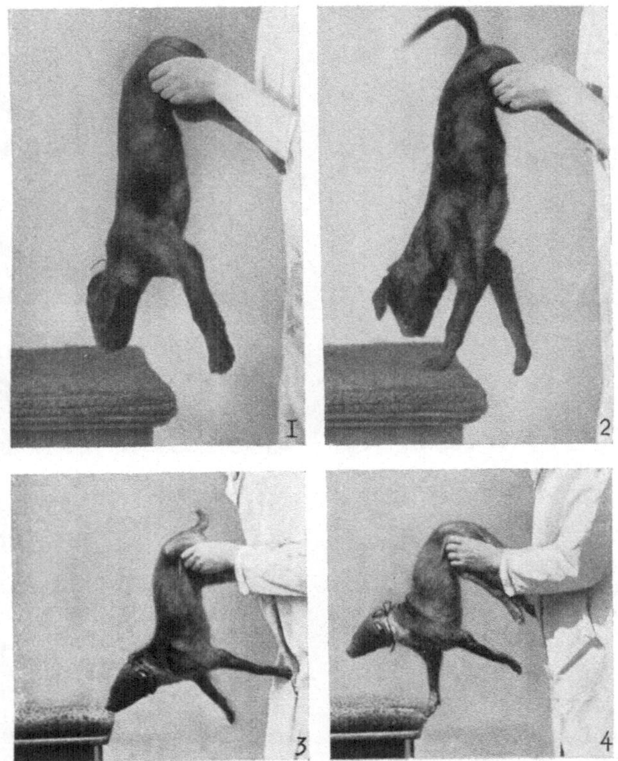

Abb. 15. Stehbereitschaft der Vorderpfoten nach halbseitiger Großhirnexstirpation. 1. Hund Sep, 1 Monat nach Exstirpation der *linken* Großhirnhälfte in Hängelage, Kopf unten; die Augen durch Kopfkappe verschlossen. 2. Auf Berührung der Schnauze mit einer Unterlage wird nur die *linke* Vorderpfote aufgesetzt, während die *rechte* in der Luft bleibt. 3. Hund Däumling, nach Exstirpation der *rechten* Großhirnhälfte und des Kleinhirns, mit verschlossenen Augen in Hängelage, Kopf unten. 4. Auf Berührung der Schnauze mit einer Unterlage wird nur die *rechte* Vorderpfote aufgesetzt. Die *linke* zeigt keine Stehbereitschaft. Kleinhirnexstirpation am 30. Dez. 1925. Exstirpation der rechten Großhirnhälfte am 20. Febr. 1926. Photographische Aufnahme am 6. Mai 1926.

B. Die Stehbereitschaft der Hinterpfoten auf Reize von der Körperoberfläche.

Wird ein Tier mit verschlossenen Augen aus Hängelage, Kopf oben, langsam abwärts bewegt, dann werden die Hinterpfoten, sobald die Schwanzspitze oder die Hinterseite der Oberschenkel eine Unterlage berühren, nach hinten bewegt und mit den Fußsohlen auf die Unterlage gesetzt (Stehbereitschaft, Abb. 17 A und B). Es folgt dann eine Streckung der Fuß- und Kniegelenke mit Fixation in Streckstellung (Stützreaktionen), so daß die Hinterpfoten den Hinterkörper stützen.

Auch auf Berührung der Schwanzspitze mit der Hand streckt ein Hund in Hängelage Kopf oben oft die Hinterpfoten und bewegt sie nach hinten wie gegen eine Unterlage. Findet aber bei dieser Bewegung keine Berührung der Pfoten mit einer Unterlage statt, so zieht er sie sofort wieder an, auch wenn der Schwanz mit der Hand in Berührung bleibt (Abb. 17 C).

Gelangt bei der Streckbewegung nur eine Pfote mit der Unterlage in Berührung, so verharrt diese in Streckstellung, während die andere Pfote, nachdem sie einige

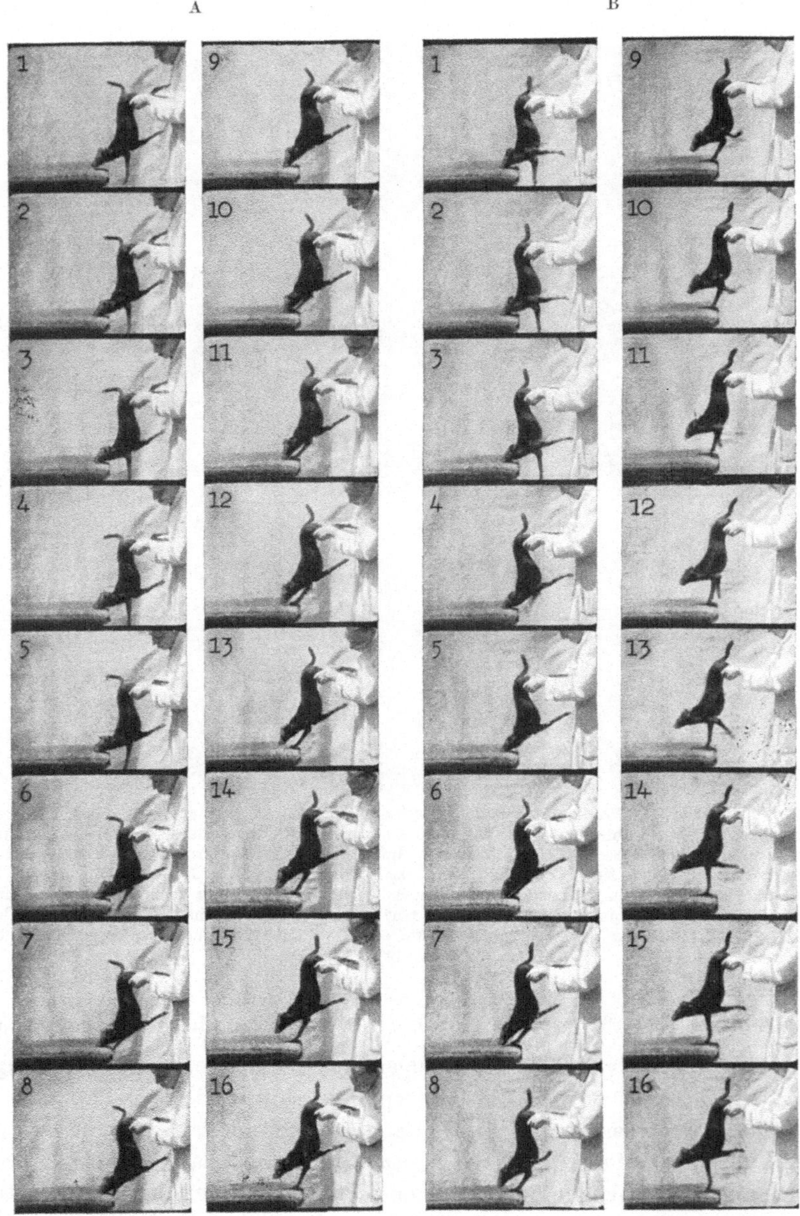

Abb. 16. Störungen der Stehbereitschaft auf Berührung der Schnauze mit einer Unterlage beim kleinhirnlosen, *rechtsseitig* großhirnlosen Hunde Vici. A. Das Tier, mit Kopfkappe, wird in Hängelage, Kopf unten gehalten und dann die Schnauze mit einer Tischkante, in Berührung gebracht (A 2). Auf diese Berührung wird die *rechte* Vorderpfote zuerst nach vorne bewegt (A 3—7) und auf den Tisch gesetzt (A 8), und dann gestreckt (A 10—14), so daß der Vorderkörper gehoben wird. Die *linke* Vorderpfote bleibt reaktionslos nach hinten gerichtet hängen. B. Bei Wiederholung des Versuches zeigt die *rechte* Vorderpfote dieselben Reaktionen (B 1—6), jedoch schließt sich an die Streckung der rechten Pfote jetzt eine Mitbewegung der linken an. Diese Pfote wird zuerst gebeugt (B 7—11) und dann wieder gestreckt, wonach sie nach hinten gerichtet in der Luft hängen bleibt.

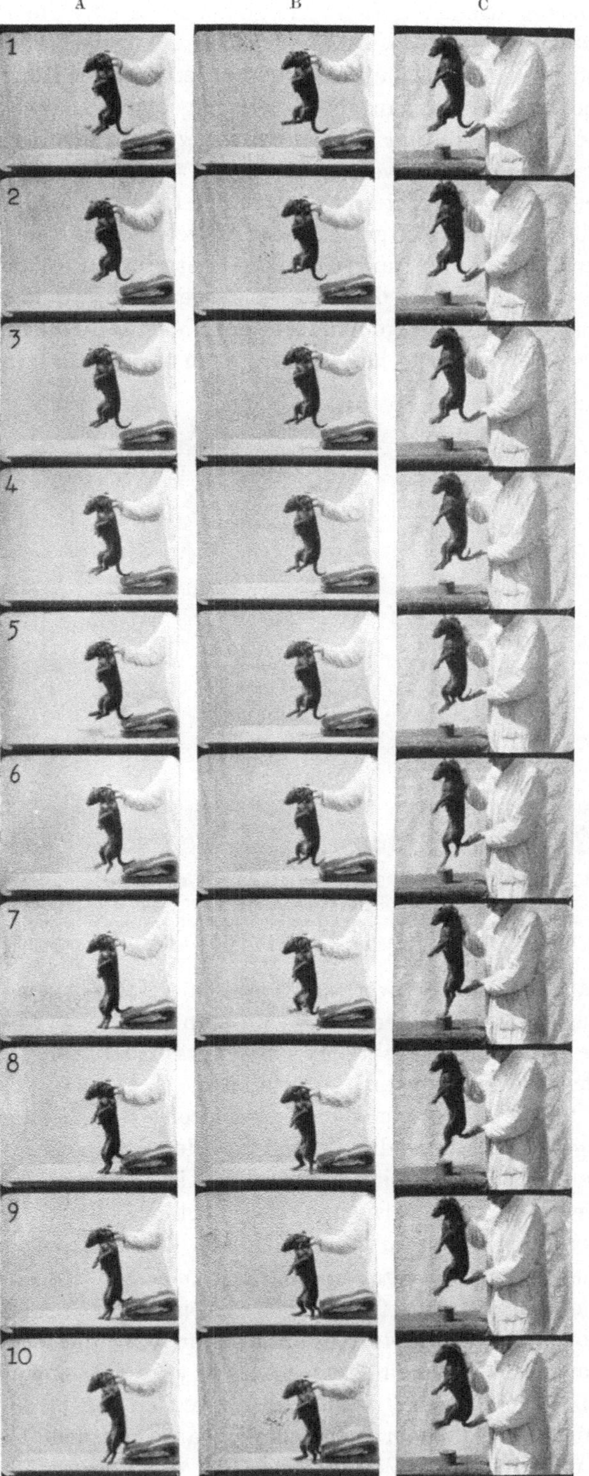

Abb. 17. Stehbereitschaft der Hinterpfoten auf Berühren des Schwanzes mit einer Unterlage. Kleinhirnloser Hund Piccolino mit Kopfkappe in Hängelage Kopf oben, oberhalb eines Tisches, auf den eine doppelt gefaltete Matte gelegt ist. A u. B. Das Tier wird abwärts bewegt, bis die Schwanzspitze die Kante der Matte berührt. Nach stattgefundener Berührung (A 5 und B 6) werden die Hinterpfoten nach hinten bewegt, gestreckt und auf den Tisch gesetzt (A 6 und 7, B 8). Die Pfoten werden in Streckstellung fixiert und stützen den Rumpf (A 8—10, B 9 und 10). C. Die Schwanzspitze des in der Luft hängenden Tieres wird mit der Hand berührt (C 5), darauf Streckung der Hinterpfoten (C 7), die aber, da sie nicht auf eine Unterlage stoßen, sofort wieder gebeugt werden (C 10).

Beuge- und Streckbewegungen ausgeführt hat, so als ob sie eine Unterlage suche, in Beugestellung zurückkehrt (Abb. 18).

Auch auf Berührung der Bauchhaut oder der Vorderseite der Hinterpfoten mit einer Unterlage werden die Pfoten auf die Unterlage gesetzt. Dabei werden aber die Pfoten nicht, wie auf Berührung der Schwanzspitze oder der Hinterseite der Pfoten nach hinten, sondern nach vorne bewegt.

Diese Reaktionen der Hinterpfoten sind „bedingte Reflexe" im Sinne PAVLOVS (217—220). Wird die Schwanzspitze eines in der Luft gehaltenen Tieres wiederholt (7—8 mal) hintereinander berührt, und stoßen die Hinterpfoten bei den Streckbewegungen niemals auf eine Unterlage, dann lösen die folgenden Schwanzberührungen keine Streckbewegungen der Hinterpfoten mehr aus. Man kann die Streckreflexe auf Schwanzberührung dann wieder hervorrufen, wenn man das Tier mehrmals so

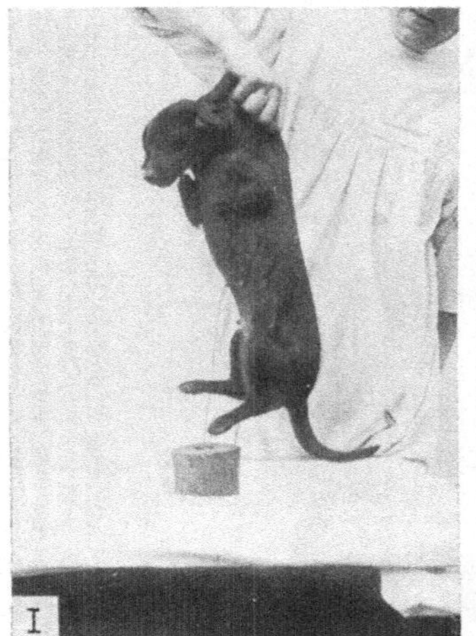

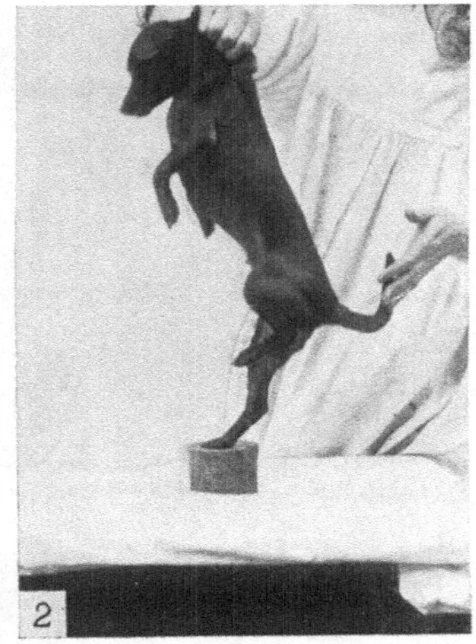

Abb. 18. Kleinhirnloser Hund Piccolino. 1. Das Tier, in Hängelage Kopf oben, hält die Hinterpfoten in Beugestellung angezogen. 2. Auf Berührung der Schwanzspitze mit einer Hand tritt Streckbewegung beider Hinterpfoten auf, wobei nur die rechte Hinterpfote eine Unterlage berührt. Diese Pfote wird in Streckstellung fixiert und stützt den Rumpf. Die linke Hinterpfote dagegen wird wieder in Beugestellung angezogen.

abwärts bewegt, daß zuerst die Schwanzspitze und darauf die Sohlen der Hinterpfoten eine Unterlage berühren, oder aber, wenn man das Tier einige Zeit, z. B. einen Tag in Ruhe läßt. Der Streckreflex auf Schwanzberührung hat also die typischen Eigenschaften eines „bedingten" Reflexes.

Das gleiche gilt für die Reaktionen der Vorderpfoten. Berührt man bei einem Hund, in Hängelage Kopf unten, die Ventralseite der Schnauze mit einem so schmalen Brett, daß neben der Schnauze kein Platz ist, so bewegt das Tier die Pfoten mehrmals vergebens nach vorne und läßt sie schließlich wieder in der Luft hängen. Bei Wiederholung der Berührung macht das Tier aufs neue den Versuch die Vorderpfoten neben der Schnauze auf das Brett zu setzen, jedoch wenn nach 6—10maliger Wiederholung die Pfoten niemals auf eine Unterlage gelangt sind, bleiben die Reaktionen aus, auch dann, wenn die Schnauze mit einem Tischrand in Berührung kommt und die Pfoten daneben gesetzt werden können. Auch diese Reaktionen kehren wieder: erstens, wenn man einige Zeit wartet, und zweitens, wenn man einige Male nacheinander zuerst die Schnauze mit dem Tischrande in Berührung bringt und dann den Vorderkörper und die Vorderpfoten auf dem

Tisch nach vorn schiebt, also wenn die bedingten Reize von den unbedingten gefolgt werden.

Durch diese Eigenschaften, ebenso wie durch das Fehlen bei großhirnlosen, decerebrierten und spinalen Tieren (auch die Reaktionen der Hinterpfoten fehlen, Abb. 11, Nr. 3; Abb. 12; Abb. 21, Nr. 1) wird bewiesen, daß die Stehbereitschaft einen Großhirnreflex darstellt.

Nach Exstirpation des Kleinhirns ist auch die Stehbereitschaft der Hinterpfoten vorübergehend aufgehoben; längere Zeit nach der Exstirpation tritt sie, ebenso wie die Reaktion der Vorderpfoten, prompt auf. Während die Stehbereitschaft der Vorderpfoten auf Berührung der Schnauze mit einer Unterlage bei neugeborenen Hunden 3—4 Wochen nach der Geburt, wenn die Tiere laufen, fast stets vorhanden ist, kann man die Stehbereitschaft der Hinterpfoten auf Schwanz-

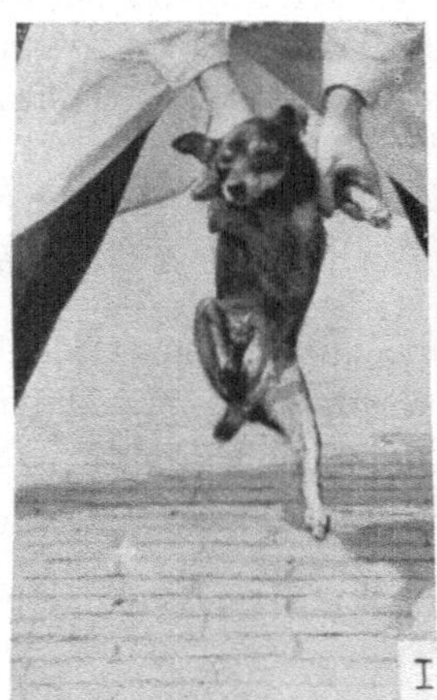

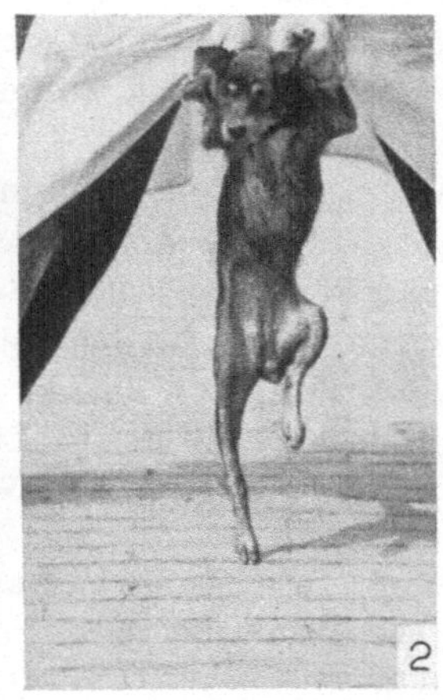

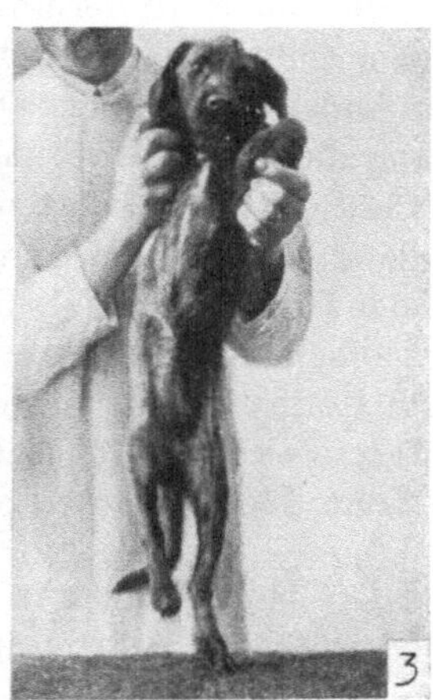

Abb. 19. Stehbereitschaft der Hinterpfoten nach halbseitiger Großhirnexstirpation. 1. Hund Vici, nach Exstirpation der *rechten* Großhirnhälfte und des Kleinhirns in Hängelage, Kopf oben. Das Tier hält die linke Hinterpfote maximal gestreckt, die rechte stark gebeugt. 2. Beim Abwärtsbewegen wird auf Berührung der Schwanzspitze mit dem Boden die rechte Hinterpfote mit einer Streckbewegung auf den Boden gesetzt und in Streckstellung fixiert, die linke zu gleicher Zeit stark gebeugt (siehe auch Kap. XX). 3. Hund Sep, nach ausschließlicher Exstirpation der *linken* Großhirnhälfte, aus Hängelage, Kopf oben, auf eine Unterlage gesetzt. Die etwas gebeugt gehaltene linke Hinterpfote hat sich, auf Berührung mit der Unterlage, sofort gestreckt und in Stehstellung gesetzt, während die zuvor ganz gestreckte rechte Hinterpfote zu gleicher Zeit sich etwas beugte.

berührung meist erst viel später nachweisen. Werden die Tiere aber von der Geburt ab regelmäßig jeden Tag einige Male aus Hängelage, Kopf oben, so abwärts bewegt, daß zuerst die Schnauze, dann die Hinterpfoten den Boden berühren, so ist auch die Stehbereitschaft dieser Pfoten bereits 3—4 Wochen nach der Geburt vorhanden. Die Tiere müssen wahrscheinlich diesen Reflex beim Fallen mit vorangehendem Hinterkörper „lernen" oder mit der Terminologie PAVLOVS zu reden: Bei den Tieren muß durch wiederholtes Aufeinanderfolgen von Schwanz- und Fußsohlenberührung der Reflexweg über das Großhirn zu den motorischen Zentren der Hinterpfoten „gebahnt werden".

Die Prüfung der Stehbereitschaft der Hinterpfoten bei dem Hunde Vici, dem außer dem Kleinhirn die *rechte* Großhirnhälfte entfernt war, ergab einige erwähnenswerte Beobachtungen. Das Tier in Hängelage, Kopf oben, hielt die *linke* Hinterpfote stark gestreckt, während die rechte in Beugestellung angezogen war (Abb. 19, Nr. 1). Bewegte man das Tier, mit oder ohne Kopfkappe, langsam abwärts, so streckte es auf Berührung der Schwanzspitzenhaare mit einer Unterlage die rechte Hinterpfote, setzte die Sohle richtig auf die Unterlage und stützte mit der in Streckstellung fixierten Pfote den Rumpf. Merkwürdigerweise wurde die linke Hinterpfote dabei in Beugestellung angezogen, und sie verharrte in dieser Stellung (Abb. 19, Nr. 2), solange das Tier seine Stellung nicht veränderte. Wurde das Tier von der Unterlage gehoben, so kehrte die linke Hinterpfote sofort in Streck-, die rechte in Beugestellung zurück.

Ähnliche Reaktionen zeigte das Tier, wenn die Haut der rechten Hinterpfote mit der Unterlage in Berührung gebracht wurde; auf Berührung der linken mit der Unterlage blieben die beiden Pfoten dagegen ganz reaktionslos.

Wurde beim Hunde Vici in Hängelage, Kopf oben, die Schwanzspitze mit einer Hand berührt, so trat auch die Streckung der rechten mit gleichzeitiger Beugung der linken Hinterpfote auf; wenn die rechte bei der Streckbewegung nicht auf eine Unterlage stieß, kehrten aber beide Pfoten wieder in die Ausgangsstellung, trotz Andauerns der Schwanzberührung zurück, während bei mehrmaliger Wiederholung die Pfotenbewegungen ganz ausblieben.

Die Reaktionen kehrten wieder, wenn das Tier einige Male so abwärts bewegt wurde, daß zuerst die Schwanzspitze, *und dann die Sohle der rechten Hinterpfote* mit der Unterlage in Berührung kam.

Ähnliche Erscheinungen zeigen Hunde, bei denen ausschließlich eine Großhirnhälfte exstirpiert ist, auch dann zeigt nur die der Exstirpation homolaterale Hinterpfote Stehbereitschaft, jedoch ist die gleichzeitige Beugung der gegenüberliegenden Pfote viel weniger ausgeprägt (Abb. 19, Nr. 3).

C. Die Korrektion abnormer Pfotenstellungen auf exterozeptive Reize und der Munksche Berührungsreflex.

Intakte Hunde zeigen auch Stehbereitschaft der Vorder- und Hinterpfoten auf Berührung der Pfotenhaut mit einer Unterlage.

Wenn von einem intakten Hund, der mit verschlossenen Augen in Bauchlage in der Luft gehalten wird, z. B. der Fußrücken einer Vorderpfote mit einer Tischkante in Berührung gebracht wird, so setzt er zuerst diese Pfote und dann auch meist die übrigen Pfoten auf den Tisch. Wenn man dagegen die Haut des Hand- oder Fußrückens eines großhirnlosen Hundes mit der Tischkante in Berührung bringt, so fehlt die Stehbereitschaft; nach Exstirpation einer, z. B. der rechten Großhirnhälfte, ist sie auf Berührung der Haut einer linken Pfote mit der Tischkante nicht vorhanden, wohl aber auf Berührung der Haut einer rechten Pfote. Wenn man ein großhirnloses Tier mit einer Pfote auf eine Unterlage stellt und dann statt der Sohle die Dorsalseite mit der Unterlage in Berührung bringt, so korrigiert das großhirnlose Tier diese Stellung manchmal weniger prompt als ein intaktes. Halbseitig großhirnlose Tiere korrigieren unter ähnlichen Umständen eine passiv gegebene Fußrückenstellung der Pfoten der Exstirpationsseite wohl, dagegen der kontralateralen Pfoten, besonders bei bestimmten Versuchsbedingungen, weniger prompt (Abb. 20).

Schon Goltz, Munk, Dusser de Barenne u. a. haben auf die mangelhaften Korrektionsbewegungen von total oder halbseitig großhirnlosen Tieren hingewiesen, haben sie aber, da großhirnlose Tiere noch auf andere Hautreize (unter anderem auf Bestreichen, Anblasen, Kneifen der Haut, Bespritzen mit Wasser,

Flohbisse) reagieren und in Analogie der beim Menschen mit Großhirnläsion beobachteten Astereognosie bei erhaltenem Tastsinn, als Störung der Tiefensensibilität aufgefaßt. Nach unserer Auffassung jedoch ist die Korrektionsstörung, wenigstens teilweise, als eine Störung der Stehbereitschaft auf Reize von der Körperoberfläche anzusehen. (Über das Verhalten des Korrektionsvermögens auf propriozeptive Reize bei großhirnlosen Tieren siehe Kapitel XIII.)

Auf Berühren des Fußrückens eines in der Luft gehaltenen intakten Tieres tritt eine eigenartige Beuge-Streckbewegung der berührten Pfote, oft aber auch noch der Pfote der anderen Seite auf. Dieser Reflex ist der Munksche Berührungsreflex. Er fehlt nach totaler Großhirnexstirpation vollkommen (Munk), nach halbseitiger Großhirnexstirpation jedoch nur an den Pfoten der kontralateralen Seite. Der Munksche Reflex ist wahrscheinlich eine Äußerung der Stehbereitschaft, denn streicht man mit zwei Fingern die Rückenseite der Pfote eines mit verschlossenen Augen in der Luft gehaltenen Tieres und läßt die Finger eine Weile mit dem Fußrücken in Berührung, so wird die Pfote durch die Reflexbewegung

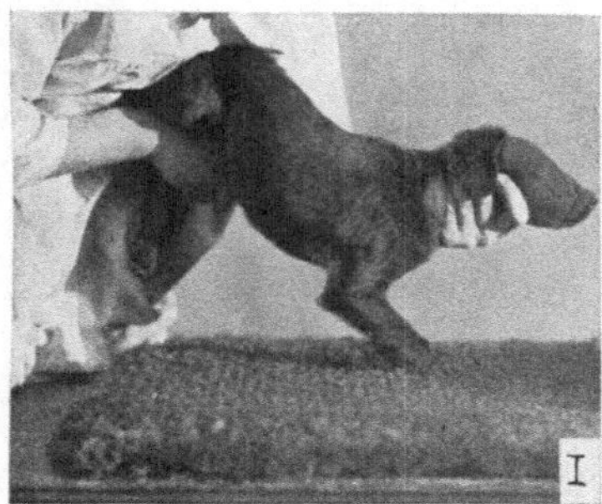

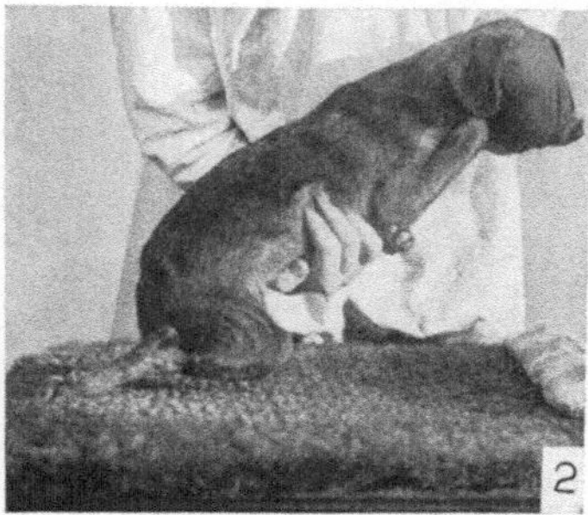

Abb. 20. Hund Sep (linksseitig großhirnlos) mit Kopfkappe, mit der Rückenseite der rechten Vorder- (1) bzw. der rechten Hinterpfote (2) auf eine Unterlage gesetzt. Die abnormen Stellungen werden nicht korrigiert. (Das Tier ist passiv unterstützt und übt keinen Druck auf die Pfoten aus.)

schließlich auf die Finger gesetzt. Der Reflex läßt nach, wenn man den Fußrücken mehrmals hintereinander bestreicht, und dabei die Finger jedesmal schnell vom Fußrücken wegzieht; er tritt aber wieder auf, wenn man einige Zeit abwartet, oder wenn man den Fußrücken einige Male an einem Tischrande entlang von unten nach oben streicht, bis die Fußsohle am Ende der Bewegung auf den Tischrand gelangt. Der Munksche Reflex verhält sich also in seinem Auftreten und Verschwinden wie die Stehbereitschaft.

Wenn man die Vorder- bzw. Hinterpfoten intakter Tiere über einen Tischrand hängen läßt, werden sie prompt mit den Sohlen auf den Tisch gesetzt, jedoch werden die Vorderpfoten nicht, wie auf Berührung der Schnauze mit einer Unterlage, nach vorne, sondern nach hinten bewegt. Ebenso werden die Hinterpfoten nicht, wie auf Schwanzberührung, nach hinten gestreckt, sondern gebeugt und nach vorn auf den Tisch zu bewegt. Großhirnlose Tiere ziehen, in Bauchlage auf einem Tische liegend, im Gegensatz zu intakten und kleinhirnlosen Hunden, die über den Rand hängenden Pfoten nicht an und setzen diese nicht mit den Sohlen auf den Tisch (Abb. 21). Auch das Fehlen dieser „Korrektionsbewegungen" wurde von den erwähnten Autoren fälschlich als eine Folge von gestörter Tiefensensibilität aufgefaßt.

Das Fehlen der Stehbereitschaft in Bauchlage bei großhirnlosen Tieren auf Reize von der Rumpfoberfläche muß auch deshalb hervorgehoben werden, weil die Tiere in Seitenlage auf Reize von der Rumpfoberfläche wohl den Rumpf sofort in Bauchlage führen, auch wenn der Kopf passiv in Seitenlage fixiert wird (der MAGNUSsche Körperstellreflex auf den Körper). In einer früheren Arbeit erörterte ich das Zustandekommen dieses Stellreflexes über die roten Kerne des Mittelhirns. Die Berührungsreize sowie andere von der Körperoberfläche ausgehende Reize vermögen bei großhirnlosen Tieren noch eine Anzahl Reflexe auszulösen, die über verschiedene Teile des Zentralnervensystems[1] zustande kommen. Aus dem Vorhandensein dieser Reflexe folgt aber nicht, daß fehlende Reaktionen, wie der MUNKsche Berührungsreize, normalerweise nicht durch Berührungsreize hervorgerufen werden. Besonders deutlich zeigen sich die Störungen der Stehbereitschaft, wenn die Tiere auf das Gitterdach des HANS MEYER-Käfigs gestellt werden.

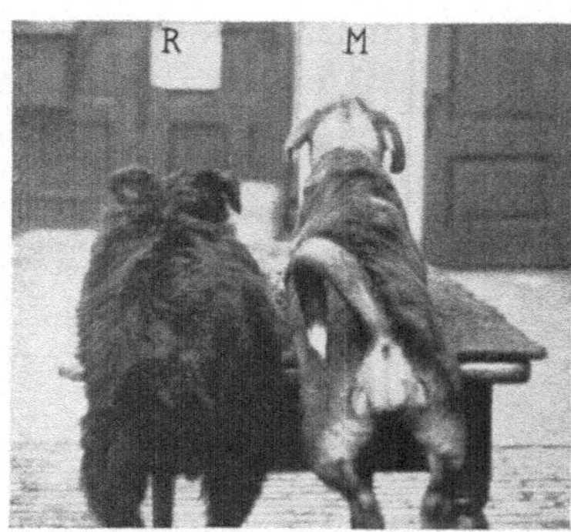

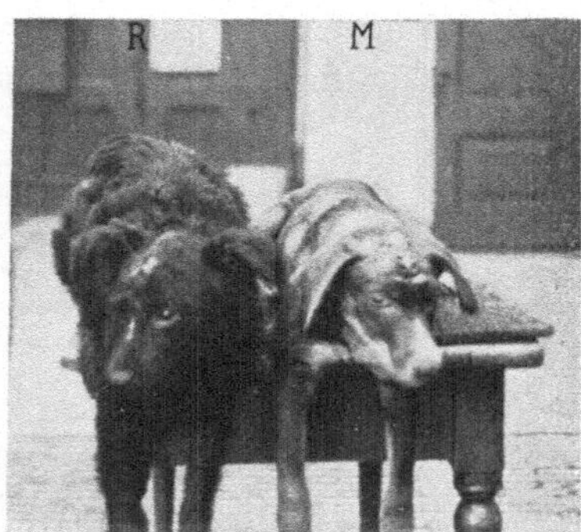

Abb. 21. Großhirnlose Hunde Robbie (R) und Miesel (M), 4 und 6 Wochen nach Großhirnexstirpation, in Bauchlage auf einem Tisch. Die Hinter- (1), bzw. Vorderpfoten (2) hängen über den Rand herab. Obwohl die Tiere wieder imstande sind, anscheinend normal herumzulaufen (Abb. 257), korrigieren sie diese Stellung nicht.

Das großhirnlose Tier tritt sofort mit allen vier Pfoten durch das Gitter und läßt sie zwischen dem Gitter hängen, während Tiere mit halbseitig exstirpiertem Großhirn nur mit den kontralateralen Pfoten durchtreten (Abb. 22 A).

(Ohne Kopfkappe sind die halbseitig großhirnlosen Tiere auf dem Gitterdach manchmal sehr unruhig, machen Befreiungsversuche und Laufbewegungen, wobei die kontralateralen Pfoten bisweilen, rein zufällig, auf die Gitterstäbe gelangen, sie treten aber bei den folgenden Bewegungen wieder durch das Gitter. Diese Bewegungen werden durch Augenverschluß mit einer Kopfkappe meistens gehemmt.)

Ebenso wie intakte vermögen auch total und halbseitig kleinhirnlose Hunde und Katzen (auch kleinhirnlose Affen) auf dem Gitterdach zu laufen und sie ziehen, wenn die Pfoten passiv zwischen die Gitterstäbe gezogen werden, diese sofort wieder an und setzen sie in erforderliche Stellung auf die Stäbe (Abb. 22 B und C).

[1] Durch exterozeptive Reize werden ausgelöst:

1. Über das Rückenmark: die spinalen Beuge- und Streckreflexe auf Berührung, Bestreichen und Kneifen der Haut; der Extensorstoß von SHERRINGTON usw.

2. Über Medulla oblongata und Pons: der Ohrmuschelreflex auf Berühren der Ohrhaare, der Ohr-Schnurrbarthaarreflex, der Cornealreflex, Reflexe auf Reize von der Mund- und Nasenhöhlenoberfläche wie der Niesreflex, usw.

3. Über das Mittelhirn: die Körperstellreflexe auf den Körper und auf den Kopf von MAGNUS.

4. Über das Großhirn: die Stehbereitschaft und der MUNKsche Berührungsreflex.

Wir sahen, daß nach halbseitiger Großhirnexstirpation nur die Stehbereitschaft der der Exstirpation kontralateralen Pfoten fehlt. Das ist aber nicht die einzige Störung, welche die Stehbereitschaft nach halbseitiger Großhirnexstirpation aufweist. Berührung der der Exstirpation kontralateralen Körperoberfläche mit einer Unterlage löst bei diesen Tieren gar keine Stehbereitschaft, weder der homolateralen noch der kontralateralen Pfoten aus.

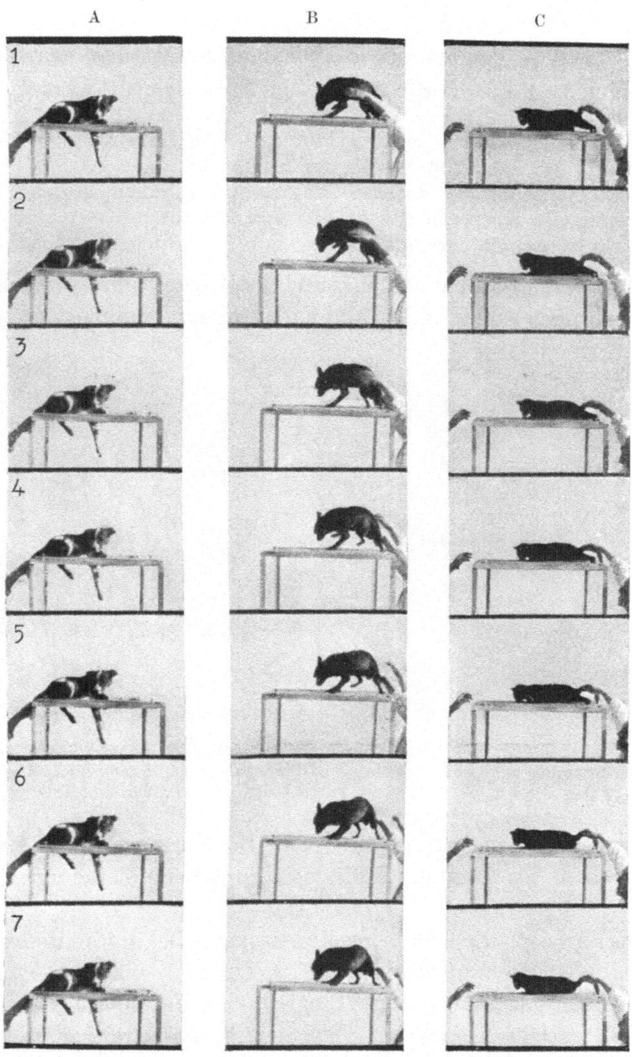

Abb. 22. A. Hund Nero, nach Exstirpation der *rechten* Großhirnhälfte, auf dem Gitterdach des Hans Meyer-Käfigs. Die *linken* Pfoten sind durchgetreten, die rechten richtig auf die Gitterstäbe gesetzt. Die Stellung der linken Pfoten wird nicht korrigiert. B. Kleinhirnloser Hund Erick auf dem Gitterdach laufend (B 4). Das Tier setzt alle vier Pfoten richtig auf die Stäbe. Bisweilen treten sie vorübergehend durch B 6); die Fehltritte werden sofort korrigiert. C. Kleinhirnlose Katze Pierrette. Die Pfoten sind richtig auf die Stäbe gesetzt, und sie treten nicht durch, sogar nicht, wenn das Tier am Schwanz hin- und hergezogen wird.

Wird z. B. nach Exstirpation der *rechten* Großhirnhälfte der Fußrücken der rechten Vorderpfote mit einer Unterlage in Berührung gebracht, dann setzt das

Tier die rechte Vorderpfote sofort auf die Unterlage, während die linke in der Luft hängen bleibt. Dasselbe ist der Fall, wenn die Unterseite der Schnauze mit der Unterlage in Berührung gebracht wird. Dagegen löst die Berührung des Fußrückens der linken Vorderpfoten mit einer Unterlage gar keine Stehbereitschaft aus, beide Vorderpfoten bleiben in der Luft hängen.

Nach Exstirpation der rechten Großhirnhälfte zeigt das Tier also:

Auf Berührung der Körperoberflächen, die auf der Medianlinie liegen (Schnauze, Brust, Bauch, Schwanz):

Stehbereitschaft der rechten Pfoten +, der linken Pfoten —.

Auf Berührung der Körperoberfläche der rechten Seite:

Stehbereitschaft der rechten Pfoten +, der linken Pfoten —.

Auf Berührung der Körperoberfläche der linken Seite:

Stehbereitschaft der rechten Pfoten —, der linken Pfoten —.

Den Störungen der Stehbereitschaft und den Korrektionsbewegungen, die sich in der ersten Zeit nach vollständiger und halbseitiger Kleinhirnexstirpation zeigen,

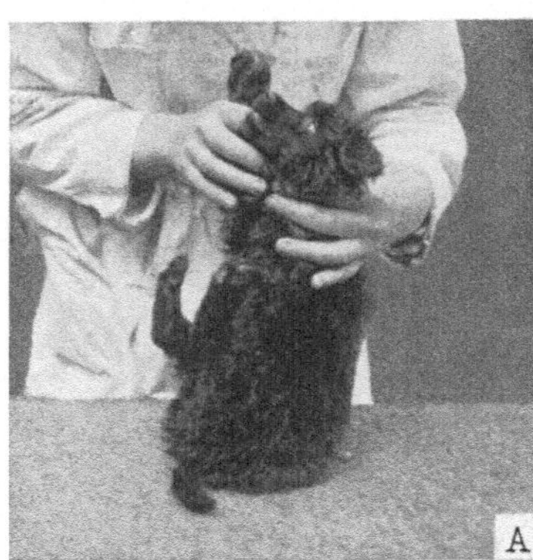
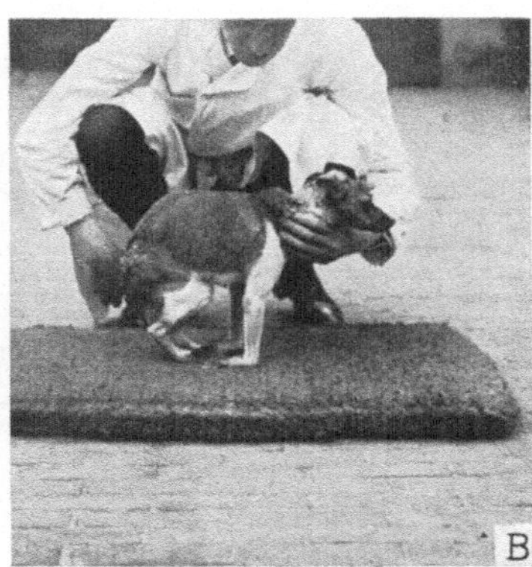

Abb. 23. A. Hund Tommy, 4 Tage nach Kleinhirnexstirpation, Fehlen der Stehbereitschaft auf Berührung des Schwanzes und der Sitzbeine mit einer Unterlage. B. Hündin Suzanne, 4 Tage nach Kleinhirnexstirpation. Das Tier korrigiert nicht die Fußrückenstellung der Vorderpfoten.

werden von verschiedenen Autoren eine große Bedeutung für die Kleinhirnphysiologie zugeschrieben. Daher muß auf diese Störung noch etwas näher eingegangen werden.

Wenn man bedenkt, wie leicht der Mechanismus bedingter Reflexe durch verschiedene Einflüsse gehemmt wird (siehe Pavlov 217—220), so ist nicht zu verwundern, daß nach einem so großen Eingriff, wie die Kleinhirnexstirpation, die Stehbereitschaft und die Korrektion abnormer Pfotenstellungen in der ersten Zeit vorübergehend fehlen (Abb. 23, siehe auch Abb. 14). Später, nach verschieden langer Zeit (4 Tage bis einige Wochen), ist die Stehbereitschaft konstant wieder vorhanden.

Auch nach halbseitiger Kleinhirnexstirpation ist die Stehbereitschaft unmittelbar nach der Operation, *und wohl an beiden Seiten*, gestört. Nach einiger Zeit ist sie aber wieder, zuerst an den kontralateralen, dann an den homolateralen Pfoten, nachweisbar: allerdings mit dem Unterschiede, daß auf Berührung der Schnauze mit einer Unterlage nicht wie bei intakten Hunden beide Vorderpfoten gleichzeitig auf die Unterlage gelangen, sondern die kontralaterale fast immer zuerst aufgesetzt wird. Später verschwindet auch diese Erscheinung, dann werden auf Berührung der Schnauze mit einer Unterlage die Pfoten gleichzeitig, oder bald zuerst die eine, bald zuerst die andere, aufgesetzt.

Die Stehbereitschaft, sowohl der homo- wie der kontralateralen Vorderpfote zeigt sich auch dann, wenn die gegenüberliegende Pfote festgehalten wird, die Reaktion der einen Pfote wird also nicht durch die Bewegung der anderen bedingt.

Die Stehbereitschaft der homo- und kontralateralen Pfoten, ebenso wie die MUNKschen Berührungsreflexe, weisen also in diesem Stadium keine deutlichen Unterschiede mehr auf. LEWANDOWSKY (167), der ebenfalls die Störungen der Korrektionsbewegungen und der MUNKschen Reflexe nach totalen und halbseitigen Groß- und Kleinhirnexstirpationen beobachtete, zog aus diesen Ergebnissen die Schlußfolgerung, daß sowohl das Kleinhirn wie das Großhirn Zentralorgane des Muskelsinnes[1] darstellen. Unter Muskelsinn versteht er „ganz allgemein das Vermögen, die Lage und die Bewegungen der Körperteile wahrzunehmen, sei es durch die Sensibilität der Muskeln selbst, sei es durch die der Haut und der Gelenke“. Das Vermögen der bewußten Wahrnehmung ist damit nicht gemeint, denn er sagt mit Recht, daß wir nicht mit Sicherheit entscheiden können, ob einem Tiere die bewußte Sinnesempfindung fehlt oder nicht. Auf Grund des Verschwindens des MUNKschen Berührungsreflexes nimmt er an, daß sich auch Hautreize am Zustandekommen des Muskelsinnes beteiligen. Seiner Meinung nach bedingt die halbseitige Kleinhirnexstirpation nur Muskel- und Lagesinnstörungen der homolateralen Körperhälfte.

DUSSER DE BARENNE (61) und bereits vorher MUNK (213, 214) haben gegen diese Anschauung eingewandt, daß die Hautsensibilität nach Kleinhirnexstirpation nicht gestört ist, und daß das *vorübergehende* Fehlen der MUNKschen Berührungsreflexe nicht als eine Störung des Tastsinnes gedeutet werden darf. Dieser Einwand ist meines Erachtens richtig; das vorübergehende Fehlen einer durch Berührungs- oder Tastreize hervorgerufenen Reaktion bildet keinen Beweis, daß eine Störung des Tastsinnes vorliegt. Merkwürdigerweise sieht aber DUSSER DE BARENNE sich durch die, *ebenfalls vorübergehenden*, Störungen der Korrektionsbewegungen veranlaßt anzunehmen, daß das Kleinhirn wohl ein Zentralorgan der Tiefensensibilität sei. DUSSER DE BARENNE sieht die Korrektionsstörungen an „als Ausdruck der Unterbrechung eines Teiles der propriozeptiven Erregungen, die dem Zentralnervensystem von der Peripherie her aus den Knochen, Gelenken, Muskeln und Bändern zufließen, und zwar derjenigen propriozeptiven Erregungen, die ihren Weg über das Kleinhirn nehmen“.

Er hält das Kleinhirn in Übereinstimmung mit SHERRINGTON[2] für ein Zentralorgan, für einen wichtigen Reflexapparat der propriozeptiven Erregungen. Halbseitige Kleinhirnexstirpation bewirkt nach DUSSER DE BARENNE nur eine Störung der propriozeptiven Sensibilität der homolateralen Körperhälfte.

---

[1] LUSSANA (183) hat schon früher (1850) die Meinung geäußert, daß das Kleinhirn das Zentralorgan des Muskelsinnes ist. Unter Muskelsinn versteht LUSSANA aber nicht dasselbe wie LEWANDOWSKY, sondern das Vermögen bei Willkürbewegungen den zu überwindenden Widerstand zu schätzen, und die Stärke der Muskelkontraktionen, nötig zur Überwindung des Widerstandes zu regeln. („Le sens musculaire sert aux animaux pour connaître la résistance de la matière et pour régler, dans leurs mouvements volontaires, la force de la contraction des muscles pour la vaincre.“)

[2] Nach SHERRINGTON ist das Kleinhirn: „The headganglion of the proprioceptive system“ (276).

Gegen die Auffassungen DUSSER DE BARENNES spricht folgendes: 1. beruhen die Störungen des Korektionsvermögens nicht ausschließlich auf einem Ausfall von Reaktionen tiefer propriozeptiver Erregungen, sondern jedenfalls teilweise auf einem Fehlen von Reaktionen auf Hautreize;

2. ist der Ausfall der Korrektionsbewegungen nur vorübergehender Natur, er besteht manchmal nur einige Tage, und

3. zeigt sich in den ersten Tagen nach halbseitiger und totaler Kleinhirnexstirpation auch das Korrektionsvermögen auf optische Reize gestört, obwohl die Tiere gut sehen können (Abb. 14, Nr. 1).

Die Störungen des Korrektionsvermögens und der Stehbereitschaft nach Kleinhirnexstirpation beruhen also sehr wahrscheinlich nicht auf einem Reizausfall, sondern vermutlich auf einer durch die Operation verursachten allgemeinen Hemmung oder Shockwirkung, da bei fast jeder schweren, besonders fieberhaften Krankheit eine ähnliche Störung dieser Reaktionen zu beobachten ist.

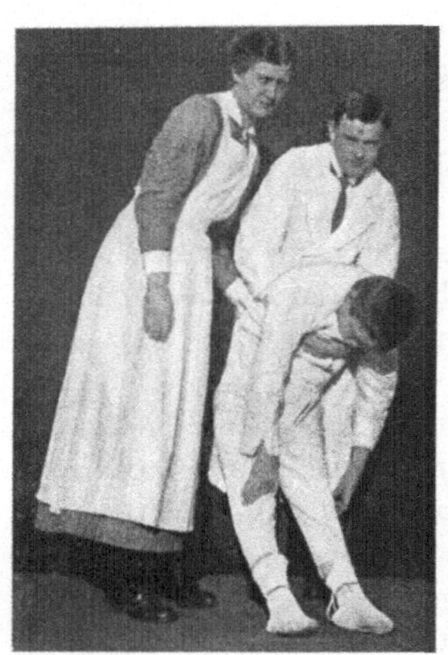

Abb. 24. Tumor des Mittelhirns. Auf Berührung der Fersen mit dem Boden werden die Beine nicht mit den Sohlen auf die Unterlage gesetzt. Nach E. J. ABRAHAMS, Hyptokinesis by een Tumor in den Aquaeductus Sylvii. Utrecht, 1925. Beobachtung aus der Psych. u. Neurol. Klinik der Reichsuniversität zu Utrecht.

Außerdem ist zu bedenken, daß bei der Prüfung dieser Reaktionen die Augen verschlossen werden, und daß auch bei intakten Tieren der Augenverschluß mit einer Kopfkappe manchmal stark hemmend auf das Auftreten von Reflexen wirken kann, und sogar oft ein Ausbleiben verursacht. Bei den kleinhirnoperierten Tieren, die durch fortwährendes Sichstoßen oft einen ängstlichen Eindruck machen, wird dieser hemmende Einfluß gewiß nicht geringer sein.

Schließlich spielt auch wahrscheinlich die abnorme Tonusverteilung eine Rolle; dafür spricht, daß die Korrektionsbewegungen und Stehbereitschaft länger ausbleiben bei den Hunden, die nach der Exstirpation steif sind.

Auch die Behauptung DUSSER DE BARENNES, daß nach halbseitiger Kleinhirnexstirpation das Korrektionsvermögen nur an der Seite der Exstirpation Störungen aufweist, ist nicht ganz richtig. Im Anschluß an die halbseitige Exstirpation fehlen die Korrektionsbewegungen und die Stehbereitschaft, wie auch bereits DUCCESCHI u. SERGI im Laboratorium LUCIANIS beobachtet haben, zuerst an beiden Seiten; an der kontralateralen Seite kehren sie aber schneller zurück als an der homolateralen.

Das vorübergehende Fehlen des Korrektionsvermögens und des MUNKschen Berührungsreflexes spricht also in keiner Weise dafür, daß durch die Kleinhirnexstirpation Reflexbögen propriozeptiver Erregungen auf die Dauer unterbrochen werden, womit natürlich nicht gesagt wird, daß die Reaktionen, ausgelöst durch propriozeptive Erregungen, normalerweise nicht durch das Kleinhirn beeinflußt werden; ebensowenig, daß sie bei kleinhirnlosen Tieren in ganz normaler Weise auftreten.

Es steht aber fest, daß nach totaler und halbseitiger Kleinhirnexstirpation

Stehbereitschaft, Korrektionsvermögen und MUNKscher Berührungsreflex nach einer gewissen Zeit an beiden Seiten wieder prompt nachweisbar sind.

Inwieweit *beim Menschen* Reize von der Körperoberfläche am Richtigsetzen der Füße beteiligt sind, ist noch nicht systematisch untersucht worden. Es ist nur bekannt, daß, in Übereinstimmung mit den Beobachtungen an neugeborenen Hunden, auch bei Kindern im ersten Lebenshalbjahr die Stehbereitschaft fehlt. Wenn man Säuglinge unter den Achseln faßt und abwärts bewegt bis die Beine den Boden berühren, löst die Berührung kein Setzen der Füße mit den Sohlen auf den Boden aus, sondern die Beine werden angezogen und vom Boden gehoben.

Unter pathologischen Verhältnissen kann die Stehbereitschaft auch beim Erwachsenen fehlen, wie es ja jedem Neurologen bekannti st (siehe nebenstehende Abb. 24).

D. Die optische Stehbereitschaft.

Das Setzen der Pfoten in richtige Stellung mit den Fußsohlen auf die Unterlage kann auch durch optische Reize zustandekommen.

Wird ein intakter Hund in Hängelage, Kopf unten, in der Weise bewegt, daß sich der Kopf einer Unterlage, z. B. einem Tischrand nähert, dann werden die Vorderpfoten, sobald die Schnauze in die Nähe des Tischrandes gekommen ist, auf einmal auf den Tisch gesetzt, *also noch bevor die eigentliche Berührung stattgefunden hat.*

Auch die optische Stehbereitschaft stellt einen „bedingten" Reflex dar, denn nähert man mehrere Male hintereinander den Kopf einer Tischkante, zieht aber das Tier stets, sobald es die Pfoten auf den Rand zu setzen versucht, zurück, dann bleiben die Reaktionen der Vorderpfoten aus.

Bei total und halbseitig kleinhirnlosen Tieren ist die optische Stehbereitschaft vorhanden, wenn auch nicht sofort im Anschluß an die Exstirpation (siehe unter anderem Abb. 14, Nr. 1: der kleinhirnlose Hund Wolf, 12 Tage nach Kleinhirnexstirpation mit geöffneten Augen bis auf den Boden abwärts bewegt, setzt die Pfoten nicht in Stehstellung). Nach halbseitiger Kleinhirnexstirpation kehrt die optische Stehbereitschaft meistens zuerst an den kontra-, dann an den homolateralen Pfoten wieder. Unmittelbar im Anschluß an totale und halbseitige Kleinhirnexstirpation zeigt also die optische Stehbereitschaft ganz ähnliche Störungen wie die Stehbereitschaft auf Berührungsreize, obwohl die Tiere sehen[1].

Wird nach Exstirpation einer, z. B. der *rechten* Großhirnhälfte die *linke* Kopfseite einem Tisch genähert, dann tritt keine Stehbereitschaft auf. Diese Erscheinung ist durch die linksseitige Hemianopsie bedingt. Dagegen hat die

---

[1] Ob ein Tier fühlt, sieht, hört, denkt, Bewußtsein hat kann man nicht mit Sicherheit entscheiden. Man kann nur feststellen, ob es Reaktionen auf Tast- und Schmerzreize, auf optische und akustische Impulse zeigt.

„Sehen", im physiologischen Sinne, ist das Reagieren auf optische Impulse mit Großhirnreaktionen, mit bedingten Reflexen. Das Reagieren mit unbedingten, subcorticalen Reflexen, wie z. B. mit Pupillenverengerung oder dem Blinzelreflex auf einfallendes Licht, die auch großhirnlose Tiere zeigen, ist in der physiologischen Sprache kein Sehen. Die kleinhirnlosen Tiere folgten mit den Augen, wenn man dem Käfig entlang lief, reagierten auf Annäherung des Käfigs manchmal mit Schwanzwedeln, sie sahen also.

Annäherung der rechten Kopfseite an den Tisch wohl das Auftreten von Stehbereitschaft zur Folge, jedoch in dem Sinne, daß nur die rechte Vorderpfote auf den Tisch

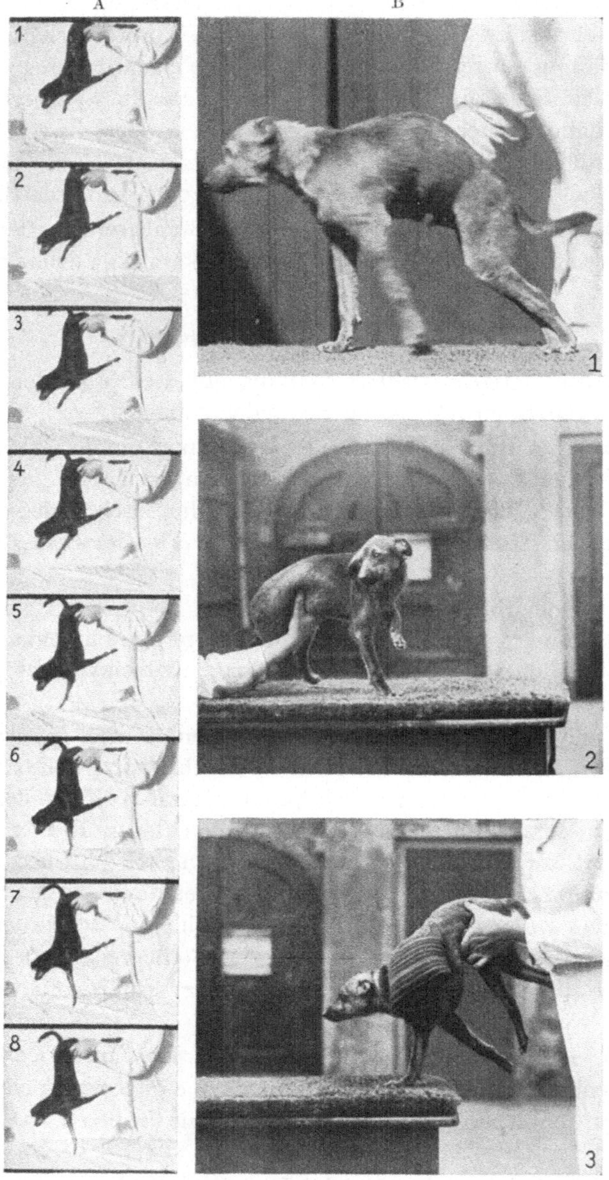

Abb. 25. A, 1—8: Der kleinhirnlose, *rechtsseitig* großhirnlose Hund Vici, ohne Kopfkappe, langsam aus Hängelage, Kopf unten, abwärts bewegt. Bei Annäherung an die Unterlage geht die *rechte* Vorderpfote nach vorn und wird auf die Unterlage gesetzt, die linke bleibt nach hinten gestreckt in der Luft. B, 1, 2, u. 3: Kleinhirnloser, rechtsseitig großhirnloser Hund Däumling, mit geöffneten Augen passiv am Hinterkörper in Stehstellung gehalten. Das Tier setzt die linke Vorderpfote nicht in richtige Stehstellung.

gesetzt wird, während die linke in der Luft hängen bleibt. Dasselbe ist der Fall, wenn die Vorderseite der Schnauze dem Tisch genähert wird, auch dann zeigt die rechte Vorderpfote wohl, dagegen die linke Pfote keine Stehbereitschaft (Abb. 25).

Da bei dieser Untersuchung keine Kopfkappe benutzt wird, treten Abwehrbewegungen, und die alternierenden Mitbewegungen der einen Pfote auf Bewegungen der gegenüberliegenden viel ungehemmter auf (siehe S. 22). Infolgedessen wird die linke Vorderpfote öfters rein zufällig auf den Tisch gesetzt. Zur einwandfreien Prüfung der optischen Stehbereitschaft ist es also besonders angezeigt, die linke und rechte Vorderpfote abwechselnd festzuhalten. Dann zeigt auf Annäherung der Schnauze an einen Tisch das rechtsseitig großhirnlose Tier stets nur optische Stehbereitschaft der rechten, das intakte Tier von beiden Vorderpfoten.

Nach halbseitiger Großhirnexstirpation verhält sich also die optische Stehbereitschaft ganz genau wie die Stehbereitschaft auf Berührungsreize.

Stehbereitschaft nach Exstirpation der *rechten* Großhirnhälfte.

	Rechte Pfoten	Linke Pfoten
Stehbereitschaft auf Reize von der Oberfläche der		
rechten Körperhälfte	+	–
linken Körperhälfte	–	–
Stehbereitschaft auf optische Reize von dem		
rechten Gesichtsfelde	+	–
linken Gesichtsfelde	–	–

Werden halbseitig großhirnlose Tiere auf das Gitterdach des Hans Meyer-Käfigs gestellt, dann treten die der Exstirpation gegenüberliegenden Pfoten, auch wenn die Augen nicht verschlossen sind, noch durch die Stäbe. Die Tiere sind dann meistens sehr unruhig, machen Abwehr- und Laufbewegungen, wobei die durchgetretenen Pfoten bisweilen zufällig auf das Gitter gesetzt werden; sie treten aber bei den nächsten Bewegungen wieder durch. Schließlich werden die Tiere ruhig und lassen die kontralateralen Pfoten zwischen den Gitterstäben hängen (Abb. 22 A). Auch mit Hilfe der optischen Reize können sie diese Stellung nicht korrigieren.

Bei total großhirnlosen, und ebenso bei dezerebrierten und spinalen Tieren, fehlt natürlich die optische Stehbereitschaft ganz. Merkwürdig ist, daß die Thalamustiere, obwohl ihnen die Stehbereitschaft, sowohl auf optische Impulse wie auf Berührungsreize fehlt, die Pfoten beim Stehen, Laufen, Straucheln, Fallen usw. fast stets in richtige Stellung setzen. Wie dieses durch propriozeptive Korrektionsbewegungen zustande kommt, wird später besprochen.

Bei *neugeborenen Hunden* fehlt ebenfalls die Stehbereitschaft, auch noch in der zweiten und dritten Woche, wenn die Augen nicht mehr verschlossen sind.

Daß auch die optischen Reize für das richtige Setzen der Füße beim Menschen von größter Wichtigkeit sind, beweist das Laufen mit geöffneten und geschlossenen Augen der Tabiker.

Die optische Stehbereitschaft fehlt bei Säuglingen im ersten Lebenshalbjahr, und bei Erwachsenen unter bestimmten pathologischen Umständen (Abb. 23).

Fassen wir unsere über die Stehbereitschaft gemachten Beobachtungen zusammen, so sehen wir:

1. daß *intakte* Tiere auf Berührung verschiedener Stellen der Körperoberfläche mit einer Unterlage imstande sind, die Pfoten in der zum Stehen erforderlichen Stellung mit den Fußsohlen auf die Unterlage zu setzen;

2. daß vollständig und halbseitig *kleinhirnlose Tiere* in gleicher Weise reagieren, allerdings unmittelbar nach der Kleinhirnexstirpation vorübergehende Störungen der Stehbereitschaft zeigen;

3. daß die Stehbereitschaft auf Reize von der Körperoberfläche bei *Thalamustieren* ebenso wie bei decerebrierten und spinalen Tieren dauernd fehlt, so daß es nahe liegt, die Perzeptionszentren dieser Reize im Großhirn anzunehmen, umsomehr, da die Stehbereitschaft die charakteristischen Kennzeichen der bedingten Reflexe von PAVLOV zeigt (nach PAVLOV und KRASNOGORSKY wird der „Hautanalysator“, d. h. die Zentren der bedingten Reflexe auf Hautreize durch den Gyrus coronarius und den Gyrus ectosylvius gebildet);

4. daß nach *halbseitiger Großhirnexstirpation* die Stehbereitschaft konstant gewisse Störungen aufweist; so fehlt sie ganz auf Reize von der Körperfläche der Seite mit intakter Großhirnhälfte, ist andererseits auf Reize von der Oberfläche der Schnauze, des Schwanzes und der Körperhälfte der Exstirpationsseite nur an der homolateralen Pfote vorhanden, während die kontralateralen Pfoten in der Luft hängen bleiben;

5. daß ein halbseitig großhirnloser total kleinhirnloser Hund die gleichen Störungen der Stehbereitschaft zeigte wie ein Tier nach ausschließlich halbseitiger Großhirnexstirpation (jedoch das Niedersetzen der der Großhirnexstirpation homolateralen Hinterpfote von einer auffallend starken Beugung der anderen Hinterpfote begleitet war);

6. daß der MUNKsche Berührungsreflex eine Äußerung der Stehbereitschaft darstellt;

7. daß die bei total und halbseitig großhirnlosen Tieren beobachteten Störungen der Korrektion abnormer Pfotenstellungen, jedenfalls hauptsächlich, als Ausdruck gestörter Stehbereitschaft aufzufassen sind (über Korrektionsbewegungen auf propriozeptive Erregungen bei vollständig und halbseitig großhirnlosen Tieren siehe Kapitel XIII);

8. daß intakte, kleinhirnlose und halbseitig kleinhirnlose Tiere auch auf optische Reize die Pfoten in die zum Stehen erforderliche Stellung setzen können;

9. daß nach totaler und halbseitiger Kleinhirnexstirpation die optische Stehbereitschaft *vorübergehend* gestört ist, obwohl die Tiere sehen können;

10. daß nach halbseitiger Kleinhirnexstirpation die optische Stehbereitschaft zuerst beiderseits, dann einseitig, nur an der Exstirpationsseite vorübergehend fehlt; späterhin stets beiderseits vorhanden ist;

11. daß nach halbseitiger Großhirnexstirpation die Stehbereitschaft auf optische Impulse von der kontralateralen Gesichtsfeldhälfte ganz fehlt, von der gleichseitigen Gesichtsfeldhälfte nur an den homolateralen Pfoten auftritt;

12. daß die optische Stehbereitschaft bei großhirnlosen und neugeborenen Hunden, bei Säuglingen im ersten Lebenshalbjahr und beim erwachsenen Menschen unter bestimmten pathologischen Umständen fehlt;

13. daß auch die optische Stehbereitschaft einen „bedingten“ Großhirnreflex darstellt.

V. Die Stützreaktionen.

Außer der richtigen Stellung ist zum normalen Stehen ein genügender „Stütztonus" notwendig, der durch die sogenannten „Stützreaktionen" hervorgerufen wird[1]. Der Stütztonus, d. h. die zum normalen Stehen erforderliche Tonusverteilung, wird durch den Gegendruck der Unterlage auf die Sohlen der richtig gesetzten Hände[2] und Füße ausgelöst. Im folgenden wird von „statischer Beanspruchung" gesprochen, wenn auf die Sohle ein Druck ausgeübt wird, nachdem die Endglieder der Extremitäten zueinander die Stellung eingenommen haben, die zum normalen Stehen erforderlich ist (an der Vorderpfote das Handgelenk gestreckt, die Finger nach vorne und nahezu senkrecht auf die Mittelhand gerichtet; an der Hinterpfote die Zehen nach vorne und senkrecht auf den Mittelfuß gerichtet, siehe Abb. 26 und 43). Es ist dabei einerlei, ob der Druck durch eine Unterlage, eine aufgelegte Hand, oder durch ein Brett, bei Bauch-, Seiten- oder Rückenlage des Tieres, ausgeübt wird.

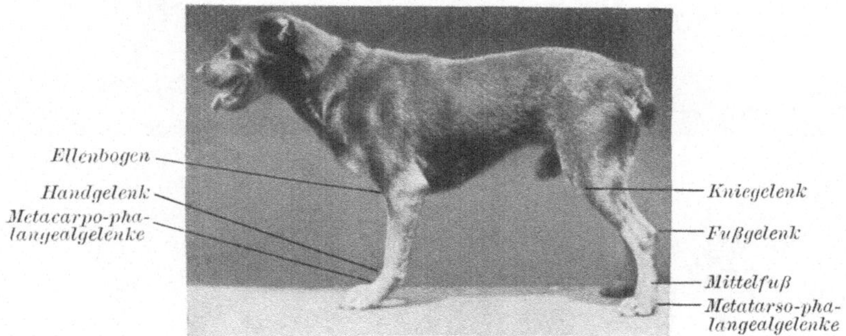

Abb. 26. Normaler Hund in Stehstellung.

Ein intakter oder kleinhirnloser Hund in Rückenlage hält die Pfoten gebeugt (Abb. 28, Nr. 1). Umgreift man eine Pfote und macht dann passive Beuge- und Streckbewegungen, so fühlt man meistens wohl einigen Widerstand gegen passive Streckung, dagegen keinen oder fast keinen gegen passive Beugung; ein deutlicher Strecktonus fehlt. Sowohl die Gelenkstellungen wie der Spannungszustand der Muskeln sind dann also ganz ungeeignet zum Tragen von Lasten.

Bei Bauchlage in der Luft halten die Tiere die Pfoten gegen den Rumpf angezogen, oder lassen sie in halber Streckstellung herabhängen (Abb. 27, Nr. 1). Bei passiver Bewegung der Pfoten ist dann manchmal wohl einiger Widerstand gegen passive Beugung zu fühlen, der aber zum Tragen des Rumpfes keineswegs ausreicht. *Werden die Tiere dagegen auf eine Unterlage gesetzt, so werden die Pfoten auf einmal in feste Säulen verwandelt und zeigen einen starken Stütztonus* (Abb. 27, Nr. 3 und 4).

---

[1] SHERRINGTON hat die Reflexe, die sich an der Enthirnungsstarre beteiligen und das „Stehen" der decerebrierten Tiere ermöglichen „posture reflexes", „attitude reflexes" und „standing reflexes" genannt. Zur Unterscheidung von diesen Reflexen und von dem „statischen Tonus" der decerebrierten Tiere, werden die Tonusverteilung beim normalen Stehen als Stütztonus und die diesen auslösenden Reaktionen als Stützreaktionen bezeichnet.

[2] In Analogie mit der Nomenklatur beim Menschen werden im folgenden an der Vorderpfote Ober- und Unterarm, Hand und Finger unterschieden.

Die Untersuchung dieser Erscheinung ergab, daß folgende 5 Faktoren sich an der Auslösung und Aufrechterhaltung des Stütztonus beteiligen:

1. die Berührung der Sohle (die Magnet- oder exterozeptive Stützreaktion);
2. die Stellung der Endglieder (Mittelhand, Finger und Zehen);
3. der Druck auf die Sohle;
4. die gegenseitige Abhängigkeit der Stellungen der proximalen Extremitätengelenke untereinander (an der Vorderpfote der Stellungen des Schulter-, Ellenbogen- und Handgelenkes, an der Hinterpfote des Hüft-, Knie- und Fußgelenkes);

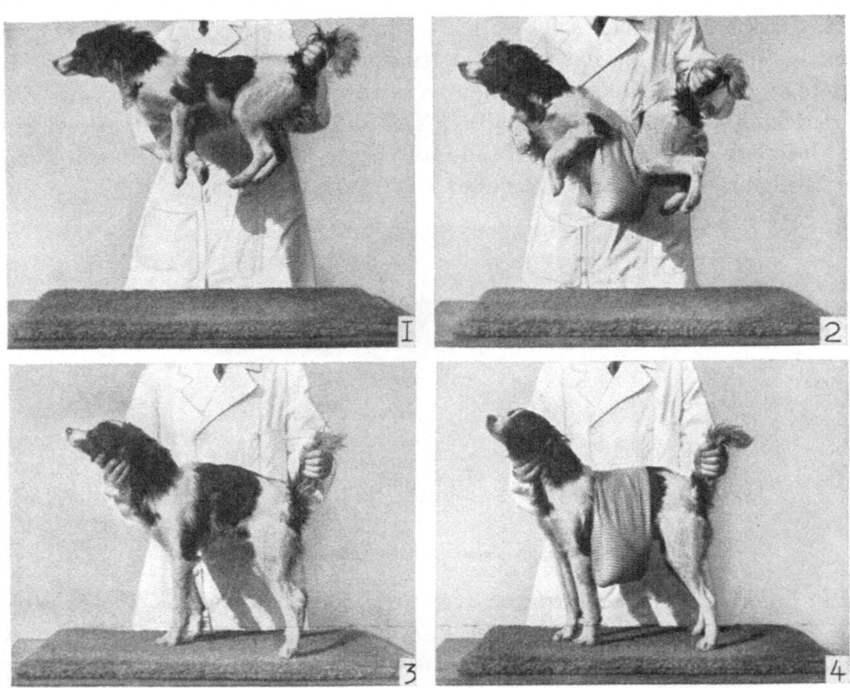

Abb. 27. Kleinhirnloser Hund Wolf (Körpergewicht $9^1/_2$ kg). 1. Das Tier an Kopf und Schwanz in Bauchlage in der Luft gehalten. Die Pfoten sind etwas gebeugt und passiv leicht beweglich. 2. Der Rücken ist mit einem Sandsack von 5,3 kg belastet, wodurch er stark eingesunken ist. 3 u. 4. Das Tier auf eine Unterlage gesetzt. Die Pfoten haben sich gestreckt und in Streckstellung fixiert. Die Extremitätenmuskeln sind jetzt stark vorgewölbt und fühlen sich hart und gespannt an. Die Extremitäten sind in feste Säulen verwandelt, welche nicht nur den Rumpf (3), sondern außerdem auch den Sandsack tragen können. (Man beachte auch die Krümmungsänderung des Rückens!)

5. die passive Beugung der proximalen Extremitätengelenke durch die statische Beanspruchung.

Die drei ersten Faktoren zusammen bilden die (positive) Stützreaktion.

IA. Die Magnetreaktion (exterozeptive Stützreaktion) der Hinterpfoten.

Die exterozeptiven Reize, ausgelöst durch Berührung der Sohle, können eine Streckung der Hinterpfote mit Fixation in Streckstellung auslösen. Dieser Einfluß exterozeptiver Reize ist am deutlichsten bei kleinhirnlosen Hunden in Rückenlage zu beobachten.

Ein kleinhirnloser Hund hält in Rückenlage mit vertikal nach oben gerichteter Schnauze seine vier Pfoten ganz gebeugt (Abb. 28, Nr. 1). *Bei leisester Berührung der Zehenballen tritt eine Streckung der Pfote auf, wodurch der berührende Finger weggestoßen wird. Zieht man den Finger allmählich zurück, so folgt ihm die Hinterpfote, wie durch magnetische Kraft angezogen, bis sie maximal gestreckt ist.*

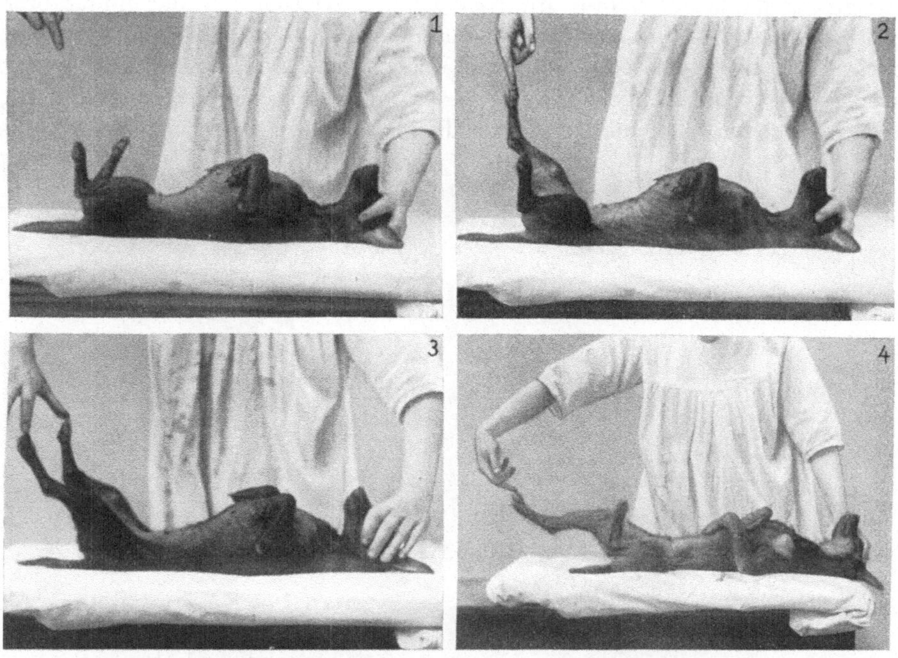

Abb. 28. Magnetreaktion der Hinterpfoten. 1. Kleinhirnloser Hund Piccolino in Rückenlage mit vertikal nach oben gerichteter Schnauze. Die Hinterpfoten sind ganz gebeugt. 2. Auf leiseste Berührung der Sohle maximale Streckung der rechten Hinterpfote. 3. Auf Berührung der Sohlen beider Hinterpfoten Streckung beider Hinterpfoten. 4. Kleinhirnloser Hund Moor: Magnetreaktion der rechten Hinterpfote.

Die Berührung der Sohlen beider Hinterpfoten führt zu einer Streckstellung beider Hinterpfoten (Abb. 28, Nr. 3).

Die Streckung hält solange an, wie die Berührung andauert, auch wenn die Berührung 45 Minuten und länger stattfand. Wird die Berührung aufgehoben, dann kehrt die Pfote sofort in Beugestellung zurück. Die Magnetreaktion zeigt sich sowohl auf Berührung der Fußsohlen wie der Zehenspitzen, manchmal auf Berührung der Krallen oder der Haare, die an der Plantarseite zwischen den Zehen wachsen, dagegen nicht auf Berührung des Fußrückens (Abb. 29). Am empfindlichsten sind die Sohlenballen der Endphalangen; die Berührung dieser Ballen mit einem Wattebausch genügte um manchmal die Magnetreaktion hervorzurufen.

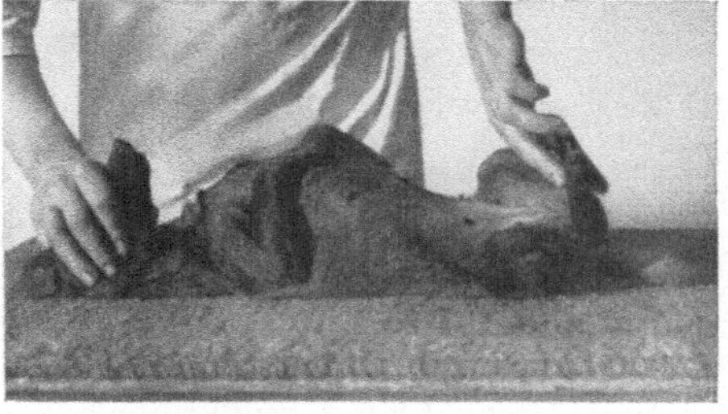

Abb. 29. Kleinhirnloser Hund Piccolino in Rückenlage mit vertikal nach oben gerichteter Schnauze (in gleicher Lage wie auf Abb. 28, Nr. 1). Auf Berührung des Fußrückens keine Streckung der Hinterpfote.

Die Magnetreaktion ist sowohl bei offenen wie geschlossenen Augen des Tieres auszulösen. Sie tritt nicht nur bei Rückenlage, sondern auch bei Hängelage Kopf oben, Bauch- und anderen Lagen in der Luft auf (Abb. 30).

Bei der durch die Magnetreaktion gestreckten Pfote fühlen sich die Muskeln hart und gespannt an, und die Muskelbäuche der Strecker, Ab- und Adduktoren sowie der Beuger wölben sich deutlich hervor. Bei passiver Bewegung des Oberschenkels in der Hüfte stößt man auf Widerstand beim Bewegen nach vorne und hinten, beim Abduzieren und ebenso, allerdings in geringerem Maße, beim Adduzieren. Bei der geringsten Bewegung des Oberschenkels wird das

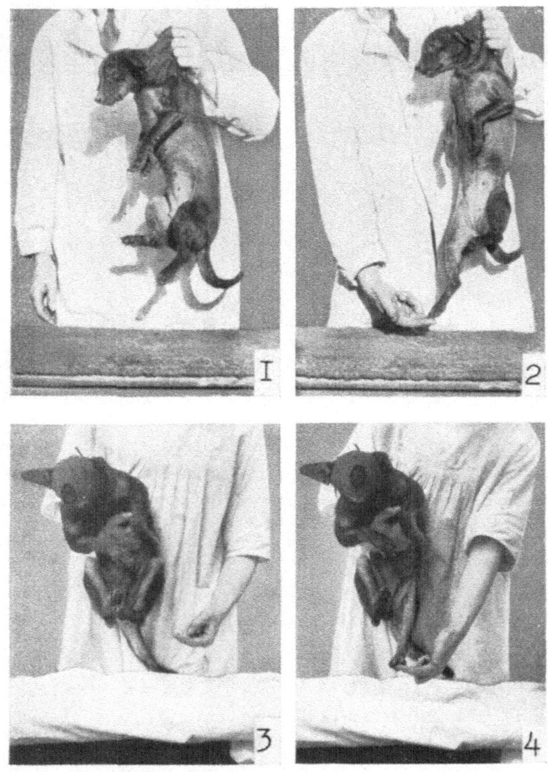

Abb. 30. Magnetreaktion der Hinterpfote bei Hängelage in der Luft. 1. Kleinhirnloser Hund Piccolino in Hängelage, Kopf oben. Das Tier hält beide Hinterpfoten gebeugt. 2. Auf Berührung der Sohle sofort maximale Streckung der Hinterpfote. 3. Kleinhirnloser Hund Moor, mit Kopfkappe, in Bauchlage in der Luft, eine Hand unterstützt den Thorax. Die Hinterpfoten sind angezogen. 4. Auf Berührung der Sohle maximale Streckung der Hinterpfote, wobei der berührende Finger weggestoßen wird.

Becken mitbewegt, das Hüftgelenk ist fixiert. Auch die Beuger und Strecker von Knie- und Fußgelenk sind stark gespannt. Umfaßt man jetzt den Mittelfuß und versucht Knie- und Fußgelenk zu beugen, oder die Pfote durch Druck auf die Sohle einzuknicken, so stößt man auf starken Widerstand. Alle Gelenke sind also fixiert, die Pfote ist zu einer festen starren Säule geworden. Der Einfluß der Magnetreaktion erstreckt sich aber nicht nur auf die Muskeln der berührten Pfote, sondern auch auf die Muskeln der Lenden- und Brustwirbelsäule und des Halses. Intakte und kleinhirnlose Hunde, die an Kopf und Schwanz in Normalstellung in der Luft gehalten werden, haben einen hohlen, schlaffen, eingeknickten Rücken. Werden nun die Sohlen der Hinterpfoten berührt, dann strecken sich nicht nur die berührten Pfoten, sondern auch die Muskeln der Lenden- und Brustwirbelsäule spannen sich an, wodurch der Rücken gerade wird. Diese Streckung tritt auch noch auf, wenn der Rücken mit einem Sandsack belastet wird (Abb. 31,

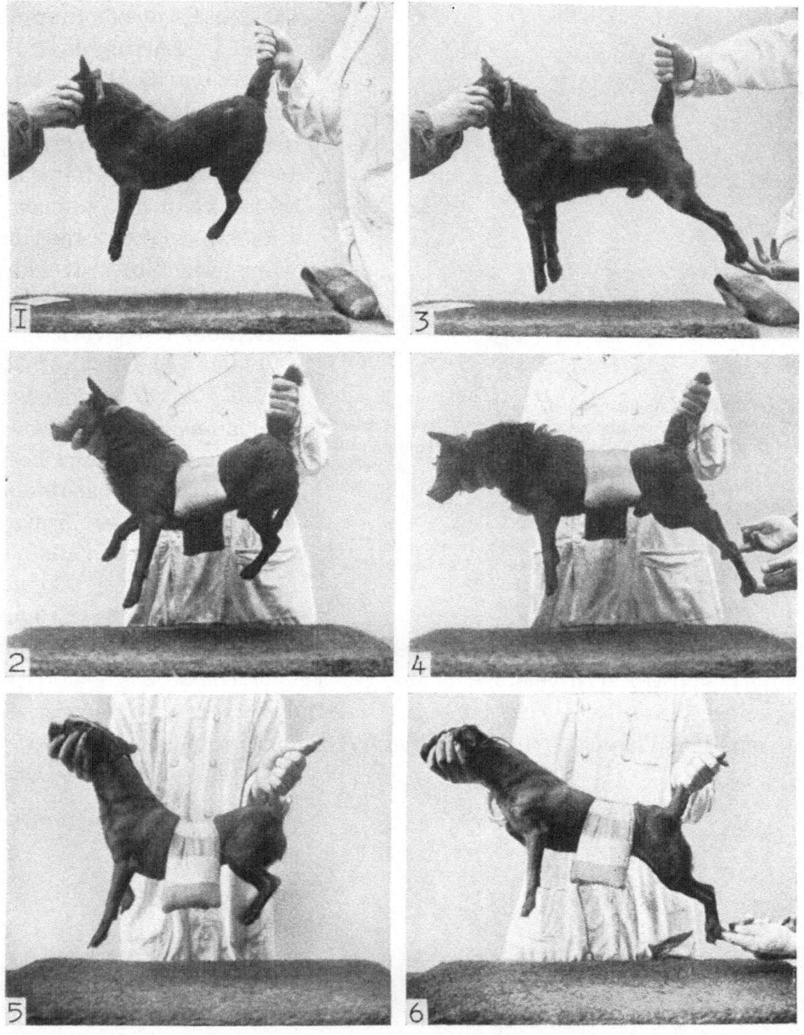

Abb. 31. Einfluß der Magnetreaktion auf den Tonus der Wirbelsäule- und Halsmuskeln. 1 u. 2. Kleinhirnloser Hund Erick, mit Kopfkappe, mit und ohne Sandsack auf dem Rücken, an Schwanz und Kopf in Bauchlage in der Luft gehalten. Das Tier hängt mit hohlem Rücken. Hals- und Rückenmuskulatur schlaff. 3 u. 4. Berührung der Sohlen der Hinterpfoten mit zwei Fingern. Darauf nicht nur Streckung der Hinterpfoten, sondern auch der Hals- und Rückenmuskeln. Der Rücken hebt den Sack empor (4). Die Muskeln zu beiden Seiten der Wirbelsäule sind hart und gespannt. Auch die Halsmuskeln spannen sich an, wodurch sich Kopf und Hals aktiv auf die sich ventralwärts befindliche Hand stützen (4). 5 u. 6. Dieselben Erscheinungen beim kleinhirnlosen Hund Piccolino.

siehe auch Abb. 27 und Abb. 33). Bei kleinhirnlosen Hunden wird der unbelastete hohle Rücken auf Berührung der Sohlen manchmal nicht nur gerade gestreckt, sondern sogar etwas nach oben konvex gekrümmt (Abb. 31, Nr. 3).

Wenn man mit einer Hand den Bauch unterstützt und dann die Fußsohlen berührt, tritt bei kleinhirnlosen Hunden zu gleicher Zeit mit der Streckung der Hinterpfoten eine so kräftige Anspannung der Wirbelsäulenmuskulatur auf, daß der Vorderkörper gehoben wird (Abb. 32), manchmal sogar hintenüber schlägt. Der erst schlaff auf der Hand ruhende Rumpf wird durch die Anspannung auf einmal fixiert. Bei Fortnahme der berührenden Finger fällt er wieder schlaff nach vorne. Die Berührung der Hinterpfotensohlen kann also je nach Umständen sowohl eine dorsalwärtsgerichtete Konkavität (Abb. 31) als eine dorsalwärtsgerichtete Konvexität des Rückens (Abb. 32) aufheben.

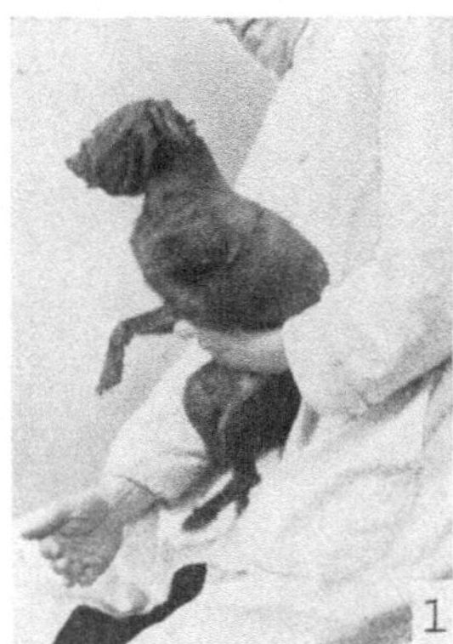

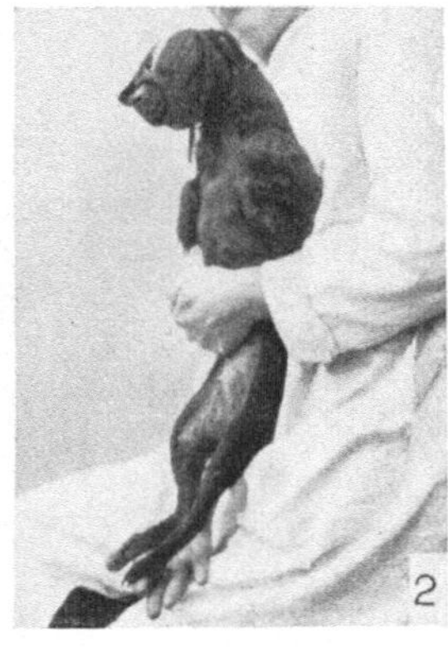

Abb. 32. Einfluß der Magnetreaktion auf die Rückenstrecker. 1. Kleinhirnloser Hund Piccolino, mit Kopfkappe, die Bauchseite mit einer Hand unterstützt, auf der der Vorderkörper ruht. Wirbelsäule schlaff und nach oben konvex gekrümmt. 2. Auf Berührung der Sohlen Streckung der Hinterpfoten und des Rückens. Der Vorderkörper wird gehoben, der Rücken gerade in Streckstellung fixiert, während Kopf und Hals durch die Labyrinthstellreflexe ventralwärts bewegt werden. Bei Fortnahme der Hand Vornüberfallen des Vorderkörpers (wie auf 1) und Erschlaffung der Wirbelsäulenmuskulatur.

Die Reaktionen der Wirbelsäulenmuskulatur sind auch bei Berührung von nur *einer* Hinterpfote zu beobachten. Auf die einseitige Berührung wird der Rücken ebenfalls gerade gestreckt und zeigt keine wesentliche seitliche Krümmung (Abb. 33). Die einseitige Berührung löst also eine symmetrische Anspannung von den Rückenstreckern beiderseits aus. Es sieht jedoch so aus, als ob die Berührung einer Seite unter bestimmten Umständen auch asymmetrische Anspannungen der Wirbelsäulenmuskeln hervorzurufen vermag (siehe S. 78).

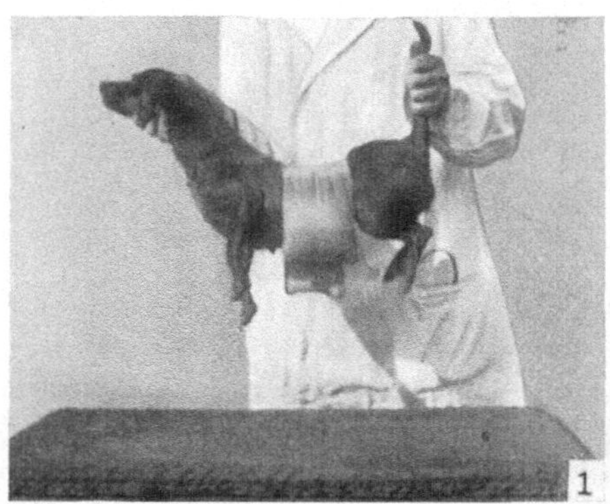

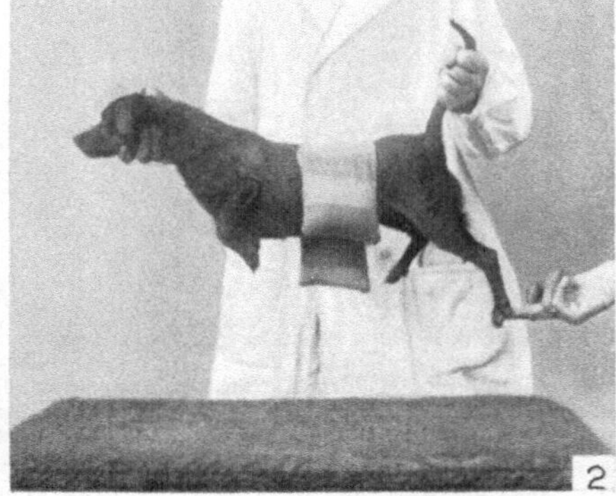

Abb. 33. 1. Kleinhirnloser Hund Piccolino mit belastetem Rücken an Kopf und Schwanz in Bauchlage in der Luft gehalten. 2. Auf Berührung nur einer Fußsohle wird der Rücken völlig gerade gestreckt.

Die Berührung der Hinterpfotensohlen bedingt unter Umständen auch Anspannungen der *Halsmuskeln*, und je nach der Stellung des Halses vor der Berührung wird bald eine Anspannung der Halsbeuger, bald eine solche der Nackenheber ausgelöst. Wird das Tier, am Unterkiefer unterstützt, mit gehobenem Kopf in der Luft gehalten, so bewirkt die Fußsohlenberührung eine Anspannung der Halsbeuger (Abb. 31 und 33), bei gesenktem Kopf dagegen der Nackenheber.

An den Stellungsänderungen des Kopfes auf Fußsohlenberührung beteiligen sich bisweilen Labyrinthstellreflexe (siehe Abb. 32), sie sind dann nur eine sekundäre Folge der Fußsohlenberührung. Oft ist aber auch ein direkter Einfluß, so u. a. bei labyrinthlosen Hunden, auf den Tonus der Halsmuskeln zu beobachten.

Prüft man bei Berührung der Fußsohle einer Hinterpfote den Widerstand gegen passive Beugung der anderen umfaßten oder statisch beanspruchten Hinterpfote, so ist manchmal eine deutliche Streck- bzw. Stütztonusabnahme an dieser letzten Pfote zu fühlen (Abb. 34). Die Berührung *einer* Sohle ergibt also eine Stütztonuszunahme der berührten, eine Streck- oder Stütztonusabnahme der gekreuzten Hinterpfote. Die Tonusabnahme der kontralateralen Pfote tritt auch auf, wenn die berührte Pfote bereits vor der Berührung in Streckstellung fixiert ist; sie wird dann also nicht durch die Streckreaktion der berührten Pfote, sondern direkt durch die Berührungsreize bedingt. Besonders deutlich ist die Tonusab-

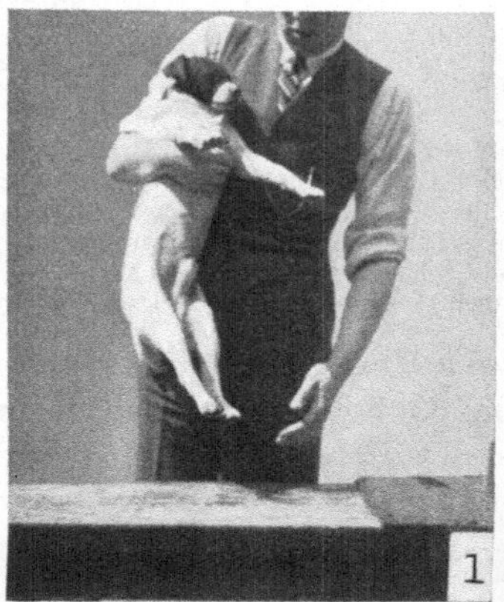

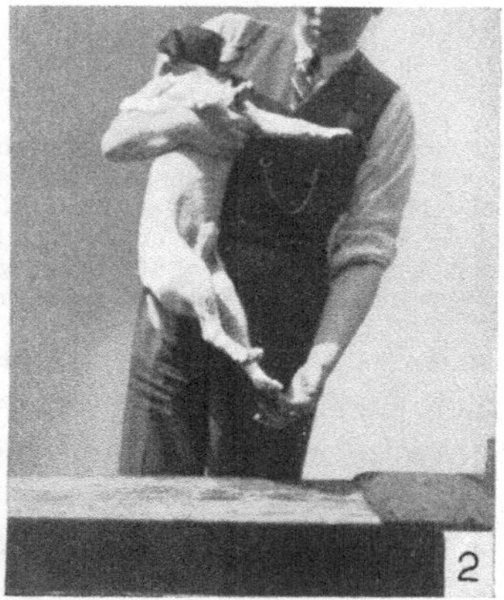

Abb. 34. 1. Hund Fox (rechtsseitig kleinhirnlos) in Hängelage, Kopf oben, mit gestreckten Hinterpfoten. 2. Auf Berührung der Sohle der linken Hinterpfote wird die rechte Hinterpfote etwas angezogen.

nahme nach halbseitiger Klein- und Großhirnexstirpation, und zwar nach halbseitiger Kleinhirnexstirpation an der Hinterpfote der Exstirpationsseite auf Berührung der kontralateralen (Abb. 34), nach halbseitiger Großhirnexstirpation (siehe Abb. 37) an der kontralateralen Pfote auf Berührung der der Exstirpation gleichseitigen Hinterpfote.

(Wie wir gesehen haben, zeigte nach halbseitiger Großhirnexstirpation die der Exstirpation gegenseitige Hinterpfote manchmal auch eine Strecktonusabnahme auf Berührung des Schwanzes.)

Schließlich übt die Berührung der Hinterpfotensohlen unter Umständen auch Einfluß auf den Tonus der Vorderpfotenmuskulatur aus. Hebt man einen Hund an den Unterarmen vom Boden, dann sieht man, daß er die Ellenbogen- und Schultergelenke, sobald die Hinterpfoten den Boden verlassen, beugt und sich mit den Vorderextremitäten emporzieht (Abb. 35, Nr. 1 und 2). Bei Berührung der Sohlen der Hinterpfoten aber läßt diese Spannung der Schulter- und Ellenbogenbeuger sofort nach, und das Tier sinkt herunter (Abb. 35, Nr. 3), um sich bei Nachlassen der Berührung sofort aufs neue zu erheben.

Die Berührung der Hinterpfotensohlen übt also unter diesen Umständen einen hemmenden Einfluß auf die Spannung der Schulter- und Ellenbogen*beuger* aus.

Wird das Tier an den Unterarmen in der Weise nach oben bewegt, daß die Schulter- und Ellenbogengelenke passiv stets mehr gebeugt werden (Abb. 36),

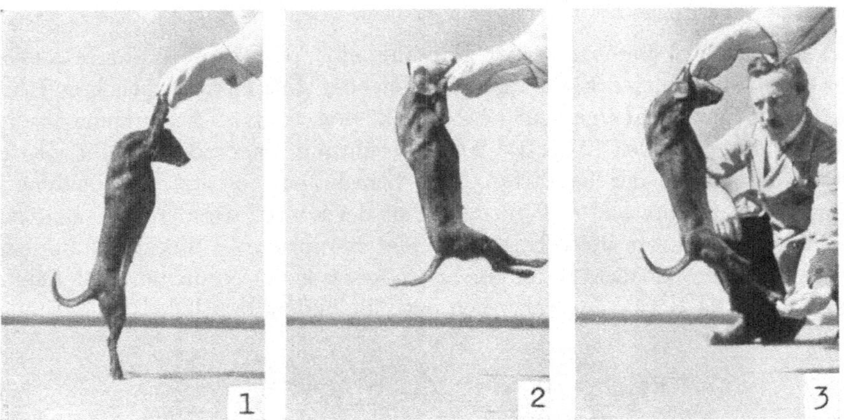

Abb. 35. Einfluß der Berührung der Hinterpfotensohlen auf den Tonus der Vorderpfotenmuskulatur beim kleinhirnlosen Hund Piccolino. 1. Der Vorderkörper des Tieres, an den Vorderpfoten vom Boden gehoben, steht nur auf den Hinterpfoten. Vorderpfoten gestreckt, die Beugemuskeln zeigen keine Verkürzungskontraktion. 2. Bei weiterem Heben Beugung der Vorderpfoten im Schulter- und Ellenbogengelenk. Beugemuskel des Oberarms vorgewölbt und gespannt. 3. Auf Berührung der Sohlen der Hinterpfoten Nachlassen der Spannung in den Beugemuskeln, das Tier sinkt herunter und hängt an ganz gestreckten Vorderpfoten.

dann hebt sich das Tier ebenfalls, sobald die Hinterpfoten den Boden verlassen, und sinkt auch jetzt wieder herunter, wenn die Sohlen mit zwei Fingern berührt werden. Merkwürdigerweise kommt hier das Heben durch eine *Streckung* der

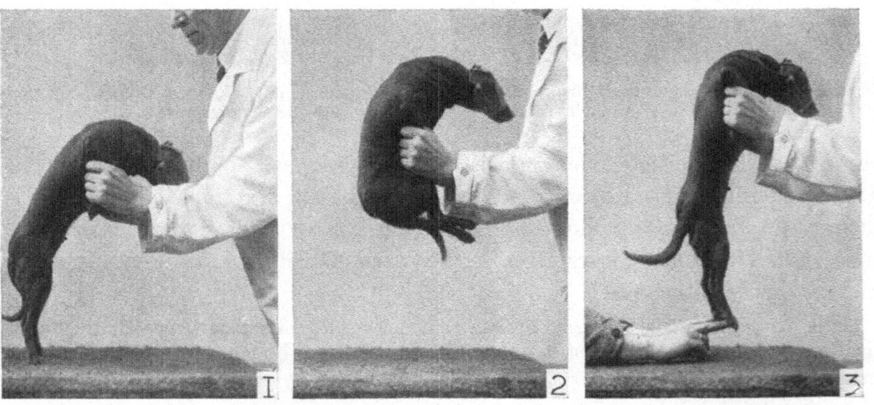

Abb. 36. Einfluß der Fußsohlenberührung auf den Tonus der Vorderpfotenmuskulatur beim kleinhirnlosen Hund Piccolino. 1. Der Vorderkörper des Tieres wird an den Unterarmen von der Unterlage gehoben, die Oberarme werden nach hinten gehalten, so daß die Schulter- und Ellenbogengelenke dabei in Beugestellung gelangen. 2. Wird das Tier weiter gehoben, so strecken sich die Ellenbogen- und Schultergelenke sobald die Hinterpfoten den Boden verlassen. 4. Auf Berührung der Fußsohlen mit zwei Fingern läßt die Anspannung der Streckmuskeln nach, und das Tier sinkt wieder herunter.

Ellenbogen- und Schultergelenke zustande, während die Sohlenberührung ein Nachlassen der *Strecker*spannung und eine Beugung dieser Gelenke zur Folge hat (Abb. 36).

Zusammenfassend läßt sich sagen, daß die durch Berührung der Hinterpfotensohle ausgelösten exterozeptiven Reize folgendes hervorzurufen vermögen:

1. eine Anspannung aller Muskeln der berührten Hinterpfoten, die gestreckt und in Streckstellung fixiert werden,
2. eine Anspannung der Lenden-, Brust- und unter Umständen auch der Halswirbelsäulenmuskeln,
3. eine Abnahme des Streck- oder Stütztonus der gekreuzten Hinterpfote,
4. Spannungsänderungen der Vorderpfotenmuskulatur.

Die einfache Berührung der Sohle kann also unter Umständen Spannungsänderungen fast der ganzen Körpermuskulatur hervorrufen.

Das Auftreten der Magnetreaktion der Hinterpfoten ist von verschiedenen Faktoren, die auf die Streckung bald hemmend, bald fördernd wirken, abhängig, so u. a. von der Stellung des Kopfes im Raum (siehe Kapitel IX), der Stellung des Kopfes im Atlanto-occipitalgelenk zum Hals (siehe Kapitel VII), der Stellung des Halses zum Rumpf (siehe Kapitel VII), der Krümmung der Rückenwirbelsäule (siehe Kapitel X), der Stellung des Beckens zur Rückenwirbelsäule (siehe Kapitel X), der Stellung der Vorderpfoten (siehe Kapitel XII), der Stellung der kontralateralen Hinterpfote (siehe Kapitel XI), der Stellung der berührten Pfote im Hüftgelenk (siehe Kapitel XIII).

Ferner können Hautreize von verschiedenen Stellen der Körperoberfläche das Zustandekommen der Magnetreaktion hemmen, weiter affektive und psychische Einflüsse (die „inneren“ oder „bedingten Hemmungen“ nach Pavlov), sensorische Eindrücke usw. (Näheres darüber siehe Kapitel XIV.)

Nach Eingriffen am Zentralnervensystem verhält sich die Magnetreaktion sehr verschieden. Sie fehlt unmittelbar im Anschluß an die *Kleinhirnexstirpation*, ist aber zuweilen am nächsten Tag oder einige (3—4) Tage später wieder vorhanden. Längere Zeit nach dem Eingriff ist sie stets nachweisbar und tritt dann sogar besonders lebhaft auf; sie wurde ja zuerst bei kleinhirnlosen Hunden beobachtet. In Bauchlage des Tieres in der Luft, in Hängelage, Kopf oben, *und ebenso in Rückenlage, Schnauze nach oben gerichtet*, bewirken leichte Berührungen (bei Piccolino sogar die Berührung mit einem Wattebausch) stets und sofort eine maximale Streckung, die mit großer Kraft ausgeführt wird und solange bestehen bleibt, wie die Berührung dauert. Die Beeinflussung der Magnetreaktion durch die Stellung des Kopfes, Beckens usw. ist bei kleinhirnlosen Hunden regelmäßig und deutlich nachweisbar. Sehr ausgesprochen, oft sogar gesteigert, ist bei kleinhirnlosen Tieren die Spannungsänderung der Wirbelsäulenmuskeln auf Berührung der Sohlen: *Die Magnetreaktion kleinhirnloser Hunde ist gekennzeichnet durch ihre überaus große Empfindlichkeit, durch ihr konstantes, automatisches Auftreten, durch die starke Streckung und Fixation der Hinterpfote mit lebhafter Beteiligung der Wirbelsäulenmuskeln, und durch die fast maschinenmäßige Beeinflussung der Reaktion durch die Stellung des Kopfes, des Beckens, der kontralateralen Pfoten usw.*

Bei *intakten Hunden* zeigt sich die Magnetreaktion individuell sehr verschieden stark; und auch bei ein und demselben Hunde kann ihre Intensität sehr wechseln. Bei der Untersuchung tritt die Streckung bald lebhaft und stark, fast wie beim kleinhirnlosen Hunde auf, bald ist sie nur angedeutet oder bleibt ganz aus.

Im allgemeinen wird die Magnetreaktion der Hinterpfoten bei intakten Hunden viel stärker durch die Versuchsbedingungen gehemmt als bei Kleinhirnlosen. Besonders auffallend ist bei den intakten Tieren der hemmende Einfluß, der durch Rückenlage ausgeübt wird.

Nach vollständiger Großhirnexstirpation fehlte die Magnetreaktion völlig. Merkwürdigerweise wurde aber nach *halbseitiger Großhirnexstirpation* eine Magnetreaktion nicht nur der homolateralen, sondern auch der kontralateralen Hinterpfote beobachtet. Besonders deutlich zeigte dies der kleinhirnlose, rechtsseitig großhirnlose Hund Vici. Wenn das Tier unter den Achseln in Hängelage, Kopf oben, in der Luft gehalten wurde, hielt es die linke Hinterpfote gestreckt, die rechte gebeugt (Abb. 19, Nr. 1). Auf Berührung der Sohle der linken Pfote

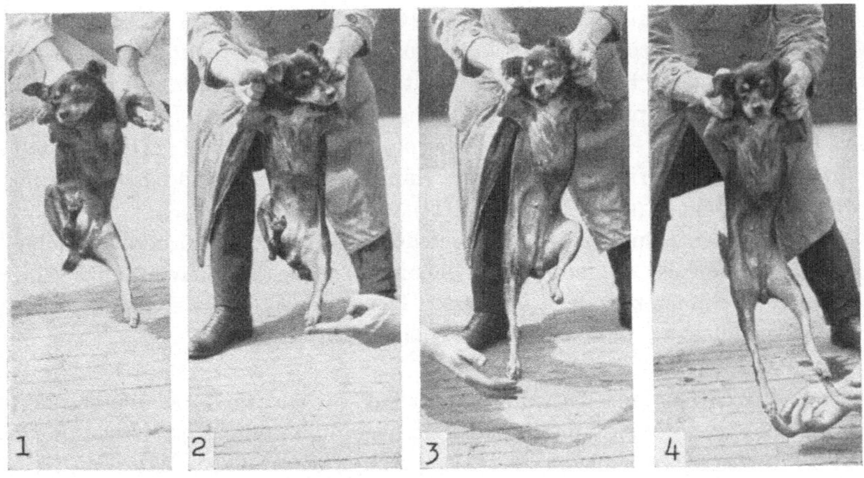

Abb. 37. Magnetreaktion der Hinterpfoten bei Hund Vici (seit mehr als 1 Jahr kleinhirnlos und rechtsseitig großhirnlos). 1. Das Tier, in Hängelage, Kopf oben, hält die linke Hinterpfote ganz gestreckt, die rechte gebeugt. 2. Die Stellung der Pfoten ändert sich nicht auf Berührung der Sohle der linken Hinterpfote. 3. Dagegen löst die Berührung der Sohle der rechten Hinterpfote prompt eine Magnetreaktion dieser Pfote aus, während die linke zu gleicher Zeit gebeugt wird. 4. Jetzt zeigt auch die gebeugte linke Hinterpfote auf Berührung der Sohle die Magnetreaktion. Solange die Berührung der Sohlen andauert, bleiben beide Hinterpfoten gestreckt und in Streckstellung fixiert.

änderten sich die Pfotenstellungen nicht (Abb. 37, Nr. 1), dagegen trat auf Berührung der Sohle der rechten Pfote sofort eine maximale Streckung dieser Pfote und zu gleicher Zeit eine Beugung der linken Hinterpfote auf (Abb. 37, Nr. 2). Während der Dauer der Berührung der Sohle blieb die rechte Pfote gestreckt, die linke gebeugt. Auf Berührung der linken Sohle zeigte sich an der gebeugten linken Pfote nun ebenfalls prompt die Magnetreaktion, und beide Hinterpfoten blieben solange, wie die Finger gegen die Sohlen gehalten wurden, gestreckt (Abb. 37, Nr. 3) und in Streckstellung fixiert.

Auch bei Rückenlage des Tieres konnte die Magnetreaktion der linken Hinterpfote auf ganz ähnliche Weise ausgelöst werden.

Bei Hund Vici zeigte also die gekreuzte linke Hinterpfote eine typische Magnetreaktion, obwohl der MUNKsche Reflex und die Stehbereitschaft an dieser Pfote, wie stets nach rechtsseitiger Großhirnexstirpation, fehlten.

Auf Grund dieser Beobachtungen läßt sich so viel sagen, daß das Vorhandensein *einer* Großhirnhälfte zur Auslösung der Magnetreaktion beider Hinterpfoten genügt. Ob die Magnetreaktion nach halbseitiger Exstirpation über die erhaltene Großhirnhälfte zustande kommt, ob sie also eine Großhirnreaktion darstellt, ist eine andere Frage.

Wie wir gesehen haben, fehlte die Magnetreaktion stets nach vollständiger Großhirnexstirpation (Beobachtungen an fünf Thalamushunden, die 4 Wochen bis 8 Monate lebten), was jedoch noch kein absoluter Beweis ist, daß sie eine Großhirnreaktion ist, um so weniger als die Beobachtungen nach halbseitiger Großhirnexstirpation nicht eindeutig sind. Während Hund Vici beiderseits eine sehr lebhafte Magnetreaktion zeigte, fehlte sie an den kontralateralen Pfoten von Hunden, denen ausschließlich eine Großhirnhälfte entfernt war (nur bei Hund Jenny war sie an den kontralateralen Pfoten schwach angedeutet). Die Befunde nach halbseitiger Großhirnexstirpation sind also sehr wechselnd und mahnen zur Vorsicht.

Es bliebe noch zu erörtern, ob vielleicht die Magnetreaktion ebenso wie die Stehbereitschaft ein ,,bedingter Reflex" ist. Vielleicht muß sie sogar als eine Äußerung der Stehbereitschaft aufgefaßt werden, weil sie auf Berührung der Sohle, also auf Berührung eines Teiles der Körperoberfläche, auftritt. Letzteres ist wohl abzulehnen, denn Magnetreaktion und Stehbereitschaft zeigen mancherlei Unterschiede in ihrem Auftreten. Erstens fehlt die Stehbereitschaft nach halbseitiger Großhirnexstirpation, wie wir gesehen haben, stets auf Berührungsreize der kontralateralen Körperoberfläche, während die Berührung der kontralateralen Sohlen zuweilen wohl noch eine Magnetreaktion hervorrufen kann. Beim Hunde Vici z. B. fehlte die Stehbereitschaft der linken Hinterpfote, und zwar auch dann, wenn die Sohle dieser Pfote mit einer Unterlage in Kontakt gebracht wurde, dagegen trat die Magnetreaktion dann wohl auf. Zweitens übt das Halten der Tiere in Rückenlage einen verschiedenen Einfluß auf Magnetreaktion und Stehbereitschaft aus. Während die Tiere in Rückenlage auf Berührung der Schnauze mit einem Tischrande keine Stehbereitschaft zeigen (Abb. 38, Nr. 1 und 2; die Vorderpfoten machen dann manchmal wohl Abwehrbewegungen, wobei sie bisweilen gegen den Tisch stoßen), löst die Berührung der Hinterpfotensohlen mit einer Hand oder einem Brett auch in dieser Lage, besonders bei kleinhirnlosen Hunden, sofort die Magnetreaktion aus (Abb. 38, Nr. 3 und 4).

Die Magnetreaktion stellt also gewiß keine Äußerung der Stehbereitschaft dar.

Damit wird natürlich nicht gesagt, daß normalerweise die Berührung der Sohle außer der Magnetreaktion keine Stehbereitschaft auslösen kann und mit dazu beiträgt, die Pfote in der zum Stehen erforderlichen Stellung auf die Unterlage zu setzen. Jedenfalls löst die Berührung der Fußsohle einer Pfote Stehbereitschaft der übrigen Extremitäten aus; sobald wie die Sohle einer Pfote eine Unterlage berührt, werden auch die übrigen auf die Unterlage gesetzt. Die Magnetreaktion stellt nicht nur keine Äußerung der Stehbereitschaft dar, sondern verhält sich auch nicht wie ein ,,bedingter Reflex". Auf wiederholte Berührung der Sohle mit einem Finger bleibt die Magnetreaktion nicht aus, jedesmal aufs neue tritt Streckung der Pfote auf. Hierdurch wird es desto mehr zweifelhaft, daß die Magnetreaktion über das Großhirn zustande kommt. Zur Feststellung der Frage, ob der zentrale Mechanismus über das Großhirn oder ganz subcortical verläuft, bedarf es noch weiterer Versuche und zwar möglichst mit längerer Beobachtungsdauer an Tieren, denen nicht nur das Großhirn, sondern auch das Kleinhirn exstirpiert ist.

Bei decerebrierten Hunden fehlt die Magnetreaktion.

Dagegen ist sie *nach beiderseitiger Labyrinthexstirpation vorhanden*, und wird in typischer Weise durch Stellungsänderung des Kopfes zum Rumpf beeinflußt. *Nach Querdurchtrennung des Rückenmarks* beobachtete SHERRINGTON eine Streckung der Hinterpfote auf Auseinanderdrängen der Zehen mit dem Daumen zwischen den Zehenballen, manchmal auch bereits auf leiseste Sohlenberührung, z. B. mit einem Stückchen Papier (Extensorstoß von SHERRINGTON). Unmittel-

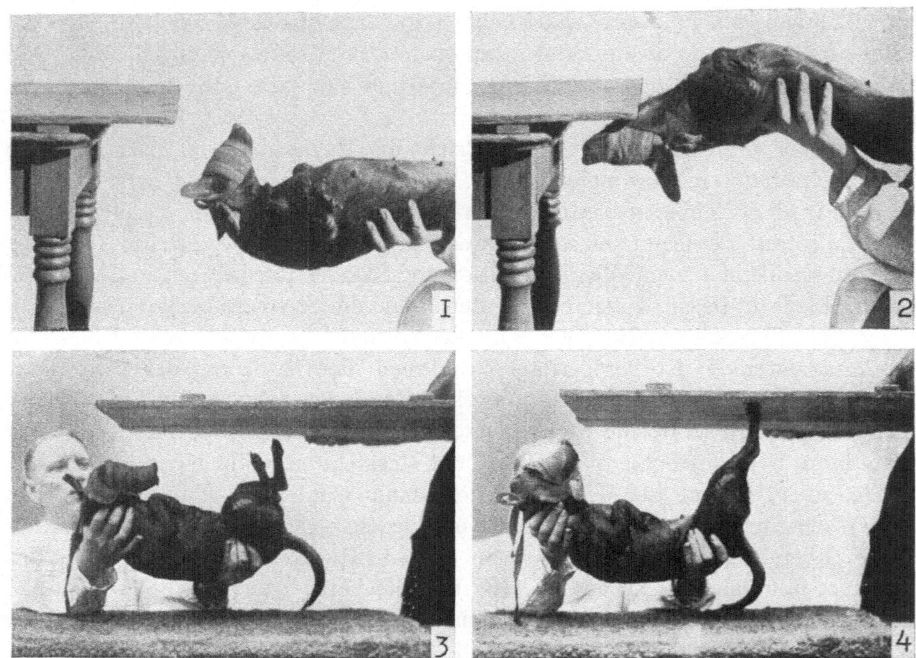

Abb. 38. Kleinhirnloser Hund Piccolino, mit Kopfkappe in Rückenlage in der Luft. 1 u. 2. Bei dieser Lage löst Berührung der Schnauze mit einem Brett keine Stehbereitschaft der Vorderpfoten aus. 3. u. 4. Die Berührung der Sohlen bedingt dagegen wohl die Magnetreaktion.

bar auf den Extensorstoß folgt stets, auch bei Anhalten der Berührung, eine Beugebewegung. SHERRINGTON konnte die Streckung niemals bis zu einer halben Sekunde anhalten lassen.

Ist der Extensorstoß als die phasische Komponente der Magnetreaktion zu betrachten? Der Extensorstoß tritt nach Durchtrennung des Rückenmarkes erst nach einigen Wochen auf, und dann meistens nur auf Kneifen der Hautfalten zwischen den Zehenballen. Dieses Verfahren löst bei normalen und kleinhirnlosen Tieren keine Magnetreaktion aus. Extensorstoß und Magnetreaktion haben also anscheinend andere Auslösungsstellen. Später tritt der Extensorstoß auch auf Auseinanderdrücken der Zehenballen an der Plantarseite, und schließlich sogar auf Berühren der Sohle auf. Die Tiere sind dann aber meistens so außerordentlich reizempfindlich, daß Berührung anderer Stellen, wie z. B. des Fußrückens, oft auch den Extensorstoß hervorruft. Die empfindlichste Stelle zur Auslösung des Extensorstoßes ist aber die Hautfalte zwischen den Zehenballen, die der Magnetreaktion dagegen die Plantarfläche der Zehenspitzen. Die Magnetreaktion tritt nur auf Berührung der Sohle auf, während der Extensorstoß manchmal auch auf Berührung von anderen Stellen zu beobachten ist. Es erscheint daher sehr fraglich, ob der Extensorstoß die phasische Komponente der Magnetreaktion darstellt.

Nach Durchtrennung der zugehörigen hinteren Wurzeln oder der sensiblen Hautnerven fehlt natürlich jede Reaktion auf Sohlenberührung. Bei *neugeborenen Hunden* ist die Magnetreaktion, in den ersten Tagen nach der Geburt, nicht vorhanden.

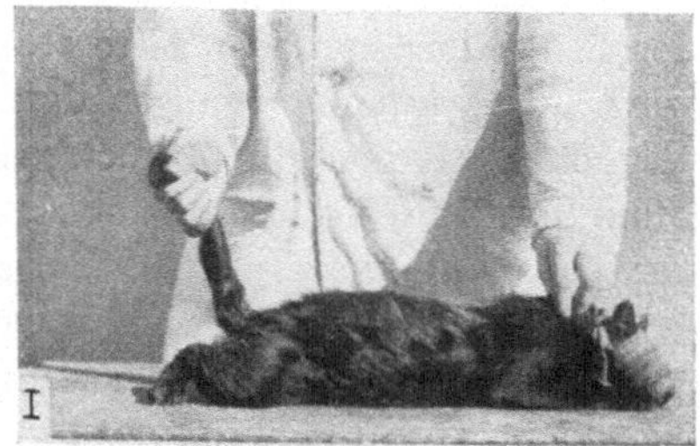

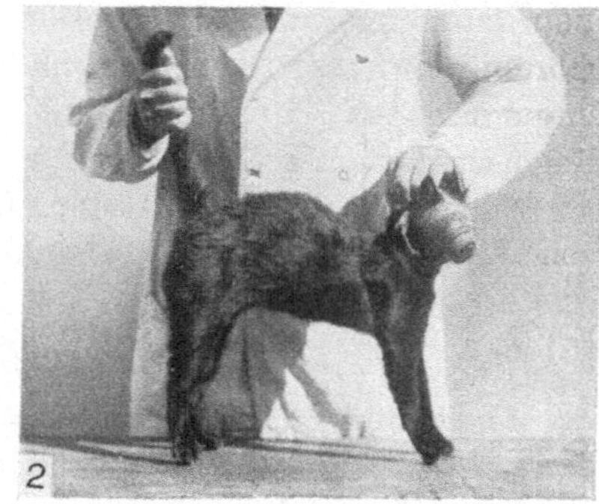

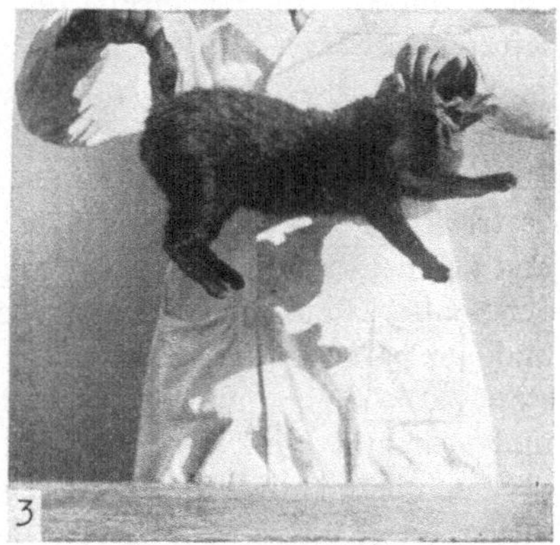

Abb. 39. Kleinhirnlose Katze Pierrette. 1 u. 2. Das Tier wird an Nackenhaut und Schwanz vom Boden gehoben. Die Pfoten strecken sich und berühren solange wie möglich die Unterlage. 3. Beim Verlassen des Bodens werden die Pfoten mehr oder weniger angezogen.

Die Magnetreaktion ist bei verschiedenen Tierarten nicht gleich deutlich nachweisbar. Katzen, weder intakte noch großhirnlose (nur im akuten Versuch untersucht), halbseitig großhirnlose, oder kleinhirnlose, zeigten jemals eine deutlich ausgeprägte Magnetreaktion, ebensowenig Affen und Kaninchen. Die Untersuchung ist bei Katzen und Affen sehr schwierig. Beim Anfassen fahren die Katzen meistens sofort zusammen, der Stütztonus läßt nach, und die Pfoten werden kräftig in Beugestellung angezogen. In diesem Zustand bedingt die Sohlenberührung keine Streckung. Wenn man eine Katze an der Nacken- oder Rückenhaut vom Boden hochhebt, sieht man, daß die Pfoten sich oft strecken und solange wie möglich mit dem Boden in Berührung bleiben (Abb. 39). Es steht aber nicht fest, ob dies durch die Magnetreaktion zustande kommt.

Auch bei der kleinhirnlosen Äffin Corrie verursachten die Versuchsbedingungen eine starke Hemmung, und das an Kopf und Schwanz in der Luft gehaltene Tier hielt ebenfalls die Pfoten fortwährend mit aller Kraft angezogen. Obwohl unter diesen Umständen keine Magnetreaktion auftrat, bedingte die Sohlenberührung wohl manchmal eine Greifbewegung der Zehen. Auch bei Katzen wurde zuweilen eine solche Bewegung auf Sohlenberührung beobachtet. Dies läßt sich vielleicht dadurch erklären, daß die Hinterpfoten von Katzen und Affen nicht ausschließlich zum Stehen und Laufen, sondern auch zum Klettern dienen. Beim

Stehen und Laufen halten Katzen meist die Pfoten nur wenig gestreckt, die Knie- und Fußgelenke sind stets viel mehr gebeugt als bei Hunden, auch sind Katzen weniger imstande Lasten zu tragen. Die Stützfunktion ist also bei ihnen viel weniger ausgeprägt.

Die Hinterpfoten des Kaninchens zeigen ebenfalls keine Magnetreaktion, aber der Hinterkörper dieser Tiere steht auch eigentlich niemals, sondern sitzt oder wird mit Sprungbewegungen der Hinterpfoten fortbewegt. Wahrscheinlich ist also das Auftreten der Magnetreaktion bei den verschiedenen Tierarten von der Funktion der Extremitäten abhängig. Bei der Besprechung der Magnetreaktion der Vorderpfoten wird diese Behauptung noch näher erörtert werden.

Über das Vorhandensein einer Magnetreaktion beim Menschen liegen noch keine systematischen Untersuchungen vor. Normale Erwachsene zeigen in Rückenlage keine Streckung des Beines auf Berührung der Plantarseite des Fußes. Wenn man Säuglinge unter die Achseln faßt und senkt, bis die Füße den Boden berühren, werden die Beine nicht in Streckstellung fixiert, sondern in Beugestellung emporgezogen. Säuglingen fehlt also (ebenso wie neugeborenen Hunden) die Magnetreaktion.

Leider war mir eine systematische Untersuchung von Gehirnkranken und von Kindern, die gerade zu stehen und laufen anfangen, noch nicht möglich.

IB. Die Magnetreaktion der Vorderpfoten.

Wird ein kleinhirnloser oder intakter Hund in Bauchlage in der Luft gehalten, dann sind die Vorderpfoten meistens mehr oder weniger stark gebeugt (Abb. 40, Nr. 1 und 3). Auf Berührung der Sohlen werden sie aber, wie die Hinterpfoten, sofort gestreckt (Abb. 40, Nr. 2 und 4) und in steife Säulen verwandelt.

Bei dieser Streckung bewegen sich meistens zuerst die Finger dorsalwärts, dann strecken sich Hand und Ellenbogengelenk, während der Oberarm zu gleicher Zeit in der Schulter[1] nach vorne, zur Mittelstellung, bewegt wird. Faßt man die gestreckte Pfote mit zwei Fingern seitlich vom Handgelenk oder am Unterarm und versucht sie einzuknicken, so gelingt das kaum, ebensowenig auch auf Druck der Sohle. Hand- und Ellenbogengelenk sind in maximaler Streckstellung fixiert und bei passiver Beugung stößt man auf fast nicht zu überwindenden Widerstand. Die Beuge- und Streckmuskeln des Ober- und Unterarms fühlen sich hart und gespannt an.

Auch bei passiver Bewegung des Oberarmes in der Schulter nach vorn, hinten, medial- oder lateralwärts ist ein deutlicher, immerhin viel weniger starker Widerstand zu fühlen.

Diese Bewegungen werden von einer Mitbewegung des Schulterblattes begleitet. Das Schulterblatt ist nicht nur zum Oberarm, sondern auch zum Thorax fixiert. Es gelingt schwer, das Schulterblatt über die Rippen hin und her zu schieben. Außerdem hat die Berührung der Vorderpfotensohle eine Anspannung

---

[1] Sehr oft läßt sich nicht deutlich feststellen, ob die Stellungsänderung des Oberarmes nur durch eine Bewegung im Schultergelenk, oder durch eine Bewegung des Schulterblattes, oder durch beide zusammen zustande kommt. Meistens ist letzteres der Fall. Alle Bewegungen, die nicht mit Sicherheit im Schultergelenk lokalisiert werden können, werden „Bewegungen in der Schulter“ genannt.

der Muskeln der Rückenwirbelsäule, besonders im oberen thorakalen Teil (Abb. 41), und unter Umständen auch des Halses zur Folge.

Im Gegensatz zu den Hinterpfoten zeigen die Vorderpfoten bei Rückenlage der Tiere keine Magnetreaktion (Abb. 42). Das verschiedene Verhalten der Magnetreaktion der Vorderpfoten bei Bauch- und Rückenlage wird durch die Stellung des Handgelenkes bedingt, und zwar infolge der maximalen Beugung dieses Gelenkes bei Rückenlage (Abb. 42), während es bei Bauchlage in der Luft einen nach hinten offenen Winkel von 90° oder mehr bildet (Abb. 27, 33, 40).

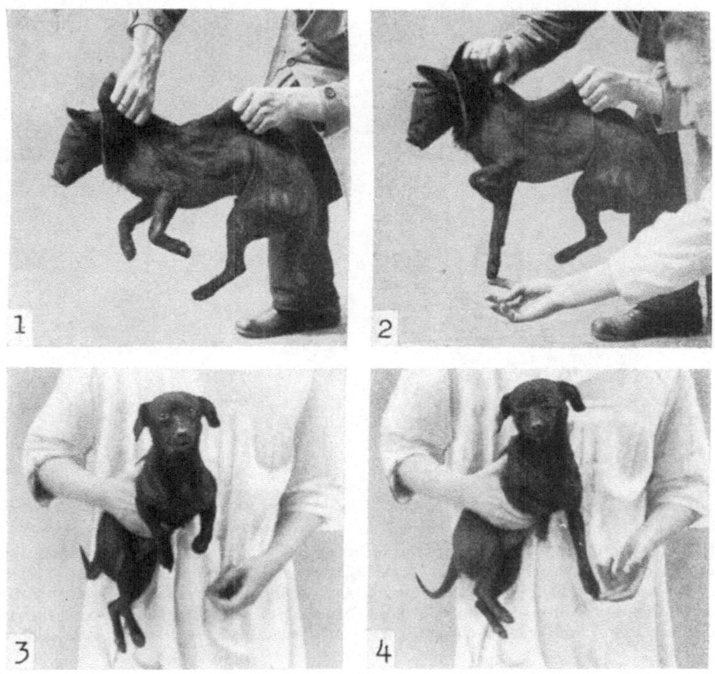

Abb. 40. Magnetreaktion der Vorderpfoten. 1. Kleinhirnloser Hund Erick, mit Kopfkappe, an Rücken- und Nackenhaut in der Luft gehalten. Das Tier hält die Pfoten in halber Streckstellung. 2. Auf Berührung der Sohle hat die rechte Vorderpfote sich sofort maximal gestreckt. 3. Kleinhirnloser Hund Piccolino, am Thorax unterstützt, in Bauchlage in der Luft. Das Tier hält die Vorderpfoten ebenfalls halb gestreckt. 4. Auch bei diesem Tier löst die Berührung der Sohle eine lebhafte Magnetreaktion der Vorderpfote aus.

Wird in Rückenlage das Handgelenk passiv um 90—110° gestreckt, so tritt auch in dieser Lage auf Sohlenberührung die Magnetreaktion der Vorderpfote prompt auf.

Das Auftreten der Magnetreaktion der Vorderpfote ist ferner von den Stellungen des Kopfes, des Halses, der kontralateralen Pfote und von den Stellungen der Pfote selbst zum Rumpf abhängig. Hebung und Senkung des Kopfes üben einen entgegengesetzten Einfluß auf das Auftreten der Magnetreaktion an Hinter- und Vorderpfoten aus.

In bezug auf das Auftreten der Magnetreaktion nach Kleinhirnexstirpation, nach totaler und halbseitiger Entfernung des Großhirns und nach Decerebrierung gilt für die Reaktion der Vorderpfoten dasselbe wie für die der Hinterpfoten.

Bei Katzen und Affen tritt auf Berührung der Vorderpfotensohle eine Greifbewegung, ein Beugen der Finger und Anziehen des Armes auf. Außer zum

Stehen und Laufen dienen die Vorderpfoten der Katze besonders zum Greifen und Klettern. Auch im Leben der Affen spielt das Stehen und Laufen eine mehr

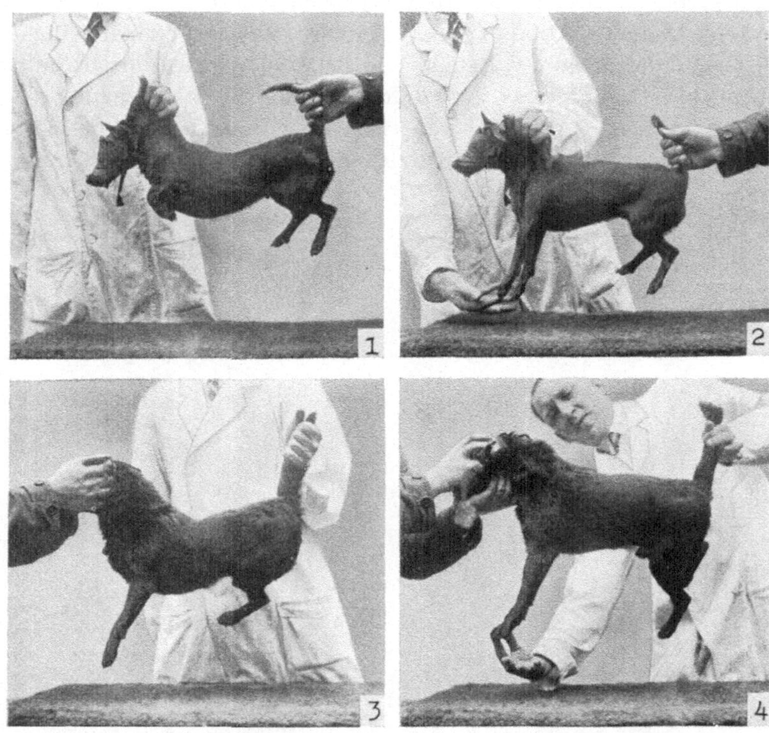

Abb. 41. Einfluß der Berührung der Vorderpfotensohle auf die Spannung der Rückenwirbelsäulenmuskeln. 1. u. 3. Kleinhirnlose Hunde Piccolino (1) und Erick (3), mit Kopfkappe, an Schwanz und Nackenhaut in der Luft gehalten. Der Rücken ist hohl und schlaff. 2. u. 4. Auf Berühren der Vorderpfotensohlen mit zwei Fingern gehen die Pfoten in Streckung über, es spannen sich die Muskeln der Rückenwirbelsäule, erst im vorderen, dann im hinteren Teil, wodurch der Rücken steif und gerade wird, sich manchmal sogar etwas nach oben konvex krümmt.

untergeordnete Rolle, da die Tiere überwiegend an Bäumen hängen, klimmen und klettern, auf Ästen sitzen oder von Ast zu Ast springen. Merkwürdig ist, daß großhirnlose Katzen und großhirnlose Affen (Karplus u. Kreidl 136, Magnus 195, 196) bereits kurze Zeit nach der Exstirpation eine sehr lebhafte Greifbewegung auf Berührung der Sohle zeigen, während die Magnetreaktion bei großhirnlosen Hunden Wochen und Monate nach der Exstirpation noch nicht auszulösen ist.

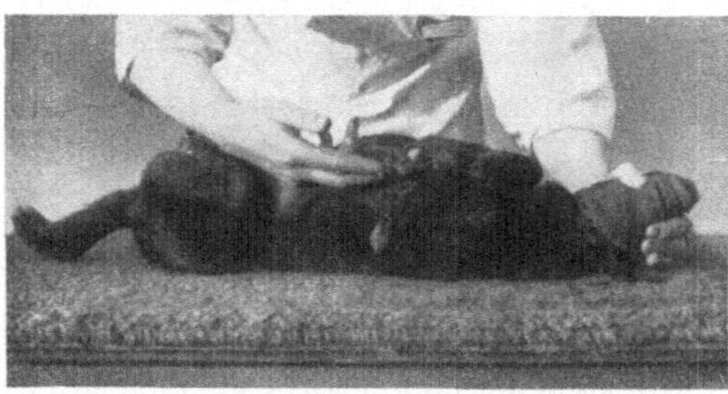

Abb. 42. Kleinhirnloser Hund Erick, mit Kopfkappe, in Rückenlage. Die Berührung der Sohle der in Hand-, Ellenbogen- und Schultergelenk gebeugt gehaltenen Vorderpfote löst keine Magnetreaktion aus.

Magnus beobachtete den Greifreflex bei großhirnlosen Affen, und ebenso bei Thalamuskatzen, schon innerhalb der ersten 24 Stunden. Nach Decerebration fehlt, ebenso wie die Magnetreaktion, auch der Greifreflex. Auf Grund unserer Beobachtungen bei kleinhirnlosen *Hunden* untersuchten Schoen und

PRITCHARD den Einfluß der Sohlenreizung (Reiben der Sohle) auf Extremitätenmuskeln mit der graphischen Methode, wobei der jeweils untersuchte Muskel von seiner distalen Insertion abgetrennt und mit einem Registrierhebel verbunden wurde. Als Versuchstiere wählten sie aber *Katzen* (Thalamuskatzen und intakte Katzen in nicht zu tiefer Äthernarkose).

SCHOEN (269) beobachtete auf Reiben der Vorderpfotensohle deutliche Kontraktionen der Schultermuskeln, der M. supraspinatus, teres major, deltoideus, pectoralis major, rhomboideus und M. trapezius. SCHOEN betrachtet diese Anspannungen als Komponenten der Stützreaktion und vernachlässigt ganz den Greifreflex. Ob sie Komponenten des Greifreflexes oder der exteroceptiven Stützreaktion (Magnetreaktion) darstellen, ist ohne weiteres nicht ersichtlich. PRITCHARD (231) beobachtete auf Reiben der Sohle der Hinterpfote meistens eine Anspannung der Beuger mit gleichseitiger Erschlaffung der Strecker (gleichseitiger Beugereflex), zuweilen aber auch eine gleichzeitige Anspannung von Streck- und Beugemuskeln. Ob, wie PRITCHARD behauptet, die gleichzeitige Anspannung als Streckreaktion (Magnetreaktion) zu deuten ist, erscheint sehr fraglich, da die Gelenke bei der Untersuchung mit Nadeln fixiert und die registrierten Muskeln von ihrer Insertion gelöst waren. Es läßt sich also nicht entscheiden, ob die gleichzeitige Anspannung von Beugern und Streckern unter normalen Umständen eine Streckung oder Beugung oder vielleicht nur eine stärkere Fixation bedingen würde, umsoweniger, da die Stärke der Anspannungen nicht gemessen wurde. Es ist nicht ausgeschlossen, daß sich wie bei der Magnetreaktion des Hundes auch bei dem Greifreflex die Beuge- und Streckmuskeln gleichzeitig anspannen. Bekanntlich spannt der Mensch beim festen Umgreifen eines Gegenstandes die Beuge- und Streckmuskeln des Armes zugleich an.

So viel ist jedenfalls sicher, daß auf Berührung der Sohle mit einem Finger bei Katzen und Affen fast immer der Greifreflex auftritt. Ob unter gewissen Umständen, sei es auf Berührung bestimmter Teile der Fußsohle, sei es infolge einer bestimmten Lage des Tieres, sei es bei gewissen Stellungen der distalen Extremitätengelenke, auch die Magnetreaktion auftreten kann, ist noch nicht festgestellt. Merkwürdigerweise löst aber die Berührung der Sohlen mit dem Boden bei Affen und Katzen keinen Greifreflex aus. Vielleicht spielen dabei die Berührungsstellen eine Rolle. Während der Greifreflex bei Katzen auf Berührung *der proximalen Sohle* von Hand und Fuß, bei Affen auf Berührung der Mitte des Handtellers oder der Fußsohle am lebhaftesten auftritt, äußert die Magnetreaktion sich bei Hunden am lebhaftesten auf Berührung der Sohlenballen der Endphalangen.

Beim Menschen, dessen Arme keine Stehfunktion mehr haben, löst Berührung des Handtellers ebenfalls den Greifreflex aus.

Gesunde Säuglinge zeigen diesen Reflex stets bis zum Ende des ersten Lebensjahres (PEIPER-ISBERT 221); bei älteren Kindern ist er schwer von dem Greifreflex auf optische Reize zu unterscheiden. GAMPER (90, 91) beobachtete Greifbewegungen auf Berührung der Handfläche bei seinem „Mittelhirnwesen". Unter pathologischen Verhältnissen tritt der Greifreflex zuweilen bei Erwachsenen wieder automatisch auf, manchmal wird der Gegenstand dabei kräftig von der Hand umklemmt. KLEIST (138) hat neuerdings interessante kinomatographische Aufnahmen von pathologischen Greifbewegungen veröffentlicht. Leider gibt er nicht an, ob die Kranken auf Berührung der Fußsohlen mit einer Magnetreaktion reagierten; für die Frage eines eventuellen Bestehens der Magnetreaktion der Beine beim Menschen scheinen mir diese Kranken, ebenso wie Kleinhirnkranke, besonders geeignet.

Die exterozeptiven Reize, die durch Berührung der Sohle mit der Unterlage ausgelöst werden, rufen nicht allein den Stütztonus hervor, es müssen dabei noch andere Reize beteiligt sein, denn erstens sind Thalamushunde trotz Fehlens der Magnetreaktion imstande zu stehen, und zweitens können auch Katzen, deren Beine durch Nervendurchtrennung asensibel gemacht worden sind, noch stehen und laufen (SHERRINGTON 279). Ebenso vermögen Menschen mit künstlich anästhesierten Füßen noch, wenn auch etwas schwankend, zu stehen (VIERORDT).

II. Der Einfluß der Endgliederstellung auf den Stütztonus; die propriozeptiven Stützreaktionen.

Die Stellung der Extremitätenendglieder, der Mittelhand und Finger an den Vorder-, der Zehen an den Hinterbeinen, ist ebenso wie die Sohlenberührung mit

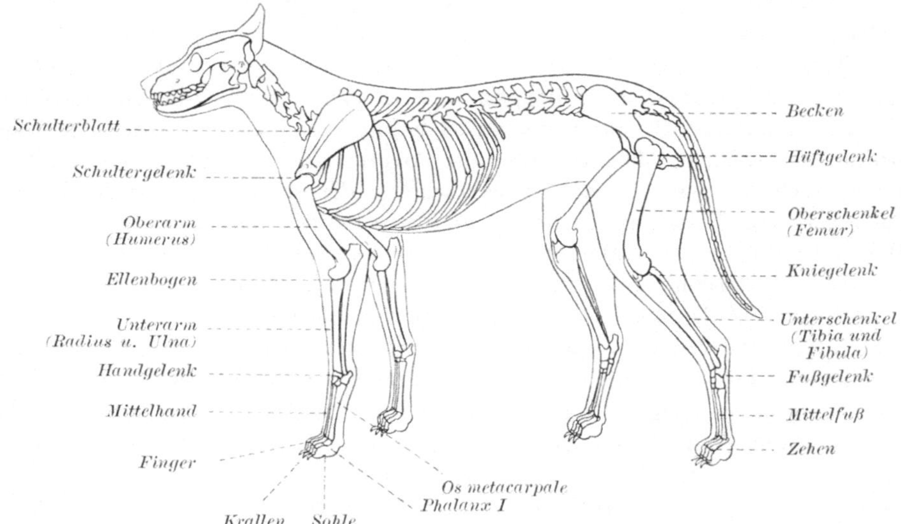

Abb. 43. Skelet eines Hundes in normaler Stehstellung. Beim normalen stehenden Hund sind die Handgelenke stets maximal gestreckt; sie bilden sogar manchmal einen offenen Winkel nach vorn (Abb. 26 u. 43), auch die Fußgelenke der Hinterbeine zeigen eine Streckstellung, die aber nicht maximal und wechselnd stark ist. Auf der Unterlage ruhen nur die an der Volar- bzw. Plantarseite mit Sohlenballen versehenen Phalangen, dagegen nicht die Mittelhände und -füße. Die proximalen Grundphalangen sind nach vorn gerichtet und bilden mit den Mittelhand- und Mittelfußknochen beinahe einen rechten Winkel; dabei sind die Interphalangealgelenke fast gestreckt. Bei stehenden klein- (Abb. 44) und großhirnlosen Hunden (Abb. 257) zeigen die Endglieder eine ähnliche Stellung.

einer Unterlage für das Auslösen des Stütztonus von ausschlaggebender Bedeutung.

Wir haben bereits gesehen, wie bei intakten und kleinhirnlosen Hunden die Stehbereitschaft die Stehstellung der Endglieder bedingt. Jetzt wollen wir der Frage nachgehen, in welcher Weise diese Stellung der Endglieder die Tonusverteilung der Beinmuskeln zu beeinflussen vermag. Bringt man einen intakten oder kleinhirnlosen Hund in Rückenlage und streckt das Handgelenk passiv, ohne die Sohle zu berühren, dann geht der Ellenbogen auch in Streckung, und der

Oberarm wird im Schultergelenk zur Mittelstellung[1] hin bewegt. Die Muskeln des Ober- und Unterarmes werden dabei hart und gespannt (Abb. 49, Nr. 1 und 2). Bei in Streckstellung fixiertem Handgelenk bietet das Ellenbogengelenk einen

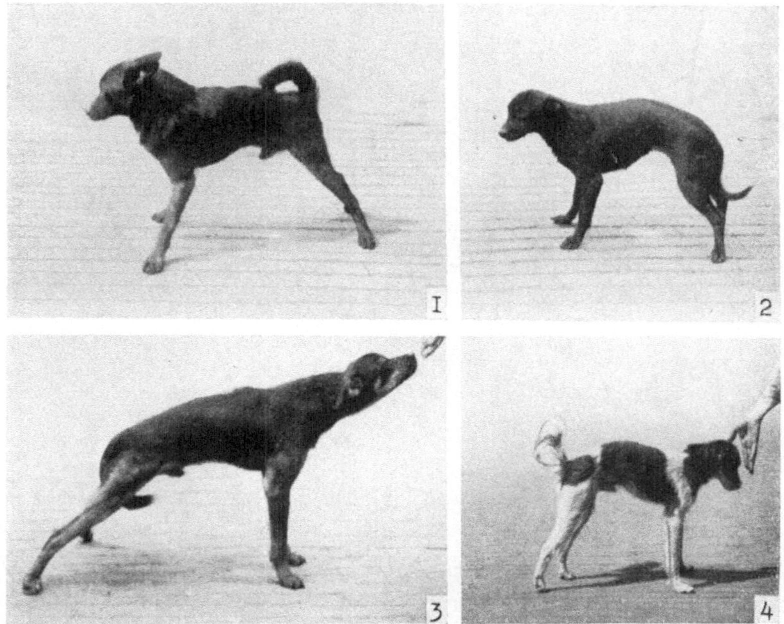

Abb. 44. 1. Kleinhirnlose Hunde in Stehstellung. — 1. Kleinhirnloser Hund Erick. 2. Kleinhirnloser Hund Piccolino. 3. Kleinhirnloser Hund Moor. 4. Kleinhirnloser Hund Wolf.

starken Widerstand gegen Beugung, der bei weiteren Beugeversuchen nicht zu überwinden ist (Abb. 49, Nr. 3). In gleicher Weise stößt die passive Bewegung des Oberarmes auf deutlichen Widerstand und wird sofort von einer Mitbewegung des Schulterblattes begleitet. Es ist fast nicht möglich, das Schulterblatt passiv hin und her zu schieben, da es fest an den Thorax fixiert ist. Auch die Rücken- und Nackenmuskeln zeigen manchmal eine leichte Spannungsänderung. Die Streckstellung des Ellenbogens und die Fixation der verschiedenen Gelenke nehmen noch deutlich zu, wenn die Finger, ohne Berührung der Sohle, passiv gestreckt und dorsalwärts bewegt werden.

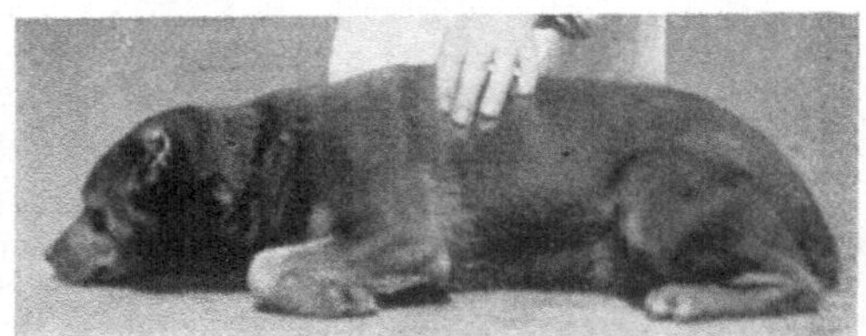

Abb. 45. Normaler Hund in Bauchlage mit gebeugten Pfoten. Der Oberarm ist im Schultergelenk nach hinten, der Oberschenkel im Hüftgelenk nach vorn gerichtet.

Umgekehrt geht bei passiver Beugung der Handgelenke und Finger das Ellenbogengelenk in Beugestellung, wobei jeder Widerstand gegen passive Beugung

[1] Am Schultergelenk wird Beuge-, Mittel- und Streckstellung unterschieden. Die Bewegung des Oberarmes aus Mittelstellung nach vorn wird als Streckung, nach hinten als Beugung bezeichnet. Das Hüftgelenk dagegen ist gestreckt, wenn der Oberschenkel nach hinten, gebeugt, wenn er nach vorne gerichtet ist (Abb. 45).

der Pfote verschwindet (*negative Stützreaktion*). Bei starker passiver Beugung der Finger- und Handgelenke wird die Pfote sogar manchmal aktiv, besonders bei kleinhirnlosen Hunden, in Beugestellung angezogen. Bei maximaler Beugestellung des Handgelenkes kann das Ellenbogengelenk wohl noch bis 90° leicht

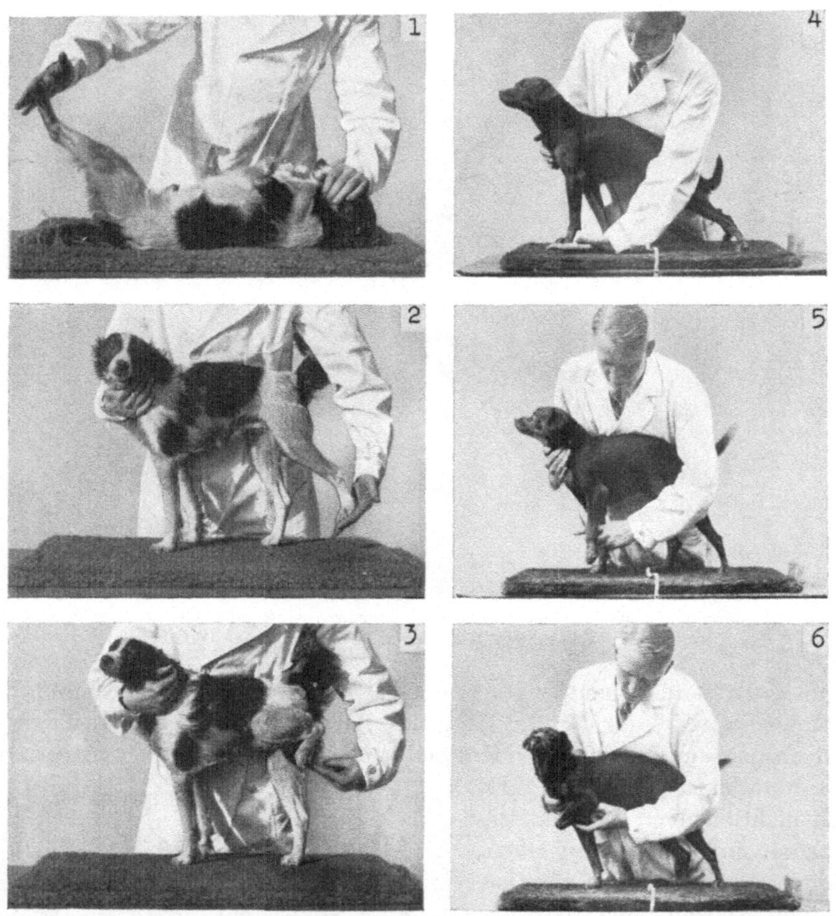

Abb. 46. Positive und negative Stützreaktion der Hinter- (1—3) und Vorderpfoten (4—6). 1. Kleinhirnloser Hund Wolf in Rückenlage, die Schnauze vertikal nach oben gerichtet. Auf statische Beanspruchung wird die Hinterpfote gestreckt, in Streckstellung fixiert, und bietet starken Widerstand gegen Druck auf die Sohle (*positive Stützreaktion*). 2. Dieselben Erscheinungen zeigt die Hinterpfote auf statische Beanspruchung der Sohle durch eine Hand, wenn das Tier auf den drei übrigen Pfoten steht. 3. Auf passive Beugung der Zehen läßt der Widerstand nach, manchmal wird die Pfote sogar aktiv in Beugestellung angezogen (*negative Stützreaktion*). 4. Kleinhirnloser Hund Moor in Stehstellung. Streckung der linken Vorderpfote auf statische Beanspruchung; starker Stütztonus. Es gelingt kaum, das Bein durch Druck auf die Sohle passiv zu beugen (*positive Stützreaktion*). 5. Nach Fortnahme der Hand Nachlassen des Stütztonus. 6. Auf passive Beugung des Handgelenkes gehen Ellenbogen- und Schultergelenk in Beugung (*negative Stützreaktion*).

gestreckt werden, dann tritt aber ein außerordentlich starker Widerstand gegen Streckung auf, so daß es nicht gelingt, das Ellenbogengelenk ganz zu strecken.

Bei in Streckstellung fixiertem Handgelenk bildet die Vorderpfote eine gestreckte feste Säule, dagegen zeigt sie bei passiv gebeugtem Handgelenk Beugetonus und ist dabei nicht maximal zu strecken. Bei losem Handgelenk ist die Pfote leicht beweglich, und läßt sich ohne nennenswerten Widerstand maximal beugen und strecken.

Ähnlich sind die Verhältnisse an den Hinterpfoten. Werden die Hinterpfoten passiv gestreckt und die Zehen, ohne Berührung der Sohle, passiv dorsalwärts gerichtet, dann bieten die Pfoten ebenfalls deutlichen Widerstand gegen passives Beugen. Beim Loslassen der Zehen läßt dieser Widerstand nach (Abb. 46, Nr. 5), während bei passiver Beugung der Zehen die Hinterbeine manchmal in Beugestellung angezogen werden (negative Stützreaktion), sie bieten dann mehr oder weniger Widerstand gegen passive Streckung.

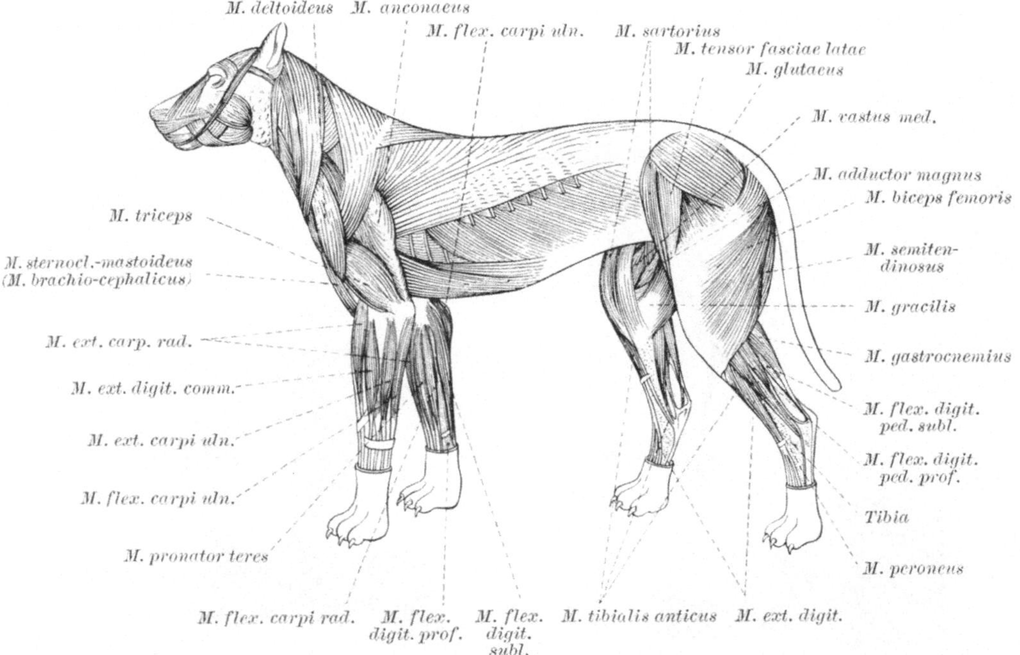

Abb. 47. Die Extremitätenmuskulatur des Hundes. Folgende Finger-, Handgelenk-, Zehen- und Fußgelenkmuskeln werden bei statischer Beanspruchung der Beine gedehnt: A. *Handgelenkbeuger*: M. flexor carpi radialis: vom Epicondylus int. humeri → Os metacarpi II u. III; M. flexor carpi ulnaris: vom Epicondylus int. humeri u. proximalen Endstück der Ulna → Os pisiforme. B. *Handgelenk- und Fingerbeuger*: M. flexor digit. sublimis: vom Epicondylus int. humeri → Phalanx II der 4 Finger; M. flexor digit. prof.: vom Epicondylus int. humeri → Phalanx III der 4 Finger; (M. radialis volaris: vom med. Rand des Radius → der gemeinsamen Sehne des M. flex. digit. prof.); (M. ulnaris volaris: von der Dorsalseite der Ulna → der gemeinsamen Sehne des M. flex. digit. prof.). C. *Fußgelenkstrecker*: M. gastrocnemius: vom Planum poplitaeum ossis femoris → Tuberositas calcanei; M. biceps femoris, M. semitendinosus: bilden zusammen eine Sehne, die am Calcaneus endet. D. *Fußgelenkstrecker und Zehenbeuger*: M. flexor digit. ped. sublimis: vom Epicondylus lat. femoris → Phalanx II der 4 Zehen; M. flexor digit. ped. profundis: von der Dorsalseite der Fibula und Tibia → Phalanx III der Zehen. (Beim Hunde fehlt der M. soleus.)

Wenn wir fragen, wie die Abhängigkeit der Gelenkstellungen untereinander zustande kommt, so müssen wir berücksichtigen, daß durch passive Streckung des Handgelenkes und Dorsalbewegung der Finger die Beuger dieser Endglieder gedehnt werden (Abb. 47). Es wäre nun möglich, daß die Dehnung Reize in den gedehnten Muskeln auslöst, die über das Zentralnervensystem reflektorische Kontraktion nicht nur der gedehnten, sondern auch der übrigen Beinmuskeln hervorrufen, und so die Stellungsänderung und Fixation des Ellenbogen- und Schultergelenkes bedingen. Andererseits wäre es aber auch möglich, daß die gedehnten Muskeln (Abb. 47: A+B), die am Humerus entspringen, sich ausschließlich wie elastische Bänder verhalten, und die durch die Dehnung verursachte passive Spannungszunahme die Streckung und Fixation des Ellenbogengelenkes bewirkt.

Daß man die letzte Möglichkeit nicht vernachlässigen darf, zeigen Beobachtungen an der totenstarren Vorderpfote der Katze.

Jedoch können die Elastizität der Handgelenk- und Fingerbeuger nicht die Fixation des Schulterblattes am Thorax und die Anspannungen der Wirbelsäulenmuskeln auf statische Beanspruchung der Vorderpfotensohle erklären; diese können nur durch reflektorische Vorgänge zustande kommen. Auch können die Beobachtungen an totenstarren Tieren nicht ohne weiteres auf lebende über-

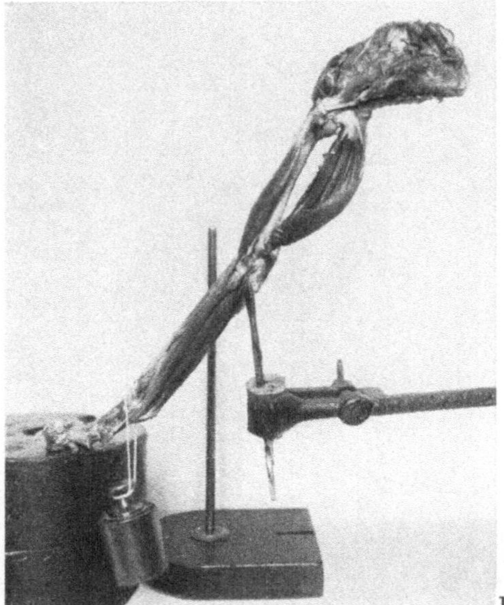

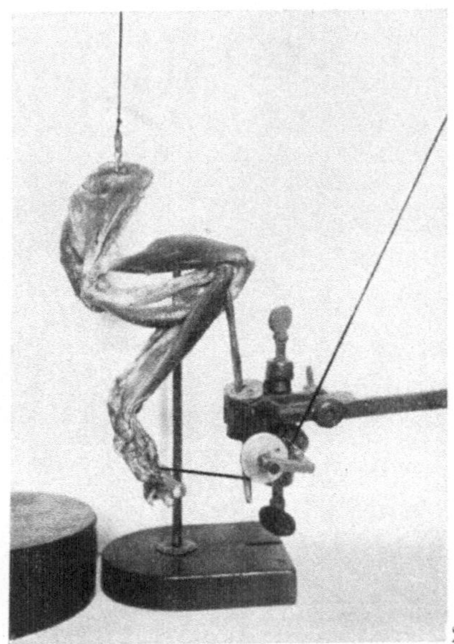

Abb. 48. Totenstarre Vorderpfote der Katze, von medial. Die zweigelenkigen Muskeln sind erhalten, nämlich die langen Strecker und Beuger der Zehen, der Biceps und der lange Kopf des Triceps; außerdem ein Teil des Subscapularis am Schulterblatt. Das Präparat ist durch eine Klemme an der Ulna fixiert. 1. Das Handgelenk wird durch Belastung gestreckt (statische Beanspruchung). Die Folge ist Streckung von Ellenbogen- und Schultergelenk. Die passive Dehnung der Handgelenk- und Fingerbeuger bedingt Streckung des Ellenbogengelenkes. Die Streckung des Ellenbogengelenkes bedingt Dehnung des M. biceps und dadurch Streckung des Schultergelenkes. 2. Statt der Streckung wird das Handgelenk durch Fadenzug gebeugt; dabei wird die Schulter durch einen Gegenzug vor passiver Beugung geschützt. Die Folge der Beugung des Handgelenkes ist Beugung von Ellenbogen- und Schultergelenk. Nach R. SCHOEN, Die Stützreaktion. 1. Mitteilung. Pflügers Archiv. Bd. 214, S. 21. 1926.

tragen werden. Bei tiefnarkotisierten Tieren zeigt sich, daß die Muskelelastizität nur eine unbedeutende Rolle bei der gegenseitigen Stellungsabhängigkeit der Extremitätengelenke spielt; beim tief narkotisierten Hund kann u. a. bei passiv gestreckt gehaltenem Handgelenk der Ellenbogen noch ganz gebeugt werden. Auch zeigen die Hinterpfoten nach Querdurchtrennung des Rückenmarks, und ebenso nach Durchtrennung der zu diesen Pfoten gehörigen hinteren Wurzeln auf dorsalwärts gerichtete Bewegung der Zehen keine Streckung und Fixation in Streckstellung. Diese Beobachtungen sprechen sehr für eine Beteiligung reflektorischer Vorgänge. Ferner liefern sie den Beweis, daß die Stellungen der Endglieder an der Vorderpfote nur einen deutlichen Einfluß auf die Stellungen der proximalen

Gelenke ausüben, wenn die Unterarmmuskeln totenstarr sind oder einen deutlichen Tonus haben.

Auf Grund dieser Befunde untersuchten SCHOEN (269) und PRITCHARD (231) bei Katzen den Einfluß der Endgliederstellung auf die von ihren Insertionsstellen losgelösten und mit einem Registrierhebel verbundenen Muskeln. Bei diesen Untersuchungen wurden Humerus, Radius und Ulna bzw. Femur, Fibula und Tibia mit Bohrern unverschiebbar befestigt, so daß passive Mitbewegung anderer Gelenke ausgeschlossen waren, SCHOEN und PRITCHARD fanden, daß unter diesen Umständen die statische Beanspruchung der Sohlen imstande ist, sowohl bei intakten, unter leichter Äthernarkose stehenden Katzen, wie bei Thalamuskatzen, reflektorische Kontraktionen fast aller Extremitätenmuskeln, der Beuger, Strecker, Ab- und Adduktoren, auszulösen. Dies war auch dann noch der Fall, wenn nach Durchtrennung aller sensiblen Hautnerven die Magnetreaktion ausgeschaltet wurde. SCHOEN konnte zeigen, daß die propriozeptiven Reize, die an der anästhesierten Vorderpfote die reflektorischen Kontraktionen auslösen, von den gedehnten Finger- und Handgelenkbeugern (Abb. 47, Gruppe B) ausgehen. Nach Durchschneidung dieser Beugemuskeln bedingte statische Beanspruchung der Sohle keine reflektorischen Kontraktionen der übrigen Extremitätenmuskeln mehr, während diese nach Ausschaltung der Streckmuskeln sich auf statische Beanspruchung noch reflektorisch kontrahierten.

Zur Auslösung dieser reflektorischen Anspannungen brauchten nicht alle Beugemuskeln von Hand und Fingern intakt zu sein, es genügte, wenn der tiefe Beuger, der M. flexoris digt. prof. ganz oder nur teilweise erhalten war, und auch nach Durchtrennung dieses Muskels bei Erhaltung der übrigen Beugemuskeln traten ebenfalls noch reflektorische Kontraktionen auf, aber stets stark abgeschwächt. Bei Dehnung des intakten M. flexoris digit. profund. durch statische Beanspruchung der Sohle zeigten folgende Muskeln deutliche reflektorische Kontraktionen:

I. die übrigen Finger- und Handgelenkbeuger:	M. flex. digit. sublimis
	M. palmaris longus
	M. flex. carpi ulnaris
	M. flex. carpi radialis
II. die Finger- und Handgelenkstrecker:	M. ext. digit. communis
	M. ext. digit. lat.
	M. ext. carpi uln.
	M. ext. carpi rad.
III. die Vorderarmbeuger:	M. biceps, M. brachialis
IV. der Vorderarmstrecker:	M. triceps; cap. long., cap. lat. und cap.med.
V. die Schulterbeuger:	M. teres major
	M. deltoideus
	M. latissimus dorsi
VI. der Schulterstrecker:	M. supraspinatus
VII. der Oberarmadductor:	M. pectoralis major
VIII. die Fixatoren der Scapula:	M. serratus ant.
	M. levator scapulae
	M. trapezius
	M. rhomboideus.

Diese Anspannungen traten auch auf, wenn die Fußsohle zuvor durch Durchtrennung der Hautnerven asensibel gemacht worden war.

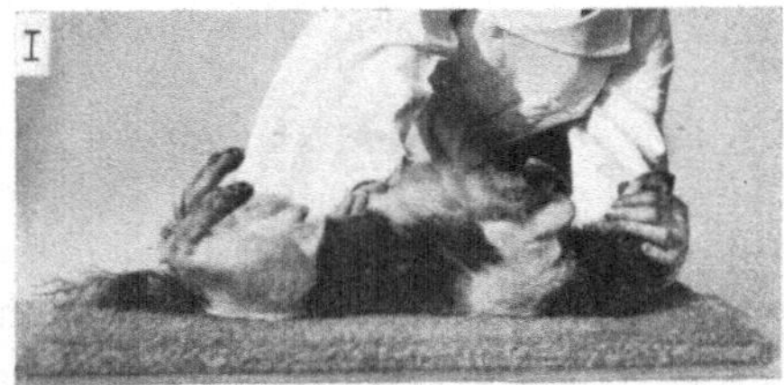

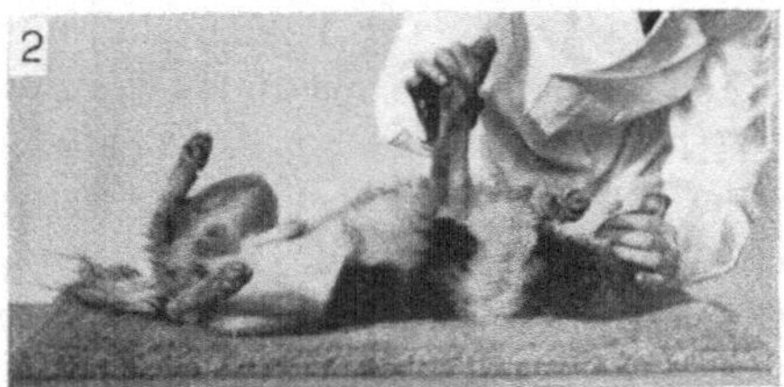

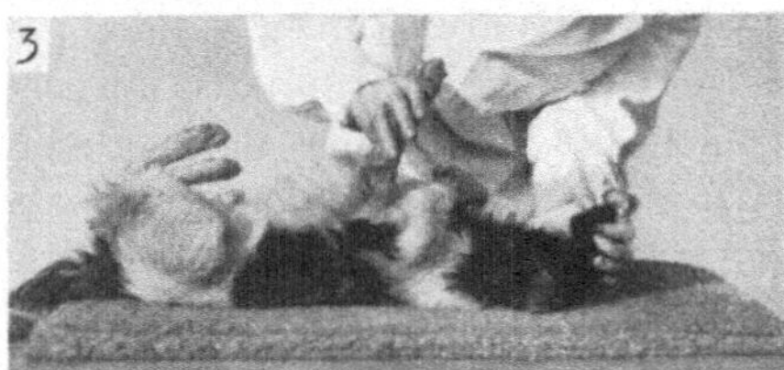

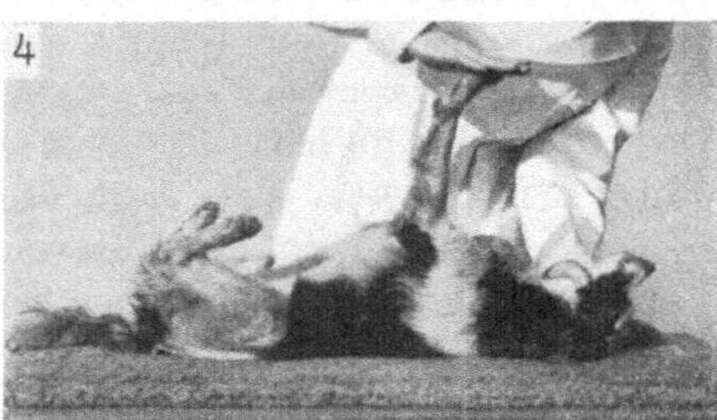

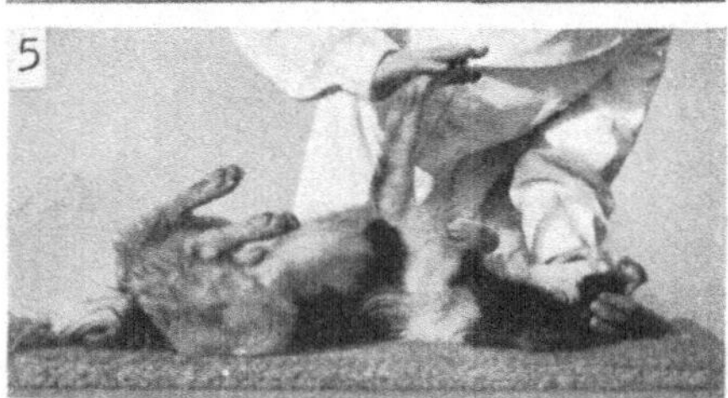

Abb. 49. Positive Stützreaktion der Vorderpfote beim kleinhirnlosen Hund Wolf. 1. Das Tier in Rückenlage, die Schnauze in einem Winkel von 45—60° zur Horizontalen nach oben gerichtet. Die Vorderpfoten sind in allen Gelenken gebeugt. 2. Auf passive Streckung des Handgelenkes (ohne Berührung der Sohle) streckt sich der Ellenbogen mehr als 90° und der Oberarm bewegt sich im Schultergelenk mit nach vorn. 3. Bei passiv gestreckt gehaltenem Handgelenk ist der Ellenbogen passiv nur 10° (sodaß der Ellenbogen einen Winkel von ± 80° bildet) zu beugen. 4. Auf Berührung der Sohle nimmt die Streckung zu (vgl. die Stellung des Ellenbogens und des Oberarmes im Schultergelenk mit der auf Nr. 2). Beim Umgreifen der Pfote und passivem Beugen des Ellenbogens stößt man auf noch stärkeren Widerstand. 5. Bei Druck auf die Sohle (siehe die Überstreckung des Handgelenkes) ist der Widerstand maximal und der Ellenbogen fast nicht zu beugen.

Die Stellungsänderung der Endglieder löst also reflektorische Anspannungen von fast allen Vorderpfotenmuskeln, von den Beugern, Streckern, Ab- und Adduktoren aus, und durch diese Anspannungen werden die Finger[1], das Hand-, Ellenbogen- und Schultergelenk, und außerdem das Schulterblatt zum Thorax fixiert.

Ähnliche reflektorische Vorgänge infolge propriozeptiver Erregungen wurden von Pritchard auf statische Beanspruchung der anästhetisch gemachten Hinterpfote beobachtet. Wie Pritchard zeigte, gehen diese Erregungen bei der Katze von den gedehnten Zehenbeugern, und in noch viel stärkerem Maße von den Muskeln der Achillessehne aus.

Das Bringen der Endglieder in die zum Stehen erforderliche Stellung löst also reflektorische Kontraktionen aus, die sich wahrscheinlich am Zustandekommen des Stütztonus beteiligen.

Auch an der negativen Stützreaktion beteiligen sich reflektorische Vorgänge. Schoen beobachtete bei großhirnlosen und intakten, leicht narkotisierten Katzen auf passive Beugung des Handgelenkes eine reflektorische Erschlaffung des Triceps und des Serratus anticus, eine reflektorische Anspannung des Teres major und des Latissimus dorsi, also eine Erschlaffung des Ellenbogenstreckers und des Fixators der Scapula, und eine Anspannung der Schulterbeuger. Eine Kontraktion des Biceps war auf ausschließliche Beugung von Handgelenk und Fingern bei fixiertem Ober- und Unterarm nicht nachzuweisen; sie trat nur bei passiver Beugung des Ellenbogens auf. Die von Schoen beobachteten reflektorischen Vorgänge auf Beugung der Endglieder können die Erschlaffung der Pfote und das Anziehen in Beugestellung im Schultergelenk erklären. Die propriozeptiven Erregungen gehen hierbei von den gedehnten Finger- und Handgelenkstreckern aus.

[1] Wahrscheinlich liegen infolge dieser Fixation die Phalangen beim normalen Stehen nicht platt auf der Unterlage (siehe Abb. 26).

III. Der Druck auf die Sohle.

Legt man einen intakten oder kleinhirnlosen Hund auf den Rücken und bringt man, ohne Berührung der Sohle, Finger und Handgelenk in Stehstellung, dann wird die Vorderpfote gestreckt und in Streckstellung fixiert (Abb. 49, Nr. 1—3). Auf Sohlenberührung nehmen sowohl Streckstellung wie Fixation deutlich zu (Abb. 49, Nr. 4). Die Fixation erfährt noch eine weitere Zunahme, wenn auf die Sohle ein Druck ausgeübt wird (Abb. 49, Nr. 5). In ganz derselben Weise reagiert die Hinterpfote.

Der Druck auf die Sohle wirkt erstens, wie die Berührung, als exterozeptiver Reiz, die Reizintensität ist aber viel stärker. Zweitens vermag der Druck auf die Sohle das Handgelenk noch mehr zu strecken, sogar zu überstrecken, und die Finger und Zehen noch mehr dorsalwärts zu bewegen (siehe auf Abb. 50 die Pfeile V_1, V_2 und H_1). Die bereits stark gespannten und gedehnten Beugemuskeln dieser Endglieder werden dadurch noch mehr gedehnt, was wahrscheinlich eine

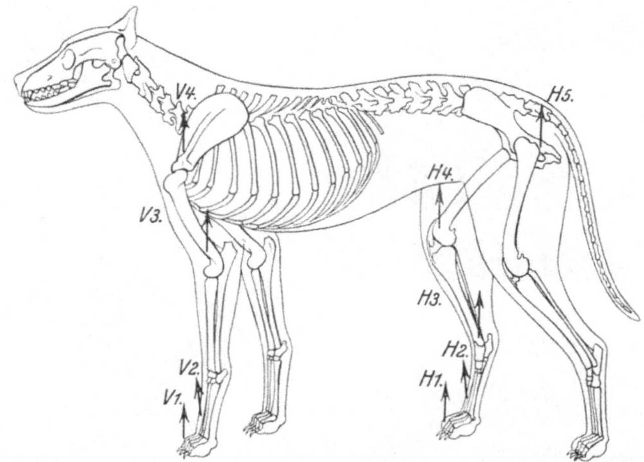

Abb. 50. Die Stellungsänderungen der Extremitätengelenke, die der Gegendruck der Unterlage auf die Sohlen bewirkt.

Zunahme der reflektorischen Anspannungen zur Folge hat. LIDDELL und SHERRINGTON zeigten nämlich, daß die Stärke der reflektorischen Anspannung eines Muskels auf Dehnung abhängig ist sowohl von der Größe der Dehnung wie von der Anfangsspannung.

Bei einer bestimmten Anfangsspannung zeigte der M. rectus femoris auf eine Dehnung von nur 1 mm eine Spannungszunahme von mehr als 2 kg.

Drittens bewirkt der Druck auf die Sohle an der Vorderpfote eine Beugung des Ellenbogen- und Schultergelenkes (Abb. 50, V_3 und V_4), an den Hinterpfoten des Fuß-, Knie- und Hüftgelenkes (Abb. 50, H_2, H_3 und H_4). Dadurch werden die Strecker dieser Gelenke gedehnt, und auch diese Dehnung löst reflektorische Kontraktionen aus. Wie SCHOEN zeigte, ruft Dehnung des Triceps nicht nur eine reflektorische Anspannung des Muskels selbst, sondern auch anderer Muskel, u. a. des Biceps, Supraspinatus, Pectoralis major, hervor. Diese Anspannungen, z. B. die gleichzeitige Anspannung von Biceps und Triceps, verstärken die Fixation der Gelenke und tragen dazu bei, daß die Pfoten den Rumpf tragen können. Bei

Belastung des Rückens eines stehenden Tieres nimmt der Gegendruck der Unterlage auf die Sohlen zu, dadurch kommt es zu einer noch stärkeren Dehnung der Endgliederbeuger und der Strecker der proximalen Gelenke, die wieder stärkere reflektorische Anspannungen auslöst und damit zu einer Anpassung an die Belastung führt.

Der Druck auf die Sohle kann nicht nur eine Zunahme der Fixation und Anpassung an die Belastung, sondern auch eine Streckung der gebeugten Pfote hervorrufen, wie u. a. an Thalamushunden, bei denen die Magnetreaktion fehlt, zu beobachten ist. Die drei Faktoren: Berührung der Sohle, Stellung der End-

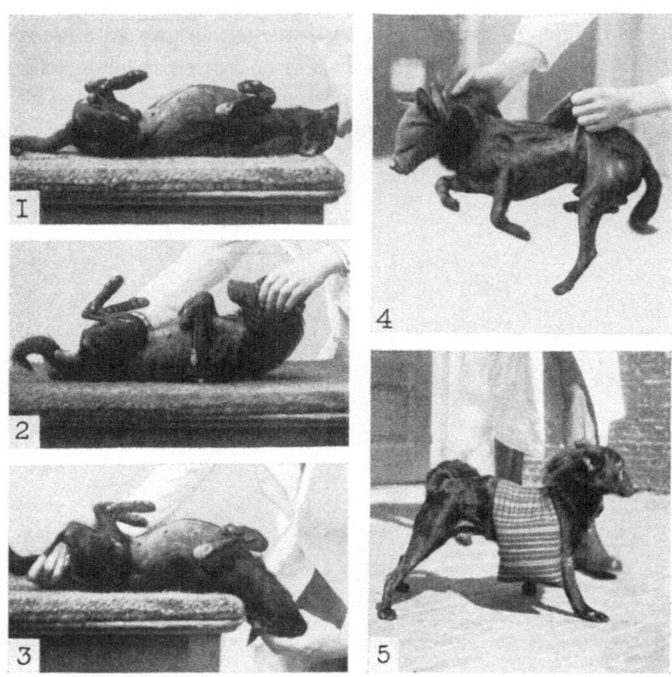

Abb. 51. Kleinhirnloser Hund Erick. 1. In Rückenlage, die Schnauze in einem Winkel von 45° zur Horizontalen nach oben gerichtet (Maximumstellung der tonischen Labyrinthreflexe), hält das Tier die Pfoten gebeugt. 2. u. 3. Änderung der Kopfstellung bedingt keine deutlichen Tonus- und Stellungsänderungen der Beine. 4. Auch bei Bauchlage in der Luft ist Stellung und Muskeltonusverteilung der Extremitäten ganz ungeeignet zum Stehen und Tragen des Körpers. 5. Auf die Füße gesetzt können die Pfoten jedoch nicht nur den Körper, sondern sogar das Doppelte des Körpergewichtes tragen. Körpergewicht des Hundes 6 kg. Gewicht des Sandsackes 5,5 kg.

glieder und Druck auf die Sohle bilden zusammen die positive Stützreaktion. Sie bewirken, daß sich die Pfoten intakter und kleinhirnloser Hunde, die auf ihre Füße gesetzt werden, in steife Säulen verwandeln und nicht nur den Rumpf, sondern sogar das Doppelte des Körpergewichts zu tragen vermögen (Abb. 51).

IV. Die gegenseitige Stellungsabhängigkeit der proximalen Gelenke.

Der vierte Faktor, der sich am Auftreten des Stütztonus beteiligt, ist die gegenseitige Stellungsabhängigkeit der proximalen Gelenke. Wir sahen, daß bei der Stehbereitschaft auf Berührung der Schnauze mit einer Unterlage die Vorderpfoten sich in den Schultern nach vorn, auf Berührung der Schwanzspitze die Hinterpfoten sich in den Hüftgelenken nach hinten bewegen. Ebenso bedingen die Magnetreaktion und statische Beanspruchung Streckung der Pfoten in den Schulter- und Hüftgelenken, und ähnlich wie bei den Endgliedern hat die Streckung der proximalen Gelenke eine Streckung der übrigen Gelenke zur Folge. Wird z. B. bei einem intakten oder kleinhirnlosen Hunde der Oberarm im *Schultergelenk* passiv nach vorne bewegt, dann gehen Ellenbogen- und Handgelenk mit in Streckung (Abb. 52, Nr. 1) und sind, wenn der Oberarm nach vorn gehalten wird, passiv nicht zu beugen. Gleichzeitig bewegen sich die Finger dorsalwärts (Abb. 52, Nr. 1), sie sind aber noch ohne großen Kraftaufwand passiv zu beugen und ebenso weiter dorsalwärts zu bewegen. Bei diesen Bewegungen fühlt man einen elastischen Widerstand, und beim Loslassen federn die Finger sofort wieder in die Ausgangsstellung zurück.

Wird der Oberarm passiv nach hinten bewegt (Abb. 52, Nr. 2), dann verschwindet die Fixation, Ellenbogen- und Handgelenk gehen mit in Beugung über, während die Finger sich volarwärts bewegen. Bei gebeugt gehaltenem Schulter-

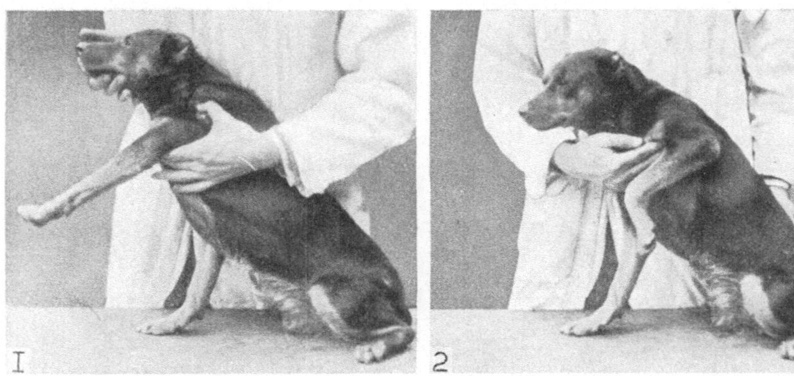

Abb. 52. Gegenseitige Abhängigkeit der Gelenkstellungen an der Vorderpfote eines normalen Hundes. 1. Bei passiver Streckung des Oberarmes im Schultergelenk nach vorn strecken sich Ellenbogen- und Handgelenk, während die Finger dorsalwärts bewegt werden. 2. Bei passiver Beugung des Oberarmes treten gleichzeitig Beugung von Ellenbogen- und Handgelenk und Plantarflexion der Finger auf.

gelenk sind Ellenbogen und Handgelenk bis zu einem gewissen Grade leicht beweglich, sie können aber nicht maximal gestreckt werden.

Auch Streckung und Beugung des *Ellenbogengelenkes* bewirken Stellungs- und Fixationsänderungen der übrigen Gelenke. Wird der Ellenbogen einer gebeugten Vorderpfote passiv gestreckt, dann bewegt sich der Oberarm im Schultergelenk nach vorn, das Handgelenk streckt sich, die Finger gehen dorsalwärts. Bei Fixation des Ellenbogengelenkes in maximaler Streckstellung ist passive Beugung des Schultergelenkes nur mit Widerstand möglich, während das Handgelenk absolut fixiert und passiv nicht zu beugen ist. Außerdem zeigen die Finger eine ziemlich starke elastische Fixation. Bei passiver Beugung des Ellenbogengelenkes beugen sich sowohl Schulter- wie Handgelenk und Finger. Das Handgelenk ist dann frei beweglich, jedoch nur innerhalb gewisser Grenzen; bei passiv ganz gebeugt gehaltenem Ellenbogen stößt eine Streckung des Handgelenkes von mehr als 90° doch auf unüberwindlichen Widerstand. Auch das Schultergelenk ist dann frei beweglich, nur bei ausgiebiger passiver Bewegung des Oberarmes nach hinten ist Widerstand zu fühlen. An den Fingern stößt eine starke Streckung auf einen erheblichen Widerstand, bei Beuge- und mäßigen Streckbewegungen ist keine oder eine geringe elastische Fixation zu fühlen. Übereinstimmende Verhältnisse zeigen sich an der Hinterpfote. Bewegt man den Oberschenkel im *Hüftgelenk* nach hinten, dann strecken sich Knie- und Fußgelenk (Abb. 53, Nr. 1 und 3) und werden in Streckstellung fixiert. Bei passiver Streckung des *Kniegelenkes* geht der Oberschenkel im Hüftgelenk nach hinten, und das Fußgelenk wird gestreckt und in Streckstellung fixiert. Bei passiv gestreckt gehaltenem Kniegelenk gelingt keine passive Beugung des Fußgelenkes.

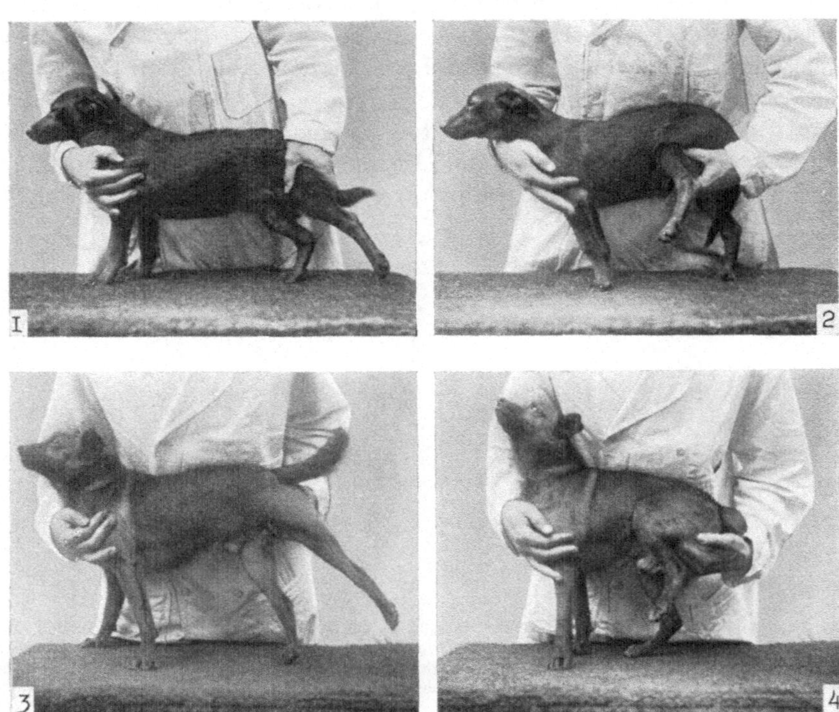

Abb. 53. Gegenseitige Stellungsabhängigkeit der proximalen Hinterpfotengelenke bei einem intakten (1 u. 2) und einem großhirnlosen Hunde (3 u. 4). 1. u. 3. Der Oberschenkel wird im Hüftgelenk passiv nach hinten bewegt. Darauf Streckung mit Fixation in Streckstellung des Knie- und Fußgelenkes und Plantarflexion der Zehen, die elastisch fixiert werden. (Die Phalangen bilden mit den Ossa metacarpalia eine fast gerade Linie.) 2. u. 4. Der Oberschenkel wird im Hüftgelenk passiv nach vorn bewegt. Darauf mehr oder weniger starke Beugung und Nachlassen der Fixation der Knie- und Fußgelenke. Der Fuß hängt im Fußgelenk schlaff herab. Plantarflexion der Zehen in den Interphalangealgelenken und Herabsetzung der Fixation.

Umgekehrt bewirkt Beugung eines proximalen Gelenkes auch an der Hinterpfote eine gleichzeitige Beugung der anderen Gelenke und ein Nachlassen der Fixation. So bedingt z. B. die passive Bewegung des Oberschenkels im Hüftgelenk nach vorn eine gleichzeitige mehr oder weniger starke Beugung der Fuß- und Kniegelenke (Abb. 53, Nr. 2 und 4), diese Gelenke werden passiv leicht beweglich, sodaß bei nach vorn gehaltenem Oberschenkel nur eine maximale Streckung dieser Gelenke auf deutlichen Widerstand stößt. Auch wenn man das Kniegelenk passiv beugt, geht das Fußgelenk in Beugung und wird innerhalb gewisser Grenzen leicht beweglich, d. h. das Fußgelenk kann ohne den geringsten Widerstand ganz gebeugt und bis zu einem Winkel von etwa 90° gestreckt werden; bei weiterer Streckung tritt jedoch ein deutlicher Widerstand auf, und maximale Streckung stößt auf absoluten, nicht zu überwindenden Widerstand. Bei diesen passiven Bewegungen sind die Stellungsänderungen der Zehen wesentlich verschieden von denen der Finger auf passive Bewegung der oberen Vorderpfotengelenke. Bei maximal gestrecktem Hüft- und Kniegelenk bilden die Phalangen und Mittelfußknochen eine fast gerade Linie statt eines offenen Winkels nach vorn (Abb. 53, Nr. 1 und 3) und sind in dieser Streckstellung stark elastisch fixiert. Auf Beugung der Pfoten im Hüft- oder Kniegelenk läßt die Fixation nach, und die Zehen werden meist erst dorsal-, dann plantarbewegt. Bei maximal gebeugter Pfote sind die Zehen ebenso wie die Finger sowohl in den Interphalangeal- wie in den Metatarsophalangealgelenken plantarflektiert und in dieser Stellung schwach elastisch fixiert (Abb. 54).

Passive Streckung eines proximalen Gelenkes sowohl der Vorder- wie der Hinterpfote bewirkt also Streckung und mehr oder weniger starke Fixation in Streckstellung der übrigen Gelenke, während passive Beugung eines proximalen Gelenkes von Beugung und Nachlassen der Fixation der übrigen Gelenke begleitet ist.

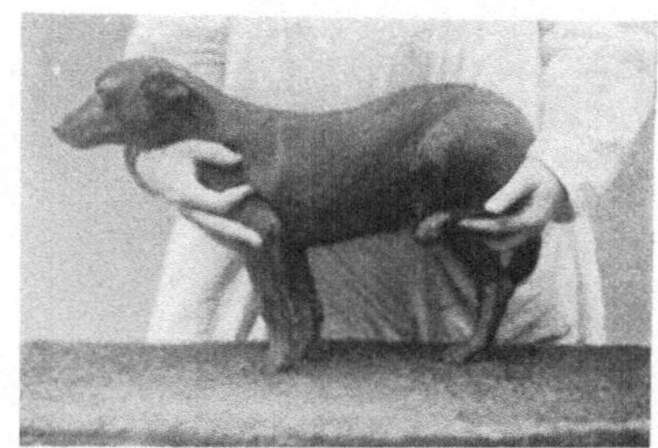

Abb. 54. Die Zehenstellung bei maximal gebeugter Hinterpfote. Die Pfote wird in Fuß-, Knie- und Hüftgelenk passiv gebeugt. Hierbei gehen die Zehen sowohl in den Inter- wie in den Metatarsophalangealgelenken in Plantarflexion.

Dies gilt für intakte, großhirnlose und kleinhirnlose Hunde.

Wie bereits besprochen, werden bei Streckung der Endglieder (der Hand-, Finger-, Fuß- und Zehengelenke) auch die übrigen Extremitätengelenke gestreckt und fixiert, und zwar infolge reflektorischer Vorgänge ausgelöst durch Muskeldehnung. Es liegt nun nahe, sich die Frage vorzulegen, ob auch an der Stellungsabhängigkeit der proximalen Gelenke untereinander reflektorische Vorgänge beteiligt sind.

Soviel ist sicher, daß diese Abhängigkeit jedenfalls teilweise auf der anatomischen Anordnung der zwei- und mehrgelenkigen Muskeln beruht, wie Beobachtungen an toten Hunden mit beginnender Leichenstarre gezeigt haben, bei denen noch eine ähnliche gegenseitige Abhängigkeit sowohl der Gelenkstellungen wie der Gelenkfixation zu finden ist.

Auch bei tief narkotisierten Hunden ist die Streckung eines proximalen Gelenkes noch von Streckung und einer, wenn auch nur geringen Fixation der übrigen Gelenke begleitet. Wenn die Tiere fast oder ganz zu Tode narkotisiert sind, treten sogar noch Mitbewegungen auf, die allerdings mit ganz geringer Kraft verhindert werden können. Auch fehlt diesen Tieren die deutliche Fixation, das Handgelenk kann z. B. bei maximal gestreckt gehaltenem Ellenbogengelenk leicht gebeugt werden. Desgleichen sind nach *Querdurchtrennung des Rückenmarks* noch Mitbewegungen und Fixation beobachtet worden, meistens jedoch weniger stark als beim intakten Hund. Beim decerebrierten Tier sind dagegen auf passive Bewegungen des Ellenbogen- und Kniegelenkes die Stellungs- und Fixationsänderungen der übrigen Gelenke besonders stark[1].

[1] Im Gegensatz hiermit bewirkt passive Beugung des Schulter- oder Hüftgelenkes bei decerebrierten Tieren meistens kaum Stellungsänderungen der übrigen Gelenke.

Die Beobachtungen an toten und tief narkotisierten Hunden lehren, daß die gegenseitige Stellungs- und Fixationsabhängigkeit mit der anatomischen Anordnung der zwei- und mehrgelenkigen Muskeln erklärt werden kann, und daß die Fixationsunterschiede nicht die Folge eines Ausfalles spezieller reflektorischer Vor-

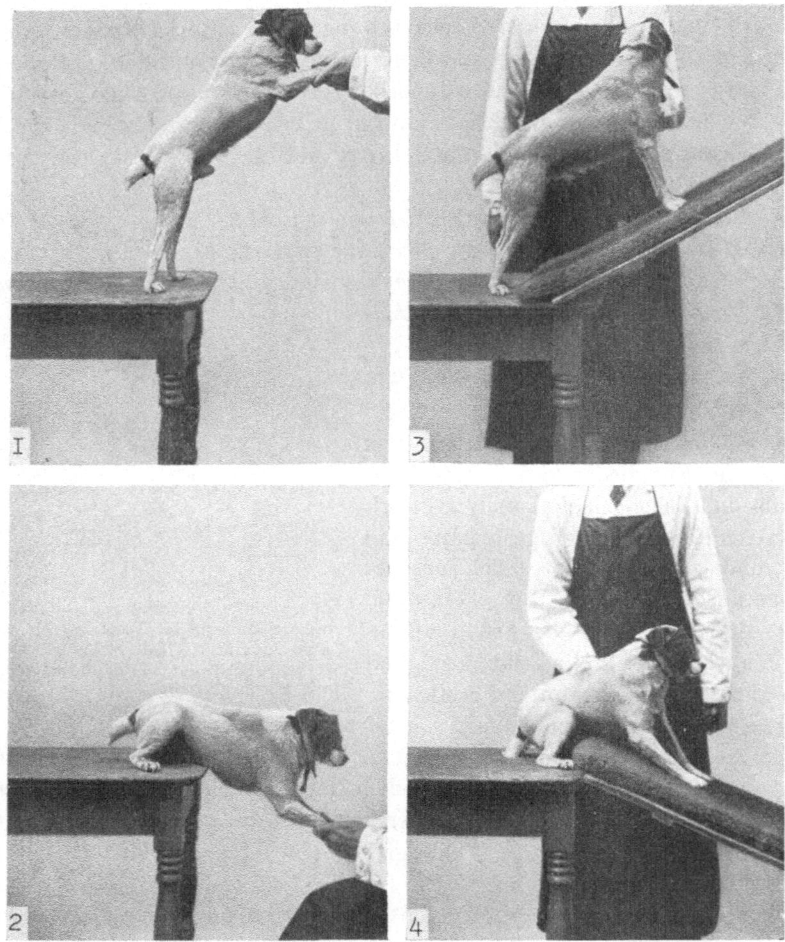

Abb. 55. 1. u. 2. Bei einem auf den Hinterpfoten stehenden Hund wird der Vorderkörper abwechselnd auf- und abwärts bewegt, so daß das Hüftgelenk passiv gestreckt bzw. gebeugt wird. Bei gehobenem Vorderkörper sind die Hinterpfoten gestreckt und in Streckstellung fixiert, bei gesenktem Vorderkörper sind sie gebeugt und zusammengeklappt. 3. u. 4. Durch diese Stellungs- und Fixationsänderungen der Hinterpfotengelenke kommt eine Anpassung an statische Verhältnisse zustande, wenn das Tier mit den Vorderpfoten auf einer Unterlage steht, die auf- oder abwärts bewegt wird, während die Unterlage, auf der die Hinterpfoten stehen, nicht verändert wird.

gänge sein müssen, sondern auf die verschiedene Stärke des Muskeltonus vor der passiven Bewegung zurückgeführt werden können.

Ob aber nicht doch spezielle reflektorische Vorgänge eine Rolle spielen, ist noch nicht genügend untersucht. SCHOEN untersuchte bei Katzen den Einfluß passiver Streckung des Ellenbogengelenkes auf den Spannungszustand der von ihrer Insertion losgelösten Oberarmmuskeln. Wenn ein Teil des Triceps von seiner Insertion gelöst und mit einem Registrierhebel verbunden wird, der andere

Teil aber in situ durch die passive Bewegung des Ellenbogengelenkes gedehnt bzw. „entdehnt" wird, dann kommt es bei passiver Streckung des Ellenbogens zu einer tonischen Kontraktion des losgelösten Tricepsteiles und ebenso der übrigen[1] *Schulterbeuger*: des Teres major, Deltoideus und Latissimus dorsi. SCHOEN beobachtete also auf passive Streckung des Ellenbogens wohl reflektorische Kontraktionen (nämlich der Schulterbeuger), die aber nicht die Streckung des Schultergelenkes, welche sich normalerweise bei passiver Streckung des Ellenbogens zeigt, erklären können. Auf passive Beugung des Ellenbogens beobachtete er reflektorische Anspannungen von Triceps und Supraspinatus (Schultergelenkstrecker!).

Die *gegenseitige Fixationsabhängigkeit* der proximalen Gelenke erklärt die Stütztonuszunahme der Hinterpfoten, die auftritt, wenn beim stehenden Tier der Vorderkörper vom Boden gehoben wird (Abb. 55), ebenso die Stütztonusabnahme an den Hinterpfoten auf Abwärtsbewegung des Vorderkörpers, wie auch die Zu- und Abnahme des Stütztonus der Vorderpfoten bzw. auf Hebung und Abwärtsbewegung des Hinterkörpers. Durch diese Änderungen des Stütztonus kann eine Anpassung der Pfotenstellung an die jeweilige Stellung der Unterlagen von Vorder- und Hinterpfoten zustande kommen (Abb. 55, Nr. 3 und 4).

Die *gegenseitige Stellungsabhängigkeit* der Extremitätengelenke spielt eine Rolle bei der Korrektion abnormer Pfotenstellungen. Setzt man bei einem großhirnlosen Hunde die Vorderpfote nicht mit der Sohle, sondern mit dem Fußrücken auf die Unterlage, dann sieht man, daß diese Stellung, sobald das Tier zu laufen anfängt, korrigiert wird. Bei der Bewegung der Pfote im Schultergelenk nach vorn wird das Handgelenk gestreckt und die Finger bewegen sich dorsalwärts, sodaß die Pfote beim Aufsetzen mit der Sohle auf die Unterlage kommt. Dasselbe vollzieht sich an der Hinterpfote, wenn sie aus Fußrückenstellung gehoben, nach vorn bewegt und dann niedergesetzt wird (Abb. 56). Infolge der gegenseitigen Stellungsabhängigkeit der Extremitätengelenke setzen großhirnlose Tiere, kurze Zeit nach der Exstirpation, trotz Fehlens der Stehbereitschaft, beim Laufen die Pfoten stets richtig mit den Sohlen auf dem Boden nieder.

Beim Menschen besteht eine ähnliche gegenseitige Stellungs- und Fixationsabhänigkeit zwischen den Gelenken der unteren Extremitäten, u. a. zwischen Hüft- und Kniegelenk. Wenn man das Bein eines Menschen in Rückenlage an der Ferse hebt, dann geht wenn das Hüftgelenk mehr als 90° gebeugt wird, auch das Kniegelenk in Beugung. Versucht man der Kniegelenksmitbewegung passiv entgegenzuwirken, so stößt man bei weiterer Beugung des Hüftgelenkes auf unüberwindlichen Widerstand, der aber sofort nachläßt, wenn man das Kniegelenk losläßt. Unter pathologischen Umständen ist die gegenseitige Stellungs- und Fixationsabhängigkeit, in Übereinstimmung mit den Beobachtungen nach Eingriffen am Zentralnervensystem bei Tieren, verschieden stark ausgeprägt. Bei Meningitis ist sie z. B. gesteigert, bei Tabes, mongoloider Idiotie, Polyneuritis usw. herabgesetzt.

Zusammenfassend sind also an der Auslösung bzw. Aufrechterhaltung des Stütztonus die folgenden Faktoren beteiligt:

I. exterozeptive Reize, die von den Sohlen ausgehen und durch Berührung oder Druck ausgelöst werden,

II. propriozeptive Reize, die von den *Beuge*muskeln der Finger-, Hand- und Zehengelenke ausgehen und durch Dehnung dieser Muskeln bedingt sind,

III. propriozeptive Reize, die durch Dehnung der *Streck*muskeln des Ellenbogen- und Schultergelenkes bzw. des Fuß-, Knie- und Hüftgelenkes hervorgerufen werden,

[1] Der M. triceps ist außer Ellenbogenstrecker auch Schulterbeuger.

IV. die gegenseitige Stellungs- und Fixationsabhängigkeit der proximalen Gelenke.

Die Hauptrolle für die Aufrechterhaltung des Stütztonus spielen wohl die durch Muskeldehnung ausgelösten propriozeptiven Reize; nach Fortfall der exterozeptiven Reize vermögen Tiere jedenfalls noch zu stehen. Neuerdings haben

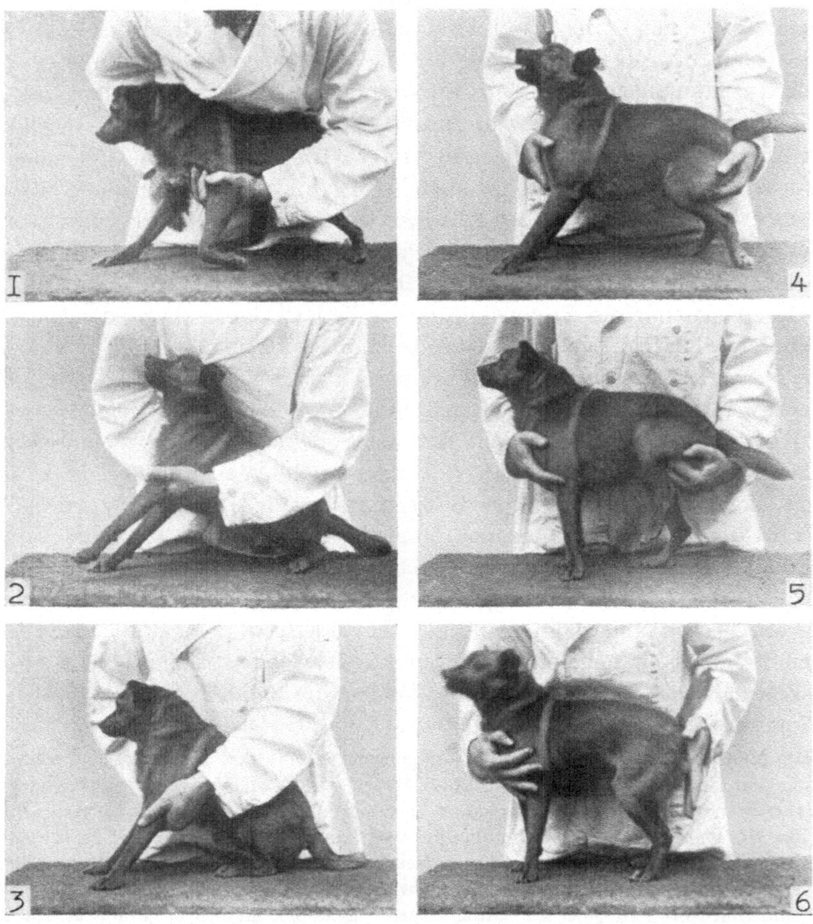

Abb. 56. Die Korrektion der Fußrückenstellung durch die gegenseitige Stellungsabhängigkeit der Extremitätengelenke beim großhirnlosen Hunde Fuchs. 1. Die linke Vorderpfote des Tieres passiv mit dem Handrücken auf den Boden gestellt. 2. Bei Bewegung der Pfote nach vorn im Schultergelenk streckt sich das Handgelenk, die Finger bewegen sich dorsalwärts, so daß die Pfote 3. beim Niedersetzen in richtiger Stellung mit der Sohle auf die Unterlage kommt. 4. Die linke Hinterpfote wird passiv mit dem Fußrücken auf die Unterlage gesetzt. 5. Bei passiver Beugung der Pfote im Hüftgelenk bewegen sich die Zehen dorsalwärts. 6. Dadurch wird die Pfote, wenn sie losgelassen wird, richtig mit der Sohle auf die Unterlage gesetzt.

Liddell u. Sherrington (173) für die Stehfunktion die Bedeutung der myotatischen Reflexe betont, die durch propriozeptive Reize infolge Muskeldehnung ausgelöst werden. Die Wirkung dieser Reflexe ist aber von der der Stützreaktionen scharf zu trennen. Liddell und Sherrington beobachteten bei enthirnten Katzen, daß Dehnung eines Streckmuskels, besonders des Kniestreckers (M. quadriceps), eine reflektorische Kontraktion des gedehnten Muskels hervorruft. Die Kontraktion tritt noch nach Durchtrennung der sensiblen Hautnerven auf, ebenso dann, wenn alle übrigen Extremitätenmuskeln von ihren Insertionen losgelöst sind, sie fehlt dagegen stets nach Durchschneidung der zu dem gedehnten Muskel gehörigen hinteren Wurzeln des Rückenmarks. Die Dehnung löst eine phasische Reaktion aus. Durch Aufrechterhaltung des gedehnten Zustandes kommt es zu einer tonischen Reaktion („postural reaction“ oder „static stretch“), die bisweilen mehr als 6 Minuten anhält. Nach totaler Querschnittsläsion des Rückenmarks ist nur die phasische Reaktion vorhanden[1]. Die reflektorische Kontraktion ist bei bestimmter Anfangsspannung schon nachweisbar, wenn die Dehnung nur 1% der Muskellänge beträgt.

Die von LIDDELL und SHERRINGTON beschriebenen myotatischen Reflexe decerebrierter Tiere stimmen also in manchen Punkten mit den propriozeptiven Stützreaktionen überein, beide werden durch Muskeldehnung ausgelöst, beide zeigen bei anhaltender Dehnung ein tonisches Andauern, bleiben nach Ausschaltung der Hautsensibilität bestehen, verschwinden nach Durchtrennung der zu den Extremitäten gehörigen hinteren Wurzeln des Rückenmarks, und sind nach totaler Querschnittsläsion des Rückenmarks gestört. Beide unterscheiden sich aber auch in vielen Dingen voneinander; so treten die myotatischen Reflexe nur bei Dehnung von Streckmuskeln auf, während die reflektorischen Kontraktionen der propriozeptiven Stützreaktionen gerade infolge Dehnung der Endglieder*beuger* zustande kommen. Bei den myotatischen Reflexen kontrahiert sich nur der gedehnte Muskel, bei Dehnung eines Teiles des Muskels sogar nur der gedehnte Teil[2]. Bei den propriozeptiven Stützreaktionen zeigen außer den gedehnten auch die übrigen Extremitätenmuskeln reflektorische Anspannungen.

Die Dehnung eines Beugemuskels, z. B. des M. semitendinosus, bedingt keine myotatische Reaktion dieses Muskels, sondern hemmt sogar den myotatischen Extensorreflex. Nach LIDDELL und SHERRINGTON bedingt passive Streckung des Kniegelenkes, infolge der Dehnung der Knieflexoren, einen Fortfall der myotatischen Kontraktion des Quadriceps. Dagegen bewirkt die Stützreaktion der Hinterpfote eine Streckung des Knies, die nicht von einer Spannungsabnahme, sondern gerade umgekehrt von einer Spannungszunahme der Oberschenkelmuskeln, auch der Kniestrecker, begleitet wird.

Auf Grund seiner Beobachtungen an decerebrierten Tieren meint SHERRINGTON, daß das Stehen ausschließlich durch Anspannungen der Streckmuskeln ermöglicht wird. Seiner Meinung nach sind beim „Stehen“ der decerebrierten Tiere allein die Streckmuskeln[3] gespannt, und können nur diese Muskeln, da sie allein myotatische Reflexe zeigen, der Schwerkraft entgegenwirken.

Beim Stehen intakter und ebenso klein- oder großhirnloser Tiere sind aber nicht nur die Streck-, sondern auch die Beugemuskeln gespannt, und die Anspannung

[1] In einer nach Abschluß des Manuskriptes erschienenen Veröffentlichung teilen LIDDELL und DENNY-BROWN (52) mit, daß bei weiteren Untersuchungen an Katzen mit durchtrenntem Rückenmark sich zeigte, daß wohl bei Dehnung des Quadriceps das tonische Andauern stets fehlt, bei Dehnung des Gastrocnemius aber deutlich vorhanden ist.

[2] LIDDELL und SHERRINGTON beobachteten auf Dehnung des M. quadriceps der einen Seite bisweilen eine Mitreaktion des gleichnamigen Muskels der gekreuzten Seite.

[3] Wie noch nicht veröffentlichte, in Zusammenarbeit mit Dr. S. HOOGERWERF angestellte Untersuchungen ergaben, löst die statische Beanspruchung der Vorderpfote bei decerebrierten Katzen nicht nur Aktionsströme des Triceps, sondern auch des Biceps aus.

der Beugemuskeln ist gewiß für die Erhaltung der verschiedenen Stehstellungen bei Mensch und Tier von größter Bedeutung.

Wenn z. B. ein Hund mit nach hinten gerichteten Vorderpfoten steht dann fühlen sich die Mm. triceps schlaff, die Mm. biceps dagegen hart und gespannt an. Trotzdem kann ein Hund mit nach hinten gerichteten Vorderpfoten gut stehen, und sogar einen ziemlich starken Druck auf den Schultern aushalten, ohne daß die Ellenbogen einknicken. Bei dieser Pfotenstellung beteiligen sich wahrscheinlich die gespannten Mm. *flex.* carp. uln.; *flex.* carpi rad.; *flex.* digit. prof. und *flex.* digit. sublim. (Beugemuskeln!), welche am Epicondylus humeri int. entspringen (Abb. 47), an der Fixation des Ellenbogens in Streckstellung.

Ein Mensch, der mit vornübergebeugtem Oberkörper steht, hat keine Spannung in den Mm. quadriceps, die Patellae lassen sich leicht passiv hin und her schieben. Nach doppelseitiger totaler Quadricepslähmung vermag ein Mensch,

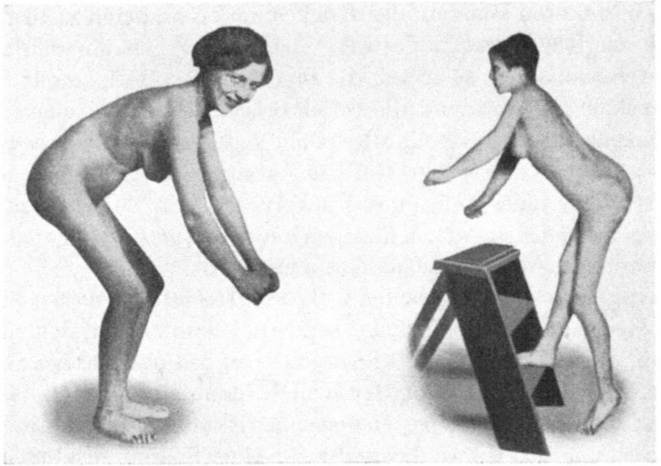

Abb. 57. Mädchen mit totaler Lähmung beider Kniestrecker (doppelseitige Quadricepslähmung). a Beim Versuch der Kniebeuge. b Beim Treppensteigen. (Aus: F. LANGE, Lehrbuch der Orthopädie, Abb. 88, S. 399. Verlag von Gustav Fischer, Jena 1914.)

sogar noch mit gebeugten Knien, zu stehen, zu laufen und Treppen zu steigen (Abb. 57).

Ebenso wie durch die Magnetreaktionen werden auch durch die Stützreaktionen gebeugte Pfoten *gestreckt* und in Streckstellung fixiert; die Streckmuskeln spannen sich an und *verkürzen sich*. Die durch statische Beanspruchung ausgelöste Reaktion ist in ihrer Wirkung mit der durch Berührung erzeugten aber nicht ganz identisch. Berührt man bei einem kleinhirnlosen Hunde in Rückenlage, Schnauze vertikal nach oben gerichtet, die Sohle der Hinterpfote, dann streckt sich die Pfote maximal, und die Streckmuskeln zeigen außer einer Spannungszunahme eine maximale Verkürzung. Wird jetzt die Pfote statisch beansprucht, also Druck auf die Sohle ausgeübt, dann werden die Streckmuskeln der Hüft-, Fuß- und Kniegelenke gedehnt, d. h. die Muskeln werden verlängert, und die Streckstellung nimmt ab. Die durch die Dehnung ausgelösten Spannungszunahmen werden wohl eine starke Verlängerung verhindern, vielleicht sogar die Dehnung etwas verringern, jedoch nicht aufheben, und die Streckstellung wird bei Zunahme des Druckes immer mehr abnehmen. Wird auf die Sohle der maximal gestreckten Pfote ein bestimmter Druck ausgeübt, dann nimmt die Streckstellung ab und die Länge der Streckmuskeln zu bis die Fixationsspannung gleich dem Drucke A ist. Die Fixationsspannung ist also nicht am stärksten bei maximaler Streckstellung, sondern bei einer bestimmten mittleren Stellung[1].

Wird eine völlig *gebeugte* Hinterpfote statisch beansprucht, dann geht sie, wie auf Berührung, in Streckung, die Streckmuskeln verkürzen sich, aber die Verkürzung ist, besonders bei starkem Druck, nicht maximal. Es tritt keine maximale, sondern eine mittlere Streckstellung auf. *Die völlige statische Beanspruchung einer gebeugten Pfote löst also eine stärkere Anspannung der Streckmuskeln, aber eine geringere Streckung als die einfache Berührung aus.*

Im Einklang hiermit zeigen die Extremitätengelenke des Hundes beim Stehen keine maximale Streckung, und die Streckstellung nimmt auf Belastung des Rückens, obwohl die Streckmuskeln sich stärker anspannen, ab.

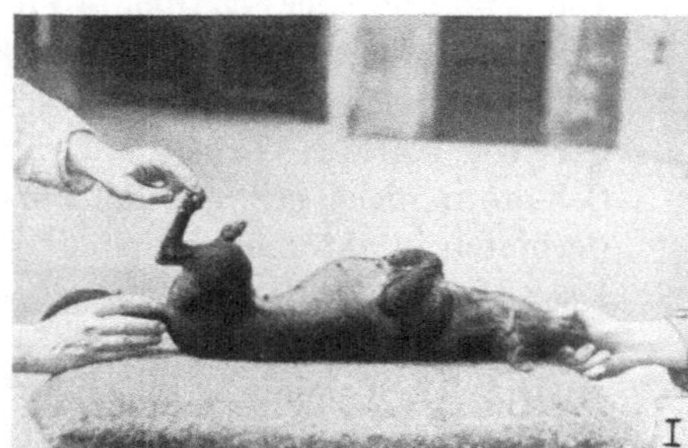

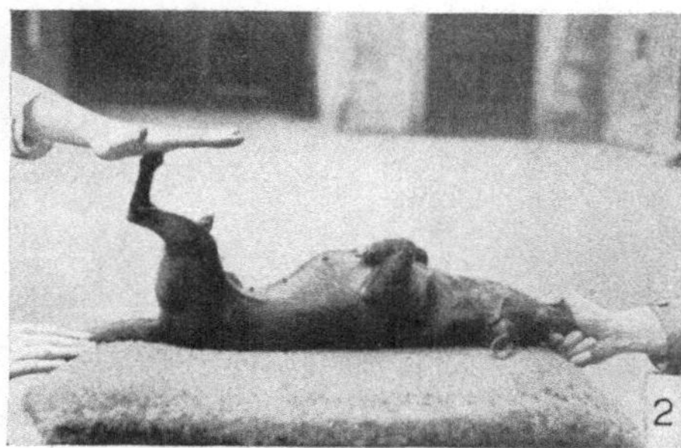

Abb. 58. Kleinhirnloser Hund Piccolino in Rückenlage mit horizontal gehaltener Schnauze. 1. Bei dieser Lage des Kopfes zeigt die Hinterpfote auf Berührung der Sohle eine geringe Streckung. 2. Auf statische Beanspruchung tritt bei nicht zu starkem Druck eine deutlich stärkere Streckung auf, die Extremitätenmuskeln werden mehr gespannt und die Streckmuskeln mehr verkürzt als auf einfache Sohlenberührung.

Nicht immer bedingt statische Beanspruchung eine geringere Streckung als die Berührung. Manchmal, unter bestimmten Umständen, löst die Berührung nur eine unvollständige, geringe Streckung aus. Auf statische Beanspruchung, wenn nicht zu starker Druck ausgeübt wird, nimmt dann die Streckung oft deutlich zu (Abb. 58). Die Zunahme wird verursacht durch die stärkere Intensität der Berührungsreize und durch die reflektorischen Kontraktionen, die durch die

---

[1] Dies stimmt mit der Beobachtung von SHERRINGTON und LIDDELL überein, daß die reflektorische Anspannung der Streckmuskeln bei Zunahme der Dehnung, also bei Zunahme der Muskellänge, stärker wird. Die Verhältnisse bei der statischen Beanspruchung werden besonders dadurch kompliziert, daß durch den Druck auf die Sohle nicht nur eingelenkige, sondern auch mehrgelenkige Muskeln gedehnt werden, die zugleich Strecker des einen und Beuger eines anderen Gelenkes sind. Bei Beugung des Fußgelenkes durch Druck auf die Sohle wird z. B. der gedehnte M. gastrocnemius, der sowohl Fußgelenkstrecker wie Kniebeuger ist, infolge seiner topographisch anatomischen Anordnung das Kniegelenk in Beugestellung ziehen. Die Beugung des Kniegelenkes wird durch die reflektorische Kontraktion des gedehnten Gastrocnemius noch zunehmen, dagegen durch die reflektorische Anspannung des Quadriceps verhindert oder verringert werden. Der Quadriceps spannt sich hierbei sowohl infolge des Druckes auf die Sohle, wie infolge der passiven Dehnung an. Durch diese verschiedenen Faktoren wird das Kniegelenk in einer bestimmten mittleren Stellung fixiert.

Stellungsänderung der Endglieder ausgelöst werden. Gegen diesen Einflüsse tritt die passive Verlängerung der Streckmuskeln von Knie- und Hüftgelenk zurück.

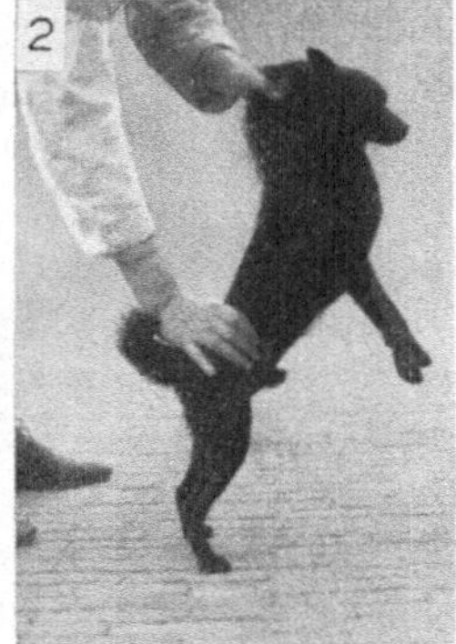

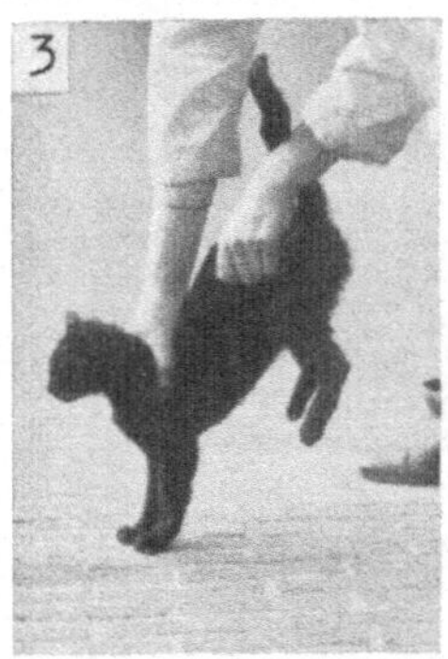

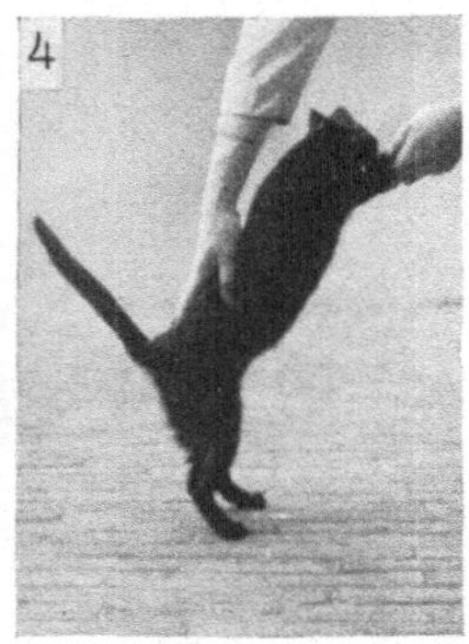

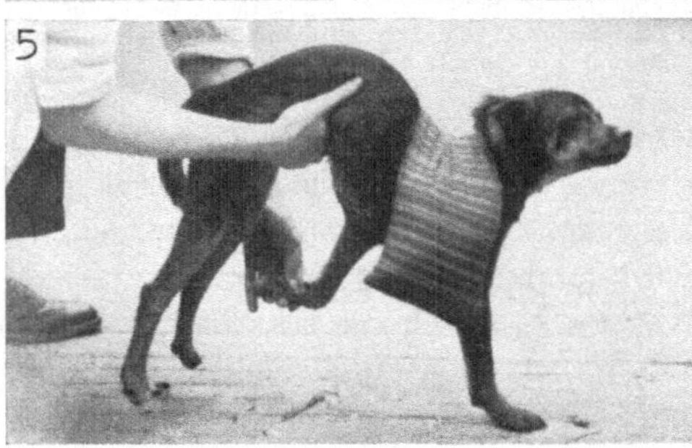

Abb. 59. 1. u. 2. Kleinhirnloser Hund Erik. 1. Das Tier auf die Vorderpfoten gestellt. Bei starkem Druck auf die Schultern gelingt es so gut wie gar nicht, die Pfoten einzuknicken. 2. Das Tier steht auf den Hinterpfoten. Ein auf das Becken ausgeübter Druck stößt auf fast nicht zu überwindenden Widerstand. 3. u. 4. Kleinhirnlose Katze Pierrette. Auch bei diesem Tier zeigen die Pfoten unter gleichen Umständen einen starken Widerstand gegen Druck auf die Schultern bzw. auf das Becken. 5. Kleinhirnloser Hund Moor. Beim Stehen auf einer Vorderpfote kann das Tier einen Sandsack von $5^1/_2$ kg auf den Schultern tragen, ohne daß die Pfote einknickt. Körpergewicht des Hundes $9^1/_2$ kg.

Die statische Beanspruchung der Vorderpfote bedingt Streckung von Hand- und Ellenbogengelenk, während der Oberarm im Schultergelenk nach vorn, bis nahezu in Mittelstellung, bewegt wird. Außerdem löst sie Anspannungen der Muskeln des Schulterblattes, des vorderen Teiles der Rückenwirbelsäule (Abb. 64) und unter Umständen auch des Halses aus. Die Fixation der Extremitätengelenke infolge statischer Beanspruchung ist so stark, daß es sogar bei starkem Druck auf die Schultern nicht gelingt, die Vorderpfoten intakter oder kleinhirnloser Hunde in Stehstellung einzuknicken (Abb. 59).

Die Tiere können sogar auf einer Vorderpfote stehen mit einem Sandsack auf dem Rücken, der fast das Körpergewicht beträgt, ohne daß die Pfote zusammenklappt (Abb. 59, Nr. 5).

Auch die Fixation des Oberarmes im Schultergelenk ist deutlich stärker als bei ausschließlicher Sohlenberührung. Passive Bewegung des Oberarmes nach hinten, vorn, innen und außen stößt auf größeren Widerstand, und jede noch so geringe passive Bewegung wird von einer Mitbewegung des Schulterblattes begleitet.

Auch die Schulterblätter werden besonders stark fixiert und lassen sich fast nicht gegen den Thorax verschieben. Die Wirbelsäulenmuskeln spannen sich auf statische Beanspruchung der Sohlen ebenfalls stärker an als auf einfache Berührung. Am deutlichsten ist dies bei in Bauchlage in der Luft gehaltenen Hunden zu sehen; der hohle und schlaffe

Rücken wird auf statische Beanspruchung besonders steif und gerade, bei kleinhirnlosen Hunden wird er sogar meistens nach oben konvex gekrümmt (Abb. 60).

Auch bei Rückenlage ist manchmal der stärkere Einfluß der statischen Bean-

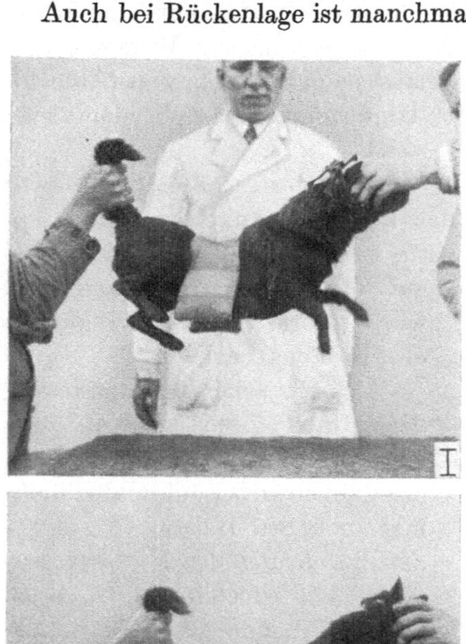

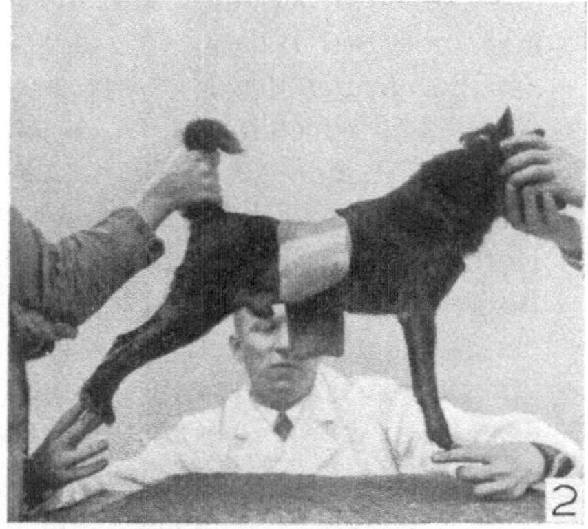

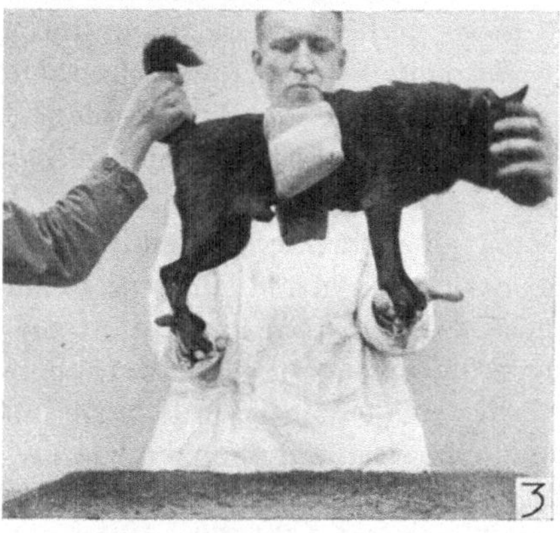

Abb. 60. Kleinhirnloser Hund Erik. 1. Das Tier in Bauchlage in der Luft gehalten. Auf Belastung des Rückens mit einem Sandsack ist der schlaffe Rücken stark hohl geworden. 2. Auf Berührung der Sohlen wird der Rücken sofort gerade und steif. 3. Auf statische Beanspruchung der Pfoten nimmt die Anspannung der Wirbelsäulenmuskeln deutlich zu, der Rücken wird etwas dorsalwärts konvex gekrümmt. Siehe auch Abb. 27.

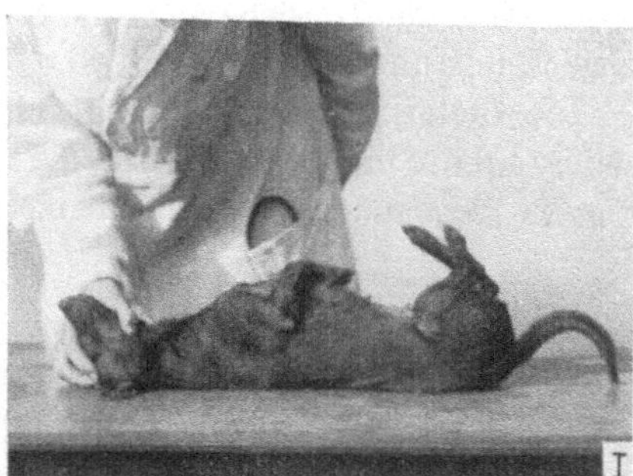

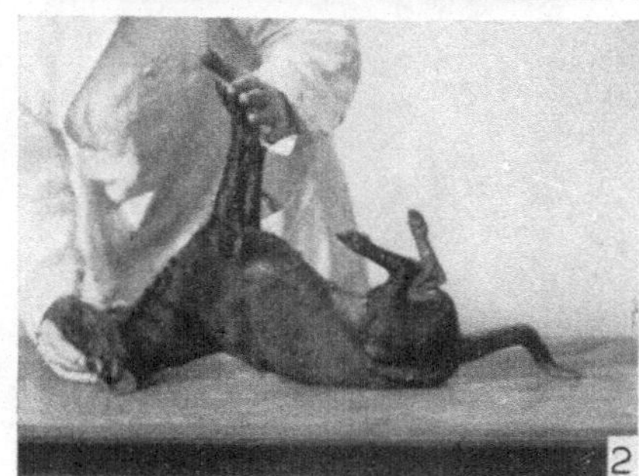

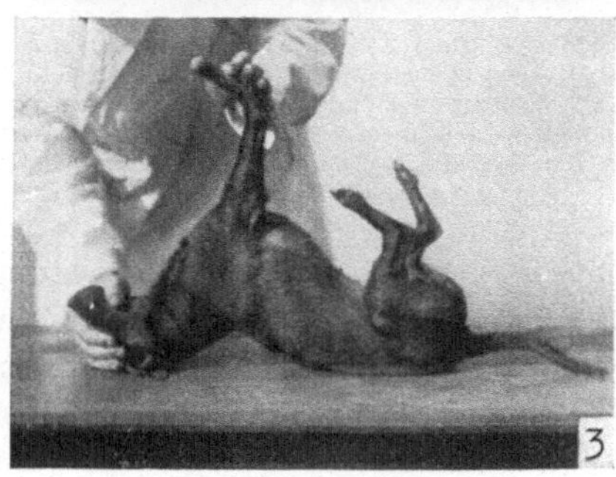

Abb. 61. Einfluß der statischen Beanspruchung der Vorderpfoten auf die Spannung der Hals- und Wirbelsäulenmuskeln bei Rückenlage der Tiere. 1. Kleinhirnloser Hund Piccolino in Rückenlage, die Schnauze in einem Winkel von 45° zur Horizontalen nach oben gerichtet. Hals und Rücken liegen flach auf der Unterlage. 2. Auf passive Streckung der Vorderpfotenglieder und Berührung der Sohlen spannen sich die langen Rückenmuskeln im vorderen Brustteil und die Nackenheber an. In Höhe der unteren Hals- und oberen Brustwirbel hebt sich die Wirbelsäule von der Unterlage, und der Kopf wird caudalwärts gezogen. Hals- und Rückenwirbelsäule bilden einen Winkel von etwa 135°. 3. Bei Druck auf die Sohlen nehmen die Spannung und Stellungsänderungen noch zu. Hals- und Brustwirbelsäule bilden jetzt einen fast rechten Winkel.

spruchung der Vorderpfotensohlen auf den Spannungszustand von Hals-[1] und Rückenmuskeln zu sehen (Abb. 61).

Bei statischer Beanspruchung der Hinterpfote strecken sich Fuß- und Kniegelenke, und der Oberschenkel wird im Hüftgelenk fast bis zur Mittelstellung, bei kleinhirnlosen Hunden meistens darüber hinaus, nach hinten bewegt (Abb. 46, Nr. 1, Abb. 28, 31, siehe auch die Stellung der Hinterpfoten bei stehenden kleinhirnlosen Hunden, Abb. 44).

Die Stellungen werden zu gleicher Zeit so stark fixiert, daß es nur schwer gelingt, die Hinterpfoten durch Druck auf das Becken einzuknicken (Abb. 59). Passive Bewegung des Oberschenkels nach vorn, hinten, außen und innen stößt auf deutlichen Widerstand und wird sofort von Mitbewegungen des Beckens begleitet.

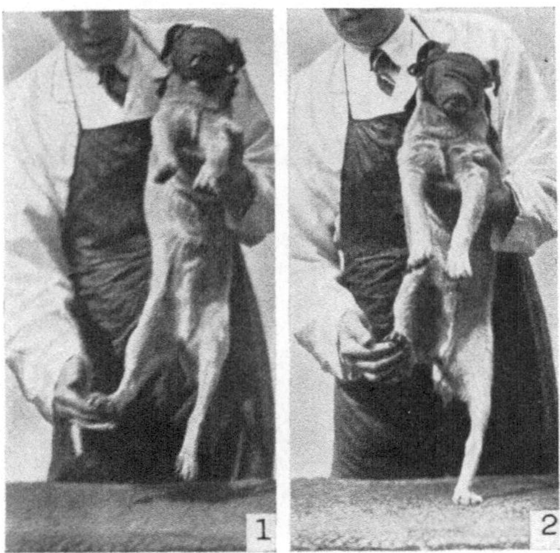

Abb. 62. 1. Hund Fox (rechts kleinhirnlos) in Hängelage, Kopf oben, in der Luft. Die rechte Hinterpfote zeigt auf statische Beanspruchung einen starken Stütztonus und bietet der gegen die Sohle drückenden Hand starken Widerstand. 2. Auf statische Beanspruchung der linken Hinterpfotensohle läßt dieser Widerstand auf einmal nach.

Auf statische Beanspruchung der Hinterpfoten spannen sich ferner die Muskeln des Beckens, der Rückenwirbelsäule und manchmal auch des Halses, ebenso wie auf Berührung der Hinterpfotensohlen, an, jedoch in viel stärkerem Grade. Besonders stark ist die Anspannung der Lumbalmuskeln. Durch diese Anspannung wird das Becken in den caudalen Intervertebralgelenken der Lendenwirbelsäule dorsalwärts bewegt, jedoch nur, wenn die Hinterpfoten nicht passiv fixiert sind und sich nach hinten bewegen können. Wird dieses verhindert, so kommt durch Anspannung der Lumbalmuskeln eine dorsalwärts gerichtete Bewegung der caudalen Hälfte der Wirbelsäule zustande, der Rücken wird dadurch wieder gerade oder, wie bei kleinhirnlosen Hunden, dorsalwärts konvex gekrümmt.

Schließlich hat die statische Beanspruchung einer Hinterpfote unter Umständen eine Streck- oder Stütztonusabnahme an der gekreuzten Hinterpfote zur Folge. Hält man z. B. einen Hund in Hängelage, Kopf oben, in der Luft und beansprucht man statisch *nacheinander* zuerst die eine und dann die andere Hinterpfote, so zeigt sich sowohl bei intakten wie bei kleinhirnlosen Hunden auf statische Beanspruchung der zweiten manchmal eine Stütztonusabnahme an der zuerst beanspruchten Pfote. Besonders deutlich tritt diese Erscheinung bei halbseitig kleinhirn- oder halbseitig großhirnlosen Tieren auf (Abb. 62, siehe auch Abb. 34 und Abb. 37, Nr. 1 und 3). Nach halbseitiger Großhirnexstirpation zeigt die der Exstirpation gegenüberliegende Pfote diese Stütztonusabnahme be-

[1] Ebenso wie die Sohlenberührung bedingt auch die statische Beanspruchung je nach den Umständen bald eine überwiegende Anspannung der Nackenheber, bald der Halsbeuger.

sonders stark, während sie an der anderen Hinterpfote höchstens nur angedeutet ist.

Die Stütztonusabnahme auf statische Beanspruchung der gegenüberliegenden Hinterpfote tritt besonders stark auf, wenn letztere vor der Beanspruchung sich in Beugestellung befindet. Die statische Beanspruchung bedingt dann eine Streckung der beanspruchten Pfote, und diese Streckbewegung wird wahrscheinlich die Stütztonusabnahme an der gegenseitigen Hinterpfote fördern (gekreuzter Beugereflex). Jedoch auch die statische Beanspruchung einer gestreckten Hinterpfote löst eine Stütztonusabnahme an der gekreuzten Pfote aus. Die Abnahme ist dann nicht eine sekundäre, wie vielleicht im ersten Fall, sondern eine direkte reflektorische Folge der statischen Beanspruchung.

Wir sahen, daß die statische Beanspruchung der Pfoten bald eine Anspannung der Halsbeuger (Abb. 31, Nr. 4 und 6), bald eine solche der Nackenheber auslöst. Ebenfalls reagieren die Rückenmuskeln auf statische Beanspruchung der Pfoten je nach den Umständen verschieden. Bald wird eine konvexe Krümmung des Rückens aufgehoben (Abb. 32), bald eine konkave (Abb. 60, Nr. 1 und 2), oft wird auch eine konkave Krümmung in eine konvexe verwandelt (Abb. 60, Nr. 1 und 3). Die gleichen Reize lösen also je nach den Umständen verschiedene Spannungsänderungen der Hals- und Wirbelsäulenmuskeln aus (die „Schaltung“ von Magnus). Merkwürdigerweise wurden aber niemals asymmetrische Anspannungen dieser Muskeln beobachtet, auch nicht auf statische Beanspruchung von nur einer Pfote oder von beiden Pfoten einer Seite.

Es liegt die Frage nahe, ob die statische Beanspruchung unter keinen Umständen asymmetrische Anspannungen dieser Muskeln bedingen kann. Die Lösung dieser Frage ist wichtig im Hinblick auf die Erhaltung und Wiederherstellung des Gleichgewichts. Wird ein Tier auf eine schiefgestellte, z. B. an der rechten Seite gehobenen Unterlage, gesetzt, dann wendet es den Kopf nach links und es tritt eine Konkavität der Wirbelsäule nach links auf (Abb. 112). Kommen hierbei die asymmetrischen Muskelanspannungen dadurch zustande, daß die schiefgestellte Unterlage auf die vier Pfoten einen ungleich starken Gegendruck ausübt? Eine alte Beobachtung von Magnus und de Kleyn an einseitig labyrinthektomierten Kaninchen ist in dieser Beziehung erwähnenswert.

Sie beobachteten, daß die Kopfdrehung, die die Tiere beim Stehen und Sitzen machen, stark zunimmt, wenn die Tiere von der Unterlage aufgehoben, in Bauchlage in der Luft gehalten werden, und sofort wieder abnimmt, wenn sie auf ihre Pfoten gestellt werden. Die statische Beanspruchung bedingt also bei diesen Tieren eine Drehung des Kopfes nach der Normalstellung.

Hierdurch wird aber nicht bewiesen, daß die statische Beanspruchung auch bei intakten Tieren asymmetrische Anspannungen der Halsmuskeln auslösen kann. Es ist doch nicht auszuschließen, daß die Muskelzentren der Links- und Rechtsdreher des Halses infolge der einseitigen Labyrinthexstirpation für die von den Pfoten ausgehenden Reizen verschieden erregbar geworden sind.

Magnus beobachtete ferner, daß asymmetrische Anspannungen der Halsmuskeln durch einseitige Erregung sensibler Nerven der Körperoberfläche ausgelöst werden können. Hält man ein labyrinthloses Tier mit verschlossenen Augen am Becken in Seitenlage in der Luft, so läßt das Tier den Kopf in Seitenlage hängen (Abb. 230). Sobald man aber das Tier bei unveränderter Seitenlage des Rumpfes auf eine Unterlage legt, wird der Kopf sofort nach links, in Normalstellung, gedreht (die Magnusschen Körperstellreflexe auf den Kopf, Abb. 230). Magnus konnte zeigen, daß diese Drehung durch den einseitig auf die Körperoberfläche ausgeübten Gegendruck der Unterlage hervorgerufen wird. Es können auch asymmetrische Anspannungen der langen Rückenmuskeln durch einen einseitigen Gegendruck ausgelöst werden. Legt man ein Tier in Seitenlage auf eine Unterlage und fixiert den Kopf in Seitenlage, dann bewirkt der Gegendruck sofort eine Drehung des Rumpfes in Bauchlage (die Magnusschen Körperstellreflexe auf den Körper, Abb. 229). Jedoch werden niemals, weder bei Bauch- noch Seitenlage in der Luft, und ebensowenig bei Rückenlage auf einer Unterlage, asymmetrische Anspannungen auf einseitige statische Beanspruchung oder Sohlenberührung beobachtet (Abb. 28, 30, 33 und 40). Es kommt weder zu einer Drehung oder Seitwärtskrümmung der Wirbelsäule, noch zu einer Wendung des Kopfes oder Beckens, und zwar auch dann nicht, wenn nur die Außen- oder Innenseite der Sohle berührt oder statisch beansprucht wird. Wohl werden scheinbar asymmetrische Anspannungen der Wirbelsäulenmuskeln infolge statischer Beanspruchung beobachtet, u. a. wenn man einen an beiden Vorderpfoten und am Schwanz in Seitenlage in der Luft gehaltenen Hund bis auf eine Unterlage abwärts bewegt. Die herunterhängende Hinterpfote wird, sobald sie die Unterlage berührt, gestreckt, darauf dreht sich das Becken in Normalstellung, während zu gleicher Zeit die gestreckte Hinterpfote lateralwärts versetzt wird (Abb. 63).

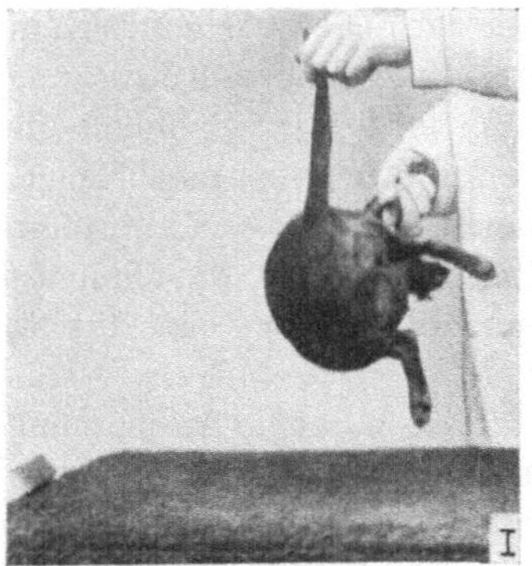

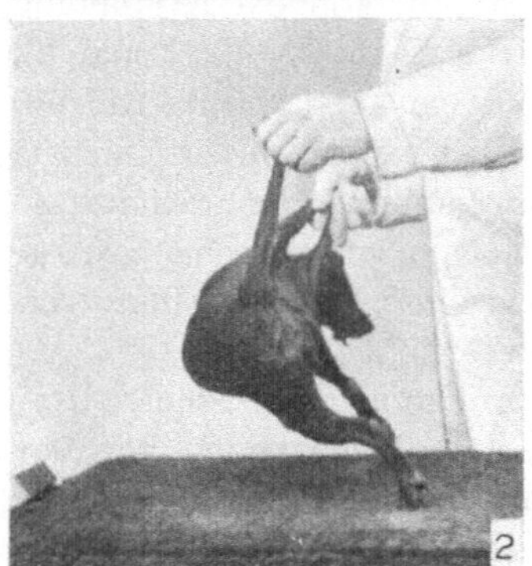

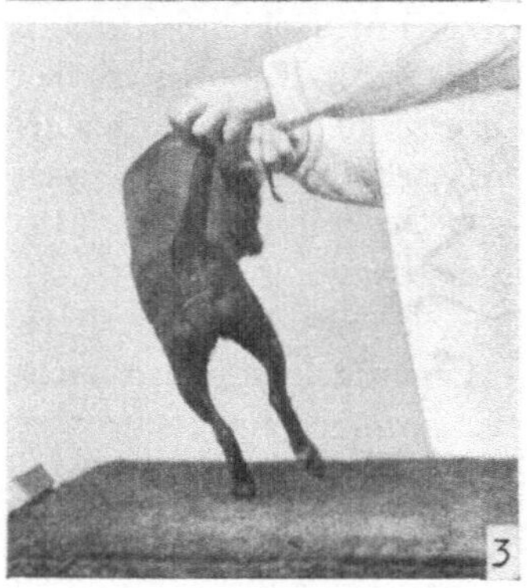

Abb. 63. 1. Kleinhirnloser Hund Piccolino, mit Kopfkappe, an den Vorderpfoten und am Schwanz in Seitenlage in der Luft gehalten. 2. Das Tier wird abwärts bewegt, bis die herabhängende linke Hinterpfote eine Unterlage berührt. Sofortige Streckung der linken Hinterpfote, die den Körper nach links oben hebt. Das Körpergewicht bewirkt eine Adduktion der linken Hinterpfote. 3. Infolge der Adduktionsstellung (s. Kap. XIII) macht die linke Hinterpfote einen Schritt nach auswärts, zu gleicher Zeit drehen sich Becken, Rumpf und Kopf in Normalstellung.

Die Beckendrehung kommt hierbei nicht durch asymmetrische Anspannungen der Lendenwirbelsäule und Beckenmuskeln zustande.

Durch die Streckung der Hinterpfote wird der Hinterkörper gehoben und seitwärts bewegt, und die sich streckende Hinterpfote zu gleicher Zeit durch das Gewicht des Hinterkörpers in Adduktionsstellung geführt (Abb. 63, Nr. 2). Durch die Adduktionsstellung wird eine Korrektionsbewegung der Pfote nach außen ausgelöst (Hinkebein-Reaktion, siehe Kapitel XIII), die von einer passiven Mitbewegung des Beckens begleitet ist. Auch andere Dreh- und Seitwärtsbewegungen des Kopfes, Halses oder der Rückenwirbelsäule auf statische Beanspruchung der Pfoten zeigten sich stets sekundär durch Stellungsänderungen der Pfoten im Schulter- oder Hüftgelenk bedingt. Asymmetrische Anspannungen der Muskeln der Hals- und Rückenwirbelsäule als direkte Folge der statischen Beanspruchung der Pfoten konnten bisher nicht sicher festgestellt werden.

Es ist bemerkenswert, daß bei gleichzeitiger statischer Beanspruchung sich beide Hinterpfoten gleichzeitig anspannen, und beide nicht nur einen gleich starken Stütztonus zeigen, sondern daß auch die Summe der maximalen Stärke des Stütztonus beider Hinterpfoten genau das Doppelte beträgt von dem Stütztonusmaximum einer Hinterpfote. Bei gleichzeitiger Beanspruchung wird also der Stütztonus nicht gegenseitig abgeschwächt.

Zusammenfassend ergaben die Untersuchungen folgende, durch statische Beanspruchung bedingte Veränderungen:

A. Bei Beanspruchung der Vorderpfote:
1. Streckung und Fixation in Streckstellung der beanspruchten Pfote,
2. Fixation des Schulterblattes,
3. Stellungsänderung und Fixation der Wirbelsäule und
4. unter Umständen eine Spannungsänderung der Halsmuskeln.

B. Bei Beanspruchung der Hinterpfote:
1. Streckung und Fixation in Streckstellung der beanspruchten Pfote,
2. Stellungsänderung und Fixation des Beckens,
3. Stellungsänderung und Fixation der Wirbelsäule,
4. unter Umständen eine Spannungsänderung der Halsmuskeln,
5. unter Umständen eine Streck- oder Stütztonuszunahme der gegenüberliegenden Pfote,
6. unter ganz bestimmten Umständen Tonusänderungen an den Vorderpfoten (Abb. 35, 36).

Die statische Beanspruchung bedingt also dieselben reflektorischen Stellungs- und Spannungsänderungen wie die einfache Berührung, jedoch treten die Änderungen viel stärker hervor. Nur die Streckung der Pfoten ist bei einem starken Sohlendruck geringer als bei einfacher Sohlenberührung.

Aus den besprochenen Beobachtungen geht hervor, daß exakte Untersuchungen über die Stärke des Muskeltonus außerordentlich schwierig sind. Durch einfache Vorgänge, wie leiseste Sohlenberührung oder Dehnung der Endgliederbeuger, kann sich doch die Spannung fast der ganzen Körpermuskulatur ändern und eine ganze Anzahl von Zentren im Zentralnervensystem in Tätigkeit gesetzt werden.

Im allgemeinen sind die verschiedenen Komponenten der positiven[1] und negativen Stützreaktionen bei intakten Hunden, wenn sie nicht gerade sehr stark gehemmt sind, deutlich zu beobachten.

---

[1] Das Verhalten der exterozeptiven Komponente, der Magnetreaktion, bei verschiedenen Tierarten, auch nach Operationen am Zentralnervensystem, wurde bereits oben besprochen (S. 40—56).

Weniger geeignet für diese Untersuchungen sind Katzen. Sobald man sie anfaßt, fahren sie zusammen, ziehen die Pfoten an und zeigen keine Spur von Stütztonus. Auch in Rückenlage halten sie entweder die Pfoten angezogen oder machen fortwährend Abwehrbewegungen. Die Stützfunktion ist bei Katzen nicht so stark entwickelt wie bei Hunden, sie sind meistens nur schlecht imstande, Lasten auf dem Rücken zu tragen, sie laufen und stehen fast immer mit stark eingeknickten Pfoten. Es kann aber auch bei Katzen ein starker Stütztonus auftreten, z. B. wenn man sie nur auf die Vorder- oder Hinterpfoten stellt und einen Druck auf die Schultern bzw. das Becken ausübt (Abb. 59). Das Kaninchen hat nur an den Vorderpfoten eine deutliche Stützreaktion. Bei *neugeborenen Tieren*, Hunden, Katzen und Kaninchen, fehlen die Stützreaktionen. In den ersten 2—3 Wochen nach der Geburt reagieren neugeborene Hunde weder auf Berührung der Sohlen, noch auf Streckung der Endglieder, und ebensowenig auf Sohlendruck, mit einer Streckung der Pfoten. Auch die passiv gestreckte Pfote knickt bei statischer Beanspruchung sofort ein. Die Tiere können in den ersten Wochen nicht stehen und laufen, sondern liegen und kriechen mit dem Bauch auf dem Boden.

In mittelstarker Narkose sind die Stützreaktionen vorhanden, in tiefer Narkose verschwinden sie.

Nach totaler und halbseitiger Großhirnexstirpation zeigen sich die propriozeptiven positiven und negativen Stützreaktionen an allen vier Pfoten. Bei Hunden sind sie an allen vier Pfoten meist bereits innerhalb der ersten 2 Stunden, sowohl nach Exstirpation der einen wie nach der einige Wochen später ausgeführte ı Exstirpation der anderen Großhirnhälfte, wieder vorhanden. Jedoch sind die Stützreaktionen großhirnloser Hunde nicht ganz normal. Erstens ist keine deutliche exterozeptive Komponente (Magnetreaktion) zu beobachten, und zweitens ist, wie wir später (Kapitel V) sehen werden, die Stütztonusstärke der Hinterpfoten meist deutlich herabgesetzt.

Die Untersuchung der positiven Stützreaktionen ist *bei decerebrierten Tieren* infolge der Streckstarre der Pfoten sehr schwierig. Wie wir sahen, fehlt die Magnetreaktion. Dagegen bedingt Druck auf die Sohlen, besonders an den Vorderpfoten, meist eine deutliche Zunahme der Fixation in Streckstellung[1].

Passive Beugung der Endglieder bedingt zuweilen wohl eine Abnahme, jedoch kein Verschwinden des Strecktonus (Abb. 64), und von einem Anziehen in Beugestellung ist gar keine Rede.

Die negative Stützreaktion zeigt sich also deutlich gestört.

Maximale passive Beugung des Handgelenkes ist bei decerebrierten Tieren von einer zwangsmäßigen Mitbeugung des Ellenbogengelenkes begleitet (also wie beim totenstarren Tier, Abb. 48).

Weitere Beugung des Ellenbogen- und Schultergelenkes gelingt dann meist wohl leichter, stößt jedoch noch auf deutlichen Widerstand, selbst dann, wenn auch die Finger passiv gebeugt werden.

Wohl verschwindet der Strecktonus und die Pfote wird in Beugestellung angezogen, wenn man die Finger oder Zehen in Beugestellung kräftig zusammendrückt. Ebenso wie auf Kneifen der Zehen tritt dann der gleichseitige Beugereflex von SHERRINGTON auf.

---

[1] Wie die zusammen mit Dr. S. HOOGERWERF angestellte Versuche zeigten, bedingt Druck auf die Sohle der Vorderpfote, ebenso wie dorsalwärts bedingte Bewegung der Finger, eine deutliche Zunahme der Aktionsströme von Biceps und Triceps.

Die Untersuchung des Verhaltens der Stützreaktionen *nach totaler Querdurchtrennung* des Rückenmarks gestaltet sich infolge des stetigen Tonuswechsels dieser Tiere sehr schwierig.

Durch passive Stellungsänderung des Beckens, durch Änderung der Lage des Tieres, auf Reize von der Oberfläche der caudalen Körperhälfte, von den inneren Organen, wie z. B. von der Blase, usw. tritt an den Hinterpfoten bald eine Streckung mit deutlichem, meist kurze Zeit anhaltendem Strecktonus, bald eine Beugung mit Beugetonus auf.

So zeigen die Hinterpfoten z. B. während des Urinierens Beugestellung mit Beugetonus, nach dem Urinieren tritt dagegen Streckung mit kurz anhaltendem Strecktonus auf; in Rückenlage sind die Pfoten in Beugestellung angezogen; dagegen werden sie in Hängelage, Kopf oben, meist gestreckt gehalten und bieten deutlichen Widerstand gegen passive Beugung.

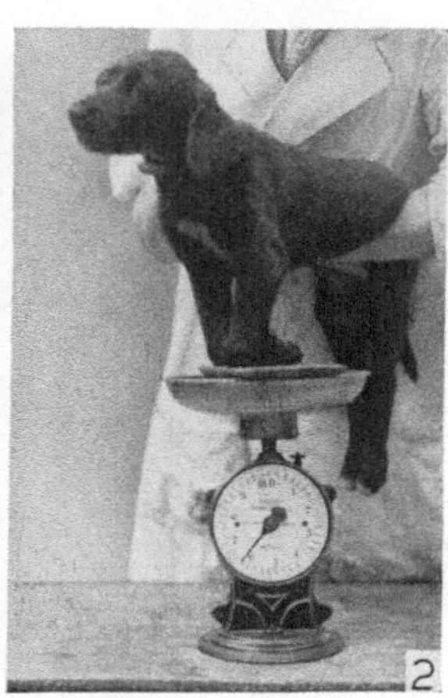

Abb. 64. Decerebrierter Hund mit mäßiger Starre (Hund B von Abb. 6) mit der Rückseite der Zehen (1) bzw. der Hand (2) auf einer Unterlage. 1. Obwohl die Zehen plantarflektiert sind, können die Hinterpfoten noch einen Gegendruck von fast 7 kg tragen, ohne einzuknicken. 2. Bei rechtwinklig gebeugtem Handgelenk und passiv plantarflektierten Fingern (vgl. die Fingerstellung auf 1 u. 2) können Ellenbogen- und Schultergelenk noch einen Druck von mehr als 6 kg ertragen, ohne zusammenzuklappen. Körpergewicht des Hundes 6,5 kg.

Die Untersuchung hat folgendes ergeben:

1. Auf statische Beanspruchung der gebeugten Hinterpfoten erfolgt bei Rückenlage der Tiere niemals eine Streckung.

2. Die statische Beanspruchung der gestreckten Hinterpfote bedingt niemals eine tonische Fixation in Streckstellung, die so lange bestehen bleibt, wie die Beanspruchung andauert.

Ein Hund mit durchtrenntem Thorakalmark konnte den Hinterkörper mit seinen Hinterpfoten, die zuerst passiv gestreckt und dann in die zum Stehen erforderliche Stellung mit den Sohlen auf eine Unterlage gestellt wurden, $^1/_2$ Minute lang tragen (auch bei gehobenem Kopf, wenn also nicht durch Vornüberbeugen des Kopfes und Anspannung der Muskeln von Nacken und vorderem Teil des Rückens das auf den Hinterpfoten ruhende Gewicht verringert wurde).

Nach kurzer Zeit (die längst beobachtete Dauer war etwa 30 Sekunden) knickten sie aber doch ein.

3. Die Berührung der Sohle ruft niemals eine typische tonische Magnetreaktion hervor, wohl aber zuweilen eine kurzdauernde Extensorkontraktion (Extensorstoß).

Die Stellung der Zehen scheint beim spinalen Hund doch wohl einen gewissen Einfluß auf die Muskelspannungen auszuüben. Die passiv gestreckte Hinterpfote zeigt bei dorsalwärts gerichteter Stellung der Zehen manchmal einen deutlichen, obwohl kurz andauernden Widerstand gegen passive Beugung, der auf Beugung der Zehen sofort nachläßt. Die passive Beugung der Zehen (ohne zu kneifen!) löst bisweilen sogar eine Beugebewegung der Hinterpfote aus. Ob diese Spannungsänderungen eine phasische Komponente der Stützreaktionen darstellen, ließ sich bis jetzt mangels Untersuchungen an den von ihrer Insertion losgelösten Muskeln nicht feststellen. Wie wir bereits oben ausführlich besprochen haben, ist der Extensorstoß wahrscheinlich keine phasische Komponente der Magnetreaktion.

Nach *Durchtrennung der zu den Pfoten gehörigen hinteren Wurzeln* fehlt jede Reaktion auf statische Beanspruchung.

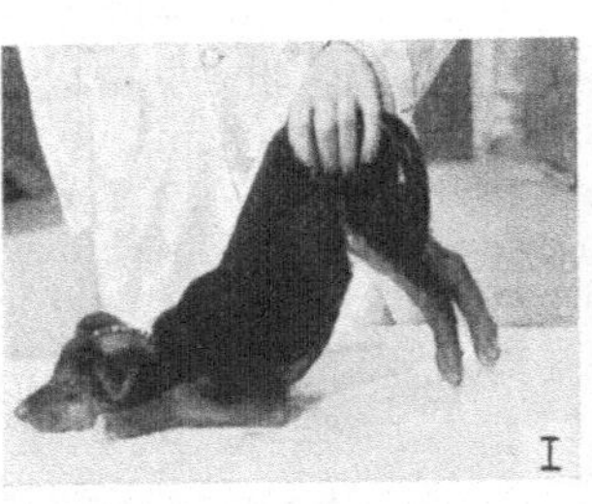

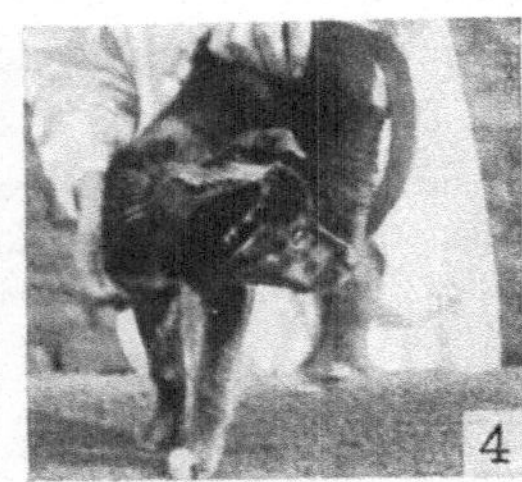

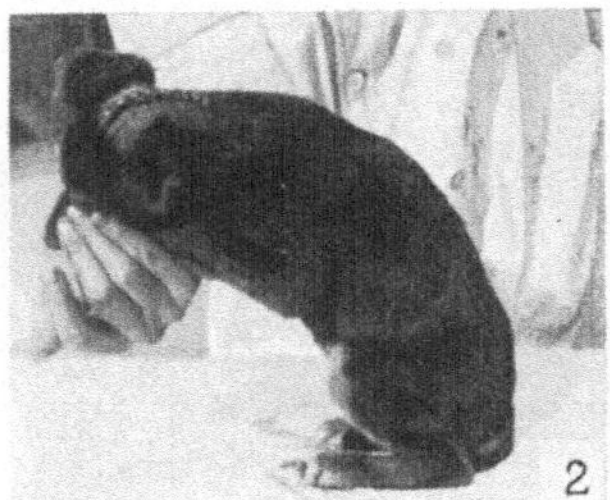

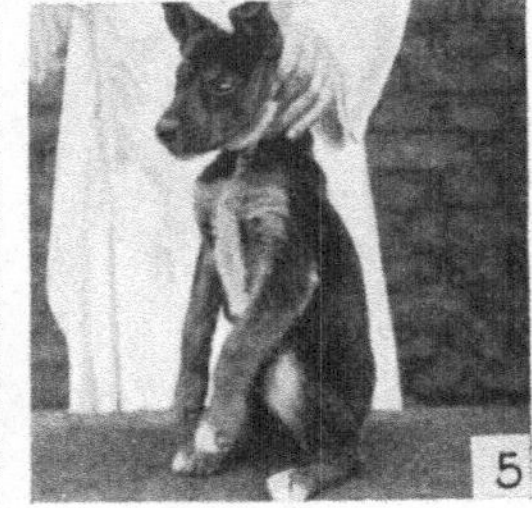

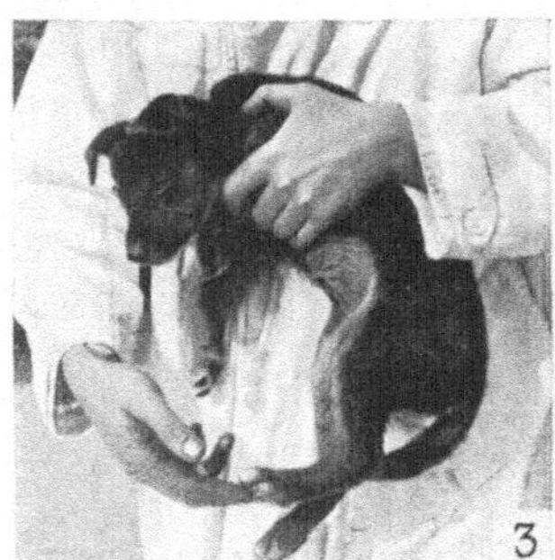

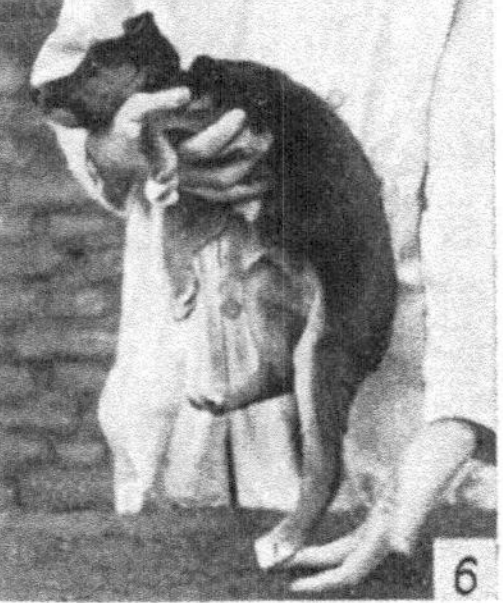

Abb. 65. Das Verhalten der Stützreaktionen in den ersten Tagen nach Kleinhirnexstirpation. 1.—3. Kleinhirnloser Hund Pim am zweiten Tag nach Kleinhirnexstirpation. Stellt man das Tier auf die Vorder- (1) bzw. auf die Hinterpfoten (2), dann knicken diese sofort ein. Keine Magnetreaktion der Pfoten auf Berührung der Sohle (3). 4.—6. Derselbe Hund am vierten Tag nach der Exstirpation. Die Vorderpfoten können nun den Rumpf tragen (4), die Hinterpfoten dagegen noch nicht (5), obwohl sie auf Berührung der Sohlen bereits wieder eine deutliche Magnetreaktion zeigen (6).

Auffallend ist das Verhalten der Stützreaktionen nach *Exstirpation des Kleinhirns*. Unmittelbar im Anschluß an die Exstirpation sind die Pfoten bei einem Teil der Tiere steif, bei einem anderen Teil schlaff. Bei ersteren verhalten sich die Reaktionen auf statische Beanspruchung wie bei decerebrierten Tieren, bei letzteren fehlen die Stützreaktionen absolut. Setzt man diese Tiere auf ihre Pfoten, so knicken sie sofort ein (Abb. 65), weder in der Luft, noch auf einer Unterlage ist auf Berührung oder auf statische Beanspruchung der Sohlen eine Streckung der Pfoten zu beobachten.

Die Stützreaktionen kehren sowohl mit ihren exterozeptiven wie propriozeptiven Komponenten fast stets innerhalb der ersten Woche wieder, werden sogar auffallend lebhaft und ungehemmt, und zwar auch bei den steifen Tieren nach dem Abklingen der Starre. Die statische Beanspruchung löst dann sowohl eine besonders ausgiebige Streckung wie eine starke Fixation in Streckstellung aus, so daß stehende kleinhirnlose Hunde einen Sandsack von der Schwere ihres Körpergewichtes auf dem Rücken tragen können (Abb. 51, Nr. 5 und Abb. 59, Nr. 5). Dagegen läßt bei Aufhören der statischen Beanspruchung der Stütztonus sofort nach, und auch bei kleinhirnlosen Hunden werden die Pfoten dann passiv leicht beweglich.

Bei kleinhirnlosen Hunden lösen nicht nur die extero-, sondern auch die propriozeptiven Erregungen starke Stellungs- und Spannungsänderungen aus. Auf passive Streckung des Handgelenkes und Dorsalbewegung der Zehen (ohne Berührung der Sohle!) folgt stets eine kräftige Streckung der Pfote zugleich mit einem erheblichen Widerstand gegen passive Bewegung (Abb. 49, Nr. 2 und 3). Umgekehrt verschwindet meistens der Strecktonus bei passiver Beugung von Handgelenk und Fingern, bzw. von Zehen, die Pfote wird dann sogar manchmal gebeugt, und zwar auch der Wirkung der Schwerkraft entgegen, bei Bauchlage der Tiere.

Wie diese Beobachtungen lehren, treten bei kleinhirnlosen Hunden nicht nur die positiven, sondern auch die negativen Stützreaktionen besonders lebhaft auf, ja man kann sie als gesteigert bezeichnen. Kleinhirnlose Hunde stehen immer mit übermäßig gestreckten Pfoten (Abb. 44), die sie beim Laufen abnorm hoch heben und abnorm stark strecken; Erscheinungen, die vielleicht auf die starken positiven und negativen Stützreaktionen zurückzuführen sind. Auffallend ist auch das konstante Auftreten der Stützreaktionen bei kleinhirnlosen Hunden in den verschiedensten Lagen (Abb. 28 u. 30). Bei intakten Hunden treten die Reak-

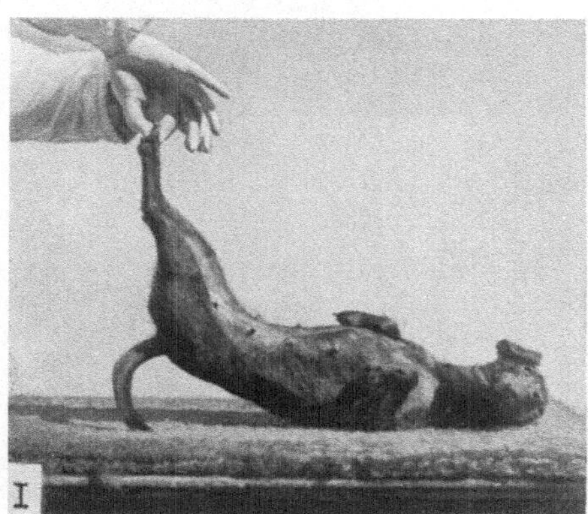

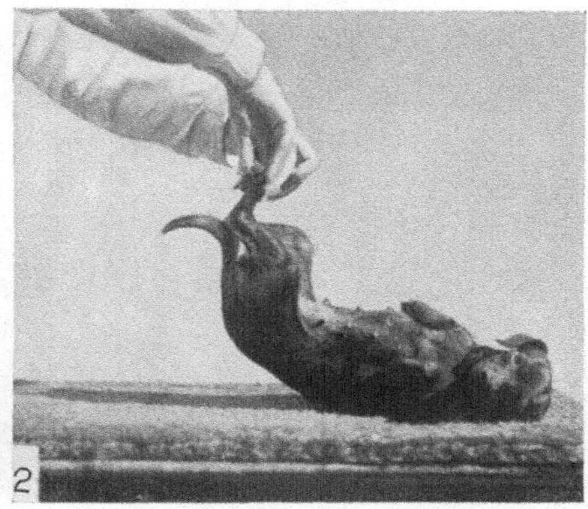

Abb. 66. Kleinhirnloser Hund Piccolino in Rückenlage. 1. Der Hinterkörper wird an den Füßen gehoben, die Hinterpfoten sind ganz gestreckt. 2. Auf passive Beugung der Zehen werden die Hinterpfoten etwas in den Knie- und Hüftgelenken gebeugt, obwohl das Gewicht des Hinterkörpers dies zu verhindern versucht.

tionen bei der Untersuchung weniger regelmäßig auf, sie können zwar lebhaft vorhanden sein, aber auch durch die Versuchsbedingungen ganz gehemmt werden, letzteres besonders bei Untersuchung der Tiere in Rückenlage. Bein kleinhirnlosen Hunden sind die Stützreaktionen dagegen auch in Rückenlage, Schnauze nach oben gerichtet, stets konstant und lebhaft vorhanden; sowohl Berührung wie statische Beanspruchung der Hinterpfotensohle lösen dann starke und kräftige Streckung und Fixation der Pfotengelenke aus. Legt man auf die Sohlen ein mit einigen Kilogrammgewichten beschwertes Brett, so strecken sich sogar meistens noch die Pfoten, heben das Brett und halten es in die Höhe (Abb. 67). Der kleinhirnlose Dackel Piccolino, dessen Körpergewicht nur $4^1/_2$ kg betrug, hob und trug bei Rückenlage mit einer Hinterpfote ein mit 2 kg, mit beiden Hinterpfoten ein mit 3 kg beschwertes Brett (Abb. 92).

Bei kleinhirnlosen Hunden treten auch die Spannungsänderungen der Wirbelsäulenmuskeln und die durch diese bedingten Stellungsänderungen des Rückens auffallend lebhaft auf. Während bei intakten Hunden, die an Schwanz und Nackenhaut in der Luft gehalten werden, die Konkavität des hohlen Rückens auf statische Beanspruchung der Pfoten ausgeglichen wird, tritt bei kleinhirnlosen Hunden sogar meistens eine konvexe Krümmung des Rückens nach oben auf (Abb. 27, Nr. 3 und 4, Abb. 60), selbst dann noch, wenn der Rücken mit einem schweren Sandsack belastet ist. Bei stehenden kleinhirnlosen Hunden ist der Rücken fast stets nach oben gekrümmt (Abb. 44) und außerdem stark fixiert. Auch passive Bewegungen des Halses stoßen beim stehenden kleinhirnlosen Tier auf starken Widerstand. Infolge der starken Fixation der Hals- und Rücken-

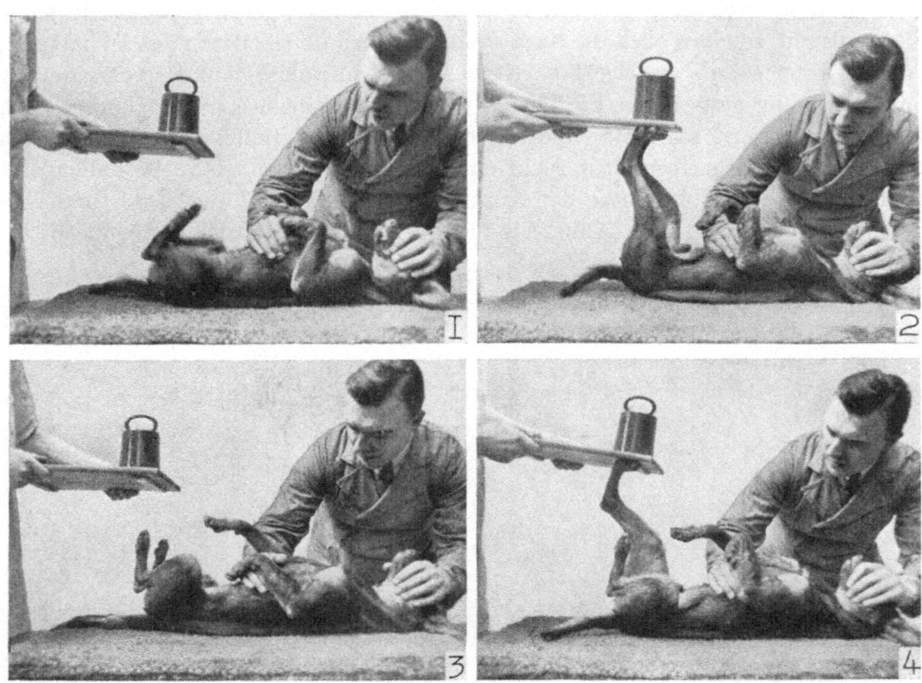

Abb. 67. Stützreaktion der Hinterpfoten beim kleinhirnlosen Hund, in Rückenlage. Kleinhirnloser Hund Moor in Rückenlage auf einer Unterlage, Schnauze vertikal nach oben gerichtet, hält die Hinterpfoten ganz gebeugt (1). Bei Belastung der Sohlen mit einem 2 kg schweren Brett strecken sich die Hinterpfoten, heben das Brett empor und halten es in der Luft (2). Wird das Brett auf die Sohle einer Hinterpfote gelegt, so vermag auch diese das Brett zu heben und zu tragen (3 u. 4.).

wirbelsäule machen kleinhirnlose Hunde beim Stehen und Laufen einen rigiden Eindruck.

„Ils marchent comme soudé et l'animal n'a plus sa souplesse" sagt Thomas. Die Tiere zeigen also die sonderbare Kombination von Rigidität, ausfahrende und übermäßigen Bewegungen, und eine motorische Unruhe, wodurch sie nicht ruhig stehen können, sondern fortwährend tanzähnliche Bewegungen machen.

Die starke Fixation der Wirbelsäule beim stehenden kleinhirnlosen Tier zeigt sich auch, wenn man den Kopf passiv schnell ventralwärts beugt. Der Hinterkörper wird dann manchmal wie mit einem Hebel emporgehoben (Abb. 93). Wenn man mit einer Hand am Unterkiefer den Kopf zu heben versucht, wird dieser nicht wie beim intakten Hund nach oben bewegt, sodaß die Hand abgleitet, sondern Kopf und Rumpf werden so, als ob sie eine feste Masse bilden, zugleich gehoben (Abb. 68); Hals und Rücken sind dabei ganz steif und meist dorsalwärts konvex gekrümmt. Wird nun der Hinterkörper, z. B. am Schwanz, hochgehoben, dann läßt die Fixation, sobald die Hinterpfoten den Boden verlassen, nach, der Rücken wird hohl und schlaff.

Die statische Beanspruchung löst also bei kleinhirnlosen Hunden besonders ausgiebige Stellungsänderungen und starke reflektorische Anspannungen der Extremitäten- und Wirbelsäulenmuskulatur aus. Die Muskeln fühlen sich beim Palpieren hart an, wölben sich stark hervor, und bedingen eine starke Fixation und einen starken Stütztonus. Bei stehenden kleinhirnlosen Hunden ist keine Spur von Atonie zu beobachten.

In den folgenden Kapiteln werden wir sehen, wie bei kleinhirnlosen Hunden das Auftreten der Stützreaktionen durch die Stellung des Kopfes, des Rückens usw. automatisch in starkem Maße beeinflußt wird. Ähnlich wie bei Hunden sind auch die Stützreaktionen bei kleinhirnlosen Katzen deutlicher vorhanden als bei intakten Tieren, obwohl die Untersuchung meistens durch Abwehrbewegungen erschwert wird. Auch bei Tauben wurden nach partieller Kleinhirnexstirpation Befunde erhoben, die im großen und ganzen mit den Beobachtungen an kleinhirnlosen Hunden übereinstimmen. Bremer u. Ley (31) exstirpierten bei Tauben das Großhirn und vernichteten eine Stunde später an beiden Seiten den Lobus ant. cerebelli. Sie beobachteten, daß die Pfoten in halber Streckstellung herabhingen (Abb. 69, Nr. 1), wenn die Tiere in Bauchlage in der Luft gehalten wurden. Wurden dagegen die Tiere auf eine Unterlage gesetzt, so gingen die Pfoten sofort in übermäßige Streckstellung über und fühlten sich steif an[1] (Abb.69, Nr. 2). Bei diesen Tieren waren sowohl Streckstellung wie Fixation der Extremitätengelenke auf statische Beanspruchung bedeutend stärker ausgeprägt als bei den Thalamustauben, bei denen der Lobus ant. cerebelli noch nicht zerstört war (Abb. 69, Nr. 3 und 4). Groebbels (110) beobachtete gesteigerte Stützreaktionen bei Tauben nach Läsion der Kleinhirnkerne.

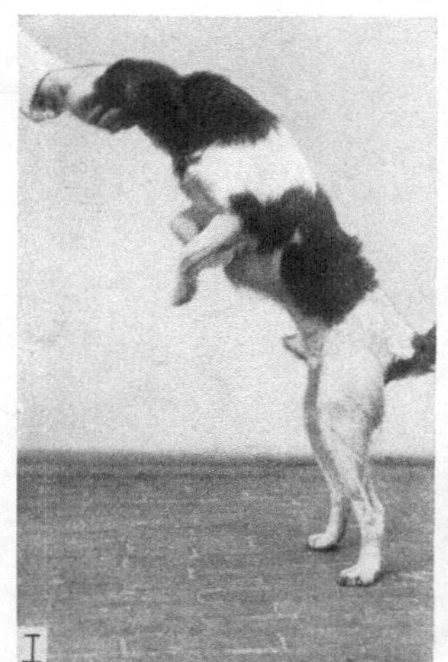

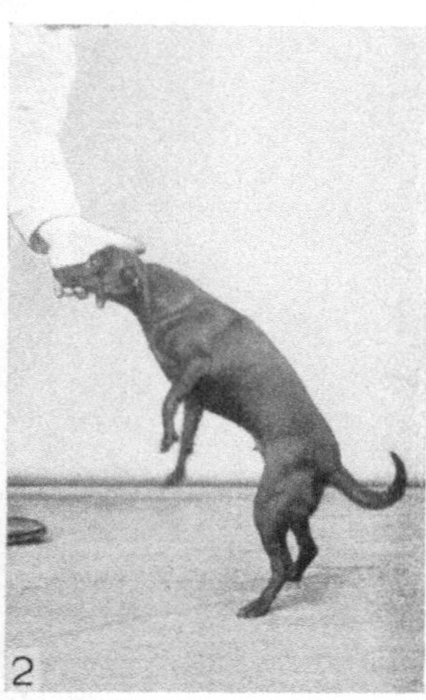

Abb. 68. Die kleinhirnlosen Hunde Wolf und Piccolino. Versucht man bei den stehenden Tieren den Kopf mit der Hand am Unterkiefer zu heben, so hebt sich meistens der ganze Rumpf mit, so als ob Kopf und Rumpf eine feste Masse bilden.

Unmittelbar im Anschluß an *halbseitige Kleinhirnexstirpation* sind die Stützreaktionen meistens beiderseitig gestört, treten aber an den der Exstirpation

[1] Diese Erscheinungen traten nur vorübergehend auf, nach einem Monat zeigten die Tiere keine deutlichen Abweichungen mehr.

kontralateralen Pfoten nach 1—2 Tagen wieder prompt auf, an den homolateralen Pfoten fehlen sie einige Tage länger. Setzt man solche Tiere mit ihren kontralateralen Pfoten auf eine Unterlage, so vermögen diese den Körper gut zu tragen, während die homolateralen Pfoten unter dem Gewicht des Körpers einknicken. Werden die kontralateralen Pfoten passiv gebeugt und dann mit den Sohlen auf eine Unterlage gesetzt, so strecken sie sich sofort und heben den Rumpf empor, während die homolateralen Pfoten, passiv gebeugt und auf die Unterlage gestellt, keine Streckung zeigen. Diese Erscheinung ist um so

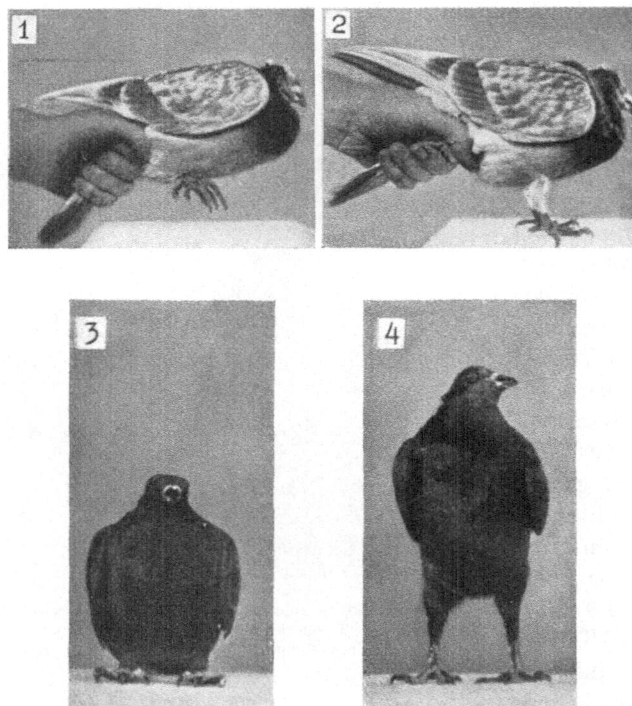

Abb. 69. 1.—2. Thalamustaube, Lobus ant. cerebelli beiderseits zerstört. 1. Das Tier am Schwanz in Bauchlage in der Luft gehalten. 2. Das Tier mit seinen Pfoten auf eine Unterlage gestellt. 3. Thalamustaube, 1 Stunde nach Fortnahme des Großhirns, in Stehstellung. 4. Dasselbe Tier, nach der Vernichtung des Lobus ant. cerebelli auf seine Pfoten gesetzt. (1 1/4 Stunde nach der Exstirpation des Großhirns, 1/4 Stunde nach Zerstörung des Lob. ant. cerebelli.) Nach: F. Bremer u. R. Ley: Recherches sur la physiologie du cervelet chez le pigeon. Bulletin de l'Academie Royale de Médecine de Belgique. 1927. S. 60—101.

merkwürdiger, als die homolateralen Pfoten bei den verschiedenen Lagen in der Luft und bei Rückenlage auf einer Unterlage ganz gestreckt gehalten werden (Abb. 70, Nr. 1) und einen erhöhten Strecktonus, bzw. einen erhöhten Widerstand gegen passive (nicht statische) Beugung zeigen. Trotz des erhöhten Strecktonus können sie doch den Rumpf nicht tragen. Die Erklärung für dieses widersprechende Verhalten ergibt sich aus der verschiedenen Wirkung der statischen Beanspruchung. Während die mehr oder weniger gebeugt gehaltenen kontralateralen Pfoten auf statische Beanspruchung mit einer lebhaften Streckung und starken Fixation in Streckstellung reagieren (Abb. 70, Nr. 2), sind an den homolateralen Pfoten auf statische Beanspruchung keine deutlichen Spannungsänderungen und keine deutliche Zunahme des Widerstandes gegen passive Beugung zu beobachten. (Hinzu kommt, daß der Strecktonus der homolateralen Pfoten unter dem Einfluß der tonischen Labyrinthreflexe bei Normalstellung des Tieres schwächer ist als bei Rückenlage.)

Auch wenn die Tiere in diesem Stadium auf beide Hinter- (Abb. 187) oder auf beide Vorderpfoten oder auf alle Viere gestellt werden, knicken die homolateralen Pfoten ein (Abb. 185) und die Tiere fallen auf die Exstirpationsseite. Dies wird nicht allein durch die fehlenden Stützreaktionen an den homolateralen Pfoten verursacht, sondern u. a. auch durch eine bedeutende Abnahme des Strecktonus dieser Pfoten bei der statischen Beanspruchung der kontralateralen Pfoten (Abb. 70 und 71). Werden die Tiere aus der Luft in Bauchlage auf eine Unterlage gesetzt, so verschwindet der erhöhte Strecktonus der homolateralen Pfoten sofort, wenn die kontralateralen Pfoten auf die Unterlage zu stehen kommen.

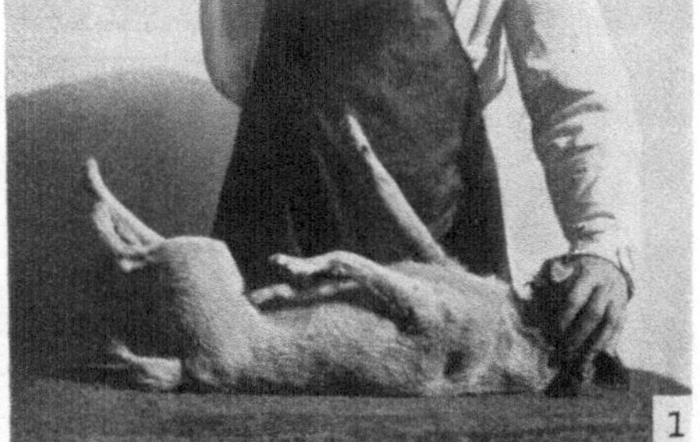

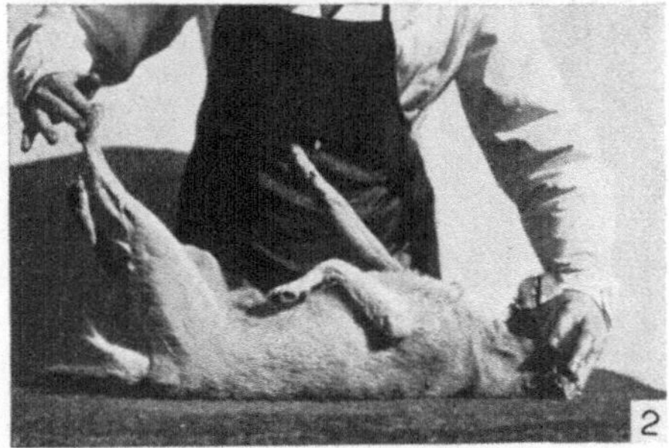

Abb. 70. 1. Hund Fox (2 Wochen nach Exstirpation der rechten Kleinhirnhälfte) in Rückenlage mit symmetrisch zum Rumpf gestellten Kopf und nach oben gerichteter Schnauze. Das Tier hält die rechten Pfoten gestreckt, die linken gebeugt. 2. Auf statische Beanspruchung der linken Hinterpfote erfolgt Streckung mit Fixation in Streckstellung dieser Pfote, dagegen eine Abnahme der Streckstellung und des Strecktonus an der rechten Hinterpfote.

In diesem Stadium zeigen also die halbseitig kleinhirnlosen Tiere:

1. gestörte Stützreaktionen an den homolateralen Pfoten,
2. einen erhöhten Strecktonus an den homolateralen Pfoten,
3. deutliche Stützreaktionen an den kontralateralen Pfoten,
4. ein Verschwinden des erhöhten Strecktonus der homolateralen Pfoten bei statischer Beanspruchung der kontralateralen Pfoten.

Ob bei Tauben gleiche Störungen der Stützreaktionen nach halbseitiger Kleinhirnexstirpation auftreten, ist noch nicht untersucht.

Jedoch ist bemerkenswert, daß Bremer und Ley nach halbseitiger Zerstörung des Lobus ant. cerebelli bei Tauben, die passiv in Stehstellung gehalten wurden, die gleichen Pfotenstellungen beobachteten, wie sie bei Hunden in der ersten Zeit nach halbseitiger Kleinhirnexstirpation auftreten, wenn die Tiere aus Hängelage, Kopf oben, auf die Hinterpfoten gesetzt werden (Abb. 71).

Allmählich kehren auch an den homolateralen Pfoten die Magnet- und Stützreaktionen wieder und lösen meistens bereits innerhalb der zweiten oder dritten Woche nach der Exstirpation eine derartige Fixation aus, daß die Pfoten wieder imstande sind, den Rumpf zu tragen. Werden die Hunde in Rückenlage gebracht mit der Schnauze nach oben, und werden die Hinterpfoten abwechselnd statisch beansprucht, so zeigt die homolaterale Pfote sogar manchmal den stärkeren Stütztonus und bietet dem Sohlendruck stärksten Widerstand. Auch in diesem

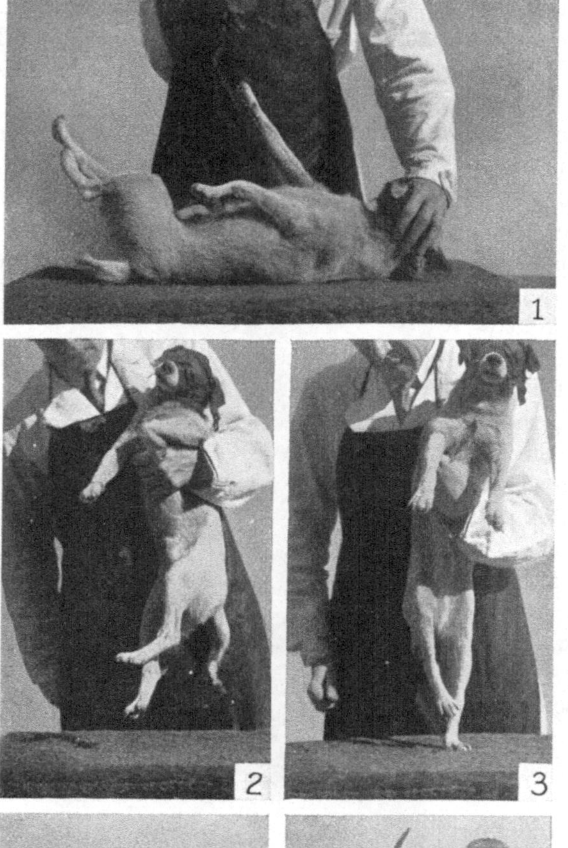

Abb. 71. 1. u. 2. Hund Fox (2 Wochen nach Exstirpation der *rechten* Kleinhirnhälfte). Sowohl bei Rückenlage auf einer Unterlage (den Kopf symmetrisch zum Rumpf) wie bei Hängelage, Kopf oben, hält das Tier die rechten Pfoten gestreckt, die linken mehr oder weniger gebeugt. 3. Wird das Tier auf seine Hinterpfoten gesetzt, so wird die linke Hinterpfote gestreckt und in Streckstellung fixiert, die rechte dagegen etwas in Beugestellung angezogen. Das Tier stützt sich nur auf die linke Hinterpfote. 4. Thalamustaube, $^1/_2$ Stunde nach Großhirnexstirpation, am Schwanz in Stehstellung gehalten. 5. Dieselbe Taube, $^1/_4$ Stunde nach Zerstörung der *linken* Hälfte des Lobus ant. cerebelli, in gleicher Weise gestützt wie auf 4. Das Tier hält die rechte Pfote in übermäßiger Streckstellung fixiert, die linke in halber Beugestellung. Abb. 4 u. 5 nach F. BREMER u. R. LEY: Recherches sur la physiologie du cervelet chez le pigeon. Bulletin de l'Academie Royale de Médecine de Belgique. 1927. S. 60—101.

Stadium wird aber der Stütztonus der homolateralen Pfoten durch die statische Beanspruchung der kontralateralen stark herabgesetzt, so daß die Hunde, obwohl homo- und kontralaterale Pfoten, eine jede für sich, imstande sind, den Rumpf zu tragen, doch nicht auf allen Vieren zu stehen vermögen[1].

Ungefähr 4—5 Wochen nach der Exstirpation ist der Stütztonus normal stark, die Hunde können frei stehen, und stehend sogar Lasten von der Schwere des Körpergewichts auf dem Rücken tragen (Abb. 105, Nr. 1). Setzt man die Tiere abwechselnd mit einer der Pfoten auf eine Unterlage, so zeigt sich kein deutlicher Unterschied mehr im Stütztonus der linken und rechten Pfoten, und beim Stellen auf alle Viere löst die statische Beanspruchung der kontralateralen Pfoten keine deutliche Stütztonusabnahme mehr an den Pfoten der Exstirpationsseite aus.

Die propriozeptiven Stützreaktionen sind ebenso wie die Magnetreaktionen beiderseits lebhaft und treten je nach der Kopfstellung und nach der Lage der Tiere bald an der einen, bald an der anderen Seite am stärksten auf.

---

[1] An dieser Erscheinung sind, wie wir später sehen werden, noch andere Umstände beteiligt (siehe Kapitel XIII).

Nach *halbseitiger Großhirnexstirpation* sind bei Hunden die propriozeptiven Stützreaktionen fast stets innerhalb der ersten 2—3 Stunden beiderseits vorhanden; die Tiere können, im Gegensatz zu den halbseitig kleinhirnlosen, bereits wieder stehen und laufen. Trotz des erhaltenen Vermögens zu stehen und zu laufen zeigen die kontralateralen Pfoten in den ersten Tagen nach der Exstirpation deutliche Störungen der Tonusverteilung und der Stützreaktionen.

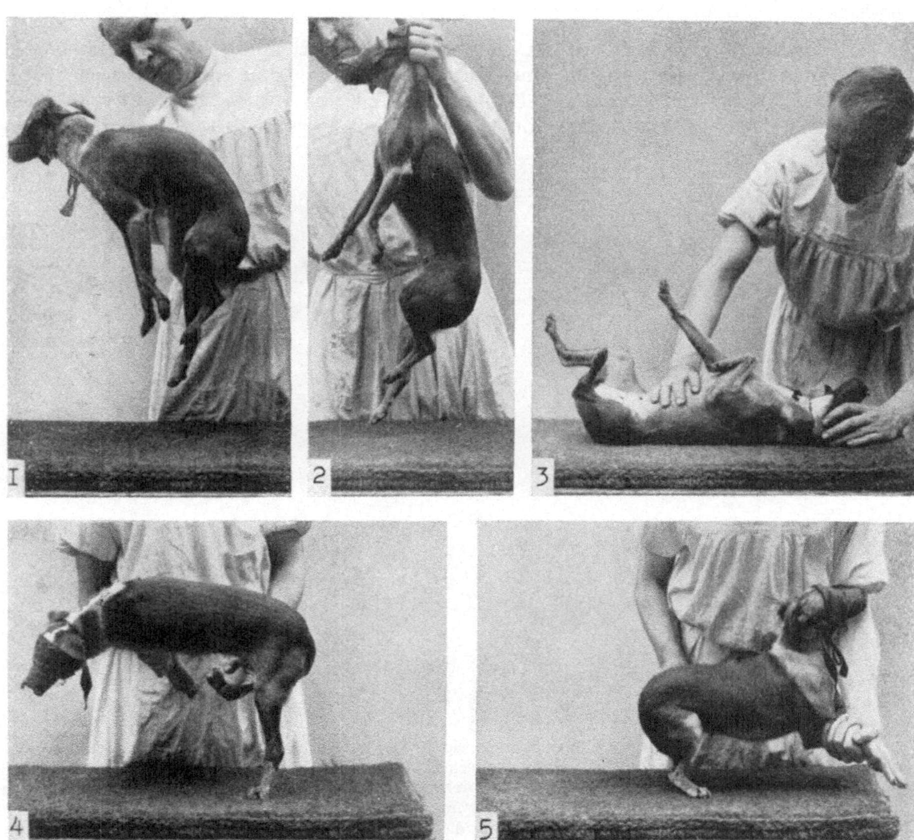

Abb. 72. Hund Jenny (linksseitig großhirnlos, beiderseitig labyrinthlos). 1.—3. Sowohl bei Bauchlage (1), bei Hängelage, Kopf oben, in der Luft (2), als auch bei Rückenlage auf einer Unterlage (3), zeigen die rechten Pfoten eine stärkere Streckstellung als die linken und einen stärkeren, erhöhten Strecktonus. 4. Wird das Tier nur mit der Sohle der linken Hinterpfote auf eine Unterlage gesetzt, so streckt sich diese Pfote und wird in Streckstellung fixiert, so daß sie nicht unter dem Gewicht des Hinterkörpers einknickt (die rechte Hinterpfote wird nur leicht mit einem Finger unterstützt). 5. Setzt man dagegen das Tier auf die gestreckt gehaltene rechte Hinterpfote, so klappt diese zusammen und zeigt sich nicht imstande, den Hinterkörper zu tragen. Um zu zeigen, daß diese Erscheinungen nicht durch die tonischen Labyrinthreflexe bedingt sind, wurden Abbildungen eines nicht nur halbseitig großhirnlosen, sondern außerdem labyrinthlosen Hundes gewählt.

Hält man die Tiere in Bauchlage (Abb. 72, Nr. 1) oder in Hängelage, Kopf oben, in der Luft (Abb. 72, Nr. 2) oder legt sie in Rückenlage auf eine Unterlage (Abb. 72, Nr. 3), dann werden die kontralateralen Pfoten mehr gestreckt und bieten gegen passive, nicht statische Beugung einen stärkeren Widerstand, ihr Strecktonus ist dann etwas erhöht. Dagegen zeigt sich der Stütztonus herabgesetzt, wenn man die Tiere abwechselnd mit den linken und rechten Pfoten auf eine Unterlage stellt. Während die Hinterpfote der Exstirpationsseite imstande ist den Körper zu tragen (Abb. 72, Nr. 4), knickt die kontralaterale unter dem Rumpfgewicht ein (Abb. 72, Nr. 5).

Im Anschluß an die halbseitige Großhirnexstirpation zeigen also die kontralateralen Pfoten einen erhöhten Strecktonus[1] *und einen herabgesetzten Stütztonus.*

Bei passiver Streckung und Beugung der Endglieder fehlen die positiven und negativen Stützreaktionen an den kontralateralen Pfoten nicht, sind aber nur schwach vorhanden.

Bei Bauchlage in der Luft bedingt die statische Beanspruchung mit einer Hand wohl an den Pfoten der Operationsseite eine deutliche Streckung und einen kräftigen Stütztonus (Abb. 73, Nr. 1 und 2), dagegen löst sie an den kontralateralen, gestreckt gehaltenen Pfoten keine deutliche Fixationszunahme aus, so daß auch in dieser Lage die Pfoten

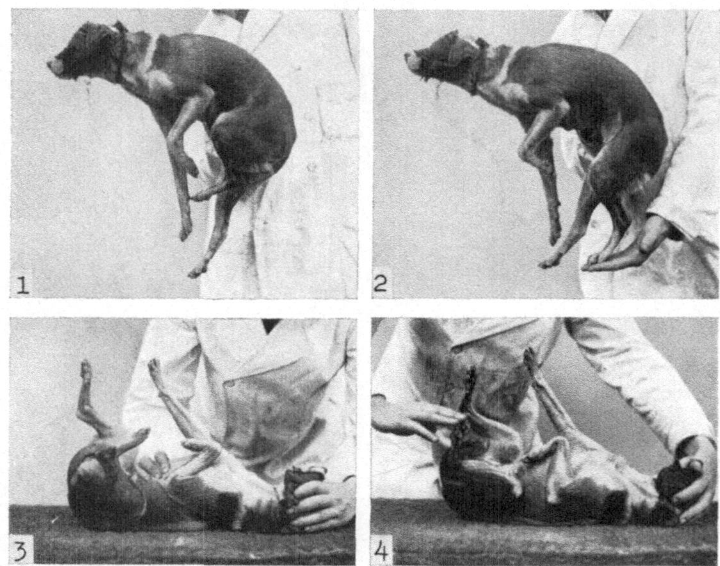

Abb. 73. 1. Hund Jenny, linksseitig großhirnlos und beiderseitig labyrinthlos, in Bauchlage in der Luft. Das Tier hält die linken Pfoten gebeugt, die rechten gestreckt. 2. Die linke Hinterpfote streckt sich auf statische Beanspruchung und wird in Streckstellung fixiert (wodurch sie einen größeren Widerstand gegen passive Beugung bietet als die rechte). 3. Bei Rückenlage, den Kopf symmetrisch zum Rumpf, hält das Tier die linken Pfoten gebeugt, die rechten gestreckt. 4. Bei dieser Lage geht die linke Hinterpfote auf statische Beanspruchung nicht in Streckung (nur das Fußgelenk wird etwas gestreckt).

der Operationsseite den stärkeren Widerstand gegen Druck auf die Sohlen bieten. Bei Rückenlage stößt dagegen der auf die Sohlen ausgeübte Druck an der kontralateralen Hinterpfote auf stärksten Widerstand. Die Ursache davon ist, daß bei dieser Lage die Pfoten der Operationsseite (ebensowie die Pfoten intakter Hunde) keine oder nur schwache Stützreaktionen zeigen (Abb. 73, Nr. 3—4), so daß der Einfluß des abnormen Strecktonus der kontralateralen Pfote überwiegt. Der Widerstand gegen Sohlendruck ist also, jenach der Lage des Tieres, bald an den homolateralen, bald an den kontralateralen Pfoten stärker.

Erwähnenswert ist noch, daß auf statische Beanspruchung der Hinterpfote der Operationsseite der abnorme Strecktonus der kontralateralen Hinterpfote abnimmt (Abb. 74).

---

[1] Der erhöhte Strecktonus ist bei den verschiedenen Tieren sehr verschieden stark, bisweilen fehlt er fast ganz.

Die Störungen der kontralateralen Pfoten werden allmählich geringer, der erhöhte Strecktonus geht zurück oder verschwindet, der Stütztonus nimmt zu, so daß nach einigen Tagen kaum noch ein Unterschied zwischen dem Stütztonus der beiden Vorderpfoten besteht.

Jedoch ist der Stütztonus an der kontralateralen Hinterpfote auch nach längerer Zeit (die längste Beobachtungsdauer erstreckte sich bisher über 7 Monate) noch deutlich herabgesetzt. Außerdem fehlt die Magnetreaktion oder ist höchstens nur angedeutet vorhanden.

Die Tiere zeigen folgende Dauerstörungen:

1. ein Geschwächtsein oder Fehlen der Magnetreaktion an den kontralateralen Pfoten,

2. einen herabgesetzten Stütztonus der kontralateralen Hinterpfote,

(3. wie wir im Kapitel IV sahen, Störungen der Stehbereitschaft.)

Halbseitig großhirnlose, beiderseitig labyrinthlose Hunde zeigten bei der Untersuchung des Stütztonus übereinstimmende Erscheinungen mit Hunden, denen ausschließlich eine Großhirnhälfte exstirpiert worden ist.

Ein total kleinhirnloser, rechtsseitig großhirnloser Hund zeigte ebenfalls wie nach ausschließlicher Exstirpation der rechten Großhirnhälfte einen erhöhten Streck- (Abb. 74, Nr. 3 und 5) und einen herabgesetzten Stütztonus an den linken Pfoten.

Auch verschwand bei diesem Tier auf statische Beanspruchung der linken Hinterpfote der abnorme Strecktonus der rechten Hinterpfote (Abb. 74, Nr. 4 und 6).

Es zeigte jedoch, wahrscheinlich infolge der Kleinhirnexstirpation, in folgenden Punkten deutliche Abweichungen:

1. Der erhöhte Strecktonus der kontralateralen, linken Pfoten blieb *dauernd* bestehen.

2. Die kontralateralen, linken Pfoten zeigten lebhafte Magnetreaktionen (Abb. 37).

3. Der Stütztonus war nicht nur an der linken Hinter-, sondern auch an der linken Vorderpfote dauernd stark herabgesetzt. (Der Stütztonus der linken Pfoten war viel schwächer als nach ausschließlicher Exstirpation der rechten Großhirnhälfte; der Stütztonus der rechten Pfoten war anscheinend normal stark.)

4. Berührung und statische Beanspruchung der Sohlen löste *auch bei Rückenlage* eine lebhafte Streckung der Pfoten und starke Fixation in Streckstellung aus.

Das lebhafte Auftreten der Magnet- und Stützreaktionen bei Rückenlage steht im Einklang mit den Beobachtungen, wie sie nach ausschließlicher Kleinhirnexstirpation gemacht worden sind. Besonders auffallend war bei diesem Tier der Einfluß der statischen Beanspruchung der rechten Hinterpfote auf die Tonusverteilung der linken. Zugleich mit dem Auftreten des Stütztonus an der rechten verschwand nicht nur der abnorme Strecktonus der linken Hinterpfote, sondern sie wurde sogar kräftig in Beugestellung angezogen (Abb. 74, Nr. 4, an dieser Beugung sind, wie wir noch sehen werden, mehrere Faktoren beteiligt).

Bei einem Hunde, dem dreizeitig *zuerst die eine, dann die andere Großhirnhälfte und zuletzt das Kleinhirn entfernt worden waren*, verhielten sich die Pfoten in der ersten Woche nach der letzten Exstirpation ganz wie beim decerebrierten Hund (Abb. 79, Nr. 3 und 4).

Die Starre nahm allmählich ab, jedoch war in der dritten und vierten Woche der Strecktonus noch deutlich erhöht. Der Stütztonus war dagegen besonders

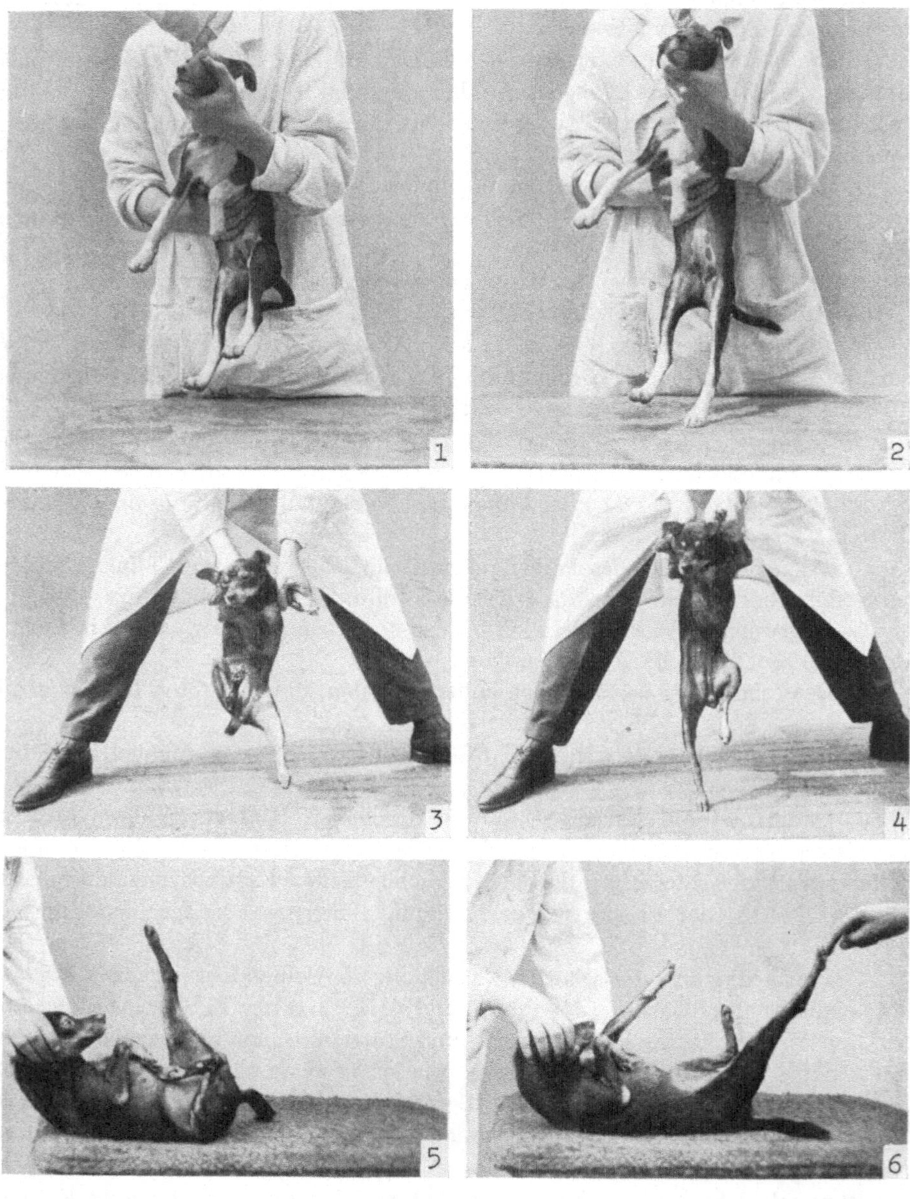

Abb. 74. 1. Hund Schwarzweißer (die linke Großhirnhälfte entfernt), in Hängelage, Kopf oben, in der Luft. Das Tier hält die rechte Hinterpfote gestreckt, die linke in halber Streckstellung angezogen. 2. Auf statische Beanspruchung der linken Hinterpfote streckt sich diese und wird in Streckstellung fixiert, die rechte Hinterpfote zeigt eine Strecktonusabnahme und wird etwas angezogen. 3. Hund Vici (Exstirpation der rechten Großhirnhälfte und totale Kleinhirnexstirpation) in Hängelage, Kopf oben, in der Luft. Die linke Hinterpfote ist maximal gestreckt, die rechte gebeugt. 4. Auf statische Beanspruchung der linken Hinterpfote geht auch bei diesem Tier die beanspruchte Pfote in Streckstellung über, während die rechte nicht nur eine Strecktonusabnahme zeigt, sondern sogar in starker Beugestellung angezogen wird (vgl. Nr. 3 u. 4 mit Abb. 37, Nr. 1 u. 3). 5. u. 6. Bei Rückenlage des Tieres zeigt die linke Hinterpfote ebenfalls Streckstellung mit erhöhtem Strecktonus (5), die sowohl auf Berührung wie auf statische Beanspruchung der rechten Hinterpfotensohle verschwinden (6).

an den Hinterpfoten herabgesetzt. Stellte man das Tier auf die Hinterpfoten, so knickten diese unter dem Gewicht des Körpers ein.

Die Magnetreaktionen fehlten, die propriozeptiven positiven Stützreaktionen waren dagegen deutlich vorhanden.

(Das Tier starb $5^1/_2$ Wochen nach der letzten Exstirpation an Staupe, also wie die Beobachtungen nach ausschließlicher Kleinhirnexstirpation ergeben, noch im Stadium der Shockerscheinungen.)

Beim *Menschen* sind noch keine systematischen Untersuchungen über Stützreaktionen der Beine ausgeführt worden. Jedoch gibt es manche Beobachtungen, die darauf hinweisen, daß die Reaktionen denen der Hunde mehr oder weniger ähnlich sind. Beim normalen stehenden Menschen sind sowohl Beuger wie auch Strecker von Ober- und Unterschenkel gespannt (Duchenne de Boulogne), also eine gleiche Tonusverteilung wie beim stehenden intakten Tier. Ebensowenig wie beim Hund gelingt es beim stehenden Menschen so gut wie nicht die Beine durch Druck auf die Schultern zum Einknicken zu bringen, während dies bei beiden, wenn sie ruhig auf dem Rücken liegen, ziemlich leicht möglich ist. Bekanntlich können die Beine von Hafenarbeitern außer ihrem Körpergewicht 200—300 kg mehr tragen, ohne daß sie einknicken, und die Anpassung an die Belastung kommt dabei meist mehr oder weniger maschinenmäßig, ohne viel Nachdenken, zustande.

Auch das Stehen und Laufen von Schlafwandlern weist stark auf eine Beteiligung reflektorischer Einflüsse hin.

Wie beim Hunde wird auch beim Menschen das Stehvermögen durch tiefe Narkose und durch totale Querschnittsläsionen des Rückenmarks aufgehoben, während bei Läsionen des ventralen Teiles des Mittelhirns sich bei beiden die gleichen Stehstörungen zeigen (Enthirnungsstarre). Bei Hemiplegikern hat Druck auf die Zehenballen oft das Auftreten von Fußklonus zur Folge. Auch beim Menschen können also durch Druck auf die Zehenballen reflektorische Spannungsänderungen der Beinmuskeln ausgelöst werden. Umgekehrt kann durch Plantarflexion der Zehen der Strecktonus zum Verschwinden gebracht werden (negative Stützreaktion).

Dieser Einfluß der passiven Plantarflexion der Zehen war schon den Wärterinnen der Charcotschen Klinik bekannt, denn sie bedienten sich der Plantarflexion zur Beseitigung von Streckkrämpfen.

Pierre Marie und Foix beobachteten bei Hemi- und Paraplegikern auf forcierte Plantarflexion der großen Zehe eine Beugung des Beines im Hüft-, Knie- und Sprunggelenk (phenomène des raccourcisseurs). Diese Erscheinungen müssen wahrscheinlich als Äußerungen des gleichseitigen Beugereflexes von Sherrington aufgefaßt werden. Der Unterschied zwischen dem gleichseitigen Beugereflex, der außer auf forcierte Plantarflexion auch auf Kneifen und auf forcierte Dorsalbewegung der Zehen auftritt, und der negativen Stützreaktion, die durch nicht forzierte Beugung der Extremitätenendglieder ausgelöst wird, ist noch nicht genau analysiert.

Ob sich beim Menschen am Zustandekommen der positiven Stützreaktion auch exterozeptive Reize beteiligen, ist nicht bekannt. Bei normalen Menschen löst Berührung der Fußsohle keine Magnetreaktion aus.

Wie beim Tier, so sind auch beim Menschen exterozeptive Reize nicht unbedingt erforderlich für das Auftreten eines zum Tragen des Körpers genügenden Stütztonus. Wenn die Sohlen anästhetisch sind, wie bei Lepra, Tabes, Beriberi usw., können Menschen noch stehen und laufen. Auch nach künstlicher Anästhesierung der Fußsohlen ist ein wenn auch schwankendes Stehen möglich. Stützt man sich beim Stehen nur auf ein Bein, dann werden die Muskeln des anderen Beines sofort weich und schlaff, auch wenn die Sohle mit dem Boden in Berührung bleibt. Am wichtigsten scheinen also die propriozeptiven Reize zu sein.

Im Gegensatz zu Beobachtungen an Katzen (PRITCHARD) scheint beim Menschen die Dehnung der Achillessehne für den Stütztonus nicht die ausschließliche Hauptrolle zu spielen, denn es tritt auch dann noch ein zum Tragen des Körpers genügender Stütztonus auf, wenn durch die statische Beanspruchung die Achillessehne „entdehnt" wird. Setzt man die Fersen bei gebeugtem Fußgelenk auf den Boden, dann fühlt man, wie sich die Muskeln der Oberschenkel anspannen, sobald man sich auf die Fersenballen stellt. Die Anspannungen treten also auf, trotzdem das Körpergewicht versucht, das Sprunggelenk zu strecken und den gedehnten Zustand der Achillessehne aufzuheben. Auch mit vollständig durchtrennten Achillessehnen vermag der Mensch noch gut zu stehen. Wenn man sich bei gebeugtem Fußgelenk auf die Fersenballen stellt, werden die Muskeln der Fußsohlen und die Fußgelenkbeuger gedehnt. Von welchen dieser beiden Muskelgruppen unter diesen Umständen die Reize ausgehen, die den Stütztonus auslösen, ist noch nicht untersucht. Die Muskeln der Fußsohlen werden auch bei normaler Stehstellung und ebenso beim Stehen auf den Zehenballen gedehnt. Es ist daher wahrscheinlich, daß Reize von diesen Muskeln eine bedeutende Rolle spielen werden, obwohl eine Dehnung für das Auftreten eines genügenden Stütztonus nicht absolut notwendig ist, denn auch Menschen mit Plattfüße (Neger) können stehen und Lasten tragen.

Stellt man sich auf die Zehenballen, so daß durch den Gegendruck der Unterlage die Achillessehnen gedehnt, die Fußsohlenbeuger „entdehnt" werden, so tritt ebenfalls ein Stütztonus auf; je nach Umständen scheinen also die propriozeptiven Reize, die den Stütztonus auslösen, von verschiedenen Muskeln auszugehen.

(Beim Auslösen des Fußklonus spielt wohl die Hauptrolle die Dehnung des Achillessehnenmuskels. Außer durch Dorsalbewegung des Fußes kann er auch durch Beklopfen der Sehne ausgelöst werden. Andererseits bedingt passive Plantarbewegung von Fuß und Zehen ebenfalls manchmal Fußklonus. Die Reize gehen dabei vermutlich von den gedehnten Fußgelenkbeugern und Zehenstreckern aus.)

Unter pathologischen Umständen wurden auch beim Menschen auf statische Beanspruchung abnorm starke Anspannungen der Beinmuskeln beobachtet. So hatte ein Patient mit WILSONscher Krankheit, wenn er auf die Beine gestellt wurde, sofort einen Krampf in den Wadenmuskeln, so daß er stets auf Zehen stand (HOWARD und ROYCE). Auf Grund dieser Beobachtungen ist es wahrscheinlich, daß auch beim Menschen die Dehnung der Unterschenkelmuskulatur sowohl eine reflektorische Anspannung der gedehnten (myotatische Reflexe) als auch anderer Muskeln bedingen kann.

Myotatische Reflexe der Unterschenkelmuskulatur sind besonders deutlich zu beobachten, wenn sich ein auf beiden Füßen stehender Mensch in den Fußgelenken abwechselnd nach vorn und hinten bewegt. Dann werden bei der Vorwärtsbewegung des Körpers die Wadenmuskeln gedehnt und die Fersen infolge reflektorischer Anspannung dieser Muskeln vom Boden abgehoben.

Bewegt der Körper sich nach rückwärts, dann werden die Fußgelenkbeuger und Zehenstrecker (M. tibialis ant., M. ext. digit. long., M. ext. hallucis long. usw.) gedehnt, und infolge reflektorischer Anspannung dieser Muskeln treten die Muskelsehnen auf dem Fußrücken hervor, die Zehenballen werden vom Boden gehoben und die Zehen dorsal bewegt. FOIX und THÉVENARD beobachteten bei zwei Patienten mit Cerebellaratrophie, wie der Körper beim breitbeinigen Stehen stets nach vorn und hinten schwankte, und dabei die Anspannung der gedehnten Muskeln besonders stark war. Die Anspannungen wurden immer stärker, die Zehen- und Fersenballen abwechselnd immer höher gehoben, so daß die Patienten, um nicht zu fallen, schließlich die Füße versetzen mußten. (Auch normale Menschen stehen niemals ganz ruhig, sondern schwanken leicht nach vorn und hinten.)

Daß Dehnung der Achillessehnenmuskeln auch beim Menschen wahrscheinlich reflektorische Anspannungen der Antagonisten auslösen kann, zeigt die Anspannung des M. tibialis ant. auf starke passive Dorsalbewegung des Fußes (paradoxe Kontraktion von WESTPHAL). Wie beim Tier übt die statische Beanspruchung normalerweise beim Menschen einen Einfluß auf die Spannung der Becken- und Wirbelsäulenmuskeln aus. Dies fühlt man deutlich, wenn man sich abwechselnd auf das linke und rechte Bein stellt und dabei seine Lendenmuskeln palpiert. Wenn man auf dem rechten Bein steht, sind die Muskeln an der linken Seite der Lendenwirbelsäule (der M. sacrospinalis sin.) hart und gespannt, in gleicher Weise sind es die der rechten Seite, wenn man sich auf das linke Bein stellt. Neuerdings hat THÉVENARD (298) in einer sehr interessanten Arbeit mehrere Fälle[1] veröffentlicht, bei denen der Einfluß der statischen Beanspruchung auf die Muskeln der Lendenwirbelsäule gestört war. So trat bei einer Frau (Mme. LE So..) nach einer Encephalitis eine Lordose beim Stehen auf, ähnlich wie bei Lähmung der Mm. sacrolumbales. Die Untersuchung zeigte aber, daß die Lendenmuskeln weder gelähmt noch geschwächt waren, sondern sich nur beim Stehen nicht anspannten und schlaff blieben. Dann berichtet er über ein Kind (Francoise G..) mit Encephalopathie, das im Bett ganz gerade lag und an der rechten Seite hypotonisch war. Wenn man es auf die Füße stellte, zeigte es eine Skoliose mit der Konkavität nach rechts und außerdem eine Hypertonie der Muskeln des rechten Armes und der rechten Gesichtshälfte. Dabei fühlte sich der linke M. sacrolumbalis gespannt und hart, der rechte dagegen schlaff an. Auf Grund dieses Palpationsbefundes nimmt THÉVENARD an, daß die Skoliose auf dem Fehlen einer Anspannung der *rechten* Lendenmuskeln beruhe[2].

In anderen Fällen beobachtete THÉVENARD eine abnorm starke Anspannung

[1] Fälle von Torsionsneurose oder Torsionsspasmus (Ziehen) und Dysbasia lordotica progressiva (OPPENHEIM) meist mit encephalitischer Ätiologie.

[2] Um seine Auffassung zu stützen, weist THÉVENARD darauf hin, daß Kranke mit gelähmten Lendenmuskeln beim Stehen einen hohlen Rücken haben. Eine Konkavität nach rechts kann daher auf einer Erlähmung oder fehlender Anspannung der rechten Lendenmuskeln beruhen. — Meines Erachtens schließt aber der erwähnte Palpationsbefund nicht aus, daß die Skoliose nicht auf einer abnorm starken Verkürzungskontraktion der rechten Lendenmuskeln beruht. Es ist doch nicht ausgeschlossen, daß beim Hinstellen auf die Füße die rechten Muskeln den stärksten Zug ausübten, den Oberkörper nach rechts zogen und, nachdem der Oberkörper über eine bestimmte Strecke nachgegeben hatte, erschlafften. Durch die Schwerkraft einerseits und die Spannung der gedehnten linken Lendenmuskeln andererseits kann dann die Skoliose aufrechterhalten werden.

der Wirbelsäulenstrecker beim Stehen. Außer eigenen Beobachtungen erwähnt er u. a. einen durch Mourgue (210, 211) beschriebenen Fall von Postencephalitis. Der Mann zeigte beim Liegen und Kriechen auf Händen und Füßen Hypotonie der Lendenmuskeln und einen lordotisch schlaffen Rücken, während er im Bett gerade und platt lag. Beim Stehen dagegen waren Oberkörper und Hinterhaupt spastisch nach hinten rechts gestreckt, ebenso war das rechte Bein steif und spastisch, der Fuß in Equinovarusstellung.

Ferner beobachtete Thévenard Fälle von spastischer postencephalitischer Torticollis, bei denen das Stehen Spannungsänderungen der Halsmuskeln zur Folge hatte; die Torticollis trat nur beim Stehen auf.

Der Stütztonus fehlt oder ist ungenügend vorhanden beim Menschen in tiefer Narkose, dann bei Krankheiten, bei denen die spinalen Reflexbogen unterbrochen sind, nach Querschnittsläsion des Rückenmarkes, bei Querschnittsmyelitiden; bei schwerer Tabes (Degeneration der hinteren Wurzeln und Spinalganglien), bei schweren Fällen von Poliomyelitis anterior (Degeneration der Vorderhörner), von Polyneuritis (wie z. B. durch Lues, Beriberi usw.) und bei Krankheiten mit starken Muskelveränderungen mit schweren Muskeldystrophien, außerdem noch bei der Chorea mollis und Athètose double.

Wie die soeben mitgeteilten Beobachtungen am Menschen zeigen, sind die Verhältnisse denen beim Hunde in mehreren Punkten ähnlich.

Intakte Menschen haben in Rückenlage keine deutlichen Stützreaktionen (wie erwähnt, zeigen auch die Hinterpfoten intakter Hunde in Rückenlage zum Teil keine, zum Teil nur schwache Stützreaktionen). Die Untersuchung auf Stützreaktionen in Hängelage, Kopf oben, stößt beim Menschen auf große Schwierigkeiten.

Jedoch sind unter pathologischen Umständen auch beim Menschen in Rückenlage zuweilen ähnliche Reaktionen an den Beinen nachzuweisen. So war u. a. bei einer von Stenvers und mir beobachteten Frau mit Myotonie das Kniegelenk bei dorsalwärts gerichteter Stellung von Fuß und Zehen kaum passiv zu beugen, dagegen gelang die passive Beugung spielend leicht, ja es kam sogar manchmal eine aktive Beugung zustande, wenn Fuß und Zehen plantarflektiert wurden. Ähnliche Beobachtungen haben neuerdings auch Foerster u. Schwab (270) mitgeteilt. Ein 12jähriger Junge, der klinisch das Bild einer schweren Kleinhirnschädigung bot, zeigte bei der Prüfung des Muskelwiderstandes einen abnorm verminderten Widerstand gegen passive Beugung (Hypotonie) in allen Arm- und Beingelenken. Wurde jedoch das Bein zuerst im Knie- und Hüftgelenk passiv gebeugt und wurden dann Fuß und Zehen dorsalwärts bewegt, so streckte sich reflektorisch die ganze Extremität nach 2 Sekunden mit starker Kraft, und blieb so lange in Streckstellung fixiert, wie Fuß und Zehen dorsalwärts gehalten wurden. Die Extremität konnte nun auch nicht bei stärkstem Kraftaufwand seitens des Untersuchers gebeugt werden (Abb. 76, Nr. 1). Dagegen war das Bein mit Leichtigkeit in allen Gelenken zu bewegen, wenn der Fuß plantarflektiert gehalten wurde, ja es bestand jetzt ein geringerer Widerstand gegen passive Beugung als man ihn beim normalen Menschen zu fühlen gewöhnt ist. Auch war bei diesem Patienten andeutungsweise die Magnetreaktion zu beobachten.

Ein anderer Patient mit einem großen, nicht operablen Tumor an der Vorderseite der *rechten* Kleinhirnhälfte (Kleinhirnbrückenwinkeltumor) zeigte in

Rückenlage deutliche positive und negative Stützreaktionen am *rechten* Bein. Auf passive Plantarflexion der Zehen verschwand die Fixation in Streckstellung und trat sogar eine brüske Beugung des Beines im Knie und Hüftgelenk mit tonischer Anspannung der Beugemuskeln auf, während Dorsalbewegung des Fußes eine Streckung mit starker Fixation in Streckstellung bedingte.

Diese Beobachtungen zeigen, daß auch beim Menschen Stützreaktionen vorhanden sind, und daß sie bei Kleinhirnläsionen ebenso wie beim Tier lebhafter und ungehemmter aufzutreten pflegen und sogar in Rückenlage nachzuweisen sind.

Obwohl Arme und Hände vom Menschen nicht zum Stehen benutzt werden, so sind doch an ihnen Reaktionen nachweisbar, die den Stützreaktionen der Vorderpfoten von Hunden und Katzen ähnlich sind. Schon LÉRI (162) beobachtete, daß sich der Musculus biceps bei intakten Menschen stark anspannt und das Ellenbogengelenk in Beugestellung gebracht wird (Abb. 75), wenn der Unterarm passiv unterstützt und mit der anderen Hand Finger und Handgelenk passiv gebeugt werden („Signe de l'avant-bras")[1].

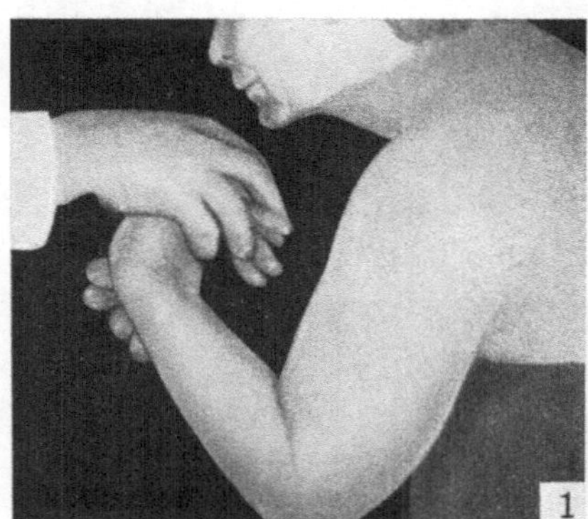

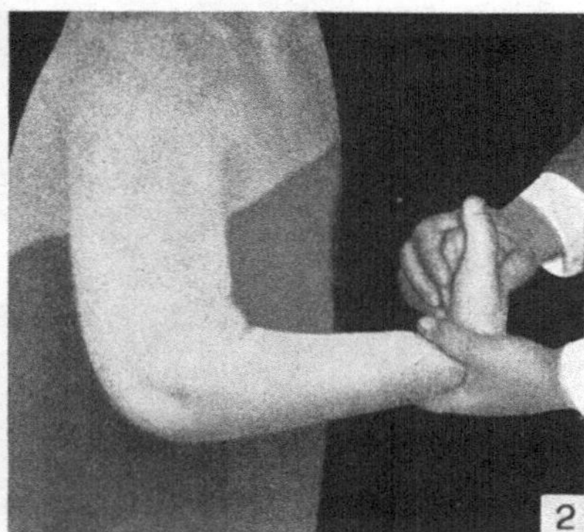

Abb. 75. „Signe de l'avant-bras" von LÉRI. Frau mit organischer Hemiplegie. 1. Positive Reaktion an der gesunden Seite. 2. Negative Reaktion an der kranken Seite.

Bei dem bereits erwähnten Fall von Myotonie rief passive Beugung des Handgelenkes und der Finger nicht nur eine starke Beugebewegung, sondern auch eine so starke Fixation des Ellenbogengelenkes in Beugestellung hervor, daß man den Oberkörper gewissermaßen am Arm hochziehen konnte, ohne daß der gebeugte Ellenbogen nachgab. Dagegen blieb das Ellenbogengelenk ganz gestreckt und war passiv auch durch Druck an der Innenseite fast nicht zu beugen, wenn Hand und Finger dorsalwärts gehalten wurden. Bei einem Knaben mit Kleinhirnabsceß beobachteten STENVERS und ich ebenfalls besonders deutliche Veränderungen der Ellenbogenfixation und der Spannungen der Oberarmmuskeln auf passive Dorsal- und Volarflexion von Handgelenk und Fingern.

FOERSTER und SCHWAB beobachteten bei den zwei erwähnten Fällen von

[1] LÉRI gibt an, daß das „Signe de l'avant-bras" negativ oder herabgesetzt ist bei organischen, spastischen oder schlaffen, cerebralen Hemi- und Diplegien, bei Tabes, bei der FRIEDREICHschen Krankheit, bei Neuritis der Armnerven (Bleilähmung) und auch oft bei multipler Sklerose, Syringomyelie u. a., dagegen positiv bei normalen, bei Fällen von hysterischer Hemiplegie, bei reinen Paraplegien und auch bei Cerebellarkranken.

Kleinhirnerkrankung, daß das Ellenbogengelenk bei Dorsalflexion von Handgelenk und Fingern (beim ersten Fall an beiden Seiten, beim zweiten, mit rechtsseitigem Kleinhirnbrückenwinkeltumor, nur an der rechten Seite) in Streckung überging und so lange wie die dorsalwärts gerichtete Stellung von Handgelenk und Fingern bestand, in Streckstellung fixiert wurde; passive Beugung des Ellen-

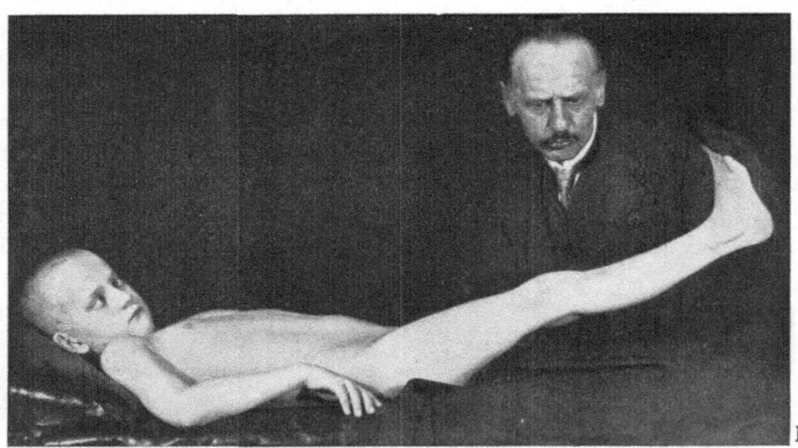

1

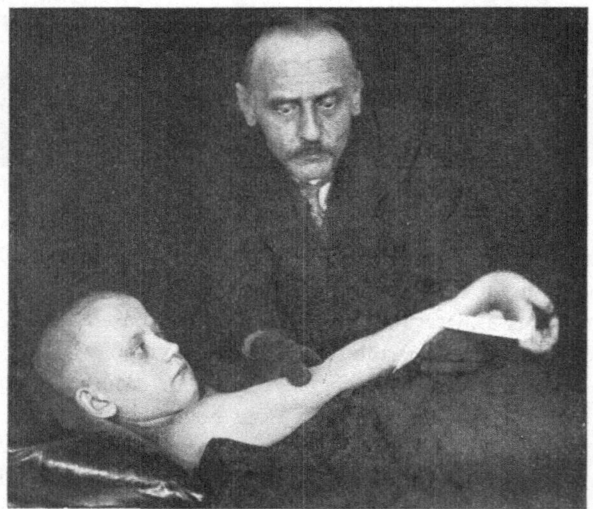

2

Abb. 76. Positive Stützreaktion des rechten Beines und Armes bei einem Knaben mit rechtsseitigem Kleinhirnbrückenwinkeltumor. (Nach O. SCHWAB: Z. Neur. 108, S. 585. 1927.)

bogengelenkes war fast unmöglich (Abb. 76, Nr. 2). Wenn die Hand losgelassen wurde, ließ der Widerstand nach kurzer Zeit nach und verschwand sofort auf passive Beugung von Handgelenk und Fingern. Bei dem zweiten Fall kam es sogar dabei zu einer außerordentlich brüsken Beugung des Armes im Ellenbogengelenk mit starker tonischer Anspannung des M. biceps.

Diese Beobachtungen lehren also, daß beim Menschen sowohl an Armen wie an Beinen Reaktionen nachzuweisen sind, die den propriozeptiven positiven und negativen Stützreaktionen sehr ähnlich sind. Diese Reaktionen können bei Kleinhirnkranken, in Übereinstimmung mit Beobachtungen an kleinhirnlosen Tieren, gesteigert auftreten.

Mit dem Fehlen der Stützreaktionen bei Tieren nach Durchtrennung der zu den Extremitäten gehörigen hinteren Wurzeln stimmt die Beobachtung Léris überein, daß sein Vorderarmphänomen bei Tabes und Friedreichscher Krankheit negativ ist.

Bei decerebrierten Tieren löst die Beugung von Handgelenk und Fingern kein Verschwinden der Streckstarre und Beugung der Vorderpfote aus. Auch dies entspricht gewissermaßen den Beobachtungen von Léri, der bei 30 Fällen von Hemiplegie bei Erwachsenen und bei 6 Fällen von cerebraler halbseitiger Kinderlähmung das Vorderarmphänomen an der kranken Seite negativ fand; bei 5 von 6 Fällen von Diplegia spastica fehlte es beiderseits und beim 6. Falle war es nur an einer Seite schwach positiv. Bemerkenswert ist, daß bei Hemi- und Diplegien das Lérische Vorderarmphänomen schwach ist oder fehlt, während das „Phénomène des raccourciseurs" bei Paraplegien meist deutlich vorhanden ist. Die Frage wurde bereits erörtert, ob die durch den Marie Foixschen Handgriff (*kräftige* Plantarflexion der Zehen) ausgelöste Beugung vielleicht dem gleichseitigen Beugereflex auf Kneifen der Zehen, das Lérische Vorderarmphänomen dagegen der negativen Stützreaktion gleichzustellen ist.

Bei Kindern im ersten Lebenshalbjahr fehlen sowohl deutliche Stützreaktionen wie ein deutlicher Stütztonus. Die Beine knicken sofort ein, wenn man sie auf ihre Füße stellt; dies kann nicht ausschließlich auf einer Schwäche der Beinmuskeln beruhen, denn die Säuglinge können ja Strampel- und Abwehrbewegungen mit großer Kraft ausführen.

Schaltenbrand beschreibt in einer interessanten Studie (266), wie bei Kindern verschiedenen Alters der Vorgang des Aufsetzens und Aufstehens aus der liegenden Stellung (Rückenlage) vor sich geht. Er beobachtete, daß der Mensch im zweiten und dritten Lebenshalbjahr ein „Vierfüßlerstadium" durchmacht, und um aufstehen zu können, sich erst in Bauchlage drehen muß. Später ändert sich jedoch diese Art des Aufstehens und es findet keine Drehung in Bauchlage mehr statt. Schaltenbrand schließt daraus, daß auch beim Menschen die von Magnus bei Tieren beobachteten Körperstellreflexe auf den Körper in der Anlage vorhanden sind, jedoch später umgebildet werden. Er ist der Meinung, daß an den umgebildeten Stellreflexen neue anatomische Systeme, so vielleicht das Corpus striatum, beteiligt sind, und daß sie nicht wie die „primitiven" Körperstellreflexe über die roten Kerne zustande kommen. Nach Schaltenbrand werden die primitiven Stellreflexe vom erwachsenen Menschen nicht mehr benutzt[1]. Zu diesen Schlußfolgerungen ist Schaltenbrand aber ganz und gar nicht berechtigt, denn er hat in keiner Weise den Beweis erbringen können, daß die Änderung des Aufstehens durch eine Umbildung der Körperstellreflexe zustande kommt.

Wie wir gesehen haben, fehlen bei Säuglingen im ersten Lebenshalbjahr, ebenso wie bei neugeborenen Hunden, sowohl die Stehbereitschaft wie die Stützreaktionen. Ferner fehlen, wie wir später sehen werden die Schunkelreaktionen, bestimmte Reaktionen der Lendenmuskeln usw. Dann wird das Schwergewicht des Körpers im ersten Lebensjahr caudalwärts verlegt, da Rumpf und Extremitäten schneller wachsen als der Kopf, wodurch wahrscheinlich auch die Art des Aufstehens beeinflußt werden kann. Jedenfalls ist es nicht angängig, auf eine Umbildung der Stellreflexe zu schließen, solange nicht die verschiedenen reflektorischen Muskelanspannungen, die statischen und Gleichgewichtsreaktionen, die sich erst nach dem ersten Lebenshalbjahr entwickeln, genau untersucht und ihr Einfluß auf die Art des Aufrichtens bekannt ist.

Es wäre zu wünschen, daß durch das Studium dieser Reflexe bei neugeborenen und erwachsenen Menschen und Tieren die Methode aus der Welt geschafft wird, aus dem Vergleich

[1] Schaltenbrand gibt keine Erklärung für die Tatsache, daß alte Menschen wieder das „Vierfüßlerstadium" zeigen. Gewiß ist er der Meinung, daß später wieder eine Rückbildung der Stellreflexe stattfindet, und diese aufs neue über die roten Kerne zustande kommen.

der Leistungen von Anencephalen mit denen von erwachsenen großhirnlosen Tieren auf eine andere Funktionsverteilung im Mesencephalon, Striatum und Großhirn bezüglich der Steh- und Gehfunktion zu schließen, wie es FISCHER u. EDINGER (63) und neuerdings JAKOB (125) und GAMPER (91) getan haben.

GAMPER beobachtete einen Arhinencephalen, der 3 Monate am Leben blieb und bei dem Großhirn, Corpora striata und Thalami optici ganz fehlten. Über die beobachteten Leistungen des Kindes schreibt er: „Als wir uns zu Lebzeiten des Kindes die Fragen vorlegten, welche Anteile des Zentralorgans ihm wohl zur Verfügung stehen, erwarteten wir zum wenigsten das Vorhandensein des thalamopallidären Systems. *Das Wesen näherte sich in seinem Gesamtverhalten ja so stark dem eines normalen Säuglings*, daß es völlig berechtigt war, bei ihm jene zentralen Apparate vorauszusetzen, die nach den herrschenden Auffassungen die tektonische Grundlage der Leistungen des Säuglings bilden. Um so überraschender war dann der anatomische Befund, der das Kind als Mittelhirnwesen erkennen ließ."

Trotzdem schließt GAMPER, da das Kind ebensowenig wie ein normaler Säugling oder neugeborener Hund stehen und laufen konnte: „Zu irgendwelchen verwickelteren Leistungen, wie sie dem Mittelhirnkaninchen, der Katze und dem Hund noch möglich sind, war das Kind nicht befähigt. Der Mittelhirnmensch ist sonach gegenüber dem Mittelhirntier zweifellos im Nachteil." Zuerst ist GAMPER also überrascht, daß das Kind ohne Striatum und Thalamus opticus so viel, fast wie ein normaler Säugling geleistet hat, später ist er erstaunt, daß es nicht mehr geleistet hat, da „ein von vornherein eigengesetzlich sich entwickelndes Mittelhirnsystem funktionell einen größeren und dabei in sich geschlossenen Leistungskreis erreicht als unter den Abhängigkeitsbedingungen der normalen Entwicklung". Nach seiner Auffassung müßte also das Mittelhirn bei einem Arhinencephalen, einem mißgebildeten Säugling von 3 Monaten, einen größeren Leistungskreis erreichen als bei einem Erwachsenen und, was die Steh-, Stell- und Gehfunktion betrifft, als das ganze Gehirn eines normalen Säuglings!!

Schl'eßlich bleibt noch die Frage zu erörtern, wie man sich den zentralen Mechanismus der priozeptiven Stützreaktionen vorstellen muß. Wie wir sahen, kommen diese Reaktionen durch Reize zustande, die durch Dehnung von Muskeln ausgelöst werden[1]. Diese Reize bedingen beim spinalen Tier eine nur kurzdauernde Fixationszunahme der passiv gestreckten Pfote; sie lösen also nur eine phasische Anspannung der Muskeln aus[2]. Bei decerebrierten Tieren werden dagegen tonische Anspannungen hervorgerufen, es reagieren aber hier nur die Streckmuskeln auf Dehnung, und es kommt nur zu einer reflektorischen Anspannung der gedehnten und nicht zu einer Mitreaktion der übrigen Muskeln (LIDDELL und SHERRINGTON). Bei Thalamus- und Mittelhirntieren bewirkt dagegen die Dehnung sowohl der Streck- wie der Beugemuskeln tonisch reflektorische Anspannungen der gedehnten Muskeln und eine tonische Mitreaktion der übrigen Extremitätenmuskeln.

Man könnte sich den Vorgang nun so vorstellen, daß die propriozeptiven Reize, die von den gedehnten Muskeln ausgehen, wenn sie ausschließlich spinale Zentren in Anspruch nehmen können (wie beim spinalen Tier), nur imstande sind phasische Kontraktionen auszulösen, daß die tonische Komponente der Muskelanspannungen erst dann auftritt, wenn die Reize außerdem über Zentren in der Medulla oblongata gehen; während durch eine Inanspruchnahme von Mittel-

[1] Reize von den Gelenkoberflächen und Periostreize scheinen sich nicht an diesen Reaktionen zu beteiligen, denn nach Durchtrennung aller Beugemuskeln des Handgelenkes und der Finger waren an der Vorderpfote die Reaktionen auf statische Beanspruchung stets ganz erloschen (SCHOEN).

[2] Wie bereits erwähnt, wurden beim spinalen Tier von LIDDELL und BROWN neuerdings tonische Kontraktionen auf Dehnung des M. gastrocnemius beobachtet.

hirnzentren erst die reflektorischen Anspannungen der gedehnten Beugemuskeln und die Mitreaktionen der übrigen Muskeln zustande kommen. Diese Auffassung stimmt mit der Annahme von SHERRINGTON überein, daß die durch propriozeptive Reize ausgelösten tonischen Streckreflexe beim decerebrierten Tier durch einen zentralen, zwischen Großhirn und Medulla oblongata gelegenen, Mechanismus zustande kommen. Die erwähnten Befunde lassen aber noch eine andere Deutung zu, nämlich, daß die verschiedenen Erfolge der Dehnung beim spinalen, decerebrierten und Thalamustier auf einen verschiedenen Anfangstonus der Muskeln beruhen. Während beim spinalen Tier nur die Reize der spinalen Reflexe den Muskeln zugehen und den Tonus beeinflussen, kommen beim decerebrierten Tier Labyrinthreize hinzu (tonische Labyrinthreflexe) usw., die den Tonus ändern und einen anderen Anfangstonus bedingen. Jedenfalls überwiegt bei decerebrierten Tieren der Tonus der Streckmuskeln. Dies erklärt vielleicht die tonische Reaktion der Streckmuskeln auf Dehnung.

Bei Thalamus- und Mittelhirntieren gehen den Muskeln noch außerdem eine Anzahl anderer Reize zu, u. a. Reize von den Labyrinthen (Reize der Labyrinthstellreflexe) und Körperoberfläche, die, außer den Stellreflexen, auch eine andere Tonusverteilung hervorrufen. Diese andere Tonusverteilung ist vielleicht die Ursache dafür, daß auf Dehnung auch die Beugemuskeln reagieren, und eine Mitreaktion der übrigen Muskeln ausgelöst wird.

Die Auffassung, daß das verschiedenartige Reagieren der Muskeln spinaler, decerebrierter und großhirnloser Tiere auf verschiedenen Anfangstonus beruht, ist ebenso wie die Auffassung von SHERRINGTON, daß die propriozeptiven Reize höhere Zentren in Anspruch nehmen, natürlich nur reine Hypothese. Einige Beobachtungen sprechen jedoch mehr zugunsten der ersten Auffassung. So konnte u. a. GIRNDT (95) zeigen, daß das verschiedenartige Verhalten der sogenannten Rückenmarksreflexe, z. B. des gleichseitigen Beuge- und gekreuzten Streckreflexes beim spinalen, decerebrierten und großhirnlosen Tier sich durch die verschiedene Tonisierung der einzelnen Rückenmarkszentren ausreichend erklären läßt.

Auf faradische Reizung eines sensiblen Nerven tritt beim Thalamustier an der gekreuzten Pfote eine Reflexkontraktion der Streckmuskeln auf, die bald von einer Erschlaffung (Rückschlagerschlaffung) der betreffenden Muskeln gefolgt ist, wobei der Tonus weit schwächer als der Ausgangstonus ist; beim decerebrierten Tier löst die gekreuzte Reizung dagegen eine Reflexkontraktion der Streckmuskeln aus, die nach Aufhören des Reizes weiter anhält (tonische Nachdauer) und schließlich allmählich bis zum Ausgangstonusniveau zurückgeht.

GIRNDT beobachtete aber, daß bei Tieren, bei denen die Decerebration keine deutliche Starre auslöste, zuweilen auch eine phasische Streckerkontraktion mit Rückschlagerschlaffung auftrat, also dieselbe Reaktion wie bei den Thalamustieren.

Die gekreuzte Reizung bedingt beim Thalamustier, zugleich mit der Kontraktion der Streckmuskeln, eine Erschlaffung der Beugemuskeln mit anschließender kurzdauernder Rückschlagkontraktion, während beim decerebrierten Tier die Beugemuskeln gar keine Reaktion zeigen. Ruft man aber mittels Schmerzreizen (z. B. Kneifen der Zehen) einen Beugetonus hervor, dann zeigen die Beugemuskeln ebenfalls wie beim Thalamustier eine Erschlaffung mit Rückschlagkontraktion.

Wir sehen also, daß das decerebrierte Tier bei Änderung des Anfangstonus ähnliche Reflexe der Streck- und Beugemuskeln wie das Thalamustier zeigen kann, und daß für das Auftreten dieser Reflexe die Inanspruchnahme von oral vom Decerebrationsschnitt gelegenen Zentren nicht erforderlich ist.

BERITOFF (21) zeigte, daß die tonuslosen Beuger decerebrierter Tiere dann zuweilen auf gekreuzte Reize reagieren, wenn eine Beugetendenz der spinalen Zentren durch tonische Hals- und Labyrinthreflexe ausgelöst wird. JONKHOFFS Beobachtung, daß durch Injektion von Pikrotoxine beim decerebrierten Tier die Streckstarre in eine Beugestarre verwandelt wird und die tonischen Hals- und Labyrinthreflexe dann nicht wie normalerweise eine Zu- und Abnahme des Strecker-, sondern eine Zu- und Abnahme des Beugertonus auslösen, bestätigt ebenfalls die Auffassung, daß je nach dem Anfangstonus die gleichen Reize ganz verschiedene Reflexe auslösen können. (Während die decerebrierte Katze in der Maximumstellung der tonischen Labyrinthreflexe einen starken Strecktonus, in der Minimumstellung einen geringeren zeigt, tritt bei der decerebrierten Pikrotoxinkatze in der Minimumstellung ein starker, in der Maximumstellung ein geringerer Beugetonus auf.) Ebenso sprechen Beobachtungen über das Vorkommen des BABINSKI-Reflexes für diese Auffassung. Auf Bestreichen der Fußsohle tritt bei normalen erwachsenen Menschen eine Plantarflexion, bei Hemiplegikern und Neugeborenen eine Dorsalbewegung der großen Zehe auf. Bisher erklärte man diese Erscheinung damit, daß durch Unterbrechung der Pyramidenbahn bei Hemiplegikern und durch unvollständige Markreifung der Pyramidenfasern bei Neugeborenen der primitive spinale Reflex auftritt, der bei Erwachsenen durch einen anderen Reflex verdeckt wird, der über das Großhirn und längs der Pyramidenbahn die Plantarflexion hervorruft. Es zeigt sich jedoch, daß der positive BABINSKI-Reflex bei Hemiplegikern nicht konstant zu beobachten ist und daß sogar unter gewissen Umständen bei demselben Kranken bald eine Plantarflexion, bald eine Dorsalbewegung der großen Zehe auszulösen ist. WALSHE teilt einen Fall mit, bei dem der positive BABINSKI-Reflex in einen negativen umgewandelt wurde, wenn mit Hilfe der tonischen Halsreflexe durch passive oder aktive Drehung des Kopfes die Tonusverteilung an der gelähmten Extremität geändert wurde. GUILLAIN und BARRE, BOVERI, BYCHOWSKI u. a. beobachteten ein Umschlagen des positiven BABINSKI-Reflexes in Plantarflexion, wenn sie die Kranken aus Rücken- in Bauchlage legten, ebenso MANKOWSKI und BEDER, wenn sie Knie- und Hüftgelenk passiv beugten. Sogar nach totaler Querschnittsläsion des Rückenmarks wurde bei denselben Kranken bald eine Plantarflexion, bald eine Dorsalbewegung der großen Zehe, zu verschiedenen Zeiten, wahrgenommen (RIDDOCH, LHERMITTE). Es liegt also wohl nahe anzunehmen, daß der negative und positive BABINSKI-Reflex rein spinal *ohne Mitbeteiligung höherer Zentren* bedingt sein kann. Ferner lehren diese Beobachtungen, daß dieselben Reize auch beim spinalen Menschen bald eine Beuge-, bald eine Streckreaktion auszulösen vermögen. Im Anschluß an die Befunde von UEXKÜLL und JORDAN an wirbellosen Tieren, bei denen die Zentren gedehnter Muskeln „eingeklinkt“ werden (d. h. eine Erregung in einem Nervennetz fließt stets zu den gedehnten Muskeln hin), beobachtete MAGNUS, daß auch bei spinalen Säugetieren ein bestimmter Reiz, wie z. B. das Beklopfen der Patellarsehne, bald eine Streck-, bald eine Beugereaktion auslöst, je nachdem die Streck- bzw. Beugemuskeln vorher gedehnt waren („Reflexumkehr“, „Schaltung“).

Aus den verschiedenen erwähnten Beobachtungen geht hervor, daß die Zentren der Beuge- und Streckmuskeln außer durch den gedehnten Zustand wahrscheinlich auch durch den Spannungszustand infolge anderer Reize „eingeklinkt“ werden.

Bei den Stützreaktionen treten gleichzeitige Anspannungen von Agonisten und Antagonisten auf. Bekommt ein Tier nach Querdurchtrennung des Rückenmarks Strychnin- oder Tetanusgift eingespritzt, dann ändert sich der Tonus der Hinterpfotenmuskeln derart, daß auch taktile Reize tonische Anspannungen aller Muskeln, Beuger, Strecker, Ab- und Adductoren hervorrufen (SHERRINGTON 277 u. a.)[1]. Unter pathologischen Umständen können also auch beim spinalen Tier

[1] CLAUDE u. LHERMITTE (42) teilen ähnliche Beobachtungen an einem tetanusinfizierten Kriegsverwundeten mit durchschossenem Rückenmark mit.

gleichzeitige Anspannungen von Agonisten und Antagonisten, ebenso wie bei den Stützreaktionen, auftreten.

Aus den erwähnten Beobachtungen ergibt sich erstens, daß ein bestimmter Reiz je nach dem Anfangstonus verschiedene Reaktionen bedingen kann, und zweitens, daß es möglich ist, beim spinalen Tier eine gleichzeitige Anspannung aller Extremitätenmuskeln zu erzeugen, sie können aber nicht den Beweis erbringen, daß die simultanen Anspannungen der Extremitätenmuskeln auf statische Beanspruchung reine spinale Reflexe sind, die beim spinalen Tier wegen eines ungeeigneten Anfangstonus nicht normal auftreten. Sie schließen nicht aus, daß an den Stützreaktionen normalerweise keine, oral vom Decerebrationsniveau gelegene Zentren beteiligt sind. Die Feststellung des zentralen Mechanismus der Stützreaktionen bedarf noch näherer Untersuchungen. In Anbetracht der allgemein üblichen Unterschätzung der Funktionsfähigkeit der Rückenmarkszentren und der Neigung, für jeden irgend wie abweichenden Reflex ein besonderes Zentrum und einen besonderen Reflexbogen anzunehmen, wurde an dieser Stelle auf die erwähnten Beobachtungen ausführlicher eingegangen.

Zusammenfassend ergeben die Versuchsergebnisse über die *propriozeptiven Stützreaktionen* folgendes:

1. die positiven Stützreaktionen werden durch Dehnung der Finger-, Handgelenk- und Zehenbeuger ausgelöst;

2. die Dehnung bedingt reflektorisch eine Streckbewegung und Fixation in Streckstellung der übrigen Extremitätengelenke; an der Fixation beteiligen sich alle reflektorisch angespannten Extremitätenmuskeln;

3. infolge der Dehnung kontrahieren sich reflektorisch außer den Extremitäten-, auch die Schulterblatt-, Wirbelsäulen- und Beckenmuskeln, unter Umständen auch noch andere Muskeln;

4. bei statischer Beanspruchung der gestreckten Pfoten beteiligen sich an der Fixation noch Reize, die von den gedehnten Streckmuskeln der Ellenbogen- und Schulter-, bzw. Fuß-, Knie- und Hüftgelenke, ausgehen; auf diese Reize kontrahieren sich ebenfalls nicht nur die gedehnten, sondern auch andere Extremitätenmuskeln;

5. die propriozeptiven positiven Stützreaktionen sind sowohl nach Exstirpation des Großhirns wie des Kleinhirns stets vorhanden;

6. in Bauchlage lösen die Stützreaktionen bei großhirnlosen Hunden sowohl Streckbewegung wie Fixation aus, dagegen zeigen die gebeugten Hinterpfoten in Rückenlage keine deutliche Streckbewegung auf statische Beanspruchung; in dieser Lage ist auch die Fixation in Streckstellung der zuerst passiv gestreckten Vorder- bzw. Hinterpfote meist viel geringer als auf statische Beanspruchung in Bauchlage;

7. auch intakte Hunde weisen bei Rückenlage auf statische Beanspruchung eine weniger lebhafte Streckbewegung auf; sie bleibt, trotz deutlichen Vorhandenseins der Magnetreaktion, sogar manchmal ganz aus. Ebenso ist die Fixation in Streckstellung der statisch beanspruchten, passiv gestreckten Pfoten bei Rückenlage der Tiere geringer als bei Bauchlage;

8. nach Kleinhirnexstirpation (bei Hunden) können die propriozeptiven Stützreaktionen vorübergehend fehlen, später treten sie dagegen auffallend lebhaft auf; bei Rücken- und Bauchlage der Tiere sind Streckbewegungen und Fixation in

Streckstellung besonders stark ausgeprägt. Es kommt zu einer sehr kräftigen Anspannung der Wirbelsäulenmuskeln und zu einer abnorm ausgiebigen Stellungsänderung des Rückens;

9. nach halbseitiger Kleinhirnexstirpation fehlen die propriozeptiven Stützreaktionen an den homolateralen Pfoten vorübergehend oder sind stark gestört, später sind sie aber wieder lebhaft vorhanden; die statische Beanspruchung löst dann je nach Umständen bald an den homolateralen, bald an den kontralateralen Pfoten den stärkeren Stütztonus aus (Kap. VI).

10. nach halbseitiger Großhirnexstirpation sind die positiven propriozeptiven Stützreaktionen bald wieder an den kontralateralen Pfoten nachzuweisen, wo sie jedoch, jedenfalls für eine längere Zeit, eine schwächere Fixation bewirken als an den homolateralen Pfoten. Dies war auch der Fall bei einem halbseitig großhirnlosen, total kleinhirnlosen Hunde, trotzdem bei ihm die Stützreaktionen und Magnetreaktionen an den kontralateralen Pfoten lebhaft vorhanden waren;

11. bei decerebrierten Tieren ist das Verhalten der positiven propriozeptiven Stützreaktionen, infolge der Enthirnungsstarre, schwer zu untersuchen;

12. bei spinalen Tieren zeigt die gebeugte Hinterpfote auf statische Beanspruchung ebenso wie auf andere Reize zuweilen eine Streck-Beugebewegung (Extensorstoß), während statische Beanspruchung der passiv gestreckten Hinterpfote manchmal eine kurz andauernde Fixation[1] bedingt;

13. nach Durchtrennung der zu den Pfoten gehörigen hinteren Wurzeln des Rückenmarks fehlt jede Reaktion auf statische Beanspruchung;

14. die statische Beanspruchung einer Pfote bewirkt unter Umständen eine Streck- oder Stütztonusabnahme an der gekreuzten Pfote. Diese Abnahme tritt asymmetrisch besonders deutlich in der ersten Zeit nach halbseitigen Exstirpationen auf (nach halbseitiger Kleinhirnexstirpation ist die Abnahme des erhöhten Strecktonus an der homolateralen, nach halbseitiger Großhirnexstirpation an der kontralateralen Hinterpfote nachzuweisen);

15. die negativen Stützreaktionen werden durch Dehnung der Endgliederstrecker ausgelöst, diese führt reflektorisch zu Spannungsänderungen, die eine Abnahme oder ein Verschwinden des Stütztonus bewirken, zuweilen werden die Pfoten, besonders bei kleinhirnlosen Tieren, in Beugestellung angezogen;

16. die negativen Stützreaktionen sind bei intakten, großhirnlosen und kleinhirnlosen Hunden deutlich vorhanden;

17. dagegen hat die Beugung der Endglieder bei decerebrierten Tieren nur eine geringe Abnahme der Streckstarre zur Folge (bei dieser Abnahme spielt wahrscheinlich die anatomische Anordnung die Hauptrolle: das Entspringen der Handgelenk- und Fingerstrecker am Humerus, der Zehenstrecker am Femur);

18. beim spinalen Tier bewirkt Beugung der Zehen das sofortige Verschwinden des auf irgendeinen beliebigen Reiz aufgetretenen Strecktonus;

19. auch beim Menschen sind an Armen und Beinen Reaktionen ähnlich den propriozeptiven Stützreaktionen, und bei Kleinhirnkranken auch bei Rückenlage, beobachtet worden;

---

[1] Sowohl die Streck-Beugebewegung wie die Fixation fehlten bei meinen Tieren, wenn sie auf dem Rücken lagen.

20. das Fehlen des Stütztonus bei neugeborenen Kindern entspricht ebenso wie die Stütztonusstörung bei Fällen von schwerer Tabes, Polyneuritis usw. den Beobachtungen, die wir an Tieren gemacht haben.

VI. Die Stütztonusstärke und die Anpassung des Stütztonus an die Belastung.

Man kann den Rücken eines Hundes, der auf allen Vieren steht, ziemlich schwer belasten, ohne daß die Pfoten einknicken. Es erhebt sich nun die Frage, ob die Pfoten diese Last auf Grund eines beim Stehen auftretenden Übermaßes von Stütztonus zu tragen vermögen, oder ob dies durch eine Anpassung an die Belastung zustande kommt. Es ist schwer, das Bestehen eines Übermaßes an Stütztonus auszuschließen, aber so viel ist sicher, daß auch eine Anpassung daran beteiligt ist. Dies zeigt sich, wenn man einen Sandsack plötzlich aus geringer Höhe auf den Rücken des stehenden Hundes fallen läßt. Die Pfoten knicken zuerst etwas ein, um sich darauf sofort wieder zu strecken. Der Stütztonus war also zuerst für die erhöhte Belastung ungenügend. Legt man den Sandsack langsam auf den Rücken, so knicken die Pfoten infolge Anpassung an die Belastung nicht ein.

Wie kommt diese Anpassung zustande? Infolge Zunahme der Belastung wird der Gegendruck der Unterlage zunehmen, wodurch die Intensität der exterozeptiven, auf die Fußsohlen ausgeübten Erregungen stärker wird. Ferner bedingt der erhöhte Gegendruck eine Dehnungszunahme I. der Endgliederbeuger, II. der Strecker der Ellenbogen-, Knie- und Fußgelenke, und, III. je nach der Stellung der Pfoten, der Strecker oder Beuger von Schulter- und Hüftgelenken (Abb. 50).

Stehen die Vorderpfoten nach vorn gerichtet, dann werden die Schultergelenkbeuger gedehnt, bei nach hinten gerichteten Vorderpfoten dagegen die Schultergelenkstrecker. An den Hinterpfoten wird gerade umgekehrt bei nach hinten gerichteten Pfoten eine Dehnung der Hüftgelenkbeuger, bei nach vorn gerichteten Pfoten der Hüftgelenkstrecker ausgelöst (siehe Abb. 47).

Wie bereits erwähnt, zeigten LIDDELL und SHERRINGTON, daß die reflektorische Anspannung eines gedehnten Streckmuskels bei decerebrierten Tieren um so stärker auftritt, je größer die Dehnung ist. Bei intakten, klein- und großhirnlosen Tieren sind die Folgen der Dehnungszunahme bis jetzt noch nicht untersucht. Desgleichen ist noch unbekannt, ob alle oben genannten Muskeln überhaupt auf Dehnung reagieren und dabei die Spannung von anderen Muskeln beeinflussen.

Die bis jetzt bekannten Folgen auf Dehnung der Endgliederbeuger, des M. triceps brachii und der Muskeln der Achillessehne wurden bereits besprochen.

Es ist aber sehr wahrscheinlich, daß bei der Anpassung Reize eine bedeutende Rolle spielen, die durch Dehnung von Muskeln ausgelöst werden und von den Muskeln selbst ausgehen, denn nach Durchschneidung der zu den Pfoten gehörigen hinteren Wurzeln des Rückenmarks zeigt sich die Anpassung gestört, während sie an den infolge Durchtrennung der Hautnerven asensibel gemachten Pfoten ziemlich erhalten bleibt. Ob die Anpassung an die Belastung bei den Wirbelsäulenmuskeln durch Dehnung dieser Muskeln zustande kommt, ist unbekannt.

Eine große Rolle spielt bei der Anpassung sicherlich der starke Gegendruck der Unterlage, denn bei Tieren, die in der Luft in Bauchlage gehalten werden, sind Fixation des Rückens und Anspannung der Wirbelsäulenmuskeln bei starkem Sohlendruck bedeutend stärker als bei leichtem Druck.

Wenn also auch feststeht, daß die Fähigkeit Lasten zu tragen durch die Anpassung der Muskelspannungen ermöglicht wird, so ist damit noch keineswegs ausgeschlossen, daß vor der Belastung ein Überschuß von Stütztonus vorhanden ist. Setzt man einen decerebrierten Hund mit ausgesprochener Starre auf die Pfoten, so knicken die Pfoten bei plötzlicher Belastung des Rückens nicht ein, denn bei diesen Tieren ist eben mehr Strecktonus vorhanden als zum Tragen des Rumpfes nötig ist. Ähnliches findet man bei Hunden in den ersten Tagen nach Kleinhirnexstirpation, deren Pfoten eine maximale Starre zeigen. Die Strecktonusstärke ihrer vier Pfoten ist sowohl bei Stehstellung wie bei Rücken- und Seitenlage als auch bei Bauchlage in der Luft oft größer als das Rumpfgewicht, was unter anderem durch plötzlichen Druck einer Federwage gegen die Sohlen deutlich wird.

Bei anderen Hunden sind die Pfoten im Anschluß an die Kleinhirnexstirpation ganz schlaff und ebensowenig imstande den Körper zu tragen, wie die Pfoten der steifen kleinhirnlosen Tiere nach Abklingen der Starre; später nimmt jedoch der Stütztonus bei allen kleinhirnlosen Hunden wieder zu und ist nach 4 bis 6 Monaten sogar auffallend stark. Ein freistehender, unbelasteter, kleinhirnloser Hund hält dann die Pfoten meistens übermäßig gestreckt, die Muskelbäuche der Extremitätenmuskeln sind außerordentlich stark hervorgewölbt, die Gelenke sind auffallend fixiert (Abb. 44), und auch die Wirbelsäule ist infolge der statischen Beanspruchung besonders steif nach oben gekrümmt.

Kleinhirnlose Hunde machen also beim Stehen den Eindruck, als ob sie ein Übermaß von Stütztonus besitzen, außerdem zeigen sie aber auf Belastung des Rückens deutliche Anpassungsreaktionen.

Die „Stütztonusstärke", d. h. das Maximum der Anpassung an die schwerste Last, welche die Pfoten ohne einzuknicken tragen können, verhält sich bei den verschiedenen intakten, klein- und großhirnlosen Tieren sehr verschieden. Wie wir im folgenden sehen werden, hängt sie in erster Linie von dem Angriffspunkt der Belastung und der Stellung der Tiere ab.

A. Die Stütztonusstärke intakter und kleinhirnloser Hunde.

Die meisten intakten Hunde vermögen auf dem Rücken eine Last zu tragen, die ungefähr das Gewicht des Körpers beträgt (siehe Tabelle 1). Dabei zeigen jedoch verschiedene Rassen beträchtliche Unterschiede, junge intakte Hunde können meist weniger leisten als erwachsene mit gleichem Körpergewicht.

Bei kleinhirnlosen Hunden (längere Zeit nach der Exstirpation) ist die Stütztonusstärke nicht herabgesetzt; sie sind sogar imstande auf dem Rücken eine Last zu tragen, die mehr als das Körpergewicht beträgt (Tabelle 1).

Bei zunehmender Belastung des Rückens gibt der Stütztonus der Hinterpfoten stets zuerst nach, und zwar sowohl bei intakten wie bei kleinhirnlosen Hunden. Im Anschluß an das Nachgeben der Hinterpfoten werden meistens auch die Vorderpfoten gebeugt, und das Tier legt sich platt auf den Boden.

Wird ein Hund auf zwei gleichhohe Wagen gesetzt, die zwei Vorder- und die

Tabelle 1.

	Körpergewicht in kg	Mögliche Rückenbelastung der Tiere in kg	Einknicken der Pfoten bei einer Rückenbelastung von kg
Intakte Hunde			
Grauer Hund.	13	12	15
Fox	10	12	15
Schwarzer Hund	7,6	5,3	8,8
Intakte junge Hunde			
Kleiner schwarzer Hund.	7,6	5,3	7
Gelber Hund.	7,4	1,7	3,3[1]
			5,3[1]
Kleinhirnlose Hunde			
Erik.	7	sehr gut 8,7	
		auch noch 9,5	10,6
Moor	9,1	sehr gut 12	
		auch noch 14,2	15,3

zwei Hinterpfoten je auf eine, dann sieht man, daß die beiden Vorder- und Hinterpfoten genau die Hälfte des Körpergewichtes tragen, und daß bei einer Belastung der Mitte des Rückens diese über Vorder- und Hinterpfoten gleich verteilt wird. Da aber trotzdem die Hinterpfoten zuerst einknicken, so muß ihre Stütztonusstärke geringer sein als die der Vorderpfoten.

Wie kommt das Nachlassen des Stütztonus zustande? Durch die Belastung werden die Streckmuskeln der proximalen Gelenke passiv gedehnt, d. h. die Streckmuskeln werden passiv verlängert und dadurch die Gelenke gebeugt. Bei zunehmender Belastung wird die Verlängerung aber schließlich nicht so stark, daß die Gelenke passiv in maximale Beugestellung gehen[2].

Von einer bestimmten Belastung ab gerät das stehende Tier ins Schwanken und *hebt* bei weiterer Zunahme der Belastung auf einmal eine Hinterpfote und stellt sie, gleichzeitig mit dem Heben der anderen Hinterpfote, nach vorn in Beugestellung auf den Boden.

Statt einer Fixationszunahme löst dann also die Zunahme der Belastung eine Hebung bzw. eine Beugebewegung der Pfote aus. Wir werden uns in den folgenden Kapiteln noch oft mit dem Phänomen beschäftigen müssen, daß auf mäßige Dehnung bestimmter Muskeln Streckung mit Fixation, dagegen auf sehr starke Dehnung derselben Muskeln eine Beugebewegung auftritt. Stellt man ein Tier nur auf seine Vorderpfoten und belastet den Rücken oberhalb der Schulter, dann knicken die Vorderpfoten beim Auflegen eines Sandsackes von der Schwere des Körpers nicht ein, ja das Tier vermag sogar manchmal, wenn es nur auf einer Vorderpfote steht, eine gleich schwere Last auf den Schultern zu tragen. So kann z. B. Hund Erik (Körpergewicht 7 kg), auf einer Vorderpfote stehend, eine Last von 10 kg auf den Schultern tragen, ohne daß der Stütztonus dieser Pfote nachgibt. Bei einer Belastung von 10,7 kg fängt die Pfote zu wanken an, um bei höherer Belastung nach vorn gesetzt und gebeugt zu werden. Es ist sehr eigenartig und beachtenswert, daß Hunde beim Stehen auf einer Pfote ebensoviel

[1] Bei einer Rückenbelastung von 3,3 kg Einknicken der Hinterpfoten, bei einer von 5,3 kg sofortiges Einknicken aller vier Pfoten.

[2] Dies ist wohl bei herabgesetztem Stütztonus der Fall (Abb. 65 und 78).

zu tragen vermögen wie beim Stehen auf allen Vieren, denn man müßte erwarten, daß die vier Pfoten zusammen das Vierfache, wenigstens der schwächsten Pfote, also der Hinterpfote, tragen können. Die Untersuchung ergibt aber, daß z. B. der kleinhirnlose Hund Moor (Körpergewicht 9,1 kg) beim Stehen auf vier Pfoten nicht mehr als 14—15 kg auf dem Rücken tragen kann, beim Stehen auf einer Hinterpfote dagegen viel mehr als die Hälfte, nämlich 10,6 kg, mit dem Becken zu tragen fähig ist.

Die verminderte Tragfähigkeit von Lasten beim Stehen auf allen Vieren läßt sich dadurch erklären, daß die durch Belastung der Wirbelsäule hervorgerufene Lordose eine Abnahme des Stütztonus der Hinterpfoten zur Folge hat (Kapitel X). Bei Belastung anderer Körperteile ergibt die Bestimmung der gesamten Stütztonusstärke der vier Pfoten ganz andere Zahlen. Stellt man z. B. Hund Moor auf eine Wage und übt zu gleicher Zeit auf Becken und Schultern

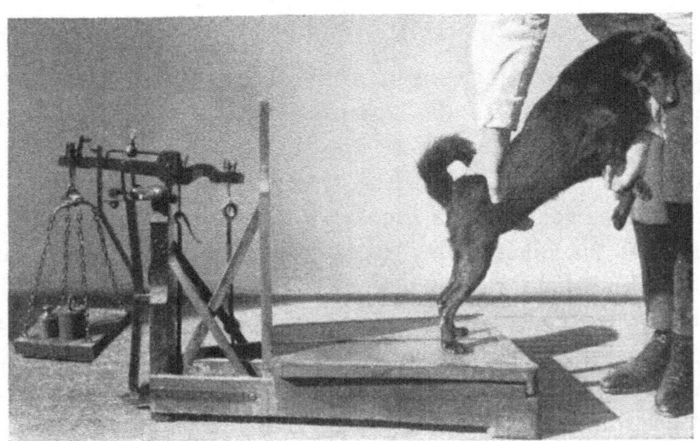

Abb. 77. Bestimmung der Stütztonusstärke der Hinterpfoten mittels einer Wage beim kleinhirnlosen Hunde Erik. Wie die Abbildung zeigt, gibt der Stütztonus bei einem Gegendruck der Wage von 15 kg noch nicht nach.

einen Druck aus, dann können die vier Pfoten wohl das Vierfache (40—45 kg) einer Hinterpfote tragen.

Die Bestimmung der Stütztonusstärke der Hinter- und Vorderpfoten in der auf Abb. 77 angegebenen Weise beim Hund Moor ergibt, daß beim Stehen auf einer Hinterpfote diese einen Gegendruck von $10^1/_2$ kg auszuhalten vermag, beide Hinterpfoten zusammen einem Gegendruck der Wage von 20 kg Widerstand leisten können, während beim Stehen auf einer Vorderpfote diese bei einem Gegendruck von 13—15 kg nicht nachgibt, und beide zusammen 30 kg tragen können.

Die in dieser Weise bei den verschiedenen kleinhirnlosen Tieren bestimmten Stütztonusstärken sind in der Tabelle 2 zusammengestellt.

Den in der Tabelle 2 angegebenen Gegendruck können die Pfoten gut ertragen, ebenso halten sie auch einen etwas höheren während kurzer Zeit aus, dagegen knicken sie bei dem in Tabelle 3 angegebenen Gegendruck sofort ein.

Aus diesen Tabellen ist ersichtlich, daß die Stütztonusstärke bei kleinhirnlosen Tieren längere Zeit nach der Exstirpation nicht herabgesetzt ist.

Wir lesen ferner aus ihnen, daß die Stütztonusstärke beider Vorder- bzw.

Tabelle 2.

	Körpergewicht	Stärke des Stütztonus beim Stehen auf				
		allen Vieren	2 Vorderpfoten	1 Vorderpfote	2 Hinterpfoten	1 Hinterpfote
	kg	kg	kg	kg	kg	kg
Normaler Hund	8	30—35	24	10—12	15—18	9
Klhl. Hund Wolf	9,5		35	17	27	12
„ „ Moor	9	40—45	30	13—15	20	10—13
„ „ Erik	7	30	23	13	15	8–9
„ „ Picolino	4,65	20	18	9	9	4½
Klhl. Katze Carolus	4,35		11		10	
„ „ Pierrette[1]	4		10		7,5	
„ „ Nikker (2 Monate nach der Exstirpation)	2,1		4,5		3,8	

Tabelle 3.

	Bestimmung des Gegendrucks, bei dem der Stütztonus nachläßt beim Stehen auf				
	allen Vieren	2 Vorderpfoten	1 Vorderpfote	2 Hinterpfoten	1 Hinterpfote
	kg	kg	kg	kg	kg
Normaler Hund	40	28	15	22	11
Klhl. Hund Wolf		40	18	30	15
„ „ Moor	50	36	17	22	15
„ „ Erik	32	25	15	17	11
„ „ Piccolino	22	22	10	10	5
Klhl. Katze Carolus					
„ „ Pierrette				8	
„ „ Nikker				4	

beider Hinterpfoten das Doppelte von einer dieser Pfoten beträgt, daß also die Stütztonusstärke durch gleichzeitig auf beide Pfoten ausgeübten Druck nicht gegenseitig verringert wird.

Wie die Fixation in Streckstellung der statisch beanspruchten Hinterpfote auf passive Bewegung im Hüftgelenk nach vorn abnimmt, bei Bewegung nach hinten zunimmt (Abb. 55), so wird auch die Stütztonusstärke durch diese Stellungsänderungen deutlich beeinflußt. Die Stütztonusstärke der Hinterpfote beträgt z. B. bei Hund Moor bei fast horizontal gehaltenem Rumpf 10—13 kg und bei Hund Erik 8 kg, bei schräg emporgestrecktem Rumpf bei Hund Moor 15 kg, bei Hund Erik 10 kg, sie nimmt bedeutend ab bei senken des Rumpfes bis unter die Horizontale, um schließlich gleich Null zu werden. Die Stütztonusstärke intakter Hunde unterscheidet sich in einigen Punkten von der Stütztonusstärke der kleinhirnlosen Hunde. Legt man intakte und kleinhirnlose Tiere in Rückenlage, mit symmetrisch zum Rumpf gestelltem Kopf und vertikal nach oben gerichteter Schnauze, auf die Wage und bestimmt die Stütztonusstärke der Hinterpfoten (Gegendruck der Wage minus Körpergewicht), dann ist die Stütztonusstärke bei intakten Hunden, wenn sie ruhig sind und keine Abwehr-

[1] Mit Ausnahme der Katze Nikker sind alle übrigen Tiere vor mehr als einem Jahre kleinhirnexstirpiert.

bewegungen machen, stets sehr gering und manchmal fast gleich Null (weniger als 1—2 kg), dagegen ist sie bei kleinhirnlosen Hunden noch stark vorhanden, obwohl etwas geringer als bei Stehstellung der Tiere[1] (Tabelle 4).

Tabelle 4. Die Stütztonusstärke der Hinterpfote beim kleinhirnlosen Hund in Stehstellung und Rückenlage[2].

	Stehstellung		Rückenlage	
	kg	kg	kg	kg
Kleinhirnloser Hund Wolf . . .	+ 12	− 15	+ 7—9	− 10
„ „ Erik . . .	+ 8	− 11	+ 6	− 7
„ „ Piccolino .	+ $4^1/_2$	− 5	+ 3	− 4
„ „ Moor . . .	+ 13	− 14	+ 9	− 10

An den Vorderpfoten ist dieser Unterschied weniger konstant, da die Vorderpfoten intakter Hunde im Gegensatz zu den Hinterpfoten bei Rückenlage manchmal einen deutlichen, mehr oder weniger starken Stütztonus zeigen; öfters werden aber auch die statisch beanspruchten Pfoten in Beugestellung angezogen.

Bei kleinhirnlosen Hunden ist die Stütztonusstärke der Vorderpfoten bei Rückenlage stets stark.

Zusammenfassend ergibt sich, daß die Stütztonusstärke bei kleinhirnlosen Hunden im Stadium der Dauerstörung

1. bei Stehstellung nicht herabgesetzt ist,

2. bei Rückenlage an den Hinterpfoten stärker aufzutreten pflegt als bei intakten Tieren.

B. Die Stütztonusstärke nach halbseitiger Kleinhirnexstirpation.

Die Stütztonusstärke der Hinterpfoten verhielt sich bei den verschiedenen Tieren in den ersten Stadien nach der Exstirpation sehr verschieden. In den ersten Tagen nach halbseitiger Kleinhirnexstirpation war sie bei einigen Tieren an den Pfoten der Operationsseite deutlich herabgesetzt, bei anderen an diesen Pfoten nahezu gleich stark wie vor der Exstirpation. So ergab die Untersuchung für die Stütztonusstärke beim Hunde Tip, dem die rechte Kleinhirnhälfte entfernt ist, die Zahlen der Tabelle 5.

Die homolaterale rechte Hinterpfote zeigte bei diesem Tier also keine deutliche Abnahme ihrer Tragkraft. Setzte man das Tier auf die gestreckte rechte Hinterpfote, so war diese Pfote imstande, den Hinterkörper zu tragen. Dagegen zeigte der ebenfalls rechtsseitig kleinhirnlose Hund Fox eine deutliche Herabsetzung der Tragkraft an der rechten Hinterpfote. Wurde das Tier auf diese Pfote gestellt, so knickte diese sofort unter dem Gewicht des Hinterkörpers zusammen (Abb. 105, Nr. 2). Dies ist umso merkwürdiger, weil die Pfoten der Operationsseite

[1] Bei dieser Methode wird das Maximum der Stütztonusstärke nicht gemessen. Zur Bestimmung der Stütztonusstärke müssen die auf statische Beanspruchung nach hinten gestreckten Pfoten passiv nach vorn bewegt werden, bis sie senkrecht auf der Wage stehen, wodurch es zu einer Verringerung der Stütztonusstärke kommt. Bei Rückenlage der Tiere ist ferner die Stütztonusstärke der Hinterpfoten größer, wenn die Schnauze ventralwärts, als wenn sie vertikal nach oben gerichtet ist.

[2] In dieser und den folgenden Tabellen sind die Zahlen, die den Gegendruck bezeichnen, den die Pfoten gut ertragen können, mit einem + - Zeichen, die Zahlen des Gegendruckes, bei dem die Pfoten sofort einknicken, mit dem — - Zeichen versehen.

Tabelle 5. Die Stütztonusstärke nach Exstirpation der *rechten* Kleinhirnhälfte beim Hunde Tip (Körpergewicht $9^1/_2$ kg).

	Stehstellung		Rückenlage	
	linke Hinterpfote kg	rechte Hinterpfote kg	linke Hinterpfote kg	rechte Hinterpfote kg
Vor der Operation	9	9	0	0
2 Tage nach der Operation	8	10	6	$9^1/_2$
3 „ „ „ „	7	8	3—7	8
5 „ „ „ „	5	6		
10 „ „ „ „	8	6	9	$7^1/_2$
15 „ „ „ „	9	8	7	7
19 „ „ „ „	11	11	7	6
42 „ „ „ „	11	9	6	5
180 „ „ „ „ (Körpergewicht 11 kg)	15	16	5	5

bei diesem Hunde, ebenso wie beim Hunde Tip, in Rückenlage auf einer Unterlage und in den verschiedenen Lagen in der Luft einen deutlich *erhöhten* Strecktonus zeigten. Dieser abnorme Strecktonus der rechten Hinterpfote war aber beim Hunde Fox geringer als die normale Stütztonusstärke und deshalb nicht zum Tragen des Hinterkörpers ausreichend. In diesem Stadium zeigten sich die Stützreaktionen an den homolateralen Pfoten bei beiden Hunden gestört; denn wenn die Tiere auf die passiv gebeugten homolateralen Pfoten gesetzt wurden, so traten weder beim Hunde Tip noch beim Hunde Fox Pfotenstreckung und Rumpfhebung auf, während dies sofort geschah, wenn man die Tiere auf die passiv gebeugten kontralateralen Pfoten setzte.

Druckstöße auf die Sohlen der gestreckt gehaltenen homolateralen Pfoten lösten wohl eine deutliche Zunahme der Muskelanspannungen und des Widerstandes gegen passive Beugung aus.

Allmählich nahm der erhöhte Strecktonus ab, zu gleicher Zeit mit ihm auch der Widerstand gegen Druck auf die Sohlen (siehe Tabelle 5: 5 Tage nach der Exstirpation), um aber bald, infolge Rückkehr der Magnet- und Stützreaktionen, wieder anzuwachsen und nicht nur normal groß, sondern auch an beiden Seiten gleich stark zu werden (siehe Tabelle 5 und 6).

Tabelle 6. Die Stütztonusstärke nach Exstirpation der *rechten* Kleinhirnhälfte beim Hunde Fox (Körpergewicht 7,3 kg).

	Stehstellung		Rückenlage	
	linke Hinterpfote kg	rechte Hinterpfote kg	linke Hinterpfote kg	rechte Hinterpfote kg
1 Monat nach der Exstirpation	$8^1/_2$	7	$2^1/_2$—3	7
2 Monate „ „ „	11	7	4—5	7
8 Monate „ „ „	$10^1/_2$	$10^1/_2$	$1^1/_2$—2	6

In der ersten Zeit nach halbseitiger Kleinhirnexstirpation können die Tiere nicht frei stehen, sondern fallen, auf ihre Pfoten gestellt, nach der Operationsseite zu. Auf Grund der soeben mitgeteilten Beobachtungen ist es gut möglich, daß daran beim Hunde Fox der herabgesetzte Widerstand gegen Druck auf die Sohlen der homolateralen Pfoten schuld ist. Jedoch bedarf es noch einer Klärung, warum erstens der Hund Tip nicht frei stehen konnte, und warum zweitens

Tip und Fox noch umfielen, nachdem die Stützreaktionen wiedergekehrt waren und die homolateralen Pfoten eine Stütztonusstärke zeigten, die mehr als die Hälfte, ja sogar soviel wie das ganze Körpergewicht betrug. (Die Hunde Tip und Fox konnten erst im 2. Monat nach der Exstirpation frei stehen und laufen.)

Im Stadium der Dauerstörung sind die Tiere nicht nur imstande, mit unbelastetem, sondern auch mit belastetem Rücken zu stehen und zu laufen. Hund Fox vermag in diesem Stadium einen Sandsack von $5^1/_2$ kg gut umherzutragen (Abb. 105). Hund Peter (Körpergewicht 12 kg) kann 1 Jahr nach der Exstirpation der rechten Kleinhirnhälfte mit einem Sandsack von 12 kg auf dem Rücken noch gut stehen und mit einem Sandsack von 7 kg sicher umherlaufen. Auf einer, der linken oder der rechten, Vorderpfote stehend, kann er auf den Schultern einen Sack von $11^1/_2$ kg aushalten, ohne daß die Pfote einknickt, und beim Stehen auf einer Hinterpfote gibt weder die linke noch die rechte bei einer Beckenbelastung von 7 kg nach. Die Prüfung mit der Wage ergibt für die Stütztonusstärke jeder Pfote dieses Tieres folgende Werte:

linke Vorderpfote: + 17 – 18, linke Hinterpfote: + 13 – 15 kg,
rechte Vorderpfote: + 17 – 18, rechte Hinterpfote: + 13 – 15 kg.

Wir sahen, daß kleinhirnlose Hunde, im Gegensatz zu intakten und großhirnlosen, auch bei Rückenlage konstant einen Stütztonus von erheblicher Stärke zeigen. Im Einklang damit war ebenfalls bei halbseitig kleinhirnlosen Hunden in Rückenlage stets ein deutlicher Stütztonus nachzuweisen (Tabelle 5 und 6). Beim Hunde Fox u. a. war er nur an den Pfoten der Operationsseite stark vorhanden (Tab. 6), aber bei einigen anderen, wie z. B. beim Hunde Tip, trat er auf statische Beanspruchung an den Pfoten beider Seiten stark auf (Mitläsion der anderen Kleinhirnhälfte?).

Beim Hunde Fox bedingte die Rückenlage also wohl an den kontralateralen Pfoten eine Hemmung der Stützreaktionen, dagegen nicht an den homolateralen. Dadurch kam es zu folgenden Erscheinungen. Beim Hunde Fox war am Ende des 1. Monates nach der Exstirpation die Stütztonusstärke an der rechten Hinterpfote, wenn er auf diese gesetzt wurde, noch deutlich herabgesetzt und schwächer als die der linken Pfote. Bei Rückenlage mit vertikal nach oben gerichteter Schnauze war dagegen der Stütztonus an der rechten Hinterpfote erheblich stärker als an der linken (Tabelle 7). Die rechte Hinterpfote zeigte also bei Stehstellung eine herabgesetzte, bei Rückenlage eine erhöhte Stütztonusstärke!

Tabelle 7. Hund Fox (Körpergewicht 7,3 kg), 1 Monat nach Exstirpation der rechten Kleinhirnhälfte.

	Stütztonusstärke der linken Hinterpfote		Stütztonusstärke der rechten Hinterpfote	
	kg	kg	kg	kg
Beim Stehen auf einer Hinterpfote	$+ 8^1/_2$	$- 9$	$+ 7$	$- 7^1/_2$
Bei Rückenlage	$+ 2^1/_2$	$- 3$	$+ 7$	$- 7^1/_2$

Wie die Zahlen der Tabelle 7 ergeben, war die Stütztonusstärke an der rechten Hinterpfote bei Stehstellung (7 kg) und Rückenlage (7 kg) gleich stark. Die Rückenlage bedingte an der homolateralen rechten Hinterpfote keine Abnahme der Stütztonusstärke; die Pfote zeigte also dasselbe Verhalten, wie beide Hinterpfoten nach vollständiger Kleinhirnexstirpation.

Die linke Hinterpfote verhielt sich dagegen wie die Hinterpfoten intakter und großhirnloser Hunde; ihre Stütztonusstärke war bei Rückenlage gering.

Diese Beobachtungen lehren, daß man aus der Stütztonusstärke bei Rückenlage keinerlei Schlüsse auf die Stütztonusstärke bei Stehstellung des Tieres ziehen darf, und zweitens, daß Angaben bezüglich der Stütztonusstärke ohne genaue Beschreibung der Versuchsbedingungen keinen Wert haben.

Die Zahlen der Tabelle 8 ergaben sich nur dann, wenn die Hinterpfoten abwechselnd statisch beansprucht wurden. In Rückenlage war die Stütztonusstärke der homolateralen rechten Hinterpfote bedeutend geringer, wenn man zu gleicher Zeit die linke statisch beanspruchte.

In diesem Stadium (1 Monat nach der Exstirpation) war beim Hunde Fox in Rückenlage die Stütztonusstärke an den homolateralen Pfoten am stärksten, bei Stehstellung dagegen an den kontralateralen.

Im Stadium der Dauerstörungen war die Stütztonusstärke bei Stehstellung an beiden Seiten gleich und normal stark, dagegen bei Rückenlage an den kontralateralen, rechten Pfoten noch immer stärker als an den linken (Tabelle 8).

Die rechten Pfoten zeigten aber jetzt bei Rückenlage eine deutlich geringere Stütztonusstärke als bei Stehstellung. Die Rückenlage übte also nun auch auf den Stütztonus der rechten Pfoten einen deutlichen, hemmenden Einfluß aus, wenn auch nicht so stark wie auf den linken.

Tabelle 8. Hund Fox (Körpergewicht 8,5 kg) 8 Monate nach Exstirpation der rechten Kleinhirnhälfte.

	Stütztonusstärke der linken Hinterpfote kg	rechten Hinterpfote kg	linken Vorderpfote kg	rechten Vorderpfote kg
Beim Stehen auf einer Pfote . .	$+10^1/_2$ (-11)	$+10^1/_2$ (-11)	$+15$ (± 16)	$+15$ (± 16)
Bei Rückenlage	$\pm$ 1 (-2)	$+$ $5^1/_2$ bis $6^1/_2$	$+$ $4^1/_2$	$+$ $7^1/_2$

Zusammenfassend ergeben also die Beobachtungen nach halbseitiger Kleinhirnexstirpation, daß die der Exstirpation homolateralen Pfoten im Stadium der vorübergehenden Störungen manchmal zwar eine nur geringe Belastung ertragen können, daß sich aber der Stütztonus im Stadium der Dauerstörungen, wenn die Tiere abwechselnd auf die linke und rechte Pfote gestellt werden, beiderseits gleich und normal stark zeigt, während bei Rückenlage mit nach oben gerichteter Schnauze der Stütztonus bei einem Teil der Tiere an beiden Seiten, bei anderen nur an der Operationsseite stark nachweisbar ist.

C. Die Stütztonusstärke nach totaler Großhirnexstirpation.

Sowohl nach Entfernung einer Großhirnhälfte, wie nach der einige Wochen später ausgeführten Exstirpation der zweiten, können die Hunde meistens innerhalb der ersten 12 Stunden wieder stehen und laufen. Wenn sie im Laufen gegen eine Wand stoßen, so stellen sie sich auf die Hinterbeine, bekratzen die Wand abwechselnd mit den Vorderpfoten und verharren oft geraume Zeit in dieser Stellung. Die Stütztonusstärke der beiden Hinterpfoten zusammen beträgt also bei dieser Stellung bereits 1 Tag nach der Exstirpation fast ebensoviel wie das Rumpfgewicht. Demgegenüber ist beim stehenden Tier die Stütztonusstärke bei Rückenbelastung herabgesetzt, denn schon unter einer geringen Last knicken zuerst die Hinter- und dann auch die Vorderpfoten ein. Allmählich nimmt die Stütztonusstärke wieder zu, doch ist sie an den Hinterpfoten noch nach längerer Zeit meistens deutlich vermindert. So sind die großhirnlosen Hunde Miesel (Körpergewicht 6,7 kg), Robbie (Körpergewicht $6^{1}/_{2}$ kg) und Fuchs (Körpergewicht 8 kg) nach 4 Wochen bzw. 5 Wochen und 9 Monaten noch nicht imstande, einen Sandsack von 2 kg auf dem Rücken zu tragen (Abb. 78). Die Untersuchung der Stütztonusstärke mit der Wage zu verschiedenen Zeiten nach der Exstirpation ergibt die in Tabelle 9 angegebenen Werte.

Tabelle 9. **Stütztonusstärke der Pfoten großhirnloser Hunde.**

Großhirnlose Hunde	Körpergewicht kg	Stärke des Stütztonus beim Stehen auf beiden Vorderpfoten kg	einer Vorderpfote kg	beiden Hinterpfoten kg	einer Hinterpfote kg
Robbie					
32. d. p. op.	6,5	+ 8 (−10)	+ 4 (− 7)	−4!	
38. „ „ „	6,8	+15 (−16)	+ 7 (−10)	−4!	
Miesel					
24. d. p. op.	6,75	+ 8 (−10)		−4!	
32. „ „ „			+ 8	−5	−2,4 (+2,2)
35. „ „ „		+20	+11	−4!	−1,5
Fuchs					
10. d. p. op.	6,5			−4!	−3 ($+2^{1}/_{2}$)
23. „ „ „				−3! (+2)	
190. „ „ „	6	+18 (−20)	+11 (−12)	+5 (−6)	
240. „ „ „	8	+17 (−19)		+5 (−6)	
Bob: ant. op.	8				
6. d. p. op.		+24 (−30)	+15 (−17)	+15 bis 20 (−21)	−8 (−11)
10. „ „ „	$6^{1}/_{2}$	+18 (−20)		+15 (−20)	
12. „ „ „		+28 (−20)	+ 8 (−10)	+20 (−21)	
				+20 bis 25	

Wie diese Tabelle zeigt, ist die Stütztonusstärke in den ersten Tagen nach der Exstirpation sowohl an Vorder- wie an Hinterpfoten erheblich herabgesetzt; an den Vorderpfoten nimmt sie jedoch schnell wieder zu, während sie an den Hinterpfoten bei den Hunden Robbie, Miesel und Fuchs noch lange herabgesetzt bleibt (Abb. 259). Im Gegensatz zu diesen drei Hunden zeigt der Thalamushund Bob bereits 6—10 Tage nach der Exstirpation wieder eine normale Stütztonusstärke der Hinterpfoten, obwohl bei ihm weder deutliche Magnetreaktionen, noch mit Sicherheit bestimmte stütztonusfördernde Reflexe, welche den drei anderen Tieren fehlen, festgestellt werden können. Er zeigt einen auffallend starken Bewegungsdrang, läuft fast den ganzen Tag herum, bis die Fußsohlen wund werden, stößt oder drückt sich fortwährend mit großer Kraft gegen die Wände des Käfigs oder Tierzimmers, so daß die Kopfhaut zahlreiche große und tiefe Stoß- und Decubituswunden zeigt. Bei der Untersuchung der Stütztonusstärke macht er viel mehr Abwehrbewegungen und Befreiungsversuche als die anderen Tiere[1].

[1] Hund Bob starb an einer Infektion der Schädelhöhle infolge Aufreißens der Schädelhautnaht. Bei der Obduktion zeigte sich, daß das Großhirn ganz entfernt war, während der

Eine andere Frage ist, warum die Stütztonusstärke der Hinterpfoten bei den Hunden Robbie, Miesel und Fuchs trotz deutlicher positiver und negativer Stützreaktionen herabgesetzt ist. Möglicherweise ist das Fehlen der exterozeptiven Komponente, der Magnetreaktion, für die Tonusabnahme mit verantwortlich zu machen, denn die Stütztonusstärke bleibt ebenfalls bei Hunden mehrere Wochen lang herabgesetzt, deren Sohlen infolge Durchtrennung der Hautnerven anästhetisch gemacht werden. Das Fehlen der Magnetreaktion allein aber kann nicht ausschließlich die Herabsetzung des Tonus bedingen. Bei allmählich zunehmender Belastung des Rückens war bei den Hunden Robbie, Miesel und Fuchs zu beobachten, daß die Streckmuskeln von Knie- und Hüftgelenk passiv stets mehr verlängert wurden, diese Gelenke sich stets mehr beugten, und die Pfoten schließlich, *ohne gehoben und versetzt zu werden*, ganz zusammenklappten (Abb. 78).

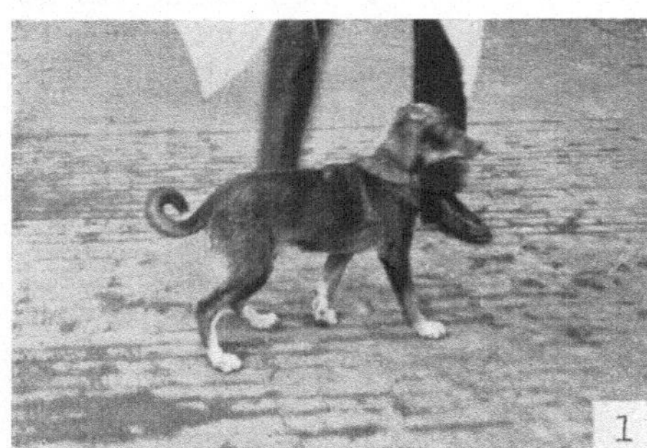

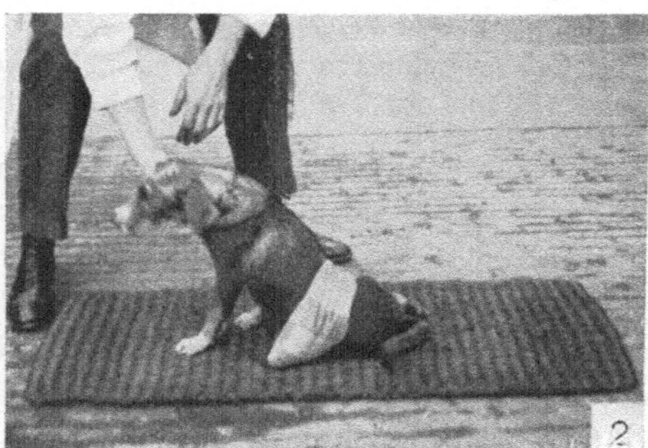

Abb. 78. 1. Hund Miesel, 1 Monat nach Großhirnexstirpation, in Stehstellung. 2. Bei Belastung des Rückens mit einem Sandsack von 2 kg knicken die Hinterpfoten, ohne gehoben und versetzt zu werden, ganz ein.

Es scheint also, als ob die Dehnungszunahme der Hinterpfotenmuskeln bei großhirnlosen Tieren keine Zunahme der reflektorischen Anspannungen, die Überdehnung keine reflektorische Beugebewegung (Hebung der Pfote) bedingt.

Das widersprechende Verhalten der Stütztonusstärke an Vorder- und Hinterpfoten bei großhirnlosen Tieren ist noch in Dunkel gehüllt und bedarf weiterer Untersuchungen. So viel ist sicher, daß die größere Stütztonusstärke der Vorderpfoten mit dadurch bedingt wird, daß sich an der Fixation des Ellenbogengelenkes nicht nur die Oberarmmuskeln, sondern auch die Beugemuskeln von Handgelenk und Finger, der Flex. digit. sublimis, der Flex. digit. prof. und der Flex. carpi uln., welche am Humerus entspringen, beteiligen. Bei der Stehstellung werden diese Muskeln passiv stark gedehnt, wodurch eine Fixation des Ellenbogengelenkes ausgelöst wird. Beachtenswert ist ferner, daß bei Vermehrung der Belastung das Handgelenk passiv überstreckt, das Fußgelenk dagegen mehr oder weniger passiv gebeugt wird (siehe Abb. 26 und 50). Die Überstreckung des

Thalamus durch die Infektion erweicht war. Infolgedessen war es nicht möglich, den Hirnstamm in Serien zu schneiden und der Frage nachzugehen, ob das verschiedene Verhalten der Stütztonusstärke vielleicht dadurch zustande gekommen ist, daß bei der Exstirpation mehr oder weniger Hirngewebe zurückgeblieben ist als bei den anderen Hunden. Bei den Hunden Miesel und Robbie, die an Staupeencephalitis starben, und ebenso beim Hunde Fuchs, der 8 Monate ohne Großhirn lebte, war das Großhirn ebenfalls ganz entfernt (Abb. 281, 282, 286, 287).

Handgelenkes bewirkt eine vermehrte Fixation des Ellenbogengelenkes in Streckstellung, während bei Beugung des Fußgelenkes die Muskeln der Achillessehne (beim Hunde der M. gastrocnemius, der M. biceps femoris und der M. semitendinosus) ebenso wie der M. flex. digit. ped. sublimis, die alle an der Hinterseite des Femurs entspringen, versuchen, das Kniegelenk mit in Beugung zu ziehen. Ob die Reaktionen der Streckmuskeln proximaler Gelenke auf vermehrte Dehnung auch an den Vorderpfoten mehr oder weniger gestört werden, ist bisher nicht festgestellt, es steht nur so viel fest, daß die Vorderpfoten, im Gegensatz zu den Hinterpfoten, bei Überbelastung der Schultern *gehoben* und dann in Beugestellung auf den Boden gelegt werden; sie reagieren dabei also anscheinend in ganz normaler Weise.

Die Belastung des Rückens mit einem Sandsack von 2 kg hat oftmals nach dem Einknicken der Hinterpfoten auch ein Nachgeben der Vorderpfoten zur Folge, trotzdem die Stütztonusstärke dieser Pfoten mehrere Kilogramme beträgt. Beim Einknicken der Hinterpfoten geht der Rumpf mehr oder weniger nach hinten und die Vorderpfoten dadurch in den Schultern nach vorn. Bei dieser Stellungsänderung nimmt die Stütztonusstärke ab, und die Vorderpfoten knicken ein.

Die Untersuchung großhirnloser Hunde in Rückenlage ist sehr schwierig, da sie in dieser Lage meistens Abwehrbewegungen machen und sich unter dem Einfluß der Labyrinthstellreflexe aufzurichten versuchen[1].

Obwohl die mit der Wage bestimmten Werte dadurch ungenau werden, kann man doch deutlich erkennen, daß die Stütztonusstärke von Vorder- und Hinterpfoten bei dieser Lage bedeutend geringer ist als bei Stehstellung und an den Hinterpfoten manchmal noch nicht 1 kg beträgt. Eine Ausnahme bildete Hund Bob, bei dem am 10. Tage nach der Exstirpation in Rückenlage weder die passiv gestreckten Vorder- noch Hinterpfoten einen Druck von 5 kg auf den Sohlen aushalten konnten, während dagegen die passiv gestreckten Hinterpfoten am 12. Tage in dieser Lage bei einem Druck von 17 kg noch nicht nachgaben!

Rückenlage übt also auch bei großhirnlosen Tieren einen deutlich hemmenden Einfluß auf den Stütztonus aus, beim Hunde Bob war dieser Einfluß aber nicht zu beobachten.

Bei großhirnlosen Hunden ist die Stütztonusstärke unmittelbar im Anschluß an die Exstirpation, obwohl zum Tragen des Rumpfes noch genügend stark, so doch eine Zeit lang deutlich herabgesetzt, um sich jedoch an den Vorderpfoten meist schnell wieder zu erholen, an den Hinterpfoten dagegen fast stets herabgesetzt zu bleiben.

Bei Rückenlage der Tiere ist die Stütztonusstärke meistens, wenn auch nicht regelmäßig, erheblich geringer als bei Stehstellung.

D. Die Stütztonusstärke beim kleinhirnlosen Thalamustier.

Hund Robbie, dem 40 Tage nach der Großhirnexstirpation auch das Kleinhirn entfernt wurde, war danach zuerst völlig starr und lag mit gestreckten Vorder- und Hinterpfoten, mit hintenüber gestrecktem Nacken und dorsalwärts gekrümmtem Rücken auf der Seite. In Seitenlage und Rückenlage auf einer

[1] Bei dem Versuch, unter dem Einfluß der Labyrinthreflexe den Kopf zu heben und ventralwärts zu bewegen, tritt manchmal eine kräftige Streckung der Hinterpfoten mit starkem Widerstand gegen passive Beugung auf.

Unterlage wurden die Pfoten in Streckstellung gehalten (Abb. 79, Nr. 3), während das großhirnlose Tier sie vor der Kleinhirnexstirpation bei diesen Lagen in Beugestellung angezogen hielt.

Auf die Pfoten gestellt, konnten diese den Rumpf gut tragen (Abb. 79, Nr. 4). Der Kopf wurde dabei durch den starren Nacken mit der Schnauze etwas oberhalb der Horizontalen in der Luft gehalten, der Schwanz dorsalwärts gehoben, und der bei Seitenlage gekrümmte Rücken sank etwas hohl ein, ohne dabei schlaff zu werden. Das Tier zeigte also eine Streckstarre; eine Hypertonie der Streckmuskeln von Vorder- und Hinterpfoten und der Nacken-, Rücken- und Schwanzmuskeln.

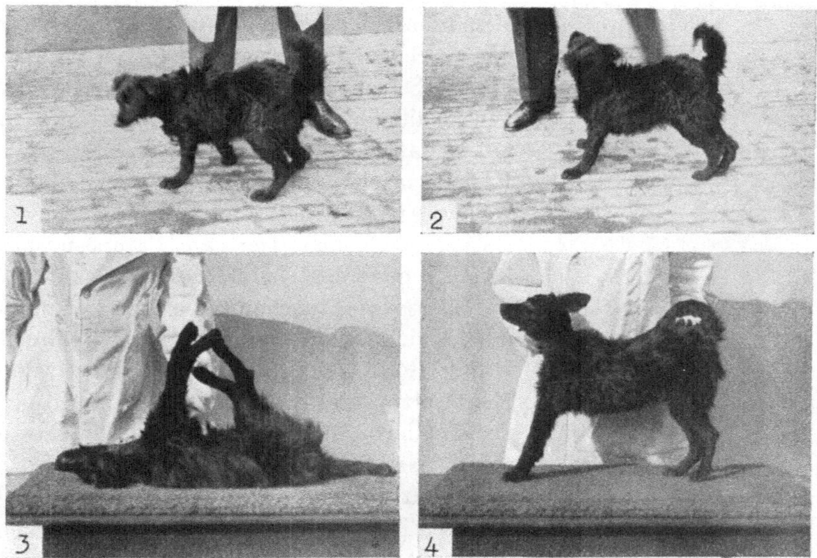

Abb. 79. Hund Robbie, dem zuerst das Großhirn und 6 Wochen später das Kleinhirn entfernt worden ist. 1. u. 2. Das Tier, 3 Wochen nach der Großhirnexstirpation, frei stehend. 3. u. 4. Das Tier, 6 Tage nach der Kleinhirn-, 46 Tage nach der Großhirnexstirpation. 3. In Rückenlage auf einer Unterlage hält das Tier die Pfoten in die Luft emporgestreckt. 4. Auf seine Pfoten gestellt, hält das Tier die Pfoten übermäßig gestreckt. Sie knicken unter dem Gewicht des Rumpfes nicht ein. Kopf und Schwanz werden ebenfalls gehoben gehalten. (In den ersten 3 Tagen nach der Kleinhirnexstirpation war die Starre viel ausgesprochener.)

Wenn man aber den Vorderkörper von der Unterlage hob, so daß das Tier auf die Hinterpfoten zu stehen kam, oder wenn beim Stehen auf allen Vieren ein leichter Druck auf das Becken ausgeübt wurde, klappten die Hinterpfoten sofort zusammen. Trotz deutlicher Hypertonie der Streckmuskeln konnten die Hinterpfoten auf der Wage nicht einmal einen Gegendruck von 2 kg aushalten (Abb. 80, Nr. 1). Auf seine Vorderpfoten gestellt, die, wenn sie nicht statisch beansprucht sind, einen erhöhten Widerstand gegen passive Beugung boten, konnte das Tier einen Sandsack von 5,3 kg auf den Schultern tragen (Abb. 80, Nr. 3). Die Vorderpfoten gaben auf der Wage bei einem Gegendruck von 9 kg noch nicht nach, sondern klappten erst bei mehr als 10 kg Gegendruck zusammen. Im Verhältnis zu dem Gegendruck von 15 und mehr Kilogramm, den die Vorderpfoten beim Thalamustier vor der Kleinhirnexstirpation auszuhalten vermochten, war ihr Widerstand aber doch jetzt auch deutlich herabgesetzt (siehe Tabelle 9).

Stütztonusstärke der Vorderpfoten beim Hunde Robbie:

38 Tage nach der Großhirnexstirpation, 2 Tage *vor* der Kleinhirnexstirpation:	46 Tage nach der Großhirnexstirpation, 6 Tage *nach* der Kleinhirnexstirpation:
+ 15 kg (— 16 kg),	+ 9 kg (— 10 kg).

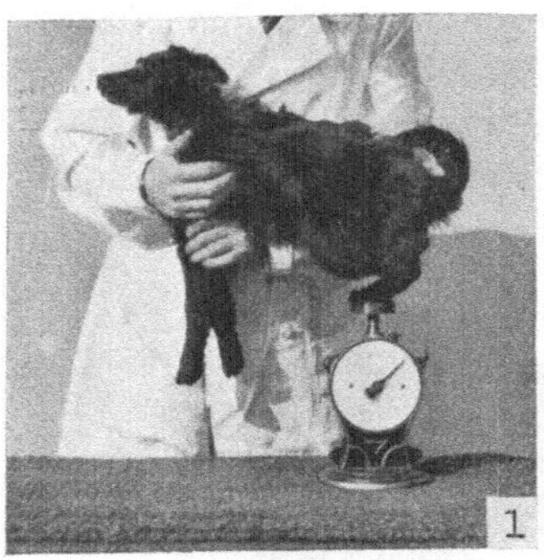

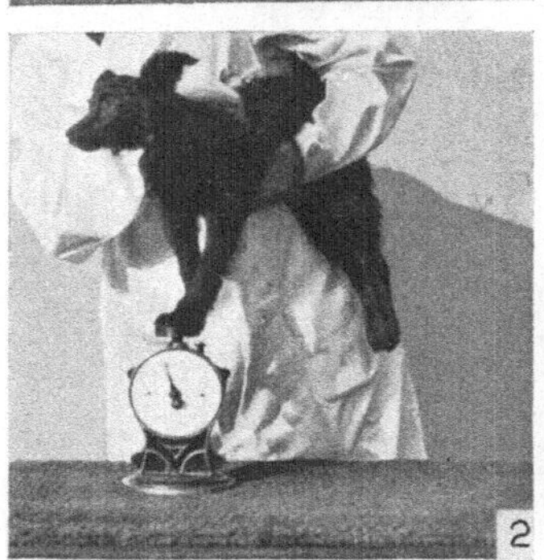

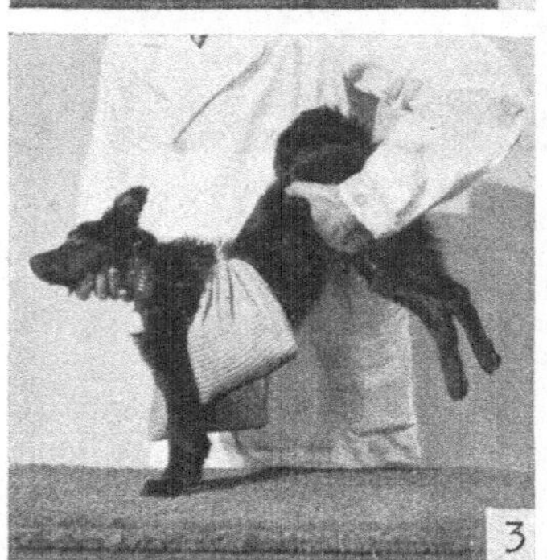

Abb. 80. Groß- und kleinhirnloser Hund Robbie (Körpergewicht 6,1 kg), 6 Tage nach der Kleinhirnexstirpation, 46 Tage nach der Großhirnexstirpation. 1. Bei einem Gegendruck von weniger als 2 kg können die Hinterpfoten den Rumpf nicht tragen und knicken ein. 2. Die Vorderpfoten können einem Gegendruck von 9 kg Widerstand leisten. 3. In Übereinstimmung damit klappen die Vorderpfoten auch nicht zusammen, wenn auf die Schultern ein Sandsack von 5,3 kg gelegt wird.

Im Gegensatz dazu gingen die Ellenbogen- und Schultergelenke, wenn man die Vorderpfoten statt mit den Sohlen mit dem Handrücken auf die Unterlage setzte, bei einem Gegendruck von 7 kg noch nicht (bei einem von 8 kg dagegen wohl) in Beugung, während die Vorderpfoten des großhirnlosen Tieres vor der Kleinhirnexstirpation bei Handrückenstellung bereits einem ganz geringen Druck nachgaben.

Die Streckstarre nahm am Ende der ersten Woche allmählich ab, der Stütztonus gleichzeitig zu, so daß die Hinterpfoten 3 Wochen nach der Kleinhirnexstirpation nicht mehr einknickten, wenn der Oberkörper vom Boden gehoben wurde. Leider starb das Tier an Staupeencephalitis 38 Tage nach der Kleinhirnexstirpation.

Ebenso wie beim intakten Tier bedingte also die Kleinhirnexstirpation beim großhirnlosen Hunde Robbie eine allmählich geringer werdende Herabsetzung der Stütztonusstärke; 38 Tage nach der Kleinhirnexstirpation hatte sich die Stütztonusstärke bei dem an Staupe leidenden Tier noch nicht ganz erholt. Nach Kleinhirnexstirpation beim intakten Tier erholt sich die Stütztonusstärke stets ganz. Ob auch nach Exstirpation des Kleinhirns bei einem großhirnlosen Tier die Stütztonusstärke wieder gleich stark wie vor der Kleinhirnexstirpation werden kann, wird durch die Beobachtungen am Hunde Robbie, mit Rücksicht auf die kurze Beobachtungszeit, nicht ausgeschlossen.

Die Exstirpation des Kleinhirns bei einem großhirnlosen Hunde verursachte also:

1. *eine abnorm große Neigung der Pfoten zur Streckstellung mit erhöhter Fixation der Extremitätengelenke gegen passive, nicht statische Beugung*;

2. *eine erhöhte Fixation der Schulter- und Ellenbogengelenke beim Aufstützen auf die Rückseite der Hände*;

3. *einen herabgesetzten Widerstand gegen einen auf die Sohlen ausgeübten Druck bei Stehstellung (herabgesetzte Stütztonusstärke)*;

4. *eine allmähliche Abnahme des erhöhten Strecktonus mit gleichzeitiger Zunahme des Stütztonus.*

E. Die Stütztonusstärke nach halbseitiger Großhirnexstirpation.

Nach halbseitiger Großhirnexstirpation können Hunde innerhalb der ersten 12 Stunden laufen; mithin muß die Stütztonusstärke der der Exstirpation homo- und kontralateralen Pfoten wenigstens ungefähr die Hälfte des Körpergewichts betragen. Die kontralateralen Pfoten zeigen eine erhöhte Neigung zur Streckstellung mit leicht erhöhtem Strecktonus. Ihre Stütztonusstärke zeigt sich aber trotzdem sowohl bei Belastung des Rückens als bei Prüfung mit der Wage in der ersten Zeit erheblich herabgesetzt.

So war z. B. Hund Dolf (Körpergewicht 8,5 kg) 3 Wochen nach Exstirpation der linken Großhirnhälfte noch nicht imstande einen Sandsack von 5,3 kg auf dem Rücken zu tragen; die rechte Hinterpfote knickte sofort ein, worauf sich ein Zusammenklappen der linken Hinterpfote anschloß. Wurde das Tier auf eine Pfote gesetzt, so gab die rechte Hinterpfote bereits bei Belastung des Beckens mit einem Sandsack von 1,7 kg sofort nach, während die linke erst bei einer Belastung von 5,3 kg zusammenklappte. Ebenfalls knickte die rechte Vorderpfote schon bei einer Schulterbelastung von 7 kg ein, die linke dagegen erst bei einer Last von 11 kg.

Nach halbseitiger Großhirnexstirpation zeigen also die kontralateralen Pfoten die bereits mehrmals beobachtete Kombination von erhöhtem Strecktonus mit herabgesetzter Stütztonusstärke.

In Tabelle 10 sind die mit der Wage bestimmten Werte der Stütztonusstärke nach halbseitiger Großhirnexstirpation angegeben.

Tabelle 10. Die Stütztonusstärke nach halbseitiger Großhirnexstirpation. (Die Tiere wurden abwechselnd auf eine der 4 Pfoten gesetzt.)

	Körpergewicht kg	Kontralaterale Vorderpfote kg	Homolaterale Vorderpfote kg	Kontralaterale Hinterpfote kg	Homolaterale Hinterpfote kg
Hund Putter					
vor d. Exstirpat.	6,5	+ *11* − 12	+ 11 − 12	+ *6* − 6½	+ 6 − 6½
12 T. p. op.	5,5	+ *7* − 9	+ 9 − 10½	+ *3½* − 4	+ 7 − 8
17 „ „ „		+ *6* − 8	+ 10 − 11	+ 3½ − 4	+ 7 − 8
Hund Bob					
vor d. Exstirpat.	8	+ *14* − 17	+ 14 − 17	+ *10* − 12	+ 10 − 12
9 T. p. op.		+ *10*	+ 16[1] − 20	+ *6* − 8	+ 10 − 11
22 „ „ „	7	+ *9* − 11	+ 11[1] − 13	+ *7* − 9	+ 9 − 11
Hund Jenny					
vor d. Exstirpat.	6	+ *10* − 11	+ 10 − 11	+ *7* − 8	+ 7 − 8
88 T. p. op.	5,2	+ *7* − 9	+ 10 − 11	+ *5½* − 6	+ 7 − 8
260 „ „ „	6	+ *9* − 10	+ 10 − 11	+ 4 − 5	+ 4 − 5
Hund Schwarzweißer					
12 T. p. op.	5			+ *3* − 3½	+ 5½ − 6½

Aus der Tabelle 10 ergibt sich, daß die Stütztonusstärke der kontralateralen Pfoten nach halbseitiger Großhirnexstirpation konstant herabgesetzt ist, später, besonders an den Vorderpfoten, wieder etwas zunimmt, jedoch noch nach langer Zeit hinter der Stütztonusstärke der homolateralen Pfoten zurücksteht. Ob sich dieser Unterschied mit der Zeit ausgleicht, so wie es der Fall ist nach halbseitiger Kleinhirnexstirpation, kann mangels genügenden Materials und ausreichender Beobachtungszeit nicht entschieden werden.

[1] Die Stütztonusstärke der homolateralen Pfoten ist bei diesem Tier wechselnd, je nachdem das Tier sich ruhig verhält oder stark erregt ist, und fortwährend Befreiungsversuche macht.

Bei Hund Jenny, der außerdem doppelseitig labyrinthektomiert wurde, war 260 Tage nach der halbseitigen Großhirnexstirpation der Unterschied der Stütztonusstärke zwischen beiden Seiten, sowohl an Vorder- wie an Hinterpfoten, fast verschwunden, und zwar an den Vorderpfoten infolge deutlicher Zunahme des Stütztonus an der kontralateralen Vorderpfote, an den Hinterpfoten dagegen infolge Abnahme der Stütztonusstärke an der homolateralen Hinterpfote (siehe Tabelle 10).

F. Die Stütztonusstärke beim halbseitig großhirnlosen, total kleinhirnlosen Hunde.

Bei den Hunden Vici und Däumling, bei denen außer der *rechten* Großhirnhälfte das ganze Kleinhirn entfernt ist, zeigen die *linken* Pfoten eine erhöhte

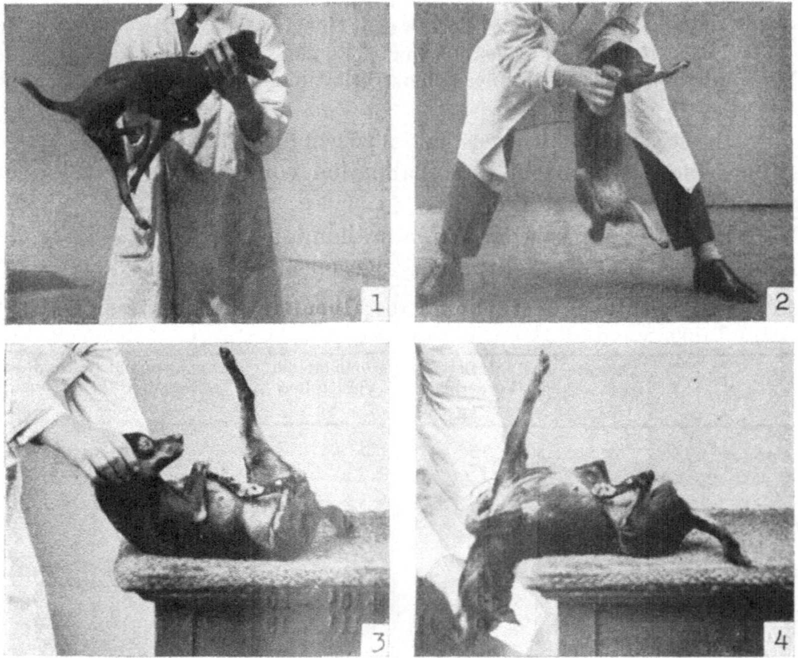

Abb. 81. Kleinhirnloser, rechtsseitig großhirnloser Hund Vici. 1. In Bauchlage in der Luft. Das Tier hält die rechten Pfoten gebeugt, die linken gestreckt, mit erhöhtem Strecktonus. 2. In Hängelage, Kopf oben, in der Luft. Das Tier hält ebenfalls die linken Pfoten gestreckt, die rechten gebeugt. (Die rechte Hinterpfote wird mit einer Hand festgehalten, um die in dieser Lage fortwährend ausgeführten Laufbewegungen, wobei die linken Pfoten ausgiebige Beuge- und Streckbewegungen, die gebeugt gehaltenen rechten Pfoten nur kleine Bewegungen ausführen, zu hemmen.) 3. u. 4. In Rückenlage auf einer Unterlage. Bei ventralwärts gerichteter Schnauze (3) wird die rechte Hinterpfote steif gestreckt in die Luft gehalten, bei unterhalb der Horizontalen gehaltener Schnauze (4) zeigt die rechte Vorderpfote Streckstellung mit erhöhtem Strecktonus.

Neigung zur Streckstellung (Abb. 81). Bei Bauchlage in der Luft u. a., werden die linken Pfoten gestreckt gehalten, und bieten passiver Beugung deutlichen Widerstand, während die rechten gebeugt sind und einen viel geringeren Strecktonus aufweisen.

Trotz dieser Erhöhung des Strecktonus erweist sich die Stütztonusstärke an den linken Pfoten stark herabgesetzt. Besonders deutlich ist dies zu beobachten, wenn die Tiere abwechselnd auf eine der vier Pfoten gestellt und dann Schulter bzw. Becken belastet werden. Beim Hund Vici knickt die linke Vorderpfote bereits bei einer Schulterbelastung von 1,7 kg ein, die rechte Vorderpfote kann dagegen eine Belastung der Schultern von 5,3 kg gut aushalten (Abb. 82).

Die Tonusverteilung zeigt also die gleichen Störungen wie nach ausschließlicher Exstirpation der rechten Großhirnhälfte. Jedoch sind auch deutliche Unterschiede zu beobachten.

Erstens ist die erhöhte Neigung der linken Pfoten zur Streckstellung mit starkem Strecktonus viel deutlicher ausgeprägt, zweitens ist die Herabsetzung der Stütztonusstärke viel stärker und auch an der linken Vorderpfote nachzuweisen. Und drittens war beim Hunde Vici sowohl der erhöhte Strecktonus wie die Herabsetzung der Stütztonus noch $1^1/_2$ Jahre nach der Exstirpation in gleicher Ausbildung vorhanden. Obwohl die rechten Pfoten eine ganz normale Stütztonusstärke zeigen und an diesen Pfoten der erhöhte Strecktonus fehlt, liegt doch der Gedanke nahe, daß die Kleinhirnexstirpation bei diesen Unterschieden eine Rolle spielt.

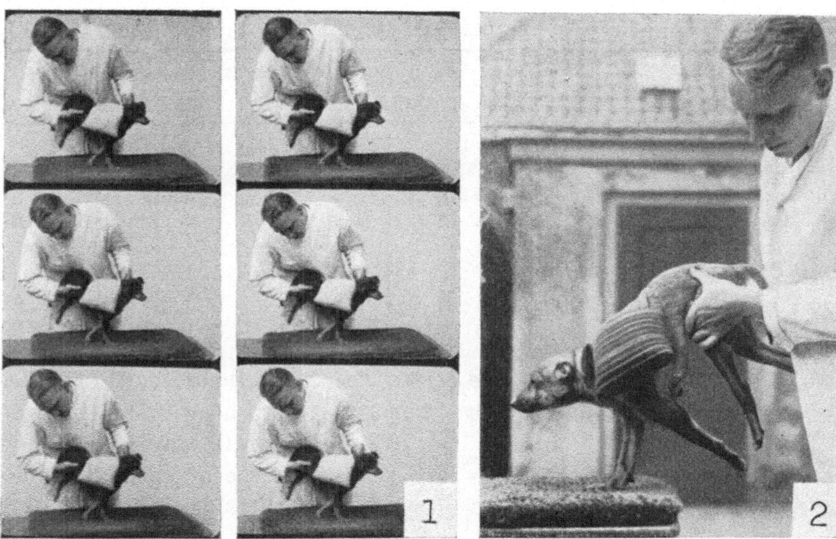

Abb. 82. 1. Hund Vici (Körpergewicht 5,1 kg). (Gleichzeitige Exstirpation des Kleinhirns und der rechten Großhirnhälfte am 7. April 1925.) Das Tier auf die rechte Vorderpfote gestellt. Die Pfote knickt bei einer Schulterbelastung von 5 kg nicht ein. Filmaufnahme am 20. Mai 1926. 2. Hund Däumling (Körpergewicht 5,3 kg). (Zweizeitige Exstirpation von Kleinhirn und rechtsseitiger Großhirnhälfte; Kleinhirnexstirpation am 30. Dezember 1925, Exstirpation der rechten Großhirnhälfte am 20. Februar 1926.) Das Tier, auf die rechte Vorderpfote gestellt, und die Schulter mit einem Sandsack von 5 kg belastet. Die Pfote knickt nicht ein. Photographische Aufnahme am 8. Mai 1926. Sowohl Hund Vici wie Hund Däumling halten die linke Vorderpfote oberhalb der Unterlage nach hinten gerichtet frei in der Luft (Fehlen der Stehbereitschaft). Bei beiden Tieren knickt diese Pfote schon bei einer Schulterbelastung von 1,7 kg ein.

Bemerkenswert ist noch, daß die linken Pfoten bei diesen Tieren außer propriozeptiven Stützreaktionen auch lebhafte Magnetreaktionen zeigen; die Abnahme der Stütztonusstärke kann also nicht auf ein Fehlen der exterozeptiven Komponente zurückgeführt werden.

Uns fehlt bis jetzt noch eine Erklärung für die Ursache der Störungen des Stütztonus bei diesen und den nur halbseitig großhirnlosen Tieren. Man muß sich hier mit Arbeitshypothesen und Spekulationen begnügen. So könnte man sich denken, daß bei der Anpassung des Stütztonus an die Belastung die kontralaterale Großhirnhälfte normalerweise einen fördernden Einfluß ausübt, der nach der Exstirpation fehlt, und der bei den ausschließlich halbseitig großhirnlosen Tieren teilweise durch das Kleinhirn kompensiert wird; ebenso möglich wäre aber auch eine andere Deutung, daß nämlich jede Großhirnhälfte auf die Anpassung der homolateralen Pfoten einen hemmenden Einfluß ausübt, der normalerweise durch die andere Großhirnhälfte und das Kleinhirn kompensiert wird.

Zur weiteren Erforschung dieser und verwandter Fragen sind unbedingt noch Untersuchungen der Stütztonusstärke bei total und halbseitig kleinhirnlosen Thalamushunden erforderlich.

G. Die Strecktonusstärke bei decerebrierten Hunden.

In den vorhergehenden Abschnitten haben wir gesehen, daß ein erhöhter Strecktonus fast stets von einer Abnahme der Stütztonusstärke begleitet ist. Wir gehen nun der Frage nach, bei welchem Druck auf die Sohlen die Pfoten decerebrierter Tiere nachgeben bzw. einknicken (Tabelle 11).

Tabelle 11.

	Tragkraft der Pfoten			
	vor der Decerebration		nach der Decerebration	
Hund A				
(Körpergewicht 5,2 kg)				
beide Vorderpfoten.	+ 15	− 17	+ 6	− 8
beide Hinterpfoten.	+ 12	− 14	+ 9	− 10
Hund B				
(Körpergewicht 6,5 kg)				
beide Vorderpfoten	+ 13	− 14	+ 13	− 14
beide Hinterpfoten.	+ 10	− 11	+ 8[1]	− 9

Die Untersuchung mit der Wage ergab, daß beim Hunde A (Abb. 6, Nr. 1), der nach der Decerebration eine besonders ausgesprochene Starre zeigte, die Tragkraft sowohl an den Vorder- wie an den Hinterpfoten deutlich herabgesetzt war. Bei Hund B (Abb. 6, Nr. 2), bei dem der Decerebrationsschnitt nicht caudal, sondern quer durch die roten Kerne gemacht wurde, und der eine mäßige Starre zeigte, war der Widerstand gegen Druck auf die Sohlen nur an den Hinterpfoten herabgesetzt, an den Vorderpfoten war er unverändert stark.

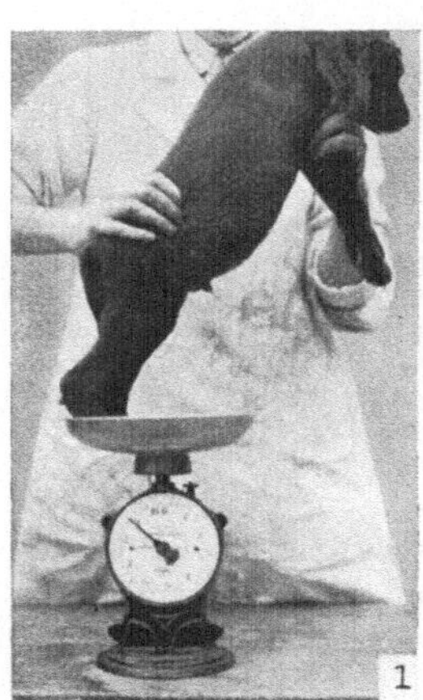

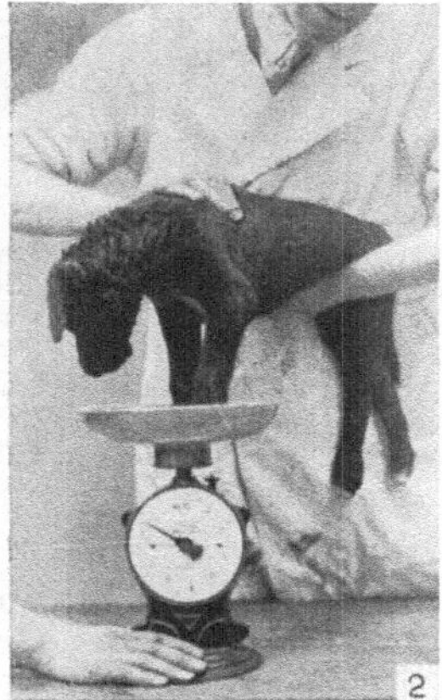

Abb. 83. Decerebrierter Hund B mit den Hinterpfoten (1) bzw. Vorderpfoten (2) auf eine Wage gestellt. Bei einem Gegendruck von 9 kg knicken weder Hinter- noch Vorderpfoten zusammen.

Beim Nachgeben der Vorderpfoten kommt es zuerst zu einer Beugung der Schulter- und Ellenbogengelenke, dann geht auf einmal das Handgelenk in Beugestellung, und zu gleicher Zeit knicken auch die übrigen Gelenke ganz ein. An den Hinterpfoten nimmt die Beugestellung von Hüft-, Knie- und Fuß-

[1] Bei stark gehobenem Rumpf + 9 (— 10) kg (siehe Abb. 83).

gelenken immer mehr zu, bis die Pfote ganz gebeugt ist. *Ein Heben und Versetzen der Pfoten, wie bei intakten Tieren, wird dabei niemals beobachtet.*

Erwähnenswert ist, daß decerebrierte Hunde eine geringe Belastung auf der Schulter, bzw. auf dem Becken, manchmal zuerst ganz gut ertragen können, doch nach verschieden langer Zeit, längstens nach 5 Minuten, die Pfoten langsam und allmählich mehr und mehr einknicken. Hiermit stimmt die Beobachtung von LIDDELL und SHERRINGTON überein, daß die myotatischen Reflexe meistes etwa 6 Minuten andauern[1]. Bei Rückenlage der Tiere ist unter dem Einfluß der tonischen Labyrinthreflexe der Widerstand der Pfoten gegen Druck auf die Sohlen oft stärker als bei Stehstellung (Tabelle 12).

Tabelle 12.

	Strecktonusstärke der Pfoten beim decerebrierten Hunde A in			
	Stehstellung kg		Rückenlage kg	
Beide Vorderpfoten	+ 6	− 8	+ 10	− 11
Beide Hinterpfoten	+ 9	− 10	+ 9	− 10

Bei Beugestellung der Endglieder ist die Tragkraft der Pfoten geringer, jedoch nicht aufgehoben (Abb. 83).

Tragkraft der Vorderpfoten beim Stehen

auf den Sohlen	beim Hund	A	+ 6 (− 8) kg
	„ „	B	+14 (−15) „
auf der Rückseite der Hände	„ „	A	+ 2 (− 3) „
	„ „	B	+ 6 (− 7) „.

Tragkraft der Hinterpfoten beim Stehen

auf den Sohlen	beim Hund	A	+ 9 (−10) kg
	„ „	B	+ 8 (− 9) „
auf der Rückseite der Zehen	„ „	A	+ 4 (− 5) „
	„ „	B	+ 6 (− 7) „.

Nach obigen Befunden übt die Beugung von Handgelenk und Fingern an den Vorderpfoten auf die Tragkraft einen viel größeren Einfluß als die Beugung der Zehen an den Hinterpfoten aus; wahrscheinlich liegt dies daran, daß die Streckmuskeln des Handgelenkes, die bei Beugung des Gelenkes stark gedehnt werden, an der Vorderseite des Humerus entspringen.

Warum die Pfoten decerebrierter Hunde, trotz starker reflektorischer Spannungszunahme der Streckmuskeln auf Dehnung, bei Stehstellung einen geringeren Druck ertragen als die intakter Hunde, ist noch unbekannt. LIDDELL u. SHERRINGTON (173) beobachteten an decerebrierten Tieren bei einer Dehnung von 1 mm eine Zunahme der Spannung der Kniestrecker von 2 kg. Ob vielleicht eine gleiche Dehnung bei intakten Tieren eine noch stärkere Zunahme bedingt, ist bis jetzt nicht untersucht.

Vermutlich spielen auch die tonischen Labyrinthreflexe bei dem geringeren Widerstand gegen Druck auf die Sohlen eine Rolle, steht doch der Kopf des auf

[1] In einer persönlichen Mitteilung sagt LIDDELL, daß er zuweilen auf geringe Dehnung myotatische Reflexe von der Dauer einer halben Stunde beobachtet habe, daß jedoch die reflektorische Anspannung des Quadriceps einer decerebrierten Katze auf starke Dehnung, wie z. B. auf Dehnung von 7 mm, nicht länger als 5—10 Minuten anhalte.

seine Pfoten gestellten Tieres in der Minimumstellung dieser Reflexe, und nach LIDDELL u. SHERRINGTON (174) ist die Spannungszunahme auf Dehnung bei den decerebrierten Tieren in dieser Kopfstellung viel geringer als bei Rückenlage des Kopfes (Maximumstellung). Außerdem fehlt den decerebrierten Tieren die Magnetreaktion, während die Wirkung der statischen Beanspruchung der Sohlen noch nicht genau untersucht ist.

H. Die Stütztonusstärke bei labyrinthlosen Hunden.

EWALD hat nach Labyrinthexstirpation vorübergehend eine Herabsetzung des Tonus der Extremitätenmuskeln an der labyrinthektomierten Seite nachgewiesen. Bei einigen von DE KLEYN beiderseits labyrinthektomierten Hunden wurde daraufhin auch die Stütztonusstärke untersucht, jedoch konnte eine *deutliche Änderung der Stütztonusstärke nicht festgestellt werden.*

So beträgt z. B. die Stütztonusstärke beim Hund Jenny:

	unmittelbar vor der Exstirpation		18 Stunden nach der Exstirpation	
der beiden Vorderpfoten	+20	−21	+20	−21
einer Vorderpfote	+10	−11	+10	−11
einer Hinterpfote	+ 6	− 7	+ $5^1/_2$	− $6^1/_2$

und beim Hund Max:

	unmittelbar vor der Exstirpation		3 Tage nach der Exstirpation	
der beiden Vorderpfoten	+17		+16	−17
einer Vorderpfote	+ 9	−10	+ 8	− 9
beider Hinterpfoten	+12	−14	+14	−16
einer Hinterpfote	+ 7	− 8	+ 7	− 8

Beim labyrinthlosen Hunde Jenny löste die späterhin ausgeführte Exstirpation der linken Großhirnhälfte, genau wie beim intakten Hunde, einen erhöhten Strecktonus und eine herabgesetzte Stütztonusstärke an den rechten Pfoten aus.

J. Über die Stütztonusstärke des Menschen.

Bezüglich der Stütztonusstärke bei Erkrankungen des Zentralnervensystems liegen keine genauen Bestimmungen vor. Man kann oft beobachten, daß Hemiplegiker beim Stehen sich nur auf das intakte Bein stützen und die Muskeln dieser Extremität sich dann härter und gespannter anfühlen, als die Muskeln des hypertonischen, gelähmten Beines. THÉVENARD teilt einen Fall von postencephalitischem linksseitigen Hemiparkinsonismus bei einer Frau mit, die in Rückenlage eine deutliche Hypertonie und deutlich erhöhten Widerstand gegen passive Bewegungen des linken Beines zeigt. Beim Stehen stützt sich die Frau aber auf das rechte Bein, dessen Muskeln sich härter anfühlen als die der kranken linken Seite, dabei ist dann die rechte Patella fixiert, während die linke sehr leicht nach den Seiten hin zu verschieben ist. Die Kranke kann allein nur auf dem rechten Bein gut stehen, auf dem linken Bein dagegen fast gar nicht. (La station à cloche-pied sur la jambe droite est bonne. Elle est presque impossible sur la jambe gauche.) In der Literatur fehlt es nicht an ähnlichen Beobachtungen, aus denen hervorgeht, daß der klinische Begriff der Hypertonie nicht eine erhöhte Stütztonusstärke in sich schließt, sondern daß auch beim Menschen eine Hypertonie der Beinmuskeln mit einer herabgesetzten Stütztonusstärke einhergehen kann.

Zusammenfassend ergeben also die Bestimmungen der Stütztonusstärke:

1. Nach Kleinhirnexstirpation ist sie zuerst deutlich herabgesetzt, manchmal sogar fast gleich Null; später jedoch ist sie nicht geringer, bei Rückenlage sogar fast stets größer als bei intakten Hunden.

2. Nach halbseitiger Kleinhirnexstirpation ist die Stütztonusstärke der der Exstirpation homolateralen Pfoten manchmal zuerst stark herabgesetzt und schwächer als an den kontralateralen Pfoten, sie nimmt jedoch allmählich zu, und ist schließlich bei abwechselndem Stehen auf linken und rechten Pfoten an beiden Seiten gleich und so stark wie bei intakten Hunden; bei Rückenlage der Tiere ist sie meistens an den homolateralen Pfoten größer als an den kontralateralen.

3. Nach Großhirnexstirpation ist die Stütztonusstärke der Pfoten erheblich herabgesetzt, trotzdem ist sie bereits innerhalb der ersten 24 Stunden nach der Exstirpation so stark, daß sie den Körper zu tragen vermag. Die Abnahme an den Vorderpfoten verschwindet im allgemeinen bald wieder, an den Hinterpfoten blieb sie dagegen (zwar nicht regelmäßig) längere Zeit, manchmal sogar dauernd, bestehen.

4. Bei einem kleinhirn- und großhirnlosen Hunde war die Stütztonusstärke während der 6 Wochen, die das Tier am Leben blieb, herabgesetzt und geringer als nach ausschließlicher Großhirnexstirpation, jedoch zeigte sie auch da eine allmähliche Zunahme.

5. Nach halbseitiger Großhirnexstirpation zeigen die Tiere an den kontralateralen Pfoten, obwohl sie fast immer innerhalb der ersten 12—24 Stunden schon wieder stehen und laufen können, eine erhebliche Abnahme der Stütztonusstärke, die noch nach mehreren Wochen deutlich vorhanden ist.

6. Bei zwei halbseitig großhirnlosen, total kleinhirnlosen Hunden bestand eine sehr starke Verminderung der Stütztonusstärke an den der Großhirnexstirpation kontralateralen Pfoten, die bei einem der Tiere $1^1/_2$ Jahre nach der Exstirpation noch nachzuweisen war.

7. Die Pfoten decerebrierter Hunde zeigen in Stehstellung keinen erhöhten, sondern meistens einen deutlich herabgesetzten Widerstand gegen Druck auf die Sohlen, bei Rückenlage der Tiere ist der Widerstand allerdings manchmal stärker als bei Stehstellung und sogar stärker als bei intakten Hunden in gleicher Lage.

8. Die doppelseitige Labyrinthexstirpation hat keine deutliche Abnahme der Stütztonusstärke zur Folge.

9. Man findet häufig das Zusammentreffen von herabgesetzter Stütztonusstärke mit einer abnorm starken Neigung der Pfoten zur Streckstellung bei erhöhtem Strecktonus.

10. Intakte Hunde haben in Rückenlage meistens eine viel geringere Stütztonusstärke als bei Stehstellung, dieselbe Erscheinung findet sich auch, jedoch nicht konstant, bei Thalamushunden und ebenso, allerdings in viel geringerem Maße, bei kleinhirnlosen Tieren; bei decerebrierten Tieren dagegen ist der Widerstand gegen Druck auf die Sohlen bei Rückenlage meistens größer als bei Stehstellung.

Die Rückenlage übt also auf den Stütztonus einen hemmenden Einfluß aus, der bei intakten und großhirnlosen Hunden den Stütztonus stark, bei kleinhirnlosen dagegen nur wenig herabsetzt und bei halbseitig kleinhirnlosen an den der Exstirpation kontralateralen Pfoten meistens eine stärkere Abnahme bewirkt als an den homolateralen. Bei decerebrierten Tieren fehlt dieser Einfluß.

Tabelle 13. Gewicht der Rückenbelastung, die die Tiere in normaler Stehstellung auf allen Vieren tragen können.

	Körpergewicht kg	Rückenbelastung kg
Schwarzer normaler Hund	7,6	+ 5,3 (− 8,8)
Erik, $2^1/_2$ Jahre nach Kleinhirnexstirpation	7	+ 9
Moor, 1 Jahr nach Kleinhirnexstirpation	9	+ 12—14 (− 15,5)
Peter, 1 Jahr nach Exstirpation der rechten Kleinhirnhälfte	12	+ 12
Fox, 3 Monate nach Exstirpation der rechten Kleinhirnhälfte	7,8	+ 8
Robbie, 1 Monat nach Großhirnexstirpation	6,5	− 1,7
Miesel, 1 Monat nach Großhirnexstirpation	6,7	− 1,7
Bob, 6 Tage nach Großhirnexstirpation	6,5	+ 5,3
Fuchs, 10 Monate nach Großhirnexstirpation	8	− 2

Tabelle 14. Stütztonusstärke der vier Pfoten bei gleichzeitigem Druck auf Schulter und Becken.

	Körpergewicht kg	Stütztonusstärke der 4 Pfoten kg	
Schwarzer normaler Hund	8	+ 30—35	(− 40)
Kleinhirnlose Hunde:			
Moor	9	+ 40—45	(− 50)
Erik	7	+ 30	(− 32)
Piccolino	4,6	+ 20	(− 22)

Tabelle 15. Stütztonusstärke beim Stehen auf zwei Pfoten.

	Körpergewicht kg	Stütztonusstärke der 2 Vorderpfoten kg	Stütztonusstärke der 2 Hinterpfoten kg
Hunde:			
Schwarzer, normaler Hund	8	+ 24	+ 15 − 18
Wolf, kleinhirnlos	$9^1/_2$	+ 35	+ 27
Moor, kleinhirnlos	9	+ 30	+ 20
Erik, kleinhirnlos	7	+ 23	+ 15
Piccolino, kleinhirnlos	4,6	+ 18	+ 9
Peter, halbseitig kleinhirnlos	12	+ 35	+ 25
Fox, halbseitig kleinhirnlos			
Miesel, großhirnlos, nach 4 Wochen	6,7	+ 16	+ $3^1/_2$ (− $4^1/_2$)
nach 5 Wochen		+ 20	+ 4 (− 6)
Robbie, großhirnlos, nach 4 Wochen	6,5	+ 9	
nach 5 Wochen	6,8	+ 15	+ 3 (− 4)
3 Wochen nach Kleinhirnexstirpation		+ 9	− 2
Bob, großhirnlos, nach 10 Tagen	6,5		+ 20
nach 12 Tagen			+ 20 − 25
Fuchs, großhirnlos, nach 10 Monaten	8,5	+ 18	− 3
Katzen:			
Carolus, kleinhirnlos, nach 2 Jahren	4,35	+ 11	+ 10
Pierrette, kleinhirnlos, nach 2 Jahren	4	+ 10	+ 7,5
Nikker, kleinhirnlos, nach 2 Monaten	2,1	+ 4,5	+ 3,8

Tabelle 16. Stütztonusstärke beim Stehen auf einer Pfote.

	Körpergewicht in kg	Stütztonusstärke der rechte Vorderpfote kg	linke Vorderpfote kg	rechte Hinterpfote kg	linke Hinterpfote kg
Schwarzer normaler Hund	8	+11	+11	+ 9	+ 9
Wolf, kleinhirnlos	9,5	+17	+17	+12	+12
Moor, kleinhirnlos	9	+13–15	+13–15	+10–13	+10–13
Erik, kleinhirnlos	7	+13	+13	+ 8	+ 8
Piccolino, kleinhirnlos	4,6	+ 9	+ 9	+ $4^1/_2$	+ $4^1/_2$
Miesel, großhirnlos	5,3	+11	+11	– 2	– 2
Robbie, großhirnlos	6,8	+ 7	+ 7	– 2	– 2
Bob, großhirnlos	7,5	+11–13	+11–13	+ 9	+ 9
Fuchs, großhirnlos	8	+11	+11	– 2	– 2
Peter, rechtsseitig kleinhirnlos	12	+17	+17	+13	+13
Fox, rechtsseitig kleinhirnlos	8,5	+15	+15	+10,5	+10,5
Bob, linksseitig großhirnlos	7,5	+10	+16	+ 6	+10
Putter, linksseitig großhirnlos	6,5	+ 6–7	+ 9–10	+ $3^1/_2$	+ 7
Schwarzweiß, linksseitig großhirnlos	5			+ 3	+ $5^1/_2$
Jenny, linksseitig großhirnlos	5,2	+ 7	+10	+ $5^1/_2$	+ 7

VII. Die Änderungen des Stütztonus bei Heben und Senken des Kopfes. Der Stütztonus und der Vertebra-prominens-Reflex.

Die Stärke des Stütztonus kann durch Änderungen statischer Verhältnisse, z. B. durch Stellungsänderungen der Unterlage des Tieres, beeinflußt werden. Die Anpassung des Stütztonus an statische Verhältnisse ist bedingt durch das

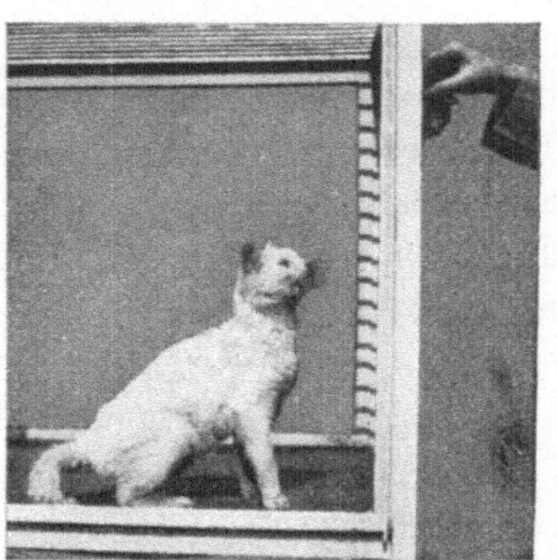

1

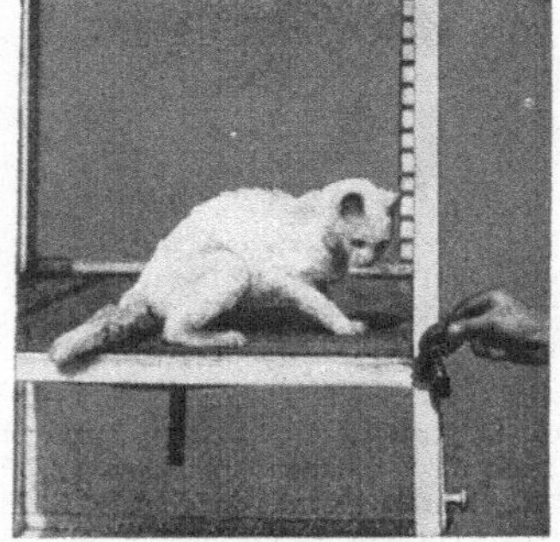

2

Abb. 84. Normale Katze. 1. Das Tier hebt den Kopf und sieht nach einem in der Luft gehaltenen Stück Fleisch. Entsprechend der Wirkung der tonischen Halsreflexe tritt eine starke Streckung der Vorderpfoten mit Hebung des Vorderkörpers ein. 2. Das Fleisch wird am Boden gehalten. Das Tier sieht nach unten und hält den Kopf ventralwärts gebeugt. Infolgedessen sind die Vorderpfoten in Beugestellung und der Vorderkörper hat sich dem Boden genähert. (Aus R. MAGNUS: Körperstellung, Abb. 32 u. 33.)

Zusammenwirken zahlreicher Reflexe, die von den verschiedensten Körperteilen ausgehen. Es wird nun unsere Aufgabe sein, diese Reflexe in den folgenden Kapiteln ausführlich zu besprechen.

MAGNUS u. DE KLEYN (139) haben gezeigt, daß sich bei decerebrierten Tieren Pfotenstellungen und Tonus der Extremitätenmuskeln bei Heben und Senken des Kopfes ganz gesetzmäßig verändern (tonische Hals- und Labyrinthreflexe). Kopfheben bewirkt bei decerebrierten Hunden und Katzen an den Vorderpfoten eine Zunahme, an den Hinterpfoten eine Abnahme der Streckstellung und des Strecktonus, umgekehrt kommt es bei Kopfsenken zu einer Abnahme der Streckstellung an den Vorderpfoten und einer Zunahme an den Hinterpfoten. Diese Reaktionen sind bei decerebrierten Tieren in Bauch-, Seiten- und Rückenlage vorhanden. Nach Magnus und de Kleyn kann der Einfluß der tonischen Hals- und Labyrinthreflexe auch im täglichen Leben intakter Tiere nachgewiesen werden (Abbild. 84).

Demgegenüber zeigen aber bei Heben und Senken des Kopfes weder intakte noch großhirn- und kleinhirnlose Hunde und Katzen in Seiten- und Rückenlage irgendwie deutliche Veränderungen des Muskeltonus und der Extremitätenstellungen (Abb. 85).

Diesen Widerspruch haben die Untersuchungen über den Stütztonus zu klären vermocht. Legt man einen kleinhirnlosen Hund auf den Rücken, die Schnauze vertikal nach oben oder ventralwärts gerichtet, dann gehen die Hinterpfoten, wie wir gesehen haben, auf statische Beanspruchung sofort in Streckstellung und sind durch Druck auf die Sohlen schwer zu beugen. Wird der Kopf langsam hintenüber bewegt, so fühlt man, wie sich der Widerstand verringert und bei Senkung des Kopfes bis unter die Horizontale nach einer geringen Spanne Zeit auf einmal nachläßt, zu gleicher Zeit werden dabei die Hinterpfoten nach vorn bewegt (Abb. 86). Umgekehrt werden bei Ventralbewegung des Kopfes die statisch beanspruchten Hinterpfoten, sobald die Schnauze oderhalb der Horizontalen steht, wieder gestreckt, wobei die aufgelegte Hand mit erheblicher Kraft weggestoßen wird.

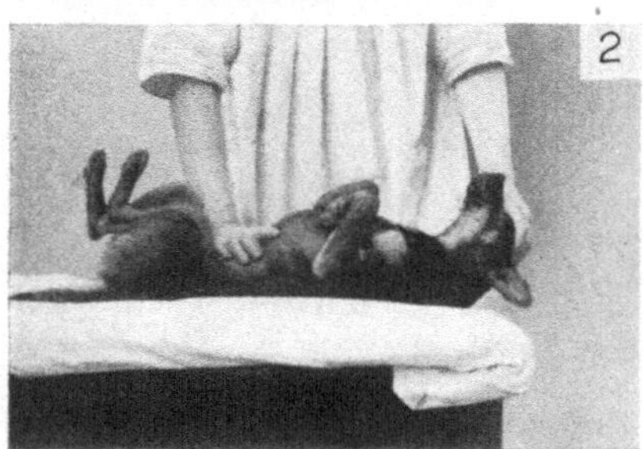

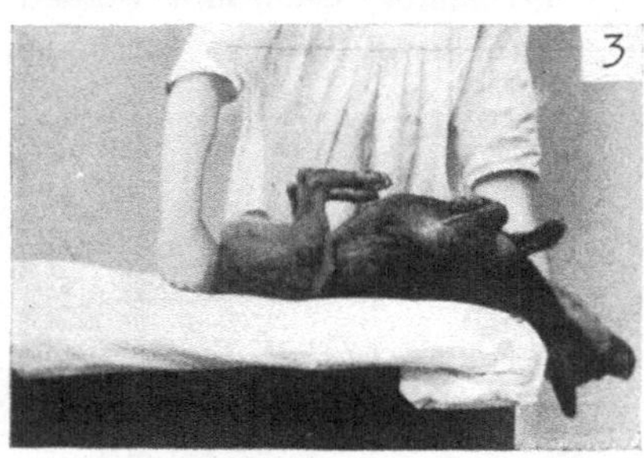

Abb. 85. Kleinhirnloser Hund Moor in Rückenlage. 1. Schnauze in ventraler Richtung. 2. Schnauze vertikal nach oben gehalten. 3. Schnauze bis unter die Horizontale gesenkt in dorsaler Richtung. Die Kopfstellung übt keinen deutlichen Einfluß auf die Stellung der Pfoten aus.

Bei Rückenlage ist also der Stütztonus maximal stark, wenn die Schnauze vertikal nach oben oder ventralwärts gerichtet ist, dagegen ist er gleich Null, wenn die Schnauze 45—60° unter der Horizontalen gehalten wird. Bei ersterer Kopfstellung tritt die Magnetreaktion lebhaft auf, während sie bei letzterer fehlt; weder auf Berührung noch auf statische Beanspruchung kommt es zu einer Streckung der Hinterpfoten (Abb. 87).

Auch auf den Stütztonus der Vorderpfoten übt Kopfheben und -senken bei Rückenlage einen deutlichen, wenn auch nicht so starken Einfluß aus. Im

Gegensatz zu den Hinterpfoten sind Streckstellung und Widerstand gegen Beugung der statisch beanspruchten Vorderpfoten maximal, wenn die Schnauze unter-

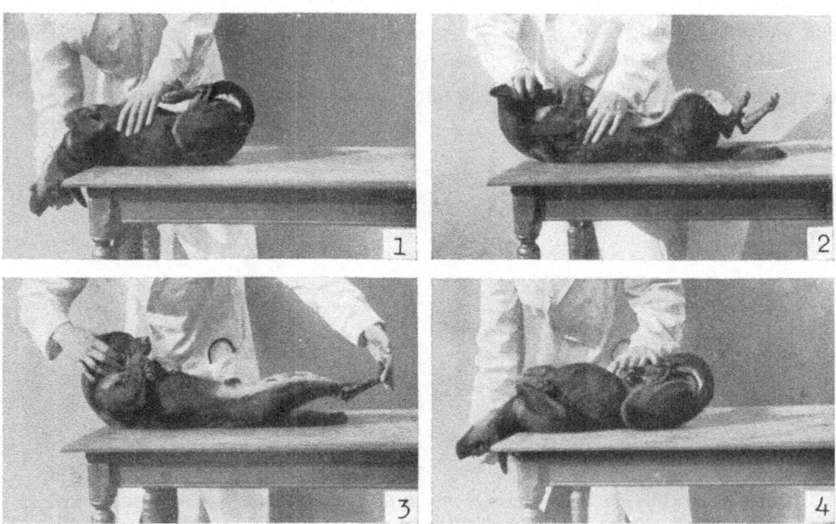

Abb. 86. Einfluß von Kopfheben und -senken auf die Stellung und den Stütztonus der Hinterpfoten beim kleinhirnlosen Hund Moor in Rückenlage. 1. u. 2. Die Hinterpfoten befinden sich sowohl bei hintenüber gestrecktem, wie bei vornüber gebeugtem Kopf in Beugestellung. 3. Bei ventralwärts gerichteter Schnauze werden die Hinterpfoten auf statische Beanspruchung nach hinten gestreckt, und die auf die Sohlen gelegte Hand wird mit Kraft fortgestoßen. 4. Auf Dorsalbewegung des Kopfes bis unter die Horizontale lassen Streckung und Fixation in Streckstellung der Hinterpfoten nach, diese werden gebeugt und nach vorn bewegt.

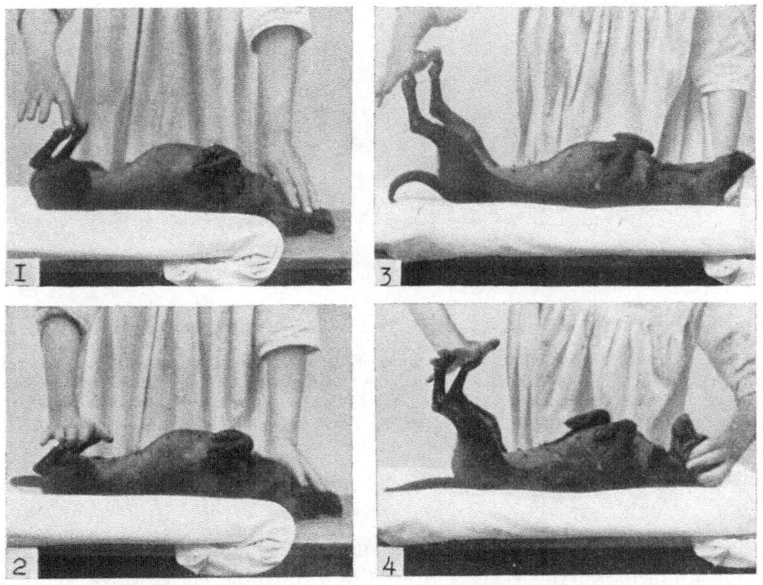

Abb. 87. Einfluß der Kopfstellung auf die Magnet- und Stützreaktionen der Hinterpfoten beim kleinhirnlosen Hunde Piccolino in Rückenlage. 1. u. 2. Bei Rückenlage, die Schnauze unterhalb der Horizontalen, kommt es weder auf Berührung (1) noch auf statische Beanspruchung (2) zu einer Streckung der Hinterpfoten. 3. u. 4. Dagegen tritt eine lebhafte Magnetreaktion auf Berührung der Sohle bei Rückenlage mit nach oben gerichteter Schnauze auf (3), Druck auf die Sohlen trifft dann auf erheblichen Widerstand (4).

halb der Horizontalen liegt, wesentlich geringer bei vertikal nach oben und besonders bei ventralwärts gerichteter Schnauze, jedoch ist auch hier der Stütztonus immer noch deutlich vorhanden.

Bei Seitenlage und Stehstellung ist der gleiche Einfluß der Kopfstellung zu beobachten. Wird beim stehenden Hund der Kopf vornüber bewegt, dann strecken sich die Hinterpfoten stark nach hinten, während die Vorderpfoten in

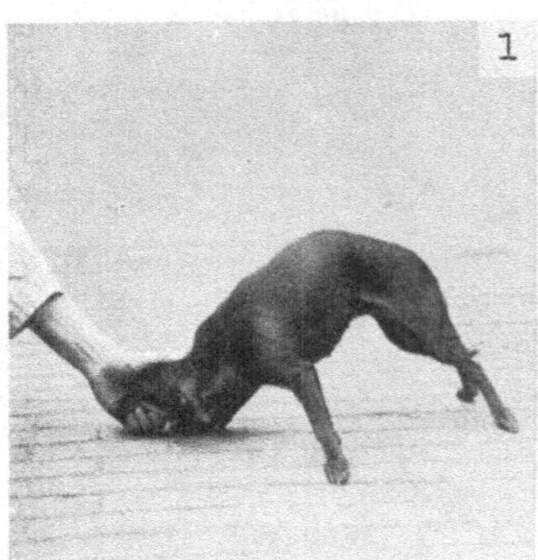

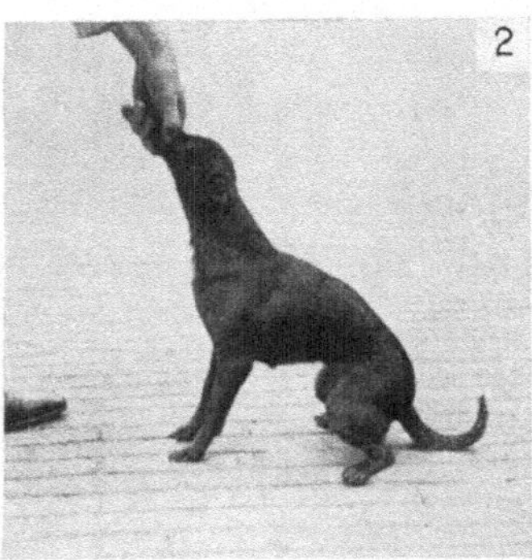

Abb. 88. Einfluß von Kopfheben und -senken auf den Stütztonus der Pfoten beim kleinhirnlosen Hunde Piccolino in Stehstellung. 1. Bei passiv gesenktem Kopf sind die Hinterpfoten gestreckt und zeigen starken Stütztonus, während die Vorderpfoten in den Schulter- und Ellenbogengelenken etwas gebeugt sind. 2. Auf passive Hebung des Kopfes knicken die Hinterpfoten ein, die Vorderpfoten strecken sich maximal.

den Schulter- und Ellenbogengelenken etwas einknicken (Abb. 88, Nr. 1). Bei Kopfheben nimmt der Stütztonus der Hinterpfoten ab und verschwindet, wenn die Schnauze bis oder über die Vertikale hinaus dorsalwärts bewegt wird. Die Hinterpfoten knicken dann meist von selbst ein und werden gleichzeitig nach

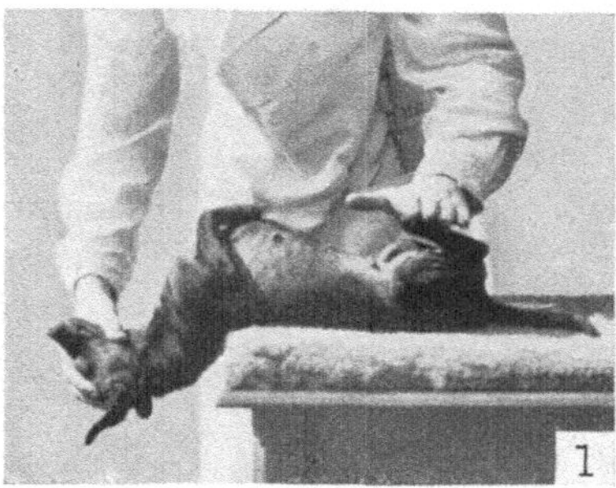

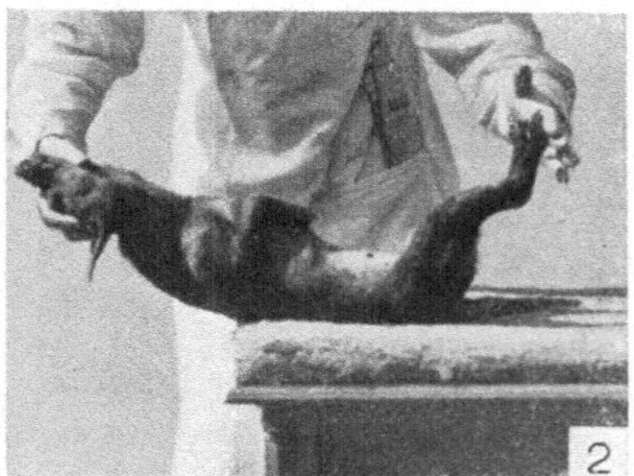

Abb. 89. Beim kleinhirnlosen Hunde Piccolino wird der Hals zum Rumpf dorsal- (1) und ventralwärts bewegt (2), während der Kopf mit der Schnauze oberhalb der Horizontalen in einem Winkel von 45° gehalten wird. Obwohl die Stellung des Kopfes im Raum sich dabei nicht ändert, zeigen die Hinterpfoten bei ventralflektiertem Hals (2) einen deutlichen Stütztonus, der bei Dorsalbewegung des Halses nachläßt (1).

vorn bewegt. Die Vorderpfoten sind bei gehobenem Kopf ganz gestreckt und bieten dem Druck auf die Schulter maximalen Widerstand (Abb. 88, Nr. 2).

Die Reaktionen auf Heben und Senken des Kopfes sind in erster Linie durch die Stellungsänderungen des Halses, durch die tonischen Halsreflexe, bedingt. Daß die tonischen Labyrinthreflexe dabei eine untergeordnete Rolle spielen, ergibt sich aus folgenden Beobachtungen: Erstens lösen die Dorsal- und Ventralbewegungen des Kopfes ähnliche Stütztonusänderungen der Extremitäten bei Stehstellung und Rückenlage aus, obwohl die Stellungsänderungen der Labyrinthe dabei nicht dieselben sind. Zweitens üben Kopfheben und -senken, ebenso wie die tonischen Halsreflexe, einen entgegengesetzen Einfluß auf den Tonus der Vorder- und Hinterpfoten aus, die tonischen Labyrinthreflexe dagegen einen gleichgerichteten. Drittens zeigen die Pfoten noch typische Veränderungen ihres Stütztonus, wenn man nur die Stellung des Halses zum Rumpf und nicht die Stellung des Kopfes im Raum ändert (Abb. 89). Viertens treten die Stellungs- und Stütztonusveränderungen auch bei labyrinthlosen Hunden deutlich auf. Zur Auslösung dieser Änderungen brauchen Kopf und Hals sogar gar nicht bewegt zu werden,

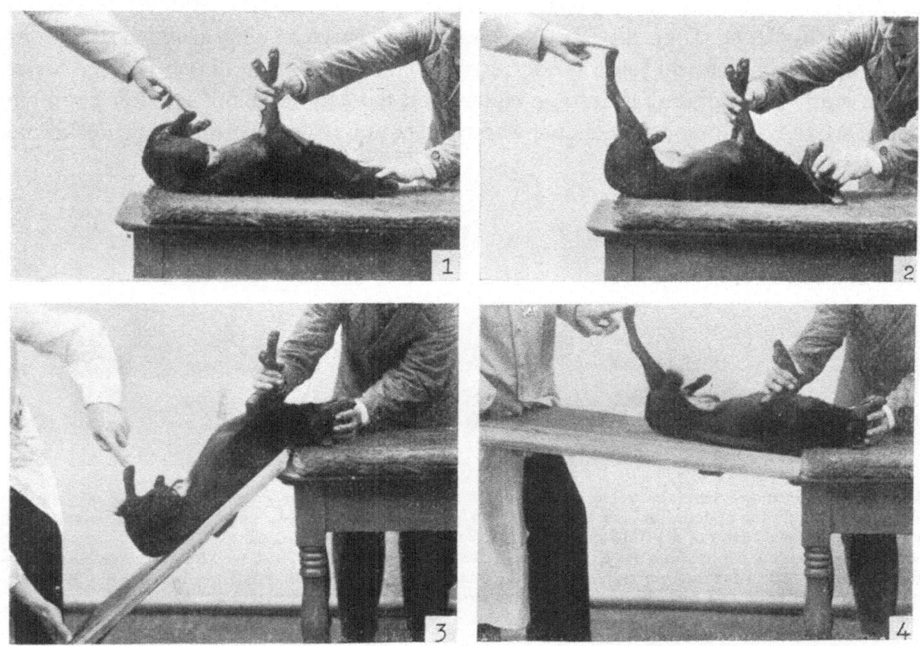

Abb. 90. 1. Kleinhirnloser Hund Erik in Rückenlage, mit dem Nacken platt auf der Unterlage, die Schnauze horizontal. Auf Berührung der Sohle zeigt die Hinterpfote keine deutliche Magnetreaktion. 2. Ohne die Stellung des Halses zu ändern, wird der Kopf im Atlanto-Occipitalgelenk ventralflektiert bis die Schnauze vertikal nach oben gerichtet ist. Auf Berührung der Sohle geht die Hinterpfote sofort in Streckstellung und wird in dieser Stellung fixiert. 3. Kleinhirnloser Hund Erik in Rückenlage, der Nacken liegt auf einem Tisch, die Schnauze ist in einem Winkel von 45° nach oben gerichtet, während der Rumpf auf einem Brett liegt, das am Schwanzende auf und nieder bewegt wird. Wird das Brettende bis unter die Tischfläche bewegt, dann löst Berührung der Sohlen keine Magnetreaktion der Hinterpfoten aus. 4. Diese tritt dagegen sofort auf, wenn das Brettende in der Höhe, oberhalb der Tischfläche, gehalten wird.

sie treten ebenfalls auf, wenn bei gleichbleibender Stellung von Kopf und Hals der Rumpf dorsal- und ventralwärts bewegt wird (Abb. 90, Nr. 3 und 4). Sowohl die Stellung des Kopfes zum Hals im Atlanto-Occipitalgelenk (Abb. 90, Nr. 1 und 2), wie des Halses zum Rumpf (Abb. 90, Nr. 3 und 4) üben einen Einfluß aus.

Die Ventralbewegung des Kopfes übt, ebenso wie die ventralwärtige Bewegung des Halses, einen fördernden Einfluß auf die Magnet- und Stützreaktionen der Hinterpfoten aus, während diese durch dorsalwärts gerichtete Stellungsänderung gehemmt werden.

Der Einfluß von Stellungsänderungen des Kopfes im Atlanto-Occipitalgelenk ist bei Rückenlage dann besonders deutlich zu beobachten, wenn der Hals zum Rumpf dorsalwärts gerichtet ist (Abb. 91).

Magnus und de Kleyn konnten bei decerebrierten Katzen keinen deutlichen Einfluß von Stellungsänderungen im Atlanto-Occipitalgelenk auf den Strecktonus feststellen. Magnus u. Storm van Leeuwen (190) haben nachgewiesen, daß die Erregungen für die tonischen Halsreflexe bei Katzen von den oralen Halsteilen ausgehen, da die Reflexe nach Durchtrennung der hinteren Wurzeln von C I, C II und C III aufgehoben sind. Wie aus unseren Beobachtungen hervorgeht, können beim Hunde auch Erregungen von den übrigen Halsteilen tonische Halsreflexe auslösen.

Die Halsreflexe wirken auf den Stütztonus tonisch, d. h. der Stütztonus der Hinterpfoten bleibt so lange bestehen, wie Kopf und Hals ventralwärts gebeugt sind (bis 45 und mehr Minuten).

Bei der Regulation des Stütztonus spielen also die durch Stellungsänderungen der verschiedenen Teile des Halses ausgelösten Reflexe eine große Rolle, wenn auch nicht alle beobachteten Änderungen als direkte Folge dieser Reflexe anzusehen sind. So ändert sich, infolge Heben und Senken des Kopfes bei Rückenlage der Tiere die Stellung des Beckens, wodurch sekundär eine Veränderung des Stütz-

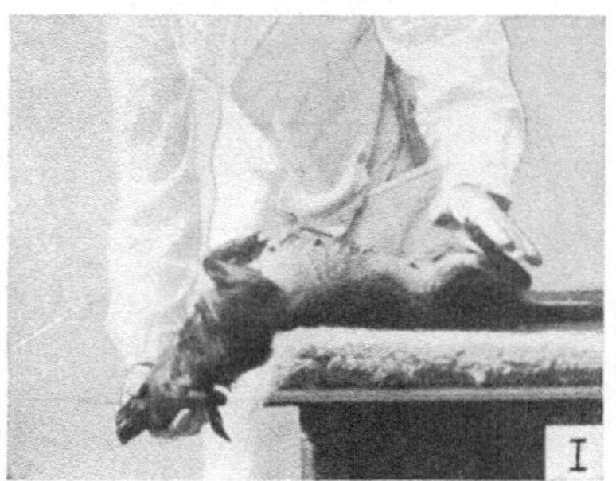

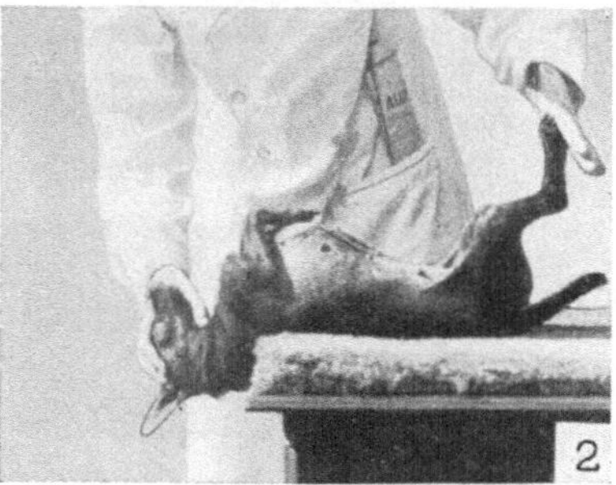

Abb. 91. Kleinhirnloser Hund Piccolino in Rückenlage auf einem Tisch; der Hals wird zum Rumpf über den Tischrand dorsalwärts gestellt, und der Kopf wird zum Hals dorsal- und ventralwärts bewegt. Bei Dorsalflexion verschwindet der Stütztonus der Hinterpfoten (1), bei Ventralflexion kehrt er zusammen mit der Magnetreaktion wieder. Der Einfluß der Stellung des Kopfes zum Hals steht hier also über dem Einfluß der Stellung des Halses zum Rumpf. (Diese Änderungen treten auch auf, wenn der vordere Halsteil fixiert wird, und die Stellungsänderungen nur im Atlanto-Occipitalgelenk stattfinden.)

tonus bedingt wird (siehe Kapitel X), jedoch zeigen die Pfoten auch die typischen Veränderungen, wenn das Becken an der Schwanzwurzel auf der Unterlage fixiert wird. Hebt man beim stehenden Tier den Kopf, dann wird erstens der Rumpf caudalwärts gedrängt, wodurch die Pfoten in den Hüft- und Schultergelenken etwas nach vorn gehen, zweitens kommt es zu Veränderungen der Wirbelsäulekrümmung und drittens ändert sich die Stellung des Beckens (Abb. 88 und 142), die ihrerseits alle drei wieder, wie wir später sehen werden, den Stütztonus beeinflussen. Nach Ausschaltung dieser Faktoren bleibt aber auch noch ein deutlicher und starker Einfluß der tonischen Halsreflexe, ausgelöst durch Kopfheben, auf den Stütztonus bestehen.

Bei intakten Hunden ist der Einfluß der tonischen Halsreflexe auf den Stütztonus in *Stehstellung* deutlich zu beobachten, bei Kopfheben nimmt der Stütztonus an den Hinterpfoten ab, während er bei Senken des Kopfes zunimmt. Dagegen ist der Einfluß der Reflexe in *Rückenlage* weniger deutlich und von wechselnder Stärke. Der Stütztonus fehlt stets vollständig bei Rückenlage, wenn die Schnauze unterhalb der Horizontalen liegt, manchmal jedoch auch, wenn die Schnauze nach oben oder ventralwärts gerichtet ist. Einige Tiere zeigen in Rückenlage bei Ventralbewegung des Kopfes eine deutliche Streckung der statisch beanspruchten Hinterpfoten, bei den meisten bleibt diese Streckung aber nahezu ganz aus. (Dabei spielen außer bedingten Großhirnhemmungen, wie wir im Kapitel XIV sehen werden, auch unbedingte Hemmungen eine Rolle.)

Bei kleinhirnlosen Hunden treten die Änderungen des Stütztonus auf Kopfheben und -senken immer auffallend stark und brüsk auf. In Rückenlage knicken die statisch beanspruchten Hinterpfoten, wenn die Schnauze bis unter die Horizontale dorsalwärts bewegt wird, stets ganz ein, auch wenn kein starker Druck, sondern nur eine einfache Berührung der Sohlen stattfindet; umgekehrt wird bei Ventralflexion des Kopfes die auf die Sohlen drückende Hand mit großer Kraft weggestoßen, und es tritt eine maximale Streckung auf. Bei vertikal- oder ventralwärts gerichteter Schnauze vermögen die gestreckten Hinterpfoten ein mit mehreren Kilogrammen beschwertes Brett, das auf die Sohlen gelegt wird, zu heben und so lange hochzuhalten, wie der Kopf in dieser Stellung bleibt (Abbild. 92).

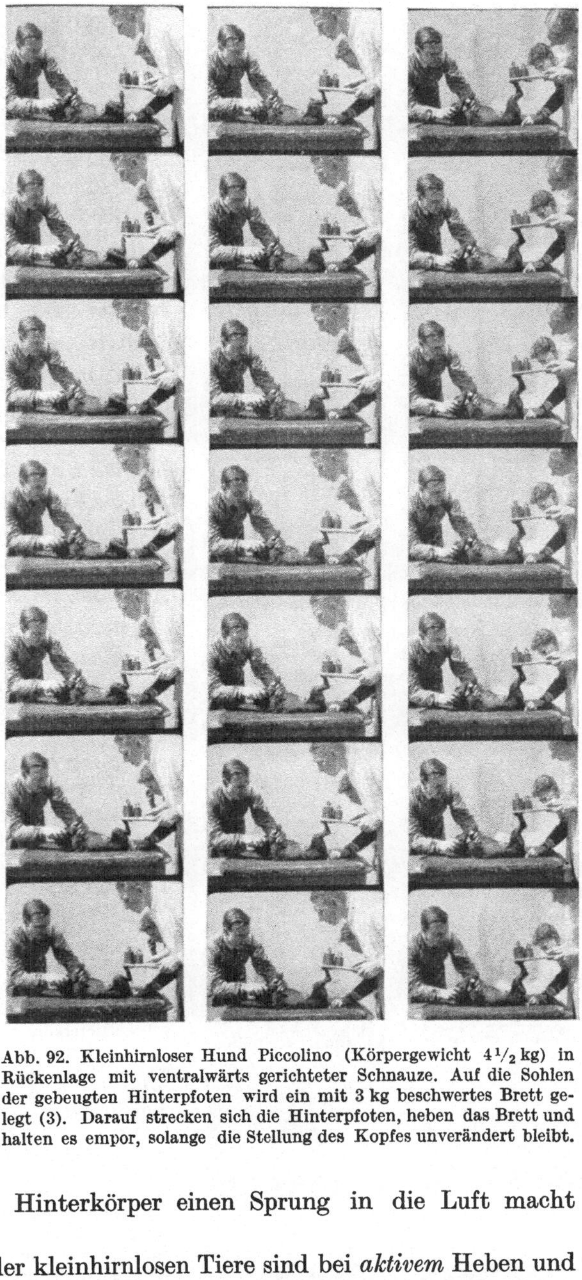

Abb. 92. Kleinhirnloser Hund Piccolino (Körpergewicht $4^1/_2$ kg) in Rückenlage mit ventralwärts gerichteter Schnauze. Auf die Sohlen der gebeugten Hinterpfoten wird ein mit 3 kg beschwertes Brett gelegt (3). Darauf strecken sich die Hinterpfoten, heben das Brett und halten es empor, solange die Stellung des Kopfes unverändert bleibt.

Die Veränderungen treten auch in Stehstellung auffallend stark und automatisch auf. Bei passiver Senkung des Kopfes ist die Streckung der Hinterpfoten manchmal so stark, daß der Hinterkörper einen Sprung in die Luft macht (Abb. 93b).

Auch im täglichen Leben der kleinhirnlosen Tiere sind bei *aktivem* Heben und Senken des Kopfes abnorm lebhafte Reaktionen zu beobachten, und zwar besonders deutlich im Stadium, wo die Tiere wieder anfangen zu stehen und zu laufen.

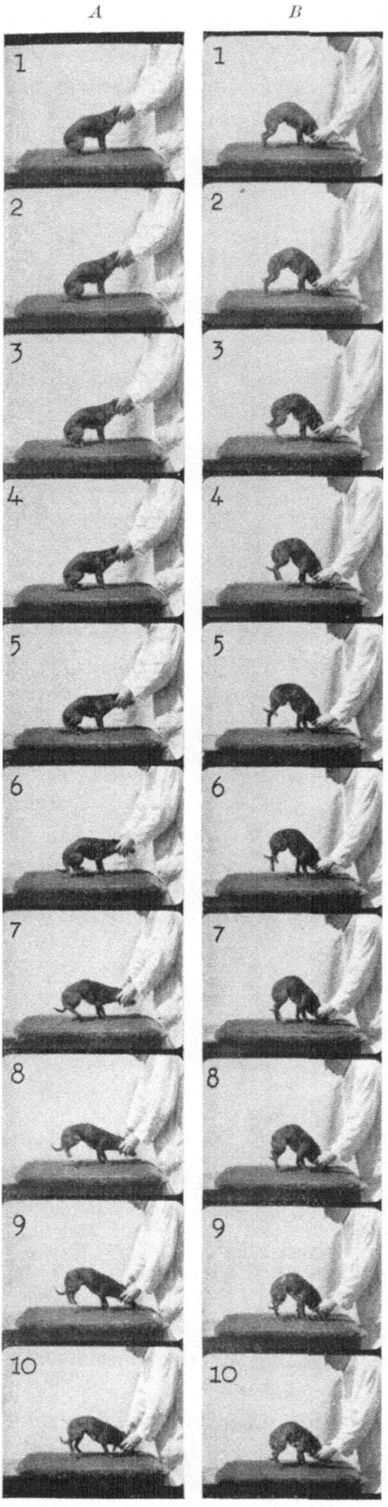

Wenn die Tiere (Katzen und Hunde) den Kopf senken, um im Stehen zu trinken, strecken sich die Hinterpfoten meistens so übermäßig und heftig, daß die Schnauze in den Milchnapf taucht. Vor Schreck ziehen die Tiere den Kopf schnell zurück und nach hinten, dabei knicken die Hinterpfoten ein, die Vorderpfoten strecken sich dagegen so stark, daß sich der Vorderkörper vom Boden hebt und die Tiere fast einen Purzelbaum hintenüber schlagen. Späterhin vermeiden die Tiere ausgiebige Kopfbewegungen und senken den hin und her wackelnden Kopf allmählich; außerdem legen sie sich dann zum Trinken fast stets auf den Bauch. Jedoch treten die starken Reaktionen bei aktiven brüsken Kopfbewegungen, wie z. B. beim Schreck, auch fernerhin deutlich auf.

Kleinhirnlose Hunde zeigen also, wenn sie wieder stehen und laufen können, auf Kopfheben und -senken, sowohl bei Stehstellung wie bei Rückenlage, eine besonders starke, brüsk und automatisch auftretende Zu- und Abnahme der Streckstellung und des Stütztonus der statisch beanspruchten Pfoten, während an den nicht statisch beanspruchten Pfoten keine deutlichen Stellungs- und Tonusänderungen zu beobachten sind.

In den ersten Tagen nach der Kleinhirnexstirpation sind die Pfoten manchmal schlaff, Stütz- und Magnetreaktionen fehlen, ebenso sind auch

Abb. 93. Kleinhirnloser Hund Piccolino. Bei passiver Senkung des Kopfes hebt sich der Hinterkörper manchmal so hoch, daß die Hinterpfoten den Boden verlassen. Dies wird auf zweierlei Weise verursacht. A. Oft wird der Hinterkörper durch die starke Fixation der Hals- und Rückenwirbelsäule wie mit einem Hebel emporgehoben. *A* 1—5: Passive Senkung des Kopfes des mit dem Hinterkörper sitzenden Tieres. *A* 6: Wenn der Nacken bis zur Horizontalen abwärts bewegt wird, gehen Hinterkörper und Hinterpfoten vom Boden empor. Die Hinterpfoten werden noch gebeugt gehalten. *A* 7—9: Bei weiterer Senkung des Kopfes hebt sich der Hinterkörper mehr. Der Rücken ist noch fixiert und fast gerade (*A* 9). *A* 9—10: Schließlich strecken sich die Hinterpfoten und der Hinterkörper bewegt sich abwärts. B. Manchmal aber auch wird die Hebung des Hinterkörpers durch eine besonders starke und brüske Streckung der Hinterpfoten verursacht, so daß der Hinterkörper emporspringt. *B* 1: Der Kopf des Tieres wird langsam passiv gesenkt, bis die Schnauze den Boden berührt. Dabei hat sich der Hinterkörper nicht vom Boden emporgehoben, aber der Rücken hat sich gekrümmt (vgl. die Krümmung des Rückens bei gleicher Stellung des Kopfes auf *A* 9). *B* 2—5: Die passive Senkung des Kopfes löst jedoch eine so starke und brüske Streckung der Hinterpfoten aus, daß der Hinterkörper dadurch emporschnellt.

die tonischen Halsreflexe nicht auszulösen. Bei Tieren, die im Anschluß an die Exstirpation starr werden, zeigen die steifen, gestreckt gehaltenen Pfoten tonische Halsreflexe wie beim decerebrierten Tier, also auch, wenn die Pfoten nicht statisch beansprucht sind.

Bei halbseitig kleinhirnlosen Hunden sind in der ersten Zeit nach der Exstirpation bei Rückenlage der Tiere tonische Halsreflexe an den nicht statisch beanspruchten Pfoten deutlich zu beobachten, und zwar in erster Linie ebenso wie der erhöhte Strecktonus an den der Exstirpation homolateralen Pfoten. Die kontralateralen Pfoten reagieren dann meistens nur auf Dorsal- und Ventralbewegung des Kopfes, wenn sie statisch beansprucht sind.

Später verschwinden die tonischen Halsreflexe der nicht statisch beanspruchten Pfoten gleichzeitig mit dem Abklingen des erhöhten Strecktonus, und die Änderung der Kopfstellung löst dann beiderseits nur Stellungs- und Tonusänderungen an den Pfoten aus, wenn Berührung oder statische Beanspruchung der Sohlen stattfindet. Bei Stehstellung der Tiere ist die Stütztonusstärke der Hinterpfoten im Stadium der Dauerstörung bei stark gehobenem Kopf ganz schwach, bei ventralflektiertem Kopf dagegen erheblich und beiderseits gleich stark. Bei Rückenlage, wenn der Kopf dorsalwärts bis unter die Horizontale gehalten wird, sind die statisch beanspruchten Hinterpfoten gebeugt und ihre Stütztonusstärke ist gleich Null, bei vertikal nach oben oder ventralwärts gerichteter Schnauze werden dagegen beide Hinterpfoten gestreckt, jedoch ist die Stütztonuszunahme dabei manchmal (u. a. beim Hunde Fox) an der homolateralen Pfote stärker als an der kontralateralen.

Die Stellungsänderung des Kopfes in ventraler Richtung ruft also bei Stehstellung eine an beiden Hinterpfoten gleich starke, bei Rückenlage dagegen eine beiderseits verschieden starke Stütztonuszunahme hervor, die besonders an der kontralateralen Pfote meistens erheblich geringer als bei Stehstellung ist.

Wurde Hund Fox z. B. abwechselnd auf eine der Hinterpfoten gestellt, dann war die Stütztonusstärke bei gehobenem Kopf an jeder der Hinterpfoten ungefähr Null, bei ventralwärts gebeugtem Kopf betrug sie 10 kg. Die Stellungsänderung des Kopfes bedingte also an jeder Hinterpfote eine Zunahme von ± 10 kg.

Bei Rückenlage, die Schnauze unter der Horizontalen, war die Stütztonusstärke ebenfalls gleich Null, bei vertikal nach oben stehender Schnauze dagegen an der rechten, der Exstirpation homolateralen Hinterpfote 6 kg, an der linken 1 kg. Die Zunahme war also hierbei an der homolateralen Hinterpfote um 4 kg, an der kontralateralen sogar um 9 kg geringer als bei Stehstellung. An den beiden Vorderpfoten ist beim stehenden Tier auf Hebung des Kopfes meistens eine deutliche Zunahme der Streckstellung und der Stütztonusstärke zu beobachten (tonische Halsreflexe), jedoch tritt bisweilen ein Anziehen der homolateralen Pfote in Beugestellung auf. Diese Erscheinung wird verursacht durch die Dehnung des Sternocleidomastoideus (myotatischer Reflex), der bei Hunden an dem distalen Viertel des Humerus endet. Die Beugung tritt besonders dann auf, wenn das Tier sich, trotzdem beide Vorderpfotensohlen den Boden berühren, ausschließlich auf die kontralaterale Pfote stützt.

Bei großhirnlosen Hunden sind während der ersten Tage nach der Exstirpation manchmal bei Rückenlage schwache tonische Halsreflexe der nicht statisch beanspruchten Pfoten zu beobachten, die jedoch später verschwinden. Dann lösen Stellungsänderungen des Kopfes auch keine Reaktionen der Extremitäten aus, wenn diese statisch beansprucht sind. Bei großhirnlosen Hunden in Rückenlage ist die Stütztonusstärke der Hinterpfoten bei allen Kopfstellungen fast gleich Null.

Eine Ausnahme war der großhirnlose Hund Bob, bei dem die Hinterpfoten bei Rückenlage mit nach oben oder ventralwärts gerichteter Schnauze einen viel stärkeren Stütztonus zeigten.

Bei stehenden großhirnlosen Tieren dagegen übt Kopfheben und -senken einen deutlichen Einfluß aus. Bei gehobenem Kopf fehlt den Hinterpfoten ein deutlicher Stütztonus, bei gesenktem ist er deutlich vorhanden, jedoch weniger stark als bei intakten Hunden (wieder mit Ausnahme des großhirnlosen Hundes Bob).

Bei halbseitig großhirnlosen Hunden zeigen die der Exstirpation kontralateralen Pfoten in der ersten Zeit bei Rückenlage der Tiere auf Kopfheben und -senken meistens deutliche, wenn auch nicht starke tonische Halsreflexe (Abb. 94), die später allmählich schwächer werden und nach einer gewissen Zeit meistens ganz verschwinden.

Ebensowenig sind dann an den statisch beanspruchten Pfoten deutliche Änderungen zu beobachten. Bei Stehstellung dagegen bedingt Senkung des gehobenen

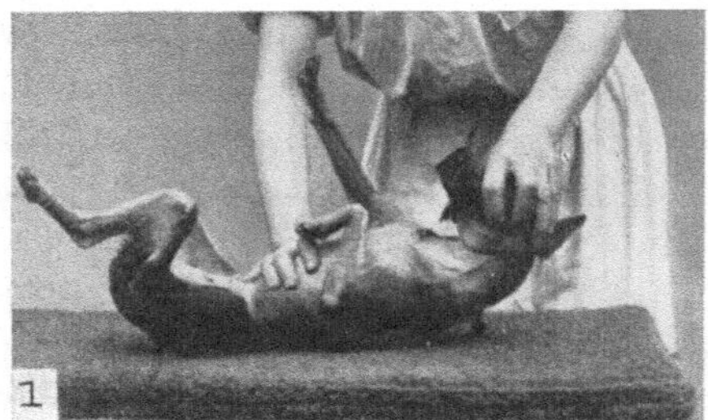

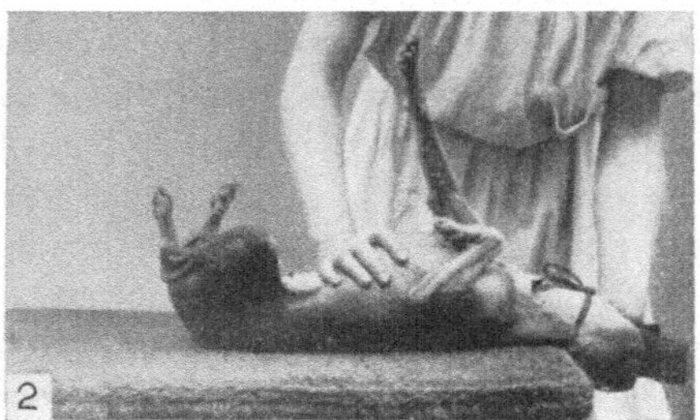

Abb. 94. Tonische Halsreflexe auf Kopfheben und -senken bei einem halbseitig großhirnlosen Hunde. Labyrinthloser Hund Jenny nach Exstirpation der *linken* Großhirnhälfte in Rückenlage. 1. Bei ventralwärts gerichteter Schnauze sind die linken Pfoten gebeugt, die *rechten* gestreckt, mit erhöhtem Strecktonus. 2. Auf Senken der Schnauze bis unter die Horizontale verschwindet die Streckstellung der rechten Hinterpfote, während diejenige der rechten Vorderpfote zunimmt. Die linken Pfoten zeigen keine deutlichen Stellungsänderungen.

Kopfes das Auftreten eines Stütztonus an den Hinterpfoten beider Seiten, die Stütztonusstärke ist aber an der der Exstirpation kontralateralen Hinterpfote nicht so stark wie an der homolateralen.

So zeigt z. B. Hund Jenny 3 Monate nach der Exstirpation der linken Großhirnhälfte, abwechselnd auf eine der beiden Hinterpfoten gestellt, bei gehobenem Kopf an beiden Pfoten eine Stütztonusstärke gleich Null, bei gesenktem Kopf dagegen an der rechten Hinterpfote eine Stütztonusstärke von $5^1/_2$ kg, an der linken von 7 kg. Die Zunahme an der linken Hinterpfote beträgt ebensoviel wie diejenige vor der halbseitigen Großhirnexstirpation. Bei Rückenlage ist die Stütztonusstärke der rechten und linken Hinterpfote gleich Null, wenn der Kopf mit der Schnauze bis unterhalb der Horizontalen dorsalwärts bewegt wird, während sie bei ventralflektiertem Kopf an der rechten kontralateralen Hinterpfote etwas weniger als 1 kg, an der linken etwas mehr als 1 kg beträgt.

Bei dem halbseitig großhirnlosen, vollständig kleinhirnlosen Hunde Vici zeigen die Reaktionen auf Dorsal- und Ventralbewegung des Kopfes einige beachtenswerte Abweichungen.

Bei diesem *rechtsseitig* großhirnlosen Tier zeigen die *linken*, nicht statisch beanspruchten Pfoten bei Rückenlage des Tieres starke tonische Halsreflexe, die an den rechten Pfoten nicht beobachtet werden (Abb. 95, Nr. 1 und 2). Dies entspricht unseren Befunden nach ausschließlich halbseitiger Großhirnexstirpation nur mit dem Unterschied, daß hier die tonischen Halsreflexe an den kontralateralen Pfoten meistens nur für kurze Zeit deutlich vorhanden sind, beim Hunde Vici aber noch $1^1/_2$ Jahr nach der Exstirpation auffallend stark auftreten.

Die Reaktionen der linken Hinterpfote verschwinden auf Berührung oder statische Beanspruchung der Sohle der rechten Hinterpfote. Diese Pfote zeigt aber dann deutliche Stütztonusänderungen bei Hebung und Senkung des Kopfes; so daß jetzt auf Ventralbewegung des Kopfes statt der linken die rechte in Streckstellung geht (Abb. 95, Nr. 3).

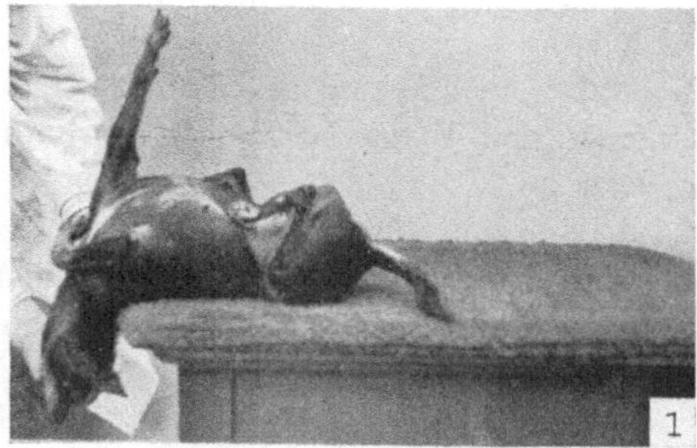

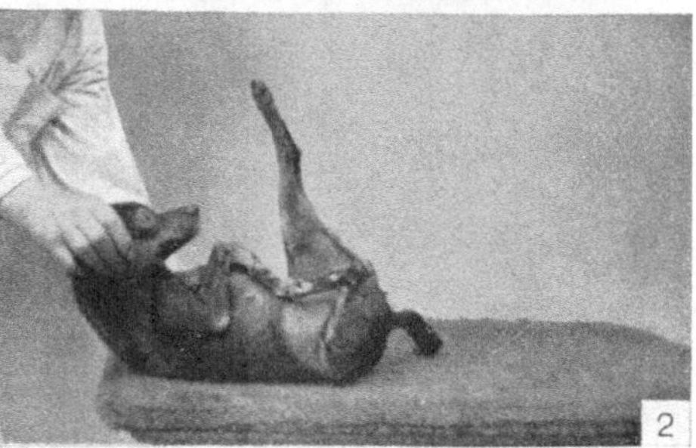

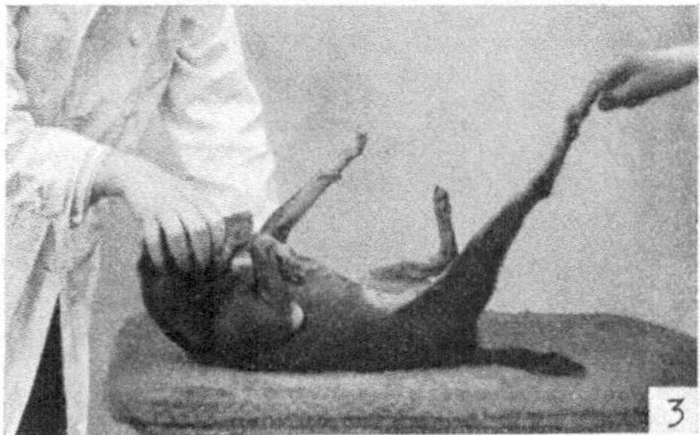

Abb. 95. Tonische Halsreflexe beim kleinhirnlosen, rechtsseitig großhirnlosen Hunde Vici in Rückenlage. 1. Wenn die Schnauze unterhalb der Horizontalen liegt, geht die linke Vorderpfote in maximale Streckstellung und zeigt starken Strecktonus, während die drei anderen Pfoten gebeugt gehalten werden. 2. Auf Ventralflexion des Kopfes nimmt der Strecktonus der linken Vorderpfote ab, und die Pfote fällt meistens (nicht immer) in Beugestellung herunter, während die linke Hinterpfote sich streckt und starken Widerstand gegen passive Beugung bietet. Die rechten Pfoten verharren auch jetzt in Beugestellung. Auf Kopfheben und -senken zeigen diese Pfoten also keine, die linken dagegen lebhafte tonische Halsreflexe. 3. Wird bei Rückenlage, wenn die Schnauze unterhalb der Horizontalen liegt, die Sohle der linken Hinterpfote berührt oder statisch beansprucht (wodurch keine Streckung ausgelöst wird) und sodann der Kopf ventralflektiert, dann geht diese Pfote in maximale Streckstellung, während die Streckung der rechten Pfote ausbleibt.

Das Nachlassen der tonischen Halsreflexe auf statische Beanspruchung der gegenüberliegenden Pfote ist auch manchmal bei ausschließlich halbseitig großhirnlosen und halbseitig kleinhirnlosen Hunden zu beobachten. Die erste Zeit nach halbseitiger Kleinhirnexstirpation zeigt die nicht statisch beanspruchte Hinterpfote der Exstirpationsseite, wie wir gesehen haben, bei Rückenlage der Tiere deutliche tonische Halsreflexe, und diese bleiben ebenfalls aus, wenn die Sohle der kontralateralen Pfote berührt oder statisch beansprucht wird. Die statische Beanspruchung der der Exstirpation kontralateralen Pfoten löst also bei halbseitig kleinhirnlosen Tieren nicht nur eine Streck- und Stütztonusabnahme der gegenseitigen Pfoten, sondern auch eine Hemmung der tonischen Halsreflexe dieser Pfoten aus.

Nach ausschließlicher Exstirpation einer Großhirnhälfte hat statische Beanspruchung der der Exstirpation homolateralen Hinterpfote bisweilen einen ähnlichen Erfolg wie beim Hunde Vici. Die statische Beanspruchung bedingt aber bei Rückenlage mit nach oben gerichteter Schnauze manchmal keinen Stütztonus an der homolateralen Pfote, die Pfote zeigt dann auch keine deutlichen Stütztonusänderungen auf Stellungsänderungen des Kopfes, und die tonischen Halsreflexe der kontralateralen Hinterpfote sind weniger gehemmt. Beim Hunde Vici dagegen zeigte die beanspruchte rechte Hinterpfote, wahrscheinlich als Folge der Kleinhirnexstirpation, besonders lebhaft und brüsk auftretende Stütztonusänderungen auf Stellungsänderungen des Kopfes, während die tonischen Halsreflexe der linken Hinterpfote zu gleicher Zeit völlig gehemmt sind.

Bei gleichzeitiger statischer Beanspruchung der Pfoten beider Seiten treten auf Ventral- und Dorsalbewegung des Kopfes, wie nach ausschließlicher Kleinhirnexstirpation, beiderseits starke Stellungs- und Tonusveränderungen auf (siehe Abb. 96).

Auf Ventralflexion des Kopfes strecken sich beide Hinterpfoten und zeigen einen starken Widerstand gegen passive Beugung, der an der rechten Hinterpfote stärker ist.

Auch beim abwechselnden Stehen auf linken und rechten Pfoten verändert sich der Stütztonus deutlich auf Kopfheben und -senken. Bei gehobenem Kopf ist die Stütztonusstärke an beiden Hinterpfoten gleich Null, bei Senkung tritt ein kräftiger Stütztonus der Hinterpfoten auf, rechts stärker als links.

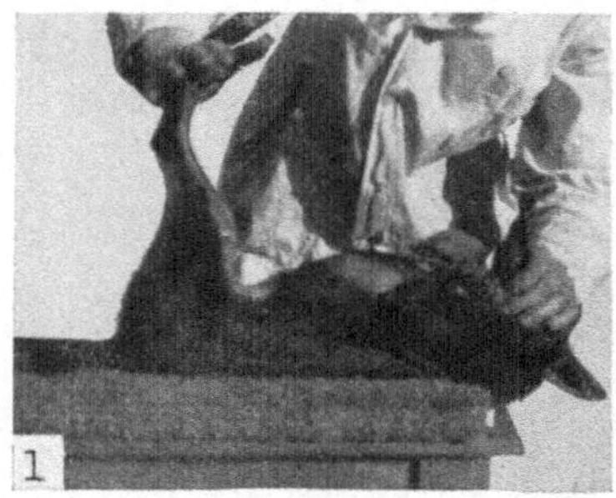

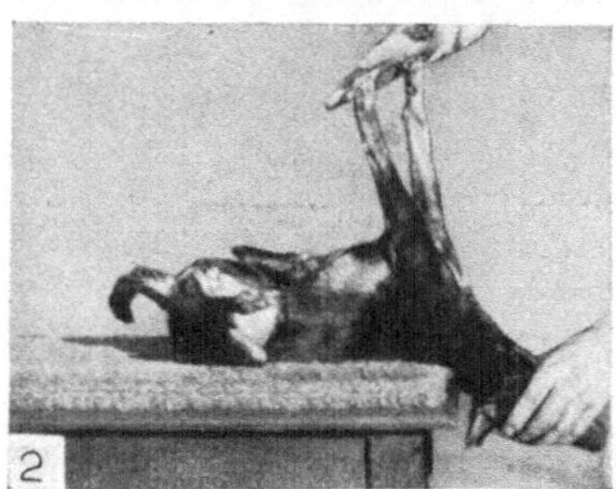

Abb. 96. Kleinhirnloser, rechtsseitig großhirnloser Hund Vici in Rückenlage. 1. Werden beide Hinterpfoten statisch beansprucht, so gehen bei Ventralflexion des Kopfes beide in Streckstellung, die sie mit starkem Stütztonus beibehalten, solange die Schnauze ventralwärts gerichtet ist. 2. Auf Senkung des Kopfes bis unter die Horizontale zeigen beide statisch beanspruchte Vorderpfoten maximale Streckstellung mit starker Fixation.

Das Tier zeigt also, wie ausschließlich kleinhirnlose Tiere, bei Rückenlage weder eine Hemmung der Magnet- und Stützreaktionen noch der Reaktionen auf Kopfheben und -senken. Wie bei den ausschließlich halbseitig großhirnlosen Tieren ist die Stütztonuszunahme auf Ventralbewegung des Kopfes an der der Großhirnexstirpation kontralateralen Hinterpfote viel geringer als an der homolateralen, obwohl erstere auf diese Stellungsänderung des Kopfes, wenn die Pfoten nicht statisch beansprucht sind, mit dem Auftreten eines starken Strecktonus reagiert, der an der homolateralen Hinterpfote fehlt.

Bei dem groß- und kleinhirnlosen Hunde Robbie zeigen die nicht statisch beanspruchten Pfoten auf Kopfheben und -senken sehr lebhafte tonische Halsreflexe. Leider starb das Tier vor Abklingen der Starre, so daß Untersuchungen über die Beeinflussung des Stütztonus nicht angestellt werden konnten.

Labyrinthlose Hunde verhalten sich in ihren Reaktionen auf Kopfheben und -senken im wesentlichen wie intakte Hunde.

Bei *decerebrierten* Tieren zeigen die starren Extremitäten lebhafte tonische Halsreflexe. Wie erwähnt, wurden die tonischen Halsreflexe von MAGNUS und DE KLEYN zum erstenmal beim decerebrierten Tier beobachtet.

Auch *beim Menschen* sind unter pathologischen Umständen (siehe u. a.: Tonische Hals- und Labyrinthreflexe beim Menschen; R. MAGNUS, Körperstellung, S. 113) und bei normalen Kindern im ersten Lebenshalbjahr (LANDAU, SCHALTENBRAND) Stellungs- und Tonusänderungen der nicht statisch beanspruchten Extremitäten auf Kopfheben und -senken beobachtet. Auf Kopfsenken wurde in einigen Fällen Streckung, in anderen Beugung der Arme gesehen.

Ob diese Stellungsänderungen des Kopfes unter pathologischen Umständen

(z. B. bei Kleinhirnkranken) auch den Stütztonus der Beine verändern können, ist noch nicht untersucht. Bei normalen Erwachsenen üben sie keinen deutlichen Einfluß auf den Stürztonus aus.

Bewegt ein Mensch in Stehstellung den Kopf, ohne den Vorderkörper mit zu bewegen, abwechselnd stark vorn- und hintenüber, dann ist meistens zu fühlen, daß beim hintenüber gehaltenem Kopf die Lendenmuskeln und die Muskeln der Hinterseite der Oberschenkel etwas schlaff anfühlen, während die Muskeln der Vorderseite besonders gespannt sind, beim vornüber gehaltenen Kopf dagegen die Lendenmuskeln und die Muskeln an der Hinterseite des Oberschenkels mehr gespannt, die der Vorderseite etwas schlaffer sind. Es macht also den Eindruck, als ob auch beim normalen Menschen unter bestimmten Umständen die Stellung des Kopfes einigen, obwohl geringen, Einfluß auf die Tonusverteilung der stützenden Beine ausübt.

Zusammenfassend ergeben unsere Beobachtungen:

1. Hebung und Senkung des Kopfes bewirken bei Hunden und Katzen deutliche Stütztonus- und Stellungsänderungen der statisch beanspruchten Pfoten, und zwar infolge von Erregungen, die sowohl von dem oralen, wie von dem caudalen tieferen Halsteile ausgehen.

2. Hebung und Senkung des Kopfes beeinflussen den Stütztonus und die Stellung der Vorder- und Hinterpfoten in entgegengesetztem Sinne; an den Hinterpfoten sind die Veränderungen viel erheblicher als an den Vorderpfoten.

3. Bei Stehstellung und stark hintenüber gehaltenem Kopf ist die Stütztonusstärke an den Hinterpfoten gering, so daß die Pfoten manchmal einknicken, bei ventralflektiertem Kopf sind die Pfoten gestreckt und zeigen starken Stütztonus.

4. Die Stütztonusänderungen treten auch auf, wenn die nicht statisch beanspruchten Pfoten keine tonischen Halsreflexe zeigen.

Im allgemeinen ist die Stütztonuszunahme auf Ventralflexion des Kopfes an den Pfoten, die ohne statische Beanspruchung starke tonische Halsreflexe zeigen, geringer als an den Pfoten, denen diese Reflexe fehlen.

5. Bei intakten Hunden sind die Stütztonus- und Stellungsänderungen auf Hebung und Senkung des Kopfes sehr deutlich bei Stehstellung, bei Rückenlage dagegen schwächer und inkonstant.

6. Bei kleinhirnlosen Hunden treten die Stütztonus- und Stellungsänderungen längere Zeit nach der Exstirpation sowohl in Stehstellung wie in Rückenlage lebhaft und automatisch auf. Besonders auffallend ist die brüske Streckung der statisch beanspruchten Hinterpfoten auf Ventralbewegung des Kopfes.

7. Halbseitig kleinhirnlose Hunde zeigen, längere Zeit nach der Exstirpation, in Stehstellung beiderseits gleichstarke Stütztonusveränderungen, dagegen ist die Stütztonuszunahme auf Ventralbewegung des Kopfes bei Rückenlage an der homolateralen Hinterpfote meistens stärker als an der kontralateralen Pfote, und zwar ist die Zunahme an der homolateralen Hinterpfote manchmal fast so groß wie die Zunahme in Stehstellung, dagegen ist die Zunahme des Stütztonus an der kontralateralen Hinterpfote wesentlich geringer.

8. Bei großhirnlosen Hunden in Stehstellung ist (mit Ausnahme des Hundes Bob) die Stütztonuszunahme der Hinterpfoten auf Ventralflexion des Kopfes geringer als bei intakten Hunden, in Rückenlage fehlt sie fast ganz.

9. Halbseitig großhirnlose Hunde haben sowohl bei Stehstellung wie bei

Rückenlage eine schwächere Stütztonuszunahme an den kontralateralen als an den homolateralen Pfoten aufzuweisen, bei Rückenlage ist diese Zunahme an beiden Seiten sehr gering.

Die Bedeutung der Stütztonusänderungen auf Heben und Senken des Kopfes für die Anpassung an statische Verhältnisse.

Steht ein Tier auf einer Unterlage, die am Schwanzende gehoben (Abb. 97, Nr. 2) bzw. am Kopfende gesenkt wird (Abb. 98, Nr. 1), dann wird der Kopf passiv nach vorn mitbewegt. Durch die Stellungsänderung des Kopfes im Raum treten die Labyrinthstellreflexe in Wirkung, und diese führen den Kopf in seine Ausgangsstellung im Raum zurück, d. h. sie bewegen den Kopf zum Rumpf so weit dorsalwärts, daß er seine Stellung im Raum beibehält. Die Stellungsänderung des Kopfes zum Rumpf wird eine Abnahme des Stütztonus und der Streckstellung an den Hinterpfoten und eine Zunahme an den Vorderpfoten auslösen und sich damit an der Anpassung der Pfotenstellungen an die Stellung der Unterlage beteiligen.

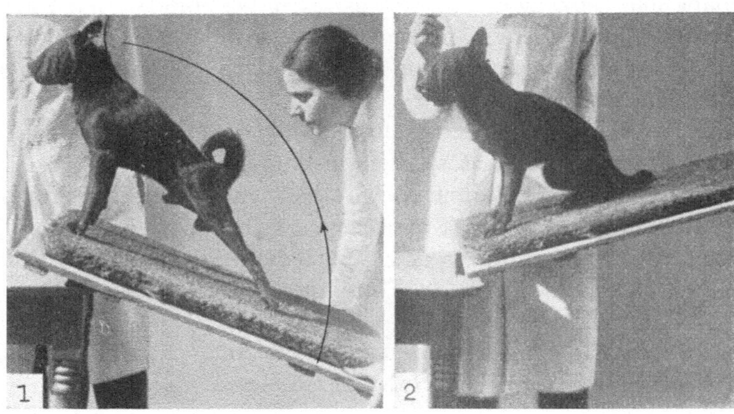

Abb. 97. Kleinhirnloser Hund Erik, mit Kopfkappe, auf einer Unterlage, die am Schwanzende gehoben wird. 1. Das Schwanzende des Brettes liegt tiefer als das Kopfende. Kopf in Normalstellung, d. h. die Schnauze in einem Winkel von 45° unterhalb der Horizontalen; Hals- und Wirbelsäule bilden eine fast gerade Linie, die Hinterpfoten sind maximal gestreckt, die Hinterpfotenmuskeln stark gespannt. 2. Das Schwanzende des Brettes steht höher als das Kopfende. Unter dem Einfluß der Labyrinthstellreflexe hat sich der Kopf zum Rumpf dorsalwärts bewegt, so daß auch jetzt die Schnauze in einem Winkel von 45° unterhalb der Horizontalen steht. Hals- und Rückenwirbelsäule bilden einen nach oben offenen Winkel. In Übereinstimmung mit der Stellungsänderung des Kopfes zum Rumpf ist der Stütztonus der Hinterpfoten schwach geworden, die Pfoten sind in Beugestellung übergegangen.

Umgekehrt wird der Kopf auf Senkung des Schwanzendes (Abb. 97, Nr. 1) oder Hebung des Kopfendes des Brettes (Abb. 98, Nr. 2) durch die Labyrinthstellreflexe zum Rumpf ventralwärts bewegt, wodurch Stütztonus und Streckstellung der Hinterpfoten zunehmen.

Die Labyrinthstellreflexe mit anschließenden tonischen Halsreflexen können also Stütztonus- und Stellungsänderungen der Extremitäten auslösen, die für die Anpassung an statische Verhältnisse erforderlich sind. Wie aber die Beobachtungen an labyrinthlosen Hunden zeigen, werden die Stellungsänderungen der Pfoten bei Auf- und Abwärtsbewegen des Kopf- oder Schwanzendes der Unterlage wohl nicht ausschließlich durch die Labyrinthstellreflexe mit anschließenden tonischen Halsreflexen bedingt, denn beim langsamen Verstellen der Unterlage zeigen auch labyrinthlose Hunde mit verschlossenen Augen die gleichen Veränderungen

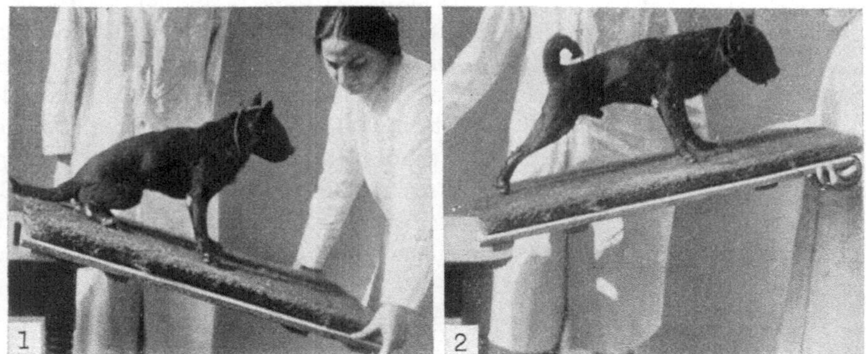

Abb. 98. Kleinhirnloser Hund Erik, mit Kopfkappe, auf einem Brett, das am Kopfende auf- und abwärts bewegt wird. 1. Kopfende des Brettes niedriger als Schwanzende. Der Hund hält die Schnauze ± 45° unterhalb der Horizontalen, Hals- und Rückenwirbelsäule bilden einen offenen Winkel nach oben, die Hinterpfoten sind gebeugt, so daß der Hinterkörper sitzt. 2. Kopfende des Brettes über der Horizontalen. Auch jetzt steht die Schnauze infolge Ventralflexion des Kopfes in einem Winkel von ± 45° unterhalb der Horizontalen, Hals- und Rückenwirbelsäule bilden eine fast gerade Linie. Die Hinterpfoten sind gestreckt und zeigen starken Stütztonus.

des Stütztonus und der Extremitätenstellungen (Abb. 99). Die Veränderungen treten dann auf, obwohl der Kopf seine Stellung im Raum manchmal

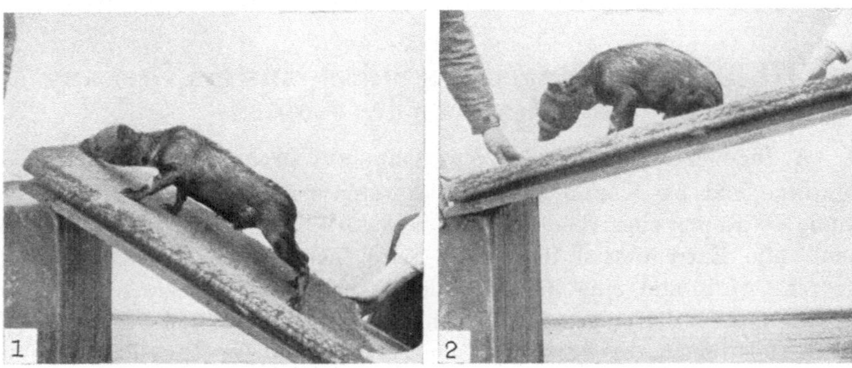

Abb. 99. Labyrinthloser Hund, mit Kopfkappe, auf einem Brett, das am Schwanzende auf- und abwärts bewegt wird. 1. Schwanzende des Brettes gesenkt. Der Hund hält die Hinterpfoten maximal gestreckt. 2. Schwanzende über der Horizontalen. Die Hinterpfoten sind in Beugestellung trotz Ventralflexion des Kopfes.

nicht beibehält. Oft ist das Einknicken der Hinterpfoten sogar bei ventralwärts gebeugtem Kopf, also entgegen der Wirkung der tonischen Halsreflexe, zu beobachten (Abb. 99).

Der Vertebra-prominens-Reflex und der Stütztonus.

Magnus und de Kleyn beobachteten bei decerebrierten Tieren eine Abnahme des Strecktonus an Vorder- und Hinterpfoten durch den Vertebra-prominens-Reflex, der entweder durch Ventralverschieben des ganzen Halses in den untersten Halsgelenken oder durch Druck auf die Dornfortsätze des untersten Hals-

und obersten Brustwirbels ausgelöst wird. Dieser Reflex ist auch manchmal im täglichen Leben der Tiere zu beobachten, z. B. wenn eine Katze unter den Schrank kriecht (MAGNUS). Wird beim stehenden Hunde der Hals durch Druck auf die Halswirbel ventralwärts verschoben, dann tritt zuerst eine Zunahme des Stütztonus auf. Die vier Pfoten stemmen sich, die Hinterpfoten werden maximal gestreckt, der Rücken krümmt sich. Bei weiterem Druck läßt der Stütztonus auf einmal nach und die Tiere liegen mit Brust und Bauch platt auf der Unterlage (Abb. 100).

Diese Reaktionen sind bei intakten, kleinhirnlosen und großhirnlosen Hunden zu beobachten.

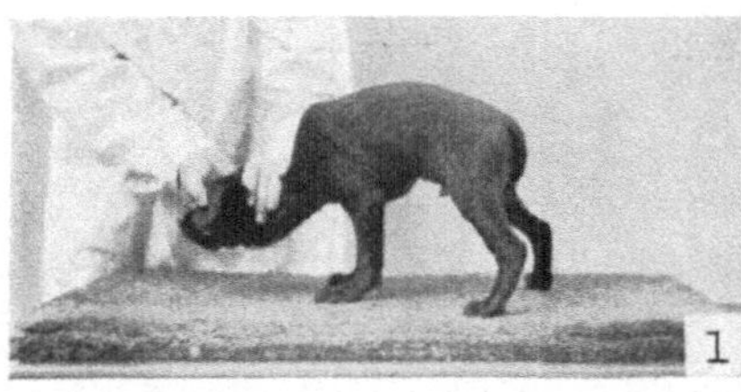

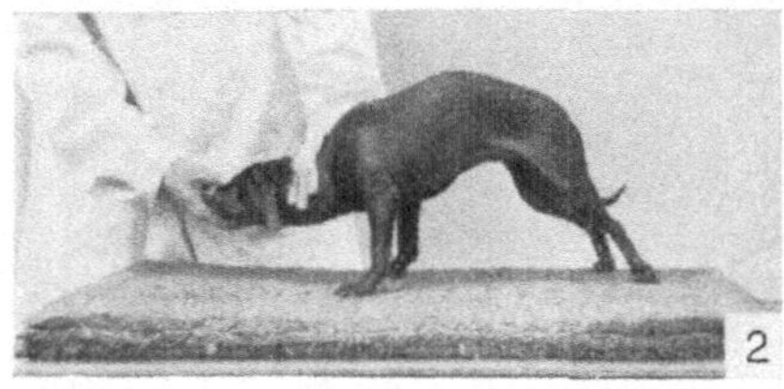

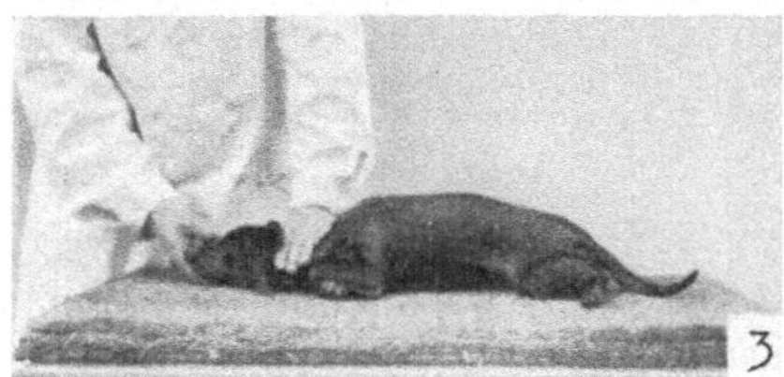

Abb. 100. Vertebra-prominens-Reflex und Stütztonus. 1. Normaler junger Hund in Stehstellung. Durch Druck auf die Halswirbel wird der Hals abwärts bewegt, die Pfoten stemmen sich und der Rücken krümmt sich. 2. Ähnliche Reaktionen zeigt unter gleichen Umständen auch der kleinhirnlose Hund Piccolino. 3. Bei stärkerem Druck läßt der Stütztonus auf einmal nach und der Hund legt sich platt auf den Boden.

VIII. Die Änderungen des Stütztonus bei Drehung und Wendung des Kopfes.

A. Die Veränderungen des Stütztonus auf Drehung des Kopfes.

MAGNUS und DE KLEYN (139) beobachteten beim decerebrierten Tier auf Drehung des Kopfes eine Abnahme der Streckstarre in den sogenannten „Schädelbeinen" (die Extremitäten derjenigen Seite, nach welcher das Schädeldach hingedreht wird) und eine Zunahme des Strecktonus in den „Kieferbeinen" (die Extremitäten derjenigen Seite, nach welcher der Unterkiefer gedreht wird; tonische Hals- und Labyrinthreflexe von MAGNUS und DE KLEYN auf Drehung des Kopfes[1]. Die „Schädelbeine" werden mehr oder weniger gebeugt, während

[1] Von MAGNUS und DE KLEYN wird als Drehung des Kopfes eine Bewegung um die Achse Schnauze-Hinterhauptsloch oder eine Drehung im Atlanto-Epistrophealgelenk um den Dorn des Epistropheus als Achse bezeichnet, während mit Kopfwenden eine Bewegung um eine dorsoventrale Achse verstanden wird. Diese Definitionen sind aber nicht ganz richtig, denn wenn ein Tier den Hals vertikal nach oben und die Schnauze horizontal hält, dann wird eine Bewegung des Kopfes um eine dorsoventrale Achse durch Drehung im Atlanto-Epistrophealgelenk, den Dorn des Epistropheus als Achse, zustande kommen. Die Reaktionen auf Drehung und Wendung des Kopfes treten auch bei labyrinthlosen Tieren auf; also müssen die tonischen Halsreflexe eine große Rolle spielen. Die Formveränderungen sind jedoch nicht immer dieselben. Hält ein Tier Kopf und Hals horizontal und dreht man den Kopf um die Achse Schnauze-Hinterhauptsloch, so wird hierdurch eine Spiraldrehung des Halses ausgelöst. Dies ist auch der Fall, wenn Schnauze und Hals nach oben gerichtet sind. Sind dagegen der Hals nach oben, die Schnauze horizontal gerichtet, so wird die Bewegung des Kopfes um die Achse Schnauze-Hinterhauptsloch, z. B. nach rechts, eine

die „Kieferbeine" eine Zunahme der Streckstellung zeigen. Auch im täglichen Leben der Tiere ist die Kopfdrehung manchmal, z. B. beim Hinlegen auf die Seite, von denselben Tonus- und Stellungsänderungen der Extremitäten begleitet. Wenn ein auf allen Vieren stehendes Tier den Kopf nach rechts dreht, schließt sich aber nicht stets ein Sichhinlegen in rechte Seitenlage an. Die Tonusabnahme an den rechten Pfoten ist dann also nur gering oder fehlt, manchmal sieht man sogar, daß entgegengesetzt dem Einfluß der tonischen Halsreflexe, sich die rechten Pfoten etwas mehr strecken und auswärts stemmen. Besonders deutlich sind die entgegengesetzten Reaktionen zu beobachten, wenn bei stehenden Tieren der Kopf gedreht wird, die Kieferbeine zeigen dann eine Beugung, während die Schädelbeine sich strecken und auswärts stemmen und somit ein Fallen nach der Schädelseite verhindern (Abb. 101).

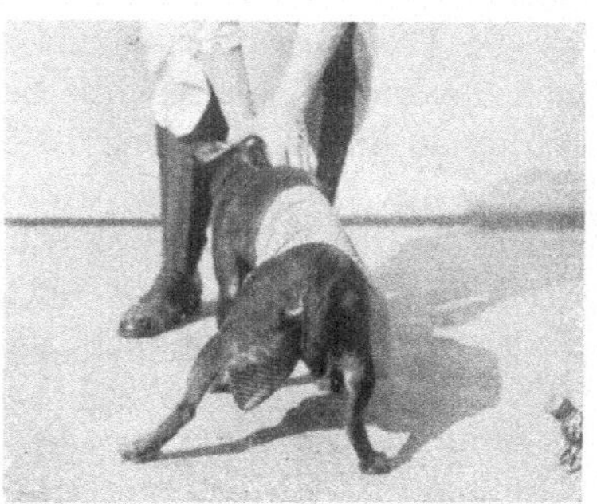

Abb. 101. Kleinhirnloser Hund Moor mit einem Sandsack auf dem Rücken. Der Kopf ist passiv 90° nach links, d. h. mit dem Schädeldach zur linken Schulter, gedreht. Die linke Hinterpfote (Schädelbein) ist dabei stark gestreckt, die rechte („Kieferbein") etwas eingeknickt.

Wird der Rücken eines stehenden Hundes mit einem Sandsack von der Schwere des Körpergewichtes belastet und wird dann der Kopf z. B. nach der rechten Seite gedreht, so fällt der Hinterkörper um und geht *dabei nicht in rechte sondern in linke Seitenlage*. Die Stütztonusstärke der linken Hinterpfote (Kieferbein!) nimmt also ab. Die Abnahme ist aber keine direkte Folge der Kopfdrehung, sie wird nicht von den tonischen Hals- und Labyrinthreflexen bedingt. Wie wir später sehen werden, sind die Tonus- und Stellungsänderungen dabei auf die Stellungsänderung der Pfoten zum Rumpf infolge Mitdrehung des Rumpfes und Beckens zurückzuführen (siehe Kapitel XI und XIII).

Wird ein intakter Hund nur mit einer Hinterpfote auf eine Wage gestellt, während die drei anderen Pfoten gehoben gehalten werden, dann zeigt sich keine Änderung der Stütztonusstärke an dieser Pfote, wenn der Kopf aus der Mittelstellung um 90° nach rechts oder links gedreht wird (siehe Tabelle 18). Ebenso fehlen auf Kopfdrehung in Rückenlage die typischen Tonus- und Stel-

konkave Krümmung des Halses nach dieser Seite bedingen. Auch bei Rückenlage, den Hals platt auf der Unterlage, die Schnauze nach oben gerichtet, wird diese Kopfbewegung eine Krümmung des Halses zur Folge haben. Die Bewegung des Kopfes um die Achse Schnauze-Hinterhauptsloch löst also bald eine Spiraldrehung, bald eine seitwärtige Krümmung des Halses aus. Ebenso verursacht auch eine Kopfbewegung um die dorsoventrale Achse, je nachdem Schnauze und Hals eine mehr oder weniger gerade Linie bilden oder fast senkrecht aufeinander stehen, bald eine Krümmung, bald eine Spiraldrehung des Halses. Hieraus folgt aber, daß es zur Vermeidung von Mißverständnissen dringend notwendig ist, stets genau anzugeben, was unter Drehung und Wendung verstanden wird, und aus welcher Ausgangsstellung des Halses und des Kopfes diese Stellungsänderungen des Kopfes stattfinden. Wenn im folgenden von Drehung und Wendung des Kopfes gesprochen wird, so wird mit Drehung des Kopfes eine Bewegung im Atlanto-Epistropheal-gelenk, den Dorn des Epistropheus als Achse, mit anschließender Spiraldrehung des Halses gemeint, während mit Wendung eine Bewegung des Kopfes um eine dorsoventrale Achse *des Halses* mit anschließender Seitwärtskrümmung des Halses verstanden wird.

lungsänderungen, wenn der Rumpf zur Vermeidung einer Mitdrehung auf der Unterlage mit der Hand fixiert wird. Der Stütztonus der statisch beanspruchten Pfoten, der bei dieser Lage meistens bereits sehr gering ist, verschwindet auf Kopfdrehung fast stets an beiden Seiten völlig.

Ein deutlicher typischer Einfluß der tonischen Hals- und Labyrinthreflexe, ausgelöst durch Kopfdrehung auf die Stütztonusstärke, ist also *bei intakten Hunden* weder beim Stehen auf einer Pfote noch bei Rückenlage zu beobachten, während beim Stehen auf allen Vieren sich auf Kopfdrehung entgegengesetzt wirkende Reaktionen zeigen.

Bei kleinhirnlosen Hunden reagieren die Pfoten unmittelbar nach Exstirpation auf Kopfdrehung sehr verschieden, je nachdem die Tiere im Anschluß an die Exstirpation steif geworden sind oder nicht. Im ersten Fall verhalten sich die Pfoten ganz wie die bei decerebrierten Tieren, während bei den im Anschluß an die Exstirpation schlaff gewordenen Tieren an den Pfoten keine Reaktionen auf Kopfdrehung wahrzunehmen sind. Längere Zeit nach der Exstirpation halten kleinhirnlose Hunde in Rückenlage die Pfoten gebeugt, und diese Stellung ändert sich nicht bei passiver Drehung des Kopfes; deutliche tonische Halsreflexe sind dabei nicht zu sehen. Sind aber die Hinterpfoten infolge statischer Beanspruchung gestreckt, so bedingt die Drehung des Kopfes aus Mittelstellung (die Schnauze vertikal nach oben) in Seitenlage meistens eine deutliche Abnahme des Stütztonus an den vier Pfoten. An den Kieferbeinen tritt die Abnahme allerdings nicht konstant auf und ist meistens geringer als an den Schädelbeinen (siehe Tabelle 17). Wird der Kopf um $\pm 180^0$ gedreht, dann verschwindet der Stütztonus an allen vier Pfoten völlig. Kleinhirnlose Hunde

Tabelle 17. Einfluß der Kopfdrehung auf die Stütztonusstärke der Hinterpfoten bei kleinhirnlosen Hunden in Rückenlage.

	Mittelstellung des Kopfes, Schnauze vertikal nach oben	Kopf in Seitenlage Schädelbein	Kopf in Seitenlage Kieferbein
Erik:			
1. Untersuchung	+6	+4	+6
2. „	+5	+2	+4
3. „	$+6^1/_2$	$+4^1/_2$	+5
4. „	+7	$+3^1/_2$	+5
Piccolino:			
1. Untersuchung	+3	$+2^1/_2$	$+2^1/_2$
2. „	+3	+2	+3
3. „	$+2^1/_2$	+2	+2
4. „	$+2^1/_2$	$+1^3/_4$	$+1^3/_4$

zeigen also in Rückenlage auf Kopfdrehung ebenso wie auf Kopfheben und Senken deutliche Stütztonusveränderungen, die mit den von Magnus und de Kleyn beim decerebrierten Tier beobachteten Tonusänderungen infolge der tonischen Hals- und Labyrinthreflexe übereinstimmen.

Da der Stütztonus an beiden Seiten abnimmt, ist die Abnahme wahrscheinlich durch die Stellungsänderung der Labyrinthe bedingt. Bei Rückenlage, die Schnauze vertikal nach oben, steht der Kopf ungefähr in der Maximumstellung, bei der Drehung um 180^0 nahezu in der Minimumstellung der tonischen Labyrinthreflexe.

Wird der Kopf nur um 90^0, also in Seitenlage, gedreht, dann nimmt der strecktonusfördernde Einfluß der tonischen Labyrinthreflexe ebenfalls, allerdings in geringerem Maße, ab. Bei dieser Drehung werden die Extremitäten der einen Seite „Schädel-" die der anderen Seite „Kieferbeine". Wie MAGNUS und DE KLEYN zeigten, üben die tonischen Halsreflexe an den Kieferbeinen einen den Strecktonus fördernden, an den Schädelbeinen einen herabsetzenden Einfluß aus.

Die Strecktonusabnahme wird daher an den Schädelbeinen beträchtlich sein (Abnahme des fördernden Einflusses der tonischen Labyrinthreflexe + herabsetzender Einfluß der tonischen Halsreflexe), an den Kieferbeinen wird sie geringer sein oder fehlen (Abnahme des fördernden Einflusses der tonischen Labyrinthreflexe + Auftreten des fördernden Einflusses der tonischen Halsreflexe). Dieses Verhalten war beim Hunde Erik zu beobachten, dagegen zeigte sich beim Hunde Piccolino an beiden Seiten eine fast gleich starke Abnahme. Beim Hunde Erik war also der kombinierte Einfluß der tonischen Hals- und Labyrinthreflexe zu beobachten, während beim Hunde Piccolino sich nur der Einfluß der tonischen Labyrinthreflexe zeigte.

Bei einem auf eine Vorder- oder Hinterpfote gestellten kleinhirnlosen Hund sind auf Drehung des Kopfes keine deutlichen Veränderungen der Stütztonusstärke nachzuweisen (Tabelle 18).

Tabelle 18. **Einfluß der Kopfdrehung auf die Stütztonusstärke der rechten Hinterpfote bei intakten und kleinhirnlosen Hunden.** (Die Hunde stehen nur auf dieser Pfote.)

Stellung des Kopfes	Normaler junger Hund (5 kg). Rechte Hinterpfote.	Kleinhirnloser Hund Erik. Rechte Hinterpfote.	Kleinhirnloser Hund Wolf. Rechte Hinterpfote.	Kleinhirnloser Hund Piccolino. Rechte Hinterpfote.
Mittelstellung . . .	+4 kg (−5)	+9 kg (−10)	+12 kg (−10)	$+5^1/_2$ kg (−6)
Rechte Seitenlage (Kopf 90° nach rechts gedreht) .	$+3^1/_2$ „ (−5) Schädelbein	+8 „ (−10) Schädelbein	+13 „ (−12) Schädelbein	$+4^1/_2$ „ ($-5^1/_2$) Schädelbein
Linke Seitenlage (Kopf 90° nach links gedreht) . .	+4 kg (−5) Kieferbein	+8 kg (−10) Kieferbein	+11 kg (−14) Kieferbein	$+4^1/_2$ kg ($-5^1/_2$) Kieferbein

Wie aus diesen Zahlen hervorgeht, hat die Drehung des Kopfes zuweilen eine Änderung der Stütztonusstärke zur Folge, die jedoch stets nur gering und außerdem inkonstant ist.

Sie wird wahrscheinlich von der bei der Drehung auftretenden Stellungsänderung der untersuchten Hinterpfote zum Rumpf bedingt.

Es gelingt fast nicht, die Stellung der untersuchten Pfote zum Rumpf während der Kopfdrehung ganz unverändert zu halten. Beim Hunde Erik ergaben sich bei einer zweiten Untersuchung, wobei der Rumpf etwas hochgehalten wurde, folgende Werte:

	Stütztonusstärke der Hinterpfote	
bei Mittelstellung des Kopfes . . .	+ 10 kg	(− 11)
bei Seitenlage des Kopfes		
Schädelbein	+ 12 kg	(− 13)
Kieferbein	+ 10 kg	(− 11)

Beim Vergleich dieser Zahlen mit denjenigen der Tabelle 13 ergibt sich deutlich der große Einfluß von geringen Stellungsänderungen der Hinterpfote zum Rumpf.

Beim Stehen auf allen Vieren zeigen kleinhirnlose Hunde auf Drehung des Kopfes meistens besonders deutliche Stellungs- und Stütztonusänderungen (Abb. 101), die aber den Einflüssen der tonischen Hals- und Labyrinthreflexe entgegengesetzt sind (Zunahme des Stütztonus und Auswärtsstemmen an den

Schädelbeinen, Abnahme des Stütztonus und mehr oder weniger Einknicken an den Kieferbeinen) und nur sekundär von der Kopfstellung bedingt werden.

Kleinhirnlose Hunde zeigen also auf Kopfdrehen bei Rückenlage: deutliche typische Stütztonusänderungen; bei Stehstellung auf einer Pfote: keine deutlichen Stütztonusänderungen; beim Stehen auf allen Vieren: wohl deutliche Änderungen, die aber den Einflüssen der tonischen Hals- und Labyrinthreflexe entgegengesetzt sind.

Das Verhalten beim Stehen auf einer Pfote und beim Stehen auf allen Vieren stimmt mit demjenigen intakter Tiere überein, dagegen ist das Verhalten bei Rückenlage verschieden. Bei dieser Lage zeigen intakte Tiere doch keine deutlichen Stütztonusänderungen auf Kopfdrehen. Wodurch es kommt, daß beim Stehen auf einer Pfote eine deutliche Änderung der Stütztonusstärke auf Kopfdrehung ausbleibt, während sie bei kleinhirnlosen Tieren in Rückenlage auftritt, ist noch nicht ganz geklärt. Bei Rückenlage wird der Kopf aus der Maximumstellung der tonischen Labyrinthreflexe, bei Stehstellung aus der Minimumstellung in Seitenlage gedreht. Die erste Stellungsänderung der Labyrinthe setzt den Strecktonus herab, die zweite verstärkt ihn. Der fördernde Einfluß wird an dem bereits starken Stütztonus der stehenden kleinhirnlosen Tiere nicht so deutlich zutage treten, wie der abschwächende Einfluß an dem bereits schwächeren und labilen Stütztonus bei Rückenlage.

In den ersten Tagen nach halbseitiger Kleinhirnexstirpation[1] zeigen die homolateralen, nicht statisch beanspruchten Pfoten bei Rückenlage der Tiere und bei Bauchlage in der Luft lebhafte tonische Reflexe auf Drehung des Kopfes, die an den kontralateralen Pfoten meistens fehlen oder nur schwach nachzuweisen sind (Abb. 102, Nr. 1).

So zeigt sich z. B. bei Hund Fox in Rückenlage unmittelbar nach der Exstirpation der rechten Kleinhirnhälfte an den rechten Pfoten:

bei Mittelstellung des Kopfes . . . . ein starker Strecktonus
(Maximumstellung der tonischen Labyrinthreflexe) (Abb. 102, Nr. 1)
bei Kopfdrehung um 90° nach rechts . . . . ± kein Strecktonus
(Schädelbeinstellung) (Abb. 102, Nr. 2)
bei Kopfdrehung um 90° nach links . . . . ein deutlicher Strecktonus
(Kieferbeinstellung) (Abb. 102, Nr. 3)
bei Kopfdrehung um 180° nach links oder rechts . . . . kein Strecktonus,
(Minimumstellung der tonischen Labyrinthreflexe),

während die linken Pfoten bei allen vier Kopfstellungen gebeugt bleiben und fast keinen Widerstand gegen passive nicht statische Beugung bieten.

Bei Drehung des Kopfes aus Rückenlage, die Schnauze vertikal nach oben, um 90° zeigt sich deutlich der Einfluß der tonischen Halsreflexe. Bei Drehung nach der einen Seite bleibt der erhöhte Strecktonus der homolateralen Pfoten dagegen erhalten (Kieferbeinstellung), bei Drehung nach der anderen Seite verschwindet er (Schädelbeinstellung), alle vier Pfoten sind dann gebeugt (Abb. 102, Nr. 2).

---

[1] Die Reaktionen auf Drehung und Wendung des Kopfes verhalten sich bei halbseitig kleinhirnlosen Tieren, besonders in den ersten Stadien nach der Exstirpation, recht verschieden. Bei einem Teil der Tiere zeigen sich erhöhter Strecktonus und tonische Halsreflexe nicht nur an den homolateralen, sondern auch an den kontralateralen Pfoten. Hier werden nur die beim Hunde Fox gemachten Beobachtungen mitgeteilt.

Bei Drehung um 180° verschwindet der erhöhte Strecktonus der homolateralen Pfoten stets, sowohl wenn der Kopf 180° nach rechts wie nach links gedreht wird. Da bei der Drehung um 180° der Kopf nahezu in die Minimumstellung der tonischen Labyrinthreflexe gebracht wird, sind wahrscheinlich diese Reflexe am Verschwinden des erhöhten Strecktonus beteiligt.

In diesem Stadium zeigen die homolateralen Pfoten noch keine deutlichen (jedenfalls keine lang andauernden) Spannungsänderungen auf statische Beanspruchung, während an den kontralateralen Pfoten nur bei Mittel- und Kiefereinstellung ein deutlicher Stütztonus auszulösen ist. Hierdurch wird verursacht, daß der Sohlendruck bei der einen Seitenlage des Kopfes an den homolateralen, bei der anderen Seitenlage an den kontralateralen Pfoten auf den stärksten Widerstand stößt.

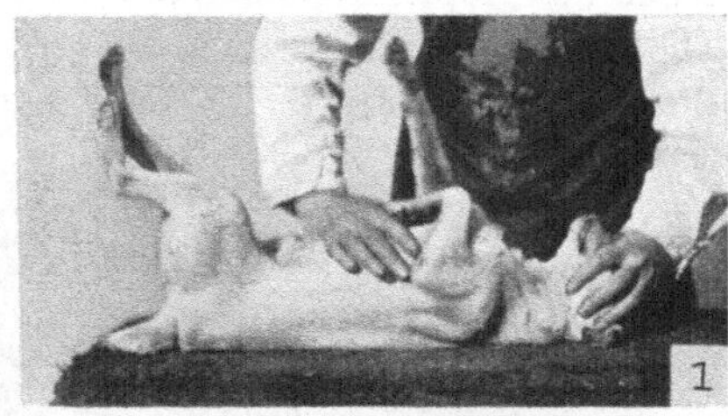

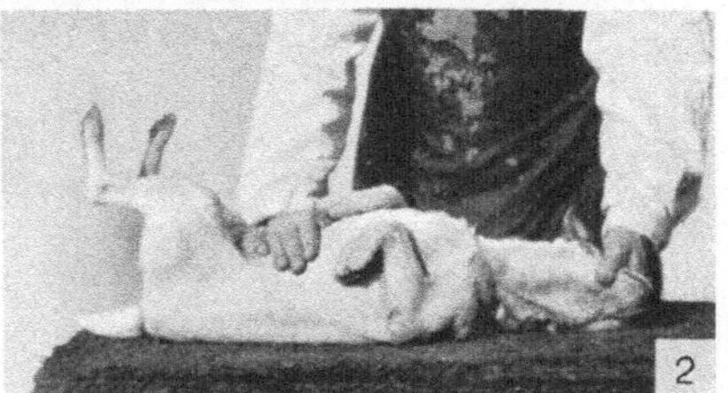

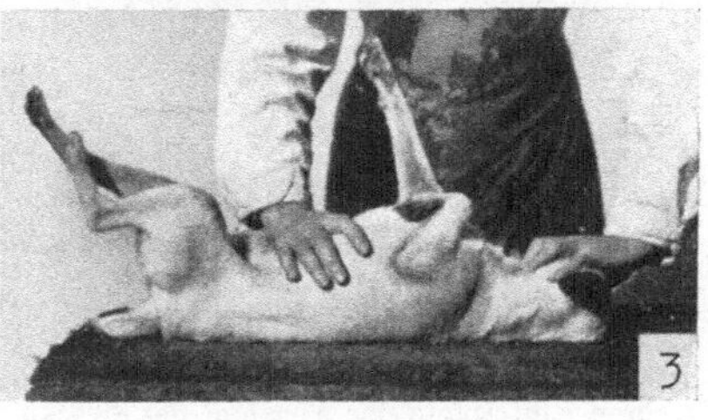

Abb. 102. Einfluß der Kopfdrehung auf den Tonus der Extremitätenmuskeln nach halbseitiger Kleinhirnexstirpation. 1. Hund Fox (rechte Kleinhirnhälfte exstirpiert), in Rückenlage, den Kopf symmetrisch zum Rumpf. Rechte Pfoten gestreckt in der Luft, linke gebeugt. 2. Der Kopf um 90° nach rechts, also in linke Seitenlage, gedreht. Stellung der linken Pfoten unverändert, Beugung der rechten (Schädelbeine). Pfotenstellung also beiderseits gleich. 3. Der Kopf in rechte Seitenlage gedreht. Rechte Pfoten (Kieferbeine) wieder in Streckstellung, linke gebeugt.

Wird z. B. beim Hund Fox (rechte Kleinhirnhälfte exstirpiert) in Rückenlage der Kopf in linke Seitenlage gedreht, dann sind alle vier Pfoten gebeugt, und bei statischer Beanspruchung der Sohlen tritt nur an den linken Pfoten (Kieferbeine) ein deutlicher Stütztonus auf (Abbild. 103, Nr. 3). Die linken Pfoten bieten dann dem Sohlendruck den stärkeren Widerstand. Bei rechter Seitenlage des Kopfes dagegen löst statische Beanspruchung der linken Pfoten (Schädelbeine) keinen Stütztonus aus, während die rechten erhöhten Strecktonus zeigen und jetzt also dem Sohlendruck den stärkeren Widerstand bieten (Abb. 103, Nr. 4).

Der Widerstandsunterschied bei linker Seitenlage des Kopfes wird noch dadurch verstärkt, daß gleichzeitig mit dem Auftreten des Stütztonus an den linken Pfoten infolge statischer Beanspruchung der erhöhte Strecktonus der rechten abnimmt. Diese Abnahme tritt nicht auf, wenn die statische Beanspruchung, wie bei rechter Seitenlage des Kopfes, kein Auftreten des Stütztonus an den linken Pfoten bedingt.

In der zweiten Woche nach der halbseitigen Exstirpation löst die statische Beanspruchung, bei Rückenlage der Tiere, auch an den homolateralen Pfoten einen deutlichen Stütztonus aus, jedoch nicht bei Schädelbeinstellung.

Bei Rückenlage der Tiere zeigen also jetzt bei der einen Seitenlage nur die linken, bei der anderen Seitenlage nur die rechten Pfoten einen deutlichen Stütztonus auf statische Beanspruchung, und der Widerstand gegen Sohlendruck ist auch jetzt, je nach der Seitenlage des Kopfes, bald an den Pfoten der Exstirpationsseite, bald an den kontralateralen am stärksten.

Beim abwechselnden Stellen der Tiere mit den linken und rechten Pfoten auf eine Unterlage, und ebenso bei Bauchlage in der Luft, zeigen sich ganz andere Verhältnisse. Bei beiden Seitenlagen des Kopfes zeigen dann die kontralateralen Pfoten den stärksten Stütztonus. Stellt man die Tiere abwechselnd mit den linken und rechten Pfoten auf eine Unterlage, dann knicken bei beiden Seitenlagen des Kopfes die homolateralen Pfoten ein, nicht dagegen die kontralateralen. Die kontralateralen können bei beiden Seitenlagen des Kopfes den Rumpf tragen, die Stütztonusstärke der homolateralen ist dazu bei beiden Seitenlagen un-

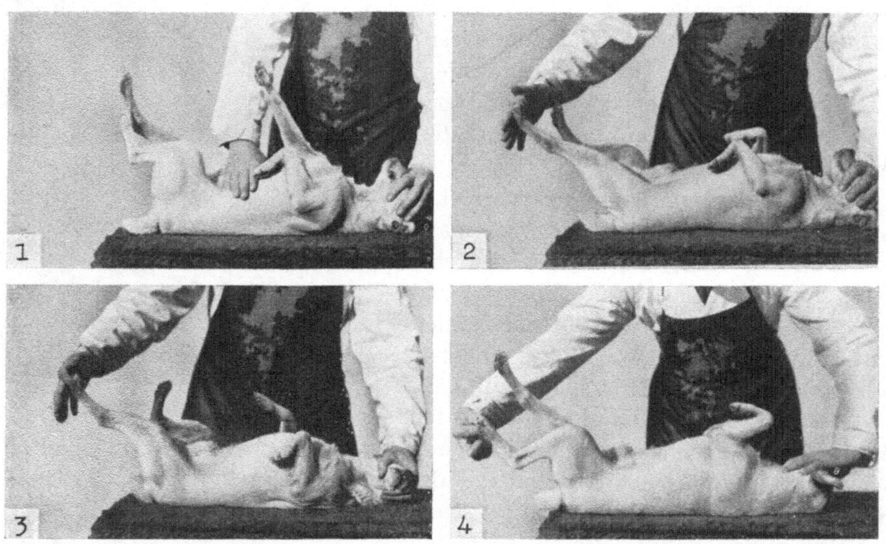

Abb. 103. 1. Kleinhirnloser Hund Fox, nach Exstirpation der rechten Kleinhirnhälfte, in Rückenlage, die Schnauze vertikal nach oben. Das Tier hält die rechte Hinterpfote gestreckt, die linke gebeugt. 2. Die linke Hinterpfote geht auf statische Beanspruchung in Streckstellung und zeigt deutlichen Stütztonus. Zu gleicher Zeit ist an der rechten Hinterpfote eine Abnahme des Strecktonus aufgetreten. 3. Der Kopf passiv in linke Seitenlage gedreht. Die linke Hinterpfote (Kieferbein) zeigt noch deutlichen, obwohl etwas schwächeren Stütztonus; der Strecktonus der rechten Hinterpfote (Schädelbein) hat noch mehr abgenommen. 4. Der Kopf passiv in rechte Seitenlage gedreht. Die linke Hinterpfote zeigt fast keinen Stütztonus, die rechte dagegen wieder einen starken Strecktonus.

genügend. Jetzt haben also nicht wie bei Rückenlage bald die homo-, bald die kontralateralen Pfoten den stärksten Stütztonus, sondern die kontralateralen zeigen stets die stärkere Tragkraft.

Dies kommt dadurch zustande, daß der Stütztonus der kontralateralen Pfoten bei dieser Versuchsanordnung, im Gegensatz zu der Untersuchung in Rückenlage, ungehemmt auftritt.

In den darauffolgenden Tagen nimmt der Stütztonus der homolateralen Pfoten immer mehr zu. Man sieht dann, daß die homolaterale Hinterpfote bei Kieferbeinstellung den Rumpf zu stützen vermag, bei anderen Stellungen des Kopfes dagegen noch nicht (Abb. 104).

Vier Wochen nach der Exstirpation ist der Stütztonus der homolateralen Pfoten meistens so stark, daß die Hinterpfote dieser Seite bei beiden Seitenlagen und bei Mittelstellung des Kopfes den Hinterkörper tragen kann.

Die Bestimmung der Stütztonusstärke mit einer Wage bei Mittelstellung und beiden Seitenlagen des Kopfes ergab in diesem Stadium beim Hunde Fox die in Tabelle 19 angegebenen bemerkenswerten Zahlen.

Die Drehung des Kopfes aus der einen in die andere Seitenlage löst jetzt nicht nur bei Rückenlage des Tieres sondern auch beim Stehen auf einer Pfote Veränderungen der Stütztonusstärke aus. Hierdurch zeigt bei Rückenlage und bei Stehstellung auf einer Pfote bei der einen Seitenlage des Kopfes die homolaterale,

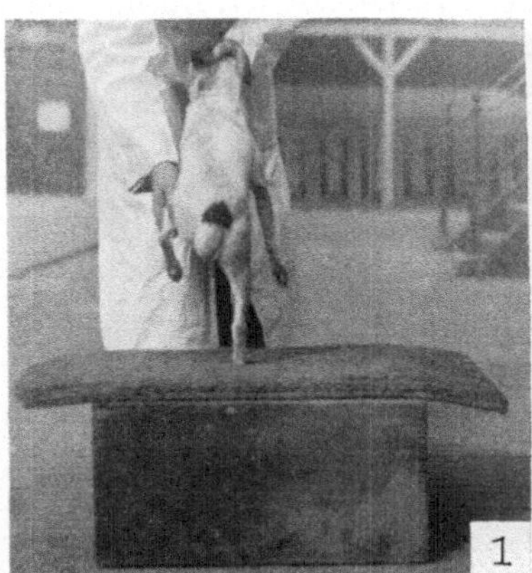

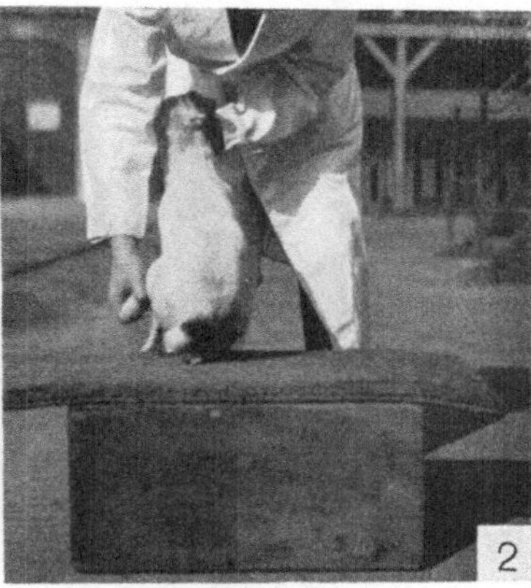

Abb. 104. Hund Fox (3 Wochen nach Exstirpation der rechten Kleinhirnhälfte), auf die rechte Hinterpfote gestellt. 1. Wenn der Kopf passiv mit dem Schädeldach zur linken Schulter gedreht wird, hat die rechte Hinterpfote (Kieferbein) einen zum Tragen des Rumpfes genügenden Stütztonus. 2. Wird dagegen der Kopf in Mittelstellung (oder in rechter Seitenlage) gehalten, so knickt die Pfote sofort unter der Last des Hinterkörpers ein.

bei der anderen Seitenlage die kontralaterale Hinterpfote den stärksten Stütztonus.

Tabelle 19. **Hund Fox, Körpergewicht 7 kg, 4 Wochen nach Exstirpation der *rechten* Kleinhirnhälfte.**

	Änderungen der Stütztonusstärke der Hinterpfote auf Kopfdrehung bei Stehstellung und bei Rückenlage			
	Linke Hinterpfote kg		Rechte Hinterpfote kg	
Bei Stehstellung:				
Kopf in Mittelstellung	+ 8	(− 9)	+ 6½	(− 7½)
Kopf 90° nach links gedreht . .	+ 6 Schädelbein	(− 6½)	+ 6½ Kieferbein	(− 7)
Kopf 90° nach rechts gedreht .	+ 7½ Kieferbein	(− 8)	+ 6 Schädelbein	(− 6½)
Bei Rückenlage:				
Kopf in Mittelstellung	+ 2½	(− 3)	+ 7	(− 7½)
Kopf 90° nach links gedreht . .	+ ½ Schädelbein	(− 1)	+ 7½ Kieferbein	(− 8)
Kopf 90° nach rechts gedreht .	+ 4 Kieferbein	(− 4½)	+ 2½ Schädelbein	(− 3)

Die Veränderungen sind bei Rückenlage deutlich stärker als bei Stehstellung, bei der sie nur gering sind.

Obwohl die Stütztonusstärke beider Hinterpfoten ($8 + 6^1/_2$ kg) mehr als das Doppelte des Körpergewichtes beträgt, kann das Tier noch nicht frei stehen.

Zwei Monate nach der Exstirpation vermag es Lasten von 7 kg auf dem Rücken zu tragen und damit herumzulaufen. Bei Drehung des Kopfes in linke und rechte Seitenlage knicken die Pfoten nicht mehr ein, auch dann nicht, wenn der Rücken mit einem Sandsack belastet ist (Abb. 105).

Bei einem auf eine Pfote gestellten Tier ruft die Kopfdrehung keine deutlichen Stütztonusänderungen mehr hervor (siehe Tabelle 20: 27. April). Die homolateralen Pfoten zeigen aber, sowohl bei Mittelstellung wie bei beiden Seitenlagen des Kopfes, eine schwächere Stütztonusstärke als die kontralateralen.

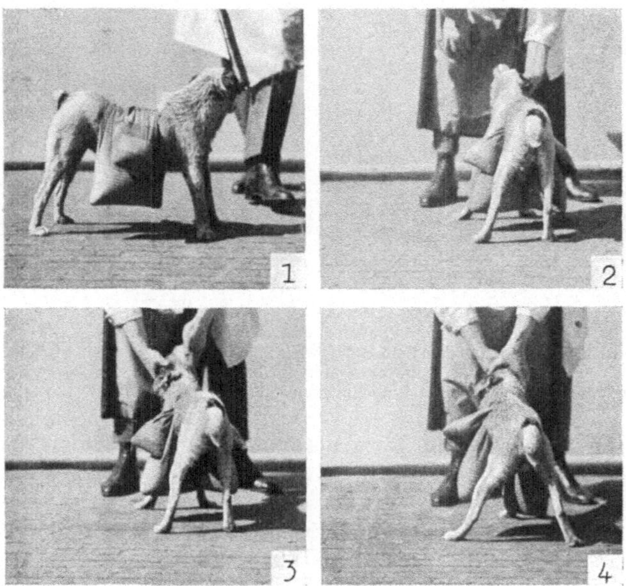

Abb. 105. Hund Fox, Körpergewicht 7,8 kg, 2 Monate nach Exstirpation der rechten Kleinhirnhälfte. 1. Das Tier kann, auf allen Vieren stehend, einen Sandsack von 7 kg auf dem Rücken tragen. 2. Bei passiver Drehung des Kopfes in rechte Seitenlage knicken die Pfoten unter der Last nicht ein. 3. u. 4. Ebensowenig knicken die Pfoten bei linker Seitenlage des Kopfes ein, weder bei vertikaler Stellung der Pfoten (3) noch bei breitbeiniger Stellung (4).

Bei Rückenlage dagegen löst Kopfdrehen noch immer eine erhebliche Abnahme des Stütztonus am Schädelbein aus, so daß sich bei einer Seitenlage des Kopfes an der homolateralen, bei der anderen an der kontralateralen Pfote der stärkere Stütztonus zeigt.

Bei *gleicher* Stellung des Kopfes zur untersuchten Pfote ist jetzt bei Stehstellung der stärkere Stütztonus stets an der kontralateralen, bei Rückenlage stets an der homolateralen Pfote vorhanden.

Stehstellung.

Kieferbein:	linke Hinterpfote	+ 10 kg,	rechte Hinterpfote	8 kg
Schädelbein:	,, ,,	10 ,,	,, ,,	7 ,,

Rückenlage.

Kieferbein:	linke Hinterpfote	2 kg,	rechte Hinterpfote	7 kg
Schädelbein:	,, ,,	± 2 ,,	,, ,,	2 ,,

Im Stadium der Dauerstörung zeigt sich, wenn das Tier abwechselnd mit jeder der vier Pfoten auf eine Wage gestellt wird, und man dann die Stütztonusstärke der einzelnen Pfoten bei Mittelstellung und beiden Seitenlagen des Kopfes bestimmt, erstens, daß die Kopfdrehung unter diesen Umständen keine deutlichen Änderungen der Stütztonusstärke hervorzurufen imstande ist und zweitens, daß die Stütztonusstärke an den homo- und kontralateralen Pfoten bei den drei Kopfstellungen gleich stark ist. Beim Hund Fox beträgt die Stütztonusstärke der homolateralen und kontralateralen Hinterpfote in diesem Stadium bei Mittelstellung und bei den Seitenlagen des Kopfes ± 9 kg (Tabelle 20: 29. Oktober). Bei Rückenlage der Tiere und abwechselnder statischer Beanspruchung der einzelnen Pfoten dagegen übt Drehung des Kopfes noch deutlichen Einfluß auf die Stütztonusstärke aus. Bei Drehung des Kopfes aus Mittelstellung in Seitenlage zeigt das Schädelbein eine erhebliche Abnahme (Tabelle 20: 29. Oktober), das Kieferbein keine wesentliche Änderung oder eine geringe Abnahme. Da bei Mittelstellung des Kopfes die Stütztonusstärke an der homolateralen Hinterpfote erheblich stärker ist als an der kontralateralen, bewirkt die Drehung des Kopfes in linker Seitenlage, infolge der Abnahme am Schädelbein (homolaterale Hinterpfote), daß die Stütztonusstärke an beiden Seiten fast gleich stark wird, während sie bei rechter Seitenlage, ebenso wie bei Mittelstellung des Kopfes, an der homolateralen rechten Hinterpfote deutlich stärker ist als an der linken.

Tabelle 20. **Die Stütztonusänderungen auf Kopfdrehung an der kontra- und homolateralen Hinterpfote beim Hund Fox zu verschiedenen Zeiten nach Exstirpation (16. II. 1927) der rechten Kleinhirnhälfte.**

	Linke Hinterpfote (kontralaterale)				Rechte Hinterpfote (homolaterale)			
	14. März	27. April	17. Mai	29. Oktober	14. März	27. April	17. Mai	29. Oktober
Beim Stehen auf einer Hinterpfote								
Kopf in Mittelstellung	+ 8	+ 10	+ 10	+ 10	+ 6½	+ 7	+ 10	+ 10
Kieferbein.	+ 7½	+ 10	+ 10	+ 9	+ 6½	+ 8	+ 10	+ 9
Schädelbein	+ 6	+ 10	+ 9	+ 9	+ 6	+ 7	+ 9	+ 9
Bei Rückenlage								
Kopf in Mittelstellung	+ 2½	+ 4	+ 4	+ 4	+ 7	+ 7	+ 5	+ 6
Kieferbein.	+ 4	+ 2	+ 2	+ 3	+ 7½	+ 7	+ 4	+ 5
Schädelbein	+ ½	± 2	± 1	+ 1	+ 2½	+ 2	+ 1½	+ 3½

Hund Fox	linke Hinterpfote	rechte Hinterpfote
Kopf in Mittelstellung	+ 4 kg	+ 6 kg
Kopf in linker Seitenlage	+ 3 „ (Kieferbein)	+ 3½ „ (Schädelbein)
Kopf in rechter Seitenlage	+ 1 „ (Schädelbein)	+ 5 „ (Kieferbein)

Bei Rückenlage löst Kopfdrehung keine deutlichen tonischen Hals- und Labyrinthreflexe aus, wenn die Pfoten nicht statisch beansprucht sind. Im Stadium der Dauerstörung hält das halbseitig kleinhirnlose Tier meistens alle vier Pfoten gebeugt, und die Stellung ändert sich nicht auf Drehung des Kopfes.

Wir haben diese Befunde bei halbseitig kleinhirnlosen Tieren deshalb ausführlicher besprochen, weil die Auffassung, daß das Kleinhirn ein tonusförderndes Organ sei, besonders auf Beobachtungen nach halbseitiger Kleinhirnexstirpation beruht. LUCIANI und nach ihm viele andere haben auf Grund der Befunde an

Tieren nach dieser Exstirpation die Schlußfolgerung gezogen, daß das Kleinhirn eine den Muskeltonus fördernde Wirkung habe, und daß jede Kleinhirnhälfte diese Wirkung nur auf den Tonus der Muskeln der gleichseitigen Körperhälfte ausübe. Nach LUCIANI sind die Erscheinungen, die die halbseitig kleinhirnlosen Tiere beim Kriechen, Stehen und Laufen zeigen, die Folgen einer Atonie der der Exstirpation gleichseitigen Körpermuskulatur (siehe S. 346). LUCIANI untersuchte aber weder bei Rückenlage noch bei verschiedenen Kopfstellungen und machte keine Bestimmungen mit der Wage.

Die Störungen der Muskeltonusverteilung sind nach unseren Befunden und Beobachtungen nicht so einfach wie LUCIANI es sich gedacht hat. Jedenfalls ist lediglich von einer Herabsetzung des Muskeltonus an der Exstirpationsseite nach halbseitiger Exstirpation des Kleinhirns keine Rede. Wie die in den drei vorhergehenden Kapiteln beschriebenen Untersuchungen ergeben haben, ist der Tonus der Extremitätenmuskeln bei halbseitig kleinhirnlosen Tieren,

je nach der Zeit, die nach der Exstirpation verstrichen ist,

je nachdem, ob die Pfoten statisch beansprucht sind oder nicht,

je nachdem, ob die Untersuchung bei Rückenlage, Bauchlage oder Stehstellung stattfindet,

je nachdem, ob der Kopf gehoben oder gesenkt, nach der einen oder anderen Seite gedreht ist oder sich in Mittelstellung befindet,

bald an der einen Seite, bald an der anderen Seite stärker, bald an beiden gleich stark.

Großhirnlose Hunde halten ihre vier Pfoten in Rückenlage, wenn sie ruhig sind, gebeugt und verändern diese Stellung nicht auf Kopfdrehung. Tonische Hals- und Labyrinthreflexe der nicht statisch beanspruchten Pfoten sind bei ihnen nicht zu beobachten. Die Untersuchung der Stütztonusänderungen auf Kopfdrehung stößt bei Rückenlage der Tiere auf große Schwierigkeiten, denn erstens versuchen sie sich fortwährend aufzurichten, wenn man sie in Rückenlage auf eine harte Unterlage legt, strecken und beugen abwechselnd die Pfoten, und zweitens wird die statische Beanspruchung bei dieser Lage meistens (mit Ausnahme von Hund Bob) nicht von einem deutlichen Stütztonus an den Hinterpfoten gefolgt (Abb. 259, Nr. 1).

Auch beim Stehen auf allen Vieren ist die Untersuchung des Einflusses der Kopfdrehung auf die Stütztonusstärke kaum möglich, da die vier Pfoten sich nach vorn stemmen, sobald man den Kopf anfaßt und das Tier sich durch Rückwärtsziehen zu befreien sucht (Abb. 261, Nr. 2).

Bei Stehstellung auf einer Vorderpfote gelingt dagegen die Untersuchung besser. Bei dieser Versuchsanordnung ruft die Kopfdrehung keine starken und typischen Änderungen der Stütztonusstärke hervor. Beim Hund Fuchs z. B. ergaben sich folgende in Tabelle 21 angegebenen Werte für die Stütztonusstärke der Vorderpfoten bei beiden Seitenlagen und Mittelstellung des Kopfes. Wie diese Werte zeigen, bedingt Drehung des Kopfes in Seitenlage bei diesem Tier eine geringe Abnahme der Stütztonusstärke sowohl am Schädel wie am Kieferbein.

Bei einem auf eine Hinterpfote gestellten Tier fehlte ebenfalls ein deutlicher Einfluß der Kopfdrehung; die Pfote knickt sowohl bei Mittelstellung wie bei beiden Seitenlagen des Kopfes unter dem Gewicht des Hinterkörpers zusammen (bei den Hunden Robbie, Miesel und Fuchs).

Tabelle 21. **Einfluß der Kopfdrehung auf die Stütztonusstärke der Vorderpfoten beim gehirnlosen Hund Fuchs, der auf einer Vorderpfote steht.**

	3 Monate nach Großhirnexstirpation. Rechte Vorderpfote	9 Monate nach Großhirnexstirpation. Rechte Vorderpfote
Kopf in Mittelstellung	+ 11 kg (− 12)	+ 11 kg (− 13)
Kopf in rechter Seitenlage	+ 9 „ (− 10) (Schädelbein)	+ 8½ „ (− 9½) (Schädelbein)
Kopf in linker Seitenlage	+ 9 kg (− 10) (Kieferbein)	+ 9½ kg (− 10½) (Kieferbein)

Nach halbseitiger Großhirnexstirpation sind manchmal auf Kopfdrehung bei Rückenlage der Tiere an den kontralateralen Pfoten tonische Hals- und Labyrinthreflexe zu beobachten, die jedoch nicht stark sind und späterhin noch weiter abnehmen. Wenn der Unterkiefer zur Operationsseite gedreht wird, beugen sich die kontralateralen Pfoten, dagegen werden sie bei Mittelstellung und bei der anderen Seitenlage des Kopfes mehr oder weniger gestreckt, während die homolateralen Pfoten bei allen drei Stellungen des Kopfes in Beugestellung verharren. In Rückenlage zeigen die Tiere bei Mittelstellung und Seitenlage des Kopfes auf statische Beanspruchung nur einen ganz geringen Stütztonus der Hinterpfoten, so daß es nicht gelingt, geringe, durch Kopfdrehung bedingte Änderungen mit der Wage zu messen. Beim Stehen auf einer Pfote zeigen die Pfoten der Exstirpationsseite keine deutlichen Veränderungen, dagegen ist die herabgesetzte Stütztonusstärke der kontralateralen Pfoten bei Schädelbeinstellung wesentlich schwächer als bei Mittelstellung und der anderen Seitenlage des Kopfes. So ergibt z. B. die Untersuchung mit der Wage beim Hund Schwarzweißer 12 Tage nach der Exstirpation der linken Großhirnhälfte folgende Zahlenwerte (Tabelle 22).

Tabelle 22. **Hund Schwarzweißer, Körpergewicht 5 kg, 12 Tage nach der Exstirpation der linken Großhirnhälfte. Einfluß der Kopfdrehung auf die Stütztonusstärke beim Stehen auf einer Hinterpfote.**

	Linke Hinterpfote	Rechte Hinterpfote
Kopf in Mittelstellung	+ 5½ kg (− 6½)	+ 3 kg (− 3½)
Kopf 90° nach rechts gedreht	+ 5 „ (− 6) (Kieferbein)	+ 1½ „ (− 2) (Schädelbein)
Kopf 90° nach links gedreht	+ 5 kg (− 6) (Schädelbein)	+ 3 kg (− 0) (Kieferbein)

In späteren Stadien zeigen weder die kontralateralen noch die homolateralen Pfoten auf Kopfdrehung wesentliche Veränderungen der Stütztonusstärke.

Beim groß- und kleinhirnlosen Hunde Robbie ruft die Kopfdrehung deutliche Veränderungen des Strecktonus und der Streckstellung der Extremitäten hervor, dabei zeigt sich überwiegend der Einfluß der tonischen Labyrinthreflexe.

Bei erwachsenen Menschen bewirkt die Kopfdrehung unter normalen Verhältnissen keine deutliche Spannungsänderung der Extremitätenmuskulatur, doch bedingt sie unter bestimmten pathologischen Zuständen (siehe 196 der Literaturliste), und bei normalen Säuglingen in den ersten Lebensmonaten, das Auftreten von tonischen Hals- und Labyrinthreflexen der nicht statisch beanspruchten Extremitäten. Beobachtungen über die Beeinflussung des Stütztonus durch Kopfdrehung liegen leider noch nicht vor.

Zusammenfassend ergibt sich:

A. *Beim Stehen auf einer Pfote* bewirkt die Kopfdrehung bei intakten, bei total und halbseitig kleinhirnlosen Tieren längere Zeit nach der Exstirpation, und bei vollständig und halbseitig großhirnlosen Hunden keine deutliche Veränderung des Stütztonus (manchmal bedingt die Kopfdrehung eine geringe Abnahme der Stütztonusstärke sowohl am Kiefer- wie am Schädelbein), dagegen kommt es bei gleicher Stehstellung auf Kopfdrehung zu deutlichen Stütztonusänderungen:

1. bei kleinhirnlosen Tieren, wenn sie wieder anfangen zu stehen,

2. bei halbseitig kleinhirnlosen Tieren an den Pfoten der Exstirpationsseite in der ersten Zeit nach der Exstirpation,

3. bei halbseitig großhirnlosen Tieren an den der Exstirpation gegenüberliegenden Pfoten in der ersten Zeit nach der Exstirpation.

B. *Bei Rückenlage* zeigen total und halbseitig kleinhirnlose Hunde, auch noch längere Zeit nach der Exstirpation, auf Kopfdrehung meistens deutliche Veränderungen der Stütztonusstärke an den Hinterpfoten, intakte und total oder halbseitig großhirnlose Hunde dagegen nicht.

C. Die Kopfdrehung ruft Tonus- und Stellungsänderungen der *nicht* statisch beanspruchten Extremitäten hervor:

1. in der ersten Zeit nach Kleinhirnexstirpation bei Hunden, die im Anschluß an die Exstirpation steif geworden sind,

2. in der ersten Zeit nach halbseitiger Kleinhirnexstirpation an den Pfoten der Exstirpationsseite,

3. manchmal, jedoch nicht konstant, in der ersten Zeit nach halbseitiger Großhirnexstirpation an den der Exstirpation gegenüberliegenden Pfoten,

4. bei einem groß- und kleinhirnlosen Hunde,

5. bei decerebrierten Hunden.

Bei intakten und großhirnlosen Hunden fehlen diese Veränderungen vollständig, desgleichen bei Tieren nach totaler und halbseitiger Kleinhirn- und halbseitiger Großhirnexstirpation, wenn die Exstirpation längere Zeit zurückliegt.

B. Die Bedeutung der Stütztonusveränderungen auf Kopfdrehung für die Anpassung an statische Verhältnisse.

Setzt man einen intakten oder kleinhirnlosen, mit Kopfkappe versehenen Hund auf eine horizontale Unterlage und hebt diese an der linken Seite des Tieres bzw. senkt sie an der rechten Seite, so daß das Tier passiv um die Längsachse nach rechts gedreht wird, dann dreht sich der Kopf des Tieres nach links, zu gleicher Zeit werden die linken Pfoten gebeugt, die rechten gestreckt (Abb. 112).

Die Drehung des Kopfes, wodurch die Stellung im Raum unverändert bleibt, kommt wahrscheinlich durch die Labyrinthstellreflexe zustande. Durch die Drehung des Kopfes werden die linken Pfoten „Schädel“-, die rechten „Kieferbeine“, und im Einklang damit nimmt die Streckstellung der ersteren ab, der letzteren zu. Man hat also den Eindruck, als ob die Labyrinthstellreflexe mit anschließenden tonischen Halsreflexen sich an der Anpassung der Extremitätenstellungen an die Stellung der Unterlage beteiligen, wenn diese an der rechten oder linken Seite gehoben oder gesenkt wird.

Unbedingt jedoch sind diese Mechanismen für die Anpassung nicht erforderlich, wie die Beobachtungen an labyrinthlosen Hunden lehren (Abb. 106 und 107).

Steht ein labyrinthloser Hund mit verschlossenen Augen auf einer Unterlage, die an einer Seite gehoben oder gesenkt wird, dann dreht sich der Kopf ebenfalls

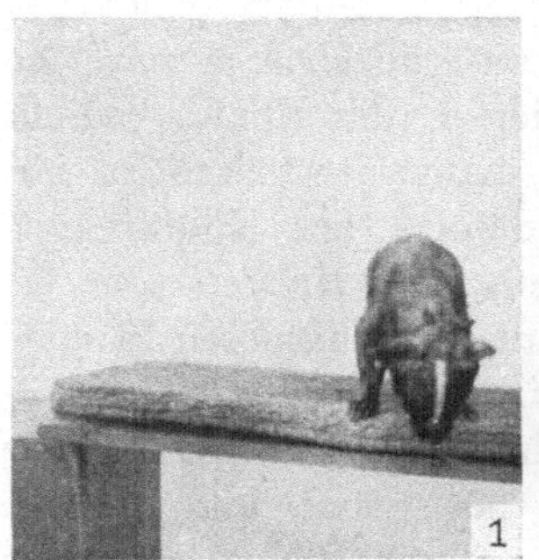

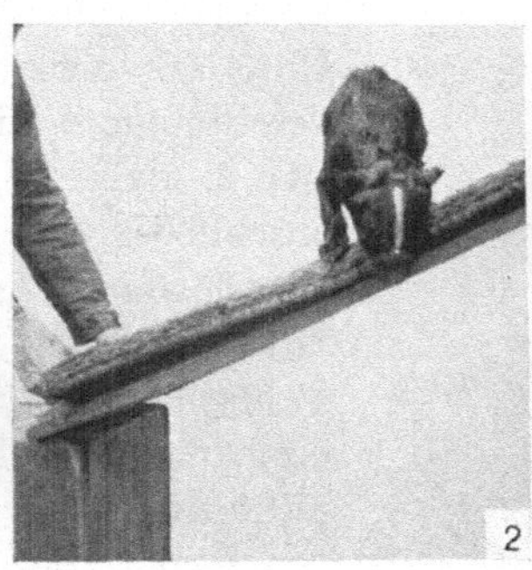

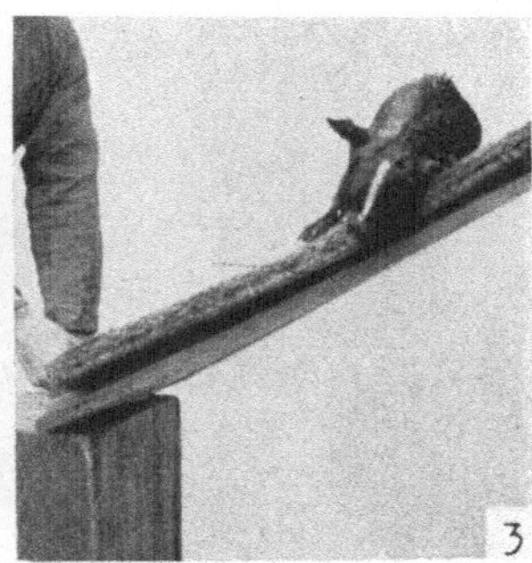

Abb. 106. Labyrinthloser Hund Moritz, mit Kopfkappe, auf einer Unterlage, die an der linken Seite des Tieres gehoben wird. 1. Das Tier steht auf einer nahezu horizontalen Unterlage; die bitemporale Achse des Kopfes ist horizontal. 2. Die Unterlage wird an der linken Seite des Tieres gehoben; durch eine Drehung des Kopfes nach links hat die bitemporale Achse ihre horizontale Stellung beibehalten. 3. Bei weiterem Heben der Unterlage wird das Tier in linke Seitenlage gebracht, auch der Kopf ist in diese Seitenlage gegangen.

der gehobenen Seite zu (Abb. 106, Nr. 2 und 3). Diese Drehung kommt dann also nicht durch die Labyrinthstellreflexe zustande, und die Stellungsänderungen der Pfoten, die bei labyrinthlosen Hunden annähernd die gleichen wie bei intakten sind (Abb. 107), sind also keine sekundären Folgen der Labyrinthstellreflexe.

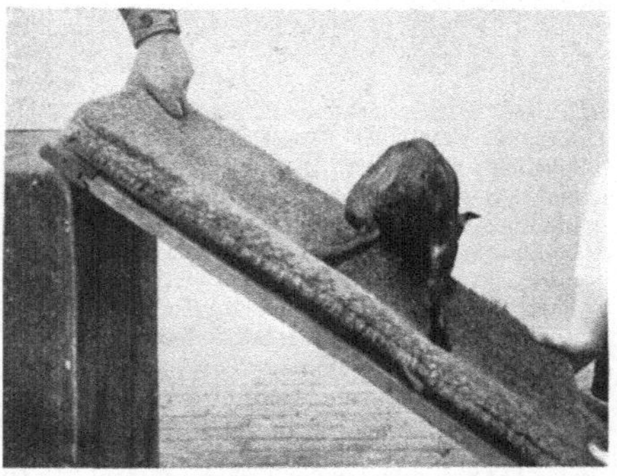

Abb. 107. Labyrinthloser Hund Moritz, mit Kopfkappe, auf einer Unterlage, die an der rechten Seite gesenkt ist (was für die Anpassung einer Hebung an der linken Seite entspricht). Die Hinterpfoten zeigen eine deutliche Anpassung an statische Verhältnisse; die Hinterpfote der gesenkten Seite ist stark gestreckt und abduziert, die der rechten Seite eingeknickt und adduziert. Außerdem haben sich Rumpf und Becken so weit von der gesenkten Seite abgedreht, daß die bitemporalen Achsen horizontal geblieben sind.

Es bleibt zu erörtern, ob sie durch die tonischen Halsreflexe bedingt sind, ob also die Kopfdrehung primär ist, und die Pfotenstellungen sekundär durch sie ausgelöst werden. Bei der Anpassung an die Stellung der Unterlage drehen intakte und labyrinthlose Hunde nicht nur den Kopf, sondern auch den Thorax und das Becken nach der gehobenen Seite (Abb. 106, Nr. 2 und Abb. 107). Durch die Drehung des Rumpfes wird oder bleibt der Kopf zum Rumpf symmetrisch gestellt, die tonischen Halsreflexe werden also entweder nicht ausgelöst oder wieder aufgehoben, und doch zeigen die Pfoten die typische Anpassungsstellung.

Bei genauer Beobachtung kann man manchmal sehen, daß die Pfoten bereits ihre Stellung geändert haben und dadurch Rumpf und Becken schon nach der gehobenen Seite gedreht worden sind, bevor eine Drehung des Kopfes aufgetreten ist (Abb. 108, Nr. 1).

Auch wenn der Kopf passiv von der gehobenen Seite weggedreht wird, passen sich die Pfotenstellungen bei intakten und labyrinthlosen Hunden noch den statischen Verhältnissen an (Abb. 108, Nr. 2), also entgegen dem Einfluß der tonischen Halsreflexe.

Aus diesen Beobachtungen folgt: 1. daß die Anpassung der Pfotenstellungen an die Stellung einer seitlich gehobenen Unterlage nicht ausschließlich primär von der Stellungsänderung des Kopfes bedingt ist; 2. daß die Labyrinthstellreflexe mit anschließenden, infolge der Kopfdrehung ausgelösten, tonischen Halsreflexen bei intakten, klein- und großhirnlosen Hunden wahrscheinlich die Anpassungsfähigkeit fördern, daß jedoch die Labyrinthstellreflexe nicht unbedingt nötig sind, und daß die Anpassung der Pfotenstellung ebenfalls ohne, sogar entgegen dem Einfluß der tonischen Halsreflexe auftreten kann.

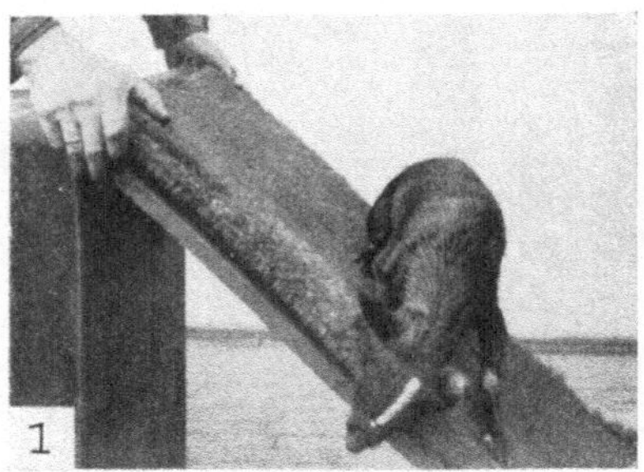

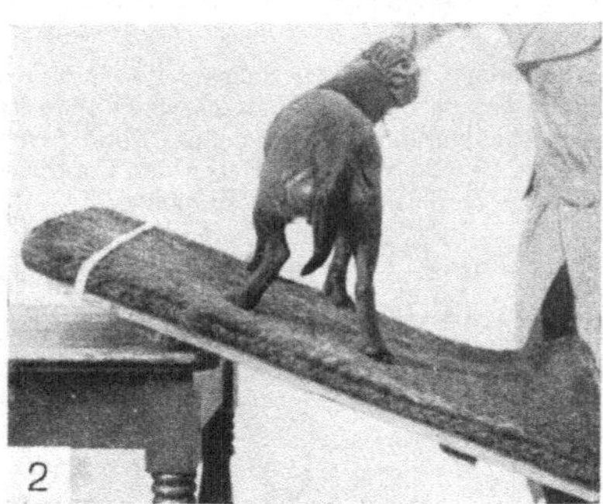

Abb. 108. 1. Labyrinthloser Hund Moritz, mit Kopfkappe, auf einer Unterlage, die an der linken Seite gesenkt ist. Die Pfoten des Tieres haben sich den statischen Verhältnissen angepaßt, Rumpf und Becken haben sich von der gesenkten Seite abgedreht, so daß die bitemporalen Rumpfachsen horizontal verlaufen, während die bitemporale Achse des Kopfes der Unterlage parallel geblieben ist. Obwohl der Kopf des Tieres zum Rumpf nach links gedreht steht, zeigen die linken Pfoten (Schädelbeine) Streckstellung, die rechten (Kieferbeine) Beugestellung. Die Stellungsänderung der Pfoten hat also entgegen der Wirkung der tonischen Halsreflexe, die Drehung des Rumpfes entgegen der Wirkung des Halsstellreflexes stattgefunden. 2. Normaler Hund. Der Kopf des Tieres ist passiv in rechte Seitenlage gedreht und die Unterlage an der rechten Seite abwärts bewegt. Die Stellung der Pfoten hat sich der Stellung der Unterlage angepaßt, und entgegengesetzt dem Einfluß der tonischen Halsreflexe zeigen die linken Pfoten (Kieferbeine) eine Abnahme, die rechten (Schädelbeine) eine Zunahme der Streckstellung.

C. Die Veränderungen des Stütztonus auf Wendung des Kopfes.

Magnus und de Kleyn fanden beim decerebrierten Tier, daß Wendung des Kopfes Tonusänderungen der Extremitätenmuskulatur auslöst. Auf Wendung des Kopfes nach rechts, also bei Annäherung des rechten Ohres an die rechte Schulter, zeigen die rechten Pfoten („Kieferbeine“) eine Zunahme, die linken „(Schädelbeine“) eine Abnahme des Strecktonus bzw. der Streckstellung. Bei bestimmter Stellung von Kopf und Hals, d. h. bei vertikaler Stellung der dorsoventralen Achsen, werden die Tonusänderungen ausschließlich durch tonische Halsreflexe bedingt, bei anderer Stellung dieser Achsen, z. B. horizontaler, können auch tonische Labyrinthreflexe ausgelöst werden. Im Gegensatz zu decerebrierten zeigen intakte, groß- und kleinhirnlose Hunde in Rückenlage auf Kopfwendung keine deutlichen Stellungsänderungen der Extremitäten; die Pfoten bleiben gebeugt. Beim Stehen auf allen Vieren dagegen übt Wendung des Kopfes wohl einen deutlichen Einfluß aus. Magnus (196) erkannte bereits diesen Einfluß und beobachtete: „daß, wenn eine in Normalstellung stehende Katze ihren Kopf beispielsweise nach rechts wendet und ihren Schwerpunkt nach rechts verlegt, die Streckung des rechten Vorderbeines deutlich wird und dieser Schwerpunktverlegung entgegen wirkt, während das linke Vorderbein eine Abnahme des Strecktonus zeigt". Man gewinnt also den Eindruck, als ob beim Stehen auf allen Vieren die tonischen Reflexe auf die Extremitäten, die durch die Kopfwendung ausgelöst werden, für die Anpassung an statische Verhältnisse von großer Wichtigkeit sind. In Stehstellung zeigen intakte, groß- und kleinhirnlose Hunde auf passive und aktive Wendung des Kopfes besonders deutliche Veränderungen, wenn der Rücken mit einem schweren Sandsack belastet ist (Abbild. 109). Wendet man dann beispielsweise den Kopf passiv nach rechts, dann streckt sich sehr stark die rechte Hinterpfote („Kieferbein"), während die linke („Schädelbein") mehr und mehr einknickt und schließlich nachgibt, so daß der Hinterkörper in linke Seitenlage geht (Abbild. 109, Nr. 2 und 3).

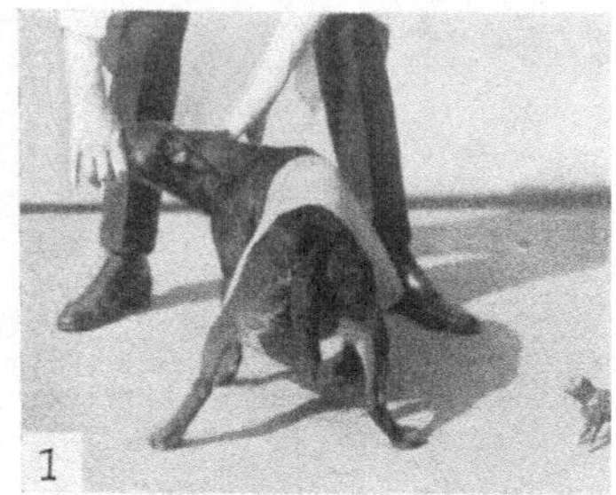

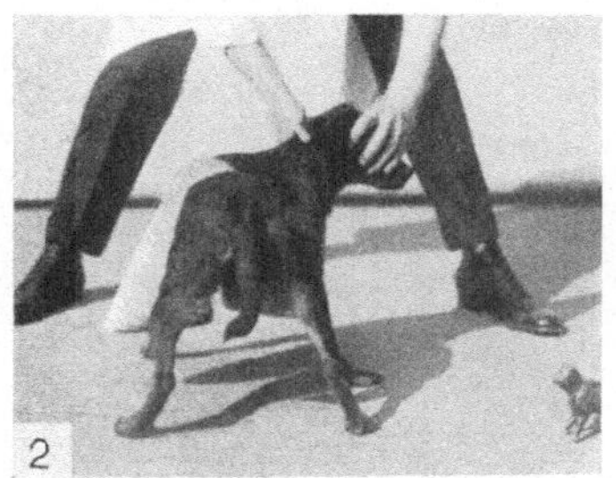

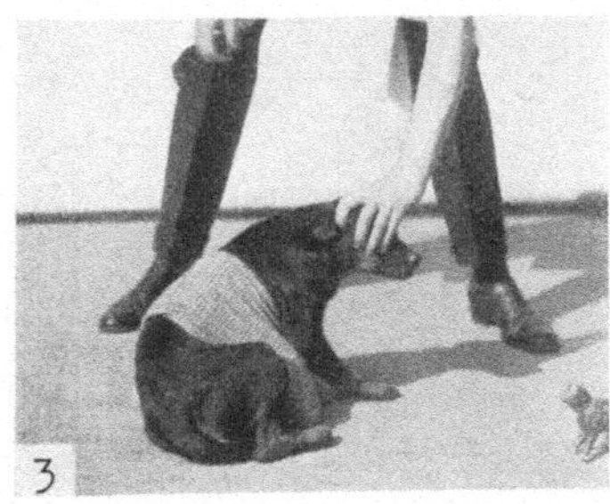

Abb. 109. Hund Moor (16 Monate nach Exstirpation des Kleinhirns), Körpergewicht $9^1/_2$ kg, mit einem Sandsack von 5,3 kg auf dem Rücken. 1. Kopf passiv 90° nach links gewendet. Linke Hinterpfote stark gestreckt und abduziert, rechte etwas gebeugt und adduziert. 2. Kopf passiv 90° nach rechts gewendet. Rechte Hinterpfote in Abduktion und starker Streckstellung, die linke weniger abduziert und etwas eingeknickt. 3. Kopf passiv 135° nach rechts gewendet. Linke Hinterpfote zusammengeklappt, so daß der Hinterkörper auf die linke Seite fällt.

Besonders deutlich sind diese Stellungs- und Tonusänderungen bei kleinhirnlosen Hunden zu beobachten. Wird bei einem halbseitig kleinhirnlosen Hunde der Kopf abwechselnd gleich stark nach rechts und links gewendet, dann knickt die der Exstirpation homolaterale Hinterpfote, besonders wenn die Exstirpation nicht zu lange vorher stattgefunden hat, eher ein als die kontralaterale (Abb. 110). Längere Zeit nach der Exstirpation jedoch ist dieser Unterschied nicht mehr deutlich. Umgekehrt gibt nach halbseitiger Großhirnexstirpation die der Exstirpation kontralaterale Hinterpfote eher nach als die homolaterale.

Wie wir sahen, bewirkt die Kopfwendung bei dem auf allen Vieren stehenden Tier Tonusänderungen (Stütztonuszunahme an den Kieferbeinen, Stütztonusabnahme an den Schädelbeinen), die übereinstimmen mit den von Magnus und de Kleyn beim decerebrierten Tier beobachteten. Die Vermutung liegt nahe, daß ebenso wie die Veränderungen des Strecktonus beim decerebrierten Tier auch die Stütztonusänderungen beim intakten, auf allen Vieren stehenden Tier infolge tonischer Halsreflexe zustande kommen. Die Untersuchung ergab aber, daß diese Reflexe keine oder nur eine untergeordnete Rolle dabei spielen. Bei dem auf allen Vieren stehenden Tier bewirkt die Kopfwendung nicht nur eine seitliche Krümmung des Halses, sondern auch eine des Rückens, wodurch wieder die Stellungen der Pfoten zum Rumpf in den Hüft- und Schultergelenken geändert werden. Wird die seitwärtige Krümmung des Rückens passiv verhindert, dann treten keine

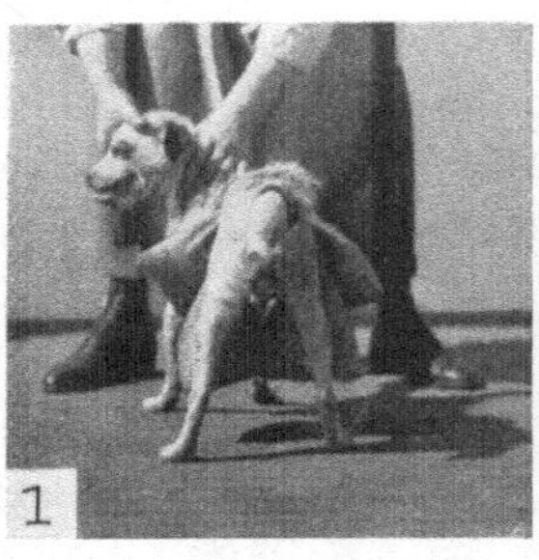

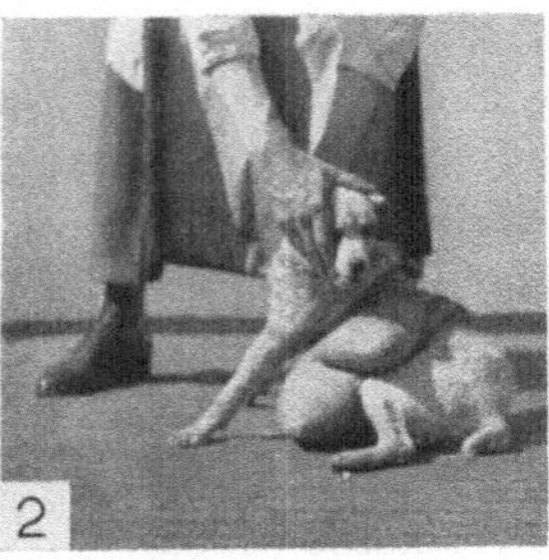

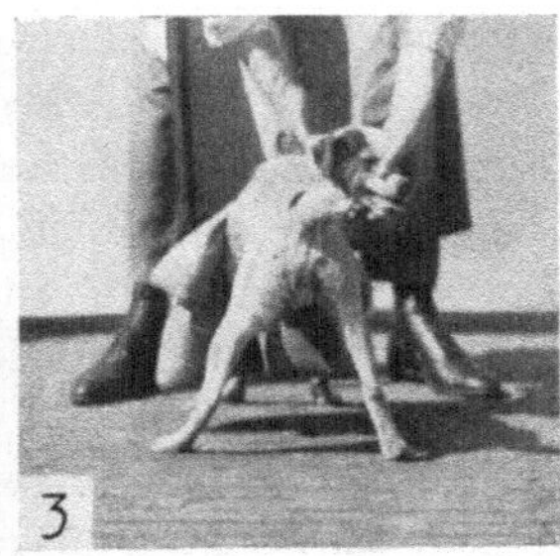

Abb. 110. Hund Fox (3 Monate nach Exstirpation der *rechten* Kleinhirnhälfte), Körpergewicht 7,8 kg, den Rücken mit zwei Sandsäcken von einem Gesamtgewicht von 7 kg belastet. 1. Kopf passiv 90° nach links gewendet, die Pfoten knicken nicht unter der Last ein. 2. Kopf passiv 135° nach links gewendet, die *rechte* Hinterpfote gibt nach und der Hinterkörper fällt auf die rechte Seite. 3. Kopf passiv 135° nach rechts gewendet. Kein Nachgeben der linken Hinterpfote.

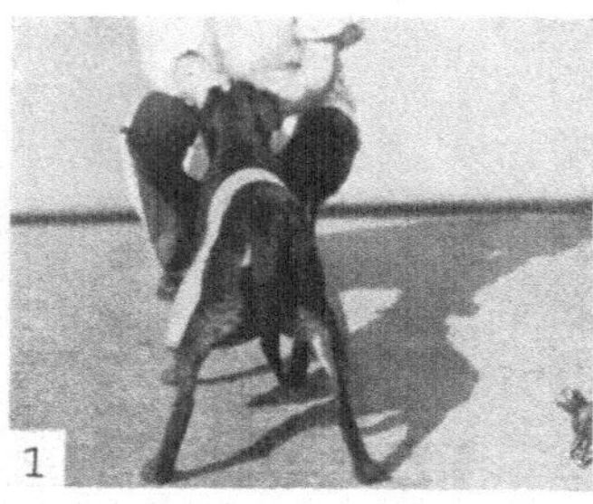

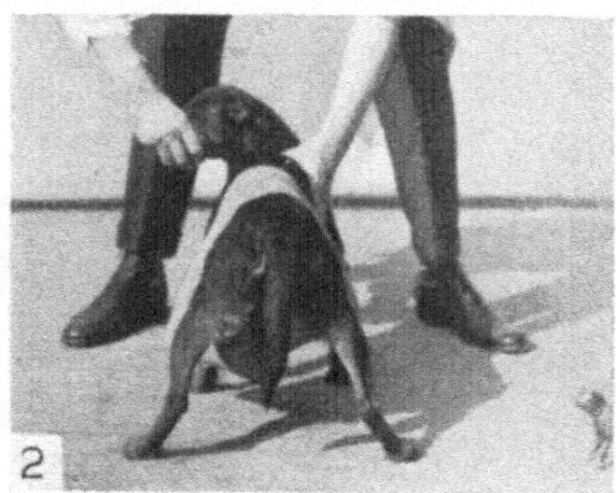

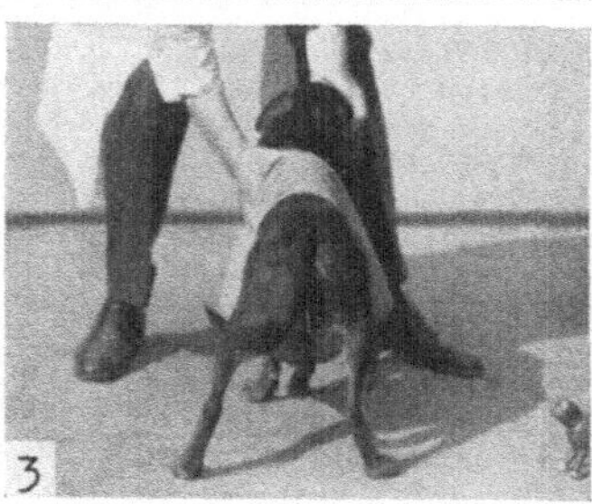

Abb. 111. Kleinhirnloser Hund Moor mit einem Sandsack von 5,3 kg auf dem Rücken. 1. Kopf passiv in symmetrischer Stellung gehalten. 2. u. 3. Während eine Hand der seitlichen Krümmung der Rückenwirbelsäule Widerstand leistet, wird der Kopf passiv 90° nach links (2) bzw. nach rechts (3) gewendet. Die Hinterpfoten zeigen keine deutlichen Stellungs- und Stütztonusänderungen (vgl. Abb. 110, Nr. 2).

deutlichen Stellungs- und Stütztonusänderungen an den Pfoten auf (Abb. 111).

Stellt man die Tiere nur auf eine Pfote oder untersucht man sie in Rückenlage, dann löst Kopfwendung ebenfalls keine Veränderungen der Stütztonusstärke aus, wenn die Stellung der Pfote zum Rumpf unverändert bleibt. Die Stütztonusänderungen, die sich bei dem auf allen Vieren stehenden Tier auf Wendung des Kopfes zeigen, sind also nicht von den tonischen Halsreflexen, sondern von den sekundären Stellungsänderungen der Pfoten zum Rumpf bedingt (s. auch Kapitel XIII).

Bei intakten Hunden in Rückenlage löst Wenden des Kopfes keine tonischen Halsreflexe aus, die Pfoten bleiben gebeugt. An den statisch beanspruchten Pfoten bedingt Kopfwendung weder bei Rückenlage noch beim Stehen auf einer Pfote deutliche Veränderungen der Stütztonusstärke (Tabelle 25).

Bei *kleinhirnlosen Hunden* in Rückenlage sind die Wirkungen der Kopfwendung verschieden, je nachdem die Exstirpation kürzere oder längere Zeit vorher stattgefunden hat. Diejenigen Hunde, die im Anschluß an die Exstirpation schlaff bleiben, werden in keiner Weise beeinflußt, dagegen reagieren die steifen Tiere ganz wie decerebrierte. Im Stadium der Dauerstörung halten kleinhirnlose Tiere in Rückenlage die vier Pfoten gebeugt und ändern diese Stellung auf Wendung des Kopfes nicht. Ebensowenig sind an den statisch beanspruchten Pfoten deutliche Stütztonusveränderungen bei Rückenlage des Tieres oder beim Stehen auf einer Pfote zu beobachten (Tabelle 23).

Tabelle 23. **Einfluß der Kopfwendung auf die Stütztonusstärke der Hinterpfote bei kleinhirnlosen Hunden in Rückenlage und beim Stehen auf einer Pfote.**

	Stütztonusstärke der rechten Hinterpfote			
	Kleinhirnloser Hund Piccolino kg	Kleinhirnloser Hund Erik kg	Kleinhirnloser Hund Wolf kg	Kleinhirnloser Hund Moor kg
Bei Rückenlage:				
Mittelstellung des Kopfes. . . .	$+3^1/_2 (-4)$	$+5 \quad (-6\ )$		
Kopf nach rechts gewendet („Kieferbein")	$+2^1/_2 (-3^1/_2)$	$+5 \quad (-6\ )$		
Kopf nach links gewendet („Schädelbein")	$+2^1/_2 (-3^1/_2)$	$+5 \quad (-6\ )$ $+4^1/_2 (-5^1/_2)$		
Beim Stehen auf einer Hinterpfote:				
Mittelstellung des Kopfes. . . .	$+5^1/_2 (-6)$	$+11 \ (-12)$	$+12 \ (-13)$	$+12 \ (-14)$
Kopf nach rechts gewendet („Kieferbein")	$+6 \quad (-6^1/_2)$	$+10 \ (-12)$	$+12 \ (-13)$	$+13 \ (-14)$
Kopf nach links gewendet („Schädelbein")	$+5 \quad (-6)$	$+10 \ (-12)$	$+12 \ (-13)$	$+12 \ (-14)$

Beim Stehen auf einer Pfote ist die Stütztonusstärke manchmal bei Schädelbeinstellung, jedoch nicht immer, etwas schwächer als bei Kieferbeinstellung. So ergeben sich z. B. bei einer zweiten Untersuchung der Stütztonusstärke der Hinterpfote beim Hunde Erik die Zahlen von + 10 kg bei Mittelstellung, + $10^1/_2$ kg bei Kieferbeinstellung, und + $9^1/_2$ kg bei Schädelbeinstellung, jedoch ist die Methode nicht so genau, daß man einer Differenz von 10% Wert beilegen darf.

Bei *halbseitig kleinhirnlosen Hunden* zeigen die homolateralen Pfoten in Rückenlage zuerst deutliche tonische Halsreflexe auf Kopfwendung. Wenn die Schnauze nach der Operationsseite gerichtet wird, strecken sich die Pfoten dieser Seite bedeutend mehr und bieten gegen passive, nicht statische Beugung stärkeren

Tabelle 24. **Einfluß der Kopfwendung auf die Stütztonusstärke der Hinterpfoten beim Hund Fox, 3 bzw. 9 Monate nach Exstirpation der rechten Kleinhirnhälfte.**

	Stütztonusstärke der	
	rechten Hinterpfote kg	linken Hinterpfote kg
Stehstellung auf einer Hinterpfote		
3 Monate nach der Exstirpation:		
Mittelstellung des Kopfes	+ 8 – 9	+10 –11
Kopf nach rechts gewendet.	+ 8 – 9 (Kieferbein)	+ 9 –10 (Schädelbein)
Kopf nach links gewendet	+ 9 – $9^1/_2$ (Schädelbein)	+ $9^1/_2$ – $9^1/_2$ (Kieferbein)
9 Monate nach der Exstirpation:		
Mittelstellung des Kopfes	+ 9 –10	+ 9 –10
Kopf nach rechts gewendet.	+ 8 – 9 (Kieferbein)	+ $7^1/_2$ – $8^1/_2$ (Schädelbein)
Kopf nach links gewendet	± 8 – 9 (Schädelbein)	+ $8^1/_2$ – $9^1/_2$ (Kieferbein)
Rückenlage		
9 Monate nach der Exstirpation:		
Mittelstellung des Kopfes	+ 5 – 6	+ 4 – 5
Kopf nach rechts gewendet	+ 4 – 5 (Kieferbein)	+ 1 – 2 (Schädelbein)
Kopf nach links gewendet	+ 4 – 5 (Schädelbein)	+ $3^1/_2$ – $4^1/_2$ (Kieferbein)

Widerstand, als wenn der Kopf nach der anderen Seite gerichtet ist. Allmählich werden die Stellungs- und Tonusveränderungen geringer und verschwinden längere Zeit nach der Exstirpation. Dann zeigt sich auch auf statische Beanspruchung der Pfoten meistens kein deutlicher Einfluß der Kopfwendung, weder bei Rückenlage noch bei Stehstellung (Tabelle 24).

Bei *Thalamustieren* in Rückenlage werden durch die Kopfwendung keine deutlichen tonischen Halsreflexe der nicht statisch beanspruchten Pfoten ausgelöst. Die Stütztonusstärke der Hinterpfote ist bei gewendetem Kopf meistens ebenso gering wie bei Mittelstellung. Auch bei Stehstellung auf einer Pfote ist kein oder ein nur schwacher Einfluß wahrnehmbar (Tabelle 25).

Tabelle 25. Einfluß der Kopfwendung auf die Stütztonusstärke der Vorderpfote bei einem normalen und bei einem großhirnlosen Hunde (3 Monate nach Exstirpation des Großhirns). Untersuchung beim Stehen auf einer Pfote.

	Stütztonusstärke der linken Vorderpfote	
	normaler Hund ($6^1/_2$ kg) kg	großhirnloser Hund Fuchs (6 kg) kg
Kopf in Mittelstellung	$+6^1/_2$ -7	$+11$ -12
Kopf nach rechts gewendet	$+6^1/_2$ -7 (Schädelbein)	$+10$ -11 (Schädelbein)
Kopf nach links gewendet	$+6^1/_2$ -7 (Kieferbein)	$+11$ -12 (Kieferbein)

Bei *halbseitig großhirnlosen Hunden* zeigen die der Exstirpation gegenüberliegenden Pfoten in Rückenlage zuerst meistens schwache tonische Halsreflexe auf Kopfwendung, jedoch ist auch bei diesen Tieren weder bei Rückenlage noch beim Stehen auf einer Pfote ein deutlicher Einfluß der Kopfwendung auf die Stütztonusstärke zu beobachten, und zwar ebensowenig in der ersten Zeit nach der Exstirpation, wenn die Stütztonusstärke der kontralateralen Pfoten noch deutlich abgeschwächt ist, als auch in späteren Stadien (Tabelle 26).

Tabelle 26. Einfluß der Kopfwendung auf die Stütztonusstärke der Hinterpfoten beim Hund Schwarzweißer (5 kg), 12 Tage nach Exstirpation der *linken* Großhirnhälfte. Der Hund steht abwechselnd auf einer der Hinterpfoten.

	Stütztonsstärke der:	
	rechten Hinterpfote kg	linken Hinterpfote kg
Mittelstellung des Kopfes	$+3$ -4	$+5$ -6
Kopf nach rechts gewendet.	± 2 -3 (Kieferbein)	$+5$ -6 (Schädelbein)
Kopf nach links gewendet	$+3$ -4 (Schädelbein)	$+5$ -6 (Kieferbein)

Beim stehenden intakten *Menschen* sind auf Kopfwendung (Kopfneigung) keine Spannungsänderungen der Beinmuskeln wahrzunehmen, dagegen ist meistens eine Tonusveränderung der Mm. sacrolumbales deutlich nachzuweisen. Leider fehlen bis jetzt die Untersuchungen darüber, ob die Kopfwendung unter pathologischen Umständen in Übereinstimmung mit den beobachteten Tonus- und Stellungsänderungen der nicht statisch beanspruchten Extremitäten (s. Literaturliste Nr. 196) eventuell auch Stütztonusänderungen bedingen kann.

Zusammenfassend ergibt sich, daß die durch Kopfwendung ausgelösten tonischen Halsreflexe der nicht statisch beanspruchten Pfoten vorzukommen pflegen:

1. bei kleinhirnlosen Hunden in der ersten Zeit nach der Exstirpation, jedoch nur, wenn die Pfoten steif sind;

2. bei halbseitig kleinhirnlosen Hunden in der ersten Zeit nach der Exstirpation und zwar meistens nur an den der Exstirpation gleichseitigen Pfoten;

3. bei halbseitig großhirnlosen Hunden in der ersten Zeit nach der Exstirpation an den kontralateralen Pfoten. (Beim Hunde Vici, dem außerdem das Kleinhirn entfernt ist, zeigen sie sich auch noch $1^1/_2$ Jahr nach der Exstirpation besonders deutlich.)

4. bei decerebrierten Hunden.

Dagegen hat die Kopfwendung bei Rückenlage und beim Stehen auf einer Pfote niemals konstante, meßbare Stütztonusveränderungen zur Folge.

Der Einfluß der Kopfwendung auf die Stütztonusstärke ist also bei weitem geringer als der Einfluß der Kopfdrehung, die ihrerseits wieder viel geringere Veränderungen bewirkt als Hebung und Senkung des Kopfes.

D. Die Rolle der Kopfwendung für die Anpassung an statische Verhältnisse.

Wird die Unterlage eines auf allen Vieren stehenden Hundes an einer der Seiten gehoben oder gesenkt, dann wendet sich manchmal der Kopf der gesenkten Seite zu bzw. von der gehobenen Seite ab (Abb. 112, Abb. 249, Nr. 4), auch wenn

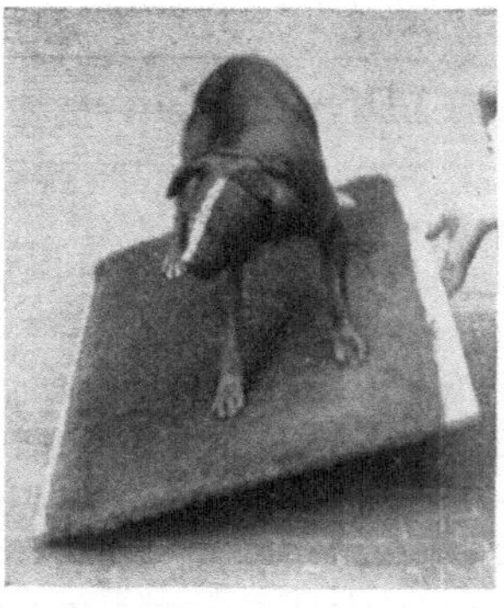

Abb. 112. Kleinhirnloser Hund Moor, mit Kopfkappe, auf einer Unterlage stehend, die an der linken Seite des Tieres gehoben wird. Das Tier hat den Kopf nach rechts gewendet (außerdem nach links gedreht), die rechten Pfoten (Kieferbeine) sind stark gestreckt und abduziert, die linken (Schädelbeine) eingeknickt. Die ganze Wirbelsäule ist konkav nach rechts gekrümmt.

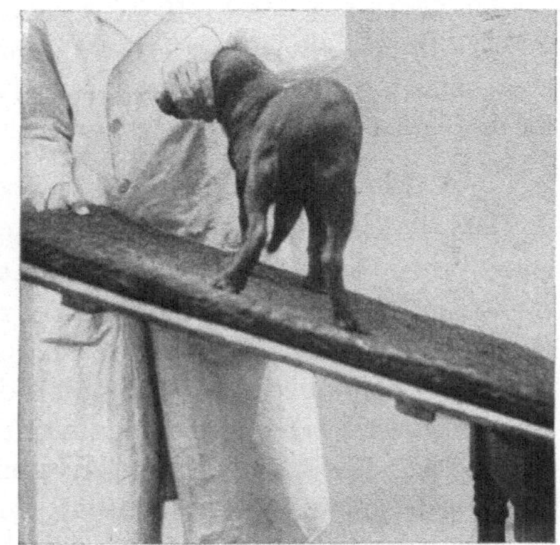

Abb. 113. Bei einem stehenden intakten Hunde wird der Kopf passiv nach links gewendet, während die Unterlage an der linken Seite des Tieres gehoben wird. Auch bei dieser Stellung des Kopfes haben sich die Pfoten sofort an die veränderte Stellung der Unterlage angepaßt.

die Augen verschlossen sind[1]. Hebt man z. B. die Unterlage an der linken Seite des Tieres, dann tritt meistens außer einer Drehung nach links eine Wendung

[1] Wodurch diese Kopfwendung ausgelöst wird, wird im Kapitel XIII erörtert werden.

des Kopfes nach rechts auf. Zu gleicher Zeit knicken die linken Pfoten ein und werden adduziert, während die rechten starke Streckung zeigen (Abb. 112) und in Abductionsstellung gelangen, dabei krümmt sich die ganze Wirbelsäule konkav nach rechts.

Obwohl die Pfotenstellung dem Einfluß der tonischen Halsreflexe auf Kopfwendung entspricht, lehren die erwähnten Beobachtungen, daß die Anpassung der Pfotenstellung an die Stellung der Unterlage wahrscheinlich nicht durch diese Reflexe bedingt wird. Unsere Vermutung stimmt mit dem Befund überein, daß die Stellungsänderungen der Pfoten auch dann noch deutlich auftreten, wenn der Kopf passiv nach der gehobenen Seite gewendet wird (Abb. 113).

Die tonischen Halsreflexe auf Kopfwendung vermögen also vielleicht die Anpassung der Pfotenstellung an statische Verhältnisse zu fördern, eine große Rolle kommt ihnen aber jedenfalls dabei nicht zu.

IX. Die Beeinflussung des Stütztonus durch die Labyrinthreflexe.

Unter gewissen Umständen kann der Stütztonus verändert werden:

A. durch Labyrinthstellreflexe,

B. durch tonische Labyrinthreflexe,

C. durch Labyrinthreflexe auf geradlinige Bewegung des Kopfes in dorsoventraler Richtung (Liftreaktion),

Geradlinige Bewegungen des Kopfes (der Labyrinthe) in occipito-nasaler oder bitemporaler Richtung lösen keine deutlichen Stütztonusänderungen aus.

D. durch Labyrinthreflexe auf Drehung um die bitemporale Achse des Kopfes.

E. durch Labyrinthreflexe auf Drehbewegung um die Längsachse des Kopfes.

Drehbewegungen der Labyrinthe um die dorsoventrale Achse des Kopfes bedingen keine deutlichen direkten Stütztonusänderungen.

A. Die Beeinflussung des Stütztonus durch Labyrinthstellreflexe.

Die Labyrinthstellreflexe beeinflussen den Stütztonus indirekt. Auf langsame Vornüberbewegung des Rumpfes im Raum bewegt sich der Kopf unter dem Einfluß der Labyrinthstellreflexe zum Rumpf dorsalwärts; die dadurch ausgelösten tonischen Halsreflexe bedingen eine Stütztonusabnahme an den Hinterpfoten und eine -zunahme an den Vorderpfoten (Abb. 114).

Umgekehrt bewirken die Labyrinthstellreflexe bei Hintenüberbewegung des Rumpfes indirekt eine Stütztonuszunahme an den Hinter-, eine -abnahme an den Vorderpfoten. Die Bedeutung des indirekten Einflusses der Labyrinthstellreflexe auf den Stütztonus für die Anpassung an statische Verhältnisse beim Stehen auf schief gestellten Unterlagen wurde bereits im Kapitel VII besprochen.

Wenn ein Tier versucht den Kopf aus Seitenlage aufzurichten, gehen die Pfoten zugleicher Zeit in Beugung, auch wenn die Bewegung des Kopfes verhindert wird. Auf Grund von dieser und anderen Beobachtungen gewinnt man den Eindruck, als ob das in Wirkungtreten der Labyrinthstellreflexe auch direkt den Tonus der Extremitätenmuskeln beeinflussen kann.

B. Die Beeinflussung des Stütztonus durch tonische Labyrinthreflexe.

Der Einfluß der tonischen Labyrinthreflexe auf den Stütztonus ist bei kleinhirnlosen Hunden deutlicher zu beobachten als bei intakten Tieren. Trotzdem ist es ratsam, auch bei kleinhirnlosen Hunden die Versuchsbedingungen auf das exakteste einzuhalten, da sonst die durch die tonischen Labyrinthreflexe verursachten Veränderungen leicht durch andere Einflüsse verdeckt werden können. Die Stellung des Kopfes zum Rumpf muß ebenso wie die Stellung der ganzen Wirbelsäule und des Beckens genau fixiert werden, und die Stellung der Pfoten muß in den Hüft- bzw. Schultergelenken möglichst unverändert bleiben. Es erweist sich am zweckmäßigsten, die Hunde mit dem Rücken auf ein (eventuell vergrößertes) Kaninchenbrett zu legen, Kopf, Hals und Rumpf darauf mit Bändern zu befestigen, die Schnauze mit einer Hand festzuhalten (Abb. 115) und das Becken mit dem durch die Brettspalte gezogenen Schwanz zu fixieren. Bei dieser Fixierung bilden Mundspalte, Hals- und Brustwirbelsäule eine fast gerade Linie. Das Tier wird nun in verschiedenen Lagen in der Luft gehalten

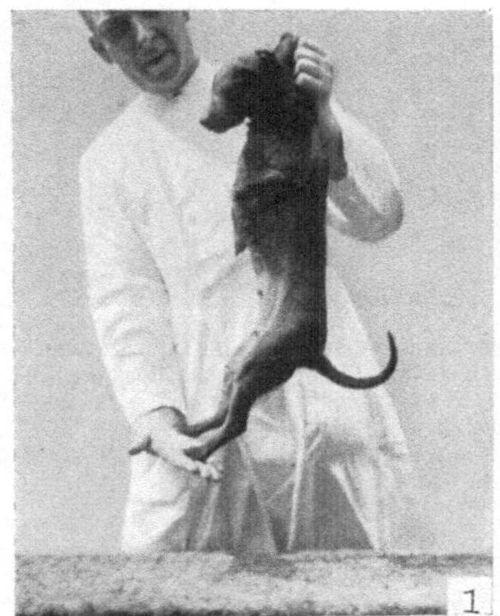

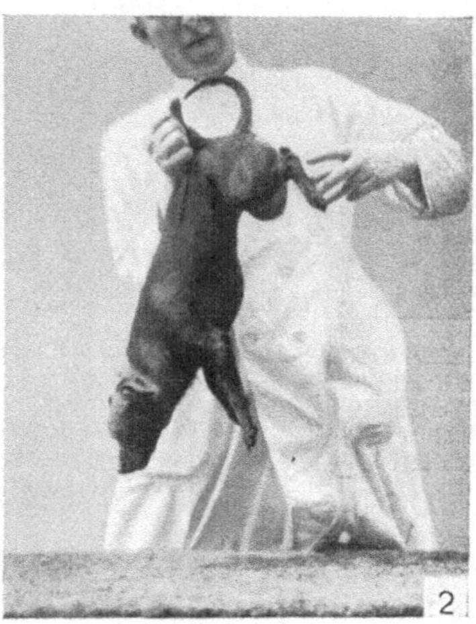

Abb. 114. 1. Kleinhirnloser Hund Piccolino, mit Kopfkappe, in Hängelage, Kopf oben, in der Luft. Das Tier hält die Schnauze in einem Winkel von 45—60° unterhalb der Horizontalen zum Rumpf ventral flektiert; die Hinterpfoten zeigen starken Stütztonus. 2. Das Tier ist so stark vornüber gedreht, daß sich der Kopf vollkommen in Hängelage befindet. Dabei hat sich der Kopf unter dem Einfluß der Labyrinthstellreflexe so weit zum Rumpf dorsalwärts bewegt, daß die Schnauze noch in einem Winkel von 45—60° unterhalb der Horizontalen steht. Die Hinterpfoten zeigen jetzt keinen deutlichen Stütztonus auf statische Beanspruchung.

und der Stütztonus der mit einer Hand statisch beanspruchten Hinterpfoten untersucht.

Bei dieser Art der Untersuchung ergibt sich, daß *bei Bauchlage*, die Mundspalte in einem Winkel von etwa 45° oberhalb der Horizontalen, die Hinterpfoten einen starken Stütztonus zeigen (Abb. 115, Nr. 1), daß dagegen der Stütztonus bei horizontaler Mundspalte schwach ist und bei 45° nach abwärts gerichteter Mundspalte ganz fehlt. Hier vermögen weder Berührung noch statische Beanspruchung der Sohle eine Streckung mit Fixation in Streckstellung der Hinterpfoten auszulösen (Abb. 115, Nr. 2).

Ferner tritt auf statische Beanspruchung *bei Rückenlage* an den Hinterpfoten ebenfalls ein deutlicher Stütztonus auf, wenn die Schnauze nach oben gerichtet wird (Abb. 116, Nr. 1), während er bei horizontaler Mundspalte schwach ist und bei nach abwärts gerichteter Mundspalte völlig fehlt (Abb. 116, Nr. 2).

Wenn die Schnauze nach oben steht, zeigen auch *bei vertikal gestellter* Rumpflängsachse und Mundspalte die statisch beanspruchten Hinterpfoten einen deutlichen Stütztonus, der bei nach unten gerichtetem Kopf ausbleibt.

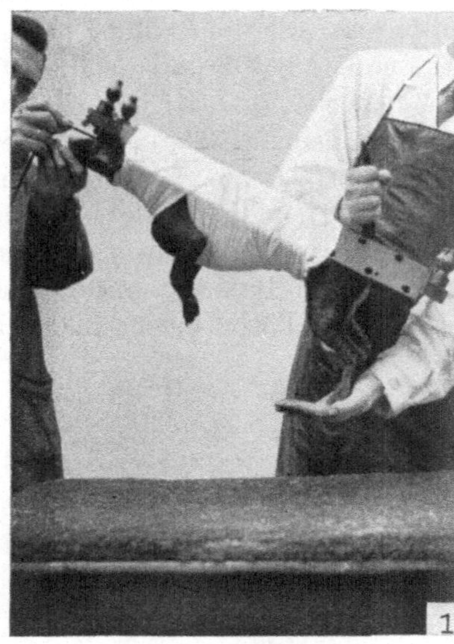

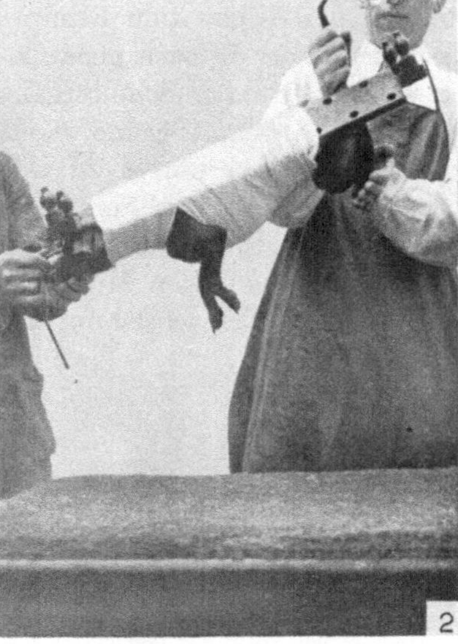

Abb. 115. Kleinhirnloser Hund Piccolino; Hals und Rumpf sind dorsal mit Bändern, das Becken mit der Schwanzwurzel an ein Kaninchenbrett fixiert, während der Kopf mit einer Hand so fest gehalten wird, daß die Mundspalte in die Verlängerung der Rumpflängsachse fällt. 1. Bei Bauchlage, die Mundspalte in einem Winkel von 30—45° oberhalb der Horizontalen, zeigen die Hinterpfoten einen deutlichen Stütztonus. 2. Bei Bauchlage, die Mundspalte in einem Winkel von 30—45° unterhalb der Horizontalen, tritt auf statische Beanspruchung der Hinterpfoten kein Stütztonus auf.

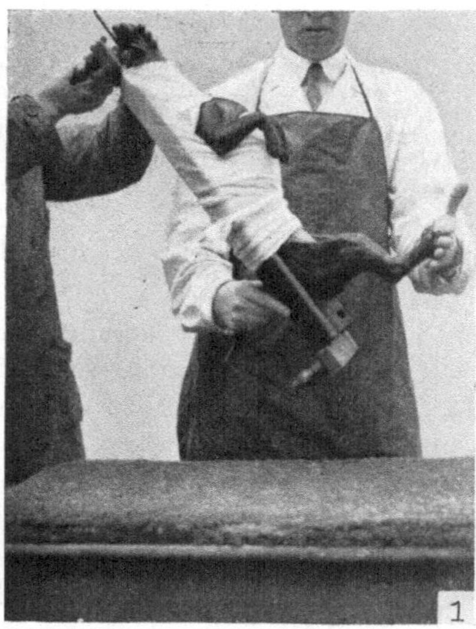

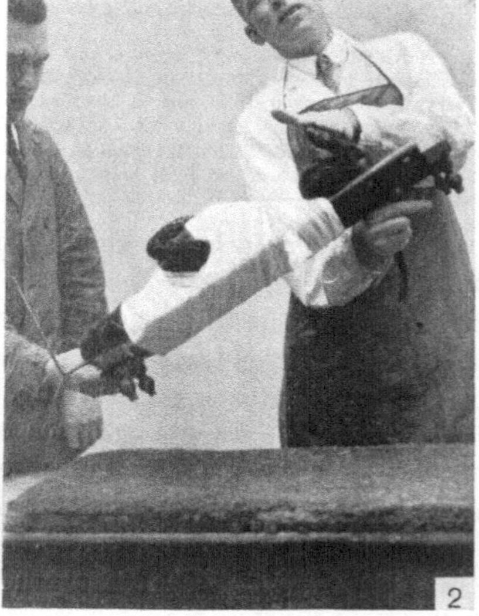

Abb. 116. Kleinhirnloser Hund Piccolino, in gleicher Weise wie auf Abb. 115 auf ein Kaninchenbrett fixiert. 1. Bei Rückenlage mit nach oben gerichteter Schnauze, die Mundspalte in einem Winkel von etwa 45° oberhalb der Horizontalen, tritt an den Hinterpfoten auf statische Beanspruchung ein deutlicher Stütztonus auf. 2. Bei Rückenlage mit abwärts gerichteter Schnauze, die Mundspalte in einem Winkel von etwa 45° unterhalb der Horizontalen, löst statische Beanspruchung weder Streckung noch Stütztonus an den Hinterpfoten aus.

An den Hinterpfoten ist also ein deutlicher Stütztonus bei Bauchlage, Rückenlage und Vertikalstellung mit nach oben gerichteter Mundspalte vorhanden, dagegen fehlt er bei allen Lagen mit abwärts gerichteter Mundspalte und ist weder auf Berührung noch auf statische Beanspruchung der Sohlen an den Hinterpfoten auszulösen.

Die „Umschlaglagen" sind die Lagen mit horizontaler Mundspalte. Dabei ist der Stütztonus schwach oder angedeutet und geringe Stellungsänderungen lösen starke Veränderungen des Stütztonus aus. Sowohl aus Bauch- wie Rückenlage mit horizontaler Mundspalte bedingt eine geringe Stellungsänderung des Kopfes nach oben (über 10—15°) eine starke Stütztonuszunahme, eine geringe Abwärtsbewegung ein gänzliches Verschwinden des Stütztonus (Abb. 117).

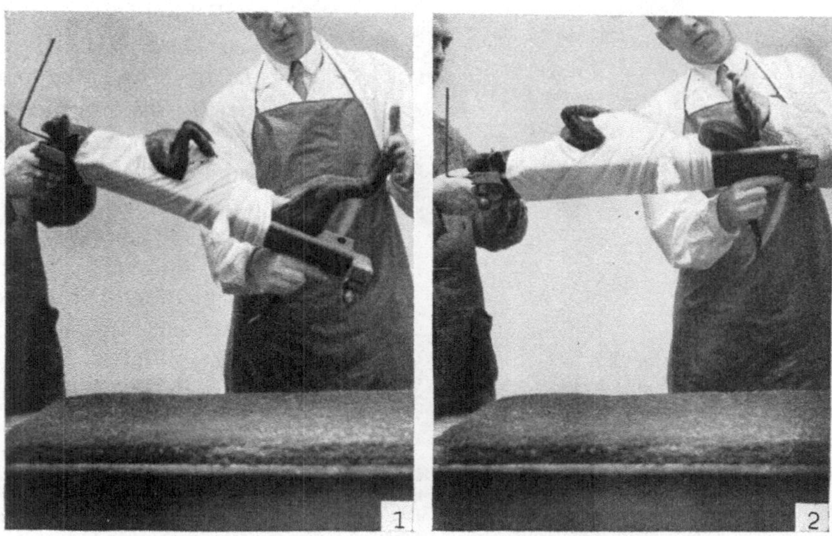

Abb. 117. Kleinhirnloser Hund Piccolino in Rückenlage auf ein Kaninchenbrett fixiert. 1. Wenn die Mundspalte in einem geringen Winkel oberhalb der Horizontalen steht, zeigen die Hinterpfoten auf statische Beanspruchung einen deutlichen Stütztonus. 2. Dagegen fehlen Stütz- und Magnetreaktionen, wenn die Mundspalte in einem ganz geringen Winkel unterhalb der Horizontalen gehalten wird.

Im Gegensatz zu diesen starken Stütztonusänderungen auf geringe Stellungsänderung beeinflußt eine Stellungsänderung der Schnauze zur Vertikalen bei Hängelage, Kopf unten, in keiner Weise den Stütztonus. Auf statische Beanspruchung bleibt bei allen Stellungen mit nach unten gerichteter Schnauze der Stütztonus aus. Dagegen bewirken bei Hängelage, Kopf oben, Stellungsänderungen bei denen die Ebene der Mundspalte durch die Vertikale geht, eine deutliche Zu- und Abnahme, jedoch kein Verschwinden des Stütztonus. Werden z. B. die Tiere aus Rückenlage durch Hängelage Kopf oben, in Bauchlage geführt, so tritt meistens nach dem Passieren der Vertikalstellung eine Zunahme auf, die so lange andauert, wie die neue Stellung beibehalten wird (Abb. 118) und beim Zurückgehen in die Ausgangslage wieder verschwindet.

Diese Stütztonusänderungen sind also durch die Lage bedingt und zeigen, da sie außerdem tonisch andauern, die gleichen Charakteristika wie die tonischen Labyrinthreflexe. Nichtsdestoweniger brauchen sie nicht labyrinthär, nicht durch die Lage des Kopfes im Raum, bedingt zu sein, denn bei der Bewegung von Rücken- in Bauchlage oder umgekehrt verändert sich auch die Lage des Rumpfes zur Unterlage und damit zu gleicher Zeit die Angriffsfläche des Gegendruckes, der in der ersten Lage durch das Kaninchenbrett auf den Rücken, in der zweiten durch die Bänder auf die Ventralseite des Rumpfes ausgeübt wird. Wie wir später sehen werden, verringert der Gegendruck auf dem Rücken den Stütztonus. Jedenfalls ist der Stütztonus am stärksten bei Bauchlage der Tiere, die Mundspalte nach oben in einem Winkel von 45—75° mit der Horizontalen. Bei dieser Lage bieten die Hinterpfoten dem Druck auf die Sohlen mehr Widerstand als bei Rückenlage mit 45—75° nach oben gerichteter Mundspalte. Dieser Befund ist um so überraschender, als Magnus und de Kleyn bei *decerebrierten* Tieren, und zwar bei Kaninchen, Katzen, Hunden (siehe Abb. 7 u. 8) und Affen, den Maximumstand für die tonischen Labyrinthreflexe auf die Extremitäten bei Rückenlage, die Mundspalte in einem Winkel von 45° oberhalb der Horizontalen, gefunden haben.

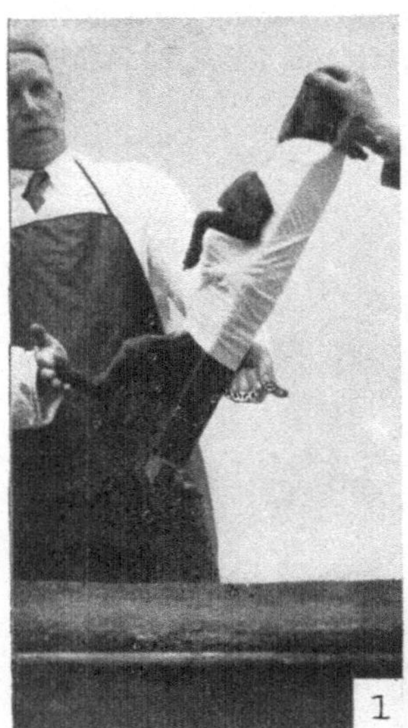

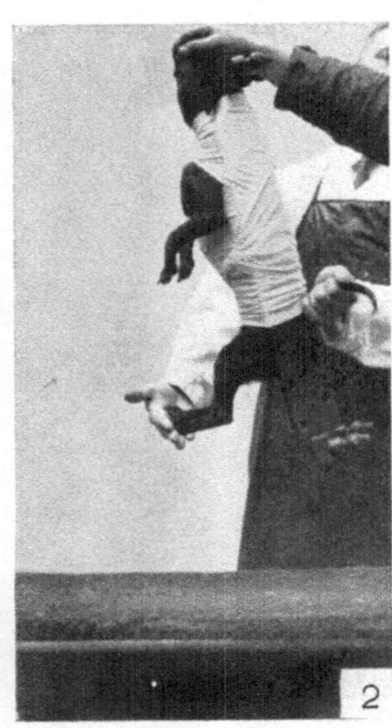

Abb. 118. Kleinhirnloser Hund Piccolino, auf ein Kaninchenbrett fixiert. 1. Bei Rückenlage, die Schnauze schräg nach oben, die Mundspalte in einem Winkel von 75° oberhalb der Horizontalen, zeigen die Hinterpfoten einen mäßig starken Stütztonus. 2. Beim langsamen Vornüberdrehen des Tieres über die Vertikalstellung weg tritt auf einmal eine Stütztonuszunahme auf, die so lange andauert, wie das Tier in Bauchlage mit stark nach oben gerichteter Mundspalte gehalten wird. Trotz starken Druckes auf die Sohlen knicken die Pfoten jetzt nicht ein.

Bei der Bestimmung der Maxima durch Magnus und de Kleyn hat sich herausgestellt, daß bei den verschiedenen Versuchstieren beträchtliche individuelle Variationen vorkommen können. *Das Maximum wird immer bei Rückenlage gefunden,* nur ist der Winkel der Mundspalte mit der Horizontalen bei der Maximumstellung verschiedener Tiere verschieden groß. So haben Magnus und de Kleyn bei decerebrierten Hunden meistens die Streckstarre bei Rückenlage, die Mundspalte in einem Winkel von 45° oberhalb der Horizontalen, bisweilen aber bei vertikal nach oben gerichteter Mundspalte, einmal bei horizontaler Mundspalte am stärksten gefunden. Die Ursache für diese Unterschiede sehen Magnus und de Kleyn in anatomischen Variationen des Vestibularapparates.

Der Unterschied zwischen diesen und unseren Befunden beruht wahrscheinlich darauf, daß der auf den Rücken ausgeübte Gegendruck bei intakten, groß- und kleinhirnlosen Hunden eine Abnahme des Stütztonus, bei decerebrierten Tieren dagegen keine Abnahme der Streckstarre bedingt (siehe Kapitel XIV). Bei decerebrierten Tieren in Rückenlage üben also die tonischen Labyrinthreflexe unbehindert ihren Einfluß aus, während bei den übrigen Tieren der labyrinthären Wirkung durch den Gegendruck auf den Rücken mehr oder weniger entgegengewirkt wird. Diese Beobachtungen scheinen mir deshalb wichtig, weil auch bei Menschen mit Hypertonie der Muskulatur tonische Labyrinthreflexe auf die Extremitäten beobachtet werden, die ihre Maximumstellung bald bei Rückenlage, bald bei Bauchlage haben.

So fanden MAGNUS und DE KLEYN bei einem amaurotisch-idiotischen Kind von 16 Monaten mit Spasmen und epileptiformen Anfällen das Maximum bei Rückenlage, wenn die orale Hälfte der Rumpflängsachse in einem Winkel von 45° unterhalb der Horizontalen stand. Dagegen beobachtete PETTE bei drei Fällen von chronisch spastischer Hemiparese, bzw. Hemiplegie, daß der Strecktonus bei Bauchlage am stärksten war und zwar in einem Falle bei Bauchlage, die orale Hälfte der Rumpflängsachse 45° unterhalb der Horizontalen, in den zwei anderen Fällen bei Bauchlage, die orale Hälfte der Rumpflängsachse 0—45° *oberhalb* der Horizontalen.

Bei der Untersuchung wurde sowohl von MAGNUS und DE KLEYN wie von PETTE der Kopf zum Rumpf stets so fixiert, daß die Ebene der Mundspalte und die Rumpflängsachse senkrecht aufeinander standen. Bei allen Rückenlagen war also die Mundspalte nach oben, bei allen Bauchlagen nach unten gerichtet.

MAGNUS hält die beim Menschen gefundenen verschiedenen Maximumstellungen für Äußerungen einer Reflexumkehr infolge der Hirnläsionen. Er beobachtete, daß Hirnläsionen beim Tier eine Reflexumkehr der tonischen Labyrinthreflexe verursachen können. Unseres Wissens ist aber bis jetzt noch nicht ausgeschlossen worden, ob vielleicht auch der Gegendruck der Unterlage daran beteiligt ist, daß beim Menschen die Maximumstellung dieser Reflexe bald bei Rückenlage, bald bei Bauchlage gefunden wird. Ebenso wie beim Tier scheint auch beim normalen Menschen die Rückenlage einen hemmenden Einfluß auf verschiedene Reaktionen auszuüben, während unter pathologischen Umständen (ebenso wie beim decerebrierten und kleinhirnlosen Tier) dieser Einfluß fehlt oder herabgesetzt ist,

Wenn der Kopf in einer anderen Stellung zum Rumpf gehalten wird, zeigen sich auch auf Stellungsänderung des Kopfes im Raum ähnliche Veränderungen des Stütztonus an den Hinterpfoten. Wird z. B. der Kopf so fixiert, daß die Mundspalte an der Ventralseite der Rumpflängsachse einen Winkel von 45° mit dieser bildet, dann besteht ebenfalls bei allen Lagen mit nach oben gerichteter Schnauze ein starker Stütztonus, während bei Bauch- (Abb. 119, Nr. 1) und Rückenlage, mit horizontaler Mundspalte, die Hinterpfoten einen schwachen Stütztonus zeigen, der aber infolge der tonischen Halsreflexe etwas stärker ist, als wenn die Mundspalte in der Verlängerung der Rumpflängsachse gehalten wird.

Bei allen Lagen mit nach unten gerichteter Schnauze ist der Stütztonus nur angedeutet oder fehlt ganz.

Wenn die Hunde in Bauchlage mit horizontaler Rumpflängsachse gehalten werden, die Mundspalte sich also in einem Winkel von 45° unterhalb der Horizontalen befindet (Abb. 119, Nr. 2), dann können die herabhängenden Hinterpfoten durch Druck auf die Sohlen fast widerstandslos gebeugt werden. Dies ist darum merkwürdig, weil die Längsachse des Rumpfes bei der normalen Stehstellung ebenfalls horizontal gestellt ist und die Mundspalte sich auch in einem Winkel von 20—45° unterhalb der Horizontalen befindet. Da ein frei stehendes Tier außerdem den Hals etwas gehoben hält, müßte man also beim stehenden Hund einen schwächeren oder höchstens gleichstarken Stütztonus der Hinterpfoten erwarten und ist um so überraschter, in Wirklichkeit bei ihm einen sehr starken Stütztonus zu finden, während bei dem in Bauchlage gehaltenen, auf einem Kaninchenbrett fixierten Tier nur ein geringer Stütztonus wahrzunehmen ist.

Es liegt nahe, diesen Unterschied hemmenden Einflüssen zuzuschreiben, z. B. dem Druck der Bänder, psychischen Affekten usw. Diese können jedoch nicht die ausschließliche Ursache sein, wie das Auftreten eines starken Stütztonus bei Lagen mit nach oben gerichteter Mundspalte beweist. Hauptsächlich kommt der Unterschied dadurch zustande, daß durch Hebung und Fixation des Beckens an der Schwanzwurzel die Dorsalseite von Becken, Lenden- und Brustwirbelsäule eine gerade Linie bildet (siehe Kapitel X). Wenn man das Becken etwas senkt, so tritt auch bei Bauchlage des auf dem Kaninchenbrett fixierten Hundes ein starker Stütztonus der statisch beanspruchten Hinter-

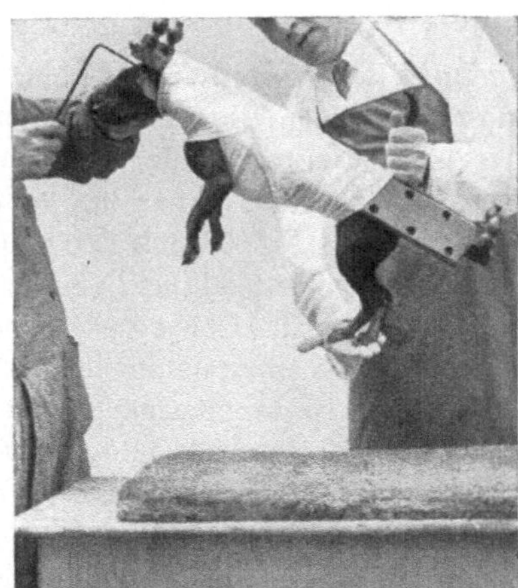

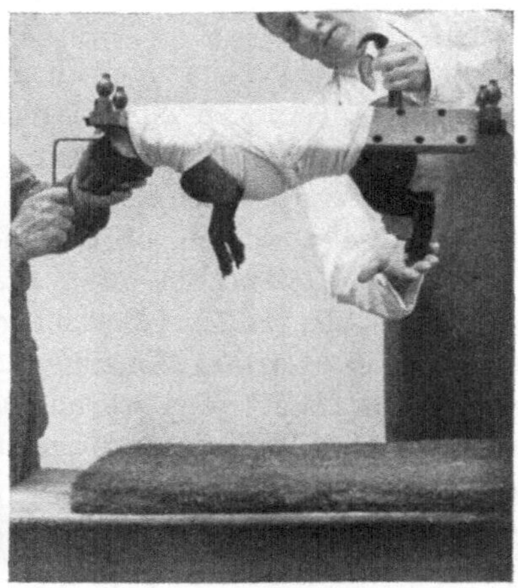

Abb. 119. Kleinhirnloser Hund Piccolino, auf einem Kaninchenbrett befestigt. Der Kopf wird so festgehalten, daß die Ebene der Mundspalte mit der Rumpflängsachse an der Ventralseite einen Winkel von 45° bildet. 1. Das Tier in Bauchlage mit horizontaler Mundspalte. Die Hinterpfoten zeigen auf statische Beanspruchung einen deutlichen, jedoch nicht starken Stütztonus. 2. Das Tier in Bauchlage mit horizontaler Rumpflängsachse. Die Hinterpfoten zeigen auf statische Beanspruchung einen eben angedeuteten Stütztonus. (Die Stellung ist nahezu die gleiche wie bei normaler Stehstellung.)

pfoten auf. Bei dieser Untersuchung müssen die Hinterpfoten möglichst[1] senkrecht auf dem Kaninchenbrett stehen. Hält man sie im Hüftgelenk nach hinten gerichtet, dann ist der Stütztonus bei allen Lagen mit nach oben gerichteter Schnauze bedeutend stärker und verschwindet erst, wenn die Mundspalte in einem größeren Winkel unterhalb der Horizontalen steht.

Der Stütztonus der Vorderpfoten zeigt bei den verschiedenen Lagen die gleichen Unterschiede wie der der Hinterpfoten. Er ist ebenfalls bei allen Lagen mit nach oben gerichteter Schnauze stark vorhanden und tritt bei Lagen mit abwärts gerichteter Schnauze schwächer auf, ist aber noch deutlich vorhanden. Die Vorderpfoten bieten hier noch einen erheblichen Widerstand gegen Druck auf die Sohlen.

---

[1] Es ist nicht möglich, ohne störenden Einfluß auf die Reaktionen, die Pfoten in genau der gleichen Stellung zum Rumpf zu halten, denn sie werden doch zugleich mit dem Auftreten des Stütztonus im Hüftgelenk nach hinten, beim Verschwinden des Stütztonus nach vorn bewegt.

Für die Stärke des Stütztonus der Vorder- und Hinterpfoten ist es gleichgültig, aus welcher Ausgangsstellung und auf welchem Wege (sei es durch Drehung nach vorn oder hinten, sei es durch Drehung um eine Längsachse) das Tier in eine bestimmte Lage gebracht wird. Bei dieser bestimmten Lage tritt stets nach deutlicher Latenz ein bestimmter, gleich starker Stütztonus auf, der so lange andauert, wie das Tier in der Lage verharrt. Die Stütztonusunterschiede bei den verschiedenen Bauch- bzw. Rückenlagen müssen also durch tonische Labyrinthreflexe, durch die Lage des Tieres im Raum, bedingt sein.

Bei kleinhirnlosen Hunden treten die durch Änderung der Lage ausgelösten Stütztonusveränderungen deutlich und ganz automatisch auf, viel weniger regelmäßig treten sie bei intakten Hunden auf, da diese in den verschiedenen Rückenlagen im allgemeinen keinen deutlichen Stütztonus zeigen. Möglicherweise werden intakte Hunde durch die Versuchsbedingungen (Rückenlage!) mehr gehemmt als kleinhirnlose Tiere. Bei großhirnlosen, auf ein Kaninchenbrett fixierten Hunden ist die Untersuchung auf Stütztonusveränderungen wegen fortwährender Abwehrbewegungen und Befreiungsversuche schlechterdings unmöglich.

Die Reaktionen der *nicht* statisch beanspruchten Pfoten auf Stellungsänderung des Kopfes im Raum, die bei decerebrierten Tieren besonders deutlich zu beobachten sind, fehlen völlig bei intakten, sowie großhirnlosen und kleinhirnlosen Hunden im Stadium der Dauerstörung. In den ersten Tagen nach der Kleinhirnexstirpation sind sie allerdings vorhanden, aber nur bei den Hunden, die im Anschluß an die Exstirpation ganz steif werden. Ferner treten sie meistens auf an den Pfoten der Exstirpationsseite in der ersten Zeit nach halbseitiger Kleinhirnexstirpation und an den der Exstirpation gegenüberliegenden Pfoten nach halbseitiger Großhirnexstirpation.

Da bei einer Stellungsänderung der Unterlage der Kopf seine Stellung im Raum unter dem Einfluß der Labyrinthstellreflexe beibehält, spielen die tonischen Labyrinthreflexe keine Rolle bei der Anpassung der Pfotenstellung an die Stellung der Unterlage.

C. Die Beeinflussung des Stütztonus durch Labyrinthreflexe, ausgelöst durch geradlinige Bewegung.

Die Liftreaktion und die Sprungbereitschaft.

Wenn man einen Hund auf ein horizontales Brett stellt, das in vertikaler Richtung auf- und abwärts bewegt wird, dann beugen sich die vier Pfoten zu Beginn der Hebung und strecken sich besonders stark beim Aufhören der Bewegung; umgekehrt tritt zu Beginn der Senkung eine Zunahme der Streckung, beim Aufhören eine Beugung der Pfoten auf; manchmal läßt dabei der Stütztonus ganz nach, so daß sich der Rumpf auf das Brett legt (Liftreaktion von Magnus und de Kleyn).

Nach Aufhören der Brettbewegung und Abklingen der Reaktionen kehrt das Tier meistens in seine Ausgangsstellung zurück.

Zu Beginn der Hebung bewegt sich der Kopf ventralwärts, am Schluß dorsalwärts, während die Brettsenkung zu Beginn eine Hebung, am Schluß eine Senkung des Kopfes bedingt. Außerdem tritt zu gleicher Zeit mit der Streckung der Pfoten eine Wirbelsäulenkrümmung, mit der Beugung eine Lordose des Rückens auf.

Die Extremitätenreaktionen treten auch noch auf, wenn der Kopf während der Liftbewegung zum Rumpf fixiert ist, sie sind also nicht primär durch die Kopfreaktionen bedingt.

Durch die Ventral- und Dorsalbewegung des Kopfes können tonische Halsreflexe, tonische Labyrinthreflexe und Reflexe auf Drehbewegung um die bitemporale Achse ausgelöst werden. Diese Reflexe üben auf den Stütztonus einen zum Teil gleichsinnigen, zum Teil entgegengesetzten Einfluß aus. So tritt z. B. am Ende der Aufwärtsbewegung eine Hebung des Kopfes auf, die folgende Reflexe an Vorder- und Hinterpfoten hervorrufen kann:

	Wirkung der Reflexe an den Vorderpfoten	Wirkung der Reflexe an den Hinterpfoten
1. Tonische Halsreflexe:	Stütztonuszunahme	Stütztonusabnahme,
2. Tonische Labyrinthreflexe:	Stütztonuszunahme	Stütztonuszunahme,
3. Reflexe auf Drehbewegung um die bitemporale Achse:	Stütztonusabnahme	Stütztonuszunahme,

während 4, die Liftbewegung an sich einen stütztonusfördernden Einfluß auf alle vier Pfoten ausübt. Es steht nicht fest, ob die verschiedenen, teilweise einander entgegen wirkenden Einflüsse wirklich alle bei Aufhören der Aufwärtsbewegung in Wirkung treten, jedenfalls ist als Gesamtresultat stets eine Streckung mit Stütztonuszunahme an allen vier Pfoten zu beobachten.

Zu Beginn der Senkung, ebensowie am Schluß einer Hebung, kommt es zu einer Dorsalbewegung des Kopfes, Streckung der vier Pfoten und Krümmung des Rückens, am Schluß der Senkung, wie zu Beginn einer Hebung, zu einer Ventralbewegung des Kopfes, Beugung der Pfoten und Lordose des Rückens.

Die Liftreaktion fehlt nach doppelseitiger Labyrinthexstirpation, ist aber bei intakten, großhirnlosen und kleinhirnlosen Hunden deutlich vorhanden. Bei letzteren besteht meistens eine auffallend brüske und starke Zunahme der Streckstellung und Krümmung der Wirbelsäule. Die Liftreaktion ist meistens auch bei decerebrierten Tieren vorhanden, jedoch bedingt die Abwärtsbewegung bei ihnen, im Falle einer ausgesprochenen Starre kein Verschwinden des Strecktonus und der Streckstellung, sondern nur eine Abnahme derselben. Auch beim Menschen, vornehmlich bei Kindern, sind von Freeman und Morin (81, 82), Schaltenbrand (265) u. a. Reaktionen, die mit der Liftreaktion und Sprungbereitschaft übereinstimmen, beobachtet worden. Gamper (91) sah sie in einem Fall von Arhinencephalie.

Bei den vertikalen Auf- und Abwärtsbewegungen sind nicht immer die gleichen Reaktionen bemerkbar: Hält man z. B. einen Hund (mit oder ohne Kopfkappe) in Hängelage, Kopf unten, dann nimmt der Kopf die Normalstellung im Raum (die Schnauze 45° unterhalb der Horizontalen) ein und ist dadurch zum Rumpf dorsalwärts gerichtet. Wird das Tier nun bei statischer Beanspruchung der Pfoten vertikal auf- und abwärts bewegt, dann zeigen nur die Vorderpfoten deutliche Stütztonusänderungen, obwohl der Kopf und die Labyrinthe auf gleiche Weise passiv bewegt werden wie beim Stehen auf einem Brett. Auch bei nicht statischer Beanspruchung der Pfoten löst die Abwärtsbewegung nur an den Vorderpfoten eine Streckung aus (Sprungbereitschaft von Magnus und de Kleyn) die Reaktionen der Hinterpfoten werden durch die dorsale Stellung des Kopfes zum Rumpf gehemmt (Abb. 114). Wird das Tier an der Nackenhaut in Hängelage, Kopf oben, in der Luft gehalten, dann zeigen infolge der ventralen Beugung des Kopfes zum Rumpf nur die Hinterpfoten Stütz- bzw. Strecktonusänderungen (Abb. 233, B) und die Reaktionen der Vorderpfoten sind gehemmt.

Die Rolle der Liftreaktion für die Erhaltung des Gleichgewichts beim Stehen auf einer bewegten Unterlage.

Stellt man einen Hund auf ein Wippbrett, die Vorderpfoten am Außenrand, und bewegt das Brett schnell empor, dann macht das Tier zu gleicher Zeit eine Drehbewegung um die bitemporale Achse und eine vertikale Bewegung (Abb. 120).

Bei *schneller Hebung* des Kopfendes des Brettes beugen intakte und kleinhirnlose Hunde, in Übereinstimmung mit der Bewegung in vertikaler (dorso-ventraler) Richtung, zu Beginn der Hebung die vier Pfoten, bewegen den Kopf ventralwärts, und schlagen dadurch nicht einen Purzelbaum nach hinten wie labyrinthlose Hunde, denen diese Reaktionen fehlen.

Bei *schneller Abwärtsbewegung* des Wippbrettes fällt das Tier herunter, und die vier Pfoten strecken sich. Bei Aufhören der Bewegung beugt das Tier dagegen die vier Pfoten, und dadurch wird verhindert, daß das Tier auf dem abwärts geneigten Brett vornüber stürzt. Die Liftreaktion kann also unter bestimmten Umständen zur Erhaltung des Gleichgewichtes beitragen, nämlich dann, wenn die Tiere fern von der Drehachse auf einer Unterlage stehen, die am Kopf- oder Schwanzende auf- und abwärts bewegt wird (siehe ferner auch S. 182).

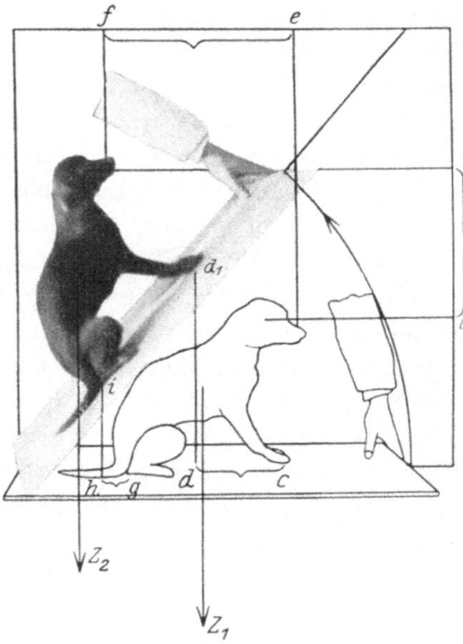

Abb. 120. Wird die horizontale Unterlage eines Hundes am Kopfende emporgehoben, bis sie einen Winkel von ± 50° mit der Ausgangslage bildet, dann kommt es bei unveränderter Stellung des Tieres zum Brett: 1. zu einer Hintenüberdrehung des Tieres um 50°; 2. zu einer vertikalen Aufwärtsbewegung des Kopfes über eine Strecke *a—b*, der Vorderpfotensohlen über eine Strecke *d—d'*, der Fußgelenke über eine Strecke *h—i*; 3. zu einer Verschiebung des Kopfes im Raum caudalwärts über eine Strecke *e—f*, der Vorderpfotensohlen über eine Strecke *c—d*, der Fußgelenke über eine Strecke *g—h*. Durch diese Stellungsänderung fällt die Schwerpunktslinie außerhalb der Stützfläche, und das Tier würde, wenn keine Reaktionen auftreten, einen Purzelbaum nach hinten schlagen. Bei schneller Hebung des Kopfendes wird das Auftreten eines Purzelbaumes noch dadurch gefördert, daß der Kopf mit größerer Schnelligkeit dorsalwärts ($ef = \pm 10 \times gh$) und nach oben bewegt wird als der Hinterkörper; Kopf und Vorderkörper bekommen eine größere Trägheit, so daß sie bei Aufhören der Brettbewegung mit größerer Schnelligkeit dorsalwärts und nach oben geschleudert werden.

Die Reaktionen auf Bewegungen in oraler, caudaler und bilateraler Richtung.

Wird ein Hund in Bauchlage in der Luft statt in dorsoventraler Richtung nach vorn und hinten oder nach rechts und links bewegt, dann sind an den statisch beanspruchten Pfoten keine deutlichen Reaktionen zu beobachten, ebensowenig dann, wenn das Tier in Rückenlage diese Bewegungen ausführt. Setzt man dagegen das Tier auf ein Brett, das in der horizontalen Ebene nach vorn und hinten, rechts oder links verschoben wird, so treten an den Extremitäten deutliche Stellungs- und Muskelspannungsänderungen auf.

Bei plötzlicher Verschiebung des Brettes oralwärts werden die Pfoten zuerst passiv zum Rumpf nach vorn bewegt, dabei knicken die Hinterpfoten meistens etwas ein. Auf die passive Bewegung folgt aber sofort eine deutliche Muskelanspannung, die die Pfoten zum Rumpf nach hinten und dadurch den Rumpf zum Brett nach vorn bewegt. Auch der Kopf zeigt Reaktionen, indem er zuerst passiv zum Rumpf nach hinten bewegt wird und sich dann aktiv vornüber bewegt. Die Pfotenreaktionen treten auch auf, wenn der Kopf zum Rumpf fixiert ist, sind also nicht durch diese Kopfbewegungen bedingt.

Am Schluß der Brettbewegung hält die Vorwärtsbewegung des Rumpfes infolge der Trägheit noch etwas an, die Pfoten werden passiv zum Rumpf nach hinten bewegt. Auch dann treten sofort wieder Muskelanspannungen auf, welche jetzt den Rumpf zum Brett nach hinten bewegen, die Pfoten stemmen sich mehr oder weniger nach vorn. Schließlich kehren sie in Mittelstellung zurück. Die Pfoten stemmen sich stärker nach vorn, wenn die Vorwärtsbewegung nicht nur zum Stillstand kommt, sondern in eine Bewegung caudalwärts verwandelt wird. Die Reaktionen sind besonders deutlich an den Hinterpfoten zu beobachten, die sich bei der Vorwärtsbewegung der Unterlage stark nach hinten strecken und bei der Rückwärtsbewegung nach vorn und in Beugung gehen.

Ähnliche Erscheinungen treten auch bei Verschiebung des Brettes nach rechts und links auf. Wird z. B. das Brett auf einmal nach rechts bewegt, dann werden die Pfoten zum Rumpf passiv nach rechts gezogen, d. h. die rechten Pfoten in Ab-, die linken in Adduction gebracht. Es treten dann sofort Muskelanspannungen auf, die die rechten Pfoten ad-, die linken abduzieren. Diese Reaktionen sind aber nicht durch die Labyrinthe bedingt, denn sie treten auch bei labyrinthlosen Hunden prompt auf, die mit verschlossenen Augen auf das Brett gestellt werden. Sie werden nur deshalb an dieser Stelle erwähnt, weil ihnen bisher oftmals ein labyrinthärer Ursprung zugeschrieben worden ist.

Tait u. McNally (297) beobachteten ähnliche Reaktionen bei intakten und großhirnlosen Fröschen. Nach Zerstörung der Bogengangsampullen fehlten sie oder waren stark gestört (nach Aufhalten der Bewegung kehrten die Tiere wieder in die Ausgangsstellung zurück). Leider haben die Autoren nicht angegeben, wie lange Zeit nach dieser Zerstörung die Tiere untersucht worden sind, denn bei Hunden zeigen sich diese Reaktionen, die später prompt vorhanden sind, in den ersten Tagen nach doppelseitiger Labyrinthexstirpation meistens auch stark gestört.

Wird das Brett auf einmal sehr schnell verschoben, dann treten die erwähnten Reaktionen nicht auf, sondern die Pfoten werden gehoben und versetzt. Bei schneller Verschiebung des Brettes nach vorn werden sie nach hinten, bei Verschiebung nach hinten nach vorn, und bei Verschiebung nach rechts nach links versetzt. Diese Pfotenbewegungen treten auch bei labyrinthlosen Hunden prompt auf.

(Über das Zustandekommen dieser verschiedenen Reaktionen bei intakten, großhirnlosen und kleinhirnlosen Hunden siehe Kapitel XIII.)

D. Die Beeinflussung des Stütztonus durch Labyrinthreflexe, ausgelöst durch Drehung des Kopfes um die bitemporale Achse.

Bei der Untersuchung der Stütztonusänderungen auf Drehung des Kopfes um die bitemporale Achse im Raum darf die Stellung des Kopfes zum Rumpf nicht geändert werden. Es empfiehlt sich als zweckmäßig, die Hunde mit der Bauchseite des Rumpfes auf einen mit Watte gepolsterten Holzstab zu legen und auf diesen Kopf, Hals, Rumpf, Becken und Schwanz mit Bändern zu befestigen (Abb. 121). Die Bänder müssen aber so angebracht sein, daß die Pfoten aktiv und passiv frei beweglich bleiben. Hals- und Brustwirbelsäule bilden dann eine fast gerade Linie und fallen in der Verlängerung mit der Ebene der Mundspalte zusammen, die parallel dem Holzstabe liegt. Nach der Horizontalstellung der bitemporalen Achsen wird der Holzstab gerade unterhalb der äußeren Gehörgänge seitlich so angefaßt, daß dieser Teil die Drehachse darstellt, sodann wird das Ende des Stabes in der vertikalen Ebene hin- und herbewegt und der Einfluß dieser Bewegungen auf den Stütztonus der statisch beanspruchten Hinter- bzw. Vorderpfoten festgestellt.

Dabei zeigt sich erstens, daß zu Beginn einer Hintenüberdrehung manchmal eine Stütztonuszunahme, zu Beginn einer Vornüberdrehung eine Stütztonusabnahme an den Hinterpfoten auftritt, zweitens daß die Stütztonusänderungen während der Drehung andauern und bei Aufhören der Drehung verschwinden oder in entgegengesetzte Reaktionen verwandelt werden, und drittens, daß ein und dasselbe Tier bei Drehung über einen bestimmten Winkel prompt Tonusänderungen zeigt, die bei Drehung über einen anderen bestimmten, gleich großen Winkel fehlen.

Wird z. B. ein Tier nacheinander um 90° herumgedreht, bis es wieder in die Ausgangslage zurückkehrt, also eine Gesamtdrehung von 360° gemacht hat, dann zeigt sich, daß jede Drehung um 90° andere Stütztonusänderungen hervorzurufen vermag. Wie die Untersuchung ergeben hat, sind an der durch eine bestimmte Drehung ausgelösten „Gesamtreaktion“ beteiligt:

1. die Ausgangslage, die unter dem Einfluß der tonischen Labyrinthreflexe einen bestimmten Anfangsstütztonus bedingt;
2. der Anfang der Drehbewegung, bei dem eine Stütztonusänderung hervorgerufen wird, die während der Drehung andauert;
3. das Ende der Drehbewegung, bei der diese Stütztonusänderung verschwindet oder die entgegengesetzte Drehnachreaktion auftritt;
4. die Endlage, die einen bestimmten, aber von dem der Ausgangslage verschiedenen Stütztonus hervorruft.

Wird z. B. ein Tier aus Bauchlage, die Mundspalte in einem Winkel von 45° nach oben gerichtet (Abb. 121), um 90° hintenüber gedreht, so daß das Tier durch die Vertikalstellung in Rückenlage mit 45° nach oben gerichteter Mundspalte übergeht (Abb. 121: Schwanzende des Stabes $a \rightarrow b$), dann zeigt der durch die Anfangslage bedingte kräftige Stütztonus der Hinterpfoten bei Beginn der Bewegung eine Zunahme; die Pfoten werden mehr gestreckt, und die statisch beanspruchte Hand fühlt stärkeren Widerstand.

Am Schluß der Bewegung nimmt der Widerstand meistens erst deutlich ab, und die Hinterpfoten beugen sich mehr oder weniger (Nachreaktion), jedoch kommt es dald darauf in der Endlage wieder zu einer Streckung und zu einem kräftigen Stütztonus.

Die Gesamtreaktion bei dieser Drehbewegung (Abb. 121: Mundspalte von c → d) besteht also aus folgenden vier Komponenten:

1. Starker Stütztonus (infolge der Ausgangslage mit nach oben gerichteter Schnauze).
2. Zunahme des Stütztonus (infolge des Hintenüberdrehens).
3. Abnahme des Stütztonus (Beugung infolge der Nachreaktion).
4. Wiederkehr eines starken Stütztonus und Streckung, bedingt durch die Endlage mit nach oben gerichteter Schnauze.

Manchmal werden die Beugung und die Abnahme des Stütztonus infolge des Aufhörens der Drehbewegung durch die tonischen Labyrinthreflexe der Endlage sofort kompensiert und sind dadurch nicht deutlich nachweisbar. Ebenso kommt manchmal die Zunahme zu Beginn der Bewegung bei starker Streckstellung und starkem Stütztonus in der Ausgangslage nicht sehr deutlich zur Wirkung. Die Pfoten werden dann vor, während und nach der Bewegung mit starkem

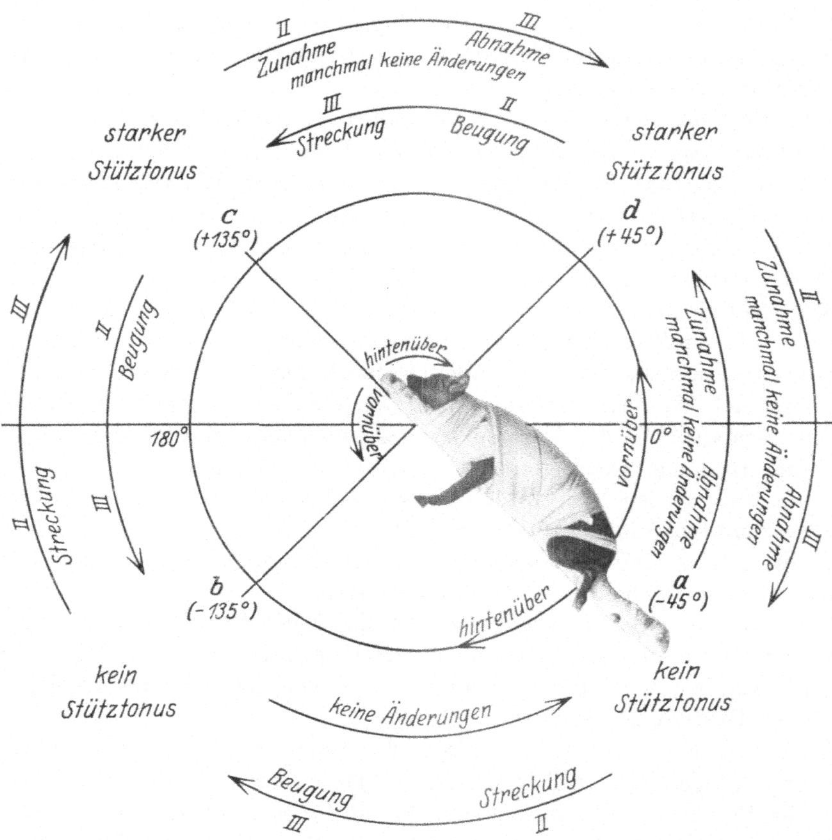

Abb. 121. Reaktion der statisch beanspruchten Hinterpfoten auf Drehbewegung um die bitemporale Achse des Kopfes um 90° bei einem Hunde, der auf einem umpolsterten Holzstab reitet und an diesem mit Bändern fixiert ist. Bei der Ziffer II sind die Reaktionen vermerkt, die zu Beginn ausgelöst werden, bei der Ziffer III die Reaktionen, die am Schluß der Drehbewegung auftreten. (Die Zahlen zwischen den Klammern geben die verschiedene Lage des Kopfes im Raum in der von MAGNUS vorgeschlagenen Bezeichnung an.)

Stütztonus gestreckt gehalten, und die Bewegung löst keine deutlichen Stütztonusänderungen aus.

Wird der Kopf nun um 90° weiter rückwärts gedreht, also bis in Rückenlage mit 45° nach unten gerichteter Mundspalte (Abb. 121: Mundspalte von $d \rightarrow a$, Schwanzende von $b \rightarrow c$), dann erfährt der kräftige Stütztonus zu Beginn der Bewegung meistens plötzlich eine Zunahme, am Ende der Bewegung eine plötzliche Abnahme, welche allmählich zum gänzlichen Verschwinden des Stütztonus führt. Bei sehr kräftigem Anfangsstütztonus ist die Zunahme nicht deutlich zu fühlen.

Gesamtreaktion:

1. kräftiger Stütztonus,
2. mehr oder weniger deutliche Zunahme,
3. und 4. Stütztonusabnahme und Verschwinden des Stütztonus.

Bei der nächsten Drehung um 90° (Abb. 121: Mundspalte von *a* → *b*, Schwanzende von *c* → *d*) geht das Tier aus Rückenlage mit 45° nach unten gerichteter Schnauze in Bauchlage mit gleicher Schnauzenstellung; zu Beginn der Drehung tritt eine starke Streckung der gebeugten Hinterpfoten auf, bei Aufhören der Drehung läßt die Streckung nach, die Pfoten kehren wieder in Beugestellung zurück und bleiben gebeugt.

Gesamtreaktion:

1. Beugestellung ohne Stütztonus,
2. Starke Streckung,
3. Beugung,
4. Beugestellung ohne Stütztonus.

Gelangt das Tier schließlich bei weiterer Drehung um 90° in seine Ausgangslage zurück, d. h. Bauchlage mit 45° nach oben gerichteter Mundspalte, dann zeigen die gebeugten Hinterpfoten zu Beginn der Drehung ebenfalls eine lebhafte Streckung, die am Ende der Bewegung manchmal auf einmal nachläßt und plötzlich in Beugung übergeht und dann wiederum von einer durch die tonischen Labyrinthreflexe bedingten Streckung gefolgt wird. Bisweilen wird die Beugung sofort durch die tonischen Labyrinthreflexe kompensiert und die Streckstellung bleibt vom Beginn der Drehung an ununterbrochen bestehen.

Gesamtreaktion:

1. Beugestellung ohne Stütztonus,
2. starke Streckung,
(3. vorübergehende Beugung),
4. Streckstellung mit kräftigem Stütztonus.

Bei Vornüberdrehung verhalten sich die Gesamtreaktionen ebenso, je nach Ausgangslage und Endlage, verschieden. Wird das Tier aus Bauchlage mit 45° nach oben gerichteter Mundspalte um 90° vorwärts gedreht (Abb. 121: Mundspalte von *c* → *b*, Schwanzende von *a* → *d*), dann läßt der Stütztonus zu Beginn der Drehung nach, am Ende der Bewegung tritt bisweilen eine geringe Streckbewegung auf, meistens jedoch bleiben die Pfoten infolge der tonischen Labyrinthreflexe gebeugt.

Gesamtreaktion:

1. Streckstellung mit kräftigem Stütztonus,
2. Beugung,
(3. vorübergehende Streckung),
4. Beugestellung ohne Stütztonus.

Bei der nächsten Drehung um 90° (Abb. 121: Mundspalte von *b* → *a*, Schwanzende von *d* → *c*) kann zu Beginn der Bewegung bei den ganz gebeugten, stütztonuslosen Pfoten keine Stütztonusabnahme stattfinden, eine deutliche Nachreaktion fehlt, und auch die Endlage bedingt Beugestellung. Bei dieser Drehbewegung fehlen also Reaktionen der statisch beanspruchten Hinterpfoten, die vor, während und nach der Drehung gebeugt sind.

Gesamtreaktion:

1. Beugestellung ohne Stütztonus
2. „ „ „
(3.) — — —
4. „ „ „

Bei der folgenden Vornüberdrehung um 90°, also aus Rückenlage mit 45° nach unten gerichteter Mundspalte in Rückenlage mit 45° nach oben gerichteter Mundspalte (Abb. 121: Mundspalte von $a \rightarrow d$, Schwanzende von $c \rightarrow b$), kann es ebenfalls im Beginn der Drehung zu keiner Stütztonusabnahme kommen, am Schluß tritt, allerdings meistens nach ziemlich langer Latenz, eine Streckung mit kräftigem Stütztonus auf.

Gesamtreaktion:

1. Beugestellung ohne Stütztonus
2. „ „ „
(3.) — — —
4. Streckstellung mit kräftigem Stütztonus.

Schließlich ist bei der Drehbewegung in die Anfangslage, Bauchlage mit 45° nach oben gerichteter Mundspalte (Abb. 121: Mundspalte von $d \rightarrow c$, Schwanzende von $b \rightarrow a$), zu Beginn der Bewegung eine plötzliche Beugung der gestreckten Hinterpfoten mit Nachlassen des Stütztonus vorhanden, am Ende der Bewegung kommt es zu einer plötzlichen Streckung, die nach Bewegungsschluß anhält.

Gesamtreaktion:

1. Streckstellung mit kräftigem Stütztonus,
2. Beugung,
3. plötzliche Streckung,
4. Streckstellung mit kräftigem Stütztonus.

Die Hintenüberdrehung in einer vertikalen Ebene löst also zu Beginn eine starke Stütztonuszunahme an den Hinterpfoten aus, wenn in der Ausgangsstellung der Stütztonus schwach ist, während zu Beginn einer Vornüberdrehung eine Stütztonusabnahme auftritt, wenn in der Ausgangsstellung ein deutlicher Stütztonus vorhanden ist.

Da im täglichen Leben die Drehbewegungen des Kopfes um die bitemporale Achse fast stets in der vertikalen Ebene stattfinden, wurden die Reaktionen auf Drehung in dieser Ebene ausführlich besprochen. Zum Studium der Labyrinthreflexe, die durch Drehung um eine bitemporale Achse ausgelöst werden, ist aber die Drehung der Tiere in vertikaler Ebene weniger geeignet.

Dazu eignet sich mehr die Drehung in einer horizontalen Ebene, der Kopf in Seitenlage, bei der die Einflüsse der Ausgangs- und Endlage, d. h. die Einflüsse der tonischen Labyrinthreflexe, ausgeschaltet sind. Man stellt das Tier am besten auf eine Drehscheibe und fixiert den Kopf oberhalb des Drehpunktes in Seitenlage (Abb. 122).

Für das Auftreten der Reaktionen ist es belanglos, ob sich der Rumpf in Bauchlage (Abb. 122) oder in Rückenlage (Abb. 123, Nr. 1 und 2) befindet, oder wie der Kopf in Seitenlage gehalten wird (Abb. 123, Nr. 3 und 4).

Bei dieser Versuchsanordnung bewirkt die Hintenüberdrehung stets eine deutliche Stütztonuszunahme an den statisch beanspruchten Hinterpfoten und außer-

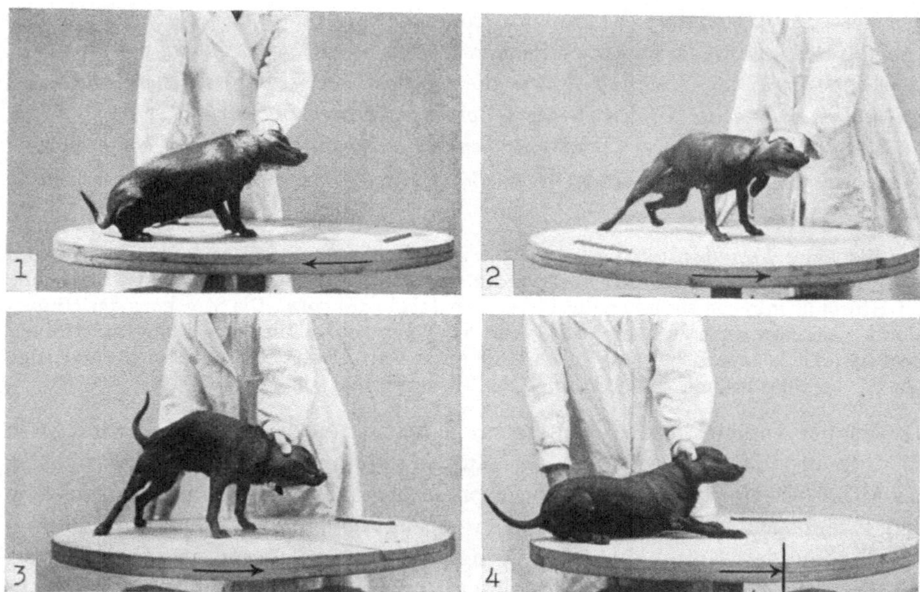

Abb. 122. Kleinhirnloser Hund Piccolino in Stehstellung auf einer Drehscheibe, Kopf oberhalb der Drehachse in linker Seitenlage fixiert. 1. Während der Drehung der Scheibe in Richtung des Uhrzeigers (Vornüberdrehung) stemmt das Tier die Vorderpfoten nach vorn, das Becken bewegt sich ventralwärts, die Hinterpfoten gehen ebenfalls nach vorn und knicken ein, das Tier versucht den Kopf dorsalwärts zu bewegen. 2. u. 3. Bei Drehung entgegen der Richtung des Uhrzeigers (Hintenüberdrehung) bewegen sich die vier Pfoten caudalwärts, dadurch wird der Rumpf nach vorn gedrängt, die Hinterpfoten werden stark nach hinten gestreckt, das Becken bewegt sich dorsalwärts, der Kopf ventralwärts. 4. Bei Aufhören der Rückwärtsdrehung stemmen sich die vier Pfoten wie bei der Vorwärtsdrehung (1) nach vorn, wodurch der Rumpf caudalwärts gezogen wird, die Hinterpfoten knicken ein, das Becken bewegt sich ventralwärts, der Kopf wird dorsalflektiert. (Drehnachreaktionen nach Hintenüberdrehung.)

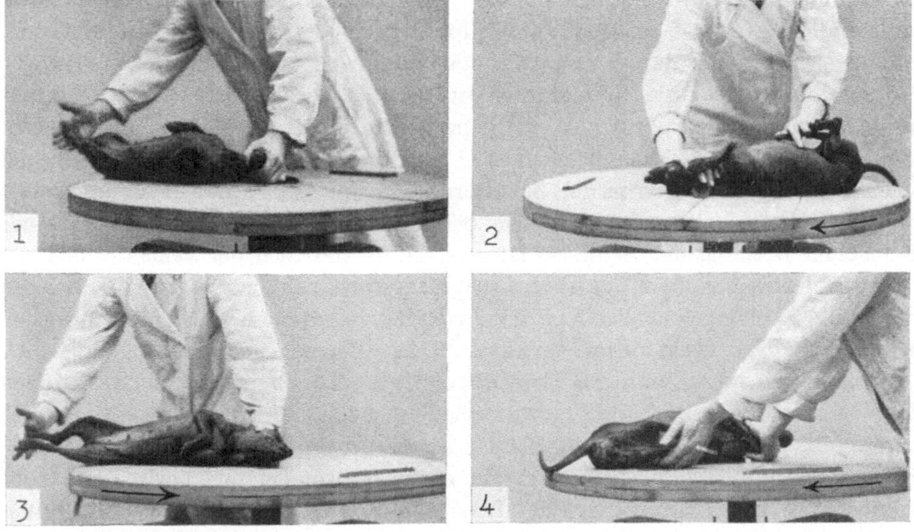

Abb. 123. Kleinhirnloser Hund Piccolino auf einer Drehscheibe, der Kopf in linker Seitenlage fixiert. (Auf 1 ist die Schnauze vom Daumen und Zeigefinger umfaßt.) 1. u. 2. Kopf in linker Seitenlage, Rumpf in Rückenlage. 1. Bei Drehung entgegen der Richtung des Uhrzeigers (Hintenüberdrehung) strecken sich die statisch beanspruchten Hinterpfoten und bewegen sich caudalwärts ebenso wie das Becken. 2. Bei Drehung in Richtung des Uhrzeigers (Vornüberdrehung) bewegen sich die statisch beanspruchten Hinterpfoten ebenso wie das Becken ventralwärts und knicken dabei ein. 3. u. 4. Kopf und Rumpf beide in linker Seitenlage. 3. Bei Drehung entgegen der Richtung des Uhrzeigers (Hintenüberdrehung) strecken sich die Hinterpfoten caudalwärts, während 4. sie bei Drehung in Richtung des Uhrzeigers (Vornüberdrehung) wieder ventralwärts gehen und einknicken.

dem eine Dorsalbewegung des Beckens, wodurch die Hinterpfoten maximal gestreckt nach hinten gehen. In dieser Stellung verharren die Pfoten während der Drehung, beim Aufhören der Drehung treten die entgegengesetzten Reaktionen auf, und schließlich kehren die Pfoten in die ursprüngliche Stellung zurück.

Umgekehrt bedingt ein Vornüberdrehen bei Seitenlage des Kopfes konstant eine Stütztonusabnahme und Beugung der Hinterpfoten, die ebenso wie das Becken ventralwärts bewegt werden.

Bei einer Vornüberdrehung kann man bisweilen sehen, daß sich die Hinterpfoten wohl zuerst beugen, dann sich aber wieder strecken. Im Gegensatz zu der Streckung bei Hintenüberdrehen stemmen die Pfoten sich dabei *nach vorn.* Die Streckung der Hinterpfoten nach vorn tritt besonders auf, wenn die Vornüberdrehung sehr schnell stattfindet, Becken- und Lendenwirbelsäule gehen dann stark ventralwärts, und diese Formänderung der Wirbelsäule bedingt die Streckung der Hinterpfoten (siehe Kapitel X).

Bei der Drehung um die bitemporale Achse zeigen auch die Vorderpfoten Reaktionen, die sich je nach der Ausgangsstellung der Pfoten verschieden gestalten. Wenn die statisch beanspruchten Vorderpfoten etwas passiv in den Ellenbogen- und Schultergelenken gebeugt gehalten werden, dann nimmt bei Beginn der Hintenüberdrehung der Widerstand gegen passive Beugung meistens deutlich ab, die Beugestellung der Ellenbogen- und Schultergelenke wird unter dem Einfluß der auf die Sohlen drückenden Hand stärker, bei Aufhören der Drehung nimmt der Widerstand wieder zu, so daß die Hand weggestoßen wird. Die Widerstandszunahme und Streckung sind deutlich stärker, wenn die Hintenüberdrehung auf einmal in eine Vornüberdrehung umgewandelt wird. *Die Hintenüberdrehung bedingt also eine Abnahme des Stütztonus und der Streckstellung an den Vorderpfoten, die Vornüberdrehung eine Zunahme*; die Reaktionen sind also gerade entgegengesetzt wie die an den Hinterpfoten. Die Stütztonusänderungen sind an den Vorderpfoten geringer als an den Hinterpfoten, und zwar besonders dann, wenn die statisch beanspruchten Vorderpfoten vor der Drehung Streckung und starken Stütztonus gezeigt haben. Die Hintenüberdrehung bedingt dann nur eine ganz geringe, manchmal kaum wahrnehmbare Beugung des Ellenbogengelenkes. Unter diesen Umständen treten dagegen deutliche Veränderungen in den Schultern auf. Bei der Vornüberdrehung gehen die gestreckten Vorderpfoten in den Schultern nach vorn, wobei es zu einer deutlichen Drehung des Schulterblattes kommt und sich der ventrale Teil des Schulterblattes mit dem Capitulum scapulae stark nach vorn bewegt. Bei der Hintenüberdrehung geht das Capitulum nach hinten, und die Vorderpfoten werden in den Schultern nach hinten gerichtet. Diese Bewegungen sind auch deutlich zu beobachten, wenn man die Tiere in vertikaler Ebene dreht. Die Reaktionen der Vorderpfoten sind also gewissermaßen gleich gerichtet mit denen der Hinterpfoten; *bei der Hintenüberdrehung bewegen sich alle vier Pfoten caudalwärts, bei der Vornüberdrehung oralwärts.* Bei diesen Untersuchungen wird der Kopf unbeweglich zum Rumpf fixiert. Deutliche Stellungsänderungen der Pfoten zeigen sich aber auch, wenn Kopf und Hals frei beweglich bleiben. Bei der Vornüberdrehung des Tieres bewegt sich der Kopf im Atlanto-Occipitalgelenk dorsalwärts, und der Hals biegt sich dorsalwärts konkav, bei der Rückwärtsbewegung geht der Kopf im Atlanto-Occipitalgelenk ventralwärts und der Hals krümmt sich dorsalwärts konvex.

Die Stellungsänderungen des Kopfes werden sekundär den Stütztonus der Pfoten beeinflussen[1], jedoch sind sie nicht imstande, die Reaktionen auf Drehung aufzuheben, die sich bei freiem und fixiertem Kopf in gleicher Stärke zeigen. Am deutlichsten sind die Reaktionen von Kopf und Hals zu beobachten, wenn die Tiere bei der Drehung in Seitenlage gehalten werden, bei Drehung in einer vertikalen Ebene werden sie leicht durch die Labyrinthstellreflexe gestört.

Auch nicht statisch beanspruchte, frei herabhängende Pfoten zeigen meistens deutliche Reaktionen, am lebhaftesten wohl bei Drehung der Tiere aus Bauchlage in eine vertikale Ebene. Beim Vornüberdrehen strecken sich die Vorderpfoten nach vorn, während die Hinterpfoten gebeugt bleiben. Beim Umschlagen der Drehrichtung tritt eine Streckung der Hinterpfoten auf und die Vorderpfoten kehren in Beugestellung zurück[2].

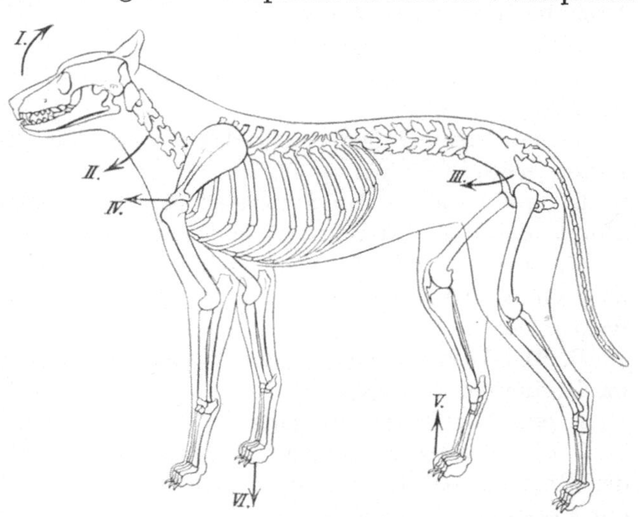

Abb. 124. Reaktionen auf Vornüberdrehung des Kopfes um die bitemporale Achse im Raum. 1. Drehung des Kopfes dorsalwärts im Atlanto-Occipitalgelenk. 2. Konkave Biegung des Halses und des oberen Teiles der Brustwirbelsäule dorsalwärts. 3. Ventralbewegung des Beckens und *Nachvorngehen der Hinterpfoten.* 4. *Nachvorngehen der Capituli scapulae und der Vorderpfoten.* 5. *Stütztonusabnahme und Beugung der Hinterpfoten.* 6. Stütztonuszunahme an den Vorderpfoten.

Die durch Drehung um die bitemporale Achse ausgelösten Reaktionen bleiben während der Drehung bestehen, am Schluß der Drehung dagegen kehren die verschiedenen Körperteile in die Ausgangsstellung zurück. Bei schneller Drehung über größere Winkel (180° und mehr) sind deutliche Drehnachreaktionen zu beobachten; die Körperteile zeigen zuerst entgegengesetzte Reaktionen, um dann eine mittlere Stellung einzunehmen. Die Reaktionen auf Drehung um eine bitemporale Achse treten bei kleinhirnlosen Hunden brüsk, stark und gesetzmäßig auf, so daß die Tiere für eine systematische Untersuchung dieser Reflexe besonders geeignet sind. Obwohl die Reflexe bei intakten Hunden ebenso deutlich vorhanden sind, gelingt eine systematische Untersuchung hier viel schwerer, weil sie durch die Versuchsbedingungen (besonders beim Reiten auf dem umpolsterten Holzstabe) viel stärker gehemmt werden. Auch bei Thalamushunden lassen sich die Reaktionen leicht demonstrieren; die systematische Untersuchung gelingt aber meistens nicht wegen der fortwährenden

[1] Wie wir gesehen haben, löst die Ventralflexion im Atlanto-Occipitalgelenk Streckung und Stütztonuszunahme an den Hinterpfoten, Stütztonusabnahme an den Vorderpfoten aus, während die gleichzeitig auftretende Dorsalwärtskrümmung des Halses gerade entgegengesetzte Stütztonusänderungen bedingt.

[2] SCHALTENBRAND (265) beobachtete ähnliche Reaktionen bei Säuglingen.

Abwehrbewegungen, Befreiungs- und Aufrichteversuche. Bei labyrinthlosen Hunden fehlen die Reaktionen ganz.

Zusammenfassend ergibt sich:

A. Die Rückwärtsdrehung um die bitemporale Achse löst zu Beginn der Drehung aus:

1. eine Ventralflexion des Kopfes im Atlanto-Occipitalgelenk;
2. eine konvex dorsalwärts gerichtete Krümmung des Halses und des oberen Teiles der Brustwirbelsäule (diese Krümmung tritt auch auf, wenn der Kopf fixiert ist; bei nicht fixiertem Kopf geht der Hals außerdem zum Rumpf ventralwärts. Die Krümmung des oberen Teiles der Brustwirbelsäule tritt besonders stark auf, wenn die Vorderpfoten statisch beansprucht sind und sich bei der Drehung nach hinten bewegen);
3. eine Dorsalbewegung des Beckens;
4. eine Streckung mit starker Stütztonuszunahme der Hinterpfoten, die sich caudalwärts bewegen;
5. eine Drehung der Schulterblätter, so daß die Capituli scapulae nach hinten gehen;
6. eine Abnahme der Streckstellung und des Stütztonus an den Vorderpfoten, dabei eine caudalwärts gerichtete Bewegung in den Schultergelenken;

(7. eine vertikale Augenabweichung nach unten mit vertikalem Augennystagmus und vertikalem Kopfnystagmus mit der schnellen Komponente nach oben).

B. Die Vorwärtsdrehung des Kopfes um die bitemporale Achse bedingt im Beginn der Drehung:

1. eine Dorsalwärtsbewegung des Kopfes im Atlanto-Occipitalgelenk;
2. eine dorsalwärts konkave Krümmung des Halses und des oberen Teiles der Brustwirbelsäule (bei nicht fixiertem Kopf außerdem eine Dorsalbewegung des Halses zum Rumpf);
3. eine Ventralbewegung des Beckens;
4. Beugung der Hinterpfoten mit Verschwinden des Stütztonus und Bewegung nach vorn (bei sehr starker Krümmung des Rückens, gefolgt von einer Streckung nach vorn);
5. eine Drehung der Schulterblätter, so daß die Capituli scapulae nach vorn gehen;
6. Streckung der Vorderpfoten nach vorn mit Stütztonuszunahme;

(7. vertikale Augenabweichung nach oben, vertikaler Augen- und Kopfnystagmus mit der schnellen Komponente nach unten).

Die Reaktionen auf Drehung um die bitemporale Achse in ihrer Bedeutung für die Anpassung an statische Verhältnisse und für die Gleichgewichtserhaltung.

Stellt man einen Hund mit den Vorderpfoten so auf die Drehachse eines Schaukelbrettes, daß diese Achse mit der bitemporalen Achse des Kopfes parallel läuft und bewegt man darauf das Kopfende des Brettes schnell abwärts oder das Schwanzende aufwärts, dann macht das Tier passiv eine Drehung nach vorn. Die vier Pfoten bewegen sich nach vorn zum Rumpf, der, da die Pfoten sich auf das Brett stützen, zur Unterlage nach hinten geht. Die Vorderpfoten stemmen sich nach vorn und werden in den Ellenbogen- und Schultergelenken stark gestreckt, ebenfalls gehen die Hinterpfoten nach vorn, werden jedoch in den Knie- und Fußgelenken gebeugt (Abb. 125). So kommt es manchmal zu einer Sitzstellung des Hinterkörpers, außerdem bewegt sich der Kopf rückwärts.

Diese Reaktionen gehen bei Aufhören der Bewegung nicht oder nur wenig zurück. Unter dem Einfluß der Labyrinthstellreflexe bleiben der Kopf und der Hals zum Rumpf dorsalwärts gerichtet, und die Pfoten behalten ihre Stellung infolge dieser Kopfstellung und der veränderten statischen Verhältnisse bei.

Umgekehrt wird bei schneller Hebung des Kopfendes bzw. Senkung des Schwanzendes das Tier passiv hintenüber gedreht, dabei bewegt sich der Rumpf zum Brett nach vorn, d. h. die vier Pfoten bewegen sich caudalwärts zum Rumpf. Die Vorderpfoten werden in den Ellenbogengelenken etwas gebeugt, die Hinter-

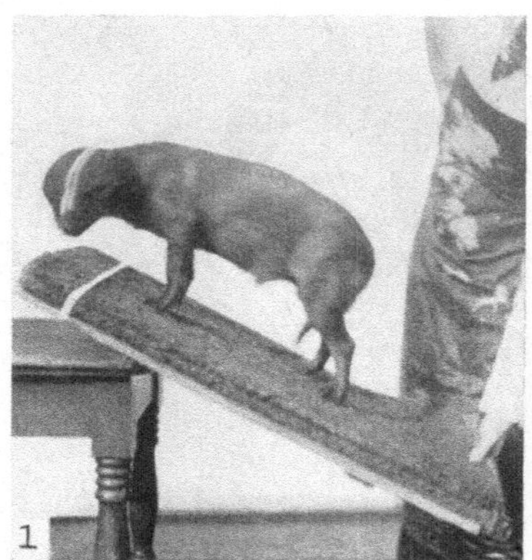

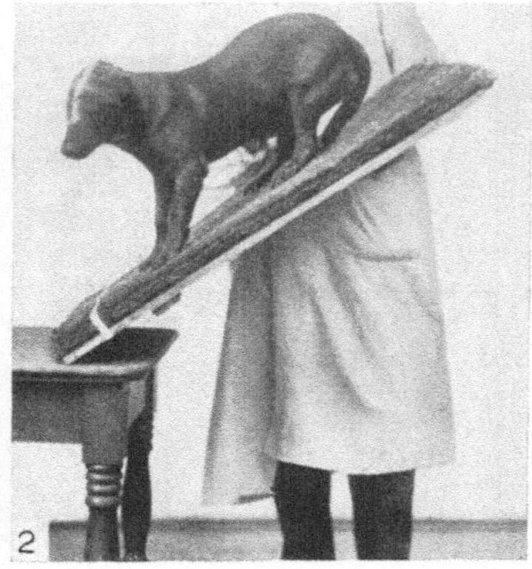

Abb. 125. Normaler Hund mit Kopfkappe auf einem Brett, das am Schwanzende ab- (1) und aufwärts (2) bewegt wird. Die Vorderpfoten stehen fast oberhalb der Drehachse (1). 1. Bei schneller Senkung des Schwanzendes gehen die vier Pfoten nach hinten und der Rumpf nach vorn zum Brett. Die Vorderpfoten sind in den Ellenbogengelenken etwas gebeugt, die Hinterpfoten in den Knie- und Fußgelenken stark gestreckt. Kopf und Hals sind im Raum und zum Rumpf ventral flektiert. 2. Plötzliche und schnelle Hebung des Schwanzendes. Die Pfoten stemmen sich nach vorn, der Rumpf bewegt sich nach hinten zum Brett. Die Ellenbogengelenke sind stark gestreckt, die Knie- und Fußgelenke etwas gebeugt. Kopf und Hals sind zum Rumpf dorsalwärts gerichtet. (Siehe auch die Stellungsänderungen der Wirbelsäule, des Beckens und der Schulterblätter.)

pfoten in den Knie- und Fußgelenken stark gestreckt, während Kopf und Hals nach vorn zum Rumpf hin gehen (Abb. 125, Nr. 1).

Mit Hilfe dieser Labyrinthreaktionen vermögen sich die Pfotenstellungen an die jeweilige Stellung der Unterlage anzupassen. Die *Schwerpunktslinie* des Körpers bleibt innerhalb der Stützfläche, so daß das Gleichgewicht nicht verloren geht. Die Reaktionen treten auch bei Fixierung des Kopfes zum Rumpf oder zur Unterlage auf.

Wird ein Hund mit der bitemporalen Achse des Kopfes parallel zur Drehachse auf das Ende des Brettes gestellt, so zeigt er auf Bewegung des Brettes, je nach dem Abstand der beiden Achsen voneinander, verschiedene Reaktionen. Je weiter das Tier von der Drehachse entfernt steht, umso kleiner ist der Drehungswinkel bei gleicher Bewegung in vertikaler Richtung oder, mit anderen Worten, umso größer ist die Auf- bzw. Abwärtsbewegung bei gleicher Drehung (Abb. 126).

Steht ein Tier von der Drehachse weit entfernt, so hat eine Stellungsänderung des Schaukelbrettes über einen so kleinen Winkel, daß keine oder nur sehr geringe Drehreaktionen ausgelöst werden, bereits eine deutliche Liftbewegung zur Folge, und das Tier wird nur eine deutliche Liftreaktion zeigen. Bei einer Hebung des Kopfendes des Schaukelbrettes über einen so großen Winkel, daß ein oberhalb der Drehachse stehendes Tier deutliche Drehreaktionen zeigt, ist zu erwarten, daß das auf dem Brettende stehende Tier, da es außer der gleichen Drehung eine große Liftbewegung macht, eine Kombination von Lift- und Drehreaktionen zeigen wird. Bei einer schnellen Senkung des Brettes wird dagegen wahrscheinlich ausschließlich eine Liftreaktion auftreten,

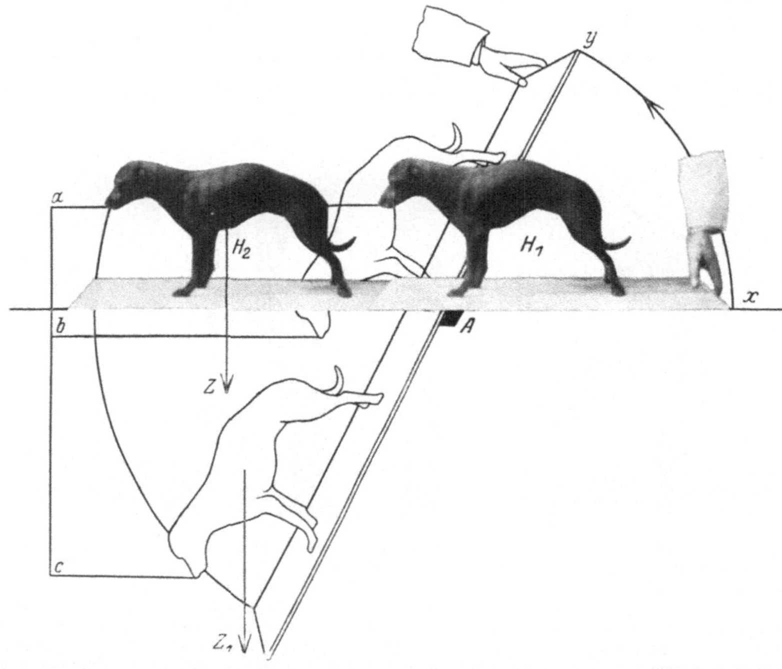

Abb. 126. Zwei Hunde, H_1 und H_2, in Stehstellung hintereinander auf einem horizontalen Schaukelbrett. Hund H_1 mit den Vorderpfoten auf der Drehachse (A), Hund H_2 mit den Vorderpfoten auf dem Ende des Brettes. Eine Aufwärtsbewegung des Schwanzendes des Brettes von x nach y bewirkt, wenn keine Reaktionen der Tiere ausgelöst werden, folgendes: 1. bei beiden Tieren macht der Kopf eine gleich große Drehung vornüber; 2. beide Tiere bewegen den Kopf abwärts, jedoch über ungleich große Strecken, Hund H_1 über eine Strecke a—b, Hund H_2 über die viel größere Strecke a—c; 3. die Köpfe werden in horizontaler Richtung verschoben, von Hund H_1 nach vorn, von Hund H_2 nach hinten. Durch die Vornüberdrehung der Tiere kommt die Schwerpunktslinie oral von den Stützflächen zu liegen, so daß beide Tiere vornüber fallen müssen.

weil das auf dem Ende stehende Tier den Kontakt mit dem Brett nahezu oder ganz verliert und hierdurch fast geradlinig herunterfällt.

Steht ein Hund am Ende eines Schaukelbrettes mit dem Kopf am Außenrande, dann macht das Tier bei der Hebung des Brettes eine Liftbewegung nach oben und eine Hintenüberdrehung, bei der Senkung eine Liftbewegung nach unten und eine mehr oder weniger starke Vornüberdrehung.

Diese Bewegungen bedingen:

	Liftbewegung nach oben	*Hintenüberdrehung*
bei Beginn:	Beugung der Hinterpfoten Beugung der Vorderpfoten	Streckung der Hinterpfoten Beugung der Vorderpfoten Bewegung der 4 Pfoten nach hinten

	Liftbewegung nach oben	*Hintenüberdrehung*
bei Schluß der Bewegung:	Streckung der Hinterpfoten	(Beugung der Hinterpfoten)
	Streckung der Vorderpfoten	(Streckung der Vorderpfoten)
	Liftbewegung nach unten	*Vornüberdrehung*
bei Beginn:	Streckung der Hinterpfoten	Beugung der Hinterpfoten
	Streckung der Vorderpfoten	Streckung der Vorderpfoten
		Bewegung der 4 Pfoten nach vorn
bei Schluß der Bewegung:	Beugung der Hinterpfoten	(Streckung der Hinterpfoten)
	Beugung der Vorderpfoten	(Beugung der Vorderpfoten).

Unsere Annahme hat sich durch die Untersuchungsbefunde als richtig erwiesen: Ein Hund, der am Ende eines Schaukelbrettes steht, mit dem Kopf am Außenrand, zeigt bei Beginn der Abwärtsbewegung eine Streckung der vier Pfoten, bei Schluß der Bewegung liegt er platt auf Brust und Bauch (Liftbewegung auf Abwärtsbewegung). Wird das Kopfende aufwärts bewegt, so gehen die Pfoten nach hinten und strecken sich, so daß das Tier bei Schluß der Bewegung auf seinen vier nach hinten gerichteten Pfoten steht (Kombination von Lift- und Drehreaktion).

Die durch schnelle Schaukelbewegungen der Unterlage ausgelösten Reaktionen sind nicht nur bei intakten, sondern auch bei groß- und kleinhirnlosen Hunden zu beobchten. Bei großhirnlosen Hunden treten sie manchmal allerdings mit einer geringen Verspätung auf, bei kleinhirnlosen Tieren sind sie besonders lebhaft. Sie fehlen ganz bei decerebrierten und labyrinthlosen Hunden. Deshalb stürzt ein labyrinthloser Hund bei schneller Aufwärtsbewegung des Schwanzendes des Schaukelbrettes vornüber, sowohl wenn er oberhalb der Drehachse als auch wenn er am Rande steht, und schlägt bei schneller Aufwärtsbewegung des Kopfendes einen Purzelbaum.

Wie wir gesehen haben, zeigen labyrinthlose Hunde mit verschlossenen Augen bei langsamer Stellungsänderung der Unterlage eine fast ebenso prompte Anpassung an statische Verhältnisse wie intakte, dagegen fehlt jede Anpassung, auch noch Monate und Jahre nach doppelseitiger Labyrinthexstirpation bei schneller Schaukelbewegung der Unterlage um eine in bitemporaler Richtung laufende Achse.

Die Anpassung an statische Verhältnisse und die Erhaltung des Gleichgewichts beim Stehen auf einem schnell auf- und abwärts bewegten Schaukelbrett werden also hauptsächlich durch Labyrinthreflexe bedingt, während diese Reflexe für die Anpassung bei langsamer Stellungsänderung der Unterlage nur eine untergeordnete Bedeutung haben.

Bei Fröschen beobachteten Tait und McNally (296) ähnliche Reaktionen, wenn sie die Tiere auf ein Schaukelbrett setzen und eines der Enden schnell auf- und abwärts bewegen. Nach Zerstörung der vertikalen Bogengänge bleiben die Reaktionen aus. Tait beobachtet übereinstimmende Reaktionen bei intakten Menschen, die mit verschlossenen Augen in Knie-Ellenbogenlage auf ein schnell auf- und abwärts bewegtes Schaukelbrett gesetzt werden, die Längsachse des Körpers senkrecht auf der Drehachse. Nach Tait bleiben diese Reaktionen auch beim Menschen aus, wenn Labyrinthfunktionen fehlen. Leider haben die Autoren nicht angegeben, wie die Labyrinthkranken auf langsame Hebung und Senkung reagieren.

Nach v. Stein (291), de Haan (114) u. a. zeigen Kranke mit gestörter Labyrinthfunktion wenn sie aufrecht stehen, auch Störungen der Anpassung bei langsamer Schiefstellung der Unterlage. Die Patienten wurden in militärischer Haltung mit geschlossenen Füßen untersucht, bei v. Stein mußten sie sich sogar ganz stramm halten und durften nicht das Knie beugen. (Le sujet doit se tenir debout, très droit verticalement, évitant de ployer les genoux et sans incliner de corps en arrière à mesure que la pente devient plus rapide.) Die Kranken waren also gezwungen, den Anpassungsreaktionen mehr oder weniger entgegen zu wirken.

E. Die Beeinflussung des Stütztonus durch Labyrinthreflexe, ausgelöst durch Drehung des Kopfes um die Längsachse des Körpers.

Zur Untersuchung dieser Reaktionen werden die Tiere auf einem Holzstabe fixiert und abwechselnd aus Bauchlage in linke und rechte Seitenlage gedreht. Gleichzeitig wird der Stütztonus der mit den Händen statisch beanspruchten Hinter- bzw. Vorderpfoten untersucht.

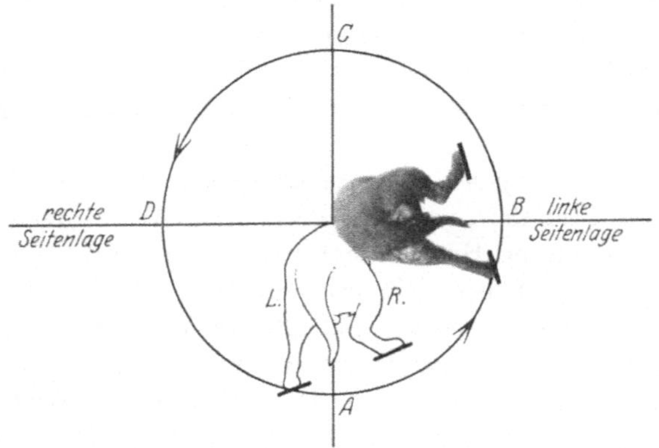

Abb. 127. Reaktionen der statisch beanspruchten Pfoten auf Drehung um die Längsachse des Tieres. Bei Beginn und während einer Drehung nach links, d. h. von caudalwärts gesehen entgegen der Richtung des Uhrzeigers, zeigen die rechten Pfoten Beugung mit Stütztonusabnahme und Adduction, die linken Streckung mit Stütztonuszunahme und Abduction.

Der Stütztonus der rechten Pfoten nimmt auf Drehung aus Bauchlage in linke Seitenlage (Abb. 127 von $A \rightarrow B$) bei Beginn der Drehung ab oder verschwindet ganz, sodaß die Pfoten in Beugung gehen und adduziert werden, während sich die linken Pfoten strecken, abduzieren und eine Stütztonuszunahme zeigen. Bei Schluß der Drehung treten entgegengesetzte Reaktionen auf.

Ähnliche Reaktionen zeigen sich, wenn das Tier aus linker Seitenlage in Rückenlage (Abb. 127 von $B \rightarrow C$), aus Rückenlage in rechte Seitenlage (Abb. 127 von $C \rightarrow D$) oder aus rechter Seitenlage in Bauchlage (Abb. 127 von $D \rightarrow A$) gedreht wird.

Dagegen treten bei Drehung nach rechts[1], d. h. von hinten gesehen in Rich-

[1] Von Magnus wird eine Drehung des Kopfes, bei der das Schädeldach zur rechten Schulter hin, also der Kopf in rechte Seitenlage geht, als Rechtsdrehung bezeichnet. In Übereinstimmung mit dieser Bezeichnung wird auch hier eine Drehung, bei der das Tier aus Bauchlage in rechte Seitenlage übergeht, als Drehung nach rechts angegeben, obwohl diese beim Menschen meistens Drehung nach links genannt wird. — Als Rollbewegungen nach rechts werden die Bewegungen mit der Aufeinanderfolge: Bauchlage → rechte Seitenlage → Rückenlage → linke Seitenlage bezeichnet.

Bringt man auf einer Drehscheibe, die in Richtung der Uhrzeiger dreht, ein Tier in:

Bauchlage (die Mundspalte horizontal oder ± 30° nach abwärts gerichtet), so dreht es nach rechts,

Rückenlage (die Mundspalte horizontal oder ± 30° nach aufwärts gerichtet), so dreht es nach links,

tung des Uhrzeigers, an den rechten Pfoten Streckung mit Stütztonuszunahme und Abduction, an den linken Beugung, Stütztonusabnahme und Adduction auf. Die Pfoten beider Seiten zeigen also entgegengesetzte Reaktionen.

Es ist für diese Reaktionen belanglos, ob der Kopf während der Drehung so zum Rumpf fixiert wird, daß die Ebene der Mundspalte parallel zu der Längsachse des Rumpfes ist oder einen Winkel von $\pm 30^0$ mit dieser nach ventralwärts bildet (die übliche Stellung des Kopfes). Auch wenn der Kopf nicht fixiert wird, zeigen die Pfoten ähnliche Reaktionen, außerdem tritt dann eine Drehung des Kopfes zum Rumpf auf; so geht z. B. bei Drehung nach links das Schädeldach zur rechten Schulter.

Wird die Längsachse des Tieres anstatt horizontal vertikal gestellt, dann sind die Pfotenreaktionen ebenfalls zu beobachten. Hält man z. B. die Tiere in

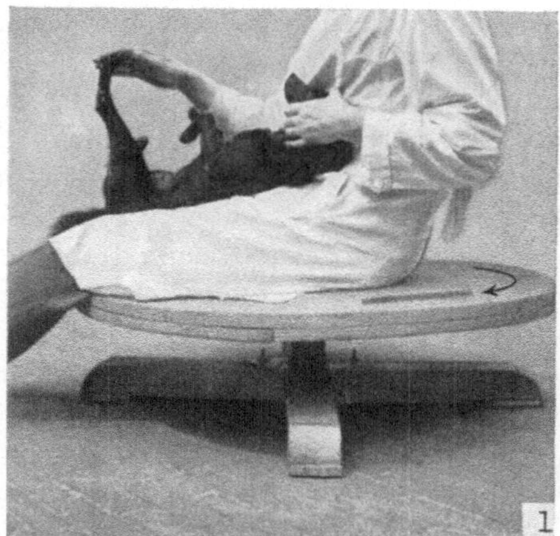

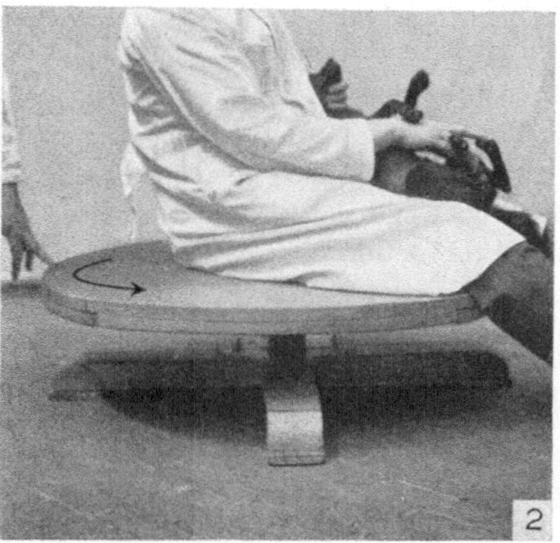

Abb. 128. Kleinhirnloser Hund Erik in Rückenlage auf einer Drehscheibe. Die nach oben gerichtete Schnauze ist in einem Winkel von $\pm 30^0$ mit der Vertikalen ventralwärts gerichtet. Die linke Hinterpfote ist statisch beansprucht. 1. Bei Drehung des Tieres nach links, d. h. in Richtung des Uhrzeigers, geht die statisch beanspruchte linke Hinterpfote in Streckung und zeigt starken Stütztonus. 2. Bei Drehung des Tieres nach rechts, d. h. entgegen der Richtung des Uhrzeigers, geht die statisch beanspruchte linke Hinterpfote in Beugung und der Stütztonus verschwindet.

Hängelage, Kopf oben, die Mundspalte vertikal oder in einem Winkel von 30^0 mit der Vertikalen ventralwärts gerichtet, dann sind an der rechten Hinterpfote bei Drehung in Richtung des Uhrzeigers, also nach links, Beugung und Stütztonusabnahme nachweisbar, an der linken Streckung und Stütztonuszunahme (Abb. 128). Diese Reaktionen treten auch bei unbeweglich fixiertem Kopfe auf. Nicht statisch beanspruchte Pfoten zeigen keine deutlichen Reaktionen.

Bei dieser Untersuchung müssen die Versuchsanordnungen sehr genau innegehalten werden. Sie gelingt am besten, wenn man sich selbst auf die Mitte einer Drehscheibe setzt, die Mundspalte des Tieres in der vertikalen Drehachse oder in einem Winkel von $\pm 30^0$ mit dieser ventralwärts hält, und jede der vier Pfoten bei abwechselnder statischer Beanspruchung auf ihre Reaktionen

---

Hängelage Kopf unten (Mundspalte vertikal oder $\pm 30^0$ ventralwärts gerichtet), so dreht es nach rechts,

Hängelage Kopf oben (die Mundspalte vertikal oder 30^0 ventralwärts gerichtet), so dreht es nach links.

untersucht. Die Stellung des Rumpfes ist für die Drehreaktion gleichgültig, jedoch ist es am bequemsten, den Rumpf in Hängelage oder Rückenlage zu halten (Abb. 128).

Der Untersucher muß den Arm der untersuchenden Hand stark gegen den Rumpf drücken, damit die Hand durch die Drehbewegung nicht ab- und adduziert wird und dabei die untersuchte Pfote mitzieht. Es ist auch nicht angängig beide Hinterpfoten, bzw. Vorderpfoten gleichzeitig mit einer Hand statisch zu beanspruchen, denn wenn bei einem Tier in Hängelage, Kopf oben, beide Vorderpfoten mit einer Hand statisch beansprucht werden und der Kopf passiv, z. B. mit dem Schädeldach nach der rechten Schulter, gedreht wird, dann dreht der Thorax mit, und dadurch wird die rechte Vorderpfote zum Thorax ab-, die linke adduziert, da die Sohlen durch die Hand fixiert sind. Man hat dann den Eindruck, als ob sich beide Vorderpfoten nach rechts bewegen. Da auch bei der Untersuchung auf der Drehscheibe sich der Thorax dreht, treten diese Stellungsveränderungen der Pfoten zum Rumpf dann ebenfalls auf und täuschen nicht nur scheinbare labyrinthäre Drehreaktionen der Extremitäten vor, sondern stören auch die wirkliche Labyrinthreaktion der Pfoten. Um diese einwandfrei festzustellen, muß die Stellung von Kopf und Rumpf soviel wie möglich fixiert werden.

Außer den Extremitäten- und Kopfreaktionen tritt auch eine Drehung des Beckens zum Vorderkörper auf. Wird das Tier in Hängelage, Kopf oben, die Schnauze nach oben gerichtet, in Richtung des Uhrzeigers (nach links) gedreht, dann bewegt sich die Dorsalseite des Beckens nach der rechten Rumpfseite. Wird dabei der Drehreaktion des Kopfes nicht entgegengewirkt, dann dreht sich auch die Dorsalseite des Kopfes und des Vorderkörpers nach rechts, sodaß sich der ganze Rumpf entgegengesetzt an der Scheibe dreht.

Außerdem tritt noch eine Konkavität der Wirbelsäule nach der linken Seite mit einer Hebung der linken Spina iliaca ant. sup. auf.

Manchmal zeigen Hinterkörper und Schwanz auch eigenartige Rotationsbewegungen. Bei Drehung in Richtung des Uhrzeigers beschreibt die Schwanzspitze um die Schwanzwurzel große Kreise in gleicher Richtung, nach Schluß der Drehung mehrere Kreise in entgegengesetzter Richtung, also entgegen der Richtung des Uhrzeigers.

Bei kleinhirnlosen Hunden treten die Reaktionen auf Drehung um die Längsachse besonders brüsk und automatisch auf, sowohl bei Stehstellung als bei Hängelage, Kopf oben oder unten, und ebenfalls bei Rückenlage des Rumpfes mit nach oben gerichteter Schnauze (Abb. 129). Bei der Untersuchung in Hängelage und in Rückenlage sind sie bei intakten Hunden meistens gehemmt. Bei labyrinthlosen Hunden fehlen sie ganz.

Nach DUSSER DE BARENNE (60) zeigen Frösche übereinstimmende Reaktionen. Bei einem Frosch, der mit einem durch den Oberkiefer geführten Faden senkrecht aufgehängt war, beobachtete DUSSER DE BARENNE, daß auf Drehung des Tieres in Richtung des Uhrzeigers die symmetrische, leicht gebeugte Stellung der Hinterpfoten sich folgendermaßen änderte: „das vorangehende linke Hinterbein wurde nun auf einmal im Kniegelenk steif gestreckt, zugleich durch eine lebhafte Beugung im Hüftgelenk abduziert und etwas nach vorn emporgehoben und die Zehen gespreizt. Die rechte Hinterpfote wurde etwas mehr im Hüft- und Kniegelenke gebeugt und zu gleicher Zeit etwas dorsalwärts, also nach hinten gerichtet“[1]. Gelegentlich trat auch eine Streckung und Adduction der linken Vorderpfote gepaart mit Beugung der rechten Vorderpfote auf.

[1] Die Beschreibung ist wörtlich zitiert, weil mir nicht klar hervorzugehen scheint, wie die linke Hinterpfote durch Beugung im Hüftgelenk nach vorn gehoben wird, die

Dusser de Barenne fand, daß diese Stellungsänderungen nach Querdurchtrennung des Großhirns hinter den Lobi optici und nach Durchtrennung der hinteren Wurzeln von C II und C III noch vorhanden sind, daß sie dagegen beim Rückenmarksfrosch und nach doppelseitiger Labyrinthexstirpation fehlen.

Zusammenfassend löst also eine Drehung um die Längsachse nach rechts (von hinten gesehen in der Richtung des Uhrzeigers) bei Hunden folgende Reaktionen aus:

1. Streckung, Stütztonuszunahme und Abduction an den rechten Pfoten,
2. Beugung, Stütztonusabnahme und Adduction an den linken Pfoten,
3. Drehung des Kopfes zum Rumpf nach links, d. h. mit dem Schädeldach zur linken Schulter,
4. Drehung des Vorderkörpers und Beckens nach der linken Seite und eine Konkavität der Wirbelsäule nach der rechten Seite,

(5. rotatorische Augenabweichungen und rotatorischer Nystagmus).

Die Bedeutung der Reaktionen auf Drehung um die Längsachse für die Anpassung der Pfotenstellung an die Stellung der Unterlage und für die Erhaltung des Gleichgewichts.

Stellt man einen intakten Hund mit verschlossenen Augen auf ein Schaukelbrett, die Längsachse des Tieres parallel und gerade oberhalb der Drehachse, und bewegt das Brett an der linken oder rechten Seite schnell auf- und abwärts, dann wird das Tier passiv um seine Längsachse gedreht, wobei an den Pfoten Stellungs- und Stütztonusänderungen auftreten, die mit den soeben beschriebenen Drehreaktionen übereinstimmen. Bewegt man z. B. das Brett aus horizontaler Lage an der rechten Seite des Tieres schnell um 30—45^{0} aufwärts, dann wird das Tier passiv nach links gedreht, die linken Pfoten werden sofort gestreckt und abduziert, die rechten gebeugt und adduziert, Kopf und Rumpf drehen sich nach der gehobenen Seite, also nach rechts. Dreht man schnell um einen größeren Winkel, dann geht das Tier infolge dieser Reaktionen in *rechte* Seitenlage. Bei labyrinthlosen Hunden bleiben unter gleichen Umständen Stellungsveränderungen der Pfoten aus, und sie fallen dadurch auf die *linke* Seite.

Wenn man einen intakten Hund mit Kopfkappe platt mit dem Bauch auf die Drehachse legt, so dreht sich das Tier bei schneller Hebung des Brettes an der rechten Seite ebenfalls aktiv nach rechts und geht in rechte Seitenlage, wobei die linken Pfoten mehr oder weniger gestreckt und abduziert werden, während das labyrinthlose Tier auch jetzt auf die linke Seite rollt.

Am Schluß der Bretthebung gehen die Reaktionen meistens nur zum Teil zurück, da die durch die Drehreaktionen bedingten Stellungsänderungen durch die veränderten statischen Verhältnisse mehr oder weniger aufrecht erhalten werden.

Wird das Tier auf ein Ende des Brettes gesetzt, die Längsachse parallel zur Drehachse, dann macht es passiv außer einer Drehbewegung um die Längsachse

---

rechte dagegen ebenfalls im Hüftgelenk gebeugt und nach hinten gerichtet wird. Meines Erachtens muß Beugung im Hüftgelenk stets eine Bewegung nach vorn bedingen. Jedenfalls zeigen aber Frösche ebenso wie Hunde auf Drehung in Richtung des Uhrzeigers eine Abduction der linken Hinterpfote mit Streckung im Kniegelenk und, gelegentlich, eine Streckung und Abduction der linken Vorderpfote, während die Pfoten der rechten Seite sich im Knie- und Ellenbogengelenk beugen.

eine vertikale Bewegung. Bei Senkung des Brettes ist dann auch ein deutlicher Einfluß der Liftreaktion zu beobachten. Die vier Pfoten strecken sich im Beginn und beugen sich am Schluß der Bewegung, so daß das Tier dann platt auf Bauch und Brust liegt.

Wird das Brettende wieder gehoben, dann tritt beim Aufhören der Hebung Streckung der vier Pfoten auf, so daß das Tier wieder in Stehstellung übergeht, jedoch werden die Pfoten der einen Seite abduziert und mehr gestreckt als die Pfoten der anderen Seite, die in Adduction gehen. Hier kommt also eine Kombination von Lift- und Drehreaktion zustande.

Nach doppelseitiger Labyrinthexstirpation fehlen den Tieren die verschiedenen Anpassungsreaktionen auf schnelle Hebung und Senkung der Seiten der Unterlage. Auch wenn die Exstirpation schon mehrere Monate zurückliegt, fallen die Tiere stets sofort auf die Seite. Die Anpassungsreaktionen sind also durch die Labyrinthe bedingt. Bemerkenswert ist, daß labyrinthlose Hunde bei langsamer Hebung und Senkung auch eine Anpassung zeigen, die also durch nichtlabyrinthäre Einflüsse hervorgerufen wird.

Beim Stehen oder Liegen auf einer Unterlage, die an der linken oder rechten Seite des Tieres schnell auf- und abwärts bewegt wird, spielen Labyrinthreflexe, die durch Drehung um die Längsachse ausgelöst werden, eine große Rolle für die Anpassung der Stellung der Pfoten und des Rumpfes an die Stellung der Unterlage und für die Erhaltung des Gleichgewichts.

Auffallende brüske Reaktionen zeigen kleinhirnlose Hunde, wenn sie auf die Drehachse des Schaukelbrettes gestellt und die Brettseiten schnell gehoben und gesenkt werden. Bei schneller Hebung, über größere Winkel, z. B. an der rechten Seite, fallen sie wie intakte Hunde in rechte Seitenlage und nicht wie labyrinthlose Tiere nach links. Auch bei Thalamushunden sind deutliche Anpassungsreaktionen nachzuweisen, die jedoch manchmal, so besonders an den Hinterpfoten, verspätet auftreten. Bei decerebrierten Hunden fehlen die Reaktionen ganz, sie fallen bei jeder Bewegung des Schaukelbrettes sofort wie tot um.

Ob bei decerebrierten Tieren die Drehung um die Längsachse einen Einfluß auf die Streckstarre der Extremitäten ausübt, ist noch nicht näher untersucht. Nach MAGNUS und DE KLEYN löst diese Drehung bei decerebrierten Tieren noch Kopfdrehreaktionen aus.

Auch Frösche, die mit der Längsachse parallel und oberhalb der Drehachse auf ein Schaukelbrett gestellt werden, zeigen beim Schaukeln des Brettes übereinstimmende Reaktionen. Nach Zerstörung der vertikalen Bogengänge konnten TAIT und MCNALLY (215, 297) diese Reaktionen nicht mehr nachweisen.

MCNALLY zerstörte bei Fröschen einen oder mehrere, bzw. alle Bogengänge. Dann wurden die Tiere auf ein Schaukelbrett gestellt und auf Störungen der Reaktionen bei schneller Drehung um die bitemporale Achse, um die Längsachse und um die beiden diagonalen Achsen untersucht. Auf Grund der dabei erhobenen Befunde kommen TAIT und MCNALLY zu folgenden Schlüssen:

1. Wenn die Längsachse des Frosches senkrecht auf der Drehachse steht, bedingt die Bewegung des Brettes aus Horizontallage mit dem Kopfende nach abwärts eine Erregung der zwei vorderen vertikalen Bogengänge, die Bewegung nach aufwärts der zwei hinteren vertikalen Bogengänge.

2. Wenn die Längsachse des Tieres parallel an und oberhalb der Drehachse steht, bedingt die Senkung der rechten Brettseite eine Erregung der rechten, die Senkung der linken Seite eine Erregung der linken vertikalen Bogengänge.

3. Wenn die diagonale Achse linksvor-rechtshinten oberhalb und parallel der Drehachse liegt, löst die Abwärtsbewegung der rechten Brettseite eine Erregung des rechten vorderen vertikalen Bogenganges, die Aufwärtsbewegung eine Erregung des linken hinteren vertikalen Bogenganges aus.

4. Wenn die diagonale Achse rechtsvor-linkshinten parallel der Drehachse ist, findet bei Abwärtsbewegung der rechten Brettseite eine Erregung des rechten hinteren vertikalen Bogenganges, bei Abwärtsbewegung der linken Seite des linken vorderen vertikalen Bogenganges statt.

5. Die Erregung

des linken vorderen vertikalen Bogenganges bedingt eine Streckung nach vorn und außen der linken Vorderpfote,

des rechten vorderen vertikalen Bogenganges eine gleiche Bewegung der rechten Vorderpfote,

des linken hinteren vertikalen Bogenganges eine Streckung nach hinten und außen der linken Hinterpfote,

des rechten hinteren vertikalen Bogenganges eine gleiche Bewegung der rechten Hinterpfote.

Nach Tait und McNally bedingt also beim Frosch eine Drehung um die Längsachse nach rechts eine Erregung der rechten vertikalen Bogengänge und löst daher Streckung und Abduction der rechten Pfoten aus. Ihre Befunde stimmen nicht mit denjenigen von Dusser de Barenne überein, der auf Drehung um die Längsachse beim Frosch, im Einklang mit unseren Beobachtungen am Hunde, Reaktionen von allen vier Pfoten beobachtet hat.

Ähnliche Reaktionen auf schnelle Auf- und Abwärtsbewegung der Brettseite zeigen auch intakte Menschen, wenn sie mit verschlossenen Augen und mit der Längsachse des Rumpfes parallel der Drehachse des Brettes in Knie-Ellenbogenlage auf ein Schaukelbrett gesetzt werden. Bei aufgehobener Labyrinthfunktion haben Tait und McNally diese Reaktionen nicht nachweisen können.

Ob labyrinthkranke Patienten in Knie-Ellenbogenlage bei langsamer seitlicher Schaukelbewegung um die Längsachse eine Anpassung an die Stellung des Brettes zeigen können, haben die Autoren leider nicht untersucht.

Wird ein solcher Patient mit verschlossenen Augen aufrecht auf ein Schaukelbrett gestellt, so daß er in Richtung der Drehachse blickt und die Füße zu beiden Seiten dieser Achse etwas auseinander stehen, so fällt er bei langsamer Hebung einer Brettseite bereits nach der anderen Seite bei einer Neigung des Brettes, an die sich ein intakter Mensch noch gut anzupassen vermag (Tait). Die Anpassung zeigt sich also bei aufrechter Stehstellung und langsamer Drehung um die *dorsoventrale Achse* gestört.

Die Beeinflussung des Stütztonus durch Drehung um die dorsoventrale Achse.

Setzt man einen intakten Hund, mit oder ohne Kopfkappe, auf eine Drehscheibe, die in Richtung des Uhrzeigers[1] gedreht wird, dann wendet sich der Kopf nach der linken Schulter, die Wirbelsäule biegt sich konkav nach links, die Dorsalseite des Beckens dreht sich meistens etwas nach der rechten Seite, und außerdem gehen die rechten Pfoten in Beugung und Adduction, die linken in Streckung und Abduction (Abb. 129 und 130). An den Hinterpfoten sind die Veränderungen im allgemeinen konstant und deutlicher zu beobachten als an den Vorderpfoten. Die gleichen Reaktionen sind bei groß- und kleinhirnlosen Hunden

[1] Eine Drehung um die dorsoventrale Achse dorsalwärts gesehen in Richtung des Uhrzeigers, ventralwärts gesehen entgegen der Richtung des Uhrzeigers, wird als Drehung nach rechts bezeichnet.

vorhanden, dagegen nicht bei labyrinthlosen Tieren. Man hat also den Eindruck, ob alle diese Reaktionen labyrinthär bedingt sind. Wird aber ein intakter Hund in Bauchlage in der Luft um die dorsoventrale Achse gedreht, dann treten wohl Reaktionen des Kopfes und der Wirbelsäulenbiegung auf, es fehlen jedoch deutliche und konstant auftretende Stellungs- und Stütztonusänderungen der statisch beanspruchten Pfoten. Auch wenn der Kopf während der Drehung zum Rumpf fixiert wird, die Mundspalte horizontal oder 0—45° nach unten gerichtet, löst die Drehung um die dorsoventrale Achse keine Reaktionen der frei herabhängenden oder statisch beanspruchten Extremitäten aus. Wenn die Tiere in Rückenlage in der Luft gehalten werden, oder in Rückenlage auf einer Drehscheibe liegen, die Mundspalte horizontal oder 0—45° nach oben gerichtet, bedingt die Drehung um die dorsoventrale Achse ebenso eine Wendung des Kopfes[1], die Pfotenreaktionen bleiben jedoch aus. Sowohl wenn das Schädeldach gerade oberhalb der Drehachse oder an dem Außenrande der Scheibe steht, der Kopf zum Rumpf fixiert ist oder sich frei nach rechts und links bewegen kann, zeigen die Pfoten keine deutlichen Reaktionen. Die Drehung um die dorsoventrale Achse löst unter diesen Umständen weder bei intakten, noch bei großhirnlosen und kleinhirnlosen Hunden Pfotenreaktionen aus, dagegen zeigt sich stets eine Wendung des Kopfes. Diese tritt sogar bei decerebrierten Tieren auf, sie fehlt dagegen stets bei labyrinthlosen Tieren.

Außer der horizontalen Augendeviation und dem horizontalen Augennystagmus ist also die Wendung des Kopfes die einzige konstante Labyrinthreaktion, die sich auf Drehung um die dorsoventrale Achse zeigt, denn weder bei intakten noch bei großhirnlosen oder kleinhirnlosen Hunden können eindeutige Stellungs- oder Stütztonusänderungen als direkte Folge einer Labyrintherregung durch Drehung um die dorsoventrale Achse festgestellt werden.

Die allgemeine Ansicht ist die, daß die Labyrinthreflexe auf Drehung um die dorsoventrale Achse durch Erregung der horizontalen Bogengänge hervorgerufen werden. Grahe (108) reizte calorisch bei Kaninchen einseitig den horizontalen Bogengang, d. h. er spülte bei Rückenlage des Tieres, die Mundspalte entweder horizontal oder 0—50° nach oben gerichtet, ein Ohr mit kaltem oder heißem Wasser aus, und beobachtete, daß dann Tonus- und Stellungsänderungen an den Vorderpfoten auftraten. Eine Vorderpfote zeigte Streckung und Abduction, die andere Beugung und Adduction. Bei horizontaler Mundspalte waren die Reaktionen denen bei nach oben gerichteter Mundspalte entgegengesetzt, so sah er auf Reizspülung rechts bei horizontaler Mundspalte: Streckung und Abduction der linken, Beugung und Adduction der rechten Vorderpfoten, bei ± 50° nach oben gerichteter Mundspalte dagegen: Beugung und Adduction der linken, Streckung und Abduction der rechten Vorderpfote.

Grahe brachte die Kaninchen in Rückenlage auf die Drehscheibe, die Mundspalte horizontal oder 50° nach oben gerichtet. Die Drehung löste ebenfalls Tonus- und Stellungsänderungen an den Vorderpfoten aus, die jedoch viel weniger regelmäßig auftraten. Häufig waren sie gar nicht vorhanden, in positiven Fällen nur sehr gering, selten deutlich, dazu fielen sie nicht immer gleich aus. Außerdem standen in der Mehrzahl der Beobachtungen die Ergebnisse der Drehversuche im Gegensatz zu den Ergebnissen der Versuche mit calorischer Reizung.

Wie kommt nun das verschiedene Verhalten intakter und labyrinthloser Hunde auf der Drehscheibe zustande? Wahrscheinlich spielt dabei die Kopf-

[1] Bei Rückenlage der Tiere bedingt die Drehung um die dorsoventrale Achse in Richtung des Uhrzeigers (Drehung nach links) eine Wendung des Kopfes zur rechten Schulter.

wendung mit anschließender seitlicher Biegung der Wirbelsäule eine große Rolle. Wie wir im Kapitel VIII gesehen haben, bedingt die passive Kopfwendung bei Rückenlage und Bauchlage in der Luft keine, beim Stehen auf allen Vieren dagegen meistens sehr deutliche Veränderungen des Stütztonus und der Extremitätenstellungen (Abb. 109). Drehung der Scheibe nach rechts bedingt beim stehenden Tier Wendung des Kopfes nach der linken Schulter mit anschließender Konkavität der Wirbelsäule nach links, Drehung der Dorsalseite des Beckens nach rechts, Adduction mit Beugung und Stütztonusabnahme an den rechten Pfoten, Abduction und Streckung an den linken Pfoten, also genau dieselben Reaktionen, die sich auf passive Wendung des Kopfes bei dem auf allen Vieren stehenden Tier zeigen (Abb. 109). Da bei der Drehung die Kopfwendung durch die Labyrintherregung hervorgerufen wird, sind die durch Kopfwendung bedingten Erscheinungen sekundäre Folgen der Labyrinthreizung und können also zur Erklärung des verschiedenen Verhaltens intakter und labyrinthloser Hunde auf der Drehscheibe mit herangezogen werden. Es müssen aber noch andere Faktoren als die Labyrinthdrehung an den Pfotenreaktionen beteiligt sein. Ein Tier, das auf einer nach rechts drehenden Scheibe steht, wird stets um die dorsoventrale Achse passiv nach rechts gedreht, einerlei, ob die Schnauze zum Mittelpunkt oder zum Außenrande, in der Drehrichtung oder dieser entgegengesetzt gehalten wird. Die Drehreaktionen müssen also stets die gleichen sein. Die Befunde bezüglich der Wendung des Kopfes stehen damit im Einklang; bei Drehung der Scheibe nach rechts, d. h. in Richtung des Uhrzeigers, tritt stets eine Wendung des Kopfes zur linken Schulter auf. Die Pfoten zeigen aber nicht immer dieselben Reaktionen, sie sind verschieden je nach der Stellung der Tiere auf der Scheibe, manchmal verändert sich sogar die Stellung der Pfoten während der Drehung (Abb. 129).

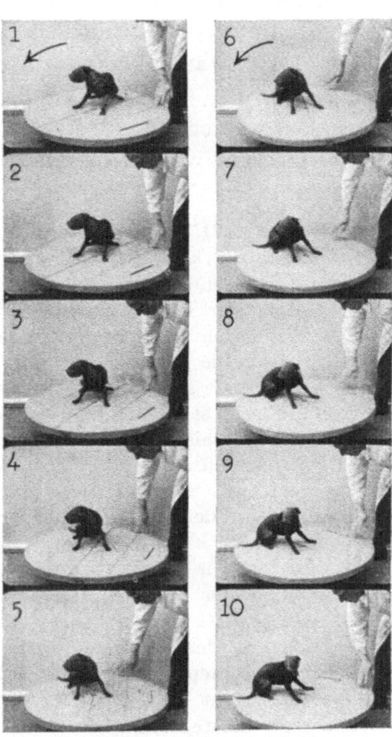

Abb. 129. Kleinhirnloser Hund Piccolino, mit Kopfkappe, auf einer Drehscheibe, die nach links gedreht wird. Typische Reaktion. Der Kopf ist nach rechts gewendet, die Wirbelsäule konkav nach rechts gekrümmt, die rechte Vorderpfote gestreckt und abduziert, die linke adduziert und im Ellenbogengelenk etwas gebeugt (*1* u. *2*). Während der Drehung ändert sich jedoch die Pfotenstellung, sodaß die beiden Vorderpfoten zuerst fast die gleiche Stellung zeigen (*4*), dann wird die linke Vorderpfote gestreckt und abduziert, die rechte etwas gebeugt und adduziert (*5*—*7*).

Durch die Drehung der Scheibe tritt die Zentrifugalkraft in Wirkung und zieht den Körper des Tieres je nach der Stellung nach hinten oder vorn, nach rechts oder links (Abb. 129), wodurch die Stellung der Pfoten zum Rumpf passiv verändert wird. Die passive Stellungsänderung vermag reflektorische Muskelreaktionen auszulösen (siehe Kapitel XIII), die die Stellung der Pfoten zum Rumpf aktiv verändern. Die durch die Zentrifugalkraft bedingten Änderungen können vielleicht das verschiedene Verhalten der Extremitätenreaktionen bei den verschiedenen Stellungen der Tiere auf der Scheibe und die Stellungsänderungen der Pfoten während der Drehung erklären, sie vermögen aber nicht den Schlüssel für das verschiedene Verhalten intakter und labyrinthloser Hunde bei der gleichen Versuchsanordnung zu geben, da auch labyrinthlose Hunde diese propriozeptiven Reaktionen zeigen. Steht der Kopf des intakten Hundes nicht gerade oberhalb der Drehachse, so wird die Zentrifugalkraft die Labyrinthe wahrscheinlich angreifen und erregen. Wittmaack hat gezeigt, daß bei Meerschweinchen die Otolithen durch schnelles Zentrifugieren (2000 Umdrehungen pro Minute $^1/_2$—$^3/_4$ Minute lang) abgeschleudert werden. Die Zentrifugalkraft bedingt also starke Veränderungen der intralabyrinthären Druckverteilung und ein Ziehen der Otolithen an den Nervenendigungen. Welche Reflexe dadurch ausgelöst werden, und ob überhaupt bei weniger schneller Drehung die Erregung zur Auslösung von Reflexen genügend stark ist, ist noch nicht untersucht worden.

McNally (215) teilt mit, daß die auf die Drehscheibe gestellten Frösche keine Drehreaktionen, u. a. keine Kopfwendung zeigen, wenn er die Drehgeschwindigkeit allmählich steigert. Bei hoher Drehgeschwindigkeit treten aber andere Reaktionen auf, die je nach der Stellung der Tiere auf der Scheibe verschieden sind.

Befinden sich die Tiere gerade auf der Mitte der Scheibe, so zeigen sie gar keine Reaktionen, sitzen sie dagegen mit der Körperlängsachse parallel der Mittellinie, den Kopf zum Außenrande gerichtet, so werden Kopf und Vorderkörper gehoben und die Vorderpfoten stemmen sich stark nach vorn. Ist der Kopf zum Mittelpunkt gerichtet, so wird er ventralflektiert bis der Unterkiefer die Scheibe berührt, der caudale Teil des Rückens wird gekrümmt (die lumbale Einsenkung verschwindet), die Vorderpfoten werden lateralwärts gestreckt, während die Tiere bei noch hoher Geschwindigkeit zum Mittelpunkt kriechen. Wird das Tier mit einer Seite, z. B. der linken, parallel zum Außenrande gestellt, so bewegen sich bei starker Drehgeschwindigkeit *sowohl nach links wie nach rechts*, Kopf und Vorderkörper an der rechten Seite abwärts, so daß das Tier nach rechts überhängt. Bei noch höherer Geschwindigkeit beugt sich die rechte Vorderpfote, während sich die linke lateralwärts streckt, bei weiterer Zunahme der Geschwindigkeit treten ähnliche Reaktionen an den Hinterpfoten auf. Die Tiere liegen dann fast in rechter Seitenlage, die rechten Pfoten gebeugt, die linken gestreckt. Wenn die rechte Seite parallel zum Außenrande steht, liegt das Tier dagegen in linker Seitenlage mit gebeugten linken und lateralwärts gestreckten rechten Pfoten.

Diese Reaktionen treten auch bei großhirnlosen Fröschen auf und bei Fröschen, denen alle sechs Ampullen der Bogengänge zerstört sind, dagegen fehlen sie nach doppelseitiger Utriculusläsion. (Leider wird nicht angegeben, wie lange Zeit nach der Zerstörung der Utriculusotolithen die Versuche angestellt worden sind, denn labyrinthlose Hunde zeigen einige Zeit nach der Operation, wenn sie sich von dem Shock erholt haben, sehr wohl Reaktionen, die der Zentrifugalkraft entgegenwirken.)

Schließlich wird wahrscheinlich auch noch die lineäre Verschiebung der Unterlage, die bei gleicher Drehrichtung, je nach der Stellung der Tiere auf die Scheibe, nach vorn, hinten, rechts oder links stattfindet, einen Einfluß auf die Pfotenstellung ausüben. Sitzt oder steht ein Tier auf der Scheibe mit der Körperlängsachse parallel zur Mittellinie, den Kopf zum Außenrande gerichtet, dann wird es bei Drehung z. B. nach links nicht nur durch die Zentrifugalkraft nach vorn, sondern auch durch die Scheibe passiv nach links gezogen werden. Ist der Kopf zum Mittelpunkt gerichtet, so wird bei gleicher Drehung das Tier nach rechts, bei senkrecht auf die Mittellinie gestellter Längsachse passiv nach vorn oder hinten gezogen werden. Das Verschieben der Unterlage nach links, rechts, vorn oder hinten bedingt passive Stellungsänderungen der Pfoten zum

Rumpf, die wieder reflektorische Muskelanspannungen auslösen und dadurch aktive Veränderung der Pfotenstellung zur Folge haben. Wie aber bereits besprochen wurde (S. 171), sind die Reaktionen auf lineäre Verschiebung in horizontaler Ebene keine Labyrinthreaktionen, sie treten auch bei labyrinthlosen Hunden auf. Auch diese Reaktionen können also wohl zur Erklärung des verschiedenen Verhaltens der Pfotenstellung bei verschiedener Stellung der Tiere auf der Scheibe und der Stellungsänderungen der Pfoten während der Drehung beitragen, sie können aber nicht die Ursache für das verschiedene Verhalten intakter und labyrinthloser Hunde sein.

Sehr schön sind diese Reaktionen an den Hinterpfoten zu beobachten, wenn man einen labyrinthlosen Hund auf die Drehscheibe stellt, den Kopf nach dem Mittelpunkt, den Hinterkörper nach außen gerichtet und die Scheibe abwechselnd über kleine Strecken, z. B. um 15—30° nach rechts und links bewegt. Die Hinterpfoten zeigen dann die gleichen Reaktionen wie auf geradlinige seitliche Verschiebung der Unterlage.

Das verschiedene Verhalten intakter und labyrinthloser Hunde auf der Drehscheibe beruht also wahrscheinlich ausschließlich auf der labyrinthären Kopfwendung mit anschließenden sekundären Stellungsänderungen der Wirbelsäule und der Extremitäten. Die eventuelle Beteiligung von Reaktionen infolge Labyrintherregung durch die Zentrifugalkraft ist noch nicht mit Sicherheit festgestellt.

Zusammenfassend ergibt die Untersuchung:

1. Bei Hunden ist auf Drehung der Labyrinthe um die dorsoventrale Achse, abgesehen von Augenreaktionen, nur eine Wendung des Kopfes, eventuell mit Kopfnystagmus, als einzige direkte Folge der Labyrintherregung zu beobachten, die Kopfwendung tritt bei intakten, großhirnlosen, kleinhirnlosen und decerebrierten Hunden auf;

2. intakte, groß- und kleinhirnlose Hunde, die sich in Stehstellung oder Bauchlage auf einer Drehscheibe befinden, zeigen auf Drehung um die dorsoventrale Achse zahlreiche andere Reaktionen, unter anderem an den Pfoten, die bei labyrinthlosen Hunden mehr oder weniger fehlen; diese Reaktionen sind, jedenfalls zum Teil, nur sekundäre Folgen der Labyrintherregung und werden durch die Kopfwendung bedingt.

3. Am Zustandekommen der Extremitätenreaktionen beim Stehen auf der Drehscheibe beteiligen sich noch andere Faktoren, unter anderem die Zentrifugalkraft und die lineare Verschiebung der Unterlage; es steht jedoch nicht fest, ob diese Faktoren auch Labyrinthreflexe hervorrufen und so für das verschiedene Verhalten intakter und labyrinthloser Hunde auf der Drehscheibe mit verantwortlich zu machen sind.

Die Bedeutung der Labyrinthreflexe bei Drehung um die dorsoventrale Achse für die Erhaltung des Gleichgewichts auf der Drehscheibe.

Obwohl die Labyrinthe als die Gleichgewichtsorgane par excellence aufgefaßt werden, vermögen labyrinthlose Tiere mit und ohne Kopfkappe bei Drehung um die dorsoventrale Achse auf einer Drehscheibe unter verschiedenen Umständen ihr Gleichgewicht ebensogut, sogar besser zu erhalten als intakte Tiere auf einer Drehscheibe.

Ein labyrinthloser Hund steht auf einer Drehscheibe ganz ruhig und kann, ohne zu fallen, auf der Scheibe herumlaufen. Auch bei Läsion einer Hinterpfote, die angezogen gehalten wird, bleibt er gut und sicher auf den drei übrigen Pfoten stehen. Bei Zu- oder Abnahme der Drehgeschwindigkeit oder Veränderung der Drehrichtung, zeigen labyrinthlose Hunde deutliche Anpassungsreaktionen der Extremitäten und der Wirbelsäule, die für Erhaltung des Gleichgewichts unter allen Umständen absolut erforderlich zu sein scheinen[1]. Diese Reaktionen zeigen auch Hunde mit intakten Labyrinthen, bei ihnen treten aber außerdem Labyrinthreaktionen hinzu, die je nach Umständen erstere bald verstärken, so daß sie zuweilen zu stark werden, bald ihnen entgegenwirken. Besonders deutlich kann man dies bei kleinhirnlosen Tieren beobachten, die eine sehr brüske und lebhafte Wendung des Kopfes mit besonders starken anschließenden sekundären Reaktionen der Wirbelsäule und Pfoten aufzuweisen haben.

Diese sekundären Reaktionen werden die Erhaltung des Gleichgewichts, je nach den Umständen, bald fördern, bald erschweren.

Wird ein Hund mit intakten Labyrinthen auf eine nach rechts, in Richtung des Uhrzeigers, drehende Scheibe gesetzt, so bedingen die Labyrinthreaktionen eine Wendung des Kopfes nach links mit anschließender Konkavität der Wirbelsäule nach links, eine Abduction der linken und eine Adduction der rechten Pfoten (Abb. 130), und zwar sowohl, wenn die linke (Abb. 130, Nr. 1), als wenn die rechte Seite (Abb. 130, Nr. 2) am Außenrande liegt, und ebenso wenn der Kopf zum Mittelpunkt (Abb. 130, Nr. 3) oder zum Außenrande (Abb. 130, Nr. 4) gerichtet ist. Liegt die linke Seite des Tieres am Außenrande (Abb. 130, Nr. 1), dann wird das Auswärtsstemmen der linken Pfoten der Zentrifugalkraft entgegenwirken und ein Umfallen oder Abschleudern des Tieres von der Scheibe erschweren. Beim Liegen mit der rechten Seite am Außenrande (Abb. 130, Nr. 2) wird dagegen die Abduction der linken, gepaart mit der Adduction der rechten Pfoten, das Umfallen und Abschleudern durch die Zentrifugalkraft fördern. Befindet sich bei einem labyrinthlosen Hund die linke Seite am Außenrand, so gehen die linken Pfoten ebenfalls in Abduction und stemmen sich nach außen, die rechten werden adduziert, und die Wirbelsäule zeigt eine geringe Konkavität nach links. Die Stellungsänderungen sind also gleichgerichtet wie bei einem Hunde mit intakten Labyrinthen und wirken der Zentrifugalkraft entgegen.

Steht das labyrinthlose Tier mit der rechten Seite am Außenrande, so stemmen sich dagegen die rechten Pfoten nach außen, die linken werden adduziert und an der Wirbelsäule tritt eine geringe Konkavität nach rechts auf (siehe Kapitel XIII). Die Reaktionen sind also denjenigen der intakten Tiere entgegengesetzt und wirken auch jetzt der Zentrifugalkraft entgegen.

Beim intakten Tier bedingen also die Labyrinthreaktionen mit den sekundären Reaktionen, je nach der Stellung der Tiere, bald eine Abduction der nach außen gerichteten Pfoten mit einer nach außen gerichteten Konkavität der Wirbelsäule (Abb. 130, Nr. 1), bald eine Abduction der nach innen gerichteten Pfoten mit einer nach innen gerichteten Konkavität der Wirbelsäule (Abb. 130, Nr. 2). Im ersten Fall wird der Zentrifugalkraft entgegengewirkt, im zweiten Fall wird dagegen das Umfallen und Abschleudern durch die Zentrifugalkraft von den

---

[1] Ursachen und Mechanismus dieser Reaktionen werden später besprochen.

Reaktionen gefördert. Bei labyrinthlosen Tieren, die mit einer Seite am Außenrand stehen, tritt dagegen stets eine Abduction der nach außen gerichteten Pfoten mit einer nach außen gerichteten Konkavität der Wirbelsäule auf, hier wird also stets dem Einfluß der Zentrifugalkraft entgegengewirkt. Was die Abschleuderung der Tiere durch die Zentrifugalkraft betrifft, so kommt es bei gleichbleibender Drehrichtung der Scheibe bei intakten Tieren sehr darauf an, ob sie mit der rechten oder linken Seite parallel zum Außenrand der Scheibe gestellt werden, was bei labyrinthlosen Hunden absolut belanglos ist.

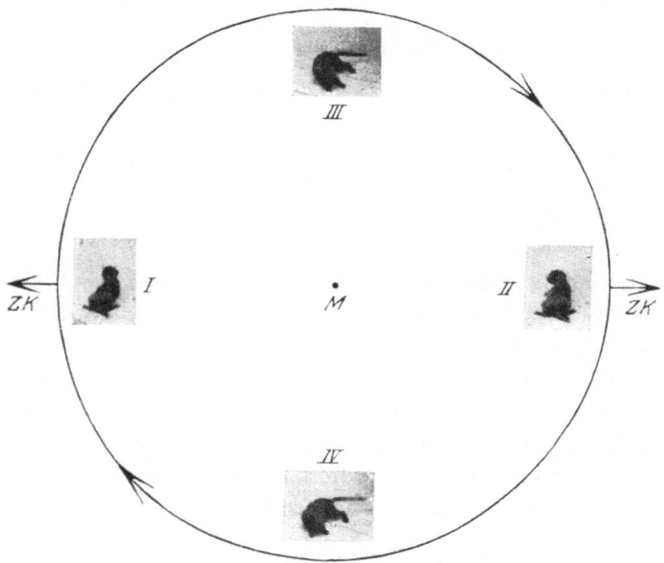

Abb. 130. Auf einer Drehscheibe, die nach rechts gedreht wird, befinden sich zwei Hunde (1 u. 2) und zwei Katzen (3 u. 4), alle mit einer Kopfkappe versehen. Die Drehung löst bei allen vieren die gleichen typischen Reaktionen aus, Wendung des Kopfes nach links, konvexe Krümmung der Wirbelsäule nach rechts, Adduction und Beugung der rechten Pfoten, Abduction und mehr oder weniger Streckung der linken Pfoten. 1. u. 2. Bei Hund 1, der mit dem Kopf in der Drehrichtung sitzt, werden die Abduction der linken Pfoten und die Krümmung der Wirbelsäule ein Umfallen und Abschleudern des Tieres von der Scheibe infolge der Zentrifugalkraft entgegen wirken, bei Hund 2, der mit dem Kopf entgegen der Drehrichtung sitzt, sie dagegen fördern. 3. u. 4. Wird die Scheibe plötzlich schneller gedreht, dann werden bei Tier 3, das in der Richtung des Radius mit dem Kopf zum Mittelpunkt steht, die bereits nach links gerichteten Pfoten auf einmal passiv noch mehr nach links gezogen, und das Tier wird auf die rechte Seite fallen. Bei Tier 4, das ebenfalls in der Richtung des Radius, jedoch mit dem Kopf nach außen steht, wird dies nicht der Fall sein, da die nach links gerichteten Pfoten passiv nach rechts gezogen werden. (Dieses Tier wird dagegen bei plötzlichem Aufhören der Drehung oder Umschlag der Drehrichtung eher in rechte Seitenlage hinfallen als Tier 3.)

Wenn ein intaktes Tier in der Richtung des Radius steht (Abb. 130, Nr. 3 und 4), dann werden bei Drehung in Richtung des Uhrzeigers die vier Pfoten nach links gerichtet, sowohl wenn der Kopf zum Mittelpunkt als wenn er nach außen steht. Im ersten Fall zieht die Scheibe die Pfoten zum Rumpf passiv nach links und bedingt eine Verlegung des Schwerpunktes zur Stützfläche nach rechts, im zweiten Fall werden die Pfoten passiv nach rechts gezogen und der Schwerpunkt nach links verlegt. Es ist nunmehr deutlich, daß die labyrinthär bedingten Stellungsänderungen im ersten Fall den Gleichgewichtsverlust beschleunigen, im zweiten die Erhaltung des Gleichgewichts fördern werden. Beim labyrinthlosen Tier treten dagegen stets Reaktionen auf, die der Erhaltung des Gleichgewichts dienen.

Steht ein labyrinthloses Tier auf einer in Richtung des Uhrzeigers drehenden Scheibe mit dem Kopf zum Mittelpunkt, dann stemmen sich die rechten Pfoten nach auswärts, mit dem Kopf nach außen dagegen die linken.

Außerdem sind intakte Tiere infolge der Labyrinthreaktionen manchmal gezwungen im Kreise herumzulaufen, sowohl während wie nach der Drehung und straucheln dabei oft. Labyrinthlose Hunde können dagegen ruhig stehen bleiben.

Nach dem Aufhören, z. B. einer Drehung nach rechts, tritt durch die Drehnachreaktion eine Wendung des Kopfes nach rechts mit Konkavität der Wirbelsäule nach dieser Seite auf; die Tiere laufen dann oft im Kreise nach rechts herum. Bei Katzen, besonders bei kleinhirnlosen, treten diese Kreisbewegungen oft stürmisch auf.

Labyrinthlose Hunde sind auf der Drehscheibe, wenn Drehgeschwindigkeit und Drehrichtung abwechselnd verändert werden, besser imstande ihr Gleichgewicht zu erhalten als intakte Tiere und ganz besonders als kleinhirnlose, denen die Erhaltung des Gleichgewichts durch das besonders brüske Auftreten der Labyrinthreaktionen mit Sekundärreaktionen schwer fällt.

In den drei letzten Kapiteln haben wir gesehen, daß der Stütztonus sowohl durch Stellung als durch Bewegung des Kopfes beeinflußt wird, und daß dabei Reflexe von den verschiedenen Halsteilen (tonische Halsreflexe) und Labyrinthen eine Rolle spielen. Deutliche Stütztonusänderungen werden bedingt:

1. durch Stellungsänderung des Kopfes zum Hals,
2. durch Stellungsänderung des Halses zum Rumpf,
3. durch Stellungsänderung des Kopfes im Raum (tonische Labyrinthreflexe),
4. durch lineare Bewegung des Kopfes (der Labyrinthe) in dorsoventraler Richtung,
5. durch Drehbewegung des Kopfes um die bitemporale Achse,
6. durch Drehbewegung des Kopfes um die Längsachse des Körpers.

Stütztonusänderungen als direkte Folge der Labyrintherregung sind weder bei linearer Bewegung in oral-caudaler oder bitemporaler Richtung, noch bei Drehbewegung um die dorsoventrale Achse beobachtet worden.

Im folgenden Kapitel werden wir sehen, daß eine Stellungsänderung des Kopfes noch auf andere Weise den Stütztonus beeinflussen kann.

X. Die Beeinflussung des Stütztonus durch die Stellung der Wirbelsäule und des Beckens.

Ebenso wie sich die Stellung des Halses und die Reaktionen auf statische Beanspruchung gegenseitig beeinflussen, bestehen auch Wechselbeziehungen zwischen diesen Reaktionen und der Stellung der Wirbelsäule. Wir haben bereits verschiedene Spannungsänderungen der Wirbelsäulenmuskeln infolge statischer Beanspruchung der Sohlen besprochen, wie unter anderem dadurch ein hohler, schlaffer Rücken gerade gestreckt und fixiert, bei kleinhirnlosen Hunden sogar dorsalwärts konvex gekrümmt wird. Im folgenden werden wir nun sehen, wie umgekehrt die Stellung der Wirbelsäule die Reaktionen auf statische Beanspruchung und dadurch die Stärke des Stütztonus beeinflußt.

Wir werden nacheinander besprechen:

1. die Faktoren, die Stellungsänderungen der Wirbelsäule und des Beckens bedingen können,

2. die Beeinflussung der Reaktionen auf statische Beanspruchung durch die Stellungen der Wirbelsäule,

3. die Beeinflussung der Reaktionen auf statische Beanspruchung durch die Stellungen des Beckens.

A. Die Stellung der Wirbelsäule.

Mehrere der Faktoren, wie Berührung und statische Beanspruchung der Sohlen, Drehbewegung um die bitemporale Achse und andere, die Einfluß auf die Stellung der Wirbelsäule ausüben, sind uns bereits aus früheren Kapiteln bekannt. Ein anderer Faktor ist die Stellung der Pfoten zum Rumpf, die auf die Stellung der Wirbelsäule einen gewissen Einfluß ausübt. Wenn beim stehenden Hunde die Hinterpfoten caudalwärts verschoben werden, dann sinkt der Rücken bei intakten und großhirnlosen Tieren hohl ein, während bei kleinhirnlosen Tieren die Dorsalkonvexität abnimmt. Bei dieser Stellungsänderung sinkt besonders die Übergangsstelle der Brust- und Lendenwirbelsäule ein (Abb. 131).

Bei der Verschiebung der Hinterpfoten caudalwärts kommt es zu einer Dehnung des M. quadratus lumborum und M. ileopsoas, die wahrscheinlich das Einsinken der Wirbelsäule zur Folge hat.

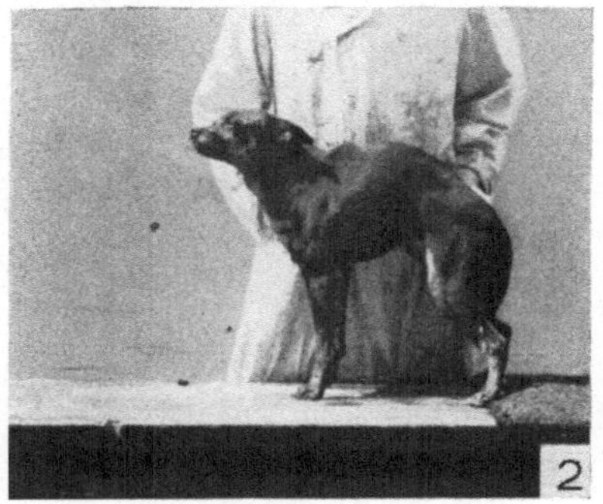

Abb. 131. Kleinhirnloser Hund Moor. 1. Bei nach hinten gerichteten Hinterpfoten bildet die Wirbelsäule eine fast gerade Linie. 2. Bei Vertikalstellung der Hinterpfoten ist die Wirbelsäule nach oben stark konvex gekrümmt.

Der M. quadratus lumborum entspringt beim Hund an der ventralen Fläche der letzten zwei Brustwirbel, der letzten Rippe und an den Proc. transversi der Lendenwirbel und inseriert an den ventralen Flächen der Darmbeinschaufel, des Kreuzbeines und an der Spina iliaca ant. inf.

Der M. ileopsoas entspringt an der ventralen Fläche der Wirbelkörper und Querfortsätze der zwei letzten Brust- und Lendenwirbel und endet an der Crista ileo-pectinea und am Trochanter major.

Beim Verschieben der Hinterpfoten nach vorn treten entgegengesetzte Änderungen auf; bei intakten Hunden wird der hohle Rücken gerade gestreckt oder etwas nach oben konvex gekrümmt, während bei kleinhirnlosen Hunden die nach oben gerichtete Krümmung stark zunimmt (Abb. 131, Nr. 2). Die Stellungsänderung der Wirbelsäule kommt wahrscheinlich durch Dehnung der Mm. latissimus dorsi, longissimus dorsi und spinalis dorsi zustande. Sie ist aber nicht allein passiv durch die Dehnung bedingt, es sind auch deutliche *reflektorische*

Spannungsänderungen dieser Muskeln und der Streckmuskeln des Hüftgelenkes daran beteiligt.

Für die Anspannung der Wirbelsäulenmuskeln ist eine statische Beanspruchung der nach vorn bewegten Hinterpfoten nicht erforderlich. Hebt man

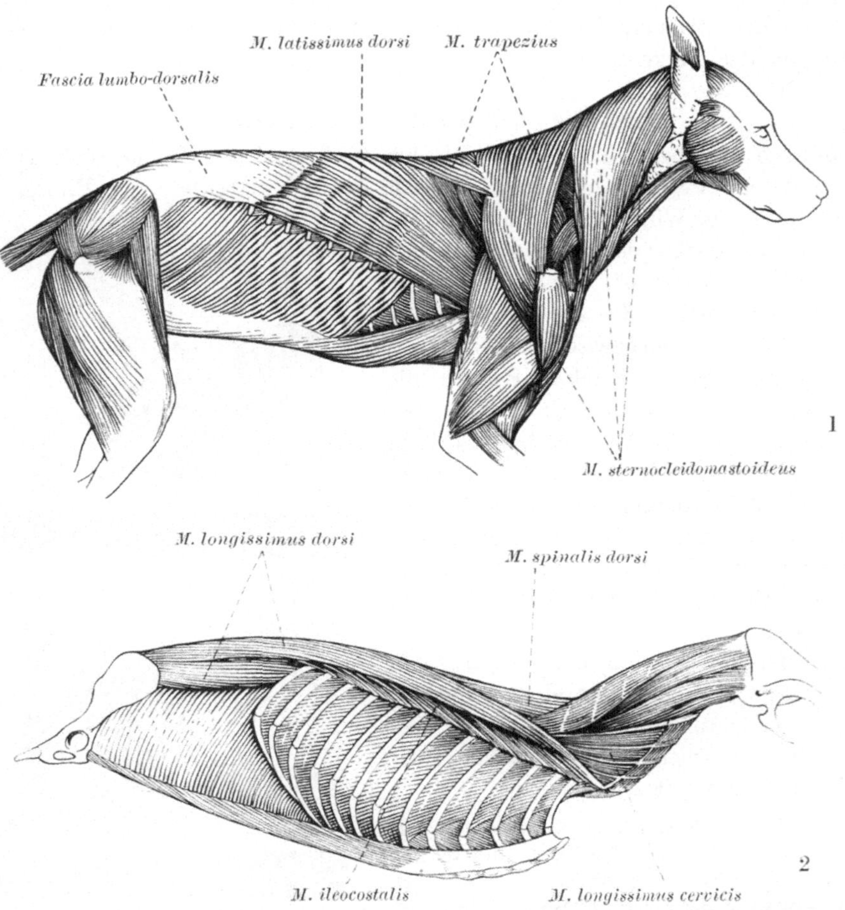

Abb. 132. 1. Rückenmuskeln des Hundes, obere Schicht. ***M. latissimus dorsi***: beginnt an der Fascia lumbodorsalis, an den Processi spinosi der Lenden- und der sieben letzten Brustwirbel und an den letzten 2—3 Rippen und endet mit einer Sehne an der Linea tuberculi minoris humeris. ***M. trapezius***: entspringt an den medianen Sehnenstreifen des Rückens in der Ausdehnung des 3. Hals- bis 10. Brustwirbels bzw. an der Fascia lumbodorsalis und endet am freien Rande der Spina scapulae. 2. Rückenmuskeln des Hundes, tiefe Schicht. M. erector trunci (M. sacrospinalis): ***M. longissimus dorsi***: entspringt an der Crista ossis ilei und an der medialen Fläche der Darmbeinschaufel, inseriert mit einer Zacke am 7. Halswirbel; infolge Verschmelzung mit dem M. longissimus cervicis und dem M. spinalis reicht er bis zum 2. Halswirbel. ***M. spinalis dorsi***: entspringt aus dem Longissimus dorsi, inseriert mit Sehnenplatten an den Dornfortsätzen des 3.—6. Brustwirbels, erhält muskulöse Verstärkungen an den Gelenk- und Dornfortsätzen des 2.—7. Halswirbels. ***M. ilecostalis*** (sacro-lumbalis): entspringt aus dem Longissimus dorsi und endet an den Rippenrändern. (Abbildungen und Nomenklatur nach W. Ellenberger und H. Baum: Anatomie des Hundes. Berlin 1891.)

einen Hund an den Oberschenkeln vom Boden (Abb. 133, Nr. 1), dann ist die Wirbelsäule des vertikal herabhängenden Rumpfes meistens wenig fixiert und der Vorderkörper des Tieres pendelt bei Hin- und Herbewegung mehr oder weniger im Raum. Werden aber die Oberschenkel in den Hüftgelenken passiv nach vorn bewegt, dann spannen sich die Wirbelsäulenmuskeln auf einmal an und ziehen den Vorderkörper empor (Abb. 133, Nr. 2). Die Anspannung ist tonisch; bei nach vorn gerichteten Oberschenkeln bleibt der Vorderkörper aktiv, in nahezu horizontaler Stellung, hängen. Auch spannen sich dabei die Nackenmuskeln an, so daß das Tier die Schnauze nach oben gerichtet in der Luft hält (der M. longissimus dorsi endet am 2.—7. Halswirbel, Abb. 132). Die ganze Wirbelsäule ist stark elastisch fixiert, wie man deutlich sehen kann, wenn das Tier bei unveränderter Stellung der Oberschenkel zum Rumpf in vertikaler Richtung auf- und abwärts bewegt wird.

Die Anspannung der Wirbelsäulenmuskeln ist *während* der Nachvornbewegung der Oberschenkel am stärksten; nach Aufhören der Bewegung fällt der Vorderkörper etwas zurück, wobei man ein deutliches „Einschnappen" der Gelenke fühlen kann. Diese Erscheinung spricht für eine Beteiligung reflektorischer Anspannungen, ebenso auch dafür, daß die Anspannung sich ändert, wenn die

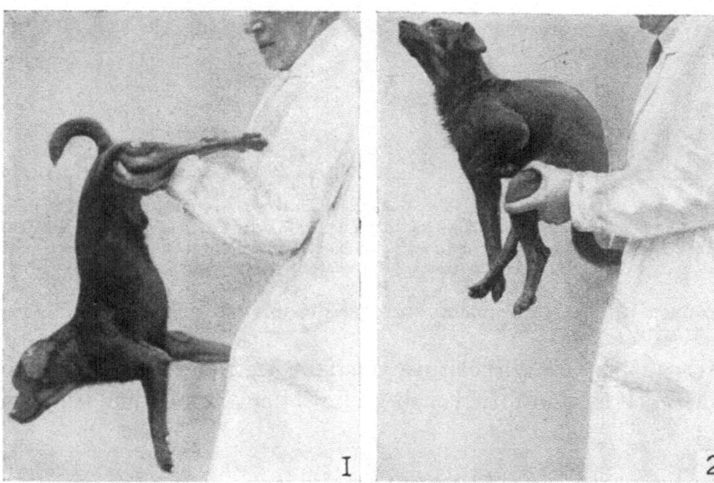

Abb. 133. Kleinhirnloser Hund Moor. 1. Tier an den Oberschenkeln vom Boden gehoben. Der Rumpf hängt vertikal herab, Wirbelsäule wenig fixiert. 2. Oberschenkel passiv ventralflektiert, dabei Anspannung der Wirbelsäulenmuskeln und Hebung des Vorderkörpers, der so lange wie die Oberschenkel nach vorn gerichtet sind, fast horizontal und frei in der Luft hängen bleibt.

Tiere in vertikaler Richtung auf- und abwärts bewegt werden, indem sie bei der Abwärtsbewegung, wahrscheinlich unter dem Einfluß von Labyrinthreflexen, abnimmt, bei der Aufwärtsbewegung sich vergrößert.

Bei Zurückbewegung der Hinterpfoten nach hinten fällt der Vorderkörper sofort wieder vertikal nach unten, und die Wirbelsäulenmuskeln werden schlaff.

Bei kleinhirnlosen Hunden tritt die Anspannung der Wirbelsäulenmuskeln auf Ventralbewegung der Oberschenkel besonders stark und brüsk auf. Bei Nachvornbewegung der Oberschenkel eines in der Luft gehaltenen kleinhirnlosen Tieres wird der Vorderkörper manchmal über die Vertikale hinaus hochgehoben und schlägt hintenüber. Ebenso ist eine übertrieben starke Verkürzungsanspannung mit Hebung des Vorderkörpers zu sehen, wenn beide Hinterpfoten beim Galoppieren zu weit nach vorn versetzt werden oder nach vorn ausgleiten. Im Stadium nach der Operation, in dem die Tiere zu stehen und laufen anfangen, schlagen sie, wenn beide Hinterpfoten nach vorn gerichtet auf den Boden gesetzt werden, durch die übertrieben starke und brüske Anspannung sogar manchmal einen Purzelbaum hintenüber.

Wir haben bereits gesehen, daß die Heber des Vorderkörpers sich bei kleinhirnlosen Tieren auch auf Berührung und statische Berührung der Hinterpfotensohlen besonders

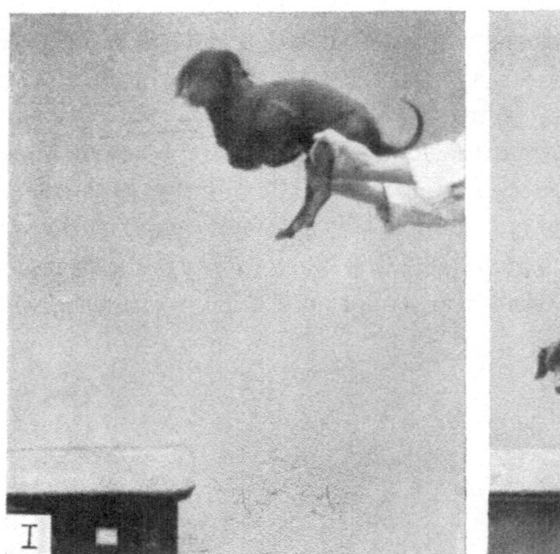

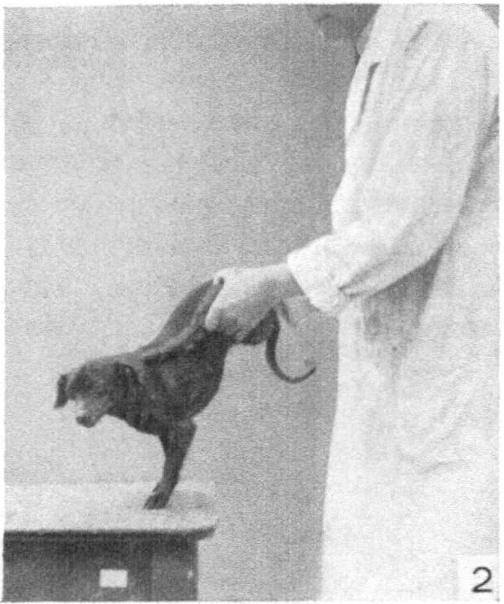

Abb. 134. Kleinhirnloser Hund Piccolino. 1. Tier an den nach vorn gerichteten Hinterpfoten in der Luft gehalten. Durch Anspannung der Wirbelsäulenmuskeln hält das Tier den Vorderkörper gehoben. 2. Bei Annäherung des Kopfes an einen Tisch läßt die Anspannung nach, obwohl die Hinterpfoten stark nach vorn gehalten werden, und das Tier setzt die Vorderpfoten auf den Tisch.

stark anspannen (Abb. 32); bei nach vorn gerichteten Hinterpfoten ist dies in noch viel stärkerem Maße der Fall.

Die Anspannung der Wirbelsäulenmuskeln tritt auch bei großhirnlosen und labyrinthlosen Hunden auf, fehlt dagegen in tiefer Narkose und bei neugeborenen

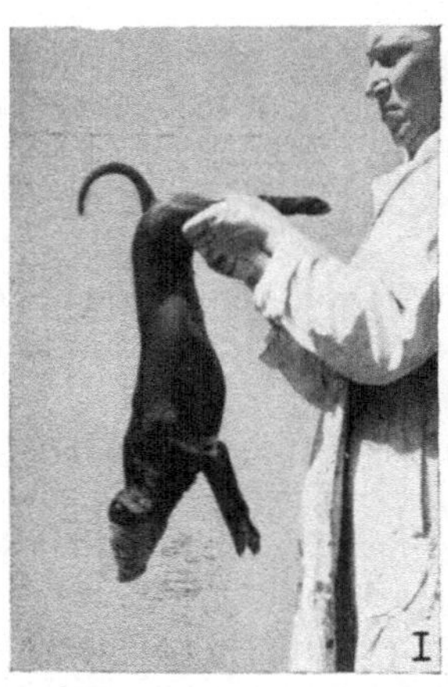

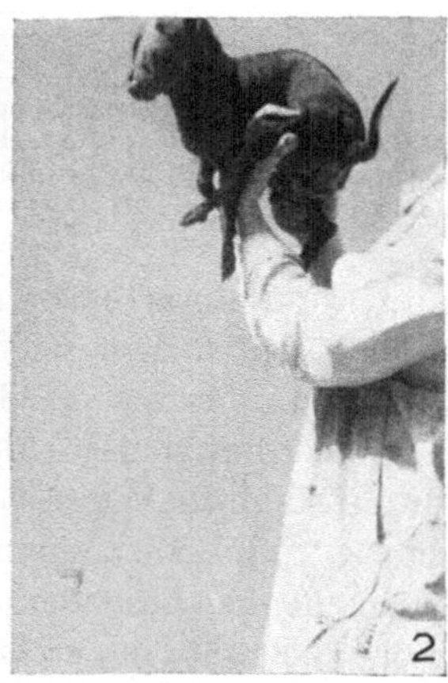

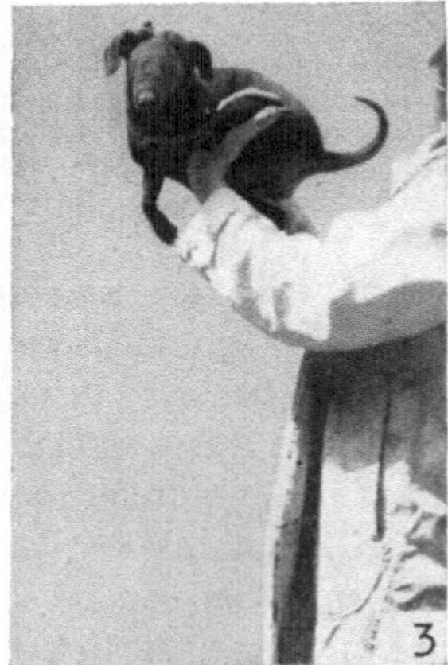

Abb. 135. Kleinhirnloser Hund Piccolino mit Kopfkappe. 1. Das Tier, an den Oberschenkeln gehalten, in Hängelage, Kopf unten. 2. u. 3. Auf ausschließliche Ventralflexion des linken Oberschenkels Hebung des Vorderkörpers, außerdem Wendung des Kopfes und Konkavität der Wirbelsäule nach links.

Hunden in den ersten Lebenswochen. Obwohl die Anspannung nicht durch optische Impulse hervorgerufen wird, kann sie umgekehrt durch diese aufgehoben werden. Bewegt man die Tiere (ohne Kopfkappe) langsam abwärts auf eine

Unterlage zu, dann läßt, wenn sie der Unterlage auf kurzen Abstand genähert sind, die Anspannung der Wirbelsäulenmuskeln auf einmal nach, und die Vorderpfoten werden auf die Unterlage gesetzt (Abb. 134: Abnahme der Spannung der Wirbelsäulenmuskeln infolge optischer Stehbereitschaft).

Bei verschlossenen Augen tritt diese Entspannung erst auf, wenn die Vorderpfoten die Unterlage berühren. Wird bei einem in der Luft hängenden Hund nur ein Oberschenkel, z. B. der linke, ventralwärts bewegt, so wird der Vorderkörper doch noch gehoben und in dieser Stellung fixiert. Dabei treten Konkavität der Wirbelsäule und Wendung des Kopfes nach links auf (Abb. 135).

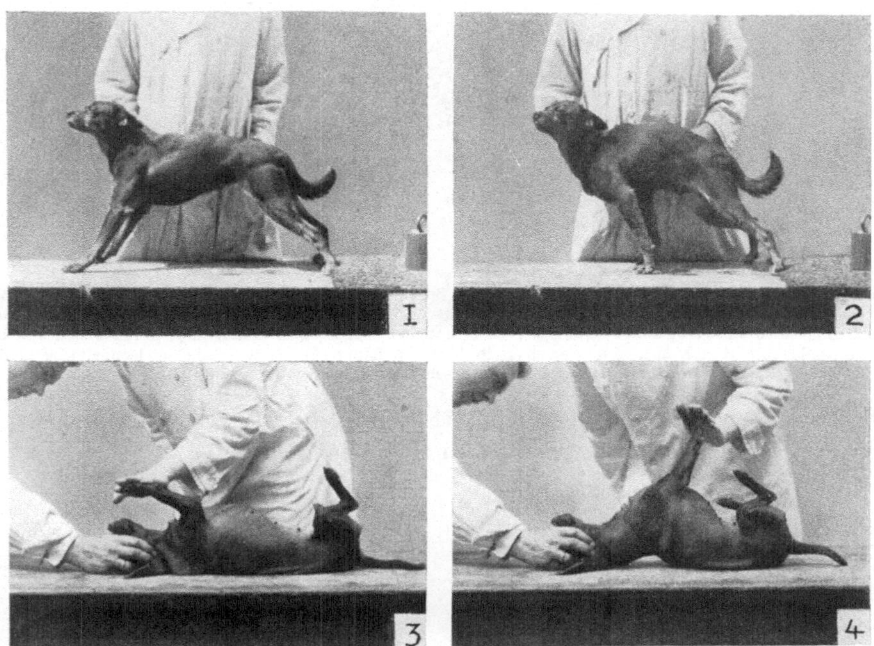

Abb. 136. Kleinhirnloser Hund Moor in Stehstellung. 1. Bei nach vorn gerichteten Vorderpfoten bildet die Wirbelsäule eine fast gerade Linie. 2. Bei nach hinten gerichteten Vorderpfoten ist die Brustwirbelsäule nach oben konvex gekrümmt, während sich am Schultergürtel eine Einsenkung zeigt. Kleinhirnloser Hund Piccolino in Rückenlage, die Schnauze in einem Winkel von 45° oberhalb der Horizontalen, die Vorderpfoten statisch beansprucht. 3. Bei oralwärts gerichteten Vorderpfoten liegt die Wirbelsäule platt auf der Unterlage. 4. Auf Bewegung der Vorderpfoten caudalwärts hebt sich der Schultergürtel von der Unterlage, die Brustwirbelsäule krümmt sich und das Becken wird ventralwärts bewegt.

Die Rückenkrümmung kann auch durch die Stellung der *Vorderpfoten* beeinflußt werden, so tritt auf Bewegung der Vorderpfoten nach hinten bei einem stehenden Hund (Abb. 136) eine dorsalwärts gerichtete Konvexität des mittleren Teiles der Brustwirbelsäule auf, während sich am oberen Teil des Schultergürtels eine Einsenkung zeigt (Dehnung des M. rhomboideus und der Pars thoracalis des M. serratus anticus? Siehe Abb. 137).

Auf Bewegung der Vorderpfoten nach vorn sinkt dagegen der Rücken bei intakten Hunden hohl ein, bei kleinhirnlosen Tieren nimmt die Dorsalkonvexität ab (Dehnung des M. latissimus dorsi und des M. trapezius?).

Auch bei diesen Stellungsänderungen der Wirbelsäule spielen reflektorische Vorgänge eine Rolle, wie sich besonders bei Rückenlage zeigt (Abb. 136, Nr. 3 und 4).

Stellungsänderungen der Wirbelsäule werden ebenfalls ausgelöst, wenn die Pfoten einer Seite passiv ab- und adduziert werden, beispielsweise tritt bei Abduction beider rechter Pfoten eine Konkavität der Wirbelsäule nach rechts

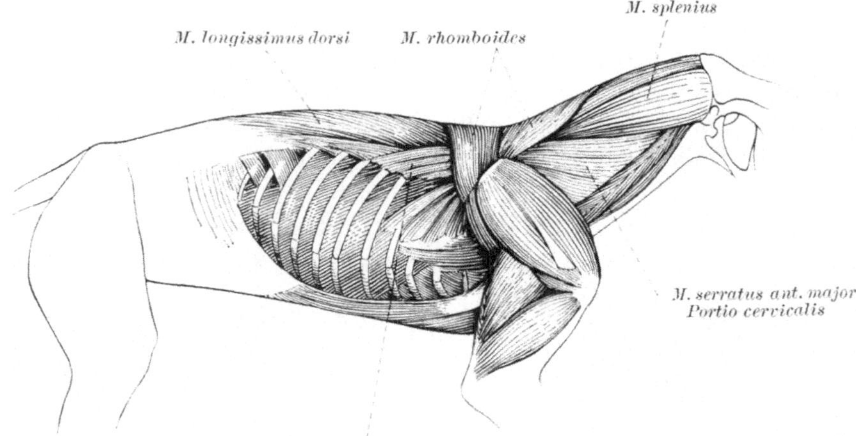

Abb. 137. Schultergürtelmuskeln des Hundes, mittlere Schicht (für die obere und tiefe Schicht siehe Abb. 132). *Mm. rhomboides*, entspringen an der Mediansehne des Nackens und an den Proc. spinosi der sechs ersten Brustwirbel und enden an der medialen Fläche der Basis scapulae. *M. serratus anticus major*, breitet sich von der Basis scapulae fächerförmig aus, so daß er einerseits bis zur 7. Rippe (Portio thoracalis), andererseits bis zu den Querfortsätzen des 3. Halswirbels (Portio cervicalis) reicht.

auf, desgleichen wenn die Tiere ihre rechten Pfoten, wie z. B. beim Stehen auf einer schiefen Ebene, aktiv nach außen stemmen (Abb. 207).

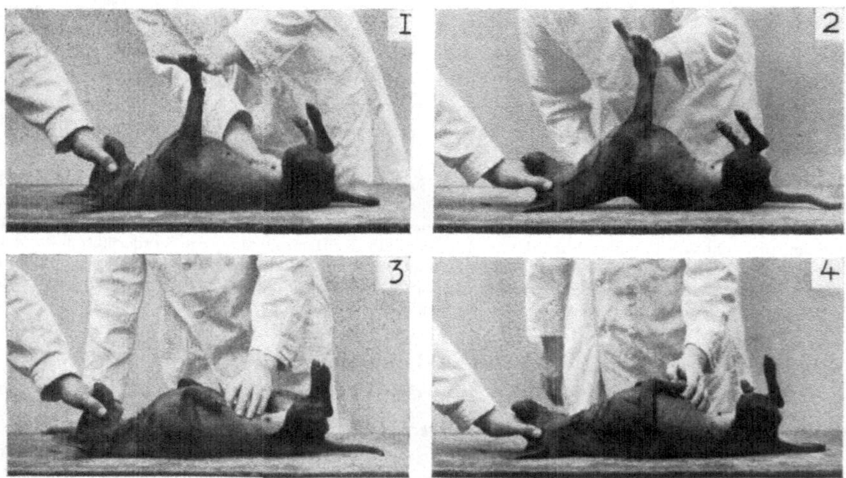

Abb. 138. Kleinhirnloser Hund Piccolino. 1. Bei Rückenlage mit vertikal nach oben gerichteter Schnauze und statisch beanspruchten Vorderpfoten liegt die ganze Wirbelsäule platt auf der Unterlage. 2. Auf Dorsalbewegung des Kopfes im Atlanto-Occipitalgelenk hebt sich der Schultergürtel von der Unterlage. 3. u. 4. Diese Stellungsänderungen der Wirbelsäule bleiben aus, wenn die Vorderpfoten nicht statisch beansprucht werden.

Unter gewissen Umständen kann die Stellung der Wirbelsäule auch durch *die Stellung des Kopfes zum Hals* beeinflußt werden. Am deutlichsten ist der Einfluß bei kleinhirnlosen Tieren in Rückenlage, die Vorderpfoten statisch beansprucht, zu beobachten. Bei vertikal nach oben gerichteter Schnauze liegt die ganze Wirbelsäule platt auf der Unterlage, während schon bei 30—45° nach oben gerichteter Schnauze der Schultergürtel von der Unterlage gehoben wird (Abb. 138).

Diese konkave Biegung der Wirbelsäule wird durch starke reflektorische Anspannungen der Schultergürtelmuskulatur (Abb. 137) und der Muskeln, die von den Wirbeln der Halswirbelsäule zu den Brustwirbeln gehen (Abb. 139), bedingt.

Auch auf gleichzeitige Stellungsänderung des Kopfes und Halses zur Brustwirbelsäule ändert sich die Stellung des Rückens und Beckens, so krümmt sich der Rücken bei intakten und großhirnlosen Hunden in Stehstellung konvex nach

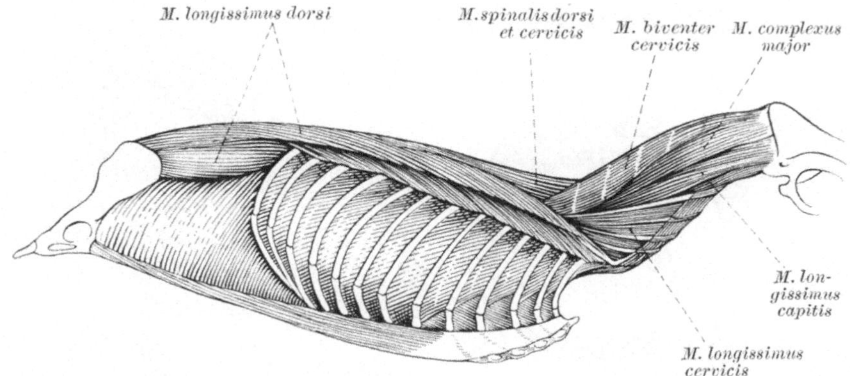

Abb. 139. Die Nackenmuskeln des Hundes. ***M. longissimus dorsi***, vom Becken bis zum 7. Halswirbel. ***M. longissimus cervicis***, entspringt aus dem Longissimus dorsi und von den Proc. spinosi des 1.—5. Brustwirbels und endet an den Proc. transversi des 2.—7. Halswirbels. ***M. spinalis dorsi et cervicis***, entspringt aus dem Longissimus dorsi in Höhe des 7.—12. Brustwirbels und endet an den Gelenk- und Dornfortsätzen des 2.—7. Halswirbels. ***M. longissimus capitis (M. complexus minor)*** entspringt an den Proc. spinosi und Proc. transversi des 1.—4. Brustwirbels und an den Proc. obliqui des 5.—7. Halswirbels und endet an dem Proc. mastoideus ossis temporalis. ***M. semispinalis cervicis et capitis : m. biventer cervicis + m. complexus major. M. biventer cervicis*** entspringt an den Proc. transversi des 5.—6. und den Proc. spinosi des 2.—5. Brustwirbels, am Nackenbande und Mittelstreifen des Nackens. ***M. complexus major*** entspringt an den Proc. transversi des 1.—4. Brustwirbels und an den Gelenkfortsätzen des 3.—7. Halswirbels. Beide Teile vereinigen sich in Höhe des Atlas und enden mit einer starken Sehne neben der Protuberantia und an der Linea nuchalis sup. ossis occipitalis. ***M. plenius*** entspringt aus einer Aponeurose, die sich an den Proc. spinosi des 1.—5. Brustwirbels und an dem sehnigen Mittelstreifen des Halses befestigt, und endet an der Linea nuchalis sup. oss. occipit. und an dem Proc. mastoideus oss. temp. (siehe Abb. 135).

oben, wenn der Kopf ventralflektiert wird (Abb. 140, Nr. 1—3); außerdem tritt dabei eine Ventralbewegung des Beckens auf. Bei kleinhirnlosen Hunden nimmt die Krümmung des Rückens zu (Abb. 140, Nr. 4 und 5). Die Stellungsänderungen von Wirbelsäule und Becken sind bei ihnen auch bei Rückenlage gut nachweisbar (Abb. 140, Nr. 6 und 7).

Wenn man die Hunde an den Hinterpfoten und am Becken in Rückenlage in der Luft hält, kommt es infolge von Labyrinthstellreflexen zu einer Ventralflexion von Kopf und Hals, in deren Gefolge auch jetzt eine dorsalwärts gerichtete Konvexität des Rückens und Ventralflexion des Beckens und der Hinterpfoten auftreten. Dabei wird der Vorderkörper manchmal bis in Vertikalstellung gehoben und durch Andauern der Muskelanspannungen in dieser Stellung fixiert (Abb. 141).

Bei dieser Versuchsanordnung kommt es zu einer deutlichen Anspannung der Mm. quadratus lumborum, ileopsoas und der Bauchwandmuskeln, die sich alle an den Stellungsänderungen des Beckens und der Wirbelsäule beteiligen.

Werden bei Stehstellung des Tieres Kopf und Hals *dorsal bewegt*, bis die

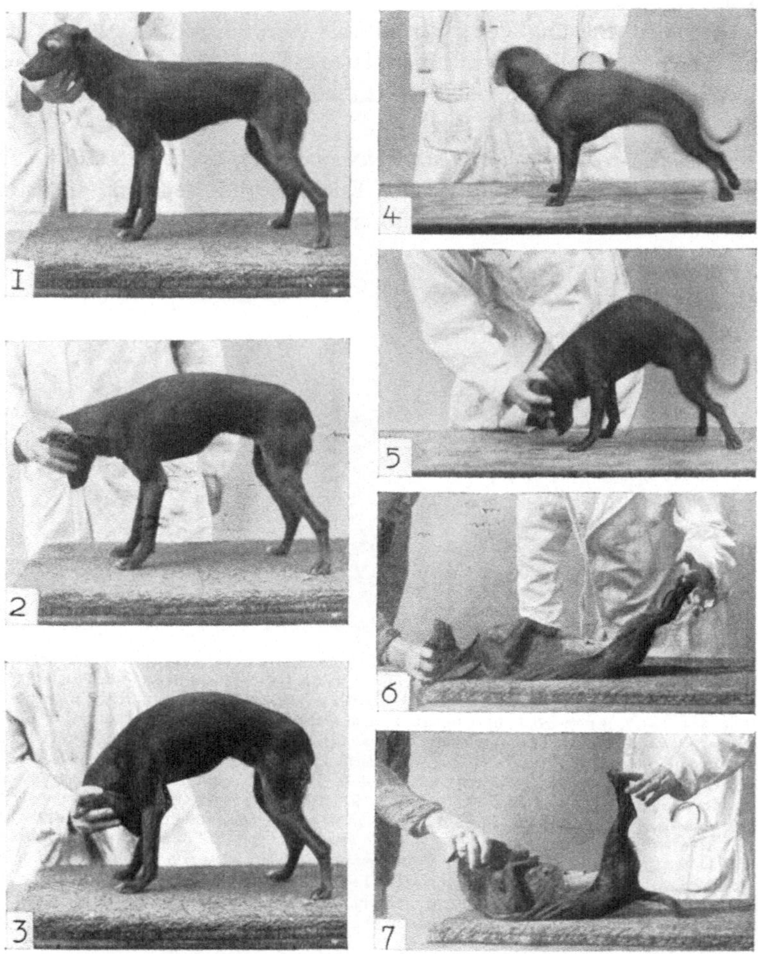

Abb. 140. Einfluß der Stellung von Kopf und Hals auf die Krümmung des Rückens. 1—3. Intakter Hund in Stehstellung. 1. Der Kopf wird in Normalstellung gehalten, der Rücken ist fast gerade. 2. u. 3. Auf Ventralflexion von Kopf und Hals tritt eine dorsalwärts gerichtete Konvexität des Rückens auf, wobei das Becken etwas ventralflektiert wird. 4—7. Kleinhirnloser Hund Piccolino; 4 u. 5: in Stehstellung, 6 u. 7: in Rückenlage. 4. Der Kopf wird in Normalstellung gehalten. Becken und Hinterpfoten sind stark caudalwärts gerichtet. 5. Auf Ventralflexion von Kopf und Hals hat die dorsale Konvexität an der Grenze zwischen Brust- und Lendenwirbelsäule stark zugenommen, Becken und Oberschenkel sind ventralflektiert, und die rechte Hinterpfote ist nach vorn versetzt. 6. Bei Rückenlage, die Schnauze vertikal nach oben, befinden sich Hals, Rücken und Dorsalseite des Beckens platt auf der Unterlage, während die statisch beanspruchten Hinterpfoten caudalwärts gerichtet sind. 7. Auf Ventralflexion von Kopf und Hals tritt eine Krümmung der Wirbelsäule auf, wodurch sich Becken und Lendenwirbelsäule von der Unterlage heben und die statisch beanspruchten Hinterpfoten sich nach vorn bewegen.

Mundspalte 60—90^0 nach oben gerichtet ist, dann sinkt der Rücken im vorderen Teil der Brustwirbelsäule etwas ein, die Schultergürtelmuskeln spannen sich stark an und ragen manchmal als ein deutlich sichtbarer, sich hart anfühlender Wulst hervor (Abb. 142). Merkwürdigerweise geht auch diese Stellungsänderung von Kopf und Hals wieder mit einer Ventralflexion des Beckens einher (ferner knicken die Hinterpfoten mehr oder weniger ein und klappen zuweilen unter dem Gewicht des Hinterkörpers ganz zusammen).

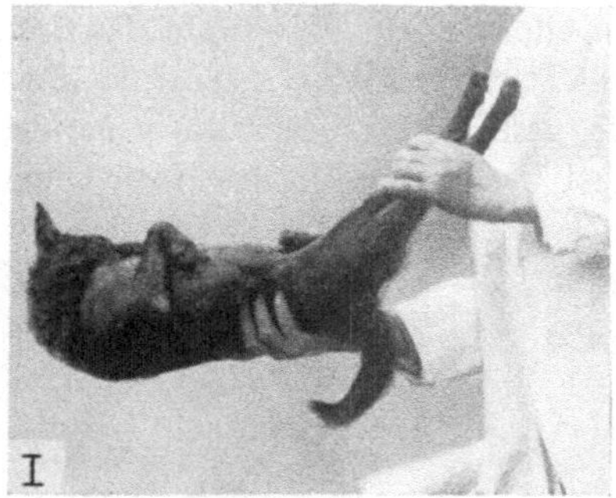

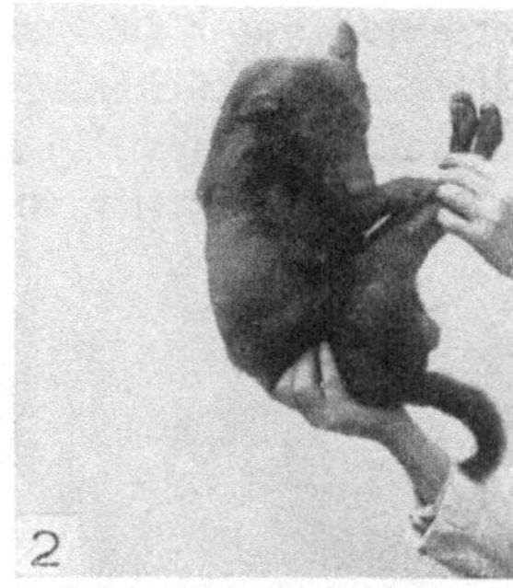

Abb. 141. Kleinhirnloser Hund Erik, an den Hinterpfoten und am Becken in Rückenlage in der Luft gehalten. 1. Das Tier hat unter dem Einfluß der Labyrinth- und optischen Stellreflexe den Kopf so weit ventralflektiert, daß die Mundspalte ventralwärts gerichtet steht. Zu gleicher Zeit hat sich der herabhängende Vorderkörper bis zur Horizontalen gehoben, und der hohle Rücken ist gerade geworden. Die Wirbelsäule ist stark elastisch fixiert. 2. Das Tier hat den Kopf noch mehr ventralflektiert, so daß die Schnauze in einem Winkel von etwa 50° nach unten gerichtet ist. Die Wirbelsäule zeigt an der Grenze von Brust- und Lendenwirbelsäule eine starke Konvexität, während Becken und Hinterpfoten ventralwärts gerichtet sind. Durch die verschiedenen Muskelanspannungen wird der Vorderkörper fast bis in Vertikalstellung hochgehoben.

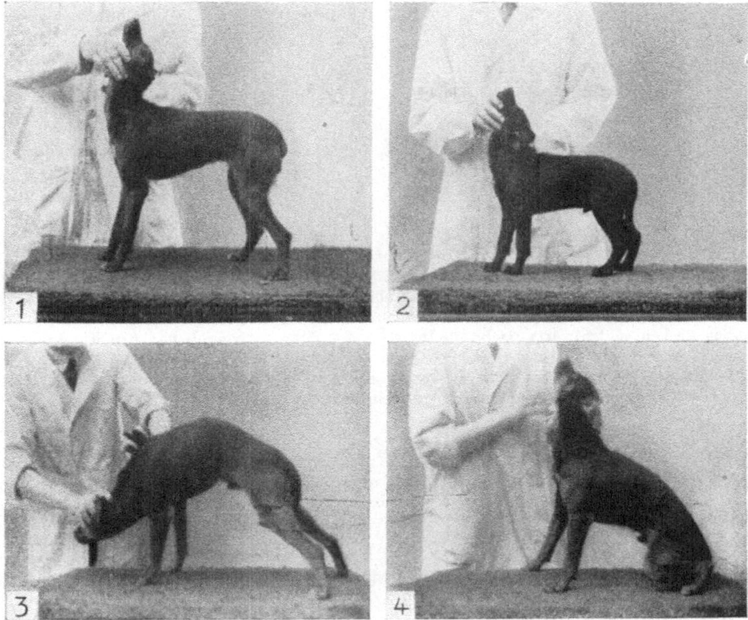

Abb. 142. 1. u. 2. Bei zwei intakten Hunden wird die Schnauze vertikal nach oben gehalten. Dabei sinkt der vordere Teil der Brustwirbelsäule etwas ein, die Schultergürtelmuskeln sind als ein deutlicher Wulst zu fühlen. Außerdem ist das Becken ventralflektiert, die Hinterpfoten sind eingeknickt. 3. u. 4. Kleinhirnloser Hund Moor in Stehstellung. 3. Kopf passiv ventralflektiert. Dabei krümmt sich der Rücken stark konvex nach oben und das Becken geht dorsalwärts (siehe die Konkavität des caudalen Teiles der Lendenwirbelsäule). Hinterpfoten caudalwärts gerichtet und stark gestreckt. 4. Kopf passiv bis zur Vertikalen gehoben. Die Krümmung hat an der Grenze von Brust- und Lendenwirbelsäule abgenommen, das Becken ist ventralflektiert, die Hinterpfoten sind zusammengeklappt.

Diese Stellungsänderungen auf Dorsalbewegung von Kopf und Hals sind nicht nur bei intakten sondern auch bei großhirnlosen und labyrinthlosen Hunden vorhanden. Besonders stark treten die Synergien bei kleinhirnlosen Hunden auf, sowohl bei Stehstellung als bei Rückenlage (Abb. 142 und 143).

Wird der Kopf *bis über die Vertikale* dorsal bewegt, so geht das Becken sowohl bei Stehstellung als bei Rückenlage des Tieres noch mehr ventralwärts (Abb. 143), mit ihm die ganze Lendenwirbelsäule, ganz besonders dann, wenn das Tier sich zu befreien sucht. Dabei tritt, wie bei Ventralflexion des Kopfes, eine konvexe

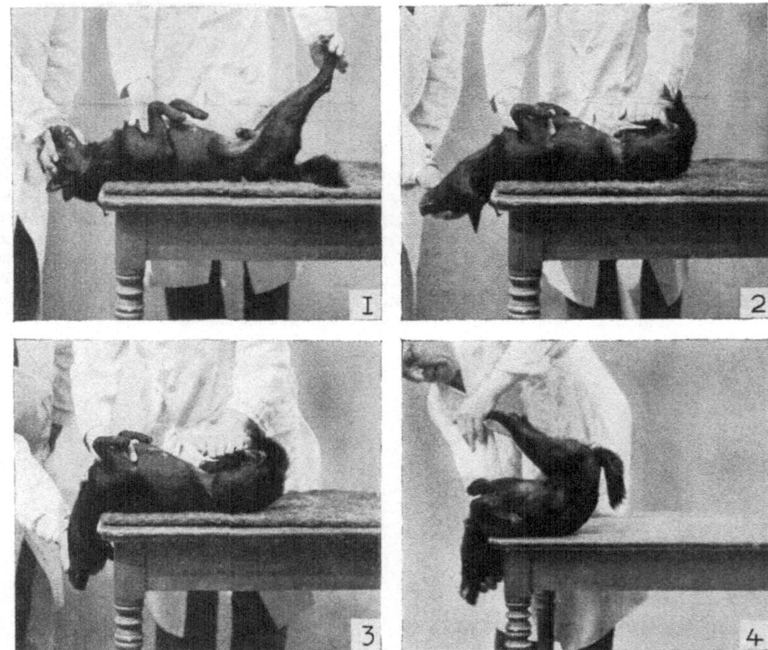

Abb. 143. Kleinhirnloser Hund Erik in Rückenlage. 1. Bei vertikal nach oben gerichteter Schnauze zeigen die auf statische Beanspruchung gestreckten Hinterpfoten ebenso wie das Becken eine dorsalwärts gerichtete Stellung. 2. u. 3. Auf Dorsalbewegung des Kopfes, bis die Schnauze in einem Winkel von 90° unterhalb der Horizontalen steht, geht das Becken ventralwärts (siehe die Insertion der Schwanzwurzel) und der Stütztonus der Hinterpfote läßt nach. 4. Bei sehr starker Dorsalbewegung des Kopfes treten manchmal Abwehrbewegungen auf, wobei das Becken stark ventralwärts geht, die ganze Lendenwirbelsäule von der Unterlage gehoben wird, und die Hinterpfoten sich nach vorn strecken.

Krümmung des Rückens an der Grenze von Brust- und Lendenwirbelsäule und eine Streckung der Hinterpfoten nach vorn auf. Die Abwehrbewegungen und die übrigen Erscheinungen zeigen sich auch bei großhirnlosen Hunden, sie sind also reflektorisch bedingt.

Wie wir später sehen werden, löst starke Krümmung des Rückens Nachvornstrecken der Hinterpfoten aus.

Wirbelsäule und Becken zeigen also auf Hebung und Senkung von Kopf und Hals folgende Stellungsänderungen:

Bei mittelstarker Ventralflexion: a) konvexe Krümmung des Rückens, besonders an der Grenze von Brust- und Lendenwirbelsäule, b) Dorsalbewegung des Beckens;

bei sehr starker Ventralflexion: a) sehr starke konvexe Krümmung des Rückens, b) manchmal geringe Ventralbewegung des Beckens;

bei mittelstarker Dorsalbewegung: a) Einsinken des vorderen Teiles der Brustwirbelsäule, b) Geradestreckung oder Hohlwerden des Rückens an der Grenze von Brust- und Lendenwirbelsäule, c) Ventralflexion des Beckens;

bei sehr starker Dorsalbewegung: a) Umklappen der Lendenwirbelsäule, so daß der Rücken wieder konvex gekrümmt wird, b) starke Ventralflexion des Beckens.

Die Stellungsänderungen der Brust- und Lendenwirbelsäule und des Beckens auf Ventral- und Dorsalbewegung des Kopfes treten nicht immer gleich stark auf, sondern zeigen je nach der Anfangstonusverteilung der Rumpfmuskeln, je nach den Ausgangsstellungen von Wirbelsäule und Becken und nach den Stützpunkten des Tieres mehr oder weniger starke Unterschiede.

Da die Stellungen von Wirbelsäule und Becken den Stütztonus beeinflussen, üben die Stellungen von Kopf und Hals auf indirekte Weise einen Einfluß auf den Stütztonus aus.

Nicht nur Dorsal- und Ventralflexion, sondern auch Drehung und Wendung des Kopfes bedingen Stellungsänderungen der Wirbelsäule und des Beckens. Die Drehung des Kopfes ist von einer schraubenförmigen Drehung der ganzen Wirbelsäule begleitet; der Wendung des Kopfes, z. B. nach rechts, schließt sich eine Konkavität der Wirbelsäule nach dieser Seite an.

B. Die Beeinflussung des Stütztonus durch die Stellung des Rückens.

Der Einfluß der Rückenstellung auf den Stütztonus der Hinterpfoten tritt deutlich hervor, wenn man einen Hund mit den Hinterpfoten auf eine Hand stellt, die auf- und abwärts bewegt wird, während man Kopf und Schultergürtel

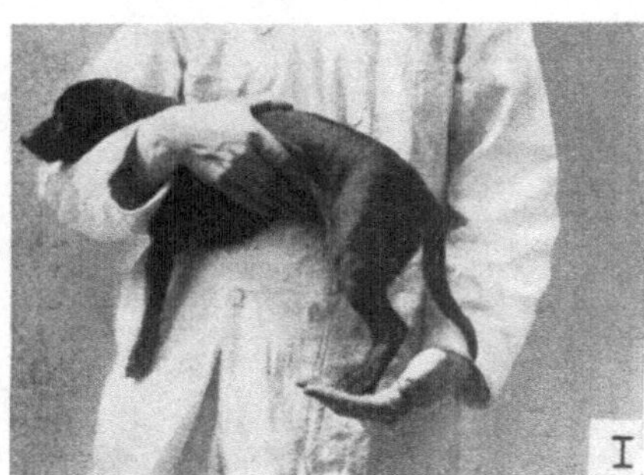

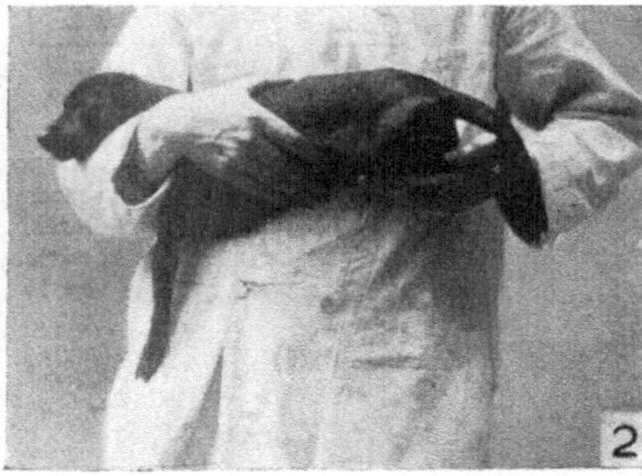

Abb. 144. Kleinhirnloser Hund Piccolino. Das Tier mit den Hinterpfoten auf der linken Hand des Untersuchers, während der Kopf des Tieres auf dem rechten Unterarm ruht und der vordere Teil der Brustwirbelsäule mit der rechten Hand festgehalten wird. 1. Linke Hand abwärts bewegt. Die Wirbelsäule des Hundes ist an der Übergangsstelle von Brust- und Lendenwirbelsäule stark konvex gekrümmt, die Hinterpfoten sind gestreckt mit starkem Stütztonus. 2. Linke Hand aufwärts bewegt. Die Konvexität der Wirbelsäule ist verschwunden, der Stütztonus hat nachgelassen und die Hinterpfoten sind in Beugestellung gegangen.

des Tieres festhält (Abb. 144). Bei der Abwärtsbewegung nimmt die konvexe Krümmung des Rückens an der Übergangsstelle von Brust- und Lendenwirbelsäule zu, die Hinterpfoten strecken sich stark und zeigen einen kräftigen Stütztonus, bei der Aufwärtsbewegung wird der Rücken hohl, die Hinterpfoten beugen sich und der Stütztonus läßt nach.

Großhirnlose Hunde zeigen dieselbe Erscheinung. Bei kleinhirnlosen Hunden läßt der Stütztonus meistens bereits nach, wenn der Rücken gerade wird (Abb. 144). Auch bei Rückenlage ist der Einfluß der Rückenkrümmung auf den Hinterpfotenstütztonus zu beobachten, besonders bei kleinhirnlosen Hunden, da bei diesen die Stützreaktionen bei Rückenlage weniger gehemmt sind (Abb. 145).

Durch den Einfluß der Wirbelsäulenstellung auf den Stütztonus wird verursacht, daß die Pfoten bei Belastung des Rückens eine geringere Stütztonusstärke zeigen als bei Belastung von Schultern und Becken (siehe Kapitel VI). Die Belastung des Rückens bedingt eine Lordose und dadurch eine Herabsetzung der Stützreaktionen und der Stütztonusstärke.

Bei einem intakten Hund, der einen Sandsack von 6 kg auf dem Becken tragen kann, ohne daß die Hinterpfoten nachgeben, knicken diese sofort bei einer Belastung des Rückens mit 8 kg ein, obgleich die Belastung auf Vorder- und Hinterpfoten verteilt ist. Beim kleinhirnlosen Hund Moor können die Hinterpfoten eine Beckenbelastung von 9 kg gut tragen, klappen aber schon bei einer Rückenbelastung von 14 kg zusammen.

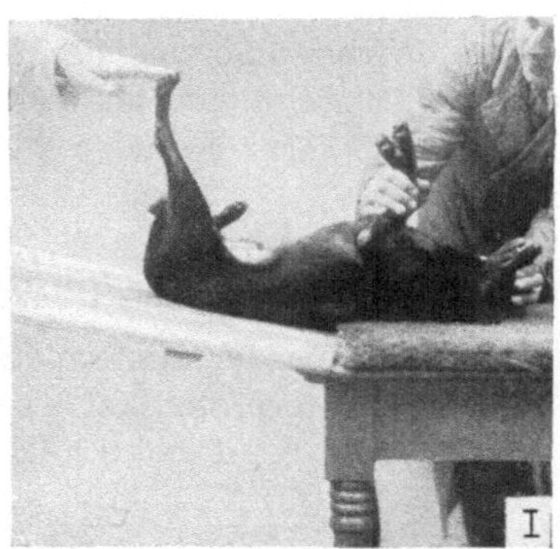

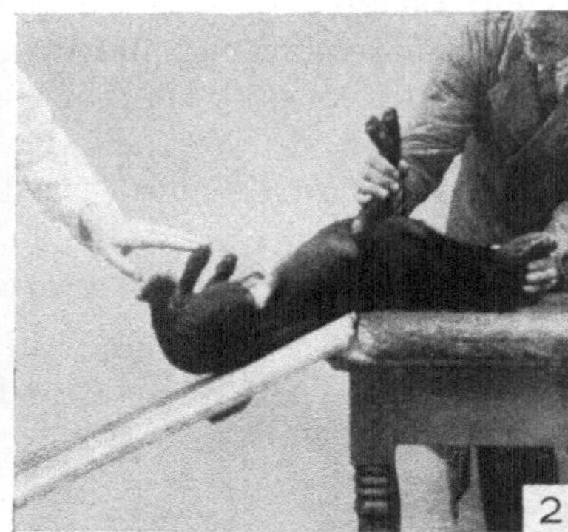

Abb. 145. Kleinhirnloser Hund Erik in Rückenlage; Kopf, Nacken und vorderer Teil der Brustwirbelsäule auf einem Tisch, die Lendenwirbelsäule dagegen auf einem Brett, das auf- und abwärts bewegt wird. Vorderkörper an den Vorderpfoten unbeweglich fixiert, die Schnauze $\pm 45^0$ nach oben gerichtet gehalten. 1. Das Brett aufwärts bewegt, bis der Rücken an der Übergangsstelle von Brust- und Lendenwirbelsäule konvex gekrümmt ist. Auf statische Beanspruchung, ebenso wie auf Berührung der Sohle, streckt die Hinterpfote sich sofort, wobei ein starker Stütztonus auftritt. 2. Bei der Abwärtsbewegung des Brettes kommt es zu einer dorsalwärts gerichteten Konkavität an der Übergangsstelle von Brust- und Lendenwirbelsäule. Weder Berührung der Sohle noch statische Beanspruchung lösen jetzt Streckung und Stütztonus an der Hinterpfote aus.

Auf schraubenförmige Drehung und Seitwärtsbiegung der Wirbelsäule zeigen sich keine deutlichen primären Stütztonusänderungen; sie vermögen bei Bauchlage in der Luft und bei Rückenlage gar keinen oder höchstens einen geringen Einfluß auf den Stütztonus auszuüben. Die Stütztonusänderungen an den Hinterpfoten, die auftreten, wenn man bei einem stehenden Tier den Vorderkörper vom Boden hebt, und dann Kopf und Schultergürtel zugleich in Seitenlage dreht, sind, wie wir später sehen werden, nur sekundär durch die Formänderungen des Rückens bedingt, ebenso die Stütztonusänderungen, die an den Vorderpfoten zu beobachten sind, wenn man den Hinterkörper vom Boden hebt und in Seitenlage dreht oder seitwärts wendet.

C. Der Einfluß der Rückenkrümmung auf die Anpassung der Pfotenstellung an statische Verhältnisse.

Der Einfluß der Rückenkrümmung auf die Anpassung der Pfotenstellung an statische Verhältnisse ist dann am deutlichsten zu beobachten, wenn Vorder-

und Hinterpfoten auf zwei verschiedenen Unterlagen stehen, deren Stellung zueinander geändert wird (Abb. 146).

Diese Anpassungsreaktionen treten bei intakten, groß- und kleinhirnlosen und bei labyrinthlosen Hunden auf.

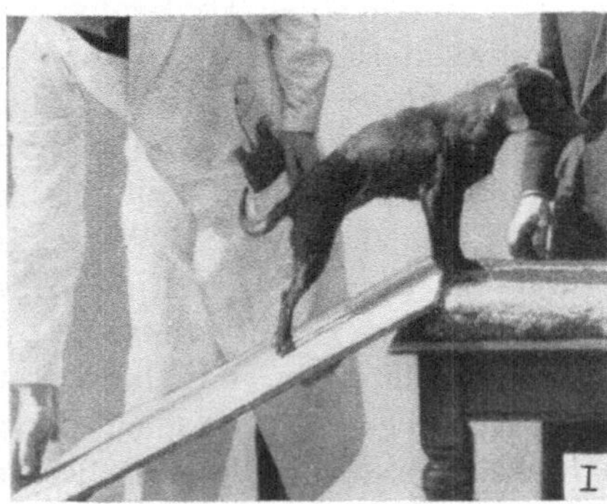

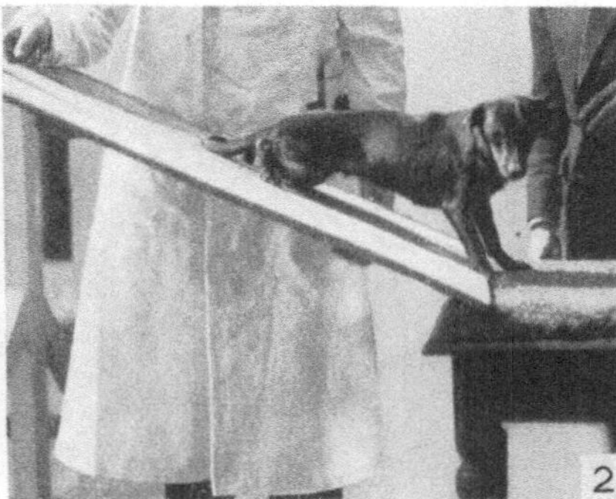

Abb. 146. Kleinhirnloser Hund Piccolino. Tier mit den Vorderpfoten auf einem Tisch, mit den Hinterpfoten auf einem Brett. Auf Stellungsänderung des Brettes zum Tisch zeigen die Hinterpfoten deutliche Anpassungsreaktionen. 1. Brett abwärts bewegt, dabei starke Krümmung des Rückens und starke Streckstellung der Hinterpfoten. (Man beachte den Winkel, den Brust- und Lendenwirbelsäule miteinander bilden.) 2. Auf Hebung des Brettes Rücken gerade und Hinterpfoten in Beugestellung. (Auch bei Vertikalbewegung des Brettes treten diese Reaktionen an den Hinterpfoten auf.)

D. Der Einfluß der Beckenstellung auf den Stütztonus der Hinterpfoten.

Wird das Becken in den Intervertebralgelenken des caudalen Teiles der Lendenwirbelsäule ventral- und dorsalwärts bewegt, so treten ebenfalls Stütztonusänderungen an den Hinterpfoten auf. Wenn man das Becken eines Hundes, der in Bauchlage so auf einem Brett liegt, daß das Becken mit den Hinterpfoten über den Rand herabhängt, nach Fixierung der Brust- und des vorderen Teiles der Lendenwirbelsäule am Schwanze ventral- und dorsalwärts bewegt, dann tritt bei Dorsalbewegung des Beckens ein starker Stütztonus der statisch beanspruchten Hinterpfoten auf, der bei Ventralbewegung bedeutend schwächer wird. Bei kleinhirnlosen Hunden zeigt sich dieser Einfluß auch bei Rückenlage. Wenn man einen kleinhirnlosen Hund in Rückenlage, die Schnauze $\pm$ 45^0 nach oben gerichtet, mit Nacken, Brustwirbelsäule und dem oralen Teil der Lendenwirbelsäule platt und unbeweglich auf einen Tisch legt, die Dorsalseite des Beckens dagegen auf ein Brett, das an einem Ende auf- und abwärts bewegt wird(Abb.147), so ist bei diesen Brettbewegungen ebenfalls eine deutliche Zu- und Abnahme des Stütztonus der Hinterpfoten nachzuweisen.

Auf Abwärtsbewegung des Brettes und dadurch bedingte Dorsalbewegung des Beckens treten an den statisch beanspruchten Hinterpfoten lebhafte Streckung und starker Stütztonus mit deutlichem Widerstand auf. Wird jetzt das Brett aufwärts und damit das Becken ventralwärts bewegt, so läßt der Widerstand nach, die Pfoten gehen in Beugung, Berührung der Sohle bedingt keine Magnetreaktion und auch auf statische Beanspruchung bleiben Streckung und Stütztonus aus. Bei intakten, großhirnlosen und labyrinthlosen Hunden ist dieser Einfluß der Beckenstellung auf den Stütztonus meistens nur bei Stehstellung zu beobachten.

Im Gegensatz zu den Wirkungen von Ventral- und Dorsalbewegung des

Beckens zeigen sich bei Drehung oder Wendung des Beckens in den caudalen Intervertebralgelenken der Lendenwirbelsäule keine deutlichen Stütztonusänderungen.

Der Einfluß der Stellungsänderung des Beckens auf den Stütztonus der Hinterpfoten tritt dann in Wirkung, wenn ein Tier mit den Vorderpfoten auf einer Unterlage steht, die zu der Unterlage der Hinterpfoten auf- und abwärts bewegt wird. Es kommt dabei zu einer passiven Stellungsänderung des Beckens zur Wirbelsäule und zu Stütztonusänderungen, die ihrerseits wieder die Anpassung der Pfotenstellung an statische Verhältnisse bedingen. Jedoch spielt die Stellungsänderung des Beckens nicht die Hauptrolle für die Anpassung, die vor allem, wie wir gesehen haben (Abb. 55), durch passive Beugung und Streckung der Oberschenkel in den Hüftgelenken herbeigeführt wird.

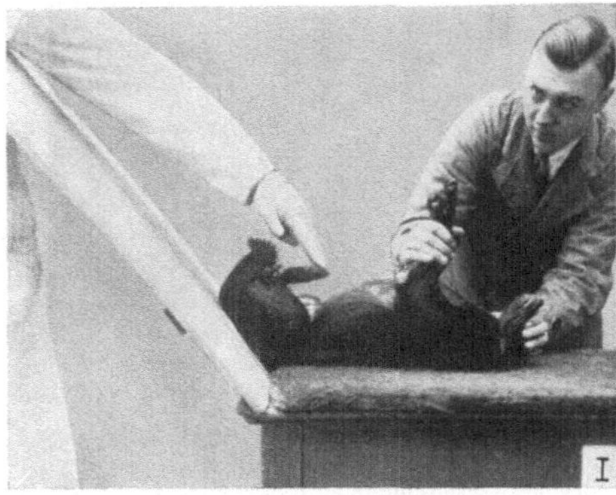

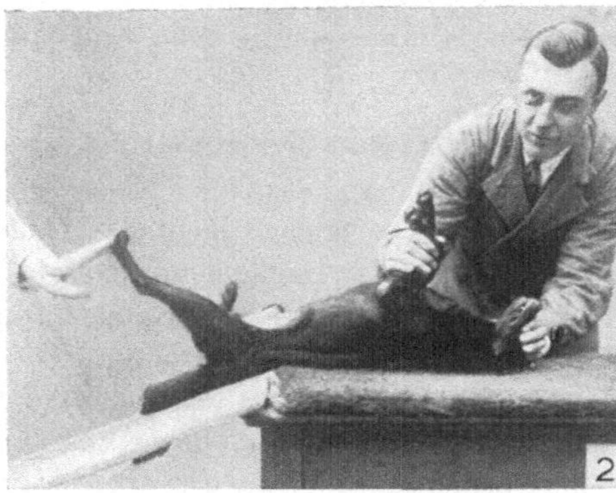

Abb. 147. Kleinhirnloser Hund Erik in Rückenlage, die Schnauze ± 45° nach oben gerichtet. Nacken, Brustwirbelsäule und oraler Teil der Lendenwirbelsäule liegen platt auf einem Tisch, die Dorsalseite des Beckens auf einem Brett, das an der einen Seite auf- und abwärts bewegt wird. 1. Brett aufwärts und dadurch Becken ventralwärts bewegt. Auf Berührung oder statische Beanspruchung der Sohle keine Streckung der gebeugten Hinterpfote. 2. Brett abwärts und dadurch Becken dorsalwärts bewegt. Auf Berührung der Sohle sofortige Streckung der Hinterpfote und Widerstand gegen die druckausübende Hand.

Wenn man die Ergebnisse der in diesem Kapitel besprochenen Untersuchungen zusammen mit denjenigen von Kapitel VII betrachtet, so finden sich Stütztonusänderungen bei Stellungsänderungen des Kopfes zum Hals, des Halses zum Rumpf, der Brust- zur Lendenwirbelsäule und der Lendenwirbelsäule zum Becken (Abb. 148).

So bedingt

die Dorsalbewegung des Kopfes im Atlanto-Occipitalgelenk: Stütztonusabnahme an den Hinterpfoten, Stütztonuszunahme an den Vorderpfoten;

die Dorsalbewegung des Halses zum Rumpf: Stütztonusabnahme an den Hinterpfoten, Stütztonuszunahme an den Vorderpfoten;

die dorsal-konvexe Krümmung des Rückens: Stütztonuszunahme an den Hinterpfoten;

die Dorsalbewegung des Beckens: Stütztonuszunahme an den Hinterpfoten.

Während die Stellungsänderungen in umgekehrter Richtung entgegengesetzte Stütztonusänderungen auslösen.

Beim Menschen ist der Einfluß der Wirbelsäulenkrümmung und Beckenstellung auf den Stütztonus der Beine bis jetzt noch nicht näher untersucht worden, es gibt nur einige Beobachtungen, die auf eine Übereinstimmung mit den Verhältnissen beim Tier hindeuten. So weiß jeder Ringer, daß die Beine des Gegners durch Druck des Unterkiefers auf die Schulter leicht zu beugen sind, sobald es ihm gelungen ist, die Wirbelsäule an der Grenze von Brust- und Lendenwirbelsäule einzuknicken.

Bei Stehstellung mit gestreckten Beinen bedingt Hintenüberbewegen des Oberkörpers eine Beugung der Kniegelenke, die sich umgekehrt bei Vornüberbeugen stark strecken. Bei maximalem Vornüberbeugen mit starker Ventralflexion des Beckens tritt dagegen wieder Beugung auf.

Es sieht also aus als ob beim Menschen ebenso wie beim Tier die Lordose des Rückens und die Ventralflexion des Beckens eine Stütztonusabnahme bedingen.

Bei Stehstellung mit gebeugten Knien nimmt aber die Beugung bei Vornüberbewegen des Rumpfes zu, beim Zurückbewegen meistens wieder ab[1]. Die Folgen sind also je nach der Anfangsstellung der Beine verschieden. Ob das verschiedene Verhalten bei anderer Anfangsstellung durch Schaltung oder andere Faktoren zustande kommt, ist noch unbekannt; mitzuberücksichtigen ist wohl, daß bei den Bewegungen des Oberkörpers nicht nur die Stellung der Brust- zur Lendenwirbelsäule und der Lendenwirbelsäule zum Becken, sondern auch die der Oberschenkel im Hüftgelenk sich ändert, und daß je nach Umständen bald die eine, bald die andere Stellungsänderung am stärksten auftritt und den stärksten Einfluß ausübt. Die Beobachtungen beim Menschen sind also nicht eindeutig und bedürfen noch weiterer Untersuchungen.

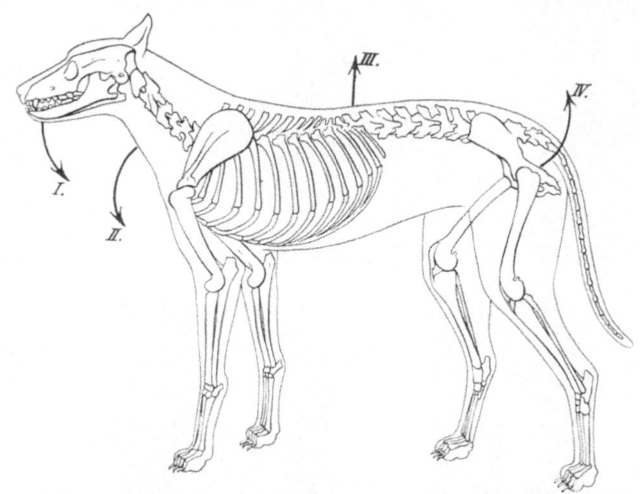

Abb. 148. Skelett eines Hundes. Die Pfeile geben die Stellungsänderungen von Kopf, Hals, Wirbelsäule und Becken an, die von einer Stütztonuszunahme an den Hinterpfoten gefolgt werden.

In der klinischen Literatur sind mehrere Fälle von Gehirnkrankheiten erwähnt, bei denen abnorme Synergien auf Vorn- und Hintenüberbewegung des Oberkörpers beobachtet worden sind. Es erscheint mir von Wichtigkeit, diese Beobachtungen mit den Befunden von Tieren zu vergleichen, bei denen bestimmte Teile des Zentralnervensystems exstirpiert worden sind. Babinski (3) beob-

[1] Dagegen nimmt bei starker Hintenüberbewegung die Beugung wieder zu. Das Hohlwerden des Rückens ist also konstant von einer Beugung oder Beugungszunahme begleitet. Bemerkenswert ist, daß der Kniegelenkstrecker, der M. quadriceps, bei dieser Beugung gespannt bleibt, während bei der Streckung des Kniegelenkes auf Vornüberbeugung des Rumpfes sich die Streckmuskeln, wie die Verschiebbarkeit der Patella zeigt, meistens entspannen, die Beugemuskeln dagegen sich stark, manchmal sogar bis zur Schmerzhaftigkeit anspannen.

achtete bei Kleinhirnkranken das Fehlen der Kniegelenkbeugung, wenn bei Stehstellung der Oberkörper hintenüber bewegt wurde; er hält diese Asynergie mehr oder weniger charakteristisch für eine Kleinhirnläsion. Diese Auffassung, den Ausfall von normaler Synergie auf Kleinhirnfunktionsstörungen zurückzuführen, entspricht aber keineswegs, wie wir gesehen haben, den Ergebnissen unserer Tierexperimente, denn bei kleinhirnlosen Hunden zeigen die Hinterpfoten nicht nur typische, sondern sogar besonders deutliche Synergien auf Stellungsänderungen der Wirbelsäule. Bei dem von BABINSKI beobachteten Fall wurde bei der Obduktion ein Kleinhirnbrückenwinkeltumor gefunden, der aber auch den Pons stark mitlädiert hatte. ANDRÉ THOMAS' (303, 310) Patienten mit reiner Kleinhirnaffektion zeigten diese Asynergie nicht und Kranke mit einseitiger Kleinhirnläsion beugten beide Fuß- und Kniegelenke auf Hintenüberbewegung des Oberkörpers gleichstark (Abbild. 149, Nr. 4).

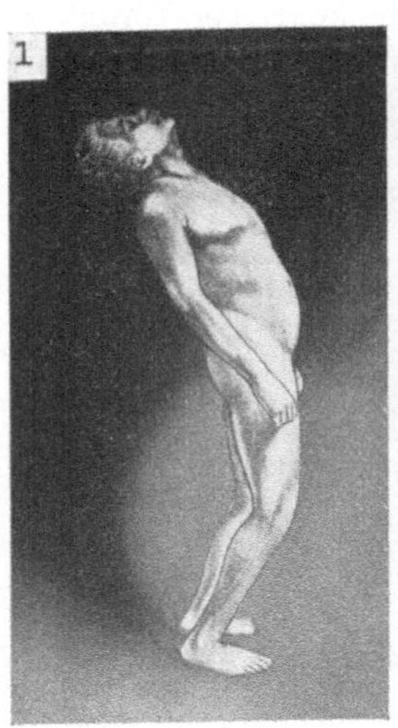

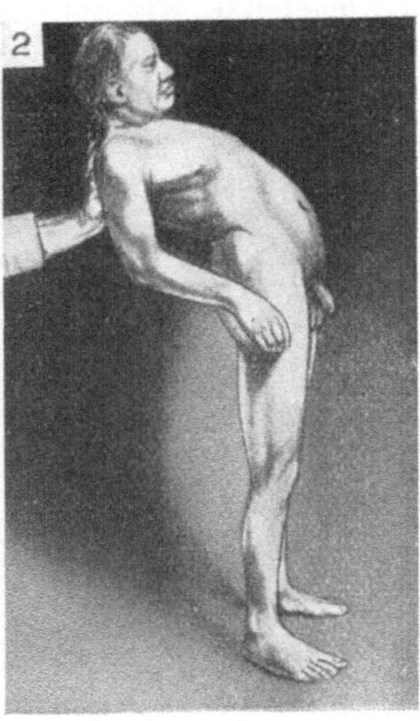

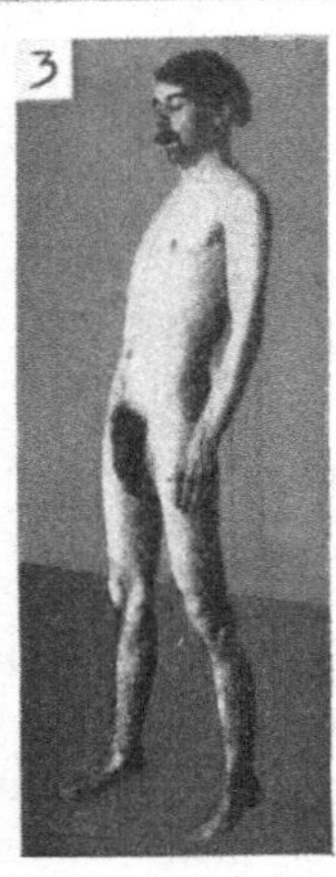

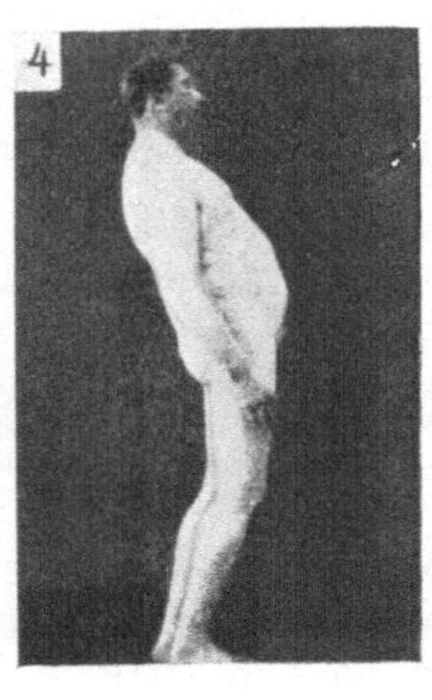

Abb. 149. 1. Normale Synergie auf Hintenüberbewegung des Rumpfes: Knie- und Fußgelenk werden gebeugt. 2. Asynergie bei einem Fall von Kleinhirnbrückenwinkeltumor. Fehlen der Beugung von Knie- und Fußgelenken. Nach BABINSKI: De l'asynergie cérébelleuse, Revue Neurologique. 3. Gleiche Asynergie bei einem Fall von Tuberkulom des linken Lobus temporalis (Mittelhirn und Pons an der linken Seite stark komprimiert und verdrängt). Nach ANDRÉ THOMAS, LÉVY-VALENSI et BESSON. 4. Mann mit Schußverletzung der rechten Kleinhirnhemisphäre. Auf Hintenüberbewegung des Rumpfes beugen sich beide Fuß- und Kniegelenke gleich stark. Nach ANDRÉ THOMAS: Etude sur les blessures du cervelet. Paris, Vigot Frères, 1918.

ANDRÉ THOMAS, LÉVY-VALENSI und BESSON (310) beobachteten die gleiche Asynergie auch bei Läsionen anderer Gehirnteile, so bei einem Kranken mit einem Tuberkulom des Lobus temporalis, der auch Symptome (unter anderem eine partielle Oculomotoriusparese) einer Mitläsion des Mittelhirns zeigte. CLAUDE und LHERMITTE (43) beobachteten diese Asynergie bei einem Mann mit bilateraler Schußverletzung der Lobuli paracentrales. Wenn man zudem bedenkt, daß bei dem von BABINSKI beobachteten Patienten unter anderem der Pons stark mitlädiert war, so fällt wohl die Behauptung in sich zusammen, daß diese Asynergie auf einem Ausfall von Kleinhirnfunktionen beruht. BABINSKI hat aber noch eine zweite Asynergie beschrieben, die seiner Meinung nach für Kleinhirnläsionen mehr oder weniger typisch ist. Wird eine Kleinhirnkranke aufgefordert, sich aus Rückenlage mit vor der Brust gekreuzten Armen aufzurichten, so gehen die gestreckten Beine bei Hebung des Oberkörpers sofort stark in die Höhe, wodurch es der Kranken unmöglich ist, die Sitzstellung einzunehmen. Diese Beobachtung stimmt mit den an kleinhirnexstirpierten Tieren erhobenen Befunden darin überein, daß sich auch bei diesen Tieren die statisch beanspruchten Hinterpfoten auf Ventralflexion von Kopf und Oberkörper stark ventralwärts bewegen (Abb. 140: 6 u. 7). Da die von BABINSKI beschriebene Erscheinung auch bei den Kleinhirnpatienten von ANDRÉ THOMAS deutlich vorhanden war und THOMAS außerdem beobachtete, daß bei Patienten mit doppelseitiger Kleinhirnerkrankung beide Beine, bei einseitiger Erkrankung nur das gleichseitige Bein abnorm hoch vom Boden gehoben wurde, so scheint also diese Erscheinung wirklich eine gewisse Beziehung zu Kleinhirnschädigungen zu haben.

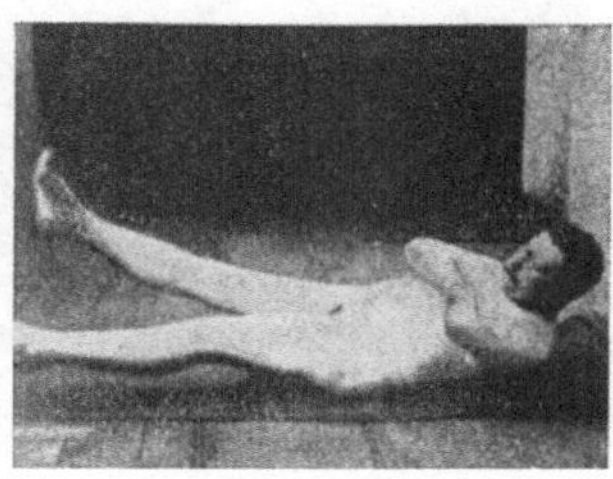

Abb. 150. Mann mit Schußverletzung der rechten Kleinhirnhemisphäre. Beim Versuch, sich aufzurichten, heben sich beide Beine vom Boden empor, das rechte mehr als das linke. Auch die rechte Schulter wird mehr gehoben als die linke, wodurch der Rumpf sich nach der linken Seite dreht. Nach ANDRÉ THOMAS: Pathologie du Cervelet, Nouveau Traité de Médecine, G. H. ROGER, F. WIDAL et P. J. TEISSIER, 19, 755. Masson et Cie. Editeurs Paris, 1925.

Jedoch zeigen auch intakte Hunde auf Ventralflexion von Kopf und Oberkörper eine Ventralbewegung der Hinterpfoten, die allerdings meistens weniger ausgesprochen ist. Desgleichen tritt auch bei intakten Menschen, die sich aus Rückenlage mit vor der Brust gekreuzten Armen aufrichten, eine Beugung der Hüftgelenke auf, wobei die Fersen mehr oder weniger vom Boden gehoben werden. Bei bestimmtem Alter (nicht bei jüngeren Kindern und älteren Erwachsenen) können die Fersen auf dem Boden gehalten werden, jedoch nur mit mehr oder weniger starker Anstrengung. Die abnorme hohe Hebung der Beine durch Kleinhirnpatienten ist also nicht der Ausdruck einer Asynergie, sondern im Gegenteil einer besonders starken, ungehemmten und nicht zu hemmenden Synergie. Man könnte daher eher von einer Hypersynergie sprechen. Wie aus diesen Betrachtungen hervorgeht, ist es sehr fraglich, ob der Ausfall von Kleinhirnfunktionen beim Menschen, im Gegensatz zu den Erscheinungen beim Tier, wirklich eine Asynergie auslösen kann.

Auch bei Erkrankungen des Großhirns sind Störungen der Synergien auf Vorn- und Hintenüberbewegung des Oberkörpers beschrieben. Wir haben bereits das Fehlen der Kniebeugung auf Hintenüberbewegung des Oberkörpers bei einem Fall von Tuberkulom des Lobus temporalis und einem Fall von doppelseitiger Zerstörung der Lobuli paracentrales durch Schußverletzung erwähnt. LÉRI fand bei Hemiplegikern in Stehstellung auf Vornüberbewegung des Rumpfes eine Streckung des Kniegelenkes am gesunden Bein und eine Beugung des Gelenkes am kranken Bein (Abb. 151) und hält diese Erscheinung für ein wichtiges Differentialdiagnostikum zwischen organischer und hysterischer Hemiplegie.

BABINSKI beobachtete bei Fällen von Hemiplegie, daß das kranke Bein bei dem Versuch, sich aus Rückenlage mit vor der Brust gekreuzten Armen aufzurichten, abnorm stark und mehr als das gesunde Bein emporgehoben wird. Bei Großhirnläsionen kann die Synergie also ausbleiben (Fehlen der Kniebeugung auf Hintenüberbewegung des Oberkörpers), oder abnorm verlaufen (Beugung statt Streckung des Kniegelenkes auf Vornüberbewegung des Rumpfes), oder auch übermäßig stark auftreten. Diese Befunde stimmen nicht völlig mit den Ergebnissen der Tierexperimente überein, denn bei großhirnlosen Tieren bedingt die Stellungsänderung der Wirbelsäule typische Synergien der Hinterpfoten, wenn auch die Stütztonuszunahme auf stütztonusfördernde Stellungsänderungen nicht so stark auftritt wie bei intakten Hunden. Wie dem auch sei, so sind die Befunde bei Mensch und Tier bis zum heutigen Tage viel zu wenig analysiert, um daraus in bestimmter Richtung irgendwelche Schlußfolgerungen ziehen zu können. Zu der Beobachtung BABINSKIS, daß Hemiplegiker beim Aufrichten des Oberkörpers aus Rückenlage das hemiplegische Bein mehr emporheben als das intakte, seien noch folgende Beobachtungen am Tier mitgeteilt: Bringt man halbseitig großhirnlose Hunde in Rückenlage und bewegt dann Kopf und Vorderkörper ventralwärts, so geht manchmal, meistens allerdings nur in der ersten Zeit nach der Exstirpation, die kontralaterale Hinterpfote in Streckung, während die homolaterale in Beugung verharrt. Beim Hunde Vici, dem außer der rechten Großhirnhälfte auch das ganze Kleinhirn entfernt war, ging auf Ventralflexion von Kopf und Vorderkörper noch $1^1/_2$ Jahr nach der Exstirpation die linke Hinterpfote in Streckung (Abb. 152).

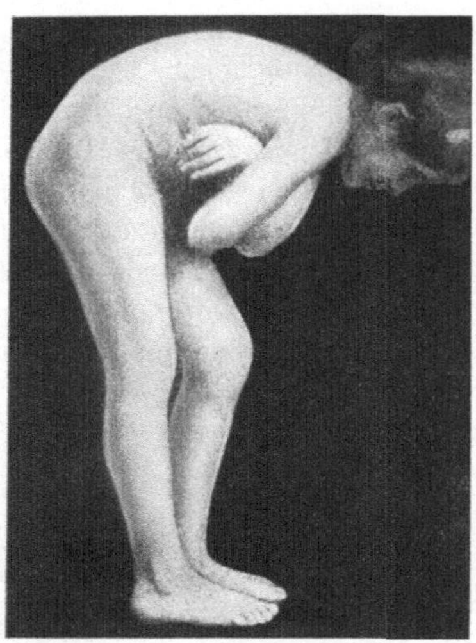

Abb. 151. LÉRIS Kniebeugephänomen. Mädchen mit linksseitiger Hemiplegie. Auf Beugung des Rumpfes wird das kranke hypertonische Bein im Kniegelenk gebeugt, während das gesunde in Streckstellung verharrt. Nach ANDRÉ LÉRI: Hémiplégie, Sémiologie nerveuse. CH. ACHARD, A. BAUDOUIN, LAIGNEL-LAVASTINE, ANDRÉ LÉRI und LÉOPOLD LÉVI, Abb. 93, S. 484, Paris, J. B. Baillière et fils, 1925.

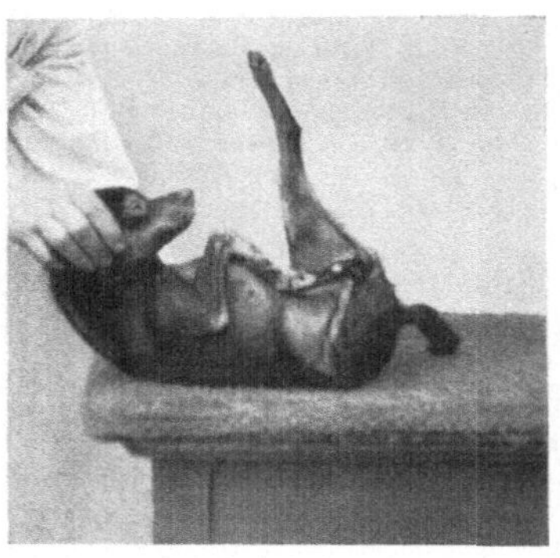

Abb. 152. Hund Vici, *rechtsseitig* großhirnlos, total kleinhirnlos, in Rückenlage. Auf passive Ventralbewegung von Kopf, Hals und Vorderkörper hat sich das Becken ventralwärts bewegt und die *linke* Hinterpfote ist in Streckstellung übergegangen.

Wie bei linksseitigen Hemiplegikern wurde also auch bei diesem Tier auf Ventralbewegung von Kopf und Rumpf die Ferse der linken Extremität mehr emporgehoben als die der anderen Seite. Während aber bei den Patienten die starke Hebung durch eine starke Beugung im Hüftgelenke zustande kommt, wird sie bei dem Hunde Vici durch eine stärkere Streckung des Kniegelenkes bewirkt.

Bei intakten Hunden in Rückenlage werden die nicht statisch beanspruchten Hinterpfoten auf Ventralbewegung von Kopf und Vorderkörper nicht gestreckt, ebensowenig bei groß- und kleinhirnlosen Tieren, wohl aber bei decerebrierten Hunden. Bei halbseitig kleinhirnlosen Hunden besteht vorübergehend eine Streckung der homolateralen, bei halbseitig großhirnlosen der kontralateralen Hinterpfote. Hunde, bei denen die halbseitige Abtragung des Großhirns sehr weit caudal vorgenommen wird, zeigen noch nach Monaten eine Streckung der kontralateralen Hinterpfote.

Fassen wir die Ergebnisse der oben erwähnten Beobachtungen zusammen, so ergibt sich folgendes: Auch beim Menschen werden die Stellungsänderungen der Wirbelsäule von Stellungs- und Muskeltonusänderungen der unteren Extremitäten begleitet, die in manchen Punkten mit denen am Tier übereinstimmen, in anderen Punkten jedoch abweichen. Es ist bis heute nicht bekannt, ob diese Unterschiede auf die verschiedene Ausgangsstellung (bei Hunden sind in Rückenlage oder Stehstellung die Hüftgelenke gebeugt oder höchstens $\pm$ 90° gestreckt, während beim Menschen sowohl bei Rückenlage wie bei Stehstellung die Hüftgelenke fast maximal gestreckt sind) oder auf eine verschiedene Anfangstonusverteilung oder auf noch andere Ursachen zurückzuführen sind.

XI. Die Beeinflussung des Stütztonus einer Pfote durch die Stellung der gegenüberliegenden Pfote.

A. Die Reaktionen auf Abduction und Adduction der gegenüberliegenden Pfote, die sogenannte Schunkelreaktion.

Wird bei einem stehenden Hund eine Vorderpfote, z. B. die rechte passiv gehoben, dann fühlt man bei passiver Bewegung des Rumpfes nach rechts eine kräftige Streckung und Abduction der gehobenen Pfote. Die Pfote bietet gegen passive Beugung starken Widerstand, der solange anhält, wie der Vorderkörper nach rechts geneigt ist, auf Zurückbewegung nach links dagegen sofort nachläßt. Diese Reaktionen sind weder durch optische Reize noch durch Labyrinthreflexe bedingt, denn sie treten auch bei verschlossenen Augen auf, ebenso wenn man den Kopf im Raum fixiert und nur den Rumpf bewegt, und sind auch bei labyrinthlosen, mit Kopfkappe versehenen Hunden deutlich vorhanden. Sie werden auch nicht durch die tonischen Halsreflexe hervorgerufen, denn sie fehlen nicht, wenn der Kopf zum Rumpf fixiert ist. Sie treten auch noch auf, wenn der Hinterkörper vom Boden gehoben wird und das Tier nur auf einer Vorderpfote steht (Abb. 153).

Die Reaktionen der gehobenen Vorderpfote (Spielbein) werden durch die Stellungsänderungen der gegenüberliegenden Pfote (Standbein), die auf dem Boden steht, verursacht. Wenn man das Tier mit einer Vorderpfote auf eine glatte Unterlage setzt und diese Pfote passiv abwechselnd in Ab- und Adductionsstellung schiebt, oder wenn man das Tier mit einer Vorderpfote auf ein Brett stellt und das Brett, während der Rumpf unbeweglich bleibt, nach links und rechts verschiebt, dann zeigen sich am Spielbein auch dieselben Reaktionen. Diese Beobachtungen lehren also, daß die Reaktionen des Spielbeines durch die passive Ab- und Adduction des Standbeines ausgelöst werden. Wahrscheinlich spielen dabei die Dehnung und Entdehnung der Ad- und Abductoren des Standbeines eine Rolle.

Die passive Abduction des Standbeines, die mit Dehnung der Adductoren (der Mm. pectoralis major et minor; Abb. 154) und Entdehnung der Abductoren einhergeht, bedingt eine aktive Streckung und Abduction des Spielbeines mit starker Zunahme des Streck- bzw. Stütztonus, während die passive Adduction des Standbeines, die von einer Entdehnung der Mm. pectoralis und von einer Dehnung der Oberarmadductoren (unter anderem des M. deltoideus) und bestimmter Schulterblattmuskeln (unter anderem des M. serratus ant.) begleitet ist, am Spielbein ein Nachlassen des Stütztonus und ein Anziehen in Beugestellung bewirkt. Manchmal ist bereits eine Stellungsänderung des Standbeines um einen Winkel von 10^0 genügend, um ein Auftreten bzw. Nachlassen des Stütztonus am Spielbein hervorzurufen.

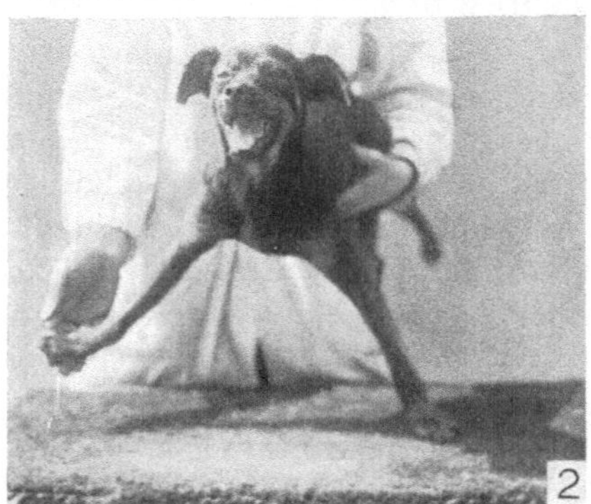

Abb. 153. Schunkelreaktionen der Vorderpfoten beim kleinhirnlosen Hund Moor. Rechte Vorderpfote und Hinterkörper vom Boden gehoben, so daß das Tier nur auf der linken Vorderpfote steht. 1. Auf passive Bewegung des Rumpfes nach rechts, wodurch die linke Vorderpfote passiv in Abductionsstellung geführt ist, hat sich die rechte Vorderpfote aktiv kräftig gestreckt und abduziert und bietet starken Widerstand gegen passive, statische und nicht statische Beugung. 2. Durch Bewegung des Rumpfes nach links ist die linke Vorderpfote passiv adduziert, und der Stütztonus der rechten Vorderpfote hat nachgelassen, die spielend leicht zu beugen ist.

Ganz ähnliche Erscheinungen wie an den Vorderpfoten lassen sich auch an den Hinterpfoten beobachten. Steht ein Hund nur auf einer Hinterpfote, so hat die passive Abduction dieser Pfote (wobei die Adductoren: M. gracilis, Mm. adductor longus, magnus et brevis gedehnt werden) eine Streck- und Abductionsbewegung mit starkem Streck- oder Stütztonus der kontralateralen Hinterpfote zur Folge.

Umgekehrt bedingt die Adduction des Standbeines nicht nur ein Nachlassen des Stütztonus, sondern sogar einen Beugetonus der gegenüberliegenden Pfote, die in Beugestellung angezogen wird. Wenn man einen Hund auf die Hinterpfoten stellt (Abb. 155, Nr. 2) und den Rumpf abwechselnd nach rechts (Abb. 155, Nr. 1) und links schunkelt (Abb. 155, Nr. 2 und 3), dann geht durch das Rumpfgewicht beim Schunkeln nach rechts die rechte Hinterpfote, beim Schunkeln nach links die linke passiv in Adductionsstellung, dabei werden die linke bzw. die rechte Hinterpfote abwechselnd vom Boden gehoben und gebeugt.

Die Reaktionen des Spielbeines treten nur bei statischer Beanspruchung des Standbeines auf. Auf passive Ab- und Adduction einer nicht statisch beanspruchten Pfote sind an der gegenüberliegenden Pfote keine deutlichen Stellungs- und Tonusänderungen zu beobachten, und zwar vermutlich deshalb, weil sich auf statische Beanspruchung die Ad- und Abductoren des Standbeines reflektorisch anspannen, und dadurch einen starken Anfangstonus haben. In Übereinstimmung mit dieser Annahme ruft die passive Ab- und Adduction einer statisch beanspruchten Pfote bei intakten Hunden in Rückenlage meistens keine deutlichen Reaktionen der gegenüberliegenden Pfote hervor, wohl aber dagegen bei kleinhirnlosen Tieren, bei denen ja in Rückenlage starke reflektorische Anspannungen auf statische Beanspruchung nachzuweisen sind.

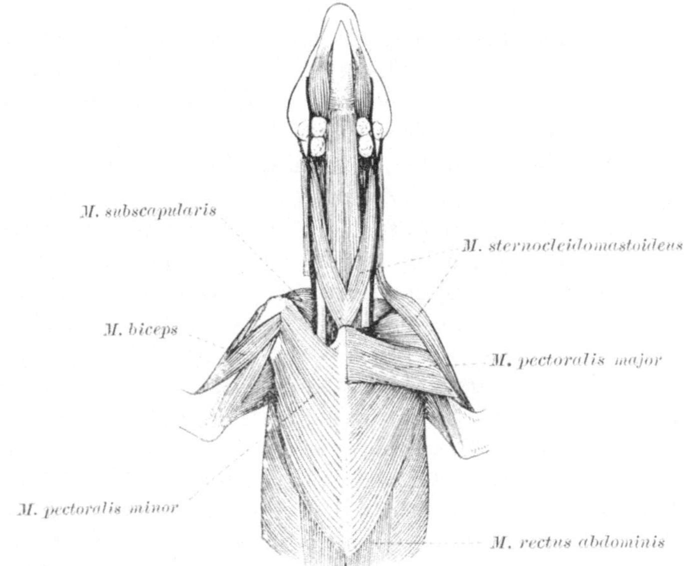

Abb. 154. Brustmuskeln des Hundes (ventrale Ansicht). Adductoren des Oberarmes. *M. pectoralis major*, entspringt an der Außenfläche des Sternum vom Manubrium sterni bis zur Ansatzstelle des Knorpels der 3. Rippe und endet an der ganzen Linea tuberculi majoris humeri. *M. pectoralis minor*, entspringt an der Cartilago xiphoidea und am Sternum bis zum 2. Rippenknorpel und endet mit einer Sehne am Tuberculum minus. Diese Sehne sendet eine Faserplatte zum Tuberculum majus, außerdem geht von der Mitte des Muskels meist ein Faserbündel ab, welches direkt an die mediale Fläche der Mitte des Humerus tritt. Nach W. ELLENBERGER und H. BAUM: Anatomie des Hundes.

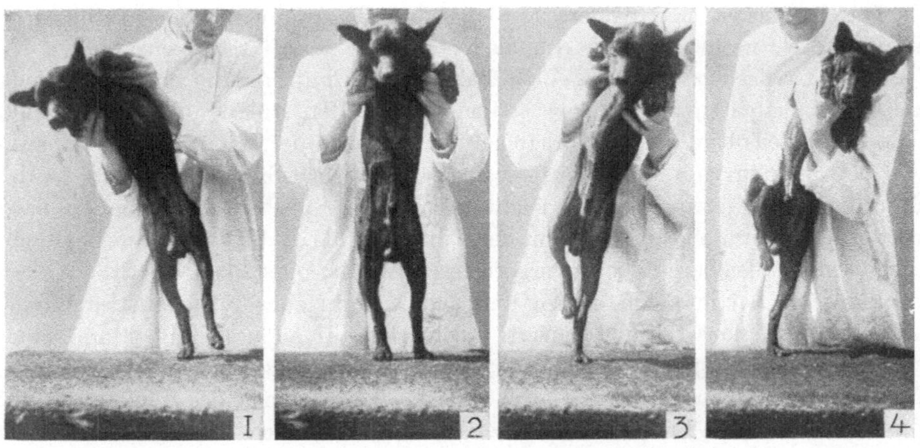

Abb. 155. Schunkelreaktionen der Hinterpfoten beim kleinhirnlosen Hund Erik. 1. Bei dem auf den Hinterpfoten stehenden Tier wird der Rumpf nach rechts bewegt; dabei linke Hinterpfote vom Boden gehoben und im Knie- und Fußgelenk gebeugt. 2. Rumpf in Mittelstellung zurückbewegt, linke Hinterpfote wieder gestreckt und auf die Unterlage gesetzt; die Pfote zeigt starken Stütztonus. 3. Rumpf nach links bewegt. Jetzt hebt sich die rechte Hinterpfote vom Boden und beugt sich im Fuß- und Kniegelenk. 4. Auf weitere Bewegung des Rumpfes nach links nimmt die Beugung der rechten Pfote zu.

Nach Operationen am Zentralnervensystem sind die Schunkelreaktionen manchmal ein- oder beiderseitig gestört. Von einem Fehlen der Schunkelreaktion einer Pfote, z. B. der rechten Vorderpfote, wird im folgenden gesprochen, wenn die rechte Vorderpfote auf passive Ab- und Adduction der linken Vorderpfote keine Spielbeinreaktionen zeigt. Diese Definition ist notwendig, da das Ausbleiben der Schunkelreaktionen am Spielbein auf dreierlei Weise zustande kommen kann: erstens können entweder die Reize von den Standbeinmuskeln ausbleiben oder sie können die Zentren im Zentralnervensystem nicht erreichen, zweitens können die Zentren der Schunkelreaktionen ihre Funktionsfähigkeit eingebüßt haben oder zerstört sein, und drittens können die Spielbeinmuskeln unfähig sein zu reagieren, oder der Weg von den Zentren zu diesen Muskeln kann verlegt sein.

Die Ursache der Störung kann also in den Standbeinmuskeln, in den sensiblen Nerven dieser Muskeln, in den Zentren, in den motorischen Nerven der Spielbeinmuskeln oder in diesen selbst gelegen sein. Daraus folgt, daß nach einseitigen Exstirpationen oder Läsionen des Zentralnervensystems die affizierten Pfoten prompte Schunkelreaktionen aufweisen können beim Fehlen der Reaktionen an den anscheinend intakten Pfoten der anderen Seite. Durchschneidet man z. B. bei einem Hunde die zu der *rechten* Hinterpfote gehörigen hinteren Wurzeln des Rückenmarks, dann zeigt die rechte Hinterpfote, wenn das Tier auf der linken stehend nach rechts und links geschunkelt wird, lebhafte Streck- und Beugebewegungen; setzt man nun das Tier auf die rechte Hinterpfote, so lösen die Schunkelbewegungen aber keine Reaktionen der intakten linken Pfote aus. Diese Beobachtung lehrt wieder, wie außerordentlich vorsichtig man sein muß, um auf Grund eines Reaktionsausfalls nach halbseitiger Exstirpation oder Läsion des Zentralnervensystems Schlußfolgerungen über den zentralen Mechanismus dieser Reaktionen zu ziehen, denn es können nach operativen Eingriffen Reaktionen ausbleiben, ohne daß das Zentrum dieser Reaktionen oder die Bahnen, die von dem Zentrum zu den Muskeln gehen, lädiert sind.

Durchschneidet man beiderseits die zu den Hinterpfoten gehörigen hinteren Wurzeln, so verschwinden die Schunkelreaktionen der Hinterpfoten völlig.

Nach Exstirpation des Kleinhirns fehlen die Schunkelreaktionen zuerst völlig an beiden Seiten sowohl bei den steifen wie bei den schlaffen Tieren, sie sind jedoch meistens bald wieder vorhanden, oft schon in der ersten Woche. Ebenso wie bei intakten Hunden genügen schon ganz geringe Stellungsänderungen des Standbeines (um etwa 10°), um den Stütztonus des Spielbeines aufzuheben, bzw. wieder hervorzurufen. Man gewinnt den Eindruck, als ob der Stütztonus bei kleinhirnlosen Hunden bereits bei einer geringeren Adductionsstellung des Standbeines nachläßt als bei intakten Tieren und andererseits zum Wiederauftreten eine stärkere Abductionsstellung braucht. Auch wird auf Adduction des Standbeines das Spielbein mehr gehoben (Abb. 155, Nr. 4). Ferner zeigen kleinhirnlose Hunde, im Gegensatz zu intakten und großhirnlosen Tieren, auch bei Rückenlage auf passive Ab- und Adduction einer statisch beanspruchten Pfote eine deutliche Stütztonuszu- und -abnahme an der gegenüberliegenden Pfote, wenn sie auch bei Rückenlage weniger brüsk und nach längerer Latenz auftritt als bei Stehstellung.

Nach halbseitiger Kleinhirnexstirpation fehlen die Schunkelreaktionen zuerst völlig an beiden Seiten und kehren ebenso wie bei total kleinhirnlosen Hunden später beiderseits zurück. Sie zeigen sich dann zuerst meistens wieder an den Pfoten der Exstirpationsseite, jedoch ist auch an den Hinterpfoten die umgekehrte Reihenfolge der Reflexwiederkehr beobachtet worden. Nach einer gewissen Zeit sind sie an beiden Seiten lebhaft vorhanden.

Sie zeigen aber dann meistens noch eine deutliche Asymmetrie. Wenn die der Exstirpation kontralaterale Pfote Standbein ist, so bedingt die Adduction bis etwa in Mittelstellung (Vertikalstellung) meist bereits ein gänzliches Nachlassen des Stütztonus am gegenüberliegenden Spielbein, eine geringe Abduction aus dieser Stellung das sofortige Auftreten eines starken Stütztonus.

Ist dagegen die der Exstirpation homolaterale Pfote Standbein, so ist eine erhebliche Abduction aus der Mittelstellung zum Auftreten des Stütztonus am Spielbein erforderlich.

Für die Reaktionen der der Exstirpation kontralateralen Pfote sind größere Stellungsänderungen des Standbeines erforderlich, als für die Reaktionen der homolateralen Pfote, wenn dieses Spielbein ist.

Bei großhirnlosen Hunden sind die Schunkelreaktionen bereits am ersten oder zweiten Tag nach der Exstirpation wieder vorhanden. Bei allen großhirnlosen Hunden zeigen sie sich deutlich und lebhaft an den Vorderpfoten, dagegen

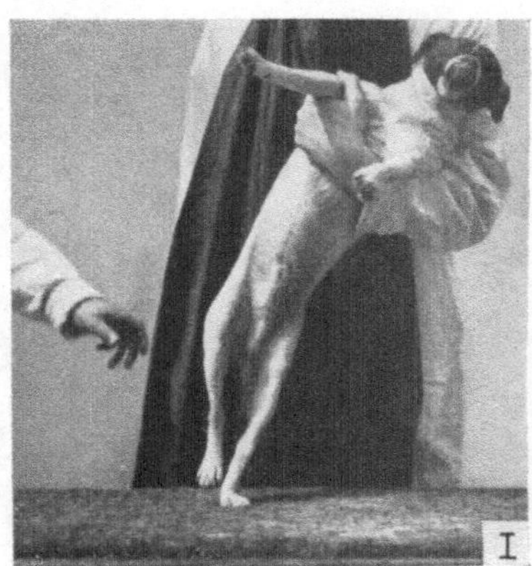

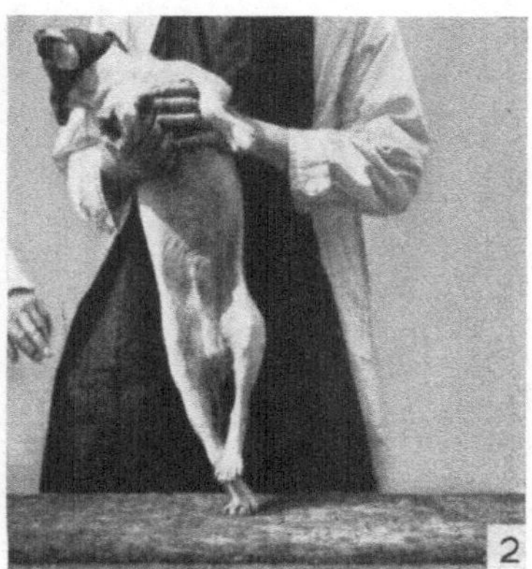

Abb. 156. Schunkelreaktionen der Hinterpfoten beim Hunde Fox nach Exstirpation der rechten Kleinhirnhälfte.

auffallend schwach an den Hinterpfoten. Die Ursache dafür wird wahrscheinlich in der Herabsetzung der Stütztonusstärke liegen.

Das Vorhandensein der Schunkelreaktionen sowohl bei kleinhirnlosen wie bei großhirnlosen Hunden beweist, daß diese Reaktionen Reflexbogen haben müssen, die außerhalb des Kleinhirns wie auch außerhalb des Großhirns verlaufen.

Bei dem *total großhirn- und kleinhirnlosen Hunde Robbie* sind keine Schunkelreaktionen vorhanden, jedoch reicht die Beobachtungszeit von $5^1/_2$ Wochen nicht aus, um irgendwelche Schlüsse hinsichtlich des zentralen Mechanismus dieser Reaktionen zuzulassen.

Nach halbseitiger Großhirnexstirpation zeigen die Pfoten der der Exstirpation kontralateralen Seite lebhafte Schunkelreaktionen, desgleichen die homolaterale Vorderpfote, dagegen ist die Reaktion der homolateralen Hinterpfote (Spielbein) meistens nur angedeutet, wohl infolge der herabgesetzten Stütztonusstärke des Standbeines, der kontralateralen Hinterpfote.

Bei dem Hunde Vici, dem *das Kleinhirn und die rechte Großhirnhälfte* entfernt ist, zeigen die *linken* Pfoten übertriebene Schunkelreaktionen. Beim Schunkeln auf der rechten Hinterpfote wird die linke abnorm stark gehoben (Abb. 157, Nr. 1), dann wieder gestreckt (Abb. 157, Nr. 2), aber dabei nicht auf die Unterlage gesetzt. Die mit deutlicher Abductionsbewegung kombinierte Streckbewegung ist an sich wohl zweckgemäß, vermag jedoch nicht, trotz der Abductionsbewegung, ein Umfallen nach links zu verhindern. (Das Hängenbleiben in der Luft beruht wahrscheinlich auf dem Fehlen der Stehbereitschaft der gestreckten linken Hinterpfote bei Berührung der gegenüberliegenden Pfote mit der Unterlage.) Bei statischer Beanspruchung der linken Pfoten während des Schunkelns zeigt sich deutlich, daß der Stütztonus bei der Streckung nicht annähernd so stark wie bei intakten und kleinhirnlosen Hunden ist. Bei Rückenlage des Tieres zeigt die linke Hinterpfote ebenfalls deutliche Beuge- und Streckbewegungen auf passive Ab- und Adduction der statisch beanspruchten rechten Hinterpfote.

An den *rechten* Pfoten sind die Schunkelreaktionen bei Stehstellung nur bei sehr ausgiebigen Stellungsänderungen des Standbeines (linke Vorder- oder

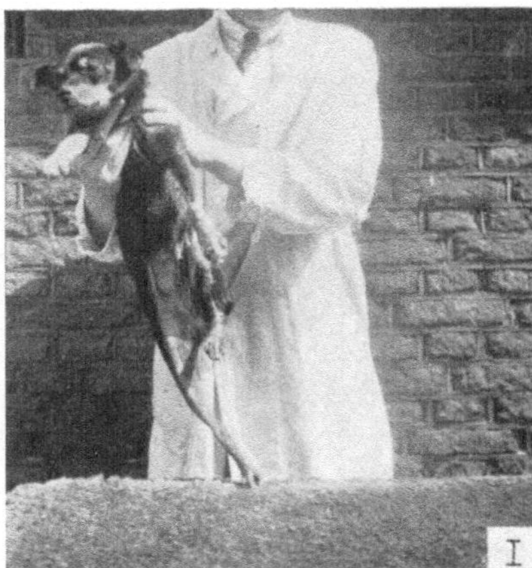

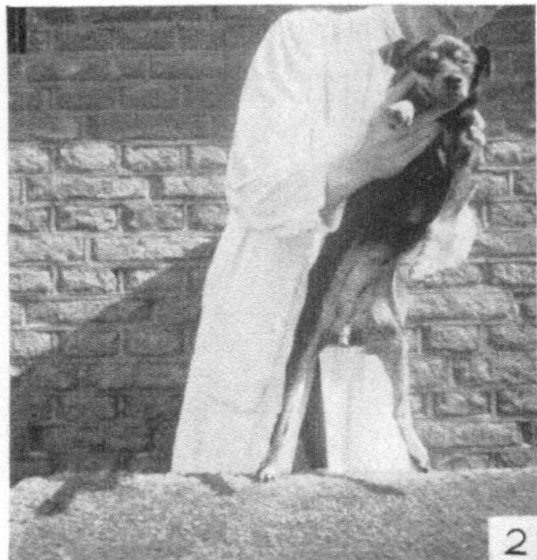

Abb. 157. Schunkelreaktionen der linken Hinterpfote beim Hunde Vici nach Exstirpation des ganzen Kleinhirns und der rechten Großhirnhälfte. 1. Auf Bewegung des Vorderkörpers nach rechts maximale Beugung der linken Hinterpfote. 2. Auf Bewegung des Vorderkörpers nach links Streckung der linken Hinterpfote und Abduction im Hüftgelenk. Die Pfote wird nicht auf die Unterlage gesetzt, sondern bleibt nach vorn gerichtet in der Luft hängen (die linke Hinterpfote zeigt keine Stehbereitschaft auf Berührung der rechten Hinterpfotensohle mit der Unterlage).

Hinterpfote) vorhanden. Die Tonusänderungen sind an der rechten Vorderpfote deutlich, an der rechten Hinterpfote dagegen nur schwach nachweisbar. Bei Rückenlage zeigen sich an den rechten Pfoten selbst auf sehr ausgiebige Ab- und Adduction der linken keine oder höchstens schwach angedeutete Tonusänderungen.

Die Reaktionen dieses Tieres entsprechen also mehr oder weniger denjenigen, die sich nach ausschließlicher Kleinhirnexstirpation und nach ausschließlicher Exstirpation der rechten Großhirnhälfte zeigen. Die bei Stehstellung durch die linke Hinterpfote ausgeführten übertriebenen Streck- und Beugebewegungen in der Luft sowie das Auftreten dieser Bewegungen bei Rückenlage stimmen mit den Beobachtungen an kleinhirnlosen Hunden überein, während die geringe Stütztonusstärke der linken Pfoten in Streckstellung (und das Fehlen der Stehbereitschaft bei Streckung), sowie die geringen Stellungs- und Tonusänderungen an der rechten Hinterpfote auf ausgiebige Schunkelbewegungen Erscheinungen sind, die nach ausschließlicher Exstirpation der rechten Großhirnhälfte vorzukommen pflegen.

Nach Decerebrierung fehlen die Schunkelreaktionen auf beiden Seiten, jedoch zeigt sich zuweilen sowohl auf Ab- wie Adduction der einen Hinterpfote eine kurzdauernde vorübergehende Zunahme der Streckstarre der gegenüberliegenden Pfote. (Es macht dabei den Eindruck, als ob die Richtung der Stellungsänderung keine Rolle spielt.)

Auch nach Querdurchtrennung des Rückenmarkes bleiben die Schunkelreaktionen aus und kehren später, auch wenn die Tiere mehrere Monate am Leben gehalten werden, nicht wieder.

Aus den Befunden bei decerebrierten und spinalen Tieren darf nicht die Schlußfolgerung gezogen werden, daß die Schunkelreaktionen keine spinalen Reflexe darstellen und ihr Zentrum oral vom SHERRINGTONschen Decerebrationsschnitt haben müssen. Man muß doch berücksichtigen, daß beim spinalen Tier der Anfangstonus des Standbeines ein anderer ist als beim intakten Tier. Das spinale Tier ist sogar nicht imstande auf einer Hinterpfote zu stehen; das Standbein knickt unter dem Rumpfgewicht sofort ein, und außerdem ruft die statische Beanspruchung keine tonischen Anspannungen der Ab- und Adductoren hervor. Das Ausbleiben der Schunkelreaktionen nach Querdurchtrennung des Rückenmarkes braucht also nicht unbedingt auf dem Fehlen der Zentren zu beruhen, sondern könnte vielleicht auch durch die geringere Anfangsspannung der Ab- und Adductoren des Standbeines verursacht sein. Ebenso wäre es an sich denkbar, daß beim decerebrierten Tier das Ausbleiben der Beugebewegung durch den erhöhten Strecktonus und die abnorm starke Neigung zur Streckstellung verursacht wird.

Man könnte sich das so vorstellen, daß das Standbein einen gewissen Einfluß ausübt, der aber zum Überwinden des erhöhten Strecktonus des Spielbeines ungenügend ist, oder aber, daß die erhöhte Streckneigung eine Schaltung bedingt, die bei der Adductionsbewegung des Standbeines anstatt eine Beugung eine Zunahme der Streckung des Spielbeines auslöst.

Möglicherweise spielt auch die abnorme Muskeltonusverteilung des Standbeines bei der Zunahme der Streckung eine Rolle. Im Gegensatz zu intakten Tieren zeigt das decerebrierte Tier auf Dehnung der Flexoren keine myotatischen Reflexe, vielleicht sind auch die Reaktionen auf Dehnung der Ab- und Adductoren abgeschwächt. Wie sich aus dem vorhergehenden ergibt, kann die Frage nach der Lokalisation des zentralen Mechanismus der Schunkelreaktionen wahrscheinlich erst dann gelöst werden, wenn an sogenannten SHERRINGTON-Präparaten mit von ihren Insertionen gelösten Muskeln festgestellt worden ist, erstens, wo und wodurch die Erregungen dieser Reaktionen ausgelöst werden, und ob sie wirklich auf Dehnung der Ab- und Adductoren beruhen, zweitens, welche reflektorischen Muskelanspannungen diese Erregungen normalerweise bedingen und drittens, welche Änderungen diese Anspannungen nach Decerebration und Querdurchtrennung des Rückenmarks zeigen.

Außer nach Decerebration, Querdurchtrennung des Rückenmarks, doppelseitiger Durchschneidung der hinteren Wurzeln und vorübergehend nach Kleinhirnexstirpation fehlen die Schunkelreaktionen auch bei *neugeborenen Hunden*. In der dritten Woche nach der Geburt sind sie allerdings meistens, wenn auch noch schwach, vorhanden.

Beim Menschen fehlen die Schunkelreaktionen in den ersten Lebensmonaten.

Sie treten erst auf, wenn die Kinder zu stehen und laufen anfangen. Besonders deutlich sind sie zu sehen, wenn die Mutter die Kinder bei den ersten Gehversuchen unter den Achseln stützt und der Rumpf dabei abwechselnd nach rechts und links schunkelt. Beim Schunkeln nach rechts streckt sich das rechte Bein und kann mit genügendem Stütztonus den Rumpf tragen, während es beim Schunkeln nach links deutlich vom Boden gehoben und angezogen wird.

Auch wenn man Erwachsene seitlich der Lenden anfaßt und den Rumpf passiv nach rechts und links bewegt, gehen die Beine, wenn die Versuchsperson nicht Widerstand leistet, abwechselnd hoch. Während der Hebung ist das Bein im Kniegelenk leicht passiv zu beugen. ANDRÉ THOMAS (307) beobachtete, daß bei einem Patienten mit Schußverletzung der *rechten* Kleinhirnhemisphäre

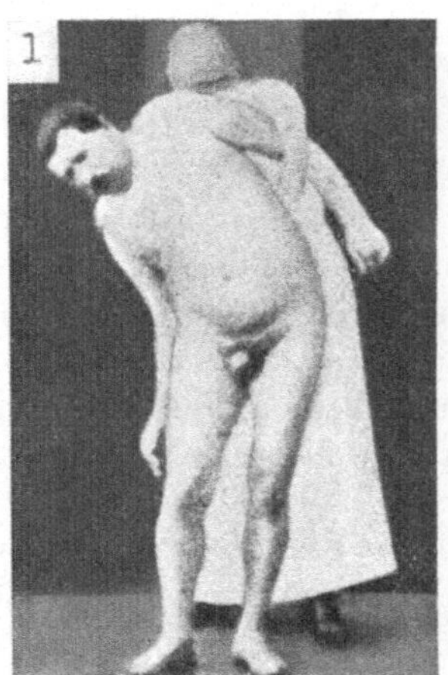

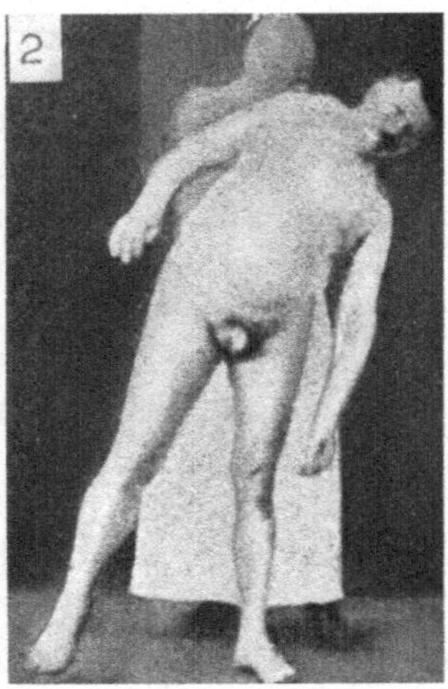

Abb. 158. Mann mit Schußverletzung der *rechten* Kleinhirnhemisphäre. Rumpf mit zwei Händen seitlich der Lenden gefaßt und abwechselnd nach rechts und links bewegt. 1. Auf passive Bewegung des Rumpfes nach rechts bleibt das *linke* Bein mit dem Boden in Berührung, während das rechte im Kniegelenk einknickt. [2. Auf passive Bewegung des Rumpfes nach links geht das *rechte* Bein sofort vom Boden empor, das linke bleibt gestreckt. Nach ANDRÉ THOMAS: Etude sur les Blessures du Cervelet, Vigot Frères, Paris 1918.

auf passive seitliche Hin- und Herbewegung des Rumpfes das rechte, dagegen nicht das linke Bein vom Boden gehoben wurde. Das rechte homolaterale Bein zeigte also Schunkelreaktion, das linke nicht (Abb. 158). ANDRÉ THOMAS faßt die Hebung des rechten Beines als eine Äußerung von „Anisosthenie“, von anormalen Muskelinnervation auf. Wie wir sahen, ist aber die Hebung eine physiologische, das Ausbleiben der Hebung des linken Beines eine pathologische Erscheinung.

Über das Verhalten der Schunkelreaktionen bei anderen Gehirnkrankheiten habe ich in der Literatur keine näheren Angaben finden können. Es sei noch erwähnt, daß sich ebensowenig wie bei intakten Hunden auch bei intakten Menschen in Rückenlage auf Ab- und Adduction des einen Beines Beuge- und Streckbewegungen oder Zu- und Abnahme des Strecktonus am gegenüberliegenden Bein zeigen.

Die Bedeutung der Schunkelreaktion für die Erhaltung des Gleichgewichts und für die Anpassung der Pfotenstellungen an die Stellung der Unterlage.

Wird ein Hund beim Laufen, während er z. B. die linke Vorder- oder Hinterpfote gehoben hat, nach links gestoßen, so wird durch die passive Abduction der rechten Pfote eine Schunkelreaktion der linken gehobenen ausgelöst. Diese macht sofort eine kräftige Streckung und Abductionsbewegung und verhindert dadurch ein Fallen nach der linken Seite. Wenn das Tier auf einem Brett steht, das während der Hebung einer linken Pfote an der linken Seite abwärts bewegt wird, dann zieht die Schwerkraft den Rumpf nach links, und bringt hierdurch das rechte Standbein in Abduktionsstellung. Diese wieder bedingt eine aktive Streckung und Abduction der gehobenen linken Pfote, so daß das Tier nicht nach links umfällt und die Pfote die für die Anpassung an statische Verhältnisse erforderliche Stellung einnimmt.

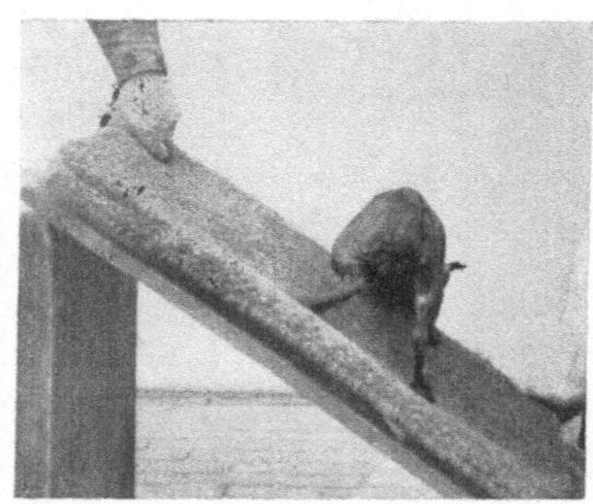

Abb. 159. Die Unterlage eines auf allen Vieren stehenden labyrinthlosen mit Kopfkappe versehenen Hundes an der rechten Seite abwärts bewegt. Dabei passen sich die Pfotenstellungen der Stellung der Unterlage an; die gestreckten rechten Pfoten werden aktiv stark abduziert. Die Abduction löst keine Schunkelreaktion der linken Pfoten aus, die im Gegenteil in Beugestellung gehen.

Wird die Unterlage, auf der ein Tier mit allen Vieren steht, an der rechten Seite abwärts bewegt, dann wird das Tier auch durch die Schwerkraft nach rechts gezogen, und theoretisch müßte eine passive Abduction der linken Pfoten, gefolgt von einer reflektorischen Streckung und Abduction der rechten Pfoten auftreten. Die Stellungsänderungen der rechten Pfoten treten auch auf (Abb. 159), aber die passive Abduction der rechten Pfoten wird — jedenfalls bei langsamer Abwärtsbewegung — durch Adduction und Beugung ersetzt, mithin können also Streckung und Abduction der rechten Pfoten keine Folgen der Schunkelreaktion sein. Ferner müßten sich bei Abduction der rechten Pfoten (Abb. 159) die linken mit starkem Stütztonus strecken, in Wirklichkeit zeigen diese Pfoten aber Beugestellung, und sie beugen sich bei weiterer Abwärtsbewegung mehr und mehr trotz Zunahme der Abduction der rechten Pfoten und klappen schließlich ganz zusammen. Bei der Anpassung an die Stellung der Unterlage müssen also andere Faktoren beteiligt sein, die den Einfluß der Schunkelreaktion aufheben.

Wenn wir uns nun fragen, wodurch der Einfluß der Schunkelreaktion aufgehoben wird, d. h. warum die Abduction der rechten Pfoten keine Streckung und Abduction der linken Pfoten bedingt, so liegt einmal die Vermutung nahe, daß die *aktive* Abduction der rechten Pfote bei der Anpassung dafür (im Gegensatz zu derjenigen beim passiven Schunkeln) verantwortlich zu machen ist.

Bei der passiven Abduction infolge passiven Schunkelns werden die Abductoren entdehnt, während sie sich bei der aktiven Abduction aktiv anspannen. Diese Vermutung hat sich aber als falsch erwiesen, denn wir haben Elefanten und Bären im Zoologischen Garten manchmal geraume Zeit aktiv hin und her schunkeln sehen, wobei sie ganz typische Schunkelreaktionen gezeigt haben. Auch wenn ein Mensch z. B. das linke Bein hebt und das rechte aktiv abduciert, streckt sich das linke und wird auf die Unterlage gesetzt. Stellt man jedoch unter das gehobene Bein eine Unterlage, z. B. einen Stuhl, so tritt eine

Zunahme der Beugung auf. Ganz ähnliche Verhältnisse finden sich auch bei Tieren, bei denen sowohl die aktive wie die passive Abduction einer Pfote nur eine Streckung der gebeugten gegenüberliegenden Pfote auszulösen vermögen, wenn letztere sich nicht auf eine unbewegliche Unterlage stützt. Wie der Einfluß einer feststehenden Unterlage zustande kommt, wird in Kapitel XIII besprochen.

Bei einem Hund mit gehobener Pfote wird die Schunkelreaktion auch dann auftreten, wenn man das Tier in die Seite stößt oder nach der Seite zieht und sogar auch, wenn die Unterlage unter dem Tier verschoben wird. Die Abduction und Streckung des Spielbeines werden dabei ein Umfallen verhindern und stellen somit eine Gleichgewichtsreaktion dar. Die durch seitliche Verschiebung der Unterlage ausgelösten Schunkelreaktionen kann man deutlich beobachten, wenn man einen Hund mit den Hinterpfoten auf eine Drehscheibe setzt und den Vorderkörper festhält (Abb. 160).

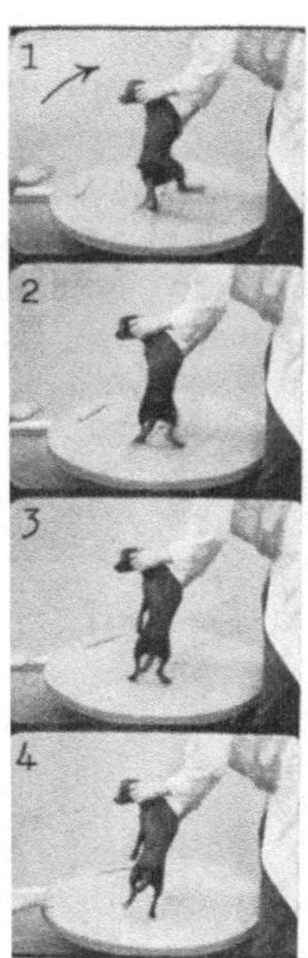

Abb. 160. Kleinhirnloser Hund Piccolino mit den Hinterpfoten auf einer Drehscheibe, welche in Richtung des Uhrzeigers dreht. Das Tier wird an Vorderpfoten und Nacken so fest gehalten, daß die bitemporalen Achsen des Rumpfes senkrecht auf einem Radius stehen. 1. Das Tier hebt die rechte Hinterpfote, die linke steht auf der Scheibe. 2. u. 3. Durch die Drehung der Scheibe wird die linke Hinterpfote, das Standbein, passiv abduziert, dabei streckt sich die rechte Hinterpfote (Spielbein). 4. Bei weiterer Drehung rechte Hinterpfote passiv adduziert, linke Hinterpfote in Beugestellung angezogen.

Wie sich aus dem vorhergehenden ergibt, stellt also die Schunkelreaktion eine typische Gleichgewichtsreaktion dar. Sie kann unter Umständen auch eine gewisse untergeordnete Rolle bei der Anpassung der Pfotenstellungen an die Stellung der Unterlage spielen, die allerdings meistens gerade entgegen der Wirkung der Schunkelreaktion zustande kommt.

B. Reaktionen auf starke Adduktion der gegenüberliegenden Pfote.

Schunkelt man einen auf seinen Hinterpfoten stehenden Hund langsam nach rechts, während die Zehen der rechten Pfote mit einer Hand auf der Unterlage fixiert werden, so hebt sich die linke Hinterpfote zuerst vom Boden, beugt sich mehr und mehr, um sich dann auf einmal zu strecken (Abb. 161); sie wird dabei gerade neben die Innenseite der rechten Pfote auf die Unterlage niedergesetzt.

Hier haben wir also ein drittes Beispiel für unsere Annahme, daß eine *starke* Dehnung der Muskeln eine entgegengesetzte reflektorische Reaktion bewirkt als eine nur mäßige oder geringe Dehnung. So vermag eine geringe Adduction des Standbeines, die mit passiver geringer Dehnung der Abductoren einhergeht, eine Beugung des Spielbeines, eine starke Adduction, die von einer starken passiven Dehnung der Abductoren begleitet ist, dagegen eine Streckung des Spielbeines auszulösen.

Bei dieser Untersuchung muß das Standbein passiv auf der Unterlage fixiert werden, sonst wird es zugleich mit dem Niedersetzen des Spielbeines gehoben und lateralwärts versetzt. Das fixierte Standbein versucht meistens mehrere Male sich von der Unterlage zu heben, man fühlt dann, wie die Pfote abwechselnd angezogen und gestreckt wird, gleichzeitig führt auch das Spielbein alternierende Streck- und Beugebewegungen aus.

Diese Reaktionen sind bei Thalamushunden ebenfalls lebhaft, sie sind also reflektorisch bedingt. Auch hierbei gewinnt man wiederum den Eindruck, als ob starke passive Dehnung von Muskeln reflektorische alternierende Anspannung und Erschlaffung bedingen kann.

Die Streckung des Spielbeines tritt auch auf, wenn bei Fixation des Rumpfes das Standbein passiv in starker Adduction verschoben wird, oder wenn die Adduction durch Verschiebung der Unterlage oder durch eine Drehscheibe (Abb. 162) hervorgerufen wird.

Die Vorderpfoten zeigen übereinstimmende Reaktionen; starke Adduction des Standbeines bedingt ebenfalls eine Streckung des gebeugten Spielbeines und ein Niedersetzen dieser Pfote gerade an der Innenseite des Standbeines.

Ebenso wie die Beugung bleibt auch die Streckung des Spielbeines aus, wenn die gegenüberliegende Pfote bei der Adduction nicht statisch beansprucht ist, Verschluß der Augen hat dabei keinen Einfluß.

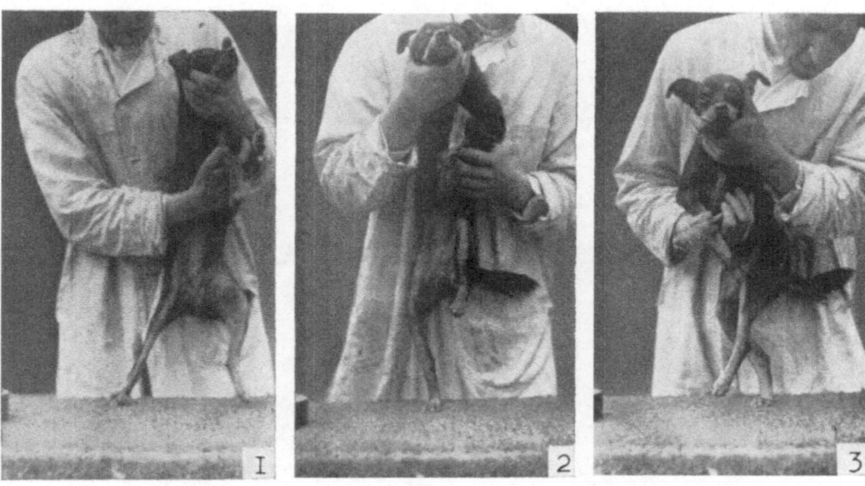

Abb. 161. Hund Vici, kleinhirnlos, rechtsseitig großhirnlos, auf die Hinterpfoten gestellt. Wie immer stützt sich das Tier auch jetzt auf die rechte Hinterpfote, während es die linke in der Luft hält. 1. Rumpf nach links geneigt, linke Hinterpfote gestreckt. 2. Rumpf nach rechts bewegt, dadurch rechte Hinterpfote passiv in leichte Adduction geführt. Linke Hinterpfote aktiv in maximale Beugestellung angezogen (Schunkelreaktion). 3. Rumpf noch mehr nach rechts bewegt, hierdurch rechte Hinterpfote passiv stark adduziert. Linke Hinterpfote jetzt aktiv gestreckt (während die rechte Hinterpfote einknickt).

Die Streckung des Spielbeines bei starker Adduction des Standbeines fehlt bei neugeborenen, decerebrierten und spinalen Hunden, ist aber, außer bei intakten, auch bei labyrinthlosen, kleinhirnlosen und großhirnlosen Hunden nachweisbar. Bei Thalamushunden tritt sie prompt auf an den Vorderpfoten, dagegen oft mit großer Verspätung an den Hinterpfoten, d. h. die Streckung tritt hier erst bei abnorm starker Adduction des Standbeines auf, besonders wenn die Stütztonusstärke an den Hinterpfoten stark herabgesetzt ist. Außerdem ist der bei der Streckung ausgelöste Stütztonus an der Hinterpfote hier nur sehr gering.

Nach Exstirpation einer, z. B. der linken Großhirnhälfte, tritt die Streckung der rechten Pfoten bei starker Adduction der linken prompt auf, die Streckung der linken bei starker Adduction der rechten dagegen meistens mit ziemlicher Verspätung, und zwar erst bei einer abnorm starken Adduction der letzteren. Die Folge davon ist, daß die linke Pfote bei der Streckung die rechte kreuzt und an deren Außenseite auf die Unterlage gesetzt wird. Die Verspätung der Streckung ist stärker und konstanter an der Hinterpfote als an der Vorderpfote der Exstirpationsseite.

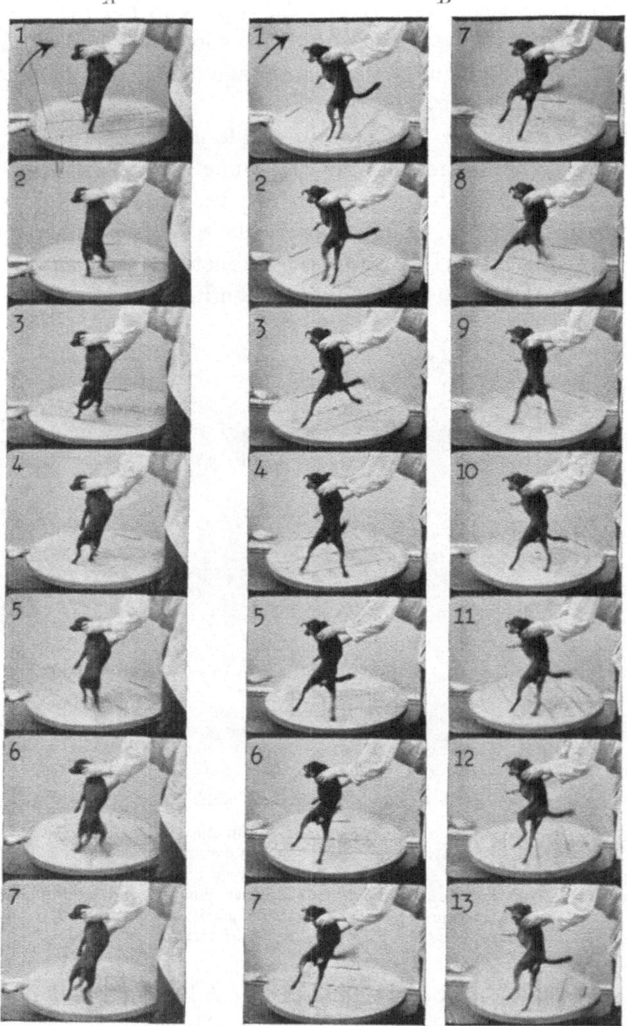

Abb. 162. Kleinhirnloser Hund Piccolino (A) und kleinhirnloser, rechtsseitig großhirnloser Hund Vici (B) mit den Hinterpfoten auf einer Drehscheibe, welche in Richtung des Uhrzeigers dreht. A. Hund Piccolino. A 1. Die rechte Hinterpfote ist infolge der Scheibendrehung passiv adduziert. Im Einklang damit hat sich die linke Hinterpfote von der Scheibe gehoben (Schunkelreaktion). A 2. Auf stärkere Adduction der rechten Hinterpfote hat sich die linke gestreckt und auf die Scheibe gesetzt, während die rechte sich zugleich von der Scheibe gehoben hat. A 4.—6. Dieselben Reaktionen. B. Hund Vici. B 1 u. 2. Rechte Hinterpfote (Standbein) passiv infolge der Scheibendrehung adduziert, die linke (Spielbein) in Beugestellung angezogen (Schunkelreaktion). B 3. Bei stärkerer passiver Adduction der rechten Hinterpfote streckt sich die linke auf einmal in die Luft, die rechte wird zu gleicher Zeit gehoben. Infolge des Fehlens der Stehbereitschaft wird die linke Hinterpfote nicht auf die Scheibe gestellt. B 4. Rechte Hinterpfote wieder gestreckt und auf die Scheibe gesetzt. (Da die linke Pfote sich nicht auf die Scheibe stützt, sondern in der Luft hängen bleibt, ist die Streckung der rechten Pfote nicht durch passive Abduction der linken bedingt. Wie B 3 u. 4 zeigen, bedingt starke Adduction der rechten Pfote also Streckung der linken und eine Beuge-Streckbewegung der rechten Pfote, siehe auch B 8 u. 9.) B 5—7. Die linke Hinterpfote geht auf passive, geringe Adduction der rechten wieder in Beugung. B 8. Auf starke passive Adduction plötzliche Streckung der linken Pfote in die Luft, während die rechte eine Beugestreckbewegung macht. Beachte die viel übertriebeneren Reaktionen der rechten Hinterpfote beim Hunde Vici als beim Hunde Piccolino. Die Reaktionen der rechten Hinterpfote sind beim Hunde Piccolino zweckmäßig, beim Hunde Vici unzweckmäßig obwohl zwecksgemäß (vgl. z. B. A 1—2 mit B 7—8).

Bei der Untersuchung gewinnt man den Eindruck, als ob die Verspätung durch die herabgesetzte Stütztonusstärke des Standbeines bedingt sei. Nach vollständiger und halbseitiger Kleinhirnextirpation fehlt die Streckung zuerst beiderseits, dann tritt sie beiderseits verspätet und schließlich wieder prompt auf. Die Streckung ist bei kleinhirnlosen Hunden meistens nur deutlich zu sehen, wenn man das Standbein auf der Unterlage fixiert, denn wenn man einen auf die Hinterpfoten gestellten kleinhirnlosen Hund stark nach rechts schunkelt, so wird wohl zuerst die linke Pfote gehoben, bei weiterer Adduction jedoch hebt sich das Standbein von der Unterlage, *bevor* die Streckung des Spielbeines aufgetreten ist.

Durch das abweichende Verhalten der Reaktionen auf starke Adduction des Standbeines nach Groß- und Kleinhirnexstirpationen zeigen sich typische Störungen, wenn die Tiere seitwärts gezogen werden.

Zieht man einen intakten, auf allen Vieren stehenden Hund nach rechts, dann treten nacheinander folgende vier Reaktionen auf: 1. Hebung der linken Pfoten, 2. Streckung und Niedersetzen dieser Pfoten an die Innenseite der rechten, 3. Hebung der rechten Pfoten, 4. Niedersetzen dieser Pfoten auf eine mehr nach rechts gelegene Stelle. Jede dieser vier Reaktionen ist deutlich für sich zu beobachten.

Wird ein linksseitig großhirnloser Hund nach links, also nach der Exstirpationsseite gezogen, so treten die vier Reaktionen scheinbar wie bei einem normalen Tier auf. Die Aufeinanderfolge der Reaktionen ist auch beim Ziehen nach rechts, nach der intakten Seite, normal, jedoch tritt die Streckung der linken Pfoten (2.) erst bei sehr starker Adduction der rechten auf, so daß die linken bei der Streckung manchmal die rechten kreuzen und an deren Außenseite niedergesetzt werden. Daraufhin machen die stark adduzierten rechten Pfoten besonders große Schritte nach außen (3 und 4). Beim Ziehen nach der intakten Seite laufen halbseitig großhirnlose Hunde also mit größeren Schritten seitwärts als beim Ziehen nach der anderen Seite und dabei kreuzen die Pfoten der Exstirpationsseite die kontralateralen Pfoten. Bei *starkem* Ziehen nach der intakten Seite treten die Reaktionen 2, 3 und 4 manchmal so verspätet auf, besonders an den Hinterpfoten, daß der Körper umfällt.

Nach totaler Großhirnexstirpation treten ähnliche Störungen beim Ziehen nach links und rechts auf. Auch bei diesen Tieren treten die Reaktionen der Hinterpfoten verspätet auf und da außerdem der bei der Streckung an den Hinterpfoten ausgelöste Stütztonus meistens nur schwach ist, fällt der Hinterkörper beim Ziehen nach rechts und links leicht um.

Total und halbseitig kleinhirnlose Hunde zeigen manchmal im Kriechstadium (in dem sie noch nicht frei laufen können) ähnliche Störungen, auch später, im Stadium der Dauerstörungen, sind die Reaktionen nicht normal und zeigen ein typisches abweichendes Verhalten, wenn die Tiere seitwärts gezogen werden.

Zieht man z. B. einen kleinhirnlosen Hund nach rechts, dann treten folgende Reaktionen auf:

1. Zunehmende Hebung der linken Pfoten, 2. nach langer Pause und nach Überwindung eines deutlichen Widerstandes plötzliche Hebung der rechten mit fast gleichzeitiger Streckung und Niedersetzen der linken Pfoten, 3. Niedersetzen der rechten Pfoten auf eine mehr nach rechts gelegene Stelle.

Bei kleinhirnlosen Hunden ist also die Pause zwischen der ersten und zweiten Reaktion abnorm lang, während die Pause, die intakte Hunde zwischen der zweiten und dritten Reaktion zeigen, fortfällt. Während der langen Pause zwischen 1 und 2 werden die linken Pfoten meistens abnorm hoch gehoben. Ferner unterscheidet sich die zweite Reaktion bei kleinhirnlosen Hunden von der bei intakten dadurch, daß diese bei intakten Tieren aus einer Streckung der linken Pfoten besteht, bei kleinhirnlosen dagegen aus einer Hebung der rechten Pfoten, welche mit einer Streckung der linken einhergeht.

Bei kleinhirnlosen Tieren ist die Hebung der rechten Pfoten deutlich die vorangehende Reaktion[1]. Außerdem werden bei den nach rechts gezogenen kleinhirnlosen Hunden die rechten Pfoten abnorm stark gehoben und über eine abnorm große Strecke nach rechts versetzt. Bei einer Seitwärtsbewegung über einen bestimmten Abstand ist dadurch die Zahl der Schritte bei kleinhirnlosen Hunden geringer (meistens ungefähr um die Hälfte) als bei intakten. Beim Seitwärtsziehen stößt man bei kleinhirnlosen Tieren auf einen deutlichen Widerstand, der gewiß nicht herabgesetzt ist.

Ob dieser erhöht ist, ist schwer festzustellen, weil der Widerstand bei intakten Hunden sehr wechselt und manchmal bei widerspenstigen Hunden sehr stark ist.

Der gleiche Unterschied zeigt sich zwischen intakten und kleinhirnlosen Hunden, wenn man den Rumpf der Tiere fixiert und dann die Unterlage seitwärts verschiebt oder die Tiere mit fixiertem Rumpf auf eine Drehscheibe setzt.

Halbseitig kleinhirnlose Hunde zeigen sowohl Störungen, wenn sie nach der Exstirpationsseite als auch wenn sie nach der intakten Seite hin gezogen werden. Bei der Bewegung nach der Exstirpationsseite ist die Aufeinanderfolge der Reaktionen die gleiche wie beim intakten Tier, jedoch sind die Schritte abnorm groß, der Widerstand gegen die Bewegung gering; bei der Bewegung nach der intakten Seite ist dagegen die Aufeinanderfolge der Reaktionen wie bei vollständig kleinhirnlosen Hunden abweichend, dabei sind die Schritte normal groß und der Widerstand ein ziemlich lebhafter.

Wie bereits erwähnt, ist es wegen des verschieden großen Widerstandes intakter Tiere sehr schwer festzustellen, ob der Widerstand erhöht oder erniedrigt ist, immerhin gewinnt man den Eindruck, als ob bei halbseitig kleinhirnlosen Hunden der Widerstand gegen die Bewegung nach der Exstirpationsseite herabgesetzt, gegen die Bewegung nach der intakten Seite erhöht ist. Halbseitig kleinhirnlose Hunde bieten gegen die Bewegung nach der intakten Seite, vollständig kleinhirnlose Tiere gegen die Bewegungen nach beiden Seiten *konstant* einen starken Widerstand (näheres siehe Kapitel XIII).

Aus dem vorhergehenden ergibt sich, daß die Streckung des Spielbeines auf starke Adduction des Standbeines eine Komponente einer komplizierten Gleichgewichtsreaktion darstellt, die ein Umfallen auf die Seite des seitwärts gezogenen oder gestoßenen Tieres verhindert und dem Tier das Seitwärtslaufen ermöglicht.

Auch beim Menschen kommt es nach starker Adduction eines Beines zu einer Streckung des anderen Beines, z. B. wenn man jemanden, während er sein

[1] Wenn intakte Hunde sich dem Zug nach rechts stark widersetzen, zeigen sie gelegentlich auch Hebung der rechten Pfoten als zweite Reaktion. Umgekehrt ist bei kleinhirnlosen Hunden ab und zu auch eine normale Aufeinanderfolge der Reaktionen zu beobachten.

linkes Bein hebt, plötzlich nach rechts stößt oder zieht. Bei Gehirnkranken wurde diese Reaktion noch nicht näher untersucht.

Mäßige Adduction einer statisch beanspruchten Pfote bewirkt Stütztonusabnahme an der gegenüberliegenden Pfote.

Starke Adduction bewirkt Wiederauftreten des Stütztonus.

Mäßige Abduction bedingt an der gegenüberliegenden Pfote Stütztonuszunahme und Streckung.

Starke Abduction kann unter bestimmten Umständen, wie wir später sehen werden (S. 268), an der gegenüberliegenden Pfote ein Nachlassen des Stütztonus mit Hebung und Anspannung der Adductoren hervorrufen.

C. Die Stütztonusänderungen einer Pfote auf Bewegung der gegenüberliegenden Pfote nach vorn und hinten.

Wird ein Hund mit einer Vorderpfote genau in Mittelstellung auf eine Unterlage gesetzt, so ist die von der Unterlage gehobene gegenüberliegende Pfote leicht zu beugen und macht auch keinen Versuch, sich zu strecken, wenn die

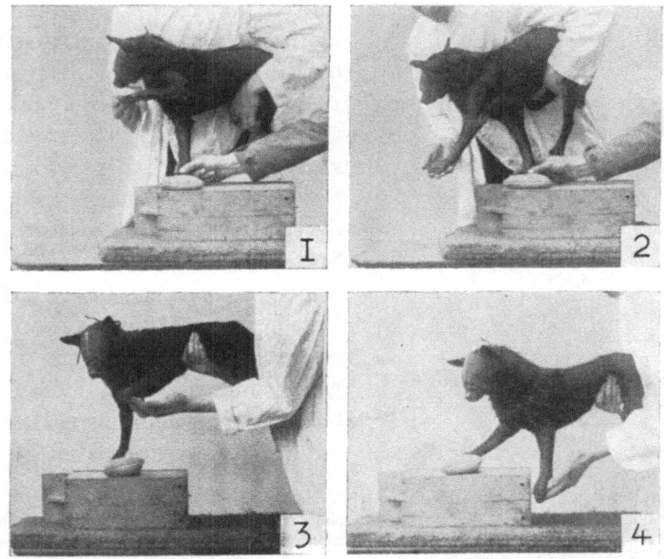

Abb. 163. Kleinhirnloser Hund Erik mit Kopfkappe. 1. Tier mit der rechten Vorderpfote genau in Mittelstellung auf einer Unterlage. Die gehobene mit der Sohle auf einer Hand ruhende linke Vorderpfote ist leicht zu beugen. 2. Auf passive Bewegung des Rumpfes nach vorn streckt sich die linke Vorderpfote kräftig und zeigt starken Stütztonus. Die Pfote hat die unterstützende Hand weggestoßen. 3. Auf Zurückbewegung des Rumpfes Nachlassen des Stütztonus. 4. Auf Bewegung des Rumpfes nach hinten streckt sich die linke Vorderpfote zugleich mit dem Einknicken der rechten im Ellenbogengelenk und zeigt auch jetzt deutlichen Stütztonus.

Sohle auf der sie unterstützenden Hand ruht (Abb. 163, Nr. 1). Bei Vorwärtsbewegung des Rumpfes erfolgt jedoch auf einmal eine kräftige Streckbewegung, wobei die unterstützende Hand weggestoßen wird (Abb. 163, Nr. 2). Druck auf die Sohle stößt dann auf starken Widerstand und auch seitlich angefaßt ist die Pfote nur schwer zu beugen. Ähnliche Reaktionen zeigt die gehobene Pfote, wenn statt einer Bewegung des Rumpfes nach vorn das Standbein nach hinten verschoben wird. Der auslösende Faktor ist also die Stellungsänderung des Standbeines zum Rumpf in caudaler Richtung.

Streckstellung und Stütztonus der gegenüberliegenden Pfote bleiben bestehen, solange das Standbein nach hinten gerichtet ist und verschwinden auf Zurückbewegung des Rumpfes bzw. des Standbeines.

Wird der Rumpf aus der Mittelstellung nach hinten bewegt oder das Standbein nach vorn geschoben, so streckt sich die passiv gehobene kontralaterale Pfote ebenfalls und zeigt einen deutlichen Stütztonus (Abb. 163, Nr. 3 und 4). Die Streckung ist jedoch meistens weniger kräftig und brüsk, und tritt manchmal erst auf, wenn das Standbein im Ellenbogengelenk einknickt.

Diese Reaktionen bestehen bei intakten, labyrinthlosen, großhirnlosen und kleinhirnlosen Hunden, sie fehlen bei decerebrierten Hunden. Sie treten nur auf, wenn das Standbein statisch beansprucht ist. Durch statische Beanspruchung oder einfache Berührung der Sohle des Spielbeines werden sie gefördert, aber auch am seitlich angefaßten Spielbein zeigen sich schon deutliche Tonusänderungen. Bei großhirnlosen Hunden treten die Reaktionen auch besonders deutlich auf, wenn das Spielbein nicht unterstützt ist, desgleichen bei halbseitig großhirnlosen Hunden, wenn die der Exstirpation kontralaterale Vor-

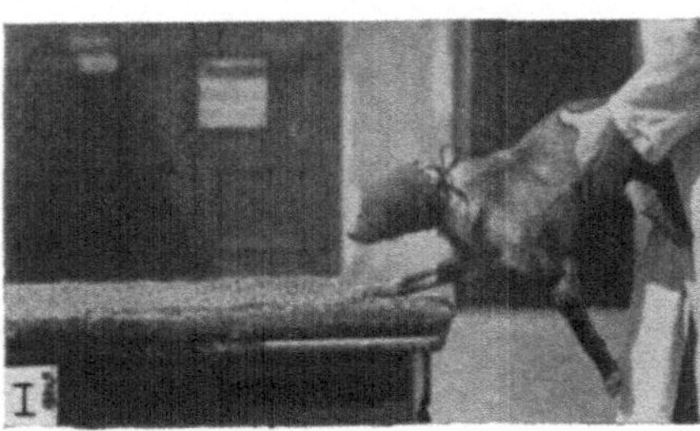

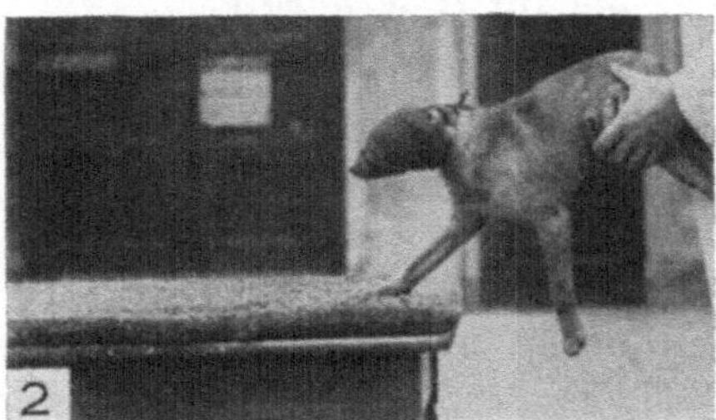

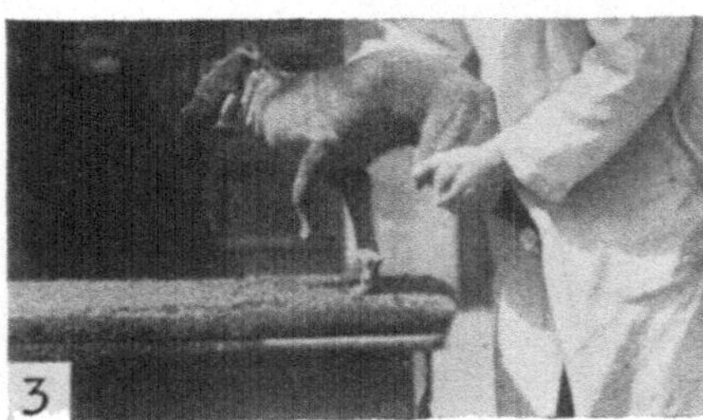

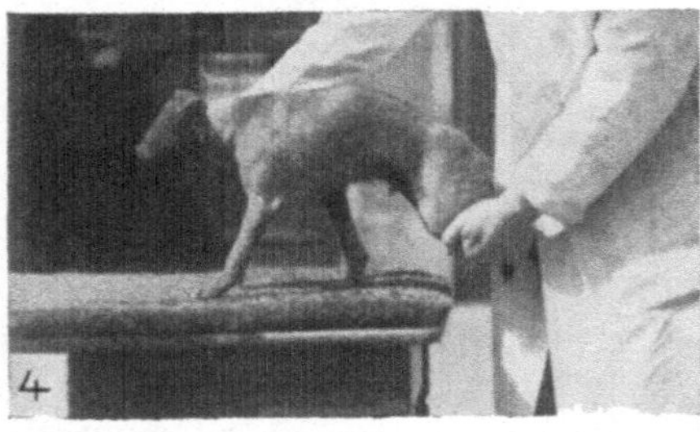

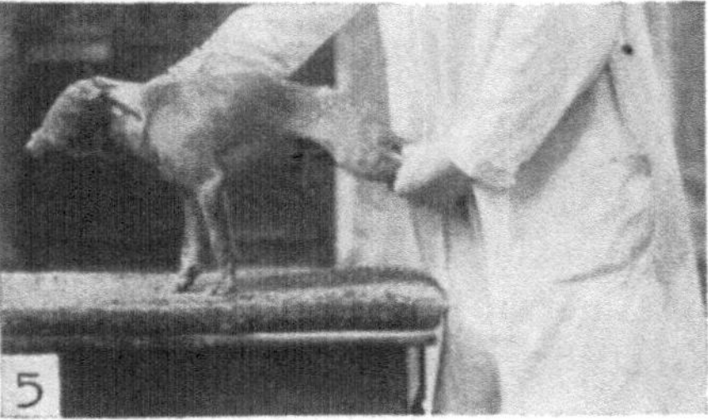

Abb. 164. Hund Däumling, kleinhirnlos, rechtsseitig großhirnlos, mit der rechten Vorderpfote auf einen Tischrand gestellt. Augen mit Kopfkappe verschlossen. 1. Standbein stark nach vorn gerichtet, linke Hinterpfote gestreckt in der Luft, wird durch das Fehlen der Stehbereitschaft nicht auf den Tisch gesetzt. 2. Rumpf etwas nach vorn bewegt. Streckstellung der linken Pfote verringert, Pfote im Ellenbogengelenk etwas gebeugt. 3. Bei weiterer Bewegung des Rumpfes nach vorn, welche das Standbein fast in Mittelstellung führt, wird die linke Pfote in Beugestellung angezogen. Die Pfote bleibt während dieser Stellung des Tieres in der Luft hängen und wird auch jetzt nicht auf die Unterlage gesetzt. 4. Das Tier ist noch mehr nach vorn bewegt. Jetzt linke Vorderpfote wieder gestreckt, wird vor die rechte auf den Tisch gesetzt und steht nun gestreckt nach vorn gerichtet. 5. Bei fortgesetzter Vorwärtsbewegung ähnliche Reaktionen der rechten Vorderpfote, sie wird zuerst gehoben, dann gestreckt und vor die linke auf den Tisch gesetzt.

derpfote Spielbein ist (Abb. 164). Die Spielbeinreaktionen werden bei diesen Tieren nicht durch die Stehbereitschaft gestört. Setzt man z. B. einen rechtsseitig großhirnlosen Hund mit der rechten Vorderpfote auf einen Tischrand und bewegt den Rumpf caudalwärts, so daß das Standbein nach vorn gerichtet wird, dann geht die linke Vorderpfote in maximale Streckung und bleibt gestreckt in der Luft hängen (Abb. 164, Nr. 1), während intakte Hunde unter gleichen Umständen die linke Vorderpfote unter dem Einfluß der Stehbereitschaft neben die rechte auf den Tischrand setzen. Auf Bewegung des Rumpfes nach vorn nimmt der Strecktonus der linken Vorderpfote beim halbseitig großhirnlosen Tier immer mehr ab, und die Pfote wird gebeugt. Bei Mittelstellung des Standbeines bleibt sie in Beugestellung in der Luft hängen, solange die Stellung des Tieres nicht geändert wird (Abb. 163, Nr. 3), infolge Fehlens der Stehbereitschaft wird sie auch jetzt nicht auf die Unterlage gesetzt. Bewegt man den Rumpf so weit nach vorn, daß das Standbein nach hinten gerichtet wird, dann geht die linke Vorderpfote wieder in Streckung, wodurch die Sohle mit einer Stelle des Tisches, die vor der Stützfläche der rechten Pfote liegt, in Berührung kommt (Abbild. 164, Nr. 4). Bei weiterer Bewegung des Rumpfes nach vorn treten auch an der rechten Vorderpfote übereinstimmende Reaktionen auf, indem die Pfote zuerst von der Unterlage gehoben, dann gestreckt und vor die linke auf den Tisch gesetzt wird. Die Reaktionen der rechten

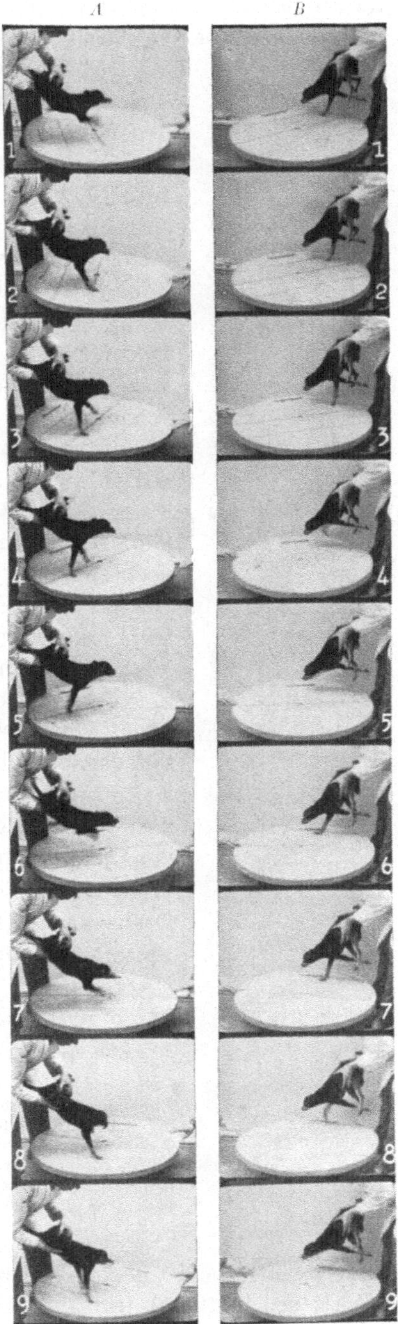

Abb. 165. A. Kleinhirnloser, rechtsseitig großhirnloser Hund Vici, mit der rechten Vorderpfote auf eine Drehscheibe gestellt. 2.—4. Rechte Vorderpfote wird infolge der Drehung nach hinten geführt, dabei die linke immer mehr nach vorn gestreckt. 5.—6. Auf weitere Drehung der Scheibe wird die rechte Pfote gehoben und nach vorn bewegt, dabei geht die linke nach hinten. (Der Fuß dieser Pfote ist gerade unterhalb des Bauches zu sehen; siehe auch A 1.) 7.—8. Beim Niedersetzen der rechten Pfote wird die linke nach vorn bewegt, sodaß die Fußspitze an der Vorderseite der Brust zum Vorschein kommt. 9. Bei der passiven Bewegung der rechten Pfote nach hinten tritt wieder Streckung der linken auf. B. Das Tier wieder mit der rechten Vorderpfote auf der Scheibe. 1.—9. Obwohl die rechte Vorderpfote auch jetzt durch die Scheibendrehung nach hinten geführt wird (B 1—3) und dadurch wieder Schritte nach vorn macht (B 4—6), zeigt die linke keine Reaktionen, sondern bleibt nach hinten gestreckt in der Luft hängen.

Pfoten treten jedoch nur bei fortgesetzter Vorwärtsbewegung des Rumpfes auf; sobald jedoch die Bewegung unterbrochen wird, wird die Pfote infolge der Stehbereitschaft sofort, je nach der Stellung des Tieres, hinten, neben oder vor die linke auf den Tisch gesetzt.

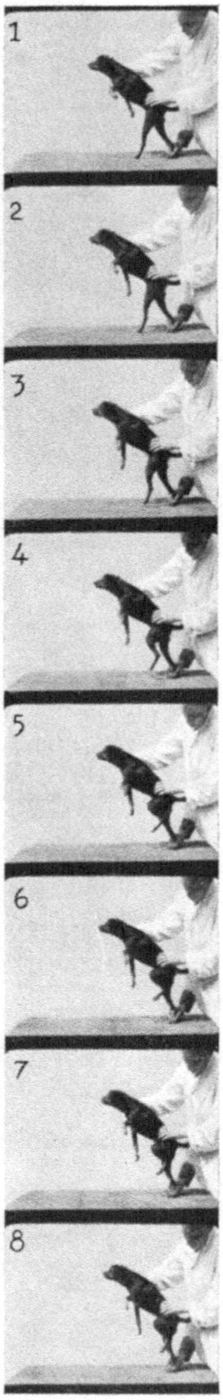

Der Einfluß der nach vorn oder hinten gerichteten Stellung des Standbeines auf Stellung und Tonus der gegenüberliegenden Pfote war besonders deutlich bei den *halbseitig großhirnlosen, total kleinhirnlosen* Hunden Vici und Däumling zu beobachten, weil bei diesen Tieren die Reaktionen der der Großhirnexstirpation kontralateralen Vorderpfote einerseits nicht durch die Stehbereitschaft gestört wurden, andererseits infolge der Kleinhirnexstirpation übertrieben stark auftraten.

Wie sich aus dem vorhergehenden ergibt, müssen die Reaktionen infolge der nach vorn und hinten gerichteten Stellungen des Standbeines für die Laufbewegungen eine Rolle spielen. Setzt man einen decerebrierten Hund oder eine decerebrierte Katze mit einer nach vorn gerichteten Vorderpfote auf einen Tisch, so zeigt die gegenüberliegende Pfote auf Bewegung des Rumpfes nach vorn weder Beugung noch deutliche Strecktonusabnahme, dies ist um so merkwürdiger, weil decerebrierte Tiere anfallsweise Laufbewegungen machen, wobei linke und rechte Vorderpfote alternierend in den Schultern nach vorn und hinten gehen und sich dabei mehr oder weniger beugen. Auch bei spinalen Tieren sind ähnliche Verhältnisse zu beobachten; Stellungsänderungen des Standbeines zum Rumpf lösen bei ihnen keine deutlichen Tonusänderungen am gegenüberliegenden Spielbein aus, trotzdem sie anfallsweise „spontane" Laufbewegungen der Hinterpfoten zeigen. In dieser Beziehung erwähnenswert sind die Beobachtungen bei dem kleinhirnlosen, rechtsseitig großhirnlosen Hunde Vici. Wird dieses Tier mit der rechten Vorderpfote so auf eine Drehscheibe gestellt, daß bei der Drehung die Pfote nach hinten geht, so zeigt die linke Vorderpfote zuweilen übertrieben starke, in der Luft ausgeführte Reaktionen, die aber auch manchmal ausbleiben können (Abb. 165).

Im letzten Fall löst also die Stellung des Standbeines keine Reaktionen der gegenüberliegenden Pfote aus, obwohl die Zentren für diese Reaktionen bestimmt funktionsfähig erhalten sind, wie das gelegentliche Auftreten der Reaktionen zeigt. Wahrscheinlich bestehen ähnliche Verhältnisse bei decerebrierten Tieren.

Abb. 166. Kleinhirnloser, rechtsseitig großhirnloser Hund Vici. Das Tier steht auf der rechten Hinterpfote, die passiv auf der Unterlage fixiert wird. 1. u. 2. Rumpf des Tieres nach vorn bewegt, sodaß die rechte Hinterpfote stark nach hinten gerichtet steht. Die linke Hinterpfote zeigt Streckstellung. 3.—7. Rumpf passiv nach hinten bewegt. Dabei hebt sich die linke Hinterpfote von der Unterlage und wird mehr und mehr gebeugt. 8. Standbein in Mittelstellung; die linke Pfote ist in Beugestellung angezogen.

Ähnliche Reaktionen wie die Vorderpfoten zeigen auch die Hinterpfoten.

Bei Mittelstellung des Standbeines ist die passiv gehobene gegenüberliegende Hinterpfote leicht zu beugen, während bei nach vorn und hinten gerichtetem Standbein starker Stütztonus und Streckung auftreten. Bei intakten, labyrinthlosen und kleinhirnlosen Hunden tritt bei der Streckung der Hinterpfote meistens ein stärkerer Stütztonus auf als bei großhirnlosen Tieren. Bei decerebrierten Hunden fehlt dieser Einfluß ganz. Auf Rückbewegung des Tieres, so daß das Standbein wieder in Mittelstellung steht, läßt

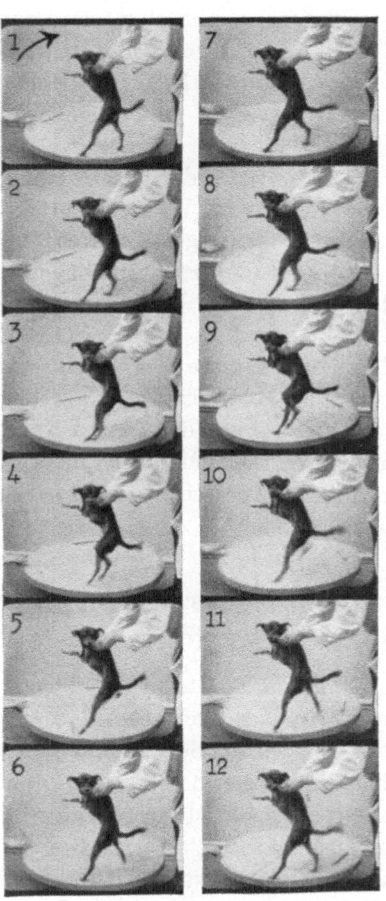

Abb. 167.

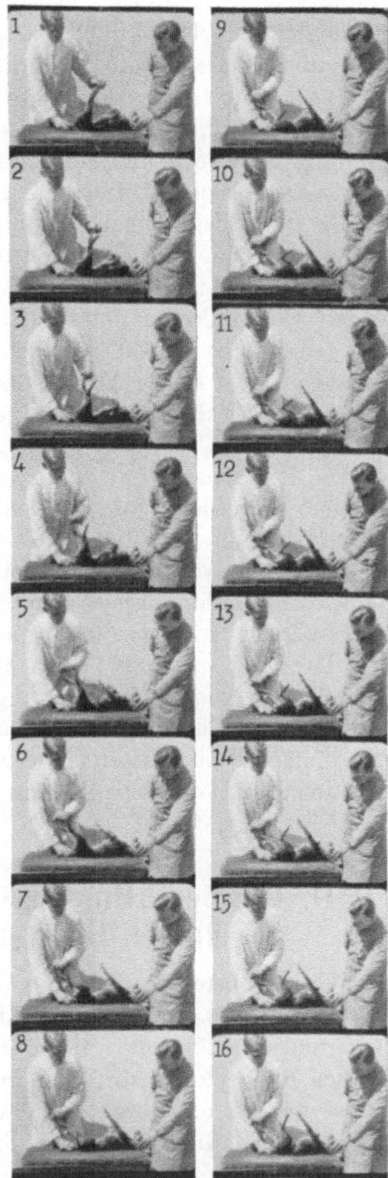

Abb. 168.

Abb. 167. Kleinhirnloser, rechtsseitig großhirnloser Hund Vici mit den Hinterpfoten auf einer Drehscheibe, welche die Pfoten passiv nach vorn führt. 1. Rechte Hinterpfote (Standbein) nach hinten gerichtet; linke Hinterpfote ganz gestreckt. 2.—4. Rechte Hinterpfote passiv nach vorn in Mittelstellung bewegt, linke Hinterpfote dabei in Beugestellung angezogen. 5.—7. Die rechte Hinterpfote wird auf einmal abnorm stark gehoben und macht einen großen Schritt nach hinten. Zu gleicher Zeit macht die linke Hinterpfote eine Streckbewegung und wird unzweckmäßig (nach vorn gerichtet!) auf die Unterlage gesetzt. 8.—13. Die gleichen Reaktionen.

Abb. 168. Kleinhirnloser, rechtsseitig großhirnloser Hund Vici in Rückenlage. 1. Die statisch beanspruchte rechte Hinterpfote passiv nach vorn gehalten, die linke Hinterpfote ganz gestreckt. 2.—9. Die statisch beanspruchte rechte Hinterpfote passiv nach hinten bewegt; die linke Hinterpfote in Beugung. 9.—16. Die statisch beanspruchte rechte Hinterpfote stärker nach hinten bewegt; die linke Hinterpfote wieder in Streckung.

der Stütztonus nach und bleibt aus, wenn das Spielbein unterstützt wird. Auch hier besteht bei den Thalamushunden ein Andauern der Stellungs- und Stütztonusänderungen infolge Fehlens der Stehbereitschaft, wenn das Spielbein nicht unterstützt ist, ebenso nach halbseitiger Großhirnexstirpation, wenn die der Exstirpation kontralaterale Hinterpfote Spielbein ist (Abb. 166).

Wenn statt der Bewegung des Rumpfes das Standbein nach vorn oder hinten verschoben wird, oder durch Verschiebung der Unterlage oder infolge Scheibendrehung nach vorn und hinten bewegt wird, können diese Reaktionen an der gegenüberliegenden Hinterpfote auftreten (Abb. 167).

Bei Rückenlage zeigen weder intakte, labyrinthlose noch großhirnlose Hunde auf passive Bewegung einer gestreckten Hinterpfote nach vorn und hinten deutliche Stellungs- und Tonusänderungen der gegenüberliegenden Pfote. Dagegen zeigen kleinhirnlose Hunde in Rückenlage meistens wohl Stellungsänderungen, am deutlichsten jedoch der kleinhirnlose, *rechtsseitig* großhirnlose Hund Vici, bei dem an der *linken* Vorder- und Hinterpfote stets deutliche Reaktionen auf Vor- und Rückbewegung der gegenüberliegenden Pfote zu beobachten sind (Abb. 168).

Die Reaktionen einer Pfote, ausgelöst durch Vor- und Rückbewegung der gegenüberliegenden Pfote, spielen erstens eine Rolle beim Vorwärts- und Rückwärtslaufen, zweitens beteiligen sie sich an der Erhaltung des Gleichgewichts, so z. B. dann, wenn ein Tier, während es ein oder zwei Pfoten hebt, plötzlich nach vorn oder hinten gestoßen wird. Auch wenn man das Kopfende der Unterlage während der Pfotenhebung auf einmal senkt oder hebt und die Schwerkraft das Tier nach vorn bzw. nach hinten zieht, werden diese Reaktionen bei der Vorwärtsbewegung eine Streckung nach vorn, bei der Rückwärtsbewegung eine Streckung nach hinten bedingen und dadurch ein Stürzen der Tiere verhindern.

Ähnliche Mechanismen treten wahrscheinlich auch beim Menschen in Wirkung, der, wenn er plötzlich nach vorn oder hinten gestoßen wird, reflektorisch das gehobene Bein streckt.

XII. Die Beeinflussung des Stütztonus der Hinterpfoten durch die Stellung der Vorderpfoten.

Wie wir bereits gesehen haben, kommt es durch Stellungsänderung der Vorderpfoten zu einer Wirbelsäulenkrümmung und dadurch sekundär zu einer Änderung des Stütztonus der Hinterpfoten. Auch primäre Stütztonusänderungen an den Hinterpfoten können durch Stellungsänderungen der Vorderpfoten ausgelöst werden, und zwar dann, wenn man einen intakten, großhirnlosen oder kleinhirnlosen Hund mit den Vorderpfoten auf eine feste Unterlage stellt, die Sohlen der Hinterpfoten auf einer Hand ruhen läßt und nun den Rumpf caudalwärts bewegt, so daß die Vorderpfoten in den Schultern nach vorn gehen. Man fühlt dann, daß die Hinterpfoten sich auf einmal nach hinten strecken, die Hand kräftig wegstoßen und starken Widerstand gegen den auf die Sohlen ausgeübten Druck bieten. Bewegt man den Rumpf oralwärts, dann bewegen sich die Hinterpfoten nach vorn, der Widerstand gegen den Sohlendruck läßt nach, der Stütztonus verschwindet, und schließlich werden die Hinterpfoten in Beugestellung angezogen (Abb. 169).

Bei kleinhirnlosen Hunden zeigt sich der Einfluß der Stellung der Vorderpfoten auch besonders deutlich bei Rückenlage. Legt man einen kleinhirnlosen Hund auf den Rücken, die Schnauze 0—90^0 oberhalb der Horizontalen, dann strecken bei statischer Beanspruchung der Vorderpfoten und Hinterpfoten letztere sich kräftig nach hinten, auf Bewegung der Vorderpfoten nach vorn und zeigen Stütztonus, solange die Vorderpfoten nach vorn gehalten werden, während auf Bewegung der Vorderpfoten nach hinten die Hinterpfoten nach vorn gehen und bei geringstem Druck, sogar auch ohne jeden Druck, ein-

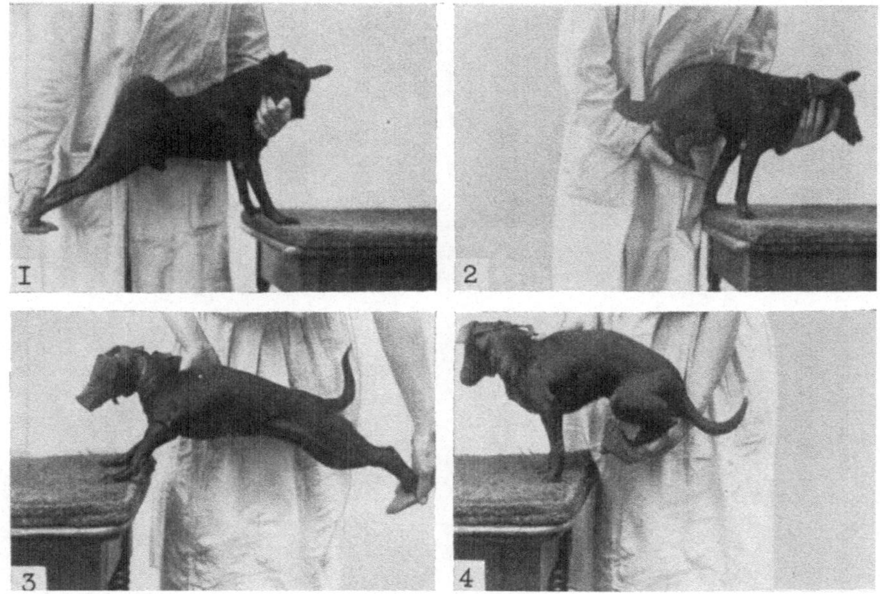

Abb. 169. Die kleinhirnlosen Hunde Erik (1 u. 2) und Piccolino (3 u. 4) mit Kopfkappe; die Vorderpfoten auf einem Tischrand, die Hinterpfoten mit den Sohlen auf einer Hand. 1. u. 3. Rumpf der Tiere passiv caudalwärts bewegt, wodurch die Vorderpfoten in den Schultern nach vorn gerichtet werden. Die Hinterpfoten strecken sich, wobei sie die Hand wegstoßen. Die Streckstellung der Hinterpfoten und der starke Widerstand gegen den auf die Sohlen ausgeübten Druck dauert an, solange die Stellung der Tiere unverändert bleibt. 2. u. 4. Bei Bewegung oralwärts läßt der Widerstand nach, der Stütztonus verschwindet und die Hinterpfoten werden nach vorn bewegt und gebeugt, sobald die Vorderpfoten in den Schultern nach hinten gerichtet sind. Auch diese Stellung dauert an, solange die Stellung der Tiere sich nicht verändert. Wie Abb. 2 u. 4 zeigen, läßt der Stütztonus nach, obwohl die Wirbelsäule bei der oralwärts gerichteten Bewegung sich mehr oder weniger stark dorsalwärts krümmt.

knicken. Der Stütztonus fehlt, solange die Vorderpfoten nach hinten gerichtet bleiben (Abb. 170).

Die Reaktionen sind mithin tonische und durch die Stellung der Vorderpfoten bedingt.

Wenn die Hinterpfoten nicht statisch beansprucht sind, treten die Beuge- und Streckbewegungen weniger prompt auf. Sind nur die Hinterpfoten statisch beansprucht, die Vorderpfoten nicht, dann treten auf Vor- und Rückwärtsbewegung der gestreckten Vorderpfoten noch deutliche, wenn auch meistens weniger starke, Stütztonusänderungen an den Hinterpfoten auf, die aber fast fehlen, wenn die Vorderpfoten bei den passiven Bewegungen nach vorn und hinten in Beugestellung gehalten werden.

Intakte und kleinhirnlose Hunde, auf die Vorderpfoten gestellt, setzen auf Vorwärtsbewegung des Rumpfes die nicht unterstützten Hinterpfoten neben die Vorderpfoten auf den Tisch nieder. Die Reaktionen der Hinterpfoten werden also dann durch die Stehbereitschaft geändert. Die Reaktionen der Hinterpfoten treten bei kleinhirnlosen Hunden, sowohl in Stehstellung wie in Rückenlage, besonders brüsk und lebhaft auf, so sind die Hinterpfoten auf Vorwärtsbewegung der Vorderpfoten besonders stark nach hinten gerichtet und maximal gestreckt.

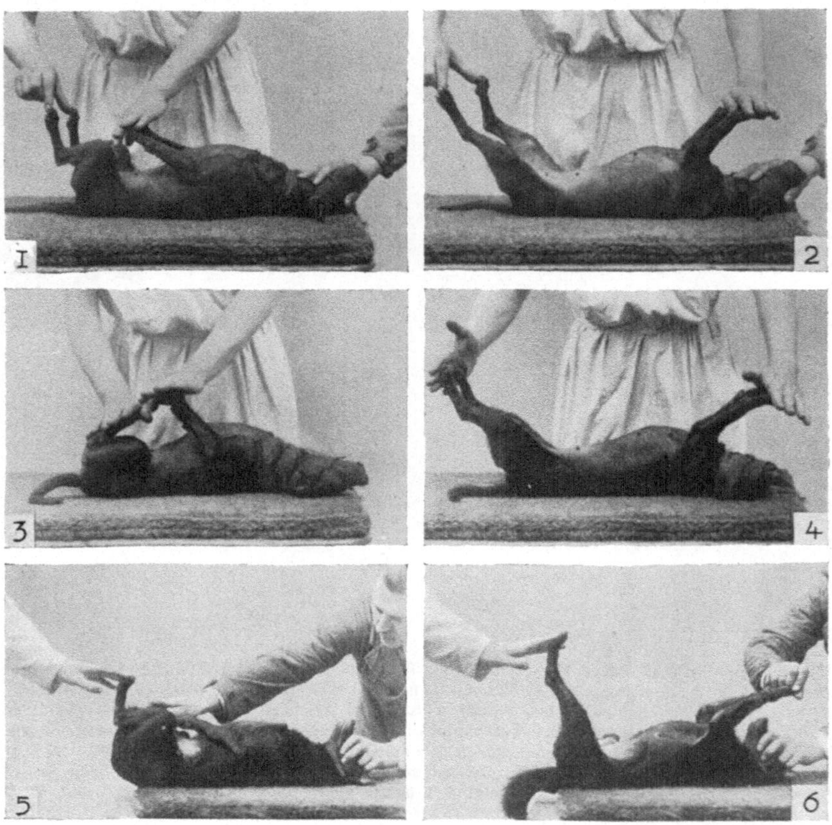

Abb. 170. Die kleinhirnlosen Hunde Piccolino (1—4) und Erik (5—6) in Rückenlage. 1. Die statisch beanspruchten Vorderpfoten caudalwärts gehalten; keine Magnetreaktion der Hinterpfoten auf Berührung der Sohlen. 2. Die statisch beanspruchten Vorderpfoten nach vorn gehalten; Hinterpfoten auf Berührung der Sohlen sofort gestreckt. 3. Bei nach hinten gerichteten Vorderpfoten auf statische Beanspruchung keine Streckung der Hinterpfoten. 4. Dagegen wird bei nach vorn gerichteten Vorderpfoten die druckausübende Hand durch die Hinterpfoten sofort empor und nach hinten weggestoßen. 5. u. 6. Die gleichen Reaktionen beim Hunde Erik.

Bei intakten, großhirnlosen und labyrinthlosen Hunden sind sie nur in Stehstellung deutlich zu beobachten, bei decerebrierten Hunden fehlen sie völlig.

Bei ihnen bedingt eine langsame Vor- und Rückwärtsbewegung der Vorderpfoten keine Strecktonusänderungen an den Hinterpfoten, dagegen bewirkt eine schnelle Vor- und Rückwärtsbewegung sowie fast jeder starke Reiz, eine deutliche, meistens kurzdauernde Strecktonuszunahme.

Die Hinterpfotenreaktionen treten auch auf, allerdings nicht gleichstark, wenn man die Tiere nur mit *einer* Vorderpfote auf den Tischrand setzt, und dann

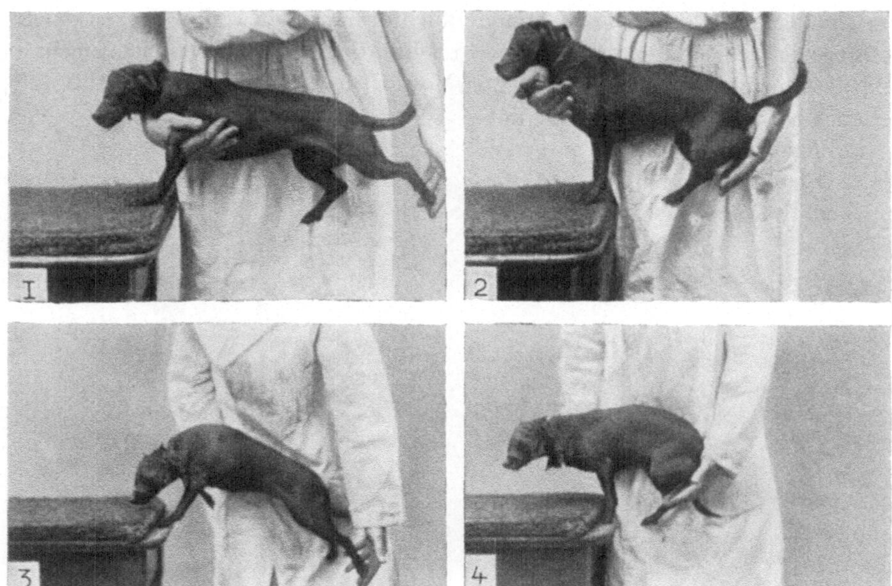

Abb. 171. Kleinhirnloser Hund Piccolino, mit Kopfkappe. 1. Tier mit der rechten Vorderpfote auf einem Tischrande, linke passiv gehoben. Auf caudalwärts gerichtete Bewegung des Rumpfes hat sich die statisch beanspruchte, gegenüberliegende linke Hinterpfote kräftig gestreckt und zeigt starken Stütztonus, 2. der auf Rückbewegung des Rumpfes nach vorn wieder nachläßt. 3. Tier nur mit der linken Vorderpfote auf dem Tischrande, auch jetzt wird auf caudalwärts gerichtete Bewegung des Rumpfes die linke gleichseitige Hinterpfote kräftig gestreckt, während 4. auf oralwärts gerichtete Bewegung der Stütztonus wieder nachläßt, sobald die Vorderpfote nach hinten gerichtet steht. Beim Stehen auf einer Vorderpfote übt also die Stellung dieser Pfote Einfluß auf den Stütztonus beider Hinterpfoten aus.

den Rumpf caudal- und oralwärts bewegt; an beiden Hinterpfoten nimmt dann der Strecktonus zu bzw. ab. Wenn man jede Hinterpfote beim Hin- und Herbewegen abwechselnd statisch beansprucht, kann man deutlich sehen, daß die Stellungsänderung jeder der beiden Vorderpfoten einen gleichsinnigen Einfluß auf den Stütztonus beider Hinterpfoten ausübt (Abb. 171). Infolge Stellungsänderung der statisch beanspruchten Hinterpfoten kommt es umgekehrt auch zu Stütztonusänderungen der Vorderpfoten, die jedoch geringer und nicht immer deutlich zu beobachten sind. Werden die Hinterpfoten caudalwärts bewegt, so nimmt der Stütztonus etwas zu, auf oralwärts gerichtete Bewegung dagegen ab, nie aber verschwindet er ganz.

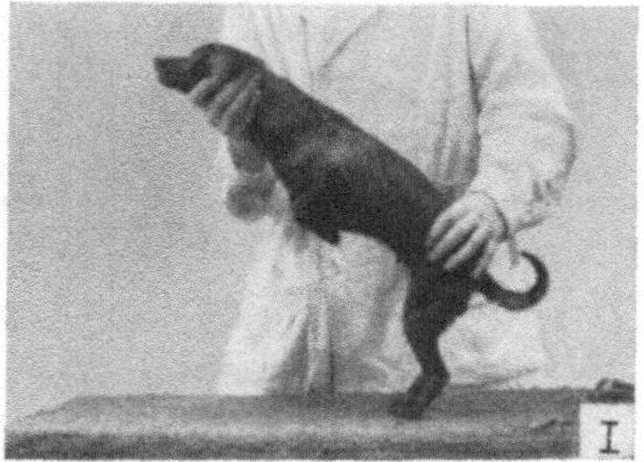

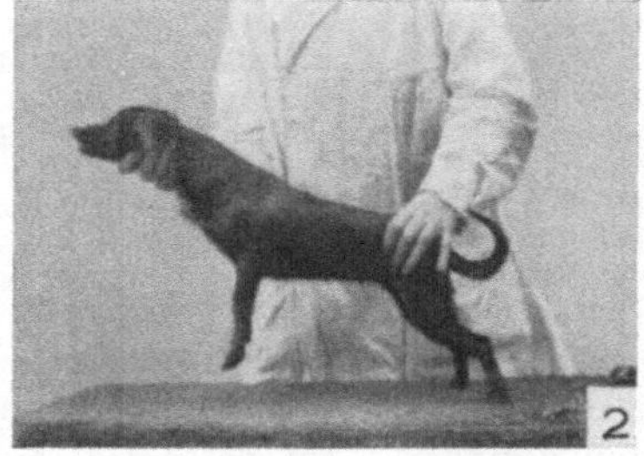

Abb. 172. Kleinhirnloser Hund Piccolino. 1. Tier steht nur auf den Hinterpfoten. Vorderpfoten gebeugt. 2. Auf Bewegung des Rumpfes nach vorn Streckung der Vorderpfoten.

Steht das Tier auf den Hinterpfoten, so zeigen sich manchmal, jedoch nicht konstant, auch an den nicht statisch beanspruchten Vorderpfoten auf Rumpfbewegung nach vorn und hinten Tonusänderungen (Abb. 172). Bei dem total kleinhirnlosen, *rechts*seitig großhirnlosen Hunde Vici bedingten passive Stellungsänderungen der Hinterpfoten regelmäßig starke Tonusänderungen an der *linken,* nicht statisch beanspruchten Vorderpfote (Abb. 173, siehe Abb. 168), und auch bei Rückenlage ging die linke Vorderpfote auf caudalwärts gerichtete Bewegung einer oder beider Hinterpfoten stets in Streckstellung.

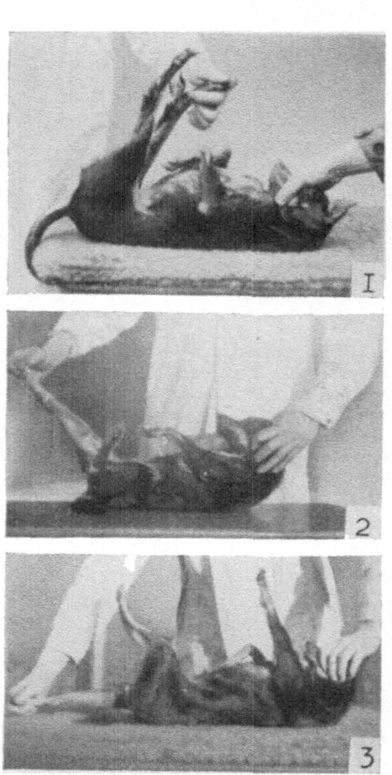

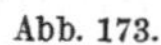

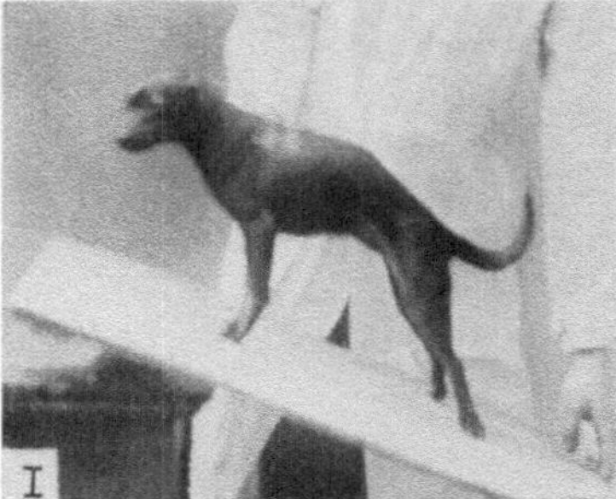

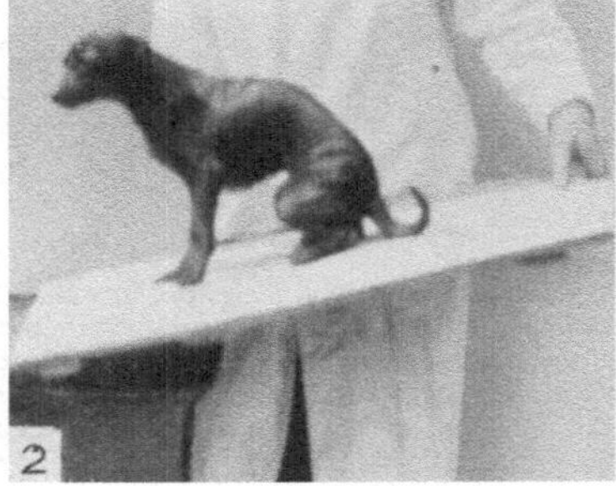

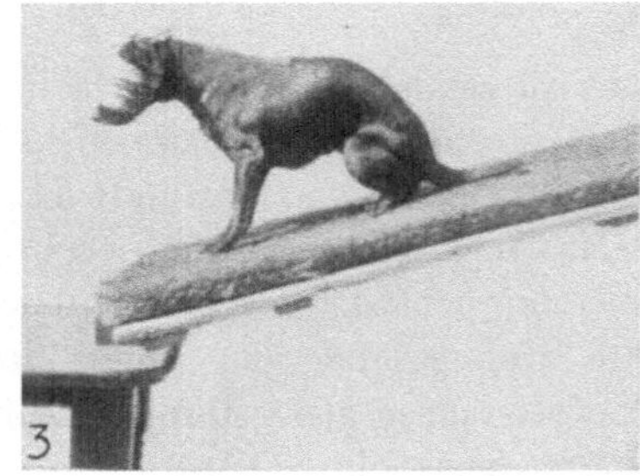

Abb. 173. Abb. 174.

Abb. 173. Kleinhirnloser, *rechts*seitig großhirnloser Hund Vici in Rückenlage. 1. Rechte Hinterpfote passiv gestreckt nach vorn gehalten. Linke Vorderpfote gebeugt, linke Hinterpfote gestreckt. 2. Auf Bewegung der rechten Hinterpfote nach hinten zeigt die linke Vorderpfote halbe Streckstellung, die linke Hinterpfote wird gebeugt. 3. Bei stark caudalwärts gerichteter Stellung der rechten Hinterpfote maximale Streckstellung der linken Vorderpfote, während die linke Hinterpfote sich auch wieder gestreckt hat.

Abb. 174. Kleinhirnloser Hund Piccolino. 1. Schwanzende des Brettes abwärts bewegt, dabei gehen die Vorderpfoten in den Schultern nach hinten, die Hinterpfoten werden maximal gestreckt. 2. Bei Aufwärtsbewegung stemmen die Vorderpfoten sich nach vorn, die Hinterpfoten werden nach vorn versetzt und gebeugt. 3. Die gleichen Reaktionen auf Hebung des Schwanzendes auch bei verschlossenen Augen. Wie diese Abbildungen zeigen, gehen bei der Anpassung der Pfotenstellung an die schräg geneigte Unterlage die nach hinten gerichtete Stellung der Vorderpfoten im Gegensatz zu der besprochenen gegenseitigen Beeinflussung mit einer Streckung der Hinterpfoten, die nach vorn gerichtete Stellung der Vorderpfoten mit einer Beugung der Hinterpfoten einher.

Grahe (109) beobachtete bei Kaninchen in Rückenlage ähnliche Reaktionsbewegungen. Auf caudalwärts gerichtete Streckung der Hinterpfoten werden die Vorderpfoten nach vorn gerichtet, auf Ventralflexion der Hinterpfoten gehen die Vorderpfoten etwas nach hinten. Grahe bemerkt, daß diese Reaktionen an Sprungbewegungen erinnern. Die bei Hunden beobachteten Reaktionen sind wahrscheinlich auch an der Sprung- und Galoppbewegung beteiligt. Unter gewissen Umständen werden sie auch der Erhaltung des Gleichgewichts dienen, z. B. wenn die Unterlage der Hinterpfoten auf einmal gesenkt wird, oder wenn die Tiere in dem Moment, wenn sie beim Laufen eine oder mehrere Pfoten heben, auf einmal nach vorn oder hinten gestoßen werden. Eine wenn auch untergeordnete Bedeutung können die Reaktionen für die Anpassung der Pfotenstellung an die Stellung der Unterlage gewinnen. Steht ein Hund auf einer Unterlage, die plötzlich am Schwanzende abwärts bewegt wird, so wird das Tier durch die Schwerkraft nach hinten gezogen, die Vorderpfoten werden in den Schultern passiv nach vorn gehen und dadurch eine Streckung der Hinterpfoten in caudaler Richtung auslösen. Bei nicht zu schneller Abwärtsbewegung der Unterlage sieht man aber, daß die Vorderpfoten in den Schultern nicht nach vorn, sondern zugleich mit den Hinterpfoten nach hinten gehen, so daß bei der angepaßten Stellung alle vier Pfoten nach hinten gerichtet sind.

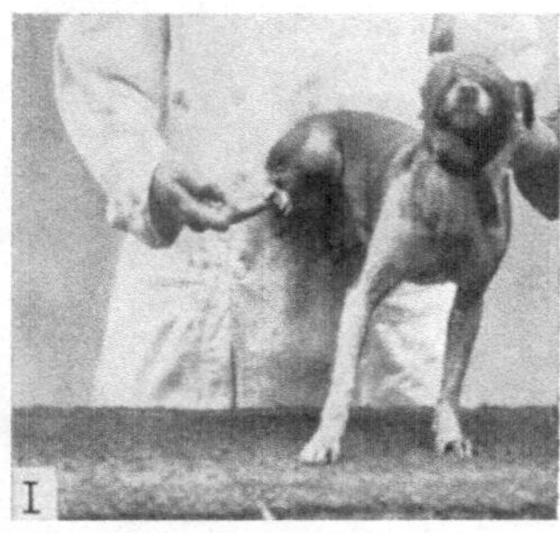

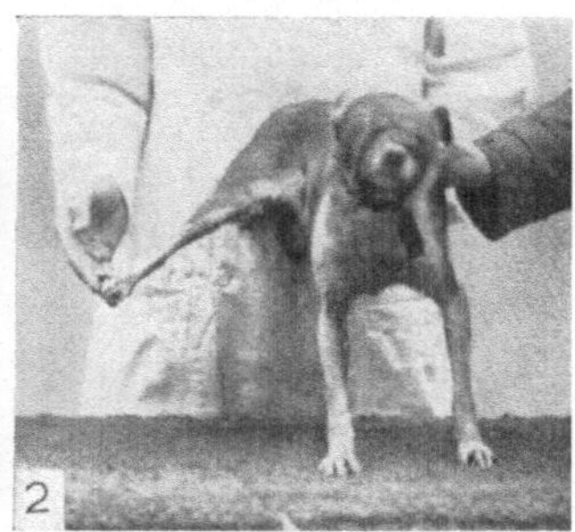

Abb. 175. Labyrinthloser, *links*seitig großhirnloser Hund Jenny. Tier mit den Vorderpfoten auf einer Matte, Hinterkörper passiv gehoben, rechte Hinterpfote mit einer Hand statisch beansprucht. 1. Vorderkörper des Tieres passiv etwas nach links gezogen, sodaß die Vorderpfoten nach rechts gerichtet sind. Rechte Hinterpfote leicht zu beugen, zeigt fast keinen Stütztonus. 2. Auf passive Bewegung des Vorderkörpers nach rechts, sodaß die Vorderpfoten nach links gerichtet sind, hat sich die rechte Hinterpfote auf einmal kräftig gestreckt und abduziert.

Gerade entgegengesetzt zu den besprochenen Reaktionen werden bei der Anpassung an die Stellung der Unterlage die nach hinten gerichteten Vorderpfoten von einer Streckstellung, die nach vorn gerichteten Vorderpfoten von einer Beugestellung der Hinterpfoten begleitet (Abb. 174).

Es müssen also bei der Anpassung der Pfotenstellungen an die Unterlage Faktoren beteiligt sein, die die gegenseitige Beeinflussung der Vorder- und Hinterpfoten aufheben.

Auch Seitwärtsbewegungen der Vorderpfoten rufen an den Hinterpfoten Stütztonusänderungen hervor. Setzt man einen Hund mit den Vorderpfoten auf die Unterlage und bewegt den Rumpf nach rechts, so wird die gehobene und statisch beanspruchte rechte Hinterpfote auf einmal kräftig gestreckt und abduziert (Abb. 175, Nr. 2). Die gleiche Reaktion tritt auf, wenn man die Unterlage, und dadurch die Vorderpfoten zum Rumpf nach links verschiebt.

Zur Auslösung dieser Reaktionen an der rechten Hinterpfote brauchen die Tiere nicht mit beiden Vorderpfoten auf der Unterlage zu stehen. Beim Stehen auf der linken Vorderpfote (Abb. 176, Nr. 1 und 2) ist die rechte Hinterpfote bei Adductionsstellung des Standbeines gebeugt und zeigt keinen oder fast keinen

Stütztonus, dagegen wird sie bei Abductionsstellung der linken Vorderpfote gestreckt, abduziert und zeigt starken Stütztonus. Beim Stehen auf der rechten Vorderpfote sind die Verhältnisse umgekehrt (Abb. 176, Nr. 3 und 4).

Die Stellungs- und Stütztonusänderungen dauern auch hier an, solange sich die Stellung des Tieres nicht ändert. Die Hinterpfote zeigt also auf Abduction der gegenüberliegenden Vorderpfote, auf Adduction der gleichseitigen Vorderpfote und, wie wir früher gesehen haben, auf Abduction der gegenüberliegenden Hinterpfote eine Stütztonuszunahme. Hebt man bei einem auf allen Vieren stehenden Tier eine Hinterpfote, so werden also diese drei Faktoren bei Seit-

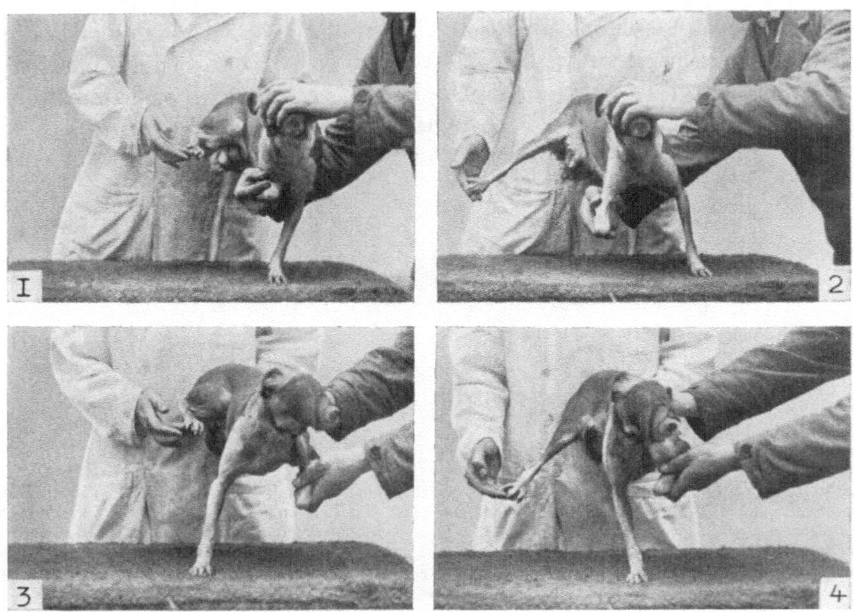

Abb. 176. Hund Jenny, beiderseits labyrinthlos, linksseitig großhirnlos, nur mit einer Vorderpfote auf einer Unterlage. Linke Hinterpfote passiv gebeugt. 1. u. 2. Tier steht mit der linken Vorderpfote auf der Unterlage. 1. Auf Bewegung des Vorderkörpers nach links Beugung der rechten Hinterpfote und Nachlassen des Stütztonus, sobald die linke Vorderpfote in Adductionsstellung geht. 2. Auf Bewegung des Vorderkörpers nach rechts kräftige Streckung mit Abduction der rechten Hinterpfote, sobald die linke Vorderpfote in Abductionsstellung gelangt. (Beobachte auch die Streckung des Ellenbogengelenkes der rechten Vorderpfote.) 3. u. 4. Tier mit der rechten Vorderpfote auf der Unterlage. 3. Auch jetzt Nachlassen des Stütztonus der rechten Hinterpfote auf Bewegung des Vorderkörpers nach links; das Standbein wird dabei abduziert. 4. Auf Bewegung des Vorderkörpers nach rechts, welche eine Adduction des Standbeines bedingt, rechte Hinterpfote gestreckt und abduziert, mit starkem Stütztonus.

wärtsbewegung des Rumpfes eine gleichgerichtete Wirkung haben und einander verstärken. Man hat also den Eindruck, als ob der Stütztonus einer Hinterpfote auf Dehnung der Abductoren der gleichseitigen Vorderpfote und auf Dehnung der Adductoren der gegenüberliegenden Pfoten zunimmt, dagegen auf Dehnung der Adductoren der gleichseitigen Vorderpfote und auf Dehnung der Abductoren der gegenüberliegenden Pfoten abnimmt. Ob die Dehnung dieser Muskeln wirklich und allein diese Reaktionen zur Auslösung bringt, bleibt dahingestellt.

Auch diese Reaktionen können bei der Wiederherstellung und Erhaltung des Gleichgewichts eine Rolle spielen, z. B. wenn während der Hebung der rechten

Pfoten das Tier nach rechts gestoßen wird oder die Unterlage an der linken Seite abwärts bewegt wird, ferner beim plötzlichen Herabsinken der Pfoten einer Seite von der Unterlage usw.

Eine andere Wirkung ist zu beobachten, wenn man z. B. einen Hund mit der rechten Vorderpfote auf eine Unterlage setzt und den Rumpf nach rechts bewegt, so daß das Standbein in Adduction geht; die rechte Hinterpfote zeigt dann zuerst eine Streckung mit Stütztonuszunahme (Abb. 177, Nr. 2), die aber wieder verschwindet, wenn man den Rumpf sehr stark nach rechts bewegt, so daß das Standbein passiv stark adduziert wird (Abb. 177, Nr. 2). Hierbei gewinnt man also wieder den Eindruck, daß eine sehr starke Dehnung der Abductoren sich gerade entgegengesetzt auswirkt wie eine mittelstarke Dehnung. Auf sehr starke Abduction der Vorderpfote ist manchmal, obwohl meistens weniger deutlich, eine Stütztonusabnahme an der gegenüberliegenden Hinterpfote zu beobachten, also auch dabei eine entgegengesetzte Wirkung wie bei mäßiger Abduction.

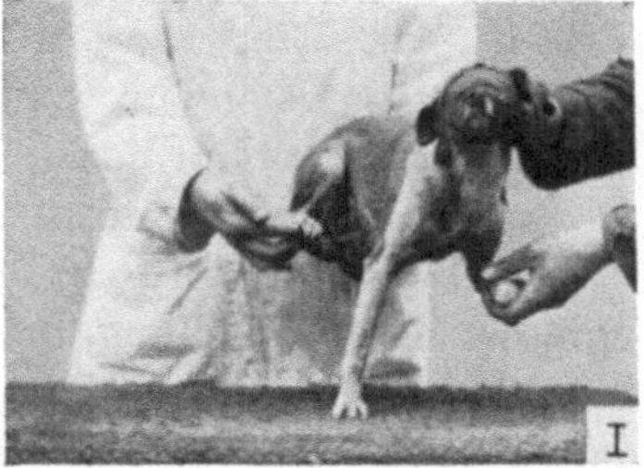

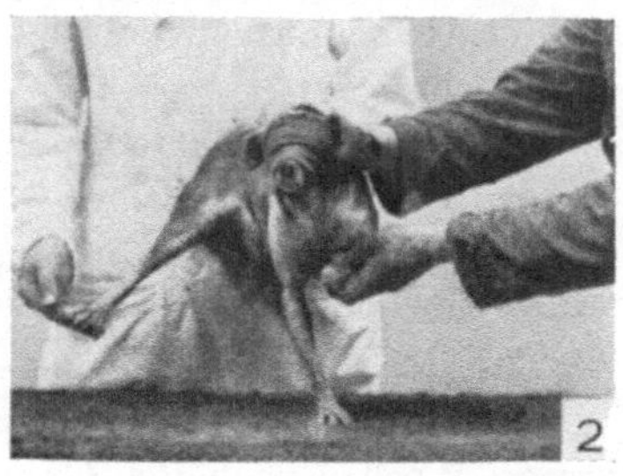

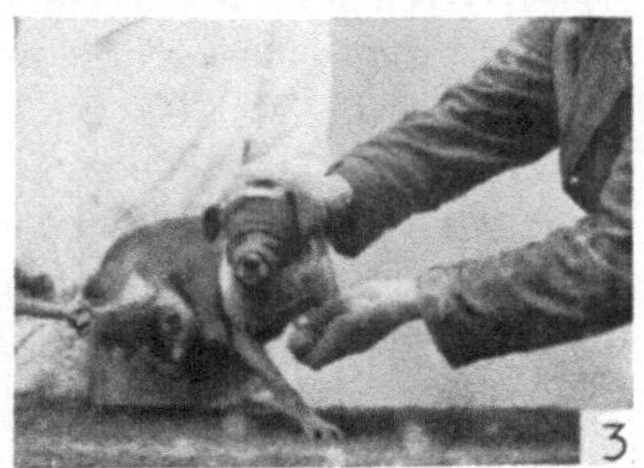

Abb. 177. Labyrinthloser, linksseitig großhirnloser Hund Jenny, mit Kopfkappe. Die rechte Vorderpfote steht auf einer Unterlage. Beide linke Pfoten passiv gebeugt, rechte Hinterpfote mit einer Hand statisch beansprucht. 1. Rechte Vorderpfote in Abduction; rechte Hinterpfote stütztonuslos. 2. Bei Bewegung des Rumpfes nach rechts rechte Vorderpfote passiv adduziert, rechte Hinterpfote gestreckt mit starkem Stütztonus. 3. Auf weitere Bewegung des Rumpfes nach rechts Nachlassen des Stütztonus der rechten Hinterpfote. (Bei intakten Hunden geht das Verschwinden des Stütztonus mit einem Auswärtsversetzen der rechten Vorderpfote einher.)

Auf Stellungsänderungen der Hinterpfoten zeigen sich ähnliche Reaktionen an den Vorderpfoten, so nimmt der Stütztonus jeder Vorderpfote auf Adduction der gleichseitigen und auf Abduction der gegenüberliegenden Hinterpfote zu, während die entgegengesetzten Stellungsänderungen eine Stütztonusabnahme bedingen.

Bei den durch Ad- und Abduction der Standbeine ausgelösten Reaktionen spielen weder optische noch labyrinthäre Reize eine Rolle; auch bei labyrinthlosen Hunden mit verschlossenen Augen treten sie noch deutlich auf.

Bei der Untersuchung intakter Hunde muß das Standbein auf der Unterlage fixiert werden, sonst wird es bei Seitwärtsbewegen des Rumpfes fortwährend versetzt. Auch bei fixiertem Standbein ist die Untersuchung sehr schwierig, weil die fixierte Pfote sich zu befreien sucht und sich abwechselnd beugt und streckt. Diese Befreiungsversuche des passiv fixierten Standbeines zeigen auch großhirnlose und kleinhirnlose Hunde. Bei diesen Tieren braucht das Standbein aber meistens nicht fixiert zu werden, weil bei ihnen das Versetzen des Standbeines verspätet vor sich geht (siehe das folgende Kapitel). Daher sind großhirnlose und kleinhirnlose Hunde besonders für die Untersuchung geeignet. Bei den großhirnlosen Tieren treten jedoch manchmal nur die Reaktionen der Hinterpfoten auf Stellungsänderungen der Vorderpfote deutlich auf; die Reaktionen der Vorderpfoten auf Stellungsänderungen der Hinterpfote (Standbein) sind, wahrscheinlich infolge der herabgesetzten Stütztonusstärke der Hinterpfoten, weniger ausgeprägt. Nach halbseitiger Großhirnexstirpation zeigen die der Exstirpation kontralateralen Pfoten auffallend lebhafte Reaktionen (Abb. 175, 176, 177). An den Pfoten der Exstirpationsseite sind sie weniger stark, besonders wenn die gegenüberliegende Hinterpfote Standbein ist. Bei halbseitig kleinhirnlosen Tieren ist ein deutlicher Unterschied zwischen den Reaktionen der rechten und linken Pfoten nicht nachzuweisen.

Die Intensität der Reaktionen ist von verschiedenen Faktoren abhängig, so von der Tonusverteilung der Standbeinmuskeln, von der Reaktionsweise des Standbeines auf passive Ab- und Adduction, von der Anspruchsfähigkeit und dem Anfangstonus der Spielbeinmuskeln, von der Reaktion der Spielbeinmuskeln auf statische Beanspruchung, von dem Vorhandensein bzw. Fehlen der Stehbereitschaft usw.

Hier findet die Tatsache ihre Erklärung, daß nach halbseitigen Exstirpationen, wie z. B. nach halbseitiger Großhirnexstirpation, sich die Reaktionen jedesmal verschieden verhalten können, wenn man nacheinander jede der vier Pfoten als Standbein benutzt.

Die Reaktionen fehlen bei Hunden nach Decerebrierung, ferner in den ersten Wochen nach vollständiger und halbseitiger Kleinhirnexstirpation und in den ersten Wochen nach der Geburt.

Stellt man einen Hund auf eine Unterlage, die z. B. an der rechten Seite gehoben wird (Abb. 207, Nr. 3), so werden die linken Pfoten gestreckt und abduziert, die rechten gebeugt und adduziert. Die Abduction der linken Pfoten bedingt also keine Streckung der rechten; bei der Anpassung der Pfotenstellung müssen also Faktoren in Wirkung treten, die den Einfluß der Abductionsstellung auf den Stütztonus der gegenüberliegenden Pfoten aufheben.

Zusammenfassend bedingt also:

1. Bewegung einer oder beider Vorderpfoten nach vorn: Stütztonuszunahme an beiden Hinterpfoten.
2. Bewegung einer oder beider Vorderpfoten nach hinten: Stütztonusabnahme an beiden Hinterpfoten.
3. Bewegung der Hinterpfoten nach vorn: Stütztonusabnahme an den Vorderpfoten.
4. Bewegung der Hinterpfoten nach hinten: Stütztonuszunahme an den Vorderpfoten.
5. Mäßige Adduction einer Pfote: Stütztonusabnahme an den gegenüberliegenden Pfoten, Stütztonuszunahme an der gleichseitigen Pfote, während starke Adduction die entgegengesetzten Reaktionen auslöst.
6. Mäßige Abduction einer Pfote: Stütztonuszunahme an den gegenüberliegenden Pfoten, Stütztonusabnahme an der gleichseitigen Pfote, während starke Abduction die entgegengesetzten Reaktionen bedingt.

Mäßige Adduction und starke Abduction bewirken also die gleichen Reaktionen, die den Reaktionen auf starke Adduction und auf mäßige Abduction entgegengesetzt sind.

XIII. Beeinflussung des Stütztonus einer Pfote durch die Stellung dieser Pfote. Stemmbeinreaktionen, Hinkebeinreaktionen und proprioceptive Korrektionsbewegungen.

A. Die Stemmbeinreaktionen.

Steht ein Hund auf einer Pfote, so ist die Stärke ihres Stütztonus von ihrer Stellung abhängig. Steht z. B. das Tier auf einer stark abduzierten Vorderpfote (Adductoren stark gedehnt), so zeigt die Pfote nur einen schwachen Stütztonus, und das Ellenbogengelenk knickt bei geringstem Druck auf die Schulter ganz ein. Wird sie durch passive Rumpfbewegung aus der Abductionsstellung in Mittelstellung geführt, wobei die Adductoren entdehnt, die Abductoren gedehnt werden, dann leistet die Pfote dieser Bewegung Widerstand, stemmt

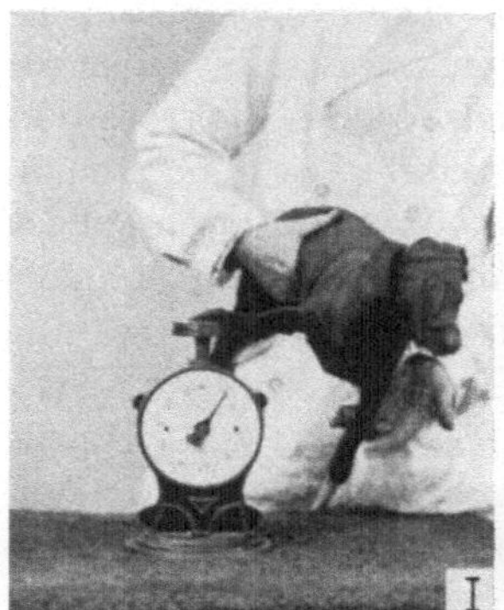

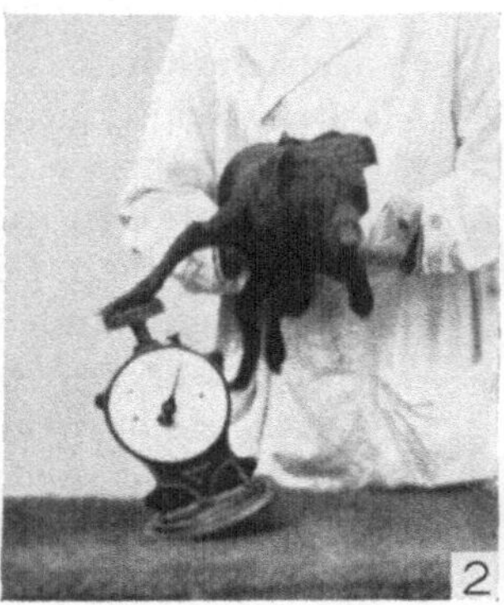

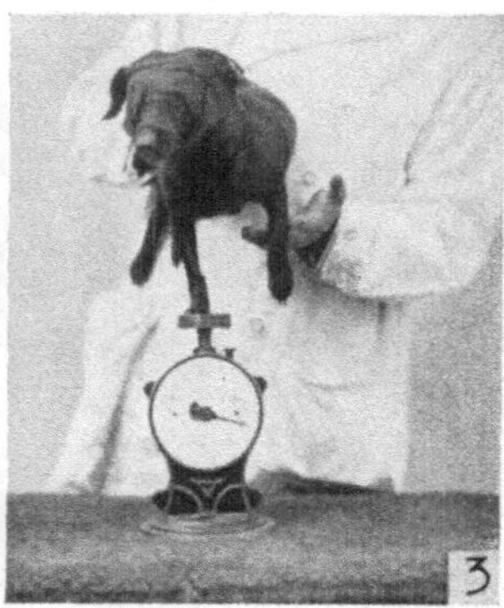

Abb. 178. Kleinhirnloser Hund Piccolino mit Kopfkappe, den Hinterkörper mit einer Hand gestützt, die rechte Vorderpfote auf einer Wage. 1. Rechte Vorderpfote in starker Abductionsstellung. Tier liegt fast ganz auf der Unterstützungshand und stützt sich nur wenig auf die Vorderpfote. Obwohl der Gegendruck der Unterlage nur 1 kg beträgt, ist die Vorderpfote im Ellenbogengelenk gebeugt. Der Stütztonus ist schwach. 2. Auf passive Bewegung des Rumpfes nach rechts stemmt sich die rechte Vorderpfote seitwärts, so daß die Wage fast umgestoßen wird. Zu gleicher Zeit streckt sich das Ellenbogengelenk. 3. Rumpf passiv soweit nach rechts bewegt, bis die rechte Vorderpfote in Mittelstellung steht. Bei dieser Bewegung stützt sich das Tier immer mehr auf diese Pfote, so daß es schließlich auf die Wage einen Druck von mehr als 3 kg ausübt. Trotz Zunahme des Gegendruckes von 2 kg hat die Pfote sich ganz gestreckt. Jetzt starker Stütztonus.

sich seitwärts (Abb. 178, Nr. 2) und der Stütztonus weist eine deutliche Zunahme auf (Abb. 178, Nr. 3).

Auch bei stark nach vorn gerichteter Stellung (Schultergelenkbeuger gedehnt, Schultergelenkstrecker entdehnt) ist der Stütztonus nur gering (Abb. 179, Nr. 1). Auf Bewegung des Rumpfes nach vorn, wodurch die Pfote wieder in Mittelstellung gebracht wird, tritt aber eine bedeutende Stütztonuszunahme und Streckung auf, außerdem stemmt sich dabei die Pfote nach vorn (Abb. 179, Nr. 2).

Ebenso bedingt bei nach hinten gerichteter Vorderpfote eine caudalwärts gerichtete Bewegung des Rumpfes Stütztonuszunahme und Nachhintenstemmen dieser Pfote. Die statisch beanspruchte Hinterpfote zeigt ähnliche Reaktionen, wenn sie aus der Abductionsstellung oder aus einer nach vorn oder hinten gerichteten Stellung *passiv zur Mittelstellung* geführt wird.

Die Stemmbeinreaktionen sind rein reflektorische Reaktionen, und als solche sind sie nicht nur bei intakten und kleinhirnlosen, sondern auch bei großhirnlosen

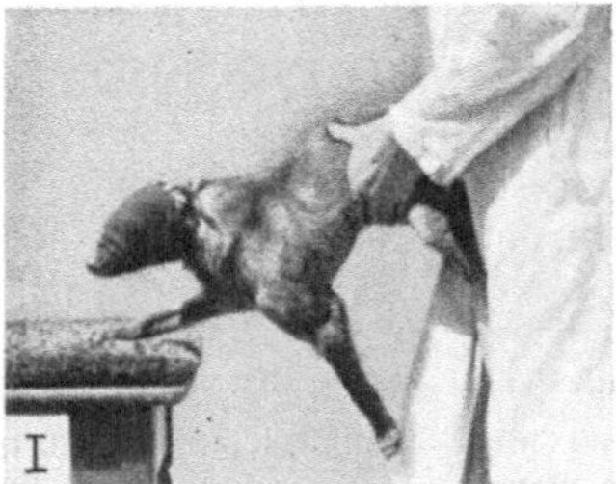

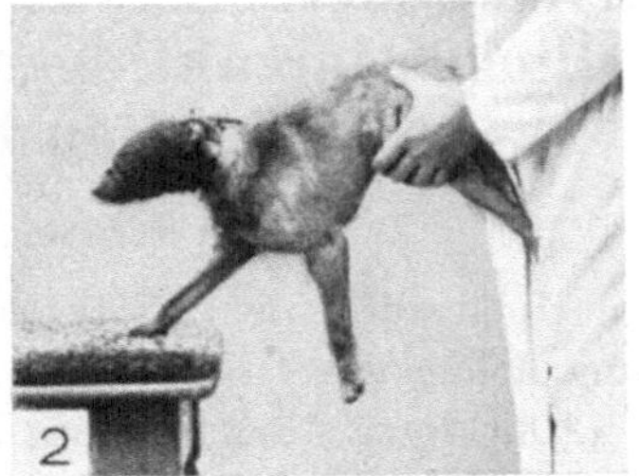

Abb. 179. Kleinhirnloser, linksseitig großhirnloser Hund Däumling. 1. Tier steht mit nach vorn gerichteter rechter Vorderpfote auf einer Unterlage. Schwacher Stütztonus der Pfote. Ellenbogengelenk unter dem Gewicht des Vorderkörpers eingeknickt. 2. Auf Bewegung des Rumpfes nach vorn stemmt sich die Pfote nach vorn und geht in Streckung.

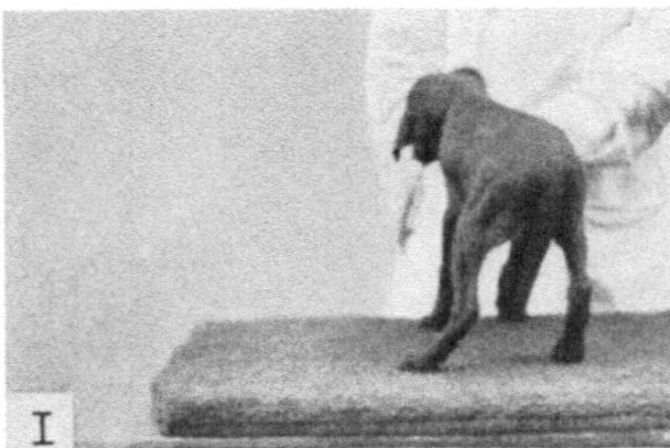

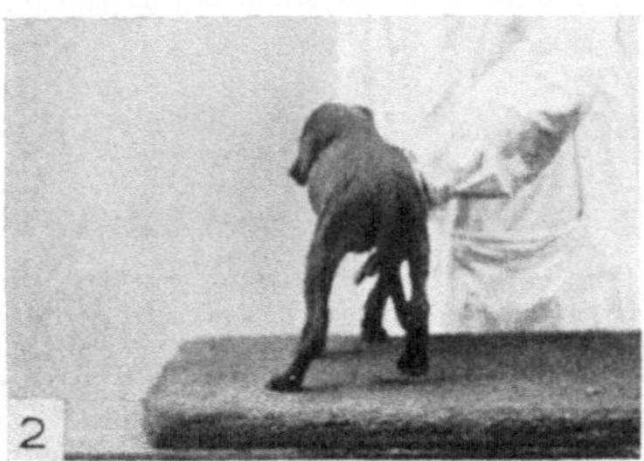

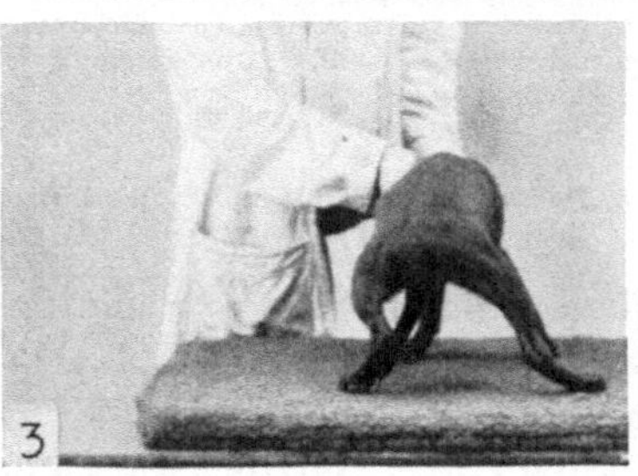

Abb. 180. Normaler Hund. 1. Tier durch Druck auf die rechte Brustseite nach links gedrängt, linke Pfoten nach außen gestemmt, Wirbelsäule konkav nach links gekrümmt. 2. Bei starkem Druck auf die rechte Brustseite, sodaß die Konkavität passiv aufgehoben wird (oder sogar eine Konvexität nach rechts auftritt), stemmen sich die linken Pfoten noch nach außen. 3. Auf Druck nach rechts stemmen sich die *rechten* Pfoten nach außen.

Hunden vorhanden, fehlen dagegen bei decerebrierten und spinalen Tieren. Über die diese Reaktionen auslösenden Faktoren ist nichts Näheres bekannt. Bei den Stemmbeinreaktionen nach vorn und hinten spielen wahrscheinlich Dehnung bzw. Entdehnung der Beuger und Strecker der Schulter- und Hüftgelenke sowie Dehnung der distalen Gelenkmuskeln (von den Ellenbogen-, Hand-, Knie-, Fuß-, Metacarpophalangeal- und Metatarsophalangealgelenken) eine Rolle. Die lateralwärts gerichteten Stemmbeinreaktionen werden möglicherweise durch Dehnung der Ab- bzw. Entdehnung der Adductoren der statisch beanspruchten Pfoten ausgelöst, jedoch fehlt es noch an diesbezüglichen eingehenden Untersuchungen an Sherrington-Präparaten.

Besonders deutlich sind die Stemmbeinreaktionen zu beobachten, wenn der Hund auf allen Vieren steht. Beim Versuch, ein solches Tier beispielsweise nach links zu verschieben, stemmen sich die linken Pfoten seitwärts, d. h. nach links, wobei gleichzeitig eine Konkavität der Wirbelsäule nach links auftritt (Abb. 180).

Durch Druck auf die rechte Brustseite werden die linken Wirbelsäulenmuskeln gedehnt. Man könnte sich nun vorstellen, daß infolge dieser Dehnung ein myotatischer Reflex dieser Muskeln ausgelöst würde, der sowohl die Konkavität der Wirbelsäule als auch sekundär die Stemmbeinreaktionen bedinge. Es hat sich aber gezeigt, daß die Stemmbeinreaktionen nicht als Folge der Wirbelsäulenkrümmung auftreten. Wenn man durch stärkeren Druck der Konkavität entgegenwirkt oder sie sogar in Konvexität verwandelt, treten nämlich auch noch deutliche Stemmbeinreaktionen auf. Eher ist die Konkavität der Wirbelsäule sekundär durch die Stemmbeinreaktionen bedingt, obwohl man dabei natürlich eine Mitbeteiligung eines myotatischen Reflexes der Wirbelsäulenmuskeln nicht ausschließen darf. Wie wir ja gesehen haben (S. 202), bedingt passive Abductionsstellung der Pfoten einer Seite eine gleichseitige Wirbelsäulenkonkavität; wahrscheinlich bewirkt die aktive Abduction die gleiche Formänderung.

Die Stemmbeinreaktionen der linken Pfoten nach außen treten sowohl auf, wenn die Tiere nach links gedrängt (Abb. 180, Nr. 1 und 2 und Abb. 181, Nr. 1),

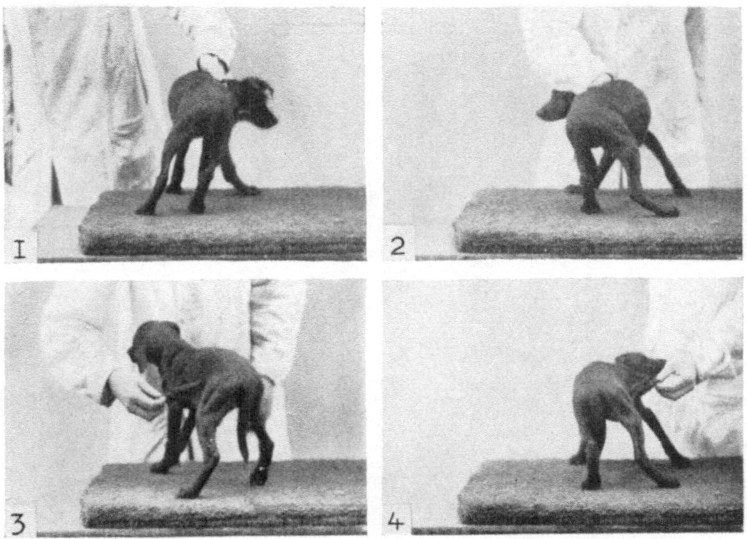

Abb. 181. Der gleiche Hund wie auf Abb. 182. 1. Tier an der rechten Brustseite angefaßt und nach links gezogen, linke Pfoten stemmen sich lateralwärts. 2. Tier an einer Hautfalte der linken Brustseite nach links gezogen, linke Pfoten stemmen sich jetzt ebenfalls lateralwärts. 3. u. 4. Beim Zug nach rechts stemmen sich die rechten Pfoten nach außen.

als auch wenn sie nach links gezogen werden (Abb. 181, Nr. 3), und zwar ist es belanglos, ob der Zug nach links an einer Hautfalte (Abb. 181, Nr. 1) der rechten oder der linken Brustseite angreift (Abb. 181, Nr. 3). Der Zug nach links bedingt also Stemmbeinreaktionen der linken Pfoten nach links, der Zug nach rechts Stemmbeinreaktionen der rechten Pfoten nach rechts, während beim Zug nach vorn Stemmbeinreaktionen nach vorn, beim Zug nach hinten Stemmbeinreaktionen nach hinten, bei intakten, klein- und großhirnlosen Hunden zu beobachten sind. Zieht man z. B. einen Thalamushund mit einer um die Brust gelegten Binde caudalwärts, so stemmen sich die vier Pfoten nach hinten (Abb. 182, Nr. 1), während sie sich beim Ziehen nach vorn vorwärtsstemmen (Abb. 182, Nr. 2); in der gleichen Weise reagieren sie, wenn man sie an einem Halsbande nach hinten bzw. nach vorn zieht (Abb. 182, Nr. 3 und 4). Die Zugrichtung, und nicht die Angriffsfläche, spielt also die Hauptrolle, je stärker der Zug, um so kräftiger stemmen sich die Pfoten.

Auf Vorwärtsziehen stemmen sich besonders die Vorderpfoten nach vorn. Die Reaktionen der Hinterpfoten sind dabei je nach der Stellung des Halses und der Wirbelsäule verschieden. Wird das Tier an einem Halsband nach vorn *und oben* gezogen, so knicken die Hinterpfoten ein, beim Ziehen nach vorn und *unten* stemmen sie sich gestreckt nach vorn. Bei dem Zug nach vorn und oben werden Kopf und Hals gehoben und der Rücken ist hohl, bei dem Zug nach vorn und unten werden Kopf und Hals ventral gebeugt und der Rücken ist konvex gekrümmt.

Auch die Art der Unterlage (Ausgleiten) spielt dabei eine Rolle. Auf Ziehen nach links stemmen sich die linken Pfoten kräftig nach außen, die rechten stemmen sich bis-

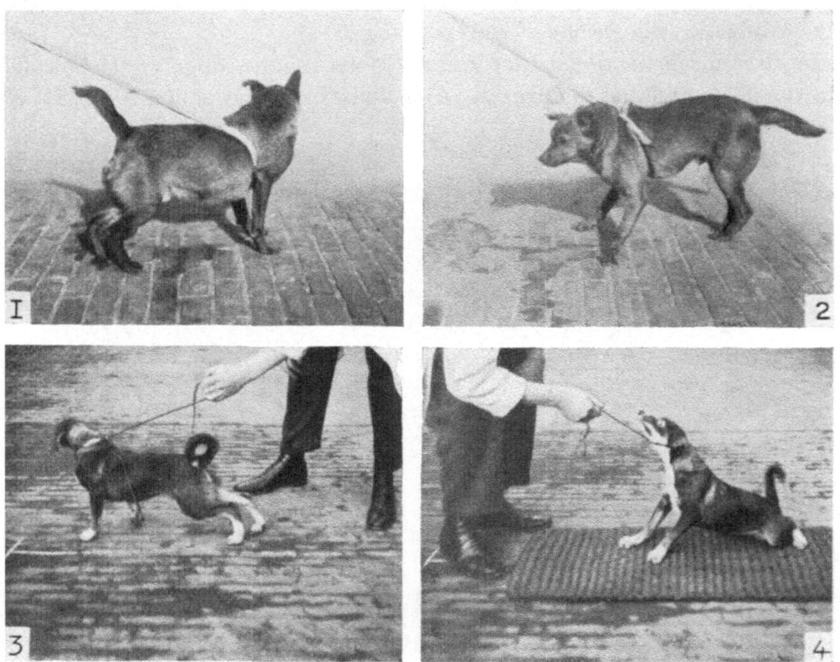

Abb. 182. 1. u. 2. Thalamushund Fuchs. 1. Tier an einer um die Brust befestigten Binde nach hinten gezogen. Durch Stemmen der vier Pfoten nach hinten widersetzt sich das Tier dem caudalwärts gerichteten Zug. 2. Tier mit der Binde nach vorn gezogen. Es stemmt jetzt die vier Pfoten, besonders die Vorderpfoten, nach vorn und zieht sich dabei aktiv caudalwärts. 3. u. 4. Thalamushund Miesel. 3. Tier an einem Halsbande passiv caudalwärts gezogen. Dabei haben sich die vier Pfoten nach hinten gestemmt und ziehen das Tier aktiv nach vorn. 4. Tier am Halsband passiv nach vorn gezogen, worauf die Pfoten sich nach vorn stemmen und das Tier aktiv einen caudalwärts gerichteten Zug ausübt. (Sowohl durch den caudal- wie durch den oralwärts gerichteten Zug werden außer in den Schulter- und Hüft- auch in den Ellenbogen-, Hand-, Knie-, Fuß-, Metacarpophalangeal- und Metatarsophalangealgelenken passive Stellungsänderungen hervorgerufen. Die Muskeln dieser Gelenke werden also ebenfalls passiv gedehnt bzw. entdehnt. Der oralwärts gerichtete Zug bedingt eine passive Dehnung der Vorwärtsbeweger des Oberarmes und Oberschenkels, der Strecker der Ellenbogen- und Fußgelenke, der Beuger der Hand- und Kniegelenke und der Volar- bzw. Plantarwärtsbeweger der Zehen.)

weilen ebenfalls nach links, meistens aber beugen sie sich und werden mehr oder weniger schlaff. Die Reaktionen der rechten Pfoten hängen dabei von der Schnelligkeit und Stärke des Zuges ab, ferner von der Art der Unterlage, der Ausgangsstellung der Pfoten usw.

Bei intakten Hunden treten die Stemmbeinreaktionen beim Ziehen nach vorn, hinten oder seitwärts nicht konstant auf, und zwar sind sie in erster Linie von Großhirneinflüssen bzw. bedingten Reflexen abhängig, in zweiter Linie wohl auch von der Anfangsstellung der Pfoten und von der Angriffsfläche des Zuges. Wird z. B. ein Hund von seinem Herrn am Halsband vorwärts gezogen, so werden meistens keine Stemmbeinreaktionen auftreten, dagegen zeigen sie sich fast stets, wenn ein Fremder versucht, das Tier nach vorn zu ziehen. Ferner sind sie meistens vorhanden, wenn man das Tier z. B. an einen See oder an ein Feuer hinzuziehen versucht oder es von seinem Futternapf wegziehen will, fehlen andererseits, wenn man das Tier zu seinem Futternapf hinzieht. Durch optische und andere über das Großhirn gehende Impulse können also die Stemmbeinreaktionen gehemmt und durch andere ,,bedingte" Reaktionen ersetzt werden.

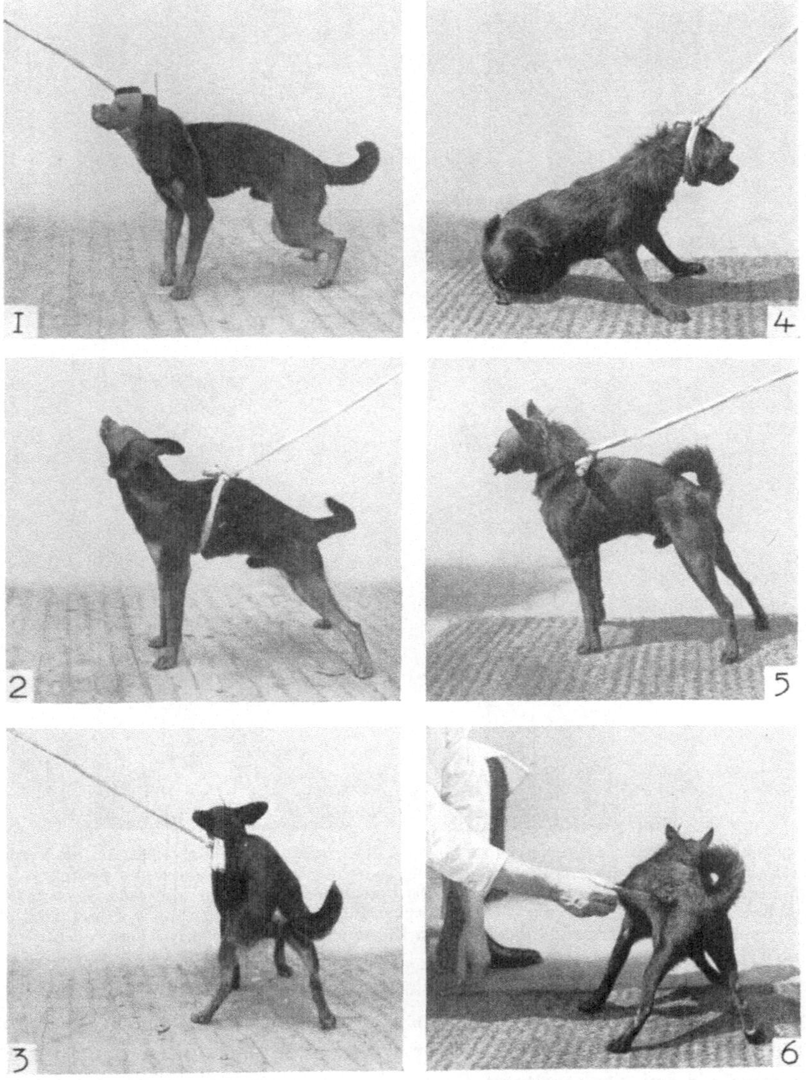

Abb. 183. Stemmbeinreaktionen bei kleinhirnlosen Hunden mit Kopfkappe. 1.—3. Kleinhirnloser Hund Moor an einem um den Thorax befestigten Bande nach vorn bzw. hinten und links gezogen. Beim Vorwärtsziehen stemmt das Tier die Vorderpfoten deutlich nach vorn, beim Rückwärtsziehen die Hinterpfoten deutlich nach hinten, während beim Ziehen nach links die linken Pfoten sich kräftig nach links und außen stemmen. 4. u. 5. Kleinhirnloser Hund Erik an einem Halsbande nach vorn bzw. hinten gezogen. Auch hier deutliche und kräftige Stemmbeinreaktionen nach vorn bzw. hinten, während 6. beim Ziehen an einer Hautfalte nach links die linken Pfoten sich kräftig nach außen stemmen.

Bei kleinhirnlosen Hunden[1] treten die Stemmbeinreaktionen im Stadium der Dauerstörung im allgemeinen regelmäßig auf, obwohl sie auch durch die Anfangsstellung der Pfoten, die Angriffsfläche des Zuges und durch Großhirnreaktionen beeinflußt werden. Man gewinnt aber den Eindruck, als ob hier die Großhirneinflüsse weniger hemmend wirken. Die Stemmbeinreaktionen sind bei klein-

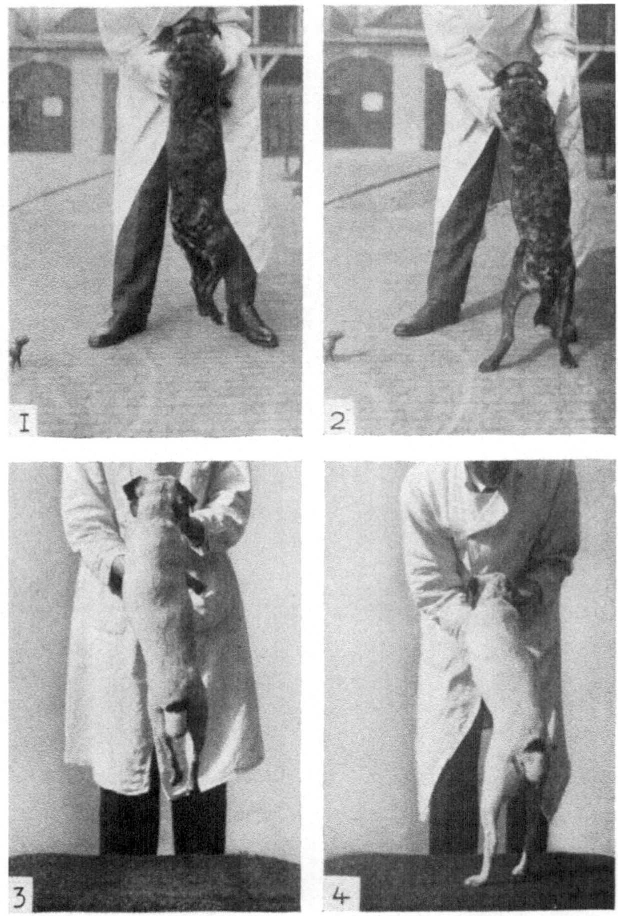

Abb. 184. 1. u. 2. Hund Peter, rechtsseitig kleinhirnlos. 1. Tier in Hängelage, Kopf oben, an den Vorderarmen in der Luft gehalten. Dorsalseite des Beckens nach links gedreht. 2. Auf die Hinterpfoten gesetzt, versetzt das Tier die *linke* Hinterpfote nach außen und hinten. Die Dorsalseite des Beckens wird dadurch nach rechts gerichtet, außerdem tritt eine Konkavität der Lendenwirbelsäule nach links auf. 3. u. 4. Hund Fox, ebenfalls rechtsseitig kleinhirnlos. Unter ähnlichen Umständen übereinstimmende Reaktionen.

hirnlosen Hunden, besonders auf Rück- und Seitwärtsziehen, auffallend stark und ausgiebig (Abb. 183), wahrscheinlich infolge des breitbeinigen Stehens auf übertrieben gestreckten Pfoten und der außerordentlichen Spannung der Extremitätenmuskeln bei Stehstellung.

Die Stemmbeinreaktionen nach hinten (auf Zug in caudaler Richtung) treten bei kleinhirnlosen Hunden konstanter und meistens kräftiger auf als die Stemm-

[1] In der ersten Zeit nach der Kleinhirnexstirpation fehlen die Stemmbeinreaktionen.

beinreaktionen nach vorn, was wahrscheinlich dadurch zustande kommt, daß die kleinhirnlosen Tiere beim freien Stehen die vier Pfoten nach hinten gerichtet halten (siehe Abb. 44). Nur bei bestimmter Ausgangsstellung der Pfoten und bei allmählichem Ziehen treten die Stemmbeinreaktionen nach vorn in gleicher Weise konstant und kräftig auf (Abb. 183, Nr. 1 und 4).

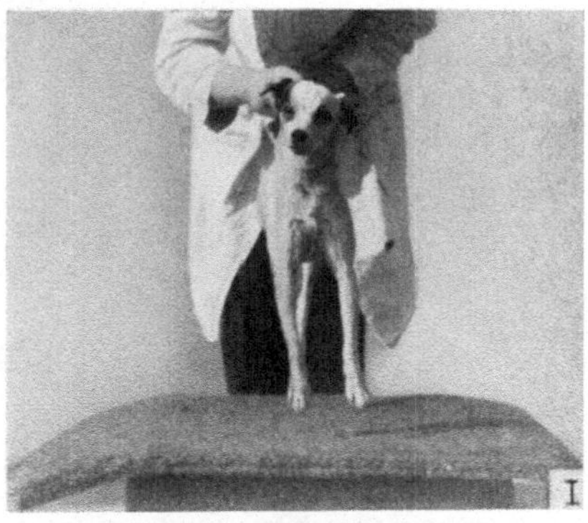

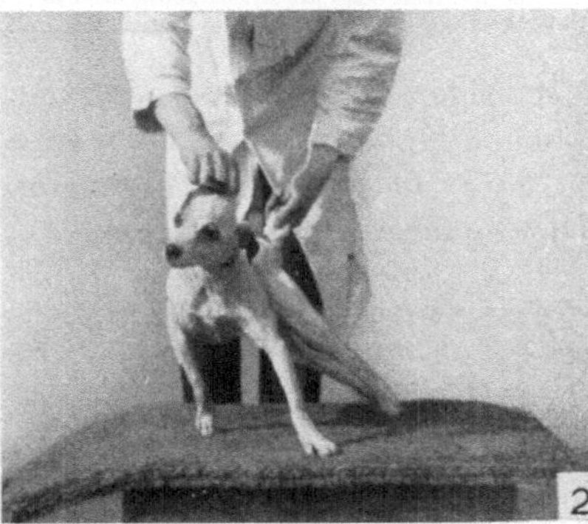

Abb. 185.

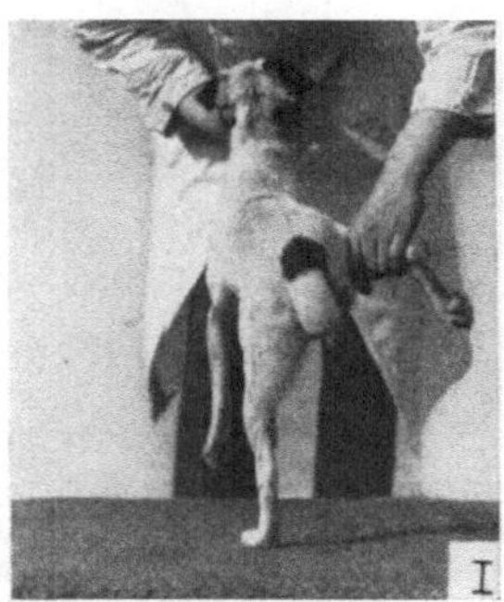

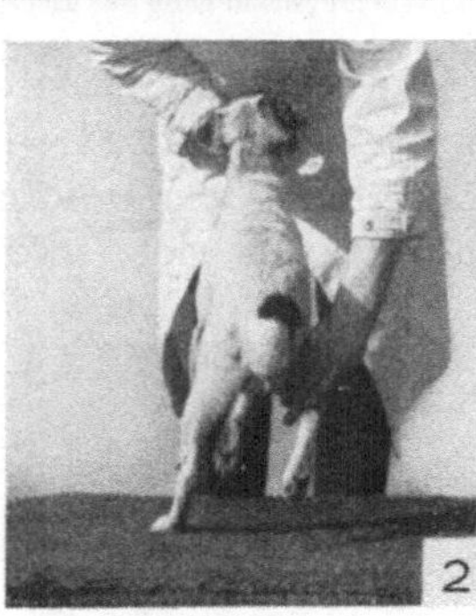

Abb. 186.

Abb. 185. Hund Fox, 1 Monat nach Exstirpation der rechten Kleinhirnhälfte. 1. Tier an Schwanz und Nackenhaut in der Luft gehalten. 2. Bei Abwärtsbewegung stemmt sich auf Berührung der Sohlen mit der Unterlage die linke Vorderpfote kräftig nach vorn und außen, die linke Hinterpfote nach außen und hinten. Durch die Reaktionen der linken Pfoten wird der an Schwanz und Nackenhaut gehaltene Rumpf nach rechts gedrängt und die Wirbelsäule zeigt eine Konkavität nach links.

Abb. 186. 1. Hund Fox, 1 Monat nach Exstirpation der rechten Kleinhirnhälfte, nur mit der linken Hinterpfote auf eine Unterlage gestellt. Rechte Beckenhälfte durch eine Hand, die zugleich den rechten Oberschenkel umfaßt, stark gehoben, sodaß die Dorsalseite des Beckens nach links gerichtet ist. Solange das Becken diese Stellung beibehält, steht die linke Hinterpfote in Vertikalstellung. 2. Rechte Beckenhälfte passiv abwärts bewegt, sodaß das Becken eine zum übrigen Rumpfe symmetrische Stellung hat. Die linke Hinterpfote hat dabei einen Schritt nach außen rechts gemacht und stemmt sich nach dieser Seite.

Bei halbseitig kleinhirnlosen Tieren sind die Stemmbeinreaktionen an beiden Seiten vorhanden[1], jedoch treten sie nach außen stärker und ausgiebiger an der Seite mit intakter Kleinhirnhälfte auf als an der Exstirpationsseite. Die kontralateralen Pfoten zeigen bereits bei Berührung einer Unterlage eine erhöhte Neigung zum Abduzieren und Auswärtsstemmen (Abb. 184, 185).

Der Unterschied wird besonders deutlich, wenn die Tiere, nur auf den Hinter-

[1] Unmittelbar im Anschluß an die halbseitige Exstirpation fehlen die Stemmbeinreaktionen zuweilen an beiden Seiten, stets fehlen sie an der Exstirpationsseite in den ersten 4 Wochen.

pfoten stehend, abwechselnd nach rechts und links gezogen werden. Bewegt man die Tiere aus Hängelage, Kopf oben, abwärts, dann stemmt die der Exstirpation gegenüberliegende Pfote sich nach außen, sobald sich das Tier auf die Pfote stützt (Abb. 184). Zieht man das Tier nach der Seite der intakten Klein-

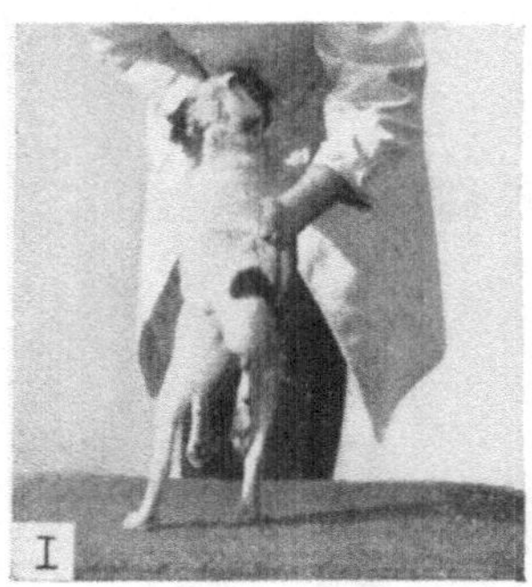

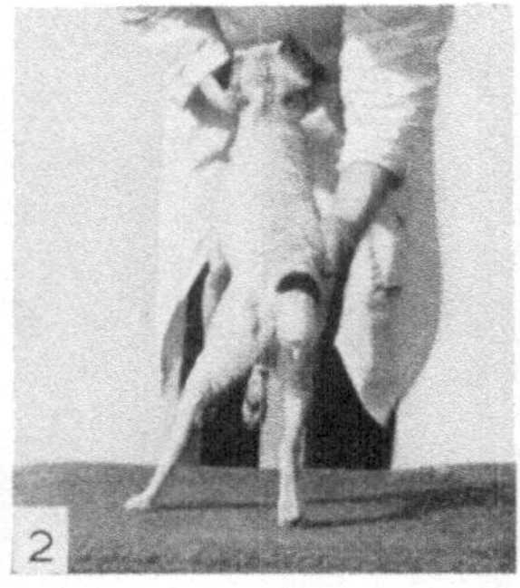

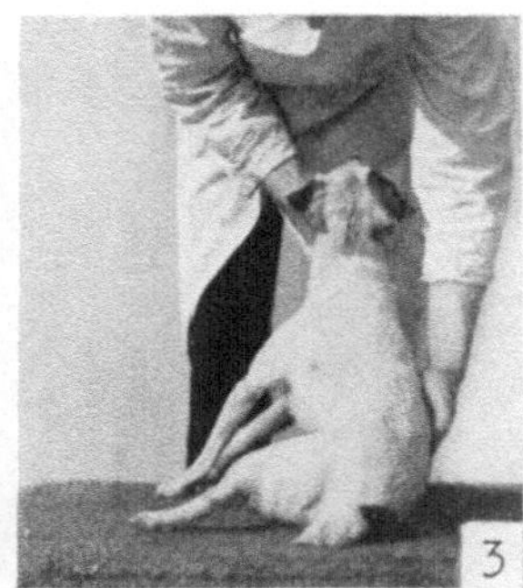

Abb. 187. Hund Fox, 1 Monat nach Exstirpation der rechten Kleinhirnhälfte. 1. Sobald das Tier auf die Hinterpfoten gestellt wird, stemmt sich die linke Hinterpfote nach außen. Dadurch wird das Becken nach rechts bewegt und gegen die Hand gedrängt, die den Hinterkörper an der rechten Seite stützt. 2. u. 3. Auf Zurückziehen der Unterstützungshand geht das Becken immer mehr nach rechts bis der Hinterkörper in rechte Seitenlage fällt.

hirnhälfte, so stemmt sich die Pfote noch kräftiger und passive Bewegung stößt auf großen Widerstand. Bei weiterem Ziehen geben schließlich Stemmbeinreaktion und Widerstand nach, und die Pfote macht einen Hinkebeinschritt lateralwärts, um sich sofort danach wieder nach außen zu stemmen. Beim

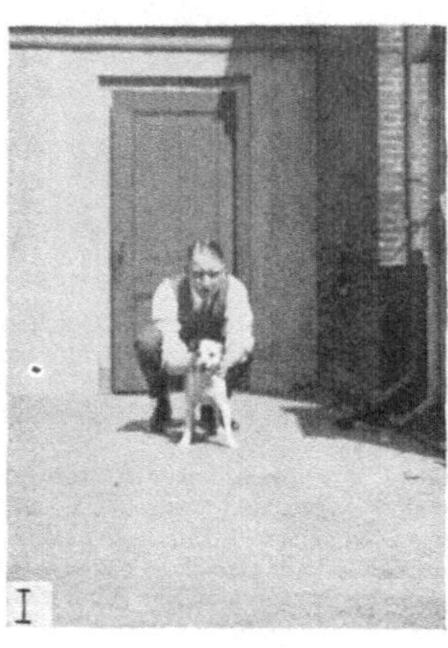

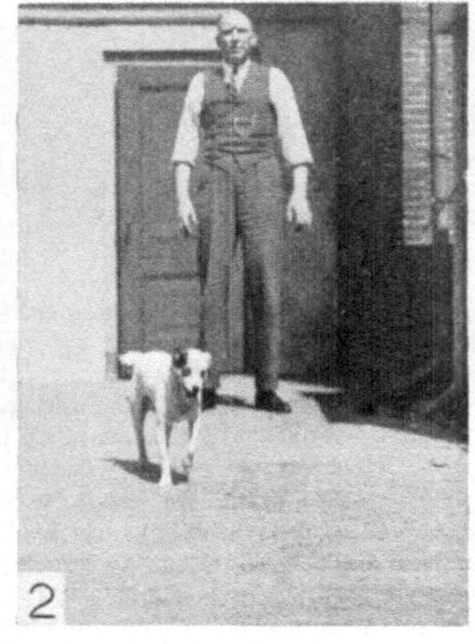

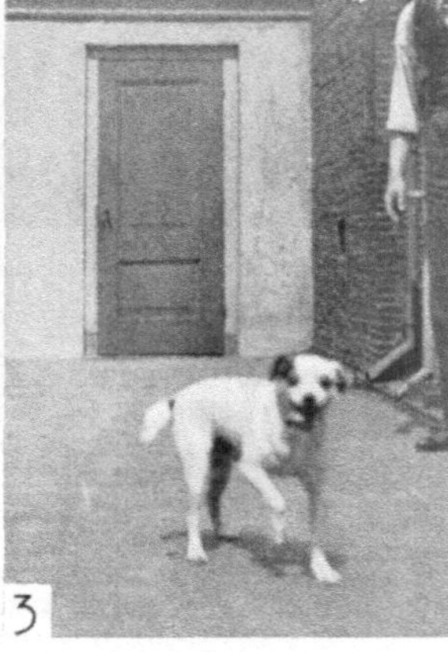

Abb. 188. Hund Fox, rechtsseitig kleinhirnlos. 1. Tier so festgehalten, daß die Rumpflängsachse in Richtung des Photoapparates steht. 2. Tier von einer hinter dem Apparat stehenden Person gerufen, läuft auf diese zu. Dabei wird der Rumpf infolge des starken Auswärtsstemmens der linken Pfoten immer mehr nach rechts gedrängt, wodurch die Rumpflängsachse einen stets größer werdenden Winkel mit der Bewegungsrichtung macht, sodaß der Hinterkörper schließlich seitwärts mit nach rechts gerichteten Schritten angelaufen kommt.

Ziehen nach der anderen Seite ist der Widerstand geringer und bei starkem Ziehen werden die Hinterpfoten alternierend versetzt, so daß der Hinterkörper seitwärts läuft. Beim Ziehen nach der Seite der intakten Kleinhirnhälfte hüpft das Tier seitwärts, beim Ziehen nach der Exstirpationsseite läuft es lateralwärts. Bei halbseitig kleinhirnlosen Tieren zeigen die der Exstirpation kontralateralen Vorder- und Hinterpfoten auch schon in der ersten Zeit nach der Exstirpation eine ausgesprochene Neigung sich zu abduzieren und nach außen zu stemmen (Abb. 185), während die Stemmbeinreaktionen an den Pfoten der Exstirpationsseite zu dieser Zeit noch fehlen.

Am stärksten ist die Stemmbeinreaktion an der kontralateralen Hinterpfote. Die erhöhte Neigung zur Abduction der kontralateralen Hinterpfote ist auch deutlich zu beobachten, wenn die Tiere nur mit dieser Pfote auf der Unterlage stehen. Wird z. B. Hund Fox, bei dem vor 1 Monat die *rechte* Kleinhirnhälfte entfernt ist, an Kopf und rechter Hinterpfote in der Luft gehalten und mit der *linken* Hinterpfote auf eine Unterlage gestellt (Abb. 186, Nr. 1), so bleibt diese Pfote solange in vertikaler Stellung, wie die Dorsalseite des Beckens durch Hebung des rechten Oberschenkels nach links gerichtet ist. Wird aber das Bekken durch Senkung des rechten Oberschenkels in eine zum übrigen Rumpf symmetrische Stellung gebracht, dann macht die Hinterpfote einen oder mehrere Schritte seitwärts und stemmt sich nach außen (Abb. 186).

Durch das Auswärtsstemmen der Hinterpfote wird das Becken immer mehr nach rechts gedrängt, sodaß der Hinterkörper schließlich in rechte Seitenlage fällt (Abb. 187).

Auch später, wenn die Tiere stehen und laufen können, ist an den kontralateralen Pfoten eine erhöhte Neigung zum Auswärtsstemmen vorhanden, was unter anderem auch beim Laufen deutlich zum Ausdruck kommt. Läuft z. B. ein rechtsseitig kleinhirnloser Hund auf Anruf herbei, dann sieht man deutlich, daß die Längsachse des Rumpfes nicht in der Bewegungsrichtung bleibt. Jedesmal wenn die linke Hinterpfote niedergesetzt und gleichzeitig die rechte gehoben wird, drängt die linke Hinterpfote das Becken nach rechts, infolgedessen wird die rechte Hinterpfote bei der Streckung auf eine mehr nach rechts gelegene Stelle gesetzt und der Hinterkörper

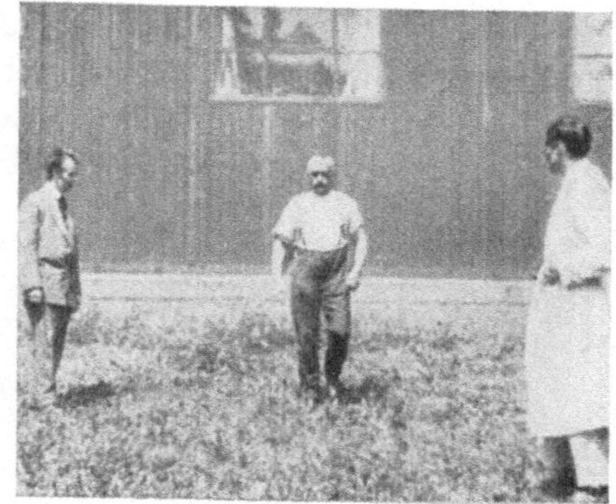

1

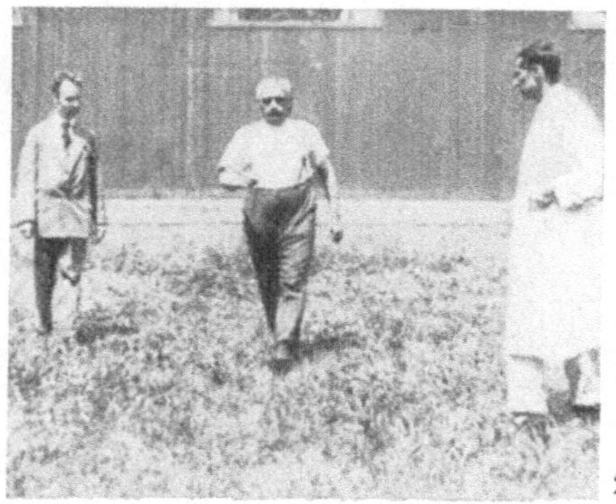

2

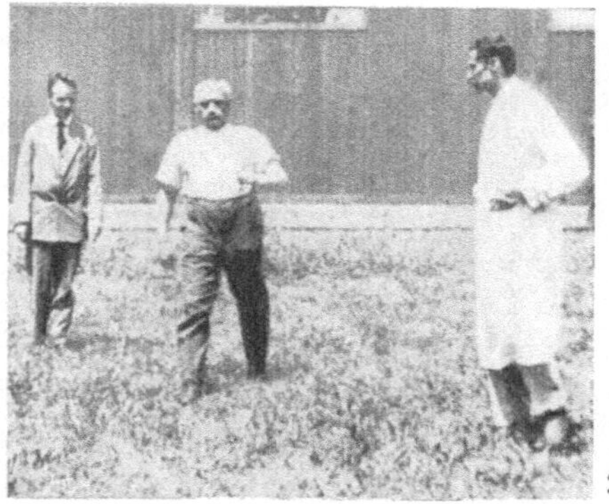

3

Abb. 189. Abweichen nach rechts beim Gehen (mit geschlossenen Augen) eines rechtsseitigen Cerebellarkranken. 1. u. 2. Der Kranke stützt sich auf das linke Bein. 3. Der Kranke stützt sich auf das rechte Bein. Vergleicht man den Winkel zwischen der Außenseite des Rumpfes und der Außenseite der Beine, so sieht man, daß das rechte Bein als Stützbein mehr abduziert gehalten wird (Abb. 3) als das linke, wenn es Stützbein ist. Nach K. GOLDSTEIN: Das Kleinhirn. Handbuch der normalen und pathologischen Physiologie, Bd. X, S. 271. Verlag Julius Springer, Berlin 1927.

weicht immer mehr nach rechts. Das gleiche gilt auch für den Vorderkörper, jedoch nicht in so ausgesprochener Weise, so daß die rechte Körperhälfte schließlich, trotzdem das Tier den Kopf in der ursprünglichen Bewegungsrichtung hält, sich dem Anrufer zukehrt (Abb. 188) und der Hinterkörper mit fast seitwärts nach rechts gerichteten Schritten auf diesen zuläuft.

Bemerkenswert sind für diese Beobachtungen die von GOLDSTEIN veröffentlichten kinematographischen Aufnahmen eines Patienten mit rechtsseitiger Cerebellarerkrankung (Abb. 189).

Wie wir gesehen haben, ist bei *großhirnlosen Hunden* die Richtung der Stemmbeinreaktionen von der Richtung des Zuges und nicht von der Angriffsfläche

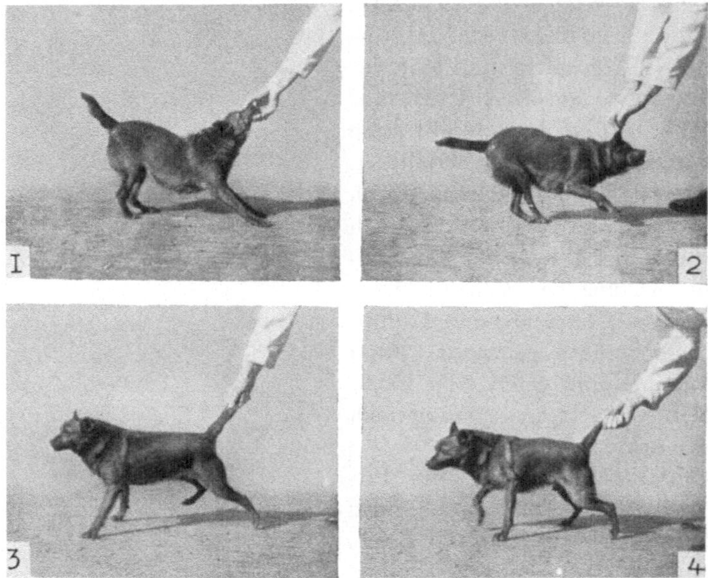

Abb. 190. Großhirnloser Hund Fuchs. 1. Anfassen der Schnauze bewirkt Heben des Kopfes und Nachvornstemmen der vier Pfoten. 2. Bei Anfassen der Ohren stemmt das Tier auch ohne Zug die Pfoten nach vorn und bewegt den Kopf ventral. 3. u. 4. Bei Anfassen des Schwanzes versucht sich das Tier durch Nachhintenstemmen der Pfoten und Vorwärtslaufen zu befreien.

abhängig (so bedingt z. B. ein Zug nach vorn Nachvornstemmen der Pfoten, ein Zug nach hinten Nachhintenstemmen usw.), jedoch gilt dies nur innerhalb einer gewissen Grenze, denn beim Ziehen am Schwanz, an den Ohren, oder an der Schnauze verhalten sich die Reaktionen ganz anders. Faßt man einen großhirnlosen Hund am Schwanz an, so läuft das Tier nach vorn und versucht sich bei etwaigem Widerstand durch Nachhintenstemmen der Pfoten zu befreien (Abb. 190, Nr. 3 und 4). Zieht man das Tier am Schwanz seitwärts, so stemmen sich die Pfoten nach außen und gleichzeitig nach hinten. Dagegen ist es bis jetzt nie gelungen, durch Nachvornziehen am Schwanz ein Nachvornstemmen der Pfoten hervorzurufen. Beim Anfassen der Ohren machen die Tiere stets Befreiungsversuche, indem sie den Kopf ventralbewegen und die Pfoten nach vorn stemmen (Abb. 190, Nr. 2), ebenso bedingt Anfassen der Schnauze stets Nachvornstemmen der Pfoten und Nachhintenlaufen der Tiere. Beim Versuch, das Tier an den Ohren rückwärts zu ziehen oder an der Schnauze caudalwärts zu drängen, konnten bei großhirnlosen Tieren niemals Stemmbeinreaktionen nach hinten hervorgerufen werden.

Bei großhirnlosen Hunden sind die Stemmbeinreaktionen nach vorn, hinten und außen an Vorder- und Hinterpfoten vorhanden. Die Kraft der Stemmbeinreaktionen ist an den Hinterpfoten, deren Stütztonusstärke infolge der Exstirpation herabgesetzt ist, meistens deutlich verringert, ganz besonders beim Auswärtsstemmen.

Nach halbseitiger Großhirnexstirpation zeigen die der Exstirpation kontralateralen Pfoten auf Seitwärtsziehen manchmal besonders lebhafte und ausgiebige Stemmbeinreaktionen, auch wenn die Stütztonusstärke dieser Pfoten deutlich

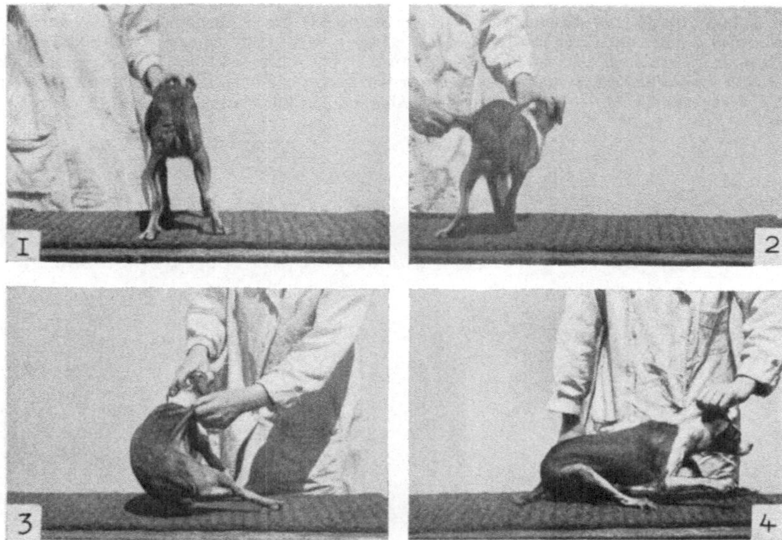

Abb. 191. Stemmbeinreaktionen bei Hund Jenny, dem außer beiden Labyrinthen die *linke* Großhirnhälfte entfernt ist. 1. Tier mit symmetrisch zum Rumpf gehaltenem Kopf, von hinten gesehen. 2. Bei Zug des Tieres an einer Hautfalte nach links, zeigen die linken Pfoten deutliche Stemmbeinreaktionen nach außen. 3. Dagegen bedingt Zug nach rechts übertrieben starke Stemmbeinreaktionen der *rechten* Pfoten, die besonders kräftig und ausgiebig abduziert werden, während die linken einknicken, sodaß das Tier auf die linke Seite fällt. 4. Auch beim Zug nach vorn stemmen sich die rechten Pfoten weit mehr nach vorn als die linken.

herabgesetzt ist; sie werden weit und brüsk abduziert (Abb. 191) und beim Ziehen der Tiere nach der Exstirpationsseite stößt man manchmal auf größeren Widerstand, als wenn man sie nach der anderen Seite zieht. Die der Exstirpation kontralateralen Pfoten gleiten beim brüsken Seitwärtsstemmen aus, während beim Seitwärtsstemmen der homolateralen Pfoten die Sohlen ihre Stellung auf der Unterlage beibehalten und die Abduction nur eine Stellungsänderung des Rumpfes zur Unterlage bedingt. Das Ausgleiten verursacht die besonders ausgiebige Abductionsstellung der seitwärts gestemmten kontralateralen Pfoten; daß diese Stellung das Seitwärtsziehen sehr erschwert, ist ohne weiteres verständlich. Warum aber bei großhirnlosen Hunden die seitwärts gerichteten Stemmbeinreaktionen der Hinterpfoten meistens so wenig lebhaft und wenig kräftig auftreten, dagegen bei den halbseitig großhirnlosen Tieren an der kontralateralen Hinterpfote manchmal so besonders lebhaft und kräftig sind, ist noch ungeklärt.

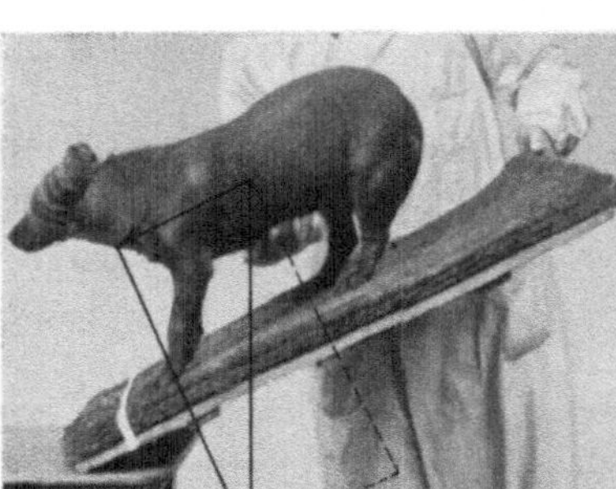

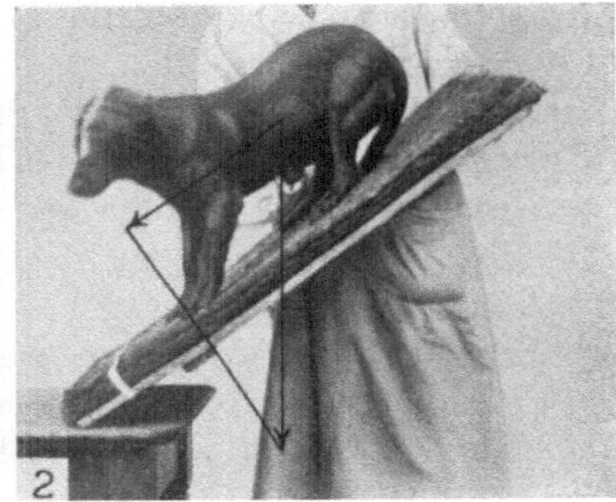

Abb. 192. Intakter Hund, mit Kopfkappe, auf einem Brett, das am Schwanzende gehoben wird. 1. Sobald das Schwanzende des Brettes höher als das Kopfende gehalten wird, zieht die Schwerkraft das Tier nach vorn, gleichzeitig stemmen sich auch die vier Pfoten nach vorn. 2. Auf weitere Hebung des Schwanzendes nimmt die Größe der nach vorn ziehenden Kraft zu und ebenso werden auch die Pfoten stärker nach vorn gestemmt. (Vgl. die Stellungen der Pfoten auf obenstehenden Abbildungen mit jenen auf Abb. 182, Nr. 3 u. 4.)

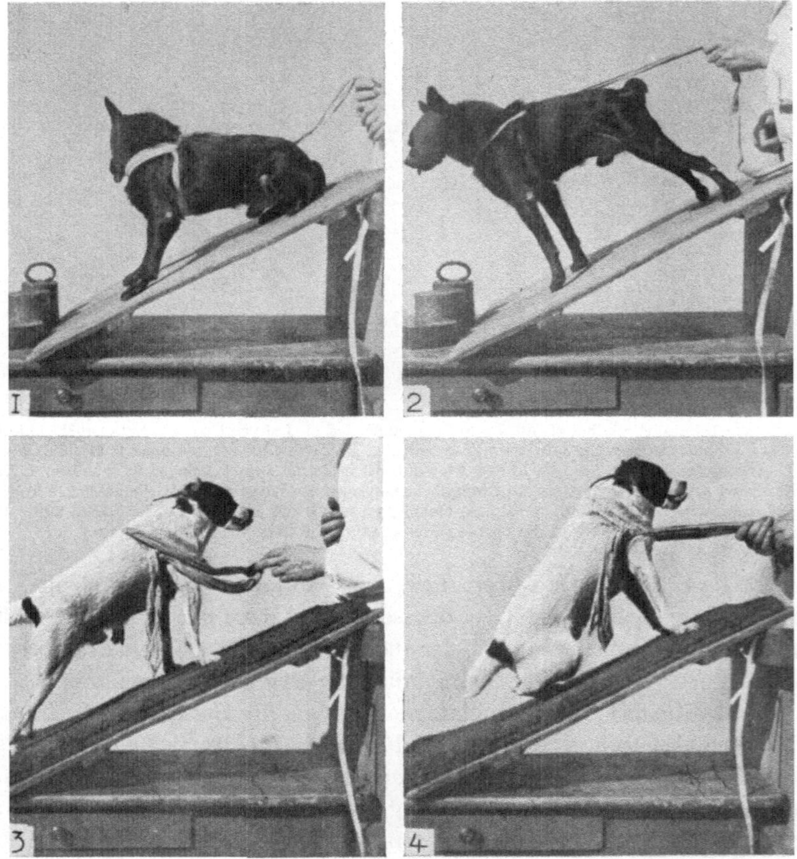

Abb. 193. 1. Kleinhirnloser Hund Erik, mit Kopfkappe, auf einem Brett, das am Schwanzende gehoben ist. Typische Anpassungsreaktionen: das Tier stemmt die Vorderpfoten nach vorn, während die Hinterpfoten in Beugung gehen. 2. Bei unveränderter Schräglage des Brettes wird das Tier an einem um den Thorax gelegten Band rückwärts gezogen. Die Pfoten stemmen sich darauf statt nach vorn nach hinten und das Tier steht so, wie auf einem am Kopfende gehobenen Brett. 3. Halbseitig kleinhirnloser Hund Fox, mit Kopfkappe, auf einem am Kopfende gehobenen Brett. Das Tier stemmt die vier Pfoten nach hinten. 4. Auf Vorwärtsziehen des Tieres werden die Pfoten nach vorn gestemmt und das Tier steht so wie auf einem am Schwanzende gehobenen Brett.

Die Bedeutung der Stemmbeinreaktionen für die Anpassung der Pfotenstellung an die Stellung der Unterlage.

Bei intakten, kleinhirnlosen, großhirnlosen und labyrinthlosen Tieren spielen die Stemmbeinreaktionen, auch wenn die Augen verschlossen sind, bei der Anpassung der Pfotenstellung an die Stellung der Unterlage eine große Rolle. Wird z. B. das Schwanzende der Unterlage eines auf allen Vieren stehenden Hundes gehoben, dann zieht die Schwerkraft das Tier nach vorn und in Übereinstimmung damit treten Stemmbeinreaktionen nach vorn auf (Abb. 192, Nr. 1 und 2).

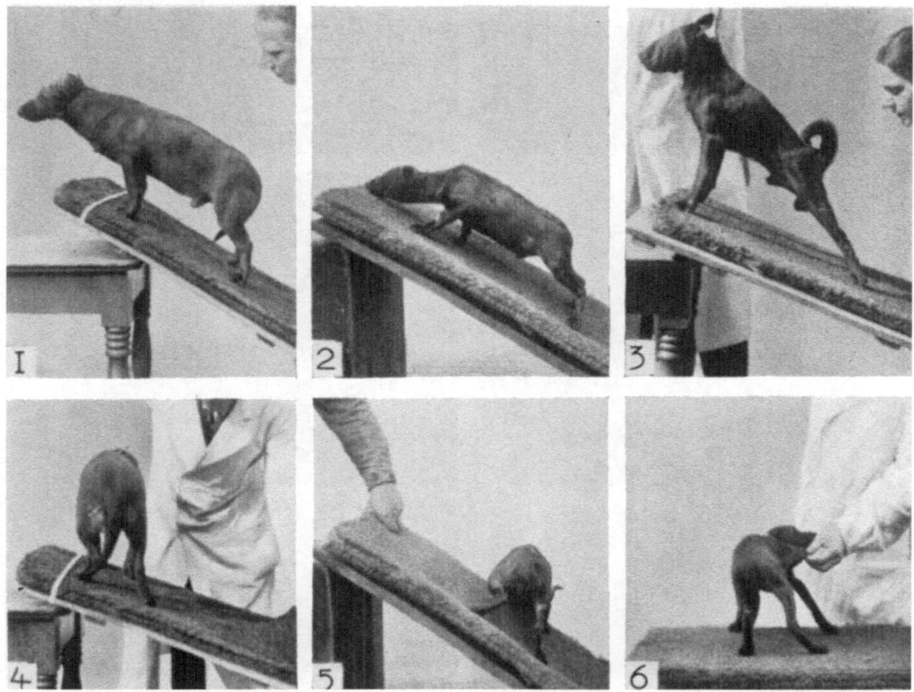

Abb. 194. 1.—3. Reaktionen auf Senkung des Schwanzendes der Unterlage. 1. Normaler Hund mit Kopfkappe. 2. Labyrinthloser Hund mit Kopfkappe. 3. Kleinhirnloser Hund mit Kopfkappe. Alle drei Tiere stemmen die Pfoten, wie ein nach hinten gezogener Hund (vgl. mit Abb. 182, Nr. 1 u. 2) nach hinten. 4. u. 5. Reaktionen eines intakten (4) und eines labyrinthlosen Hundes (5), beide mit Kopfkappe, auf einem rechtsseitig gesenkten Brett. 6. Intakter Hund in Stehstellung an einer Hautfalte nach rechts gezogen. Die Tiere auf Abb. 4, 5 u. 6 zeigen ähnliche Pfotenstellungen.

Die Stemmbeinreaktionen bleiben aus, wenn bei Hebung des Schwanzendes das Tier an einer um die Brust gelegten Binde rückwärts gezogen und durch diesen Zug die Schwerkraft kompensiert wird. Ist der Rückwärtszug stärker als derjenige der Schwerkraft, so treten sogar auf dem am Schwanzende gehobenen Brett Stemmbeinreaktionen nach hinten auf (Abb. 193, Nr. 1 und 2).

Auf Senkung des Schwanz- oder Hebung des Kopfendes der Unterlage zieht die Schwerkraft das Tier nach hinten, wodurch ein Nachhintenstemmen der Pfoten ausgelöst wird. In gleicher Weise bedingt die Schwerkraft bei Senkung der Unterlage an der rechten Seite oder Hebung an der linken Seite einen Zug nach rechts und dadurch ein Stemmen der rechten Pfoten nach dieser Seite (Abb. 194).

Wie halbseitig kleinhirnlose Hunde im allgemeinen an den kontralateralen Pfoten sehr starke, an den homolateralen dagegen nur schwache nach außen gerichtete Stemmbeinreaktionen zeigen, so zeigen diese Tiere auch dann nur starke Stemmbeinreaktionen, wenn die Unterlage an der *Exstirpationsseite* ge-

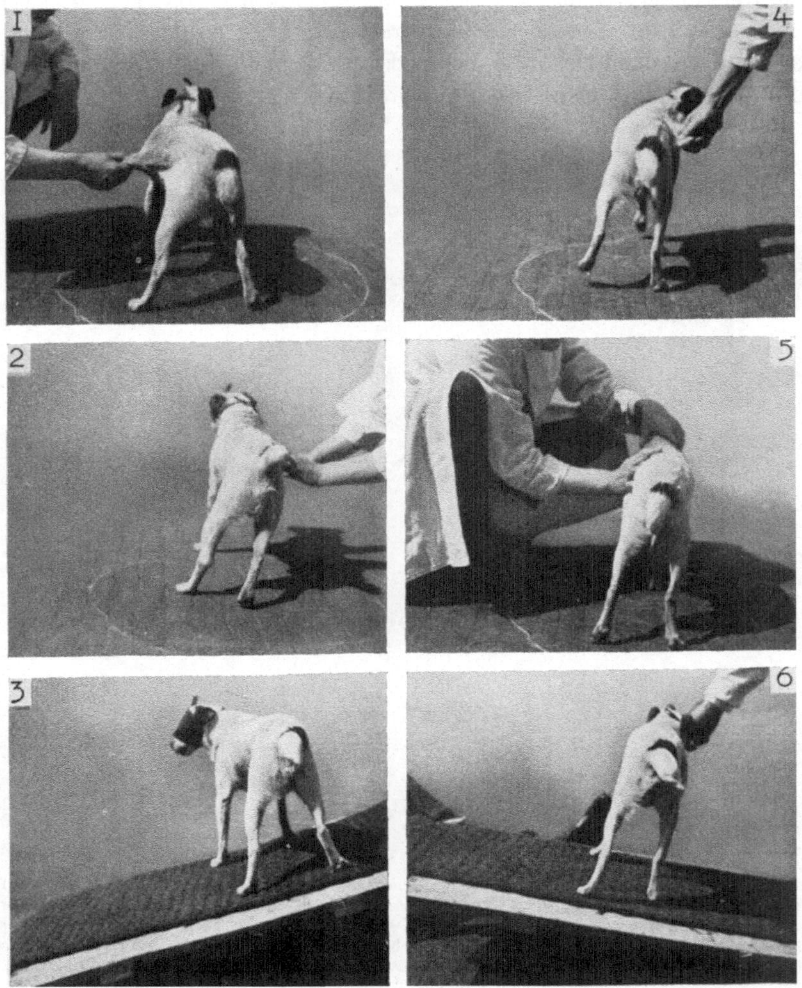

Abb. 195. Hund Fox, 15 Monate nach Exstirpation der *rechten* Kleinhirnhälfte. 1.—3. Sowohl auf Zug (1) und Stoß (2) nach links als auch auf Hebung der Unterlage an der rechten Seite (3) stemmen sich die linken Pfoten stark auswärts. 4.—6. Die rechten Pfoten zeigen weder auf Zug (4) und Stoß (5) nach rechts noch auf Hebung der Unterlage links (6) deutliche Stemmbeinreaktionen nach außen. Auf Hebung der Unterlage an der Seite der intakten Kleinhirnhälfte (6) keine genügende Anpassung der Pfotenstellung, so daß das Tier ohne Unterstützung auf die rechte Seite fallen würde. (Die Anpassung ist bei geöffneten Augen nicht immer so schlecht wie auf Abb. 6.)

hoben wird, auf Hebung der anderen Seite bleiben dagegen die Reaktionen so gut wie ganz aus (Abb. 195).

Bei intakten, groß- und kleinhirnlosen und ebenso bei labyrinthlosen Hunden beteiligen sich die Stemmbeinreaktionen auch an der Anpassung der Pfotenstellung beim Stehen auf einer in horizontaler Richtung zu verschiebenden Unterlage. Wird die Unterlage z. B. auf einmal nach vorn verschoben, so werden auch die Pfoten nach vorn gezogen, der Rumpf bleibt etwas zurück. Die Bewegung der Unterlage bedingt also passiv gleiche Stellungsänderungen in den Hüft- und Schultergelenken wie das passive Nachhintenziehen des Rumpfes und ist ebenso von einem Nachhintenstemmen der Pfoten gefolgt. Umgekehrt bedingt eine Verschiebung der Unterlage nach hinten ein Nachvornstemmen der Pfoten, während eine Verschiebung der Unterlage nach rechts ein Seitwärtsstemmen der linken Pfoten zur Folge hat.

Beim Aufhören der Bewegung treten die entgegengesetzten Reaktionen auf. Beim Aufhören der Bewegung nach vorn z. B. bewegt sich der Rumpf infolge der Trägheit nach vorn, die Pfoten zum Rumpf passiv nach hinten (also die gleichen Stellungsänderungen wie auf Zug nach vorn), wodurch reflektorisch ein Nachvornstemmen der Pfoten bedingt wird. Schließlich kehren die Pfoten in Mittelstellung zurück.

Auch beim Stehen auf der Drehscheibe treten Stemmbeinreaktionen auf. Stellt man z. B. das Tier auf einen Radius der Scheibe, mit dem Kopf zum Mittelpunkt, und dreht die Scheibe in Richtung des Uhrzeigers, so zieht die Scheibe die Pfoten des Tieres passiv nach links, wodurch ein Lateralwärtsstemmen der rechten Pfoten bedingt wird. Außerdem zieht die Zentrifugalkraft das Tier nach hinten, so daß die Pfoten sich nach hinten stemmen. Steht das Tier mit dem Kopf zum Außenrand der Scheibe, so stemmen sich bei gleicher Drehrichtung die linken Pfoten nach außen und alle vier Pfoten nach vorn. Steht das Tier mit der rechten Seite am Außenrande der Scheibe, so wird die Zentrifugalkraft ein Auswärtsstemmen der rechten Pfoten, die horizontale Verschiebung der Unterlage ein Nachvornestemmen der vier Pfoten hervorrufen. Besonders deutlich sind diese verschiedenen, zur Erhaltung des Gleichgewichts zweckmäßigen Reaktionen zu beobachten, wenn man labyrinthlose Hunde auf die Drehscheibe stellt. Bei intakten, groß- und kleinhirnlosen Hunden ist ihr Auftreten weniger deutlich, da bei diesen Tieren die Labyrinthdrehreaktionen das Bild komplizieren und die Stemmbeinreaktionen verdecken können.

Die Stemmbeinreaktionen treten nur auf, wenn die Unterlage nicht zu schnell verschoben bzw. die Scheibe nicht zu schnell gedreht wird, sonst werden Hinkebeinreaktionen ausgelöst.

B. Die Hinkebeinreaktionen.

Wenn eine Pfote passiv von ihrer Mittelstellung mehr und mehr entfernt wird, tritt die sogenannte Hinkebeinreaktion auf, d. h. der Stütztonus läßt nach und die Pfote wird gehoben und versetzt.

Passive Bewegung einer statisch beanspruchten Pfote nach der Mittelstellung zu löst also Stemmbeinreaktionen, von der Mittelstellung weg Hinkebeinreaktionen aus.

Wird z. B. die Vorderpfote eines Hundes bei passiver Fixierung der Sohle auf der Unterlage durch Seitwärtsbewegung des Rumpfes aus Mittelstellung in Adductionsstellung geführt, so knickt die Pfote unter dem Gewicht des Vorderkörpers ein (Abb. 196). Der Stütztonus ist also an der Vorderpfote und ebenso an der Hinterpfote bei starker Adductionsstellung viel geringer als bei Mittelstellung.

Das Einknicken einer statisch beanspruchten Pfote bei starker Adduction dieser Pfote stellt eine Komponente einer komplizierten Reaktion dar, die auftritt, wenn die Sohle nicht auf der Unterlage fixiert ist. Man sieht dann, daß die Pfote zugleich mit dem Nachlassen des Stütztonus von der Unterlage gehoben und sodann abduziert, gestreckt und außwärts niedergesetzt wird. Auf Adduction aus Mittelstellung, wobei die Adductoren stark gedehnt, die Abductoren entdehnt werden, tritt also ein Nachlassen des Stütztonus und ein Versetzen der Pfote nach außen auf (auswärts gerichtete Hinkebeinreaktion; Abb. 197).

Diese Reaktionen treten auf, wenn die statisch beanspruchte Pfote durch

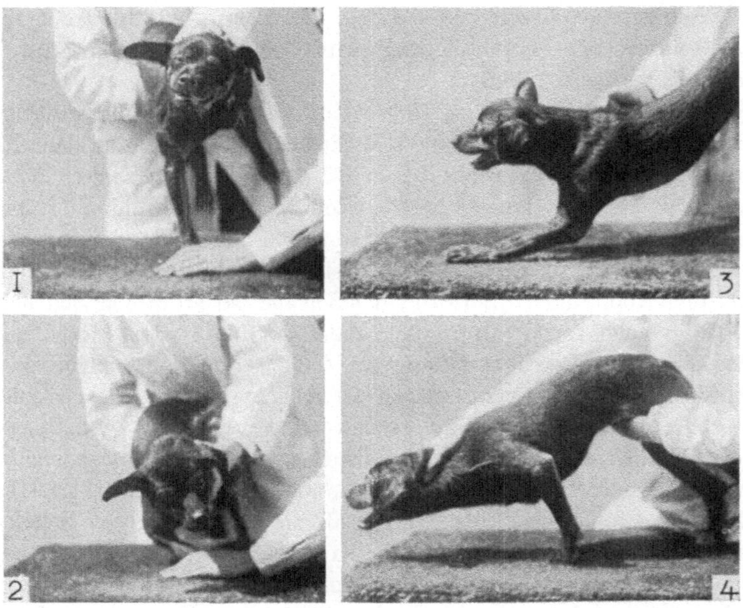

Abb. 196. Stütztonusänderungen einer Pfote auf passive Bewegung der Pfote nach innen, vorn und hinten. 1. Kleinhirnloser Hund Moor, mit der rechten Vorderpfote auf eine Unterlage gesetzt. Die Pfote, nahezu in Mittelstellung, zeigt starken Stütztonus und knickt bei Druck auf die Schultern nicht ein. 2. Auf passive Bewegung des Rumpfes nach rechts, wodurch die Pfote immer mehr adduziert wird, Nachlassen des Stütztonus; die Pfote knickt unter dem Gewicht des Vorderkörpers ein. 3. Der Stütztonus läßt auch nach, wenn der Rumpf nach hinten bewegt wird, sodaß die Pfote in der Schulter stark nach vorn geht. 4. Ebenso knickt das Ellenbogengelenk bei Bewegung des Rumpfes nach vorn mehr und mehr ein und der Stütztonus gibt schließlich ganz nach.

passive Verschiebung mit einer Hand (Abb. 197, *C*) oder durch passive Bewegung des Rumpfes (Abb. 197, *B*) oder durch Verschiebung der Unterlage (Abb. 197, *D*) in Adductionsstellung geführt wird.

Wird bei einem auf einer Pfote stehenden Hund der Rumpf statt seitwärts immer mehr nach vorn bewegt, so daß die Pfote im Schulter- bzw. Hüftgelenk mehr nach hinten gerichtet wird, und die Strecker (Nachvornbeweger) des Schultergelenkes bzw. die Beuger (Nachvornbeweger) des Hüftgelenkes zunehmend gedehnt werden, dann treten übereinstimmende Reaktionen auf; zuerst läßt der Stütztonus nach, dann wird die Pfote gehoben und nach vorn versetzt (Abb. 198).

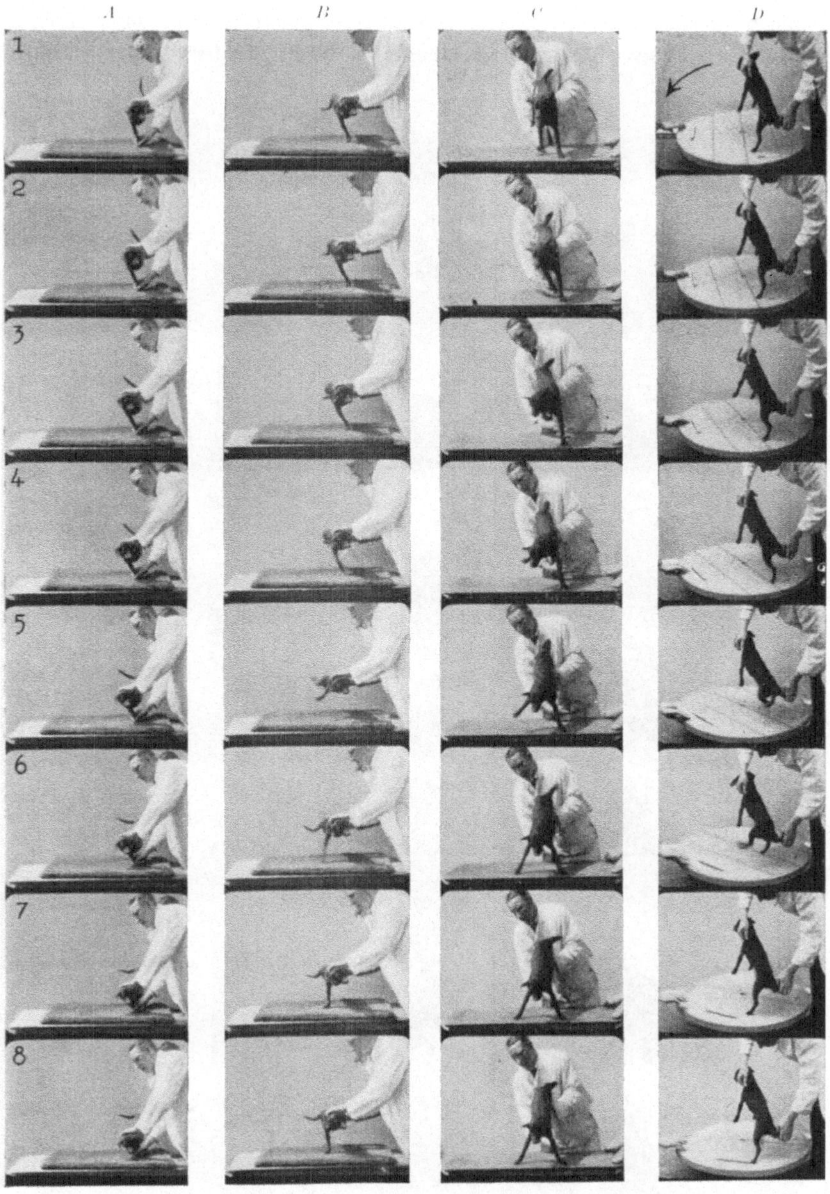

Abb. 197. Auswärts gerichtete Hinkebeinreaktionen der Vorderpfote bei den kleinhirnlosen Hunden Piccolino und Erik. A. Kleinhirnloser Hund Piccolino. Tier steht nur auf der rechten Vorderpfote, die mit einer Hand auf der Unterlage fixiert ist. Auf passive Bewegung des Rumpfes nach rechts läßt der Stütztonus nach und die Pfote klappt zusammen (A 5—8). B. Wenn die Pfote nicht festgehalten wird, bedingt die passive Bewegung des Rumpfes eine Hebung und Abduction der Pfote (B 5), gefolgt von einer Streckung und Niedersetzen der Pfote auf eine mehr nach rechts gelegene Stelle (B 6—7). C. Bei dem kleinhirnlosen Hunde Erik, der mit beiden Vorderpfoten auf der Unterlage steht, wird die rechte Vorderpfote mit der Hand immer mehr adduziert. Sobald die Pfote in stärkere Adductionsstellung gelangt (C 2), wird die Pfote gehoben (C 3), stark abduziert (C 4) und mehr nach rechts niedergesetzt (C 5—6). D. Kleinhirnloser Hund Piccolino nur mit der linken Hinterpfote auf einer Drehscheibe. Der Vorderkörper und die rechte Hinterpfote werden passiv gehoben. Durch die Drehung der Scheibe wird die linke Hinterpfote in stets stärker werdende Adductionsstellung geführt (D 1—4). Auch jetzt wird die Pfote, sobald sie stark adduziert ist, gehoben (D 5), stark abduziert (D 6), gestreckt und auswärts niedergesetzt (D 7).

Auch wenn das Standbein, statt medial oder nach hinten, passiv nach außen oder nach vorn bewegt wird, tritt zuerst, sowohl an der Vorder- wie an der

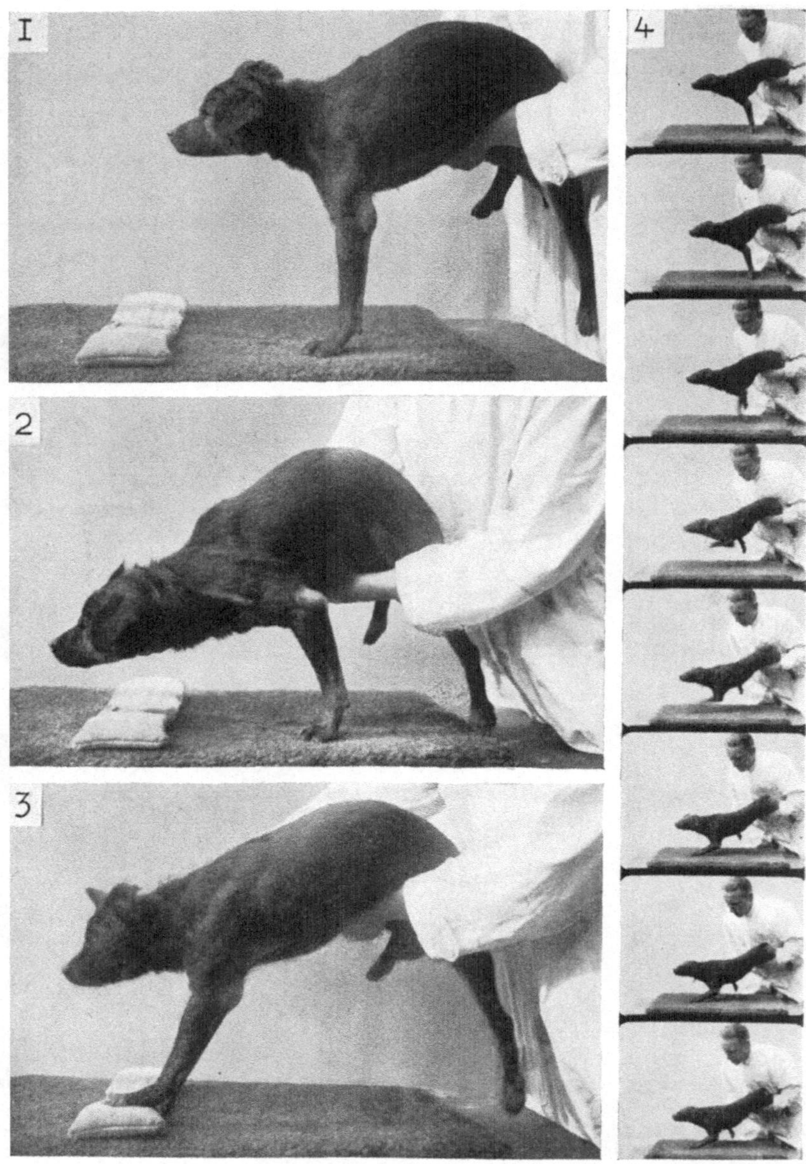

Abb. 198. Hinkebeinreaktion der Vorderpfote nach vorn beim kleinhirnlosen Hund Moor. 1. Tier nur mit der rechten Vorderpfote auf einer Unterlage. Die Pfote steht fast in Mittelstellung und zeigt starken Stütztonus. 2. Auf passive Bewegung des Rumpfes nach vorn (Pfote dabei in der Schulter passiv nach hinten bewegt) nimmt der Stütztonus ab, und das Ellenbogengelenk knickt ein. 3. Bei weiterer Bewegung nach vorn wird die Pfote auf einmal gehoben und mehr nach vorn auf die Unterlage gesetzt. 4. Kinematographische Aufnahme der Hinkebeinreaktionen bei demselben Hunde, jetzt mit Kopfkappe.

Hinterpfote, eine Stütztonusabnahme auf, die von einem Hinkebeinschritt, in diesem Fall nach innen bzw. nach hinten, gefolgt wird.

Der Stütztonus einer Pfote zeigt sich also am stärksten bei Mittelstellung der Pfote. Jede ausgiebige Stellungsänderung im Schulter- bzw. Hüftgelenk im Sinne einer Entfernung von der Mittelstellung, sei es nach außen, innen, vorn oder hinten, bedingt eine deutliche Abnahme des Stütztonus. Bei geringer Adduction aus Abductionsstellung ist eine Stütztonuszunahme nachweisbar (Stemmbeinreaktion), bei ausgiebiger Adductionsbewegung über die Mittelstellung hinaus, treten Stütztonusabnahme und Hebung auf (Hinkebeinreaktion). Bei der ersten Bewegung werden die Abductoren nur wenig, bei der zweiten stark passiv gedehnt. Auch hier scheint also die starke Dehnung eine entgegengesetzte Reaktion auszulösen wie die mäßige Dehnung.

Wie sich aus den besprochenen Beobachtungen ergibt, ist die Stärke des Stütztonus sehr von der Stellung der Pfote zum Rumpf abhängig; beim Vergleichen der Stütztonusstärke muß man genau darauf achten, daß beide Pfoten

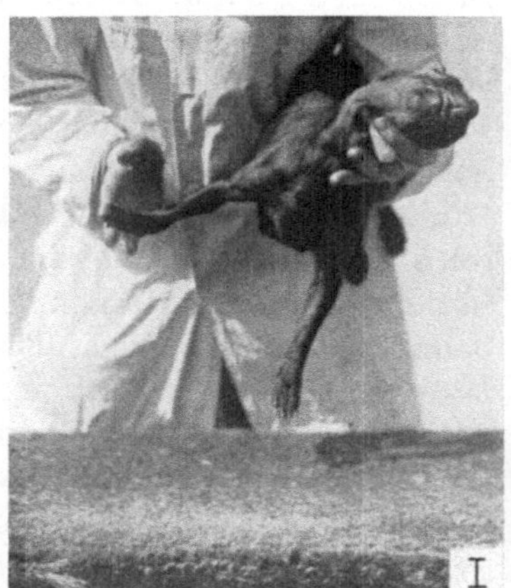

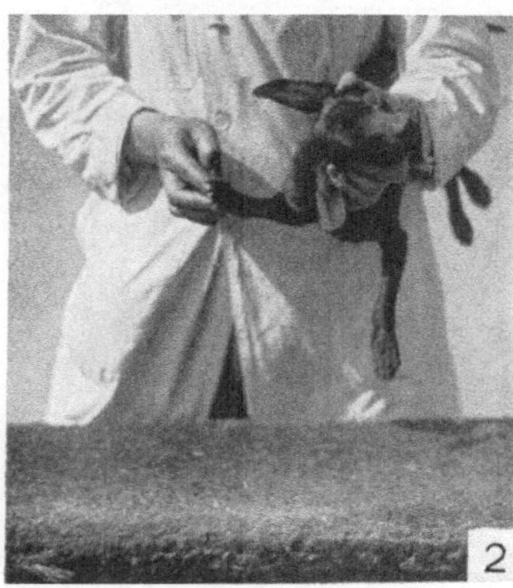

Abb. 199. 1. Kleinhirnloser Hund Piccolino; der Kopf ist 90° nach links gedreht, die rechte Vorderpfote (Kieferbein), mit einer Hand statisch beansprucht, wird unbeweglich etwas abduziert gehalten. 2. Kopf passiv in rechte Seitenlage gedreht. Die fixierte rechte Vorderpfote, die jetzt Schädelbein ist, zeigt eine deutliche Stütztonusabnahme. Man hat also den Eindruck, als ob der Stütztonus unter dem Einfluß der tonischen Halsreflexe abgenommen hätte. Wie jedoch die Abbildungen zeigen, hat die Kopfdrehung eine Drehung des Thorax bedingt, wodurch die Vorderpfote mehr abduziert ist. Die Stütztonusabnahme ist in der Hauptsache von der Stellungsänderung der Pfote zum Thorax bedingt.

zum Rumpf die gleiche Stellung einnehmen, sonst lassen sich Fehlschlüsse nicht vermeiden. Dreht man z. B. den Kopf eines stehenden Hundes, so dreht der Thorax mit, wodurch die Stellung der Vorderpfoten zum Rumpf asymmetrisch wird, die Stellung der Pfoten auf der Unterlage aber unverändert bleibt. Die Stellungsänderung zum Rumpf bewirkt eine Veränderung des Stütztonus, so daß tonische Halsreflexe auf den Pfotenstütztonus vorgetäuscht werden (Abb. 199).

Bei intakten Hunden sind, auch bei verschlossenen Augen, an den Vorderpfoten Hinkebeinreaktionen nach außen und vorn, an den Hinterpfoten nach außen und hinten stets mit besonderer Lebhaftigkeit vorhanden, auch die übrigen Hinkebeinreaktionen zeigen sich meistens prompt, werden aber durch Versuchsbedingungen (Großhirneinflüsse) leichter gehemmt als die ersteren.

Auch bei *großhirnlosen Hunden* sind Hinkebeinreaktionen vorhanden; sie sind also rein reflektorisch bedingt. Sie treten bei diesen Tieren verspätet auf, und zwar erst bei ausgiebiger Stellungsänderung der Pfote, und sind meistens

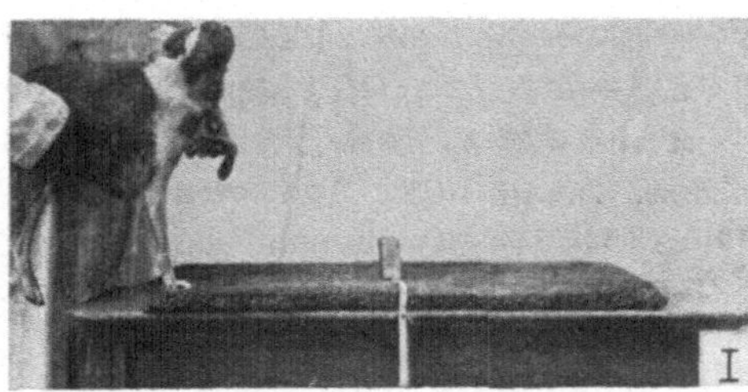

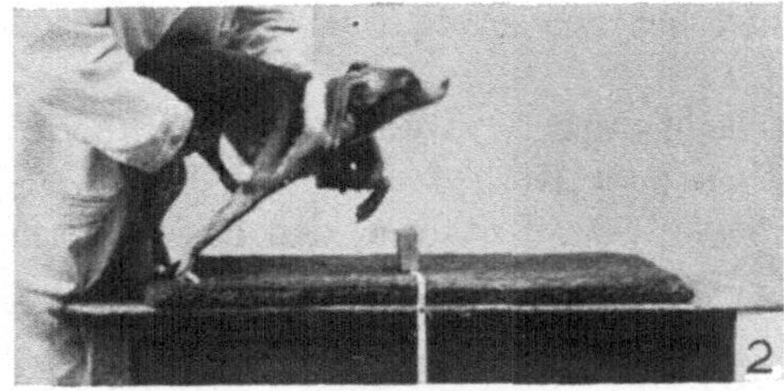

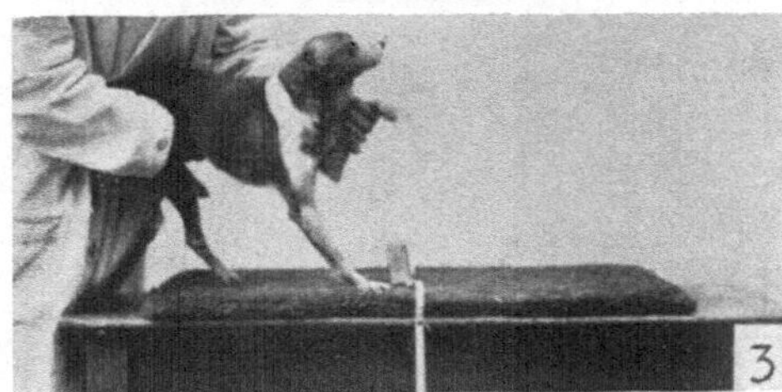

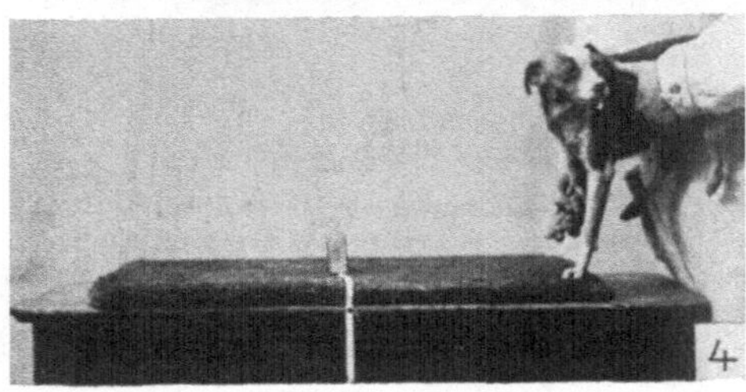

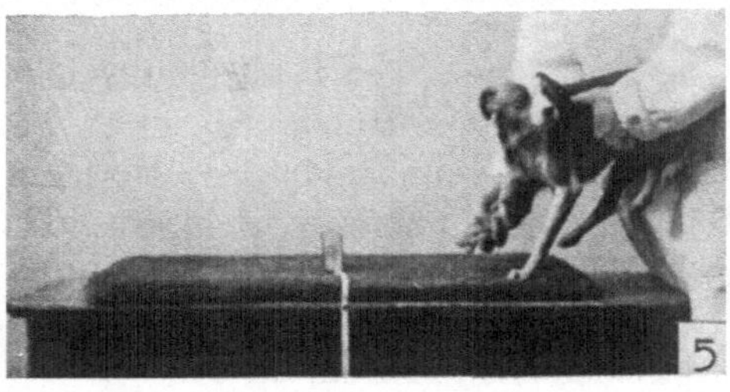

Abb. 200. Linksseitig großhirnloser, beiderseits labyrinthloser Hund Jenny. 1. Tier mit der *rechten* Vorderpfote auf einer Matte. Pfote fast in Mittelstellung. 2. Rumpf des Tieres langsam nach vorn bewegt. Obwohl die Pfote stark nach hinten gerichtet steht, tritt keine Hinkebeinreaktion auf. 3. Bei weiterer Bewegung tritt die Hinkebeinreaktion auf, das Tier macht einen großen Hinkebeinschritt nach vorn, fast so groß wie die halbe Länge der Matte. 4. Tier mit der *linken* Vorderpfote auf der Matte. 5. Auf geringe passive Bewegung des Rumpfes nach vorn macht die linke Vorderpfote einen viel kleineren Hinkebeinschritt.

hypermetrisch, d. h. die Pfote wird etwas zu viel gehoben und der Hinkebeinschritt ist zu groß. Die Verspätung tritt am deutlichsten bei den Hinkebeinreaktionen nach hinten und innen der Vorderpfote, und nach vorn und innen der Hinterpfote auf. Längere Zeit nach der Großhirnexstirpation ist die Verspätung nur noch gering, war aber bei meinen Tieren niemals ganz verschwunden (Abb. 218, siehe ferner Kapitel XVII).

Nach *halbseitiger Großhirnexstirpation* treten nur die Hinkebeinreaktionen der kontralateralen Pfoten verspätet auf, außerdem werden diese Pfoten bei der Reaktion mehr gehoben und machen einen größeren Hinkebeinschritt als die homolateralen Pfoten. Wenn man einen halbseitig großhirnlosen Hund mit Hinkebeinschritten von einem Tischrand zu dem anderen Rand laufen läßt, so sieht man, daß die der Exstirpation kontralaterale Pfote dazu weniger Schritte (meistens ungefähr nur halb soviel) braucht als die homolaterale Pfote (Abb. 200). Bei schneller passiver Bewegung des Rumpfes ist die Verspätung geringer; die Hinkebeinreaktionen der kontralateralen Pfoten treten dann schon bei geringerer Stellungsänderung auf als bei langsamer Vorwärtsbewegung des Rumpfes, jedoch ist die Verspätung auch dann beim Stellen der Tiere abwechselnd auf die linken und rechten Pfoten noch deutlich zu beobachten.

Nach totaler Kleinhirnexstirpation fehlen die Hinkebeinreaktionen zuerst ganz, vor allem bei den starren Tieren in den ersten 2—3 Wochen. Sie sind später stets wieder vorhanden, zeigen jedoch konstant einige Abweichungen. Erstens treten sie immer verspätet, nur bei ausgiebigen Stellungsänderungen auf. Zweitens wird die Pfote außerordentlich hoch gehoben und abnorm stark nach vorn bzw. nach außen usw. bewegt (Abb. 197). Drittens wird sie stets auffallend kräftig mit laut hörbarem Anschlag der Sohle auf der Unterlage niedergesetzt. Da die Hinkebeinschritte abnorm groß zu sein pflegen, braucht ein kleinhirnloser Hund beim Laufen einer bestimmten Strecke weniger Hinkebeinschritte als ein gleich-

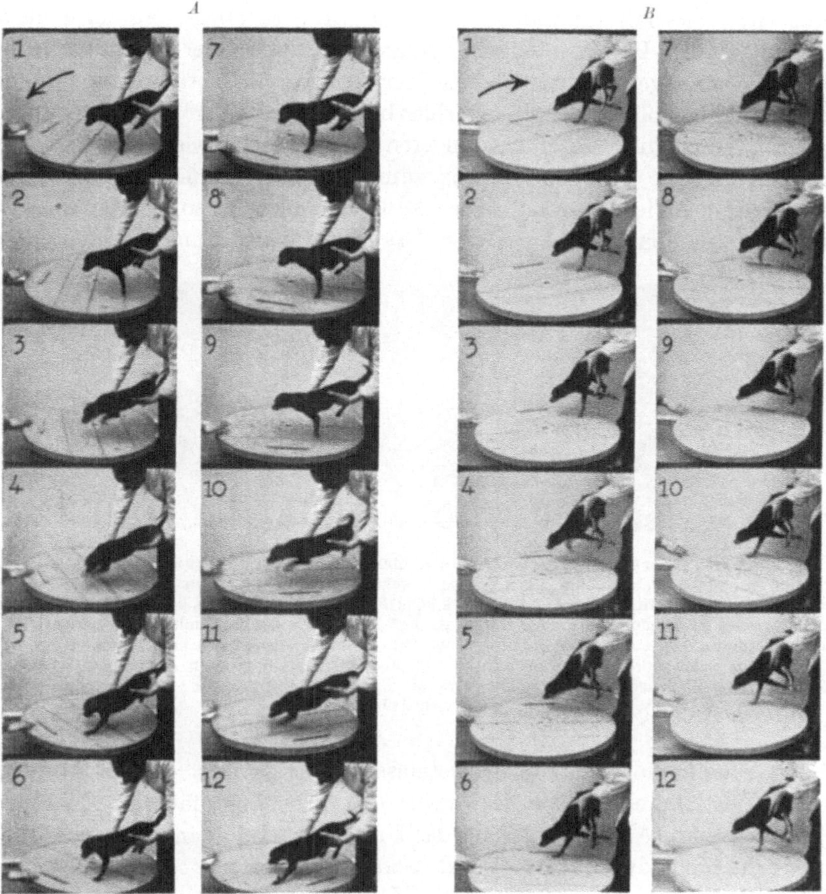

Abb. 201. A. Kleinhirnloser Hund Piccolino mit der linken Vorderpfote auf einer Drehscheibe, die entgegen der Richtung des Uhrzeigers dreht und dadurch die Pfote kaudalwärts bewegt (A 1 u. 2). Erst bei stark nach hinten gerichteter Stellung der Pfote (A 2) treten Hinkebeinreaktionen nach vorn auf, wobei die Pfote abnorm hoch gehoben (A 3), abnorm weit nach vorn bewegt (A 4) und abnorm weit nach vorn niedergesetzt wird (A 5). Bei Drehung der Scheibe um 180° (A 1—12) macht das Tier nur 2 Hinkebeinschritte. B. Kleinhirnloser, rechtsseitig großhirnloser Hund Vici mit der rechten Vorderpfote auf der Drehscheibe. Die Hinkebeinreaktionen zeigen die gleichen Abweichungen. Die Pfote wird zuweilen bis zum Ohr hochgehoben, sodaß sie von der linken Seite des Tieres aus unsichtbar ist (A 9).

großer intakter Hund. Dieser Unterschied wird besonders deutlich, wenn die Tiere nur mit einer Pfote auf einer Drehscheibe stehen. Bei zunehmend schnellerer Drehung führen kleinhirnlose Hunde ebenso wie intakte Tiere die Hinkebeinschritte schneller aus, jedoch ist die Anzahl der Schritte bei Drehung der Scheibe um 360°, sowohl bei geringer wie bei hoher Drehgeschwindigkeit, beim kleinhirnlosen Tie fast um die Hälfte geringer als beim intakten Tier.

Nach halbseitiger Kleinhirnexstirpation fehlen die Hinkebeinreaktionen vorübergehend meistens an beiden Seiten. Später treten sie wieder auf, an der Seite der intakten Kleinhirnhälfte nach einigen Tagen, an der kontralateralen Seite gewöhnlich erst nach 2—6 Wochen. Merkwürdigerweise sind die Hinkebeinreaktionen der homolateralen Pfoten dann nur vorhanden, wenn das Tier auf diese Pfoten gestellt wird, fehlen dagegen, wenn es auf alle vier Pfoten gesetzt wird. Dies kommt wahrscheinlich dadurch zustande, daß der Stütztonus der homolateralen Pfoten abnimmt, sobald die Sohlen der gegenüberliegenden Pfoten die Unterlage berühren und das Tier sich auf diese stützt. Die Hinkebeinreaktionen der homolateralen Pfoten fehlen bei dem auf allen Vieren stehenden Tier auch noch, wenn die Pfoten der anderen Seite bereits wieder lebhafte Stützreaktionen und die erhöhte Neigung zum Abduzieren und Auswärtsstemmen zeigen. Wird das Tier dann auf seine vier Pfoten gestellt, so drängen die kontralateralen Pfoten den Rumpf nach der Exstirpationsseite und die homolateralen

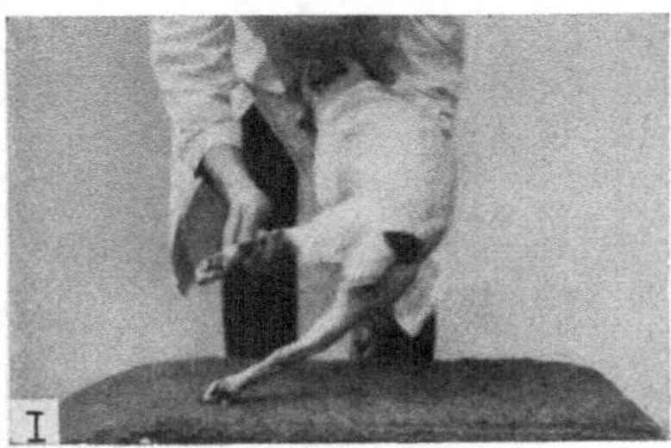

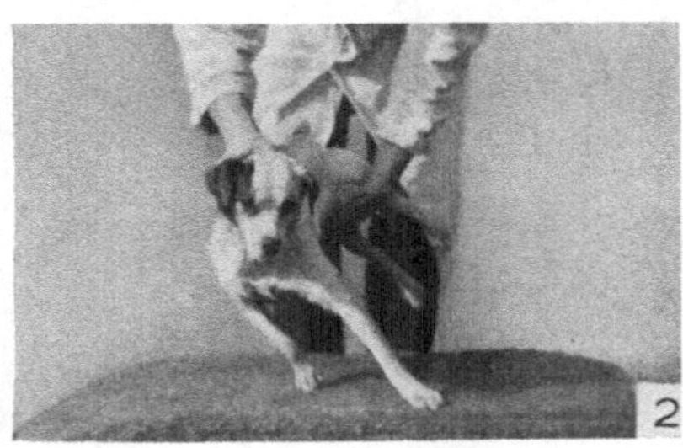

Abb. 202. Hund Fox, 1 Monat nach Exstirpation der rechten Kleinhirnhälfte. 1. Tier auf der Unterlage nur mit der rechten Hinterpfote stehend, die durch passive Bewegung des Rumpfes nach rechts in starke Adduktion geführt ist. Obwohl der Hinterkörper auf der stark adduzierten Pfote ruht, tritt keine Hinkebeinreaktion auf. 2. Tier mit beiden Vorderpfoten auf einer Unterlage. Auf Berührung der Sohle mit der Unterlage tritt an der linken Vorderpfote sofort ein starker Stütztonus auf und die Pfote stemmt sich nach außen. Hierdurch wird der Thorax nach rechts gedrängt, und die rechte Vorderpfote geht passiv mehr in Adduction. Da die Adductionsstellung keine Hinkebeinreaktion auslöst, wird das Tier ohne Unterstützung auf die rechte Seite fallen (siehe auch Abb. 187).

Pfoten werden immer mehr in Adductionsstellung geführt. Da die Adductionsstellung keine Hinkebeinreaktionen nach außen bedingt, fällt das Tier auf die Exstirpationsseite (Abb. 202, Nr. 2); das Umfallen wird dann nicht, wie in einem späteren Stadium, durch diese Reaktionen verhindert.

Längere Zeit nach der halbseitigen Kleinhirnexstirpation zeigen die homolateralen Pfoten wieder Hinkebeinreaktionen sowohl beim Stehen auf diesen Pfoten wie beim Stehen auf allen Vieren. Das Tier kann dann frei und sicher stehen und laufen und gelangt nicht durch Ziehen nach der Exstirpationsseite in Seitenlage. Jedoch treten die Hinkebeinreaktionen der homolateralen Pfoten dauernd verspätet, d. h. erst bei ausgiebiger Stellungsänderung auf, die Pfote wird dabei abnorm hoch gehoben, mehr nach vorn bzw. außen usw. bewegt, und mit deutlich hörbarem Anschlag aufgesetzt. Die Hinkebeinschritte der homolateralen Pfoten sind dadurch größer als die der kontralateralen (Abb. 203), was sich besonders deutlich bei langsamer passiver Stellungsänderung der Pfoten zum Rumpf zeigt.

Infolge des verschiedenen Verhaltens der Stemmbein- und Hinkebeinreaktionen an homo- und kontralateralen Pfoten versetzen halbseitig kleinhirnlose

Tiere die Pfoten in ganz verschiedener Weise, wenn sie abwechselnd nach rechts und links gezogen werden. Wird z. B. ein rechtsseitig kleinhirnloser Hund nach links gezogen, dann treten zuerst starke Stemmbeinreaktionen der linken Pfoten auf, die sich kräftig lateralwärts stemmen. Diese Reaktionen verstärken sich noch bei weiterem Ziehen, dann werden die *rechten* Pfoten *passiv* vom Boden gezogen und gehen infolge Nachlassens des Stütztonus mehr oder

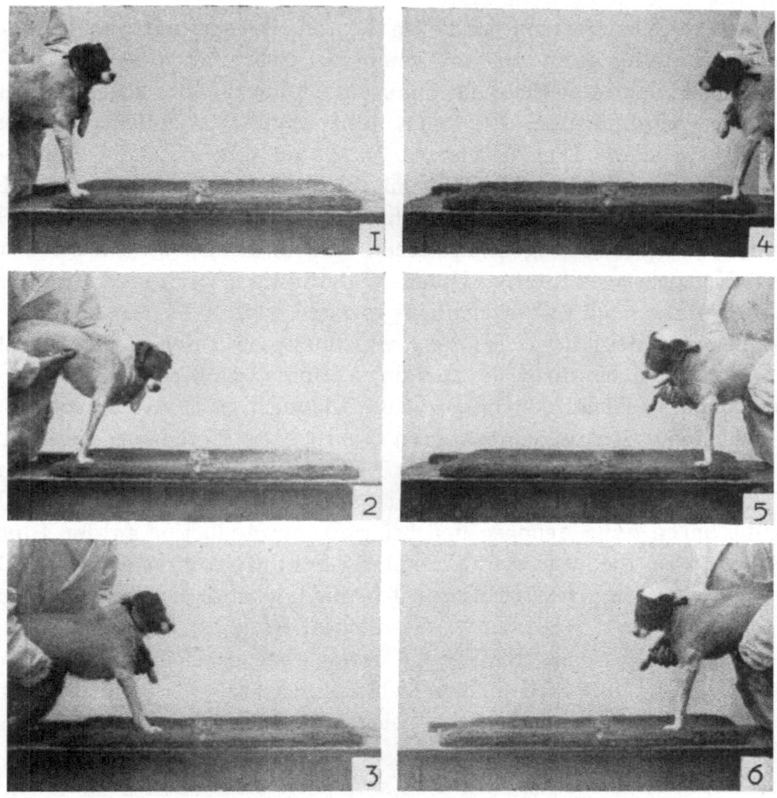

Abb. 203. Hund Fox, 6 Monate nach Exstirpation der *rechten* Kleinhirnhälfte. 1. Das Tier steht mit der *rechten* etwas nach vorn gerichteten Vorderpfote auf einer Matte. 2. Der Rumpf wird langsam nach vorn bewegt. Obwohl die Pfote ziemlich stark nach hinten gerichtet steht, tritt noch keine Hinkebeinreaktion nach vorn auf. 3. Bei weiterer Bewegung wird die Pfote auf einmal hoch gehoben, nach vorn bewegt und niedergesetzt. Die Schrittgröße beträgt mehr als ein Viertel der Länge der Matte. 4. Das Tier mit der *linken* Vorderpfote in etwas nach vorn gerichteter Stellung auf die Matte gesetzt. 5. Auf geringe Bewegung des Rumpfes nach vorn hat die Pfote einen Hinkebeinschritt nach vorn gemacht. 6. Bei Fortsetzung der Bewegung wird dieser Schritt von einem zweiten gefolgt. Die Größe der beiden Schritte insgesamt ist geringer als die Größe eines Hinkebeinschrittes der rechten Vorderpfote.

weniger in Beugestellung (Abb. 195, Nr. 1). Zieht man solange, bis die linken Pfoten passiv adduziert werden, so machen diese einen kleinen Hinkebeinschritt nach außen links, um sich darauf sofort wieder auswärts zu stemmen. Manchmal tritt die Hinkebeinreaktion bereits auf, wenn die Pfoten noch in Abductionsstellung sind und die Mittelstellung nicht erreicht haben. (Man hat also den Eindruck, als ob eine ganz geringe Dehnung der Abductoren bereits zum Auslösen der Hinkebeinreaktionen genügt, wenn diese Muskeln durch die Stemmbeinreaktionen stark gespannt werden.) Gleichzeitig mit der Hebung der linken Pfoten werden die rechten gestreckt (gekreuzter Streckreflex) und auf die Unterlage gesetzt. Bei der Bewegung nach links, die auf starken Widerstand stößt, laufen die Reaktionen in folgender Weise ab:

1. Starke Stemmbeinreaktionen der linken Pfoten mit passiver Hebung der rechten Pfoten von der Unterlage.
2. Nach langer Pause Hebung der linken Pfoten mit gleichzeitigem Strecken und Niedersetzen der rechten Pfoten.
3. Sofortiges Niedersetzen der linken Pfoten auf eine nur wenig mehr nach links gelegene Stelle, dann Auswärtsstemmen dieser Pfoten.

Beim Ziehen nach der Seite der intakten Kleinhirnhälfte geht also das Seitwärtslaufen mit abnormem Rhythmus und atypischer Aufeinanderfolge der Reaktionen vor sich. Der Widerstand ist dabei erheblich; die Schritte sind nicht übermäßig groß. Das Tier läuft mit kleinen, hörbaren Hinkebeinschritten der linken Pfoten nach der intakten linken Seite, wobei die rechten Pfoten Beuge- und Streckbewegungen mitmachen. Es läuft also wie ein seitwärts gezogener, widerspenstiger intakter Hund. Vollständig kleinhirnlose Hunde zeigen, wenn sie seitwärts, nach rechts oder links gezogen werden den gleichen Rhythmus und die gleiche Aufeinanderfolge der Reaktionen, sie laufen dann ebenfalls mit Hinkebeinschritten seitwärts, die allerdings abnorm groß sind.

Wird der rechtsseitig kleinhirnlose Hund dagegen nach rechts gezogen, dann treten nur geringe Stemmbeinreaktionen der rechten Pfoten auf, die bald nachlassen, so daß die Pfoten sich fast sofort in zunehmender Adductionstellung befinden (Abb. 195, Nr. 4). Zugleich mit der passiven Adduction der rechten Pfoten werden die linken *aktiv* gehoben und bei weiterer Adduction an der Innenseite der rechten Pfoten niedergesetzt (Einfluß der Schunkelreaktionen). Beim Ziehen nach rechts, nach der Exstirpationsseite, machen also die linken Pfoten den ersten Schritt. Darauf werden auch die rechten Pfoten gehoben und mehr nach außen rechts niedergesetzt. Die Hebung findet aber erst bei starker Adductionsstellung statt, die Pfote wird abnorm hoch gehoben, zu stark lateralwärts bewegt und auf einer weit mehr nach rechts gelegenen Stelle niedergesetzt (verspätete und übermäßige Hinkebeinreaktion).

Beim Ziehen nach rechts, nach der Exstirpationsseite, laufen die Reaktionen also in folgender Reihenfolge ab:

1. Schwache Stemmbeinreaktionen der rechten Pfoten,
2. Hebung der linken Pfoten,
3. Streckung der linken Pfoten und Niedersetzen an der Innenseite der rechten,
4. Hebung der rechten Pfoten,
5. Niedersetzen der rechten Pfoten auf einer mehr nach rechts gelegenen Stelle.

Rhythmus und Aufeinanderfolge der Reaktionen verhalten sich also wie bei einem intakten Hund, der seitwärts gezogen wird; die Schritte sind aber übermäßig groß, außerdem werden die rechten Pfoten dabei laut aufgesetzt, was bei intakten Tieren sowohl rechts wie links fast unhörbar geschieht.

Beim Ziehen nach der Seite der erhaltenen Kleinhirnhälfte werden die Pfoten in abnormem Rhythmus und abnormer Aufeinanderfolge bewegt und stößt die Bewegung auf großen Widerstand; das Tier „*hinkebeint*“ mit kleinen Schritten seitwärts, wobei die vorangehenden Pfoten sich bei jedem Schritt kräftig nach außen stemmen. Beim Ziehen nach der Exstirpationsseite *läuft* der halbseitig kleinhirnlose Hund mit besonders großen Schritten seitwärts, dabei werden nach kurzer Pause zuerst die Pfoten der intakten Seite gehoben und leise niedergesetzt und dann nach gleichlanger Pause die vorangehenden Pfoten gehoben und laut niedergesetzt. Bei der Bewegung nach der Exstirpationsseite stößt man ferner auf weniger Widerstand als bei Bewegung nach der anderen Seite. Beim Ziehen nach beiden Seiten zeigen sich also Störungen, die aber voneinander verschieden sind. Natürlich sind die Störungen nicht bei allen halbseitig kleinhirnlosen Hunden gleichstark ausgeprägt, bei scheuen Tieren werden die Reaktionen sowieso mehr oder weniger verändert. Besonders deutlich sind die Störungen meistens zu beobachten, wenn man die Tiere nur auf die Hinterpfoten stellt und dann abwechselnd nach links und rechts zieht.

Wie wir gesehen haben, zeigen vollständig kleinhirnlose Hunde, seitwärts gezogen, gleichen Rhythmus, gleiche Aufeinanderfolge der Reaktionen und starken Widerstand,

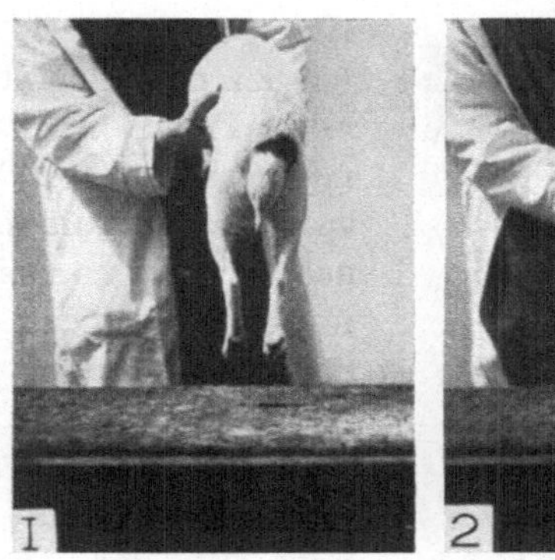

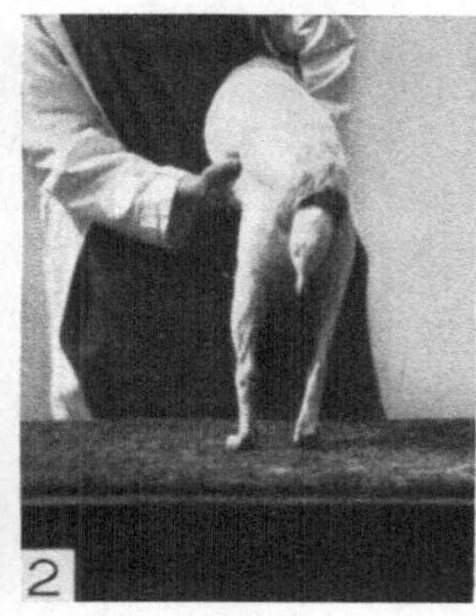

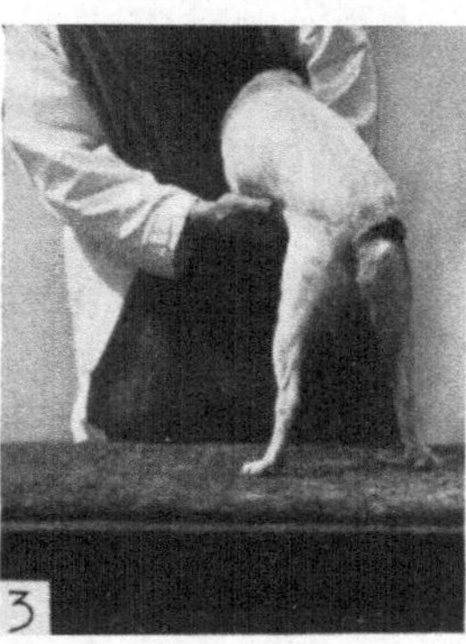

Abb. 204. Hund Fox, 15 Monate nach Exstirpation der rechten Kleinhirnhälfte. 1. Tier in Bauchlage in der Luft. 2. Tier abwärts bewegt, bis die Hinterpfoten die Unterlage berühren. 3. Sobald das Tier sich auf die Hinterpfoten stützt, stemmt sich die linke Hinterpfote auswärts und die passiv in Adduction geführte rechte Hinterpfote macht einen Hinkebeinschritt nach rechts. (Siehe auch Abb. 184, 185 und 186.)

wie halbseitig kleinhirnlose Hunde, welche nach der intakten Seite gezogen werden. Die Schritte sind außerdem so groß wie bei einem nach der Exstirpationsseite gezogenen halbseitig kleinhirnlosen Hund.

Beobachtet man einen halbseitig kleinhirnlosen Hund im Stehen und Laufen, dann sieht man die kontralateralen Pfoten sich stark nach außen stemmen, so daß die homolateralen Pfoten passiv in Adductionsstellung geführt werden, dadurch oft einknicken und eine Hinkebeinreaktion nach außen machen. Besonders deutlich kann man dies sehen, wenn die Tiere angelaufen kommen und plötzlich stillstehen. Sie stehen dann nicht sofort ruhig, sondern machen noch mit den homolateralen Pfoten einen Schritt auswärts. Gleiche Reaktionen sind zu beobachten, wenn man die Tiere aus Bauchlage in der Luft auf eine Unterlage setzt (Abb. 204).

Nach halbseitiger Kleinhirnexstirpation treten die Hinkebeinreaktionen der kontralateralen Pfoten bald wieder auf, die der homolateralen Pfoten dagegen erst nach längerer Zeit.

In diesem Stadium fallen die Tiere, auf ihre Pfoten gesetzt, sofort auf die Exstirpationsseite (Abb. 187). In einem späteren Stadium, wenn die Hinkebeinreaktionen der homolateralen Pfoten wiedergekehrt sind und die Tiere frei zu laufen und stehen anfangen, treten die auswärts gerichteten Hinkebeinreaktionen der homolateralen Pfoten noch so verspätet auf, daß die Tiere fortwährend nach der Exstirpationsseite straucheln und fallen. Erst wenn die Hinkebeinreaktionen so prompt auftreten, daß sie ein Fallen zu verhüten vermögen, können die Tiere frei laufen und stehen, ohne ihr Gleichgewicht zu verlieren.

Da die Hinkebeinreaktionen jedoch auch noch im Stadium der Dauerstörung verspätet auftreten, strauchelt der Hinterkörper, wenn die Tiere z. B. mit anderen spielen und dabei sehr wild und sprungartig laufen, oder sich schnell und brüsk umdrehen, manchmal noch nach der Exstirpationsseite.

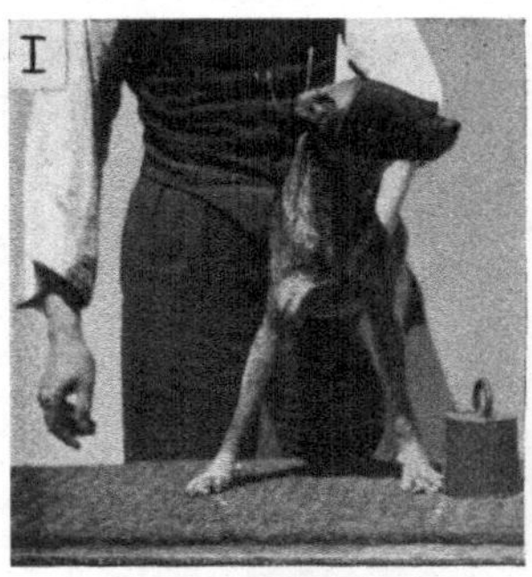

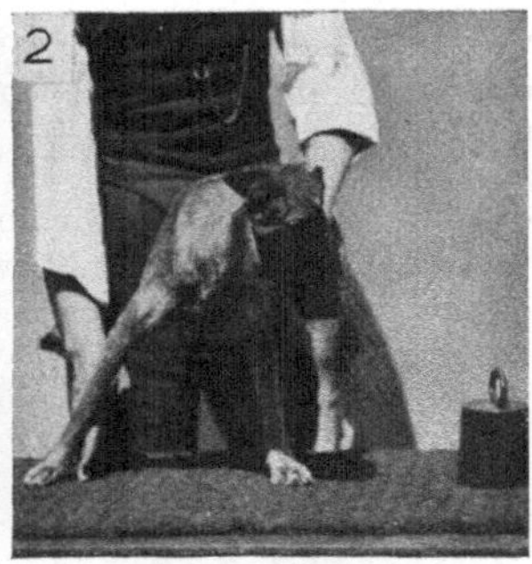

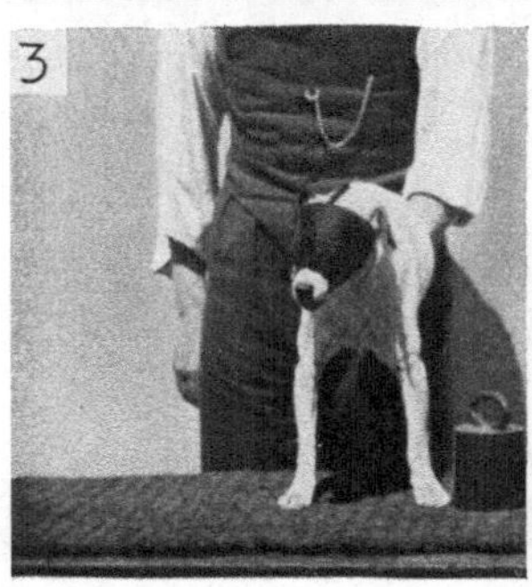

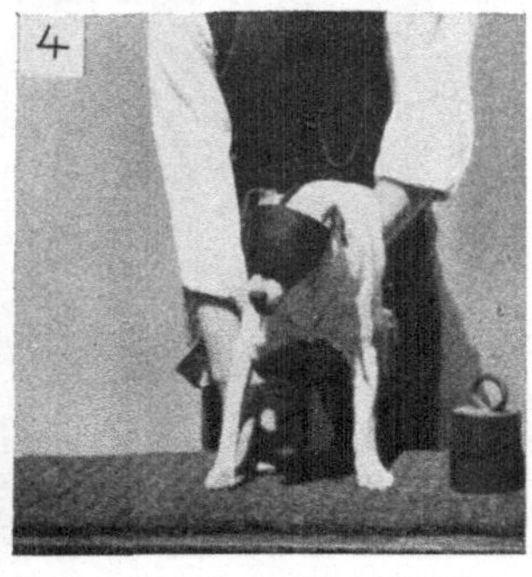

Abb. 205. Hund Tip, 7 Monate nach Exstirpation der rechten Kleinhirnhälfte, mit den Vorderpfoten auf einer Unterlage. 2. Auf Verschiebung der rechten Vorderpfote nach lateralwärts hat sich die linke Vorderpfote von der Unterlage gehoben und mehr nach innen rechts niedergesetzt. 3. Hund Fox, 15 Monate nach Exstirpation der rechten Kleinhirnhälfte, mit den Vorderpfoten auf einer Unterlage. 4. Die Lateralwärtsverschiebung der rechten Vorderpfote löst eine Hinkebeinreaktion der linken Vorderpfote nach innen aus.

Die Hinkebeinreaktionen nach *innen* treten an den homolateralen Pfoten meistens mit noch größerer Verspätung auf als die nach außen. Setzt man einen intakten Hund mit beiden Vorderpfoten auf eine Unterlage und verschiebt die rechte Pfote nach außen, dann bewegt sich der Thorax nach rechts mit, sodaß beide Pfoten in Abductionsstellung gehen und sich die Adductoren beider Seiten anspannen. Bei weiterer Verschiebung wird die Pfote auf einmal gehoben und mehr nach innen niedergesetzt. Wird ein rechtsseitig kleinhirnloser Hund unmittelbar nach dem Wiederauftreten der Hinkebeinreaktionen mit den Vorderpfoten auf eine Unterlage gesetzt und wird dann seine rechte Pfote immer mehr nach außen verschoben, so macht nicht diese, sondern die linke Pfote einen Hinkebeinschritt nach innen. Auch noch im Stadium der Dauerstörung, wenn die Verspätung der Hinkebeinreaktionen an den homolateralen Pfoten nicht mehr so groß ist, tritt diese Erscheinung zuweilen auf (Abb. 205), jedoch zeigt auch dann oft die verschobene Pfote, ebenso wie die bei intakten, großhirnlosen und kleinhirnlosen Hunden, eine nach innen gerichtete Hinkebeinreaktion.

Auch die Hinkebeinreaktionen nach vorn und hinten zeigen deutliche Verspätung an der homolateralen Vorder- und Hinterpfote. An der homolateralen

Vorderpfote tritt die Hinkebeinreaktion nach hinten noch später als die nach vorn auf, umgekehrt wie an der homolateralen Hinterpfote, bei der die Hinkebeinreaktion nach vorn am spätesten aufzutreten pflegt.

Auch *bei dem kleinhirnlosen, rechtsseitig großhirnlosen Hunde* Vici sind an beiden Seiten Hinkebeinreaktionen nachweisbar.

An den rechten Pfoten verhalten sich die Reaktionen wie bei ausschließlich kleinhirnlosen Hunden (Abb. 201, Nr. B), sie treten verspätet auf und werden hypermetrisch ausgeführt. An den linken Pfoten können sie teilweise nicht mit Sicherheit nachgewiesen werden. An der Vorderpfote, die extrem caudalwärts gerichtet und gestreckt gehalten wird und beim Stehen fortwährend nach hinten gleitet, sind niemals sichere Hinkebeinreaktionen zu beobachten, wohl aber eine deutliche Stütztonusabnahme bei passiver Stellungsänderung der Pfote von der Mittelstellung weg. Dagegen zeigt die linke Hinterpfote deutliche Hinkebeinreaktionen nach innen und außen, nach vorn und hinten, und zwar auch dann, wenn das Tier mit dieser Pfote auf eine Drehscheibe gesetzt wird. Bei zunehmender Drehgeschwindigkeit treten sie schneller auf als bei geringer Geschwindigkeit, jedoch stets mit viel stärkerer Verspätung als die Reaktionen der rechten Pfoten. Die Verspätung ist so erheblich, daß die Reaktionen ihren Zweck — Aufrechterhaltung und Wiederherstellung des Gleichgewichts — nicht erfüllen können. Sie werden außerdem ebenso wie an den rechten Pfoten stark hypermetrisch ausgeführt.

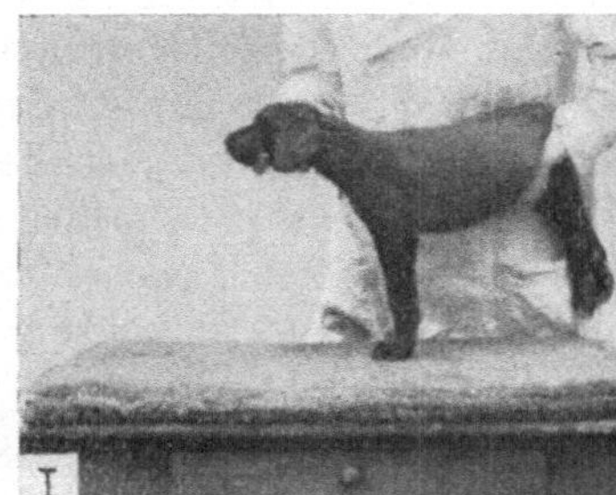

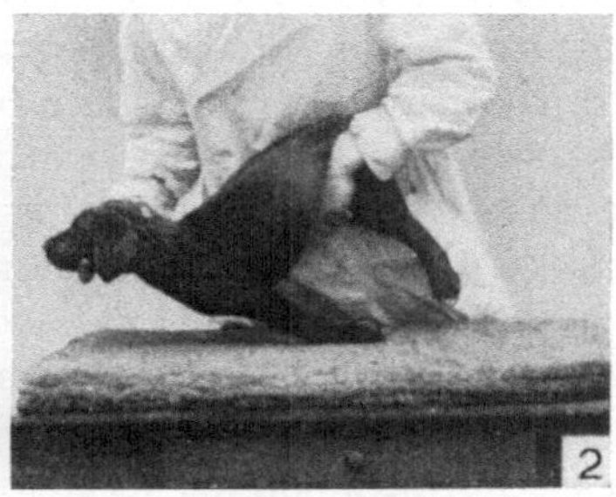

Abb. 206. Decerebrierter Hund B (siehe Abb. 6). 1. Tier mit der linken Vorderpfote auf eine Unterlage gestellt. Beide Hinterpfoten und rechte Vorderpfote werden mit der Hand hochgehalten. 2. Rumpf wird langsam passiv nach vorn bewegt, bis die Pfote auf dem Handrücken ruht. Die Stellungsänderung löst keine Hinkebeinreaktionen aus.

Auch *bei dem groß- und kleinhirnlosen Hund Robbie* kehrten die Hinkebeinreaktionen nach einer gewissen Zeit wenigstens teilweise zurück. Wurde das Tier z. B. auf die rechte Hinterpfote gesetzt, so machte es auf Bewegung nach rechts einen Hinkebeinschritt lateralwärts, und auf Bewegung nach hinten einen rückwärts. Leider ist das Tier $5^1/_2$ Wochen nach der letzten Exstirpation (Kleinhirnexstirpation) an einer Staupe gestorben, so daß wir nicht festzustellen vermochten, ob auch die übrigen Hinkebeinreaktionen ohne Groß- und Kleinhirn auftreten können.

Nach *doppelseitiger Labyrinthexstirpation* sind alle Hinkebeinreaktionen an beiden Seiten vorhanden, dagegen fehlen sie stets bei *decerebrierten Hunden* (nur akute Versuche, Abb. 206), bei *spinalen Hunden* und ebenfalls *nach Durchtrennung der zu den Pfoten gehörigen hinteren Wurzeln.* Auch fehlten sie bei sieben *neugeborenen Hunden* innerhalb der ersten Lebenswoche, waren aber schon in der zweiten Woche bei fast allen vorhanden (die Hinkebeinreaktion nach innen tritt gewöhnlich am spätesten auf).

Die Bedeutung der Hinkebeinreaktionen für die Erhaltung des Gleichgewichts und für die Anpassung der Pfotenstellung an die Stellung der Unterlage.

Ebenso wie die Stemmbeinreaktionen sind auch die Hinkebeinreaktionen typische Gleichgewichtsreaktionen. Je nach den Umständen wird bald durch die einen, bald durch die anderen Reaktionen ein Umfallen verhindert. Zieht man z. B. einen Hund an einer Hautfalte nach rechts, so stemmen sich die rechten Pfoten nach außen, wodurch der Schwerpunkt des Körpers nach links verlegt und ein Umfallen des Tieres nach rechts verhindert wird. Die rechten Pfoten drängen dabei den Rumpf nach links und bringen die linken Pfoten passiv in Adductionsstellung. Läßt man nun das Tier auf einmal los oder gibt ihm einen Stoß nach links, so geht der Rumpf noch mehr nach links, die Adductionsstellung der linken Pfoten nimmt zu und bedingt Hinkebeinreaktionen der linken Pfoten nach außen, wodurch ein Umfallen nach der linken Seite vermieden wird. Zieht man das Tier immer kräftiger nach rechts, so daß schließlich die sich nach außen stemmenden rechten Pfoten passiv immer mehr adduziert werden, so lassen die Stemmbeinreaktionen nach und es treten Hinkebeinreaktionen der rechten Pfoten nach rechts auf, wodurch einem Fall in rechte Seitenlage vorgebeugt wird. Auch bei plötzlichem kräftigem Zug nach rechts, wodurch die rechten Pfoten auf einmal passiv in starke Adductionsstellung gelangen, treten Hinkebeinreaktionen der rechten Pfoten nach rechts auf und verhindern so ein Fallen auf die rechte Seite. Je nachdem ein schwacher oder starker, allmählicher oder plötzlicher Zug nach rechts ausgeübt wird und je nach der Anfangsstellung der Pfoten werden also bald Stemmbeinreaktionen, bald Hinkebeinreaktionen nach rechts ausgelöst. Befinden sich die rechten Pfoten beim Zug nach rechts bereits in starker Adductionsstellung, so werden nur Hinkebeinreaktionen (und keine Stemmbeinreaktionen) auftreten und das Gleichgewicht aufrecht erhalten. Zieht man das Tier nicht sehr kräftig und brüsk nach vorn, so stemmen sich die Pfoten nach vorn und verhindern dadurch ein Vornüberstürzen des Tieres. Bei allmählich stärker werdendem Zug stemmen sich die Pfoten immer kräftiger und immer mehr nach vorn, bis schließlich die stark nach vorn gerichtete Stellung der Pfoten zum Rumpf Hinkebeinreaktionen nach hinten bedingt. Dies ist besonders der Fall, wenn die sich stark nach vorn stemmenden Pfoten nach vorn ausgleiten. Das Tier fängt dann an, rückwärts zu laufen und stemmt nach jedem Schritt rückwärts die Pfoten erneut nach vorn. Wird der Zug so stark, daß die sich nach vorn stemmenden Pfoten passiv zum Rumpf nach hinten bewegt werden, so lassen die Stemmbeinreaktionen nach, dafür treten Hinkebeinschritte nach vorn auf, aber auch jetzt stemmt das Tier die Pfoten meistens nach jedem Schritt wieder nach vorn.

Je nach der Kraft des Zuges nach vorn treten also Stemmbeinreaktionen nach vorn oder Hinkebeinreaktionen nach hinten oder Hinkebeinreaktionen nach vorn auf. Am besten kann man die verschiedenen Wirkungen der Zugstärke bei großhirnlosen Hunden beobachten, bei denen die Reaktionen nicht durch bedingte Reflexe gestört werden, ferner bei kleinhirnlosen Hunden, bei denen die Großhirneinflüsse meistens weniger störend wirken.

Bei großhirnlosen Hunden kann man besonders deutlich beobachten, daß außer der Anfangsstellung der Pfoten, der Richtung und Kraft des Zuges, auch die Angriffs*fläche* des Zuges, ebenso wie auf die Stemmbeinreaktionen auch auf die Hinkebeinreaktionen einen großen Einfluß ausübt. Faßt man die Tiere an der Schnauze an, dann stemmen sich die Pfoten, auch wenn der Kopf ganz unbeweglich gehalten wird, immer mehr und kräftiger nach vorn, so daß die Pfoten schließlich nach vorn ausgleiten und Hinkebeinreaktionen nach hinten ausgelöst werden. Nach jedem Schritt wird die Pfote aufs neue nach vorn gestemmt, gleitet wieder aus, und wird wieder nach hinten versetzt. In noch stärkerem Maße ist dies der Fall, wenn man das Tier in die Schnauze kneift. Läßt die Hand, die die Schnauze festhält, etwas nach, so läuft das Tier, die Pfoten bei jedem Schritt nach vorn stemmend, rückwärts. Nur durch plötzliches Anfassen der Schnauze und sofortiges brüskes Nachvornziehen sind Hinkebeinreaktionen nach vorn auszulösen. Die Hinkebeinreaktionen nach hinten und die Stemmbeinreaktionen nach vorn, ausgelöst durch Nachvornziehen an der Schnauze, werden durch Kneifen in den Schwanz sofort gehemmt: das Tier läuft dann nach vorn und drückt gegen die Hand, die die Schnauze umfaßt hält.

Umgekehrt sind durch Ziehen am Schwanz fast keine Hinkebeinreaktionen nach hinten auszulösen (Vorwärtsziehen am Schwanz bedingt Vorwärtslaufen, Fassen des Schwanzes und Nachhintenziehen am Schwanz Stemmbeinreaktionen nach hinten und, wenn die Pfoten dabei nach hinten ausgleiten, Hinkebeinreaktionen nach vorn).

Die Stemmbein- und Hinkebeinreaktionen zeigen sich ebenfalls beim Stehen der Tiere auf einer Unterlage, die in horizontaler Ebene verschoben wird und beteiligen sich auch hier an der Erhaltung des Gleichgewichts. Wird z. B. die Unterlage nach links verschoben, so gehen die Pfoten passiv nach links, d. h. die rechten Pfoten passiv in Adduction, die linken in Abduction, und die Schwerpunktslinie wird zur Stützfläche nach rechts verlegt. Durch die passive Adduction werden Stemmbeinreaktionen der rechten Pfoten ausgelöst, die sich nach außen stemmen und so ein Umfallen nach rechts verhindern. Bei sehr plötzlicher Verschiebung der Unterlage werden die rechten Pfoten passiv so stark adduziert, die linken so stark abduziert, daß Hinkebeinreaktionen der rechten Pfoten nach außen, der linken Pfoten nach innen ausgelöst werden und durch Hinkebeinschritte nach rechts einem Umfallen auf der rechten Seite vorgebeugt wird. Die Hinkebeinreaktionen nach rechts treten ebenfalls auf, wenn zu Beginn der Verschiebung die rechten Pfoten bereits in Adductionsstellung, die linken in Abductionsstellung stehen, z. B. wenn die Unterlage erst nach rechts und dann auf einmal nach links verschoben wird. Wird die Unterlage zuerst langsam, dann immer schneller nach links verschoben, so stemmen sich die rechten Pfoten immer mehr nach außen, dadurch gehen die linken Pfoten passiv in stärkere Adduction, der Rumpf wird mehr nach links gedrängt, so daß er schließlich stark überhängt und auf die linke Seite umzufallen droht. Jedoch bedingen die starke Adductionsstellung der linken und die starke Abductionsstellung der rechten Pfoten rechtzeitig Hinkebeinreaktionen nach links, die ein Umfallen verhüten. Eine Verschiebung der Unterlage nach links kann also je nach Umständen Stemmbeinreaktionen nach rechts, Hinkebeinreaktionen nach rechts oder Hinkebeinreaktionen nach links bedingen, ebenso löst eine Verschiebung der Unterlage nach vorn je nach Umständen Stemmbeinreaktionen nach hinten[1],

[1] Bei langsamer Verschiebung nach vorn.

oder Hinkebeinreaktionen nach vorn[1], oder Hinkebeinreaktionen nach hinten[2] aus.

Auch beim Stehen auf der Drehscheibe beteiligen sich die Stemmbein- und Hinkebeinreaktionen an der Aufrechterhaltung des Gleichgewichts. Dies zeigen am deutlichsten labyrinthlose Hunde, bei denen ja die Reaktionen nicht durch labyrinthäre Drehreaktionen kompliziert und gestört werden. Steht ein labyrinthloser Hund mit der rechten Seite entlang am Außenrand der Scheibe, die langsam in Richtung des Uhrzeigers in Drehung versetzt wird, so treten, da die Scheibe die Pfoten zum Rumpf caudalwärts bewegt, Stemmbeinreaktionen nach vorn auf, welche ein Vornüberstürzen infolge der passiven Stellungsänderung der Pfoten verhindern. Bei allmählicher Zunahme der Drehgeschwindigkeit stemmen sich die Pfoten immer mehr nach vorn und die stark nach vorn gerichtete Stellung bedingt schließlich, wenn die Pfoten nach vorn ausgleiten, Hinkebeinreaktionen nach hinten, manchmal allerdings nur an den Vorderpfoten, während der Hinterkörper sich niedersetzt. Wird die Scheibe mit großer Geschwindigkeit in Drehung versetzt, so daß die Pfoten auf einmal passiv stark nach hinten bewegt werden, dann treten Hinkebeinreaktionen nach vorn auf, die ein Vornüberstürzen unmöglich machen. Wird die Scheibe so schnell gedreht, daß nach jedem Hinkebeinschritt die Pfote aufs neue stark nach hinten gezogen wird, so werden wieder Hinkebeinreaktionen nach vorn ausgelöst und das Tier läuft vorwärts, entgegen der Drehrichtung der Scheibe. Außerdem wird das Tier (rechte Seite entlang dem Außenrand) durch die Zentrifugalkraft nach rechts gezogen, wodurch sich die rechten Pfoten nach außen stemmen und bei allmählicher Zunahme der Kraft Hinkebeinreaktionen der vier Pfoten nach links, dagegen bei starker Kraftzunahme Hinkebeinreaktionen nach rechts auftreten. Infolge der letzten Reaktionen läuft das Tier seitwärts auf den Rand zu und fällt von der Scheibe herunter.

Steht das Tier auf einem Radius der in Richtung des Uhrzeigers drehenden Scheibe, den Kopf zum Mittelpunkt gerichtet, so wird es durch die Zentrifugalkraft caudalwärts gezogen, wodurch sich die Pfoten nach hinten stemmen und bei zunehmender Drehgeschwindigkeit Hinkebeinreaktionen nach vorn machen, so daß das Tier auf den Mittelpunkt zuläuft. Zu gleicher Zeit stemmen sich die rechten Pfoten, da sie durch die Scheibe nach links gezogen werden, nach außen, während bei allmählich zunehmender Drehgeschwindigkeit Hinkebeinreaktionen der vier Pfoten nach links ausgelöst werden, und das Tier beim Lauf auf den Mittelpunkt zu nach links abweicht. Bei sehr großer Drehgeschwindigkeit wird die Zentrifugalkraft Hinkebeinreaktionen nach hinten, die starke Verschiebung der Pfoten durch die Scheibe nach links Hinkebeinreaktionen nach rechts bedingen, und das Tier wird dann, während es Hinkebeinreaktionen nach rechts und hinten macht, von der Scheibe abgezogen.

Steht das Tier dagegen mit dem Kopf zum Außenrand, so bedingt die Zentrifugalkraft Stemmbeinreaktionen nach vorn, wobei der Hinterkörper sich manchmal hinsetzt. Bei zunehmender Drehgeschwindigkeit treten Hinkebeinreaktionen nach hinten auf, so daß das Tier rückwärts auf den Mittelpunkt zuläuft, während

[1] Bei Verschiebung mit zunehmender Geschwindigkeit nach vorn.

[2] Bei plötzlicher Verschiebung mit großer Geschwindigkeit.

bei sehr großer Drehgeschwindigkeit Hinkebeinreaktionen nach vorn und außerdem, infolge der linearen Verschiebung, Hinkebeinreaktionen nach links auftreten, und das Tier von der Scheibe herunterfällt.

Durch die Stemmbein- und Hinkebeinreaktionen ist das labyrinthlose Tier imstande, sogar noch bei erheblicher Drehgeschwindigkeit, seine Stehstellung auf der Drehscheibe aufrecht zu erhalten.

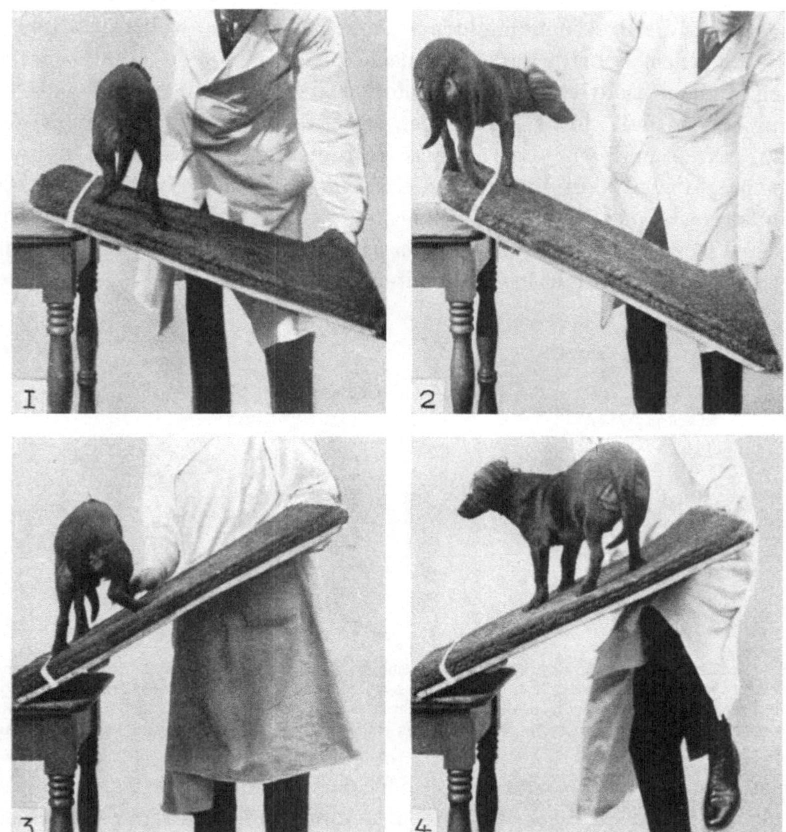

Abb. 207. 1. Normaler Hund mit Kopfkappe in Stehstellung auf einem rechtsseitig gesenkten Brett. Die rechten Pfoten stemmen sich nach außen, drängen den Rumpf nach links, und führen die linken Pfoten passiv in Adductionsstellung. Durch diese Stellungsänderung Stütztonusabnahme und Einknicken der linken Pfoten. 2. Bei weiterer Senkung nehmen Abduktion der rechten und Adduktion der linken Pfoten immer mehr zu und lösen schließlich Hinkebeinreaktionen nach links aus, sodaß das Tier immer mehr nach links, die Brettneigung hinauf läuft. (Ein großhirnloses Tier hört nicht wie ein intaktes am Rande des Brettes auf seitwärts zu laufen.) 3. Brett an der rechten Seite des Tieres gehoben. Die Schwerkraft zieht das Tier nach links. Stemmbeinreaktionen der linken Pfoten nach außen, nach links. 4. Bei weiterer Hebung Hinkebeinreaktionen nach rechts, das Tier läuft nach rechts wieder die Brettneigung hinauf. (Aus photographisch-technischen Gründen folgt auf die Hebung eine geringe Senkung, die das Seitwärtslaufen zum Stillstand bringt.)

Die Hinkebeinreaktionen beteiligen sich ebenfalls an der Erhaltung des Gleichgewichts beim Stehen auf einer schräggestellten Unterlage. Wird die Unterlage, auf der ein Hund steht, langsam an der rechten Seite gesenkt, dann zieht die Schwerkraft den Rumpf nach rechts und die rechten Pfoten werden passiv zum Rumpf nach links bewegt. Dies hat wieder ein Auslösen von Stemmbeinreaktionen dieser Pfoten nach außen zur Folge (Abb. 207, Nr. 1).

Bei weiterer Senkung drängen die Stemmbeinreaktionen der rechten Pfoten den Rumpf immer mehr nach links, die linken Pfoten werden passiv immer mehr in Adductionsstellung gebracht, die wiederum eine Abnahme des Stütztonus und ein Einknicken der linken Pfoten bedingt (Abb. 207, Nr. 1). Bei noch weiterer Senkung werden durch die starke Abductionsstellung der rechten und starke Adductionsstellung der linken Pfoten, besonders wenn die Pfoten anfangen auszugleiten, Hinkebeinreaktionen der vier Pfoten nach links ausgelöst; das Tier läuft nach links die Brettneigung hinauf (Abb. 207, Nr. 2), wobei sich die rechten Pfoten nach jedem Schritt aufs neue nach außen stemmen. Die seitwärts gerichteten Hinkebeinschritte der Hinterpfoten sind fast immer größer als die der Vorderpfoten, so daß der Hinterkörper beim Seitwärtslaufen mehr vorangeht (Abb. 207, Nr. 2 und 4). Bei anfangs geringem Stütztonus und gehemmten Hinkebeinreaktionen (bei intakten, kleinhirnlosen und labyrinthlosen Hunden mit Kopfkappe ist das oft infolge hemmender Großhirneinflüsse der Fall) knicken die linken Pfoten vor dem Auftreten der Hinkebeinreaktionen ganz ein und das Tier geht dann allmählich in linke Seitenlage (106).

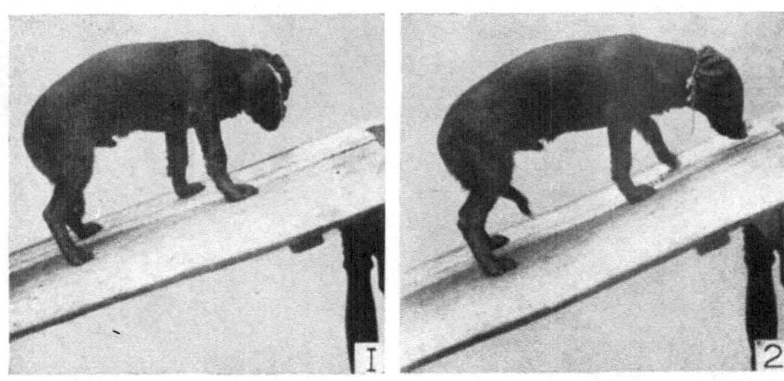

Abb. 208. Normaler Hund, mit Kopfkappe, auf einem Brett, das am Schwanzende langsam gesenkt wird. 1. Bei geringer Senkung stemmen sich die vier Pfoten nach hinten. 2. Bei weiterer Senkung Pfoten noch mehr nach hinten gerichtet (vergleiche die Stellung des rechten Oberarms auf 1 und 2) und lösen eine Hinkebeinreaktion der von Anfang an mehr nach hinten gerichteten (siehe auf Nr. 1) linken Vorderpfote aus.

Stehen die rechten Pfoten zu Beginn der Senkung der Unterlage an der rechten Seite in starker Adductionsstellung oder wird das Brett plötzlich schnell gesenkt, so daß die Schwerkraft das Tier auf einmal kräftig nach rechts zieht, dann treten Hinkebeinreaktionen nach rechts auf, die ein Umfallen nach dieser Seite verhindern. Bei sehr schneller Senkung der Unterlage nach rechts, an die sich intakte Hunde infolge der Labyrinthreflexwirkung noch gut anzupassen vermögen, stürzen labyrinthlose Hunde in rechte Seitenlage. Die Labyrinthreflexe treten zur Zeit, die Hinkebeinreaktionen dagegen zu spät auf, um das Umfallen zu verhindern.

Bei langsamer Senkung des Schwanzendes der Unterlage wird das Tier durch die Schwerkraft nach hinten gezogen, im Einklang damit treten zuerst Stemmbeinreaktionen nach hinten (Abb. 208, Nr. 1), dann Hinkebeinreaktionen nach vorn (Abb. 208, Nr. 2) auf, so daß das Tier die Brettneigung hinaufläuft. Bei plötzlicher, schneller Senkung wird der Rumpf auf einmal stark nach hinten gezogen und es treten Hinkebeinreaktionen nach hinten auf.

Bei labyrinthlosen Hunden können nur diese Reaktionen ein Hintenüberfallen verhindern. Bei intakten, groß- und kleinhirnlosen Hunden treten dagegen infolge der passiven Drehung um die bitemporale Achse Labyrinthreaktionen (Streckung der Hinterpfoten nach hinten, Bewegung nach hinten und geringe Beugung der Vorderpfoten) auf. Das gleiche ist bei schneller Hebung des Kopfendes der Fall. Auch hier tritt besonders deutlich in Erscheinung, daß bei bestimmter Geschwindigkeit der Brettbewegung die Hinkebeinreaktionen zu spät, die Labyrinthreflexe dagegen rechtzeitig zur Erhaltung des Gleichgewichts auftreten; die labyrinthlosen Hunde schlagen dann einen Purzelbaum hintenüber, während intakte und kleinhirnlose Tiere bei der gleichen Geschwindigkeit Stehstellung und Gleichgewicht unter dem Einfluß der Labyrinthreflexe noch aufrecht zu erhalten vermögen.

Bei langsamer Senkung des Kopfendes oder langsamer Hebung des Schwanzendes bedingt der Zug nach vorn zuerst Stemmbeinreaktionen nach vorn (Abb. 209,

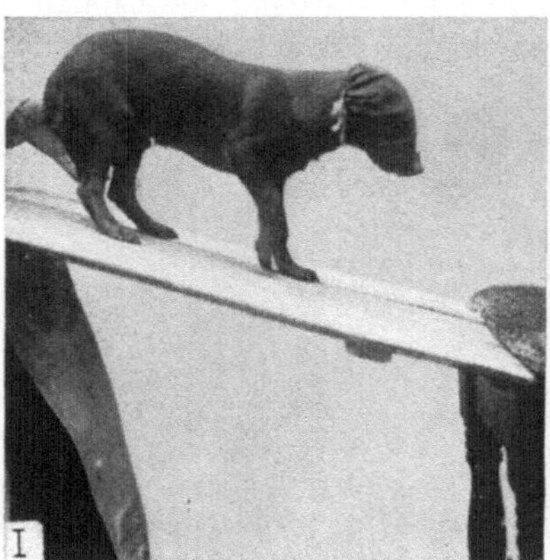

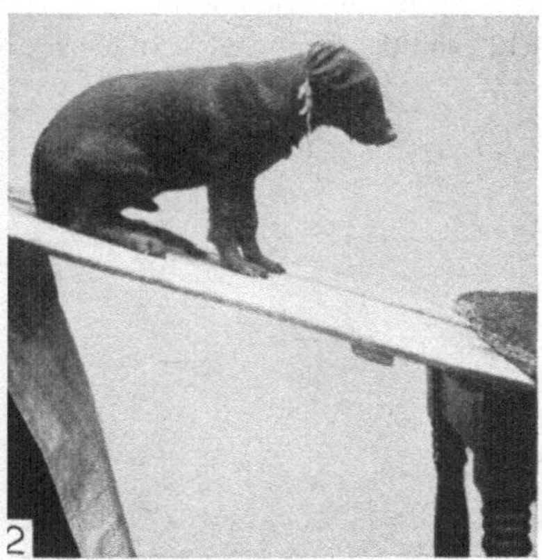

Abb. 209. Normaler Hund mit Kopfkappe, auf einem Brett, das am Schwanzende langsam gehoben wird. 1. Auf Hebung des Schwanzendes Nachvornstemmen der beiden Hinter- und der linken Vorderpfote und Hinkebeinreaktion nach hinten der rechten Vorderpfote, gleichzeitig knicken die Hinterpfoten etwas ein. 2. Bei weiterer Hebung machen beide Vorderpfoten Schritte nach rückwärts, während die Hinterpfoten ganz einknicken, sodaß der Hinterkörper in Sitzstellung geht.

Nr. 1), dann Hinkebeinreaktionen nach hinten (Abb. 209, Nr. 2), so daß das Tier auch jetzt wieder, jedoch rückwärts, die Neigung des Brettes hinaufläuft.

Bei einem an einer Binde oder durch die Schwerkraft nach vorn gezogenem Hund (siehe unter anderem Abb. 182, Nr. 4) stemmen sich besonders die Vorderpfoten aktiv nach vorn und drängen den Rumpf caudalwärts, während die Hinterpfoten durch das Nachvornstemmen der Vorderpfoten, jedenfalls größtenteils, manchmal nur passiv in den Hüftgelenken nach vorn bewegt werden. Durch diese passive Stellungsänderung nimmt der Stütztonus der Hinterpfoten ab, sie knicken ein und der Hinterkörper geht in Sitzstellung über (Abb. 209, Nr. 2). Es treten aber auch manchmal aktive Stemmbeinreaktionen nach vorn und rückwärts gerichtete Hinkebeinreaktionen der Hinterpfoten auf, wenn der Stütztonus und die Hinkebeinreaktionen nicht durch die Versuchsbedingungen (Kopfkappe usw.!) — infolge hemmender Großhirneinflüsse — inhibiert werden. Auch die Stellung des Kopfes zum Rumpf spielt dabei eine Rolle. (Abb. 182, Nr. 2 u. 4.)

Die Beteiligung von Stemmbein- und Hinkebeinreaktionen bei der Anpassung der Pfotenstellung an die Stellung der Unterlage ist bei intakten, großhirnlosen, kleinhirnlosen (Abb. 97, 98, 112, 174, 194 und 249) und labyrinthlosen (Abb. 99, 106, 107 und 194) Hunden nachzuweisen, nicht dagegen bei decerebrierten (Abb. 9) und spinalen Hunden.

Bemerkenswert ist, daß Anpassungsreaktionen, unter anderem Stemmbeinreaktionen, auch noch bei einem labyrinthlosen Hunde auftreten, der mit gebeugten Pfoten auf einer schräg gestellten Unterlage liegt (Abb. 210). Wie die Reaktionen dann zustande kommen, liegt noch ganz im Dunkeln. Keinerlei Anpassung findet mehr statt, wenn das labyrinthlose Tier, mit Kopfkappe, auf einem schmalen Brett liegt und die vier Pfoten über die Ränder herabhängen.

Wie bereits erwähnt, waren auch bei dem groß- und kleinhirnlosen Hunde Robbie 4 Wochen nach der Kleinhirnexstirpation ein Teil der Hinkebeinreaktionen, besonders an den Hinterpfoten, wieder vorhanden, so daß das Tier, wenn es mit den Hinterpfoten auf eine horizontale oder schief gestellte Unterlage, gestellt wurde, einigermaßen übereinstimmende Anpassungsreaktionen zeigt. Bewegte man das Tier aus Hängelage, Kopf oben, abwärts auf eine Unterlage zu,

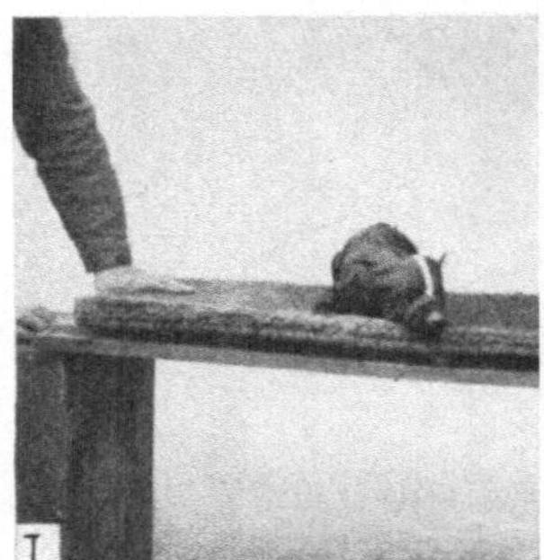

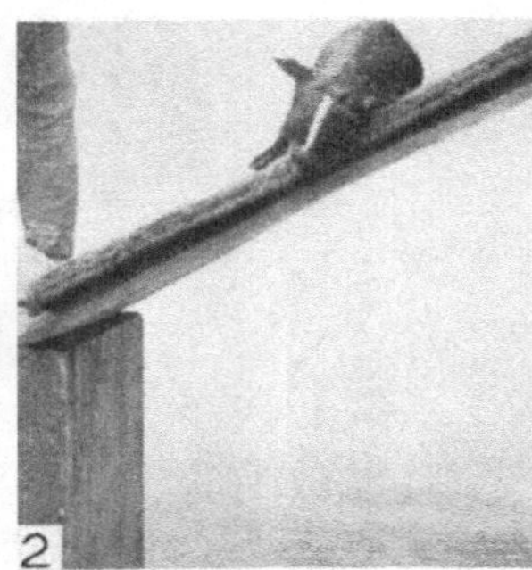

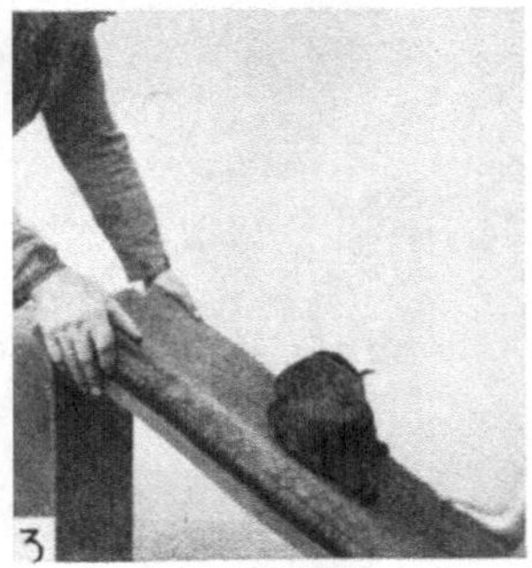

Abb. 210. 1. Labyrinthloser Hund Moritz, mit Kopfkappe, in Bauchlage auf einem horizontal gehaltenen Brett. 2. Auf Hebung der linken Seite der Unterlage Stemmbeinreaktionen an den rechten Pfoten, diese stemmen sich nach außen und drängen den Rumpf in linke Seitenlage. 3. Auf Senkung der Unterlage an der rechten Seite ähnliche Reaktionen. Durch das Auswärtsstemmen der rechten Pfoten wird der Rumpf entgegen dem Einfluß der Körperstellreflexe auf den Körper solange in linker Seitenlage gehalten, wie die Schiefstellung der Unterlage anhält.

so wurden die Hinterpfoten durch das Rumpfgewicht immer mehr in den Hüftgelenken passiv nach vorn gedrängt (und außerdem zu gleicher Zeit die Fußgelenke mehr gebeugt). Durch diese Stellungsänderung wurden Hinkebeinreaktionen nach rückwärts, zuerst der einen und dann auch der anderen Hinterpfote, hervorgerufen, so daß der Hinterkörper je nach der Stellung der Unterlage rückwärts die Brettneigung hinauf- (Abb. 211, Nr. 1 und 2) oder hinablief (Abb. 211, Nr. 3 und 4). Auch wenn eine Hinterpfote mit einer Hand gehoben wurde, und das Tier also nur mit einer Hinterpfote auf der Unterlage stand, trat ein Hinkebeinschritt nach rückwärts auf.

Zusammenfassend ergeben die in den letzten Kapiteln mitgeteilten Beobachtungen, daß an der Anpassung der Pfotenstellung an Stellungsänderungen der Unterlagen je nach Umständen sich die folgenden Faktoren beteiligen können:

a) die Labyrinthreaktionen, infolge Drehung um die bitemporale Achse oder Längsachse,

b) die labyrinthären Progressivreaktionen (Liftreaktion, Sprungbereitschaft),

c) die Labyrinthstellreflexe mit anschließenden Halsstellreflexen,

d) die Beeinflussung der Stellungen der distalen Extremitätengelenke durch die Stellung der proximalen Gelenke (Abb. 55),

e) die Beeinflussung des Stütztonus durch die Krümmung des Rückens (Abb. 146),

f) die Schunkelreaktionen,

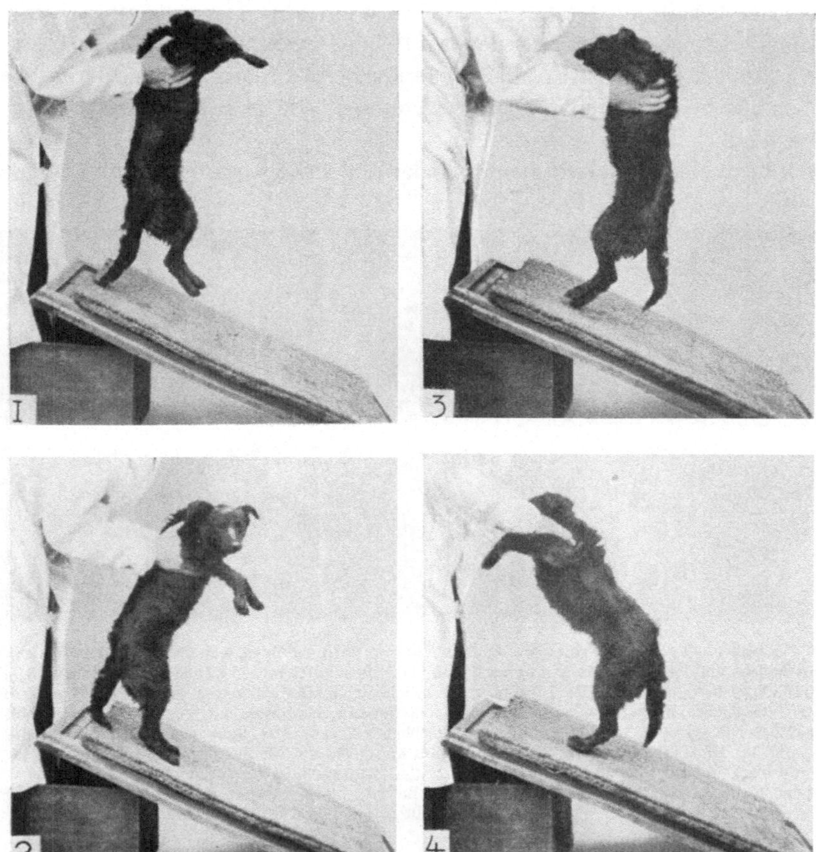

Abb. 211. Groß- und kleinhirnloser Hund Robbie, $4\,^1/_2$ Wochen nach der Kleinhirnexstirpation. 1. Tier in Hängelage, Kopf oben, oberhalb einer schief gestellten Unterlage, den Rücken dem gehobenen Ende der Unterlage zugekehrt. 2. Tier abwärts auf die Unterlage zu bewegt. Durch das Gewicht des Rumpfes Hinterpfoten passiv in den Hüftgelenken nach vorn bewegt, dadurch Auftreten von Hinkebeinreaktionen nach hinten. Der Hinterkörper läuft rückwärts die Brettneigung hinauf. 3. Tier in Hängelage, Kopf oben, oberhalb der Unterlage jedoch jetzt den Rücken der gesenkten Seite zugekehrt. 4. Beim Niedersetzen auf die Hinterpfoten bedingt das Rumpfgewicht eine passive Bewegung der Oberschenkel in den Hüftgelenken nach vorn. Hinkebeinreaktionen nach hinten treten dadurch auf, und der Hinterkörper läuft rückwärts die Brettneigung hinab.

g) die Einflüsse, die die Stellungsänderung einer Pfote auf den Stütztonus der drei übrigen auslösen,

h) die Stemmbeinreaktionen,

i) die Hinkebeinreaktionen.

Bei schneller plötzlicher Schrägstellung der Unterlage spielen labyrinthäre Dreh- und Progressivreaktionen die Hauptrolle, deshalb zeigen labyrinthlose Hunde dabei, im Gegensatz zu intakten, keine deutlichen Anpassungsreaktionen und rollen nach der gesenkten Seite bzw. stürzen vornüber oder purzeln hintenüber.

Bei langsamer Schiefstellung der Unterlage dagegen passen sich labyrinthlose Tiere prompt an, hauptsächlich wohl infolge ihrer Stemmbein- und Hinkebeinreaktionen, die dabei ja in erster Linie der Erhaltung des Gleichgewichts dienen. In gleicher Weise spielen die Stemmbein- und Hinkebeinreaktionen die Hauptrolle bei der Erhaltung des Gleichgewichts, wenn das Tier seitwärts, nach vorn oder hinten gezogen oder gestoßen wird, oder wenn an einer oder mehreren Pfoten passiv gezogen wird (Abb. 248), ferner beim Stehen auf einer Drehscheibe, und ebenfalls beim Stehen auf einer Unterlage, die in horizontaler Ebene verschoben wird.

Auch beim Menschen sind bei Stoß oder Zug nach vorn, hinten und seitwärts,

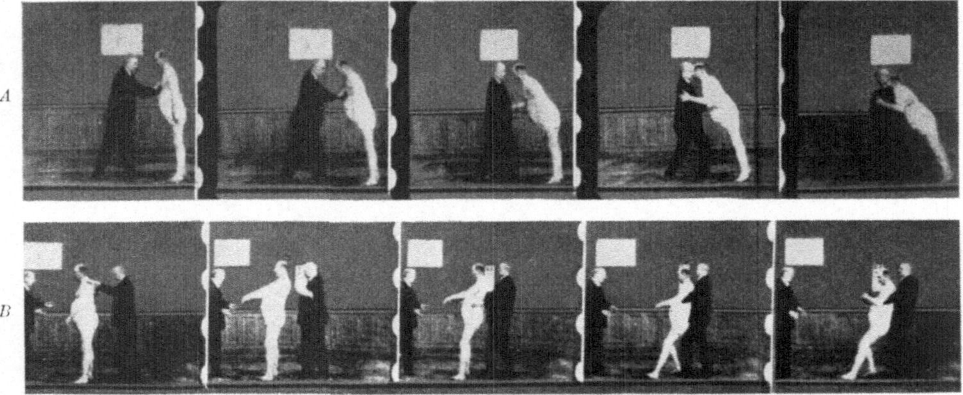

Abb. 212. Kranker mit multipler Sklerose. A. Dem Kranken wird befohlen, sich gegen die Hände des Arztes zu lehnen, welche auf der Brust des Patienten liegen. Auf Zurückziehen der Hände fällt er vornüber, da die Hinkebeinreaktionen nach vorn, die Intakte unter gleichen Umständen zeigen und die ein Vornüberfallen verhindern, ausbleiben. B. Dagegen treten Hinkebeinreaktionen nach hinten auf, wenn der Kranke nach rückwärts gestoßen oder gezogen wird, allerdings mit erheblicher Verspätung, außerdem ist der Hinkebeinschritt zu klein, um das Hintenüberfallen zu verhindern. (Auf Abb. B 5 fällt die Schwerpunktslinie hinter die Stützfläche der Füße.) Kinematographische Aufnahme aus: A. Thomas, Pathologie du Cervelet, Nouveau Traité de Médecine, G. H. Roger, F. Widal, P. I. Teissier, Bd. 19: Pathologie du cerveau et du cervelet, S. 755. Masson et Cie, Editeurs. Paris 1925.

je nach der Beinstellung, Stemmbein- oder Hinkebeinreaktionen zu beobachten, die ebenso wie beim Tier unter pathologischen Verhältnissen (Abb. 212), so bei Läsionen des Zentralnervensystems, weniger prompt aufzutreten pflegen.

C. Proprioceptive Korrektionsbewegungen.

Wir haben bereits die merkwürdige Tatsache erwähnt, daß großhirnlose Hunde trotz Fehlens der Stehbereitschaft auf optische Reize und auf Reize der Körperoberfläche weder beim Stehen noch beim Laufen abnorme Pfotenstellungen zeigen. Im Gegensatz zu den Tieren, bei denen die den Pfoten zugehörigen hinteren Wurzeln durchschnitten sind und zu spinalen Tieren, die die Pfoten fast stets mit der Dorsalseite der Zehen über den Boden schleppen lassen, setzen großhirnlose Tiere die Pfoten mit den Sohlen richtig auf die Unterlage. Nur im ersten Stadium der Shockerscheinungen, wenn der Muskeltonus noch erheblich herabgesetzt ist, zeigen sie manchmal beim Stehen und Laufen eine Fußrückenstellung. Ferner haben wir auch gesehen (S. 70), daß eine passiv gegebene Fußrückenstellung korrigiert wird, sobald das großhirnlose Tier auf irgendeinen Reiz hin die Pfote im Schulter- bzw. im Hüftgelenk nach vorn bewegt, und daß die Korrektion dabei durch den Einfluß der Stellung der proximalen Gelenke auf die Stellung der distalen Gelenke zustande kommt (Abb. 56).

Weitere Untersuchungen an großhirnlosen Tieren haben ergeben, daß jede passive Stellungsänderung, die die Pfote in eine abnorme Stellung versetzt, fast immer bewegungsauslösende Reize hervorruft, und daß die Stellungsänderung um so geringer zu sein braucht, je länger die Exstirpation zurückliegt. Wird z. B. die Pfote zum Rumpf passiv nach hinten, vorn, innen oder außen bewegt, so treten bei großhirnlosen Tieren, wie vorhin besprochen, Hinkebeinreaktionen auf. Auf passive Bewegung der Vorderpfote nach hinten (oder des Rumpfes nach vorn) wird die Pfote gehoben, in der Schulter nach vorn bewegt, wobei die Zehen, sobald wieder ein guter Muskeltonus vorhanden ist, dorsalwärts gehen (Abb. 56), so daß sie beim Niedersetzen der Pfoten mit den Sohlenballen auf die Unterlage kommen. Wir haben ja bereits die Vermutung ausgesprochen, daß diese Reaktion durch die passive caudalwärts gerichtete Stellungsänderung in der Schulter bedingt wird, wobei die Nachvornbeweger des Oberarmes, wie unter anderem der M. biceps, gedehnt werden. Die Hinkebeinreaktion tritt nicht nur auf, wenn das Tier mit der Sohle, sondern auch wenn es mit der Dorsalseite des Fußes auf der Unterlage ruht (Abb. 213) und der Rumpf dabei passiv nach vorn bewegt wird, ein Beweis dafür, daß die Stellungsänderung in den proximalen Gelenken wirklich eine große Rolle spielt.

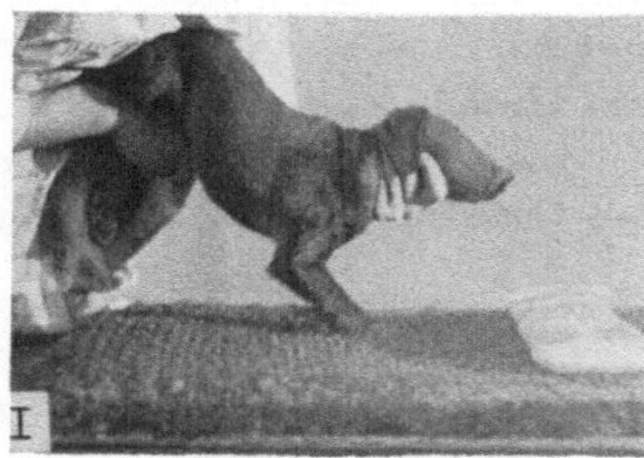

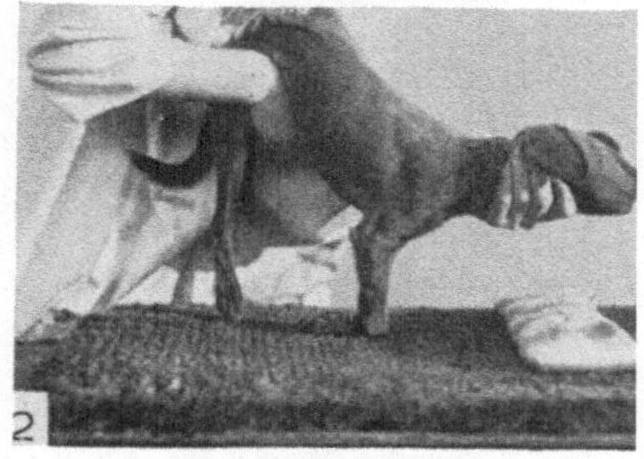

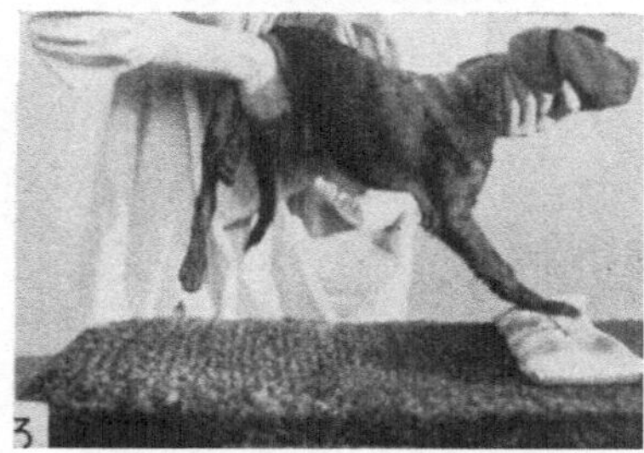

Abb. 213. 1. Hund Sepp, linksseitig großhirnlos, mit dem Fußrücken der rechten Vorderpfote auf einer Unterlage. 2. u. 3. Auf passive Bewegung des Rumpfes nach vorn Hinkebeinreaktion nach vorn, wobei, die Pfote mit der Sohle richtig auf die Unterlage gesetzt wird. (Auch bei total großhirnlosen Tieren zeigt sich diese Reaktion.)

Auch wenn man den Vorderarm eines großhirnlosen Hundes oberhalb des Handgelenkes gegen einen Tischrand hält (Abb. 214, Nr. 1) und dann den Rumpf passiv nach vorn bewegt, so daß nur die Stellung der Schulter und des Ellenbogens, nicht aber die der distalen Gelenke passiv verändert werden, so tritt noch die Hinkebeinreaktion nach vorn auf; die Pfote wird ebenfalls zuerst in Beugestellung angezogen, dann nach vorn bewegt und mit der Sohle auf den Tisch gesetzt (Abb. 214, Nr. 3 und 4). Diese Reaktionen treten auch bei langsamer Bewegung des Rumpfes auf, und ebenfalls wenn man bei fixiertem Rumpf den Unterarm mit einem Finger caudalwärts bewegt. Sie müssen dann also entweder durch die passive Caudalwärtsbewegung des Oberarmes in der Schulter oder durch die passive Streckung des Ellenbogengelenkes (in beiden Fällen wird der M. biceps gedehnt) oder durch beide zusammen bedingt sein.

Wird bei Fußrückenstellung der Pfote der Rumpf statt nach vorn z. B. nach außen oder die Pfote passiv in der Schulter nach innen bewegt, so tritt die Hinkebeinreaktion nach außen auf, und auch dann werden die Zehen bei der Streckung des Ellenbogengelenkes dorsalwärts bewegt, so daß die Pfote mit der Sohle auf die Unterlage gesetzt wird.

Hinkebeinreaktionen können aber auch durch Stellungsänderungen der distalen Gelenke ausgelöst werden. Hält man z. B. den Handrücken eines groß-

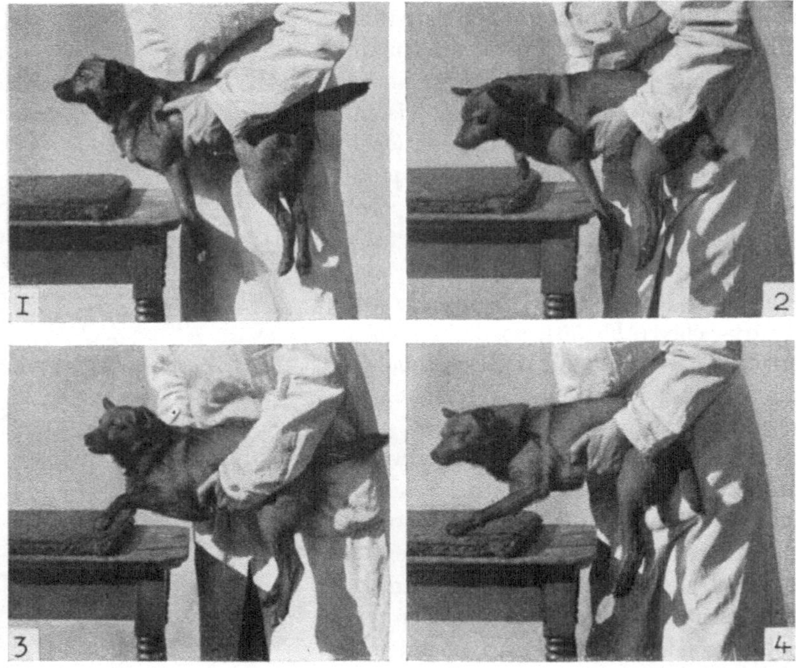

Abb. 214. Großhirnloser Hund Fuchs. 1. Unterarm der linken Vorderpfote oberhalb des Handgelenkes gegen eine Tischkante gehalten. Pfote infolge Fehlens der Stehbereitschaft nicht auf den Tisch gesetzt. 2. Rumpf passiv langsam nach vorn bewegt, sodaß der Oberarm nach hinten geht, und das Ellenbogengelenk maximal gestreckt wird. 3. Bei stark nach hinten gerichtetem Oberarm wird die Pfote auf einmal angezogen, nach vorn bewegt, 4. dann wieder gestreckt und mit der Sohle auf den Tisch gesetzt.

hirnlosen Hundes gegen die Tischkante (Abb. 215) und bewegt dann den Rumpf nach vorn, während Bewegungen von Ober- und Unterarm passiv verhindert werden, dann wird die Pfote, wenn das Handgelenk mehr oder weniger passiv gebeugt ist, auch gehoben, nach vorn gestreckt und mit der Sohle auf den Tisch gesetzt.

Hält man den Rumpf des großhirnlosen Tieres unbeweglich in der Luft und beugt das Handgelenk passiv durch Druck mit einem Finger gegen die Vorderseite der Mittelhand, so wird die Pfote ebenfalls angezogen, über den Finger nach vorn bewegt und wieder gestreckt. Das Tier macht in der Luft einen Schritt über den Finger hinweg. Bei intakten Tieren sind diese Reaktionen schwer zu prüfen, da sie bereits auf Berührung der Pfote mit der Tischkante diese infolge der Stehbereitschaft auf den Tisch setzen. Auch bei einem in der Luft gehaltenen intakten Tier bedingt die Berührung des Handrückens bereits bevor der Finger eine Beugung des Handgelenkes bewirkt hat, ein Anziehen der Pfote (MUNKscher Berührungsreflex, Stehbereitschaft?). Infolge der Hinkebeinreaktion, die durch Beugestellung des Handgelenkes ausgelöst wird (wobei die Handgelenk*strecker* gedehnt werden), kann man großhirnlose Tiere längere Zeit nach der Großhirnexstirpation nicht mehr mit dem Fußrücken auf eine Unterlage stellen, denn die Fußrückenstellung wird dann stets sofort korrigiert.

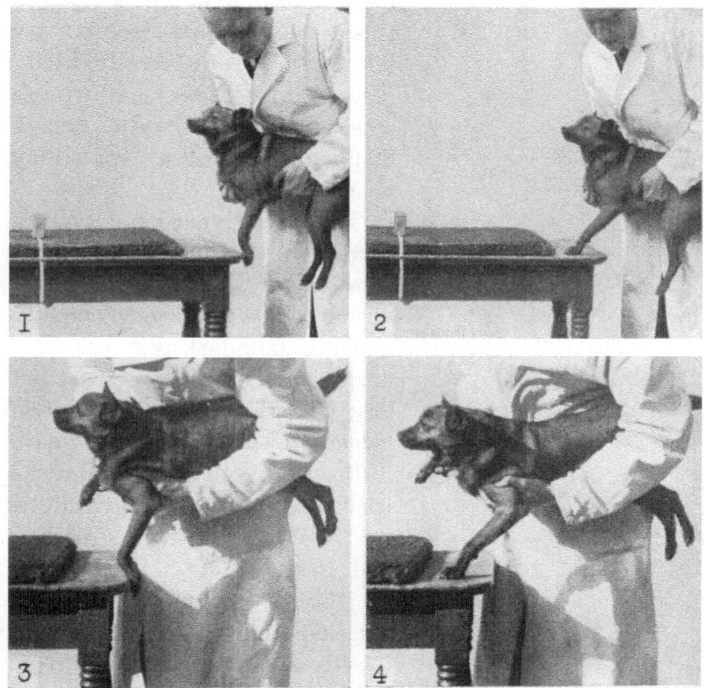

Abb. 215. Großhirnloser Hund Fuchs. 1. Der Handrücken der linken Vorderpfote gegen eine Tischkante gehalten. Die Pfote wird infolge Fehlens der Stehbereitschaft nicht auf den Tisch gesetzt. 2. Auf Bewegung des Rumpfes nach vorn, wobei es zu einer passiven Beugung des Handgelenkes kommt, wird die Pfote auf einmal gehoben, nach vorn bewegt, gestreckt, und mit der Sohle auf den Tisch gesetzt. 3. und 4. Auch wenn jede caudalwärts gerichtete Bewegung von Ober- und Unterarm verhindert wird, tritt sobald die Bewegung des Rumpfes eine Beugung des Handgelenkes von mehr als 45^{0} bedingt, aktive Beugung der Pfote im Ellenbogengelenk auf, die von Streckung und Niedersetzen der Pfote in normaler Stellung auf die Unterlage gefolgt wird.

Finger- und Zehenstellungen können ebenfalls Hinkebeinreaktionen hervorrufen. Setzt man einen großhirnlosen Hund mit den Fingern einer Vorderpfote auf eine Tischkante, so zeigt die Pfote starken Stütztonus (positive Stützreaktion). Werden die Zehen durch das Rumpfgewicht stärker dorsal bewegt bis zur Überstreckung der Finger (Abb. 216, Nr. 2), so wird die Pfote gehoben, nach vorn bewegt und mit der Sohle auf den Tisch gesetzt (Abb. 216, Nr. 3). Die Hinkebeinreaktion tritt also jetzt bei Überstreckung der Finger auf, wobei die Fingerbeuger, die gleichzeitig Handgelenk*beuger* sind, stark gedehnt werden.

Die Wirkung der überstreckten Zehen zeigt sich auch, wenn man das Tier mit einer Vorderpfote auf ein Schaukelbrett oberhalb der Drehachse setzt (Abb. 217) und bei fixiertem Rumpf das Kopfende des Brettes hebt. Das Brett drängt dann die Finger immer mehr dorsalwärts, bis das Tier einen Hinkebeinschritt nach vorn macht (Abb. 217, Nr. 2). Beim Stehen mit allen Vieren auf einer Unterlage, die am Kopfende langsam gehoben wird, stemmen sich die Pfoten mehr und mehr nach hinten, wobei Finger und Zehen in den Metacarpo- bzw. Metatarsophalangealgelenken dorsalwärts bewegt werden (Abbild. 208). Bei stärkerer Bretthebung treten Hinkebeinreaktionen nach vorn auf, wahrscheinlich wohl teilweise auch infolge der Stellungsänderungen von Fingern und Zehen.

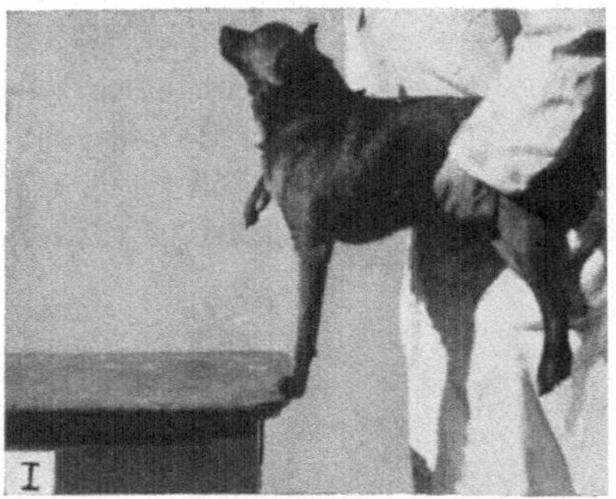

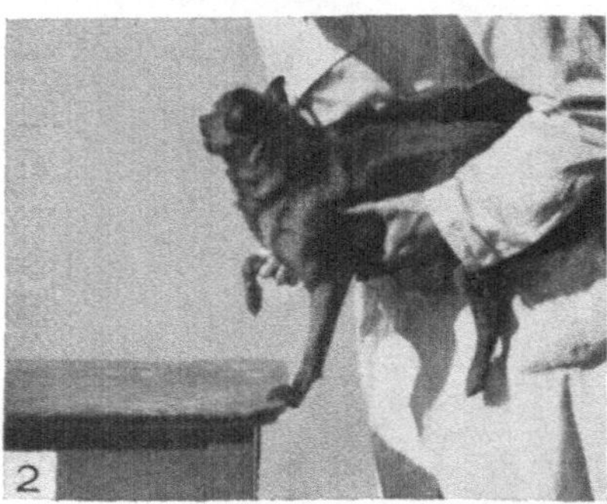

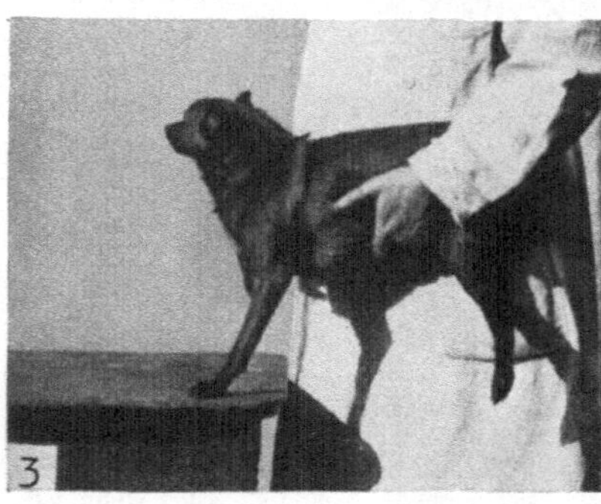

Abb. 216. Großhirnloser Hund Fuchs. 1. Das Tier mit den Fingern der linken Vorderpfote auf eine Tischkante gesetzt. Durch das Gewicht des Vorderkörpers werden die Finger bis in die zum Stehen übliche Stellung dorsalwärts bewegt. Die Pfote ist gestreckt und zeigt starken Stütztonus. 2. Das Gewicht des Vorderkörpers hat die Finger bis zur Überstreckung dorsalwärts bewegt. 3. Bei noch stärkerer Dorsalbewegung der Finger hat die Pfote sich auf einmal von der Unterlage gehoben, nach vorn bewegt und mehr nach vorn mit der Sohle auf die Unterlage gesetzt.

Bei zunehmender Schulterbelastung werden auch die Finger immer stärker dorsal bewegt, das Handgelenk immer mehr überstreckt (die Beuger der Fingergelenke und des Handgelenkes also stets mehr gedehnt), und im Einklang damit wird schließlich, wie wir bereits im Kapitel V gesehen haben, die Pfote gehoben und nach vorn in Beugestellung auf die Unterlage gelegt. (Bei stark nach vorn gerichteter Stellung knickt die Vorderpfote leicht ein; Abbild. 164, Nr. 1).

Mäßige Dehnung der Hand- und Fingergelenkbeuger ruft Stütztonus hervor (positive proprioceptive Stützreaktion), während starke Dehnung anscheinend die entgegengesetzte Reaktion (Hebung der Pfote) bedingt.

Auch die Hinterpfote großhirnloser Hunde zeigt auf Stellungsänderungen im proximalen Hüftgelenk und in den distalen Fuß- und Zehengelenken Hinkebeinreaktionen; die Pfote wird stets in Normalstellung, d. h. mit der Sohle auf die Unterlage, niedergesetzt.

Setzt man einen Hund z. B. mit einer Vorderpfote auf eine Unterlage und bewegt den Rumpf nach vorn, so wird nicht nur der Oberarm in der Schulter nach hinten bewegt, sondern es kommt auch zu einer Überstreckung von Handgelenk und Metacarpophalangealgelenken (siehe die Abb. 200 und 203). Mehrere Faktoren treten also dabei auf, die jeder für sich die Hinkebeinreaktion nach vorn auslösen können. Trotz Zusammenwirkens dieser verschiedenen Faktoren tritt doch die Hinkebeinreaktion verspätet, d. h. erst bei ausgiebiger Stellungsänderung auf (Abb. 218). Die Verspätung ist bei schneller Stellungsänderung des Rumpfes geringer als bei langsamer; besonders stark ist sie, wenn das Tier „schläfrig" wird, geringer, wenn man das Tier zuvor durch Kneifen oder Zerren am Schwanz reizt.

In der ersten Zeit nach der Exstirpation tritt die Reaktion mit großer Verspätung auf, später nimmt die Verspätung allmählich ab, aber sie ist auch noch längere Zeit nach der Exstirpation meistens gut nachweisbar. Zu gleicher Zeit mit der Abnahme der Verspätung wird der Hinkebeinschritt kleiner, bleibt aber doch immer noch abnorm groß.

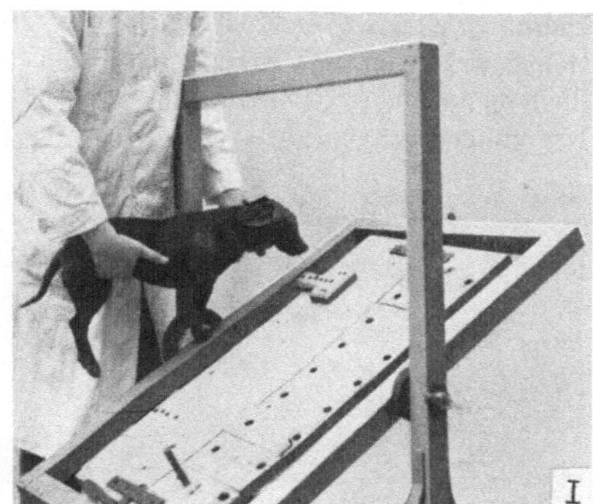

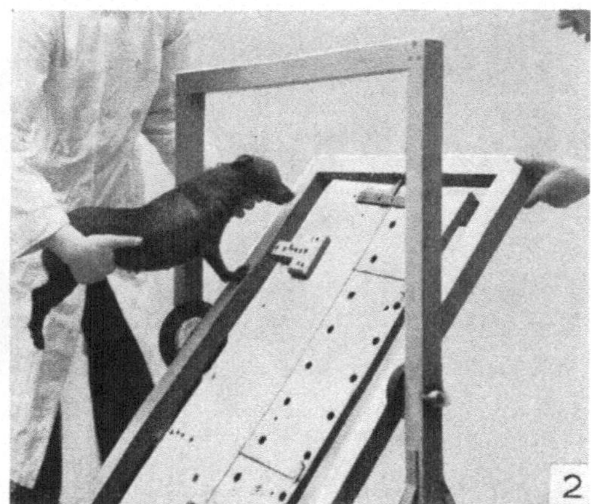

Abb. 217. 1. Kleinhirnloser Hund Piccolino, mit Kopfkappe; eine Vorderpfote auf einem Schaukelbrett, gerade oberhalb der Drehachse gestellt. 2. Auf Hebung des Kopfendes des Brettes werden die Finger immer mehr dorsalwärts gedrängt, das Handgelenk überstreckt, wodurch schließlich ein Hinkebeinschritt nach vorn ausgelöst wird. (Auch großhirnlose Hunde zeigen diese Reaktion.)

Wodurch die Verspätung zustande kommt, ob durch Fehlen der Stehbereitschaft, durch Fehlen einer Schmerzempfindung bei Überdehnung, ob durch eine andere Muskeltonusverteilung im Beginn der Stellungsänderung oder durch verändertes Verhalten der Muskelreaktionen auf Dehnung, ist bis jetzt nicht bekannt. Es sei nur daran erinnert, daß auch bei kleinhirnlosen Hunden, bei denen ja die Stehbereitschaft vorhanden ist, die Hinkebeinreaktionen auf die verschiedenen Stellungsänderungen verspätet auftreten.

Auf Grund der beim Menschen bei Großhirnläsionen öfters beobachteten Astereognosie einerseits und des prompten Reagierens großhirnloser Tiere auf Berührungs- (es fehlen nur die Munkschen Berührungsreflexe) und Schmerzreize andererseits, wurden bisher die Störungen bei der Korrektion abnormer Pfotenstellungen dem Ausfall von Reizen, die von den tieferen Körperteilen ausgehen, also einer Störung der proprioceptiven Sensibilität (siehe unter anderen Dusser de Barenne 61) zugeschrieben. Wie wir aber gesehen haben, beruhen ein Teil der Korrektionsstörungen, z. B. diejenigen, welche sich zeigen, wenn die Tiere auf ein Gitterdach gestellt werden, auf einem Ausfall von Korrektionsbewegungen auf Erregungen von der Körperoberfläche, von Reaktionen auf exteroceptive

Erregungen (Fehlen der Stehbereitschaft). Die durch proprioceptive Erregungen ausgelösten Reaktionen infolge der abnormen Stellungen sind dagegen bei großhirnlosen Tieren vorhanden, sie treten nur etwas verspätet auf. Die Störungen der proprioceptiven Reaktionen bedingen also nur eine Verzögerung, dagegen kein Ausbleiben der Korrektion.

Die proprioceptiven Korrektionsbewegungen sind wahrscheinlich durch Dehnungszustände der Muskeln bedingt. Ob sich normalerweise an diese Korrektionsbewegungen auch Erregungen von den tiefen Gelenkteilen, den Gelenkoberflächen und -kapseln beteiligen, wissen wir ebensowenig wie und ob sich diese Erregungen bei großhirnlosen Tieren auswirken.

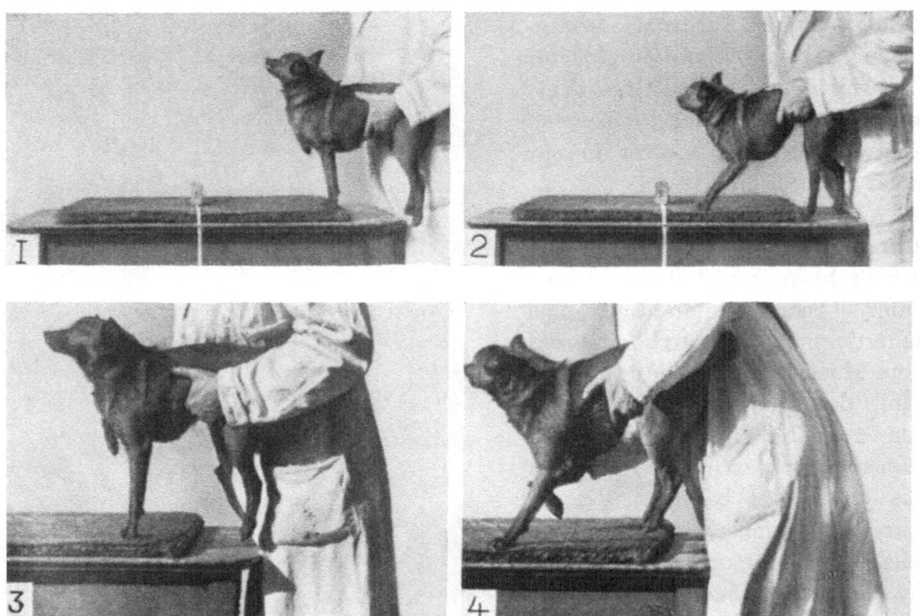

Abb. 218. Großhirnloser Hund Fuchs. Hinkebeinreaktionen der linken Vorderpfote nach vorn, 3 Monate nach Großhirnexstirpation (1 und 2), bzw. 4 Monate nach Großhirnexstirpation (3 und 4).

Bei den soeben besprochenen Reaktionen gewinnen wir immer wieder den Eindruck, als ob starke Dehnung der Muskeln entgegengesetzte Reaktionen zur Folge hat wie eine mäßige. Wird der Rumpf bei nach vorn gerichteter Vorderpfote etwas vorwärts bewegt, so daß unter anderem die Nachvornbeweger des Oberarmes und die Ellenbogenstrecker etwas gedehnt werden, so treten Stemmbeinreaktionen auf (Streckung mit Stütztonuszunahme). Bei stärkerer Bewegung des Rumpfes nach vorn und infolgedessen stärkerer Dehnung der Muskeln treten Hinkebeinreaktionen auf (Hebung und Stütztonusabnahme), während beim Verhindern der Hinkebeinreaktion durch Fixation der Sohle auf der Unterlage abwechselnde Beuge- und Streckbewegungen auftreten, als ob das Tier die Pfote freizumachen versucht.

Auf Dorsalbewegung der Finger, wobei die Fingerbeuger gedehnt werden, treten Streckung und Stütztonus der Pfote auf (positive proprioceptive Stützreaktion), stärkere Dorsalbewegung bedingt dagegen Hebung und Stütztonusabnahme, während Fixation der Finger in der überstreckten Stellung wieder abwechselnde Beuge- und Streckbewegungen auslöst.[1] Merkwürdigerweise zeigt sich bei stärkerer Volarflexion der Finger, die mit Dehnung der Finger- und Handgelenkstrecker einhergeht, keine entgegengesetzte Reaktion, so tritt auf geringe Beugung der Finger Stütztonuszunahme, auf stärkere Beugung eine Beugung der Pfote auf. Allerdings bedingt auch Fixation der Finger in starker Beugestellung, besonders wenn auf sie ein Druck ausgeübt wird, abwechselnde Streck- und Beugebewegungen der Pfote. Diese Erscheinungen zeigen sich auch bei großhirnlosen Hunden. Bei intakten Menschen wird auf passive Volarflexion der Zehen das Bein erst dann angezogen, wenn die Beugung zu Schmerzempfindungen führt. Bei großhirnlosen Tieren kann natürlich nicht die Schmerzempfindung auslösendes Moment sein, doch ist es immerhin möglich, daß die starke Volarflexion der Zehen Schmerzreize auslöst, die die Beugestellung und Beuge- und Streckbewegungen bedingen, um so mehr weil großhirnlose Tiere, besonders wenn die Finger stark in Beugestellung gedrückt werden, manchmal mit Schmerzäußerungen, wie Winseln reagieren. Wenn das Anziehen der Pfote in Beugestellung auf starke passive Beugung der Finger bzw. Zehen wirklich ausschließlich eine Folge von Schmerzreizen wäre, so ist die Beugung durch ganz andere Reize wie die Hebung der Pfote bei der Hinkebeinreaktion bedingt, und die aktive Beugung der negativen Stützreaktion ist dem gleichseitigen Beugereflex von SHERRINGTON auf Kneifen der Zehen gleichzustellen. Das gleiche gilt für das von PIERRE MARIE und FOIX beim Menschen beobachtete „phénomène des raccourciseurs“.

Die Frage, ob vielleicht auch die entgegengesetzten Reaktionen stets durch Schmerzreize hervorgerufen werden, kann mit Wahrscheinlichkeit verneint werden, denn es treten auf passive Beugung des Handgelenkes oder Caudalwärtsbewegung des Oberarmes in der Schulter Hinkebeinreaktionen bereits bei Stellungsänderungen auf, die wohl kaum Schmerzreize auszulösen vermögen.

Schließlich seien noch die von LIDDELL und SHERRINGTON an decerebrierten Tieren gemachten Beobachtungen erwähnt, daß die reflektorische Anspannung der von ihrer Insertion gelösten Streckmuskeln bei Zunahme der Dehnung (myotatische Reflexe) zuerst stärker wird, jedoch bei sehr starker Dehnung nachläßt und ferner, daß sich am Muskel zuweilen bei kontinuierlich gleichstarker Dehnung abwechselnd Anspannung und Erschlaffung zeigen können.

Die soeben beschriebenen verschiedenen proprioceptiven Korrektionsbewegungen sind bei intakten, großhirnlosen, kleinhirnlosen und labyrinthlosen

---

[1] Zusammen mit Dr. HOOGERWERF angestellte, noch nicht veröffentlichte Untersuchungen ergaben, daß bei decerebrierten Katzen in Seitenlage auf Dorsalbewegung der Finger die Aktionsströme von Biceps und Triceps viel stärker werden, besonders diejenigen des Triceps (Komponente der Stützreaktion?), daß auf weitere Dorsalbewegung dagegen die Aktionsströme nachlassen, zuerst die Biceps-, dann auch die Tricepsströme (Nachlassen der Streckstarre bzw. des Stütztonus). Werden die Finger noch weiter dorsalwärts bewegt, dann bleiben die Tricepsströme aus, während dagegen an dem Biceps außerordentlich starke Aktionsströme auftreten (Beugung der Pfote, Komponente der Hinkebeinreaktion oder gleichseitiger Beugereflex), die bei Fixation der Finger in stark dorsalwärts gerichteter Stellung periodisch verschwinden und wieder auftreten (abwechselnde Beuge- und Streckbewegungen).

Hunden vorhanden, fehlen dagegen bei decerebrierten und spinalen Hunden und nach Durchschneidung der zu den Pfoten gehörigen hinteren Wurzeln.

Beim Menschen scheinen zum Auslösen von Hinkebeinreaktionen nach vorn und hinten Stellungsänderungen in den Sprunggelenken von größerer Bedeutung zu sein als die in den Hüftgelenken. Zieht man die Unterschenkel eines stehenden Menschen nach hinten, dann spannen sich sofort nach passiver Stellungsänderung der Sprunggelenke die Dorsalbeweger des Fußes und der Zehen (M. tibialis ant., Mm. ent. digit., M. ent. hallucis longus) an, so daß die Muskelsehnen auf dem Fußrücken sichtbar werden; die Zehen und die Fußspitzen werden vom Boden gehoben, nur die Fersen bleiben auf dem Boden. Zu gleicher Zeit spannt sich auch der Mm. quadriceps an, der die Patella nach oben zieht und fixiert. Bei stärkerem Zug folgt auf diese Anspannungen eine Hinkebeinreaktion nach rückwärts. Wird die Versuchsperson dagegen an den Unterschenkeln nach vorn gezogen, so tritt eine Anspannung der Wadenmuskeln mit Fersenhebung auf und bei starkem Zug treten Hinkebeinreaktionen nach vorn auf. Bei geringen passiven Stellungsänderungen in den Sprunggelenken treten also schon Hinkebeinreaktionen auf, während Stellungsänderungen der Oberschenkel zum Rumpf sehr ausgiebig sein müssen, um diese Hinkebeinreaktionen hervorzurufen. (Bei den Hinkebeinreaktionen nach außen und innen gewinnt man den Eindruck, daß Stellungsänderungen im Hüftgelenk die Hauptrolle spielen.)

Unter pathologischen Umständen können beim Menschen die durch passive Stellungsänderungen in den Sprunggelenken ausgelösten Hinkebeinreaktionen gestört sein (siehe Abb. 212, A: trotz Fersenhebung treten beim Vornüberfallen keine Hinkebeinreaktionen nach vorn auf). Foix und Thévenard (80) haben sehr sorgfältige Untersuchungen angestellt über das Verhalten der Reaktionen auf Nachvorn- und -hintenstoßen (phénomène de la poussée) bei verschiedenen cerebralen Erkrankungen des Menschen, doch kann auf ihre wichtigen Befunde hier nicht näher eingegangen werden.

XIV. Die Beeinflussung des Stütztonus durch Reize der Körperoberfläche und durch akustische und optische Reize.

Wir haben im Kapitel V ausführlich besprochen, welche große Bedeutung der Reizung eines Teiles der Körperoberfläche, nämlich der Sohlen, bei der Auslösung des Stütztonus zukommt (Magnetreaktion). Ferner haben wir bereits erwähnt, daß intakte und großhirnlose Hunde in Bauchlage bei statischer Beanspruchung einen starken Stütztonus zeigen, der bei Rückenlage auf einer Unterlage (wenn die Tiere keine Abwehrbewegungen machen) nur ganz schwach vorhanden ist, an den Hinterpfoten sogar manchmal ganz fehlen kann. Diese Beobachtung verdient deshalb nochmals hervorgehoben zu werden, weil sich nach Magnus und de Kleyn die Labyrinthe bei Hunden in der Maximumstellung für die tonischen Labyrinthreflexe befinden, wenn der Kopf in Rückenlage, mit der Schnauze $\mp 45^0$ oberhalb der Horizontalen, gehalten wird. Infolge dieser Reflexe zeigen decerebrierte Hunde bei Rückenlage, die Schnauze oberhalb der Horizontalen, eine Streckstarre (Abb. 7 und 8), die deutlich stärker ist als bei Bauchlage oder bei Stehstellung, wenn die Schnauze 45^0 unterhalb der Horizontalen gehalten wird. So ergibt z. B. die Untersuchung des Strecktonus eines decerebrierten Hundes (Hund A, Abb. 6, Körpergewicht 5,2 kg), daß die Vorderpfoten bei Rückenlage einem Druck von 10 kg auf die Sohlen standhalten, während sie bei Stehstellung bereits bei einem Gegendruck der Unterlage von 8 kg nachgeben.

Hund A.

Vor der Decerebration:

Stütztonus der Vorderpfoten bei Stehstellung + 15 kg – 17 kg.

Nach der Decerebration:

Strecktonus der Vorderpfoten bei Stehstellung + 6 kg – 8 kg,
Strecktonus der Vorderpfoten bei Rückenlage + 10 kg – 11 kg.

Decerebrierte Hunde zeigen also gewissermaßen (besonders diejenigen mit starken tonischen Labyrinthreflexen) ein entgegengesetztes Verhalten wie intakte und großhirnlose Tiere.

Bei kleinhirnlosen Hunden besteht wohl auch im Stadium der Dauerstörung bei Rückenlage auf einer Unterlage eine Stütztonusabnahme, die jedoch geringer ist als diejenige bei intakten und großhirnlosen Hunden (siehe Kapitl VI) und die niemals zum völligen Verschwinden des Stütztonus führt.

Unmittelbar nach der Kleinhirnexstirpation bedingt bei den steif gewordenen Tieren das Umlegen von Bauch- in Rückenlage eine Zunahme der Streckstarre, genau so wie bei decerebrierten Tieren, während bei den Hunden mit schlaffen Extremitäten im Anschluß an die Exstirpation, bei Bauch- und Rückenlage ein deutlicher Stütz- und Strecktonus fehlt.

Diese Befunde lassen sich dadurch erklären, daß bei intakten und großhirnlosen Hunden in Rückenlage Reize von der Oberfläche des Rückens ausgehen, die eine Stütztonusabnahme bedingen. Werden die Tiere aus der Rückenlage, an Nacken und Becken mit einer Hand unterstützt, emporgehoben, dann tritt an den statisch beanspruchten sofort eine Stütztonuszunahme auf, sobald der Kontakt des Rückens mit der Unterlage aufgehoben wird, während das Niederlegen der Tiere wieder von einer Stütztonusabnahme begleitet ist. Bei großhirnlosen Tieren hat auch das Anfassen einer Falte der Rückenhaut in Stehstellung eine so starke Stütztonusabnahme zur Folge, daß die Pfoten unter dem Gewicht des Rumpfes zusammenklappen (Abb. 219).

Bei Anfassen einer Hautfalte oberhalb des Beckens läßt nur der Stütztonus der Hinterpfoten nach, oberhalb der Schultern nur der Vorderpfoten, während beim Anfassen einer großen Hautfalte der Rückenmitte alle vier Pfoten einknicken.

Hier sei auch nochmals die bei dem rechtsseitig kleinhirnlosen Hunde Fox 1 Monat nach der Exstirpation gemachte Beobachtung erwähnt, daß das Tier, wenn es aus Stehstellung in Rückenlage auf eine Unterlage gebracht wurde, an der rechten Hinterpfote keine, an der linken dagegen eine sehr starke Stütztonusabnahme (von $5\,^1/_2$ kg, siehe Tabelle 27) zeigte.

Tabelle 27. Hund Fox ($6^1/_2$ kg) 1 Monat nach Exstirpation der rechten Kleinhirnhälfte.

	Stütztonusstärke der			
	rechten Hinterpfote kg		linken Hinterpfote kg	
Bei Stehstellung auf einer Pfote .	+ $6^1/_2$	(– $7^1/_2$)	+ 8	(– 9)
Bei Rückenlage	+ 7	(– $7^1/_2$)	+ $2^1/_2$	(– 3)

Bei Rückenlage zeigte also die rechte Hinterpfote einen stärkeren Stütztonus als die linke, gerade umgekehrt wie bei Stehstellung.

In einem späteren Stadium trat allerdings auch an der homolateralen rechten Hinterpfote bei Rückenlage des Tieres eine Stütztonusabnahme auf, die aber geringer war als die an der kontralateralen linken Hinterpfote (siehe Kapitel VI).

Die Hinterpfote der Seite der erhaltenen Kleinhirnhälfte, die eine starke Stütztonusabnahme zeigte, verhielt sich also wie beim intakten oder großhirnlosen Tier, die Hinterpfote der Exstirpationsseite, die nur eine geringe Abnahme zeigte, wie beim vollständig kleinhirnlosen Tier (in der ersten Zeit nach der Exstirpation trat bei Rückenlage an dieser Pfote sogar eine Zunahme auf, sie verhielt sich also wie beim decerebrierten Tier).

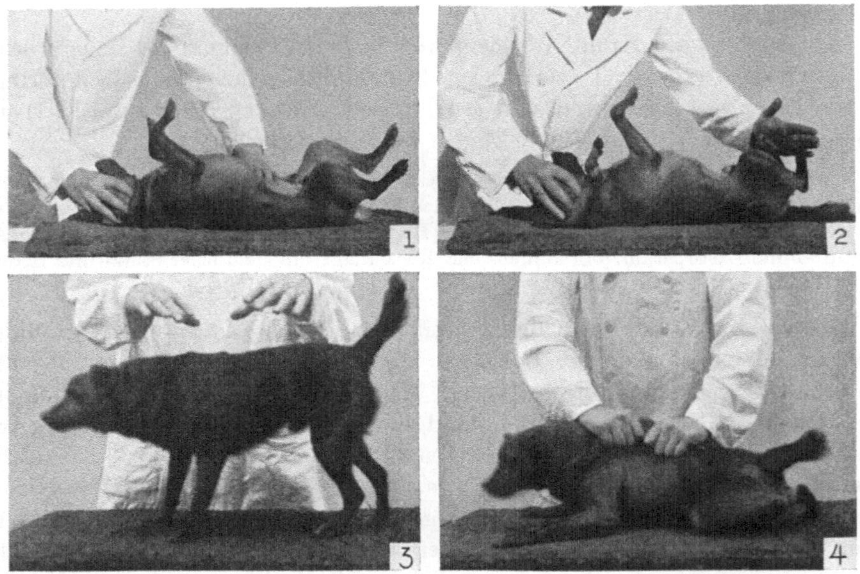

Abb. 219. Großhirnloser Hund Fuchs. 1. Tier in Rückenlage auf einer Unterlage, die Schnauze 45° oberhalb der Horizontalen. Pfoten in Beugestellung. 2. Hinterpfoten auf statische Beanspruchung nicht gestreckt, sondern noch mehr eingeknickt. Kein Stütztonus. 3. Tier in Stehstellung. Deutlicher Stütztonus der Pfoten. 4. Sofortige Beugung der Pfoten bei Anfassen einer Hautfalte, auch wenn sonst kein Druck auf den Rücken ausgeübt wird.

Bei Rückenlage auf einer Unterlage gehen also von der Oberfläche des Rückens Reize aus, welche den Stütztonus herabsetzen. Besonders deutlich treten diese hemmenden Einflüsse bei intakten und großhirnlosen Hunden auf, weniger stark bei kleinhirnlosen Tieren, bei halbseitig kleinhirnlosen Tieren nicht sehr stark an den Pfoten der Exstirpationsseite, dagegen meistens stark an den gegenüberliegenden Pfoten, während sie bei decerebrierten Tieren fehlen.

Bei normalen Menschen können die Beine in Rückenlage, wenn nicht gerade Abwehrbewegungen gemacht werden, auf Druck gegen die Fußsohle ziemlich leicht gebeugt werden. Demgegenüber sind sie bei Druck auf die Schultern in Stehstellung kaum einzuknicken und bieten sogar einen viel größeren Widerstand als hypertonische Beine bei Rückenlage. So ist es möglich, daß Dockarbeiter, mehr oder weniger automatisch, Lasten bis zu 100 kg und mehr auf den Schultern tragen, ohne daß die Beine einknicken. Wie beim Tier sind auch beim intakten Menschen in Rückenlage keine deutlichen positiven Stützreaktionen auszulösen, dagegen tritt der Stütztonus auf, sobald der Kontakt des Rückens und der Sitzfläche mit der Unterlage aufgehoben wird und die Fußsohlen auf dem Boden stehen.

Bei Paralysis-agitans Kranken nimmt, wie neuerdings wieder FROMENT betont, die erhöhte Spannung der Extremitätenmuskeln ab, wenn die Kranken mit dem ganzen Rücken auf der Unterlage liegen, während die Spannung beim Stehen außerordentlich stark ist (sogar beim Anlehnen des Rückens gegen eine Zimmerwand nimmt nach FROMENT die Spannung der Armmuskeln manchmal deutlich ab).

Ferner konnten in Übereinstimmung mit den Tierbeobachtungen FOERSTER, STENVERS und auch ich feststellen, daß kleinhirnkranke Menschen im Gegensatz zu normalen Menschen in Rückenlage manchmal deutlich positive Stützreaktionen aufzuweisen haben.

Bei Hemiplegikern zeigt das gesunde Bein beim Stehen oft den stärkeren Stütztonus, bei Rückenlage bietet dagegen das hemiplegische Bein den stärkeren Widerstand gegen Druck auf die Sohle. Das Übergehen in Rückenlage bringt also für das hemiplegische Bein keine deutliche Strecktonusabnahme mit sich. Auch bei Fällen von typischer Enthirnungsstarre des Menschen kommt es bei Rückenlage zu keiner Abnahme der Starre. Beim Menschen scheint also die Rückenlage ebenfalls einen hemmenden Einfluß auf die Stützreaktionen und den Stütztonus auszuüben und dieser Einfluß zeigt sich, ebenso wie beim Tier, unter pathologischen Umständen (Cerebellarkranke, Hemiplegiker, Enthirnungsstarre) gestört.

Auch bei Seitenlage auf einer Unterlage kommt es normalerweise zu einer Abnahme des Stütztonus und Strecktonus, die wahrscheinlich eine Komponente des MAGNUSschen Körperstellreflexes auf den Körper darstellt. In Seitenlage in der Luft hält das Tier die Pfoten meistens mehr oder weniger gestreckt, dagegen werden die Pfoten in Seitenlage auf einer Unterlage, auch wenn der Kopf in Seitenlage gehalten wird, zuerst ganz gegen den Rumpf angezogen, dann dreht sich der Rumpf in Bauchlage (Körperstellreflexe auf den Körper) und schließlich richtet sich der Körper infolge der Stützreaktionen in Stehstellung auf (Abb. 229). Diese Reaktionsfolge bei Seitenlage auf einer Unterlage kann man sowohl bei intakten wie bei großhirnlosen, kleinhirnlosen (im Stadium der Dauerstörung; Abb. 229) und labyrinthlosen Hunden beobachten.

Wenn ein Hund müde und faul in Seitenlage vor einem Ofen liegt, so hält er die vier Pfoten meistens gestreckt; ebenso wie der Mechanismus der Körperstellreflexe auf den Körper wird auch der Mechanismus der Strecktonusabnahme (Beugung) durch den Schlafzustand außer Wirkung gesetzt. In gleicher Weise bleiben Strecktonusabnahme und Stellen des Rumpfes aus, wenn decerebrierte Tiere aus Seitenlage in der Luft in Seitenlage auf eine Unterlage kommen, es zeigt sich hier sogar manchmal eine vorübergehende Zunahme der Streckstarre.

Letzteres ist besonders der Fall, wenn man das Tier auf die Unterlage in Seitenlage fallen läßt. Wie beim Hin- und Herschütteln des auf der Seite liegenden Tieres und wie auf jeden anderen stärkeren Reiz nimmt auch hier die Starre meistens vorübergehend zu.

Auch bei kleinhirnlosen Tieren, die im Anschluß an die Exstirpation starr geworden sind, bedingt die Seitenlage auf einer Unterlage im ersten Stadium nach der Exstirpation keine Körperstellreflexe auf den Körper und die Pfoten verharren in ausgesprochener Streckstellung. Bei diesen Tieren kehren die Stellreflexe im allgemeinen gleichzeitig mit dem Verschwinden der Streckstarre wieder; bei den Tieren, die noch lange Zeit nach der Exstirpation eine Starre aufzuweisen haben, bleiben auch die Körperstellreflexe auf den Körper länger aus, umgekehrt treten sie frühzeitig wieder auf, wo sich nur vorübergehend eine leichte Starre gezeigt hat.

Ähnliche Verhältnisse finden sich bei halbseitig kleinhirnlosen Tieren. In den ersten 1—2 Tagen zeigen die Tiere in beiden Seitenlagen eine Streckstarre aller vier Pfoten, dabei fehlen die Körperstellreflexe auf den Körper bei rechter sowie linker Seitenlage. Bei rechtsseitig kleinhirnlosen Tieren treten die Körperstellreflexe auf den Körper in linker Seitenlage bald wieder auf, desgleichen werden auch die vier Pfoten ganz gebeugt (bei mehreren Tieren bereits am Operationstag), dagegen bleiben sie in rechter Seitenlage gestreckt. Bald darauf (zuweilen von Anfang an) ziehen die Tiere bei rechter Seitenlage die linken Pfoten in Beugestellung an, während die homolateralen Pfoten in Streckstellung verharren[1]. Der strecktonushemmende Einfluß äußert sich beim Liegen auf der Exstirpationsseite dann nur an den Pfoten der intakten Seite. 2—4 Wochen nach der Exstirpation zeigen die Tiere wie intakte in beiden Seitenlagen Beugestellung aller vier Pfoten und positive Körperstellreflexe auf den Körper.

Beim Hund Däumling, dem zuerst das Kleinhirn und 52 Tage später auch die rechte Großhirnhälfte entfernt wurde, ließen sich 4 Tage nach der letzten Exstirpation folgende erwähnenswerte Befunde erheben. Das Tier hält in rechter Seitenlage auf einer Unterlage die rechten Pfoten steif und gestreckt, die linken gebeugt, die gleiche Pfotenstellung zeigt es, wenn es an einer Hautfalte der rechten Seite in der Luft gehalten wird. In linker Seitenlage auf einer Unterlage oder an einer Hautfalte der linken Körperseite in der Luft gehalten, zeigen dagegen umgekehrt die linken Pfoten Streck-, die rechten Beugestellung. Beim Heben des Tieres aus rechter Seitenlage an einer Hautfalte der linken Seite gehen also die gestreckten rechten Pfoten in Beugung, die gebeugten linken in Streckung. Wird das Tier an der Bauchseite unterstützt in Bauchlage in der Luft gehalten, so hält es alle vier Pfoten ganz gestreckt. Anfassen einer großen Hautfalte an einer Seite bewirkt eine Abnahme des Strecktonus und Beugung der gegenüberliegenden Pfoten. Bei diesem Tier bedingen also die Reize einer Seite der Körperoberfläche nur eine Strecktonushemmung und Beugung der gegenüberliegenden Pfote. Die Körperstellreflexe auf den Körper fehlen bei beiden Seitenlagen. Später traten die Körperstellreflexe auf den Körper wieder auf und bei beiden Seitenlagen waren alle vier Pfoten gebeugt.

Erregungen, die von der Oberfläche einer Körperseite ausgehen, können also:
1. den Streck- bzw. den Stütztonus herabsetzen,
2. Körperstellreflexe auf den Körper auslösen.

Wahrscheinlich stellt die Strecktonusabnahme eine Komponente der Körperstellreflexe dar.

Der strecktonusherabsetzende Einfluß zeigt sich bei intakten, großhirnlosen, kleinhirnlosen und labyrinthlosen Hunden, fehlt dagegen bei decerebrierten Tieren, bei kleinhirnlosen Tieren in der ersten Zeit nach der Exstirpation,

---

[1] Das eigentümliche Verhalten der Pfotenstellung nach halbseitigen Kleinhirnläsionen, d. h. Beugestellung aller vier Pfoten beim Liegen auf der intakten Seite, Beugestellung der kontralateralen Pfoten, gepaart mit Streckstellung der homolateralen, beim Liegen auf der Exstirpationsseite, wurde auch schon von ANDRÉ THOMAS beobachtet und beschrieben (308: Abb. 36 u. 37).

während er bei halbseitig kleinhirnlosen Hunden zuerst sowohl auf Erregungen von der linken wie von der rechten Körperseite ausbleibt, dann sich nur auf Erregung der Körperseite der erhaltenen Kleinhirnhälfte zeigt, und schließlich auch auf Erregung der Körperseite der Exstirpationsseite, manchmal erst nur an den kontralateralen, später auch an den homolateralen Pfoten, auftritt.

Auch andere Stellen der Körperoberfläche vermögen Tonusänderungen an statisch beanspruchten Pfoten auszulösen, so zeigen stehende großhirnlose Hunde bei Anfassen des Schwanzes, der Ohren, der Schnauze usw. deutliche Tonusänderungen an den Extremitäten (Abb. 190).

Akustische Reize können auf zweierlei Weise Tonusänderungen bedingen. Ruhig in Seitenlage liegende großhirnlose Hunde zeigen auf bestimmte Geräusche manchmal Spitzen der Ohren, Heben des Kopfes von der Unterlage und Strecken der Pfoten. Die Tonusänderungen der Extremitätenmuskeln kommen dabei also durch subcorticale Reaktionen zustande. Ähnliche Tonusänderungen der Extremitätenmuskeln zeigen intakte Hunde, wenn sie in Seitenlage auf dem Boden schlafen und durch diese Geräusche aufgeschreckt werden. Außerdem zeigen intakte Hunde noch andere Reaktionen auf akustische Impulse. Schlägt man z. B. plötzlich laut mit einer Hand auf eine Tischplatte, so kann man zugleich mit dem Auftreten von Schreckbewegungen ein Einknicken der Pfoten des stehenden Hundes beobachten. Da großhirnlose Hunde dabei keine Stütztonusabnahme zeigen, kann man mit Wahrscheinlichkeit annehmen, daß die Stütztonusabnahme bei intakten Hunden über das Großhirn zustande kommt. Dafür spricht auch das „bedingte“ Auftreten der Abnahme, die nach mehrmals wiederholtem Aufschlagen auszubleiben pflegt.

Scheue Hunde fahren schon auf Anschnauzen zusammen, wobei der Stütztonus nachläßt; ganz besonders ist dies der Fall, wenn man die Tiere vorher mehrmals angeschnauzt und darauf verprügelt hat. Gibt man aber dem Tier mehrere Tage hintereinander gleich nach dem Anschnauzen ein Stück Fleisch, so fährt das Tier auf Anschnauzen nicht mehr zusammen und die Pfoten knicken nicht ein. Die Stütztonusabnahme ist also die Folge einer bedingten Großhirnwirkung, die eine Hemmung der Stützreaktionen bewirkt.

Auch beim Menschen können auf akustische Reize reflektorische Muskelspannungen gehemmt werden. So ist ja bekannt, daß bei einem z. B. durch Explosion hervorgerufenen Schreck die Beine einknicken können, daß die durch Palpation hervorgerufene Anspannung der Bauchdecken auf energisches Zureden des Untersuchers nachläßt.

Optische Reize können bei Hunden mit intaktem Großhirn ebenfalls „bedingte“ Stütztonusänderungen auslösen. Dies zeigte sich sehr deutlich bei meinen kleinhirnlosen Hunden, die in der dritten Woche nach der Exstirpation auf einem mit Holzgranit belegten Boden losgelassen wurden. Die Tiere krochen hier noch nach längerer Zeit stets mit gebeugten Pfoten herum, so, als ob die Pfoten atonisch wären und die Tiere auf gestreckten Beinen nicht mehr laufen könnten. Wenn aber eines Tages ein Strohhaufen in eine Ecke des Zimmers gelegt wurde, so krochen die Tiere zwar mit gebeugten Pfoten auf diesen zu, streckten dann plötzlich, kurz bevor sie den Haufen erreicht hatten, die Pfoten und machten mit den gestreckten Pfoten schnell einige Schritte, um sich auf das Stroh fallen zu lassen. Draußen auf einer Rasenfläche waren sie imstande, längere Zeit größere Strecken mit gestreckten Pfoten zu laufen. Die Pfoten wurden dann sogar übermäßig gestreckt gehalten, während die Tiere, ins Zimmer zurückgebracht, wieder mit gebeugten Pfoten umherkrochen.

Optische Impulse können also den Stütztonus beeinflussen. (Bei den kleinhirnlosen Hunden bedingten entweder die Impulse, ausgelöst durch den mit Holzgranit belegten Boden eine Stütztonusabnahme oder die Impulse, ausgelöst durch Strohhaufen und Rasenfläche eine Stütztonuszunahme.) Ebenso wie akustische Reize können ferner auch plötzlich einwirkende optische Reize Schreckbewegungen und Einknicken der Pfoten bei Tieren mit intaktem Großhirn hervorrufen.

Aus den erwähnten Beobachtungen geht hervor, daß nicht nur intakte, sondern auch kleinhirnlose Hunde dem Einfluß der „bedingten" Großhirnwirkung auf den Stütztonus unterliegen. Jedoch scheint der hemmende Einfluß auf Stütztonus, Magnet- und Stützreaktionen wesentlich geringer zu sein als bei intakten Tieren. Jedenfalls treten diese Reaktionen bei den verschiedenen Versuchsanordnungen viel konstanter auf. Ob dies vielleicht dadurch verursacht wird, daß die subcorticalen Magnet- und Stützreaktionen bei kleinhirnlosen Tieren abnorm stark sind oder aber dadurch bedingt wird, daß sich die „bedingten Reflexe" unter dem Einfluß des häufigen Hinfallens, Sichstoßens usw. (besonders in der Zeit, wenn die Tiere wieder zu stehen und laufen anfangen) verändert haben, konnte bisher nicht festgestellt werden. Darüber werden wir erst mehr erfahren können, wenn es gelingt, kleinhirnlose Thalamushunde zu diesbezüglichen Versuchszwecken längere Zeit am Leben zu erhalten als es bis jetzt möglich war.

XV. Allgemeines über Gleichgewichtsreaktionen und ihr spezielles Verhalten bei kleinhirnlosen Tieren.

Über die Funktionen des Kleinhirns bestehen eine Unzahl von Theorien, die leider bisher nichts als Theorien und Hypothesen geblieben sind. Wohl wissen wir durch die glänzenden Versuche Lucianis (1882 und später), welche Funktionen beim höheren kleinhirnlosen Säugetier erhalten sind und andererseits, was für abnorme Erscheinungen solche Tiere zeigen. Luciani (181) war der erste, dem es gelungen ist, höhere Säugetiere lange Zeit nach vollständiger Kleinhirnexstirpation am Leben zu erhalten, und er hat die Tiere so genau beobachtet, daß spätere Untersucher, wie Munk (213, 214), Lewandowsky (167, 168), André Thomas (300), Dusser de Barenne (61) u. a., die seine Experimente wiederholten, seinen Befunden kaum etwas Neues haben hinzufügen können. Jedoch gelang es weder Luciani noch den anderen Untersuchern, eine befriedigende Erklärung für den Mechanismus der beobachteten Störungen zu finden, geschweige denn aus diesen Störungen die Funktionen des Kleinhirns abzuleiten.

Sehr viele Autoren klammern sich an die Theorie (Magendie 187, Serres, Ferrier, Babinski, Munk, André Thomas, Ingvar u. a.), daß das Kleinhirn ein Organ sei, welches das Gleichgewicht des Körpers bei verschiedenen Funktionen, wie Stehen, Laufen, Springen usw. reguliere.

Die Auffassung Magendies stützt sich auf Beobachtungen nach partieller

Läsion des Kleinhirns. Er wiederholte die Experimente POURFOUR DU PETITS und durchschnitt beim Kaninchen die Kleinhirnschenkel. Je nachdem er den rechten oder linken Kleinhirnschenkel durchschnitten hatte, sah er Rollbewegungen nach rechts oder links um die Längsachse auftreten. Gleiche Reaktionen beobachtete er sowohl nach asymmetrischer, sagittaler Durchschneidung des Kleinhirns als auch nach vertikaler seitlicher Durchtrennung der Querfasern des Pons. Außerdem bestand nach Läsion des Kleinhirns häufig eine unwiderstehliche Neigung rückwärts zu laufen und sich nach hinten zu überschlagen, während andererseits Querschnitte durch den Hirnstamm hinter den Corpora striata eine starke Neigung zum Vorwärtsgehen bedingten.

Auf Grund dieser Beobachtungen nahm MAGENDIE im Gehirn vier Triebkräfte an, die das Gleichgewicht des Körpers regulieren sollen, zwei regulieren das Gleichgewicht in der Frontalebene, zwei in der Sagittalebene. Die seitwärts und vorwärts gerichteten Triebkräfte verlegt er ins Kleinhirn (außerdem beteiligen sich Pons und Medulla daran), die rückwärts gerichteten ins Corpus striatum.

SERRES (271) schloß sich dieser Theorie auf Grund eigener Beobachtungen an Patienten und Versuchstieren an. Er sah bei Patienten mit Kleinhirnblutung eine ausgesprochene Neigung zum Nachhintenfallen. Auch beschrieb er als erster einen Fall von zwangsmäßiger Rotation um die Längsachse. Wichtig ist seine mitgeteilte Beobachtung, daß bei Versuchstieren das Hintenüberschlagen, Rückwärtslaufen und die Hintenüberstreckung des Nackens im Anschluß an Kleinhirnläsionen nach Durchschneidung der Nackenmuskeln sofort aufzuhören pflegen, so daß die Tiere mit zwischen den Vorderpfoten gesenktem Kopf gut vorwärts laufen können.

Auch FERRIER (66) kam zu der gleichen Auffassung auf Grund von Versuchen mit elektrischer Reizung und Exstirpation bestimmter Kleinhirnteile. Nach ihm bedingen Verletzungen des Kleinhirns Störungen des Stehens und der Fortbewegung. Die Muskeln sind dabei nicht gelähmt, die Tiere sind noch imstande koordinierte Bewegungen zu machen, die jedoch nicht mehr im Einklang zu der Lage des Körpers im Raum stehen. Bei seinen elektrischen Reizungsversuchen beobachtete er sowohl Bewegungen der Augen wie der Extremitäten, die er für Kompensationsbewegungen zur Vermeidung von Gleichgewichtsstörungen in umgekehrter Richtung hielt.

Nach ihm befinden sich im Kleinhirn verschiedene Gleichgewichtszentren, von denen jedes einzelne zur Erhaltung bzw. Herstellung des Körpergleichgewichts in Anspruch genommen wird, bald dieses nach einer bestimmten Richtung verloren zu gehen droht. Jede Kleinhirnhälfte vermag nur einen Einfluß auf die Muskeln derselben Körperhälfte auszuüben, so daß eine Medianspaltung des Kleinhirns von vorn nach hinten keine merkliche Störung des Gleichgewichts zur Folge haben kann. Dagegen bedingen asymmetrische Läsionen, je nach ihrem Sitz, verschiedentlich Gleichgewichtsstörungen; so zeigt das Tier bei Verletzung des vorderen Teiles des Mittellappens, des Vermis, Neigung nach vorn zu fallen, bei Verletzung des hinteren Teiles des Vermis Neigung zum Rückwärtsfallen und Zwangshaltung des Kopfes nach hinten, während Läsion eines Seitenlappens Fallen nach der Seite bedingt. FERRIER nimmt an, daß die Tiere später durch bewußte Anstrengungen den Verlust dieser Mechanismen ersetzen können und dadurch nach und nach, wenn auch mit weniger Sicherheit als zuvor, imstande sind, ihr Gleichgewicht aufrecht zu erhalten. Die Anschauungen FERRIERS beruhen auf Reaktionen, die er auf elektrische Reizung der Kleinhirnrinde und auf Störungen, die er unmittelbar im Anschluß an Kleinhirnläsionen auftreten sah. Wie vorsichtig man sein muß bei Bewertung der Befunde bei Versuchen mit elektrischen Reizen, ergibt sich schon bei Durchsicht von FERRIERS eigenen Protokollen; Reizung des Pyramis z. B. bedingte bei verschiedenen Tierarten ganz verschiedene Reaktionen.

Außerdem zeigten CLARKE und HORSLEY, daß die Erscheinungen nach elektrischer Reizung der Kleinhirnrinde auf Stromschleifen zu den Hirnstammnerven und Kernen zurückzuführen sind, und sie behaupten, daß die Kleinhirnrinde überhaupt nicht direkt elektrisch erregbar sei. Abgesehen davon, ob diese Behauptung richtig ist oder nicht, lehren die Versuche von HORSLEY und CLARKE, ebenso wie die späterer Untersucher, daß die Untersuchungsmethode der elektrischen Reizung für die Kleinhirnphysiologie noch keineswegs als einwandfrei und exakt anzusehen ist.

Die nach partieller Läsion und Exstirpation erhobenen Befunde FERRIERS sind, abgesehen davon, daß es immer spekulativ ist, aus den unmittelbar im Anschluß an die Operation aufgetretenen Erscheinungen Schlußfolgerungen zu ziehen, wenig überzeugend, wie ja auch schon LUCIANI mit Recht betont hat. Zur Stütze seiner Theorie führt er nur Beobachtungen an zwei Versuchstieren, bei denen er das Kleinhirn lädiert hat, an: einen Affen, bei dem er das caudale Ende des Wurmes mit einem Glüheisen verletzte, und einen anderen Affen, bei dem die linken Seitenlappen mit dem Glüheisen partiell zerstört wurden. Das erste Tier zeigte danach eine starke Neigung hintenüber zu schlagen, während das zweite nach rechts und hinten zu fallen neigte. Eine Neigung vornüber zu fallen hat er nicht beobachtet. Später hat FERRIER wohl selbst gefühlt, daß er mit seinen Deduktionen zu weit gegangen sei, denn er äußert sich in einer späteren Arbeit mit TURNER (67) sehr viel vorsichtiger und kommt zu der Erkenntnis, daß seine Versuche das Problem der Kleinhirnfunktionen nicht zu lösen vermocht haben.

Anatomische Befunde lassen RAMON Y CAJAL (38) eine ähnliche Meinung vertreten. Nach ihm reguliert das Kleinhirn aller Wahrscheinlichkeit nach die kompensatorischen Bewegungen von Rumpf, Kopf und Augen; die Kleinhirnhemisphären die kompensatorischen Bewegungen dieser Körperteile um die antero-posteriore Achse, der Vermis dagegen die Flexions- und Extensionsbewegungen, also die Bewegungen um die transversale Achse.

Neuerdings hat sich auch INGVAR (124) den Gleichgewichtstheorien angeschlossen, und zwar auf Grund eigener anatomischer Untersuchungen und unter Berücksichtigung der Beobachtungen, die RYNBERK (246—251), ROTHMANN (255—261), THOMAS u. DURUPT (304) und BARANY (10, 12) bei ihren Versuchen zur Lösung des Lokalisationsproblems der Kleinhirnfunktionen im Cortex cerebelli gemacht haben. Nach INGVAR entspricht die Anordnung der Funktionen im Kleinhirn nicht, wie BOLK (26) behauptet, den beeinflußten Körperregionen, sondern den verschiedenen Bewegungs- (Fall-)richtungen. Der Schwerpunkt des Körpers kann nach jeder Richtung gezogen werden, daher muß es im Kleinhirn „Zentren für alle möglichen Winkel geben“. Lobus ant. und post. cerebelli (siehe für die Nomenklatur INGVARS die Abb. 220 und 221) bilden gewissermaßen zusammen ein ringförmiges Gebilde. Diese basale Ringpartie bezieht sich auf die statischen und kinetischen Verschiebungen des Massenschwerpunktes der Rumpfes. Im Lobus ant. werden diejenigen muskulären Kontraktionen (Synergien) reflektorisch beeinflußt, welche das Gleichgewicht des Körpers nach vorn erhalten und allen nach vorn ziehenden Kräften entgegenwirken, mit anderen Worten: die den Körper nach hinten ziehen, während im Lobus post. medianus (Pyramis, Uvula, Nodulus) sich die Zentren befinden, die die muskulären Synergien für das Körpergleichgewicht nach hinten innervieren. Auf den Rumpf sind die ihm aufgepflanzten Extremitäten eingestellt, die innerhalb gewisser Grenzen bewegliche, freie mechanische Systeme mit eigenen Massenpunkten dar-

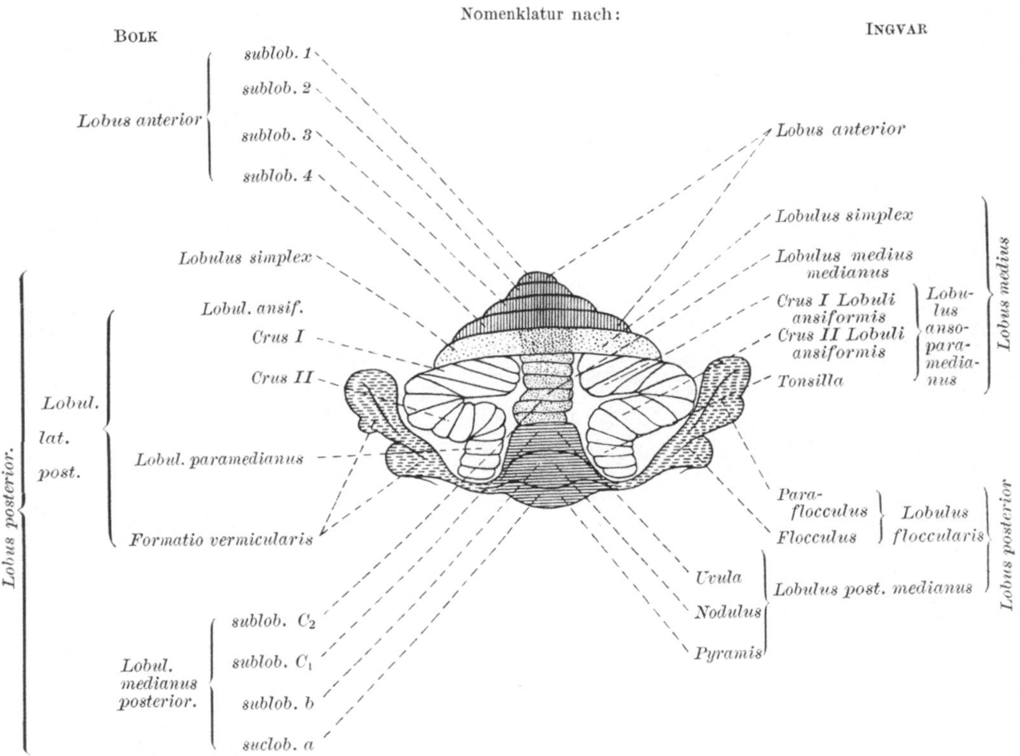

Abb. 220. Schematische Darstellung vom Kleinhirn der Säugetiere nach Sven Ingvar.

stellen und daher auch eine selbständige Repräsentation in der Kleinhirnrinde erfordern. Nach Ingvar hat die experimentelle Physiologie schon seit vielen Jahren gelehrt, daß individuelle Extremitätenregionen im Lobulus ansoparamedianus vorliegen und das Crus I lobuli ansiformis die Zentren für die gleichseitige vordere, das Crus II das Zentrum für die gleichseitige hintere Extremität in sich schließt. Crus I liegt dem Lobus ant., Crus II dem Lobus post. am nächsten. Nach Ingvar ist auch hier das Lokalisationsprinzip nach dem Bewegungsprinzip arrangiert, „da die vorderen Extremitäten bei der Balance nach vorn eine viel größere Rolle spielen als die hinteren Extremitäten, während für die Balance nach hinten die hinteren Extremitäten mehr eintreten“. In dem lateralsten Abschnitt des Lobus ansiformis, da, wo Crus I und Crus II ineinander übergehen, verlegt er die Zentren für die Adduction, in den medialen Abschnitt der

Crura die Zentren für die Abduction der beiden gleichseitigen Extremitäten. Das Kleinhirn ist für ihn „das Organ, welches zwecks der Erhaltung des Körpergleichgewichts das Spiel von Kräften reflektorisch zu regulieren und zu kompensieren hat, die uns als massalen Körper stets umgeben und umweben". Diese Kräfte, die Schwerkraft und die Trägheit, sind statischer und kinetischer Natur. Jede aktive Muskeltätigkeit verändert die statischen und dynamischen Ver-

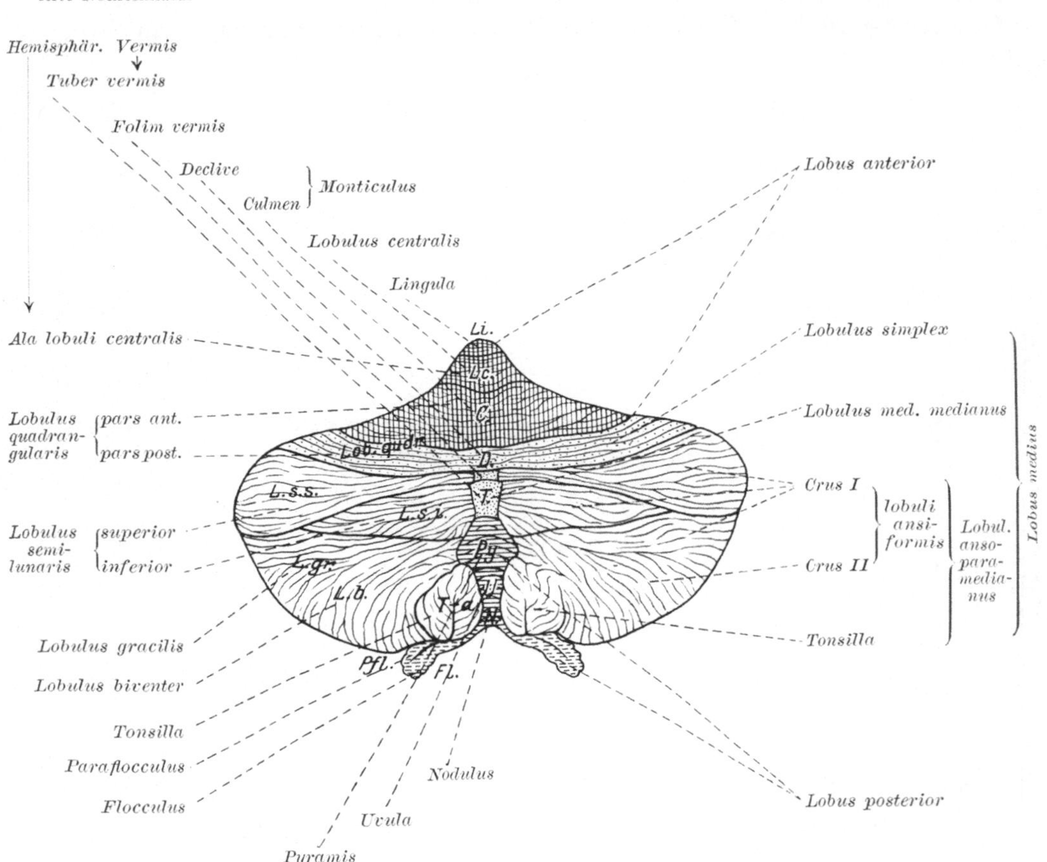

Abb. 221. Schematische Darstellung vom Kleinhirn des Menschen nach INGVAR.

Lobulus quadrangularis anterior = Lob. quadrilaterus anterior = Lob. lunatus ant. = Anterior crescentic lobule
„ „ posterior = „ „ posterior = „ „ post. = Posterior „ „
Lobus biventer = Lobus digastricus = Lobus cuneiformis
„ gracilis = Lobe grêle.

hältnisse und jede Veränderung dieser Verhältnisse ruft Reize in den Labyrinthen und im Körper hervor, welche ohne ins Bewußtsein zu gelangen, dem Kleinhirn als Hauptganglion der Gleichgewichtsregulation zuströmen". INGVAR hält diese Reize spezifisch für das Kleinhirn und betont, daß seine Auffassung mit der Beobachtung von LOTMAR (178) übereinstimmt, welche zeigt, daß die einzig vorkommende Sensibilitätsstörung bei zerebellaren Läsionen und Krankheiten eine Störung der Gewichtsschätzung durch die Extremitäten ist. Durch diese

Beobachtung, welche von MAAS (186), GOLDSTEIN (98), REICHMANN (99) u. a. bestätigt ist (der aber von GORDON HOLMES 121, ANDRÉ THOMAS, DUSSER DE BARENNE u. a. widersprochen wird), hält es INGVAR für erwiesen, daß die elementaren Innervationsdignitäten, mit welchen das Kleinhirn seine reflektorische Tätigkeit verrichtet und die das Kleinhirn entlang dem Nervus vestibularis, dem GOWERSschen und FLECHSIGschen Tractus erreichen, statischer und kinetischer Natur sind. Die Einflüsse der Schwerkraft und Trägheit des Körpers, welche bei den verschiedenen Handlungen und Haltungen das Körpergleichgewicht bedrohen, werden über das Kleinhirn durch unbewußte Reize, die durch die Schwerkraft und Trägheit selbst hervorgerufen werden, und die INGVAR unter „massaler Sinn" zusammenfaßt, reguliert. „Das Kleinhirn ist ein Organ im Dienste eines unbewußten ‚massalen' Sinnes, welches reflektorisch der Gravitation und der Trägheit unserer Körpermassen innerhalb zweckmäßiger Grenzen zwecks Erhaltung des Gleichgewichtes des mechanischen Systems des Körpers entgegenzuwirken und beide zu bekämpfen hat." INGVAR hat sich bemüht, seine Auffassung durch Tierexperimente zu beweisen und lädierte dazu bei fünf Kaninchen den Lobus anterior (keine mikroskopische Kontrolle). Ein Tier zeigte keinerlei Störungen, das zweite war sofort tot, das dritte war 8 Tage völlig bewegungslos und kam nicht mehr zum Laufen. Die beiden übrigen Tiere blieben 5 bzw. 4 Tage am Leben, eines zeigte beim Laufen ein Ausgleiten der Vorderpfoten nach seitwärts, so daß der Kopf sich auf den Boden legte, während das zweite am dritten Tage Sprungbewegungen machte, die zum Fallen nach vorn auf die Schultern führten. Nachvornüberschlagen beobachtete er niemals; einmal sah er sogar bei einem Kaninchen mit zerstörtem Lobus ant. vorübergehend ein gewaltsames Nachhintenfallen. Bei einigen anderen Kaninchen zerstörte er den Lobus posterior und sah danach mehrmals (nicht immer) ein Nachhintenfallen, jedoch nur am Tage der Operation. Nur ein Tier zeigte während der 2 Tage, die es am Leben blieb, deutliches Nachhintenfallen; bei der Obduktion fand sich eine ausgedehnte subdurale Blutung, die sich auf die Corpora quadrigemina, über die Konvexität der Großhirnhemisphären, Ventralseite des Pons, den hinteren Teil der Fossa rhomboidea und entlang der dorsalen Fläche des Rückenmarkes bis zum Brustmark erstreckte. (Bezüglich der Rolle des Kleinhirns bei der Erhaltung des Gleichgewichts nach beiden Seiten machte INGVAR keine Experimente.) Diesen Befunden kann man schwerlich große Beweiskraft zuschreiben. INGVAR hat auch versucht seine Auffassung durch vergleichend-anatomische Ergebnisse zu stützen. Bei der Vielseitigkeit und Variationsmöglichkeit der Natur gelingt es aber meistens ebenso leicht, Tierarten zu finden, deren Gehirn- und Körperverhältnisse zur Stütze einer Theorie dienen können, als solche, bei denen die Verhältnisse der Richtigkeit der Theorie gerade widersprechen.

Der Mensch ist das einzige Säugetier, das auf zwei Beinen steht und geht und auch noch mit Stelzen an den Füßen und mit Händen in den Hosentaschen zu gehen und stehen vermag, ohne nach hinten zu fallen. Dabei ist beim Menschen der Lobulus post. medianus (Pyramis, Uvula, Nodulus), der nach INGVAR das Körpergleichgewicht nach hinten reguliert, sehr dürftig entwickelt. Unter den Säugetieren besitzt die Ziege ein sehr schlecht entwickeltes Kleinhirn, trotzdem muß sie aber einen gut entwickelten Gleichgewichtsmechanismus haben, wenn man bedenkt, wie das Tier klettert, sich auf die Hinterbeine stellt und nach hochhängenden Blättern greift. „Bei den Schildkröten erreicht der Kleinhirnkörper eine entwickeltere Gestalt als bei Schlangen und Fröschen"[1] und doch vermag sich die Schildkröte nicht umzudrehen und muß, wenn sie auf dem Rücken liegt, in dieser Stellung den Tod erwarten. Wenn eine Schildkröte in Rückenlage aus der Luft fallen gelassen wird, so schlägt sie mit dem Rücken auf den Boden auf und dreht sich in der Luft nicht um. Diese Beispiele scheinen mir mit ebensoviel Berechtigung gegen die Gleichgewichtstheorie zu sprechen, wie nach INGVAR die starke Entwicklung des Kleinhirns des „massigen" Elefanten und Krokodils für die Richtigkeit der Theorie spricht.

Die soeben besprochenen Theorien über die Funktionen des Kleinhirns enthalten alle im großen und ganzen gleiche oder ähnliche Anschauungen über den Gleichgewichtsmechanismus, der durch verschiedene Kräfte im Körper reguliert wird, Kräfte, die den Körper nach vorn, hinten und beiden Seiten zu ziehen vermögen, einander kompensieren und ihre Funktionen über das Kleinhirn (nach MAGENDIE nur teilweise) ausüben. Ferner sind alle diese Theorien fast ausschließlich auf die unmittelbar nach Kleinhirnläsion auftretenden Erscheinungen aufgebaut, aus denen man weitgehende Schlüsse bezüglich der Funktionen des Kleinhirns gezogen hat. Dazu fehlt meines Erachtens jede Berechtigung, denn wir wissen doch heute ganz genau, daß nach Läsionen des Zentralnervensystems zahlreiche Erscheinungen auftreten können, die nicht direkt durch den Funktionsausfall der lädierten oder exstirpierten Zentren bedingt sind, sondern durch Shock, Diaschisis, veränderte Blutzirkulation, Druck von Hämorrhagien auf die erhaltenen Teile des Zentralnervensystems usw. hervorgerufen werden. Alle diese Theorien beruhen eigentlich nur auf zwei im Anschluß nach Kleinhirnläsionen gemachten Beobachtungen, nämlich auf dem Hintenüberfallen und dem Seitwärtsrollen; ein Nachvornfallen nach Kleinhirnläsionen ist niemals beobachtet worden, so daß die Annahme, vom Kleinhirn werde auch das Gleichgewicht nach vorn reguliert, völlig unbegründet ist. Ebenso wenig stichhaltig sind die Gründe, die dafür sprechen, daß die Zentren für die Regulation des Gleichgewichts nach hinten in den caudalen Teilen des Vermis, Lobulus medianus post. zu suchen sind (Uvula, Nodulus, Pyramis). Daß manchmal nach Läsion oder Exstirpation dieser Teile ein Hintenüberfallen beobachtet wird, beweist an sich wenig, denn erstens ist das Auftreten nicht konstant, zweitens tritt es nur vorübergehend, manchmal nur in den ersten Stunden nach der Operation auf, und drittens kommt es auch gelegentlich nach anderen Läsionen des Kleinhirns, auch nach Exstirpation des ganzen Mittelteiles, des ganzen „alten" Wurmes, und nach totaler Exstirpation zur Beobachtung. INGVAR selbst beobachtete sogar ein Hintenüberfallen auch nach Läsion des mittleren Teiles des Lobus anterior, während THIELE (299) es bei Katzen regelmäßig nach alleiniger Fortnahme des Tentorium cerebelli auftreten sah! Das Nachhintenfallen soll durch den Ausfall der nach vorn ziehenden Kräfte, welche die Verlegung des Körperschwerpunktes nach hinten verhindern, verursacht werden. Bis jetzt fehlt es aber noch an Beweisen dafür, daß die Gleichgewichtsmechanismen nach vorn wirklich fehlen. In dieser Beziehung ist die Beobachtung SERRES wichtig, daß nach Durchschneidung der

[1] Zitiert nach C. U. ARIENS KAPPERS: Die vergleichende Anatomie des Nervensystems der Wirbeltiere und des Menschen 2, S. 682. Haarlem: De Erven F. Bohn 1921.

Nackenmuskeln die Tiere gut nach vorn laufen, die Zwangshaltung des Nackens nach hinten und die Streckung der vorderen Extremitäten nachläßt und der Rumpf keine Neigung nach hinten zu fallen zeigt. SIMONELLI (282, 283) schaltete schon durch passive Ventralflexion des Kopfes das Nachhintenfallen völlig aus, das Hintenüberfallen muß also nach diesen Beobachtungen nur durch eine abnorme Anspannung der Nackenheber bedingt sein, welche den Kopf mehr und mehr dorsal bewegt. Dadurch treten tonische Hals- und Labyrinthreflexe auf die Extremitäten- und Wirbelsäulenmuskeln auf, die schließlich das Hintenüberschlagen der Tiere bewirken.

Die besprochenen Theorien der Regulation des Gleichgewichts in der sagittalen Ebene stützen sich also nur auf eine *inkonstant* und für *kurze Zeit* unmittelbar nach der Operation, im *Shockstadium* auftretende Erscheinung, welche in erster Linie durch eine erhöhte Anspannung der Nackenheber hervorgerufen wird, und die sich sowohl nach Läsionen der verschiedenen Teile des Kleinhirns wie der Nachbarschaft des Kleinhirns zeigt.

Die Annahme, daß das Kleinhirn auch die Erhaltung des Gleichgewichts in der Frontalebene reguliere, stützt sich auf das Seitwärtsrollen der Tiere nach halbseitiger Kleinhirnexstirpation oder -läsion. Nach Läsion des Kleinhirnmantels treten die Rollbewegungen selten auf, am häufigsten (jedoch nicht immer) zeigen sie sich nach einseitiger Durchschneidung der Kleinhirnschenkel mit oder ohne anschließende halbseitige Kleinhirnexstirpation. Dabei liegt die Schnittlinie gerade dorsal von den Vestibulariskernen, den DEITERschen und BECHTEREWschen Kernen, und eine Mitläsion dieser Kerne ist fast nicht zu vermeiden. Jedoch auch ohne Mitverletzung wird die Funktion dieser Kerne, sei es durch Shock, sei es infolge Läsion der Blutgefäße in den Kleinhirnschenkeln und anschließender Veränderung der Blutzirkulation in der Vestibularisgegend, oft beeinträchtigt werden. Es ist daher nicht verwunderlich, daß die Richtung der Rollbewegungen und des meist gleichzeitig auftretenden Strabismus und Nystagmus die gleiche ist, wie bei denselben Erscheinungen infolge Exstirpation des gleichzeitigen Labyrinthes. Nach der Labyrinthexstirpation bleibt aber ein Teil der Erscheinungen (der Strabismus und eine Drehung des Kopfes bei Hängelage in der Luft mit dem Kopf nach unten, die Augen verschlossen) dauernd vorhanden, nach Durchtrennung der Kleinhirnschenkel dagegen ist ihr Auftreten nur von kurzer Dauer. Es gelang ROTHMANN ganz isoliert einen Bracchium conjunctivum beim Hunde durchzuschneiden, ohne daß nur irgendwelche Zwangsbewegungen während der 27 Tage, die der Hund am Leben blieb, auftraten. Ebenso zeigte ein anderer Hund, bei dem er den ganzen Cortex der linken Kleinhirnhemisphäre, ohne die Kleinhirnkerne zu lädieren (mikroskopisch kontrolliert), fortnahm, keine Andeutung von Zwangsbewegungen.

Zusammenfassend berechtigen uns die erwähnten Beobachtungen zu folgenden Schlüssen:

1. daß nach Läsion der Kleinhirnrinde das Fallen nach der Seite nur *ausnahmsweise* und kurzdauernd auftritt, so daß die Annahme von Zentren in der Kleinhirnrinde für die Gleichgewichtserhaltung in der Frontalebene unberechtigt ist;

2. daß Durchtrennung der Kleinhirnschenkel stets Seitwärtsfallen und oft[1]

[1] Von fünf Tieren (4 Hunde und 1 Katze), bei denen ich nach Durchschneidung der

auch Rollbewegungen bedingt, daß jedoch auch diese Erscheinungen nur vorübergehend auftreten, und daß bis heute ganz und gar nicht bewiesen ist, ob diese Erscheinungen infolge Durchtrennung der ef- und afferenten Kleinhirnbahnen oder durch Shock der Vestibularis- und anderen im Hirnstamm gelegenen Kerne oder durch beide Faktoren zusammen hervorgerufen werden.

Auch MUNK und ANDRÉ THOMAS betrachten das Kleinhirn als ein gleichgewichtsregulierendes Organ und begründen ihre Auffassung auf die nach partieller und totaler Kleinhirnexstirpation bei Hunden und Affen beobachteten *Dauer*störungen.

MUNK (214) weist darauf hin, daß kleinhirnlose Tiere manche Bewegungen gut und vollkommen normal ausführen. Der kleinhirnlose Hund spitzt normal die Ohren, wedelt normal mit dem Schwanze, kratzt sich normal mit Vorder- und Hinterpfoten, leckt sich sauber und schnappt nach Flöhen ohne wahrnehmbare Störungen. Der kleinhirnlose Affe faßt in normaler Weise nach dem in der Nähe liegenden Mohrrübenstück, bringt es mit der Hand an den Mund und leckt, wenn er das Stück verzehrt hat, die klebengebliebenen Reste von der Hand ab. Er kratzt und leckt sich, fängt sogar Fliegen auf seinem Körper, klettert, alles geschieht in normaler Weise. Ferner bestätigt MUNK die Angabe LUCIANIS, daß kleinhirnlose Hunde gut schwimmen können und weist darauf hin, daß sie auch, wenn sie in der Luft gehalten werden, gut koordinierte Laufbewegungen ausführen, und einseitig unterstützt, an einer Wand entlang in fast normaler Weise laufen können. Starke Störungen hat er nur bei freiem Stehen und Laufen der Tiere beobachtet, jedoch auch dann werden Hand und Fuß noch normal bewegt und niedergesetzt. Auf Grund dieser Beobachtungen sagt MUNK: „Eine große Zahl isolierter willkürlicher Bewegungen kommen also wie in der Norm zur Ausführung und nicht etwa ausnahmsweise einmal, sondern oft und immer wieder sieht man sie sich vollziehen, ohne daß eine Spur von Asthenie, Atonie, Astasie oder von Ataxie an ihnen bemerklich wird. Dabei erstrecken sich die normalen Bewegungen auf alle Körperteile, auch auf die Wirbelsäule und die Extremitäten, an denen man noch am ehesten sie nicht zu finden erwarten konnte. Es kann daher von allgemeinen Störungen der Motilität und Sensibilität nicht die Rede sein; und so *muß* die Entscheidung dahin fallen, daß die feinere Art der Gleichgewichtserhaltung eine Funktion des Kleinhirns ist. Das Kleinhirn ist das Zentralorgan für unbewußte, koordinierte Gemeinschaftsbewegungen von Wirbelsäule und Extremitäten im allgemeinen und für feinere Gleichgewichtserhaltung der Tiere im besonderen.“ Die Beobachtungen MUNKS, daß kleinhirnlose Tiere noch allerlei Bewegungen gut auszuführen vermögen, was unter anderen auch von LUCIANI bestätigt wird, sind natürlich von großer Wichtigkeit. Absolut richtig erscheint mir weiterhin seine Behauptung, daß man allgemeine Störungen der Motilität nicht als Folge des Kleinhirnverlustes anzunehmen berechtigt ist, jedoch kann ich ihm darin nicht beipflichten, aus dem Fehlen allgemeiner Störungen der Motilität und Sensibilität auf eine unbedingt vorliegende Gleichgewichtsstörung zu schließen. Zu dieser Schlußfolgerung wäre er meines Erachtens nur dann einigermaßen berechtigt gewesen, wenn er das konstante Fehlen von

---

rechten Kleinhirnstiele die rechte Kleinhirnhälfte entfernte, zeigten drei Rollbewegungen nach rechts, während bei den zwei übrigen (Katze Josephine und Hund Peter, siehe Abb. 296) diese Bewegungen ganz fehlten.

bestimmten Gleichgewichtsreaktionen festgestellt hätte. Ebensowenig folgt aus dem normalen Aufsetzen der Hände und Füße beim freien Stehen und Laufen, daß die Gleichgewichtsstörungen, wie MUNK behauptet, in die Wirbelsäule- und proximalen Extremitätengelenke verlegt werden müssen, denn er hat ja nie konstant ein Fehlen bestimmter an der Erhaltung des Gleichgewichts beteiligter Extremitäten- und Wirbelsäulenbewegungen beobachten können. MUNK sagt: „Entsprechendes Beobachtungsmaterial für die Wirbelsäule fehlt und werde schwer zu beschaffen sein." In seinen Arbeiten fehlt aber nicht nur dieses Beobachtungsmaterial, sondern es sind auch keine Beobachtungen über das Fehlen von Gleichgewichtsreaktionen der Extremitäten zu finden.

ANDRÉ THOMAS (300) kommt auf Grund zahlreicher Tierexperimente und Beobachtungen an Kleinhirnkranken, besonders an solchen mit Kleinhirnatrophie, ebenfalls zu der Ansicht, daß das Kleinhirn ein Reflexzentrum des Gleichgewichts darstellt, und erklärt das Umfallen in Seitenlage nach halbseitiger Kleinhirnexstirpation durch den Fortfall eines Reaktionskomplexes, der normalerweise die Verschiebung des Schwerpunktes nach der Exstirpationsseite verhindert. Hebt ein Hund seine Vorderpfote, dann tritt nach THOMAS eine Gleichgewichtsreaktion auf, welche aus einer Drehung des Rumpfes und Halses mit einer Neigung des Kopfes nach der anderen Seite und Adduction der gehobenen Pfote besteht. Ähnliche Reaktionen treten beim Heben einer Hinterpfote auf, oder wenn die Unterlage des Tieres an der einen Seite auf- oder niederbewegt wird. THOMAS behauptet, daß die Drehung des Rumpfes und Halses durch Kontraktion der Wirbelsäulenmuskeln an der Seite der gehobenen Pfote entsteht, und daß diese Kontraktionen normalerweise bilateral vorhanden sind und sich in Ruhe kompensieren. Nach halbseitiger Kleinhirnexstirpation seien dagegen nur die Muskeln und die Extremitätenadductoren der kontralateralen Seite gespannt[1], während die kompensatorische Drehung des Rumpfes und Halses nach der intakten Seite und die Adduction der homolateralen Pfoten, infolge des Fehlens der Anspannungen der Muskeln der Exstirpationsseite ausbleibe, und infolgedessen fallen und rollen die Tiere nach der Exstirpationsseite[2].

Nach THOMAS fördert also die abnorme Abductionsstellung der Pfoten der Exstirpationsseite ein Umfallen nach dieser Seite, während er die starke Abductionsstellung, die sich bei diesen Tieren meistens ebenfalls an den gegenüberliegenden Pfoten zeigt, als einen Kompensationsakt zur Verhinderung des Umfallens nach der Exstirpationsseite auffaßt.

Nach totaler Kleinhirnexstirpation fehlen diese Gleichgewichtsreaktionen an beiden Seiten. THOMAS verlegt die zentralen Mechanismen zur Erhaltung des Gleichgewichts und der Statik des Rumpfes in den Vermis, in den die große Mehrzahl der spinocerebellaren Fasern und die Verbindungen mit den Vestibulariskernen endigen. Bis hierher stimmt seine Theorie im wesentlichen mit der MUNKschen überein: Das Kleinhirn reguliere zur Erhaltung des Gleichgewichts die Kontraktionen der Wirbelsäulenmuskeln und der Adductoren der Schulter- und Hüftgelenke. Abweichend von MUNK nimmt THOMAS jedoch an, daß das Klein-

[1] Wie wir gesehen haben, sind beim halbseitig kleinhirnlosen Tier gerade umgekehrt die Wirbelsäulenmuskeln der Exstirpationsseite und die Extremitätenabductoren der kontralateralen Seite besonders stark gespannt (siehe auch Kapitel XVIII).

[2] Zur Vermeidung eines Umfallens nach der rechten Seite, müssen meines Erachtens sich die rechten Pfoten nach außen stemmen, sich also die Abductoren anspannen.

hirn auch die Gleichgewichtsreaktionen der übrigen Körperteile, unter anderem der distalen Extremitätengelenke, reguliere, und daß durch den Ausfall dieser Reaktionen nach Kleinhirnexstirpation kleinhirnlose Hunde bei einer Stellungsänderung nicht sofort eine vollkommene Stabilität wiederzugewinnen vermögen.

THOMAS behauptet ferner, daß das Kleinhirn die Gleichgewichtsreaktionen unter dem Einfluß peripherer Reize und zentraler Eindrücke reguliere und nimmt nicht wie MUNK und LEWANDOWSKY an, daß durch Kleinhirnexstirpation die Tiefensensibilität gestört werde. Das Kleinhirn sei kein Sensibilitätsorgan, jedoch empfange es verschiedene Reize, auf die es speziell mit Gleichgewichtsreaktionen reagiere, es sei ein „Reflexzentrum für das Gleichgewicht". Das Vermögen der Gleichgewichtsaufrechterhaltung sei aber nach Kleinhirnexstirpation nicht dauernd aufgehoben, sondern kehre zurück, und zwar ist THOMAS der Ansicht, daß das Großhirn die verloren gegangenen Gleichgewichtsreaktionen teilweise kompensiere. Infolge Fehlens der cerebellaren Gleichgewichtsreaktionen bleibe jedoch die Gleichgewichtsregulation bei kleinhirnlosen Tieren dauernd mangelhaft, die Wiederherstellung des Gleichgewichtes gehe langsamer vor sich und sei oft unvollständig.

Wenn die verschiedenen Dauerstörungen bei kleinhirnlosen Tieren in erster Linie eine Folge des Fehlens cerebellarer Gleichgewichtsreaktionen wären, so müßte man erwarten, daß nach totaler Kleinhirnexstirpation doch wenigstens eine einzige Gleichgewichtsreaktion dauernd und konstant ausfällt, auch nachdem das Gleichgewicht durch Großhirneinflüsse unvollkommen wieder hergestellt ist. In den Protokollen der von THOMAS beobachteten kleinhirnlosen Tiere findet sich aber kein dauernder Ausfall auch nur einer einzigen bestimmten Gleichgewichtsreaktion verzeichnet, ebensowenig der Reaktionen von Hals- und Wirbelsäule. THOMAS weist ferner darauf hin, wie wichtig das Studium der Fälle von Kleinhirnatrophie für die Kleinhirnphysiologie ist. Zusammen mit DÉJÉRINE (48) hat er zum erstenmal das Krankheitsbild und die mikroskopisch-anatomischen Veränderungen der Atrophia olivoponto-cerebellaris beschrieben, ebenfalls stammt von ihm die erste Beschreibung eines Falles von lamellärer Atrophie der PURKINJEschen Zellen. Diese Kranken zeigen nach THOMAS starke Gleichgewichtsstörungen und sind nur mit Mühe imstande, die aufrechte Stellung beizubehalten, jedoch ist in ihren Krankengeschichten ebensowenig ein konstantes und dauerndes Fehlen einer bestimmten Gleichgewichtsreaktion oder einer kompensatorischen Bewegung zur Erhaltung des Gleichgewichts erwähnt, während die der Beschreibung zugefügten Abbildungen deutliche kompensatorische Bewegungen, ganz besonders der Arme, erkennen lassen (Abb. 222).

THOMAS selbst ist aufgefallen, daß diese Kranken sich trotz ihres unsicheren Laufens relativ sehr gut aufrecht halten können, wenn sie während des Laufens unerwartet gestoßen oder gezerrt werden. Sie zeigen auch, auf eine Drehscheibe gestellt, keinen deutlichen Unterschied gegenüber normalen Personen, außerdem sind die von BABINSKI beschriebenen Asynergien nicht konstant vorhanden. THOMAS ist sogar der Meinung, daß die von BABINSKI beobachtete Asynergie, welche unter gewissen Umständen, wie beim Hintenüberbewegen des Oberkörpers, einen Verlust des Gleichgewichts bedingen soll, nicht auf Ausfall der Kleinhirnfunktionen beruht, und betont, daß der BABINSKIsche Kranke mit den typischen Asynergien keinen reinen Fall von Kleinhirnerkrankung darstellt.

Wie MUNK verlegt auch THOMAS noch eine hemmende und eine exito-motorische, tonuserhöhende Funktion ins Kleinhirn. Fortfall der ersten bedingt bei kleinhirnlosen Tieren die Dysmetrie der Bewegungen, während durch den Verlust der tonussteigernden Funktion sich alle Haltungen und Bewegungen vom normalen abweichend gestalten. Bei kleinhirnlosen Tieren werden nicht allein die Gleichgewichtsreaktionen durch Ausfall dieser beiden Funktionen störend beeinflußt, sondern es tritt auch nach THOMAS eine Störung der „*Tonussynergie*" der bei den Gleichgewichtsreaktionen in Wirkung tretenden Muskeln auf. THOMAS formuliert seine Auffassung über die Kleinhirnfunktionen folgendermaßen: „Das Kleinhirn reguliert durch eine *spezielle* tonische Wirkung das Maß und die Kontinuität der Bewegung, die Stabilität und die Gleichgewichtsreaktionen" (Le cervelet assure la mesure et la continuité du mouvement, la stabilité et les réactions d'équilibration par une action tonique spéciale). Nur kommt bei dieser For-

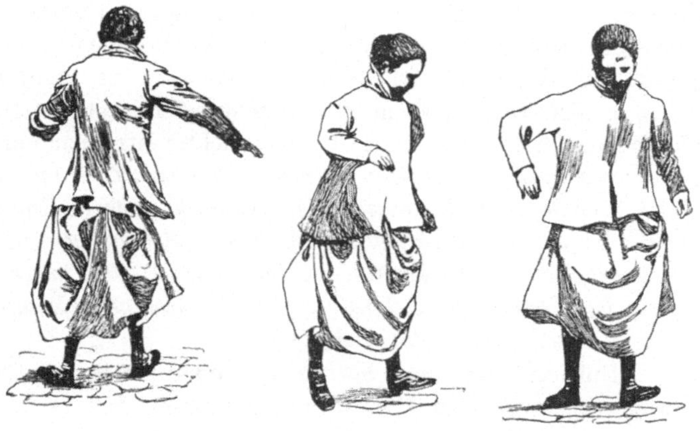

Abb. 222. Fall von lamellärer Atrophie der PURKINJEschen Zellen. Siehe die starken kompensatorischen Bewegungen der Arme. Aus: ANDRÉ THOMAS, La Fonction cérébelleuse. Paris: G. Doin, Editeur, 1911.

mulierung nicht klar zum Ausdruck, ob die Fortnahme des Kleinhirns einen Ausfall von Gleichgewichtsreaktionen bedingt, was durch seine Beobachtungen, wie wir gesehen haben, ja keineswegs bewiesen wird, oder ob die Gleichgewichtsreaktionen nicht fortfallen, sondern nur mit einer abnormen Tonusverteilung stattfinden. Wenn er letzteres annimmt, müssen die Zentren der Gleichgewichtsreaktionen außerhalb des Kleinhirns liegen, und das Kleinhirn ist dann kein Gleichgewichtsorgan, sondern nur ein Organ zur Regulation des Muskeltonus, der Muskeltonusverteilung, der Muskeltonussynergie.

In seinen folgenden Arbeiten rückt ANDRÉ THOMAS die tonusregulierende Funktion immer mehr in den Vordergrund. Im Jahre 1897 lautet die Schlußfolgerung in seinem Buch: „Das Kleinhirn ist ein Reflexzentrum des Gleichgewichtes", 1911 gibt er die soeben genannte Formulierung, während er 1914 auf Grund von zusammen mit DURUPT ausgeführten Experimenten und Beobachtungen an Kriegsverletzten noch mehr auf die gestörte Zusammenwirkung von Agonisten und Antagonisten Nachdruck legt (Anisosthénie). Auch in seiner letzten Publikation (1925) betont er besonders die Bedeutung der „Anisosthénie", d. h. Hyposthénie (herabgesetzter Widerstand) der Muskeln, welche in einer bestimmten Richtung wirken, gepaart mit Hypersthénie (erhöhtem Widerstand) der entgegengesetzt wirkenden Muskeln.

Die Auffassung, das Kleinhirn sei ein Regulationsorgan des Gleichgewichts, ist von zahlreichen Autoren, unter anderen von LUCIANI, bestritten worden. LUCIANI und andere Forscher führen als Gegenargument an, daß kleinhirnlose Tiere jeden Augenblick durch deutliche „Kompensationsakte" ein Hinfallen zu vermeiden wissen, und auch im Wasser ganz gut ihr Gleichgewicht aufrecht erhalten können.

Die Gleichgewichtstheorien werden besonders von vielen Klinikern anerkannt, und es liegt ja auch gewissermaßen auf der Hand, wenn man einen Kranken mit „cerebellarer Ataxie" nach vorn und hinten, links und rechts taumelnd laufen sieht, eine Störung der Gleichgewichtsregulation anzunehmen. Andererseits jedoch wird man an der Richtigkeit dieser Theorie immer wieder Zweifel hegen, wenn man zuschaut und sieht, wie der Kranke jedesmal da, wo er das Gleichgewicht verloren hat, den Fall zu vermeiden weiß und immer wieder aus den verschiedensten Stellungen das Gleichgewicht herzustellen vermag.

Die Frage, ob das Kleinhirn ein Gleichgewichtsorgan ist, kann meines Erachtens erst dann gelöst werden, wenn einmal festgestellt worden ist, was man unter einem Gleichgewichtsorgan, einem Gleichgewichtszentrum zu verstehen hat.

Ein Gleichgewichtsorgan oder -zentrum ist ein Organ bzw. Zentrum, durch dessen Vermittlung eine oder mehrere Gleichgewichtsreaktionen zustande kommen. Eine Gleichgewichtsreaktion ist eine Reaktion (Komplex von Bewegungen), durch welche das Gleichgewicht erhalten wird oder sich wieder herstellt, d. h. durch welche die Schwerpunktslinie des Körpers bei Stehstellung und Bauchlage innerhalb der Stützfläche bleibt oder in diese zurückgeführt wird[1].

Aus dieser Definition folgt, daß Fortnahme oder totale Zerstörung eines Gleichgewichtsorganes, wenn im Zentralnervensystem kein zweites gleichfunktionierendes Organ vorhanden ist, Ausfall einer oder mehrerer Gleichgewichtsreaktionen bedingen muß. Eine Gleichgewichtsstörung in Form einer verspätet auftretenden, abnorm starken oder schwachen Gleichgewichtsreaktion kann nicht auf einem Fehlen oder auf einer Unwirksamkeit eines Gleichgewichtszentrums beruhen.

Zeigt ein Tier nach Exstirpation eines Teiles des Zentralnervensystems noch eine bestimmte Gleichgewichtsreaktion, sei es in normaler, sei es in anormaler Weise, so muß das Zentrum dieser Reaktion vorhanden sein und in den erhaltenen Gehirnteilen liegen.

Die Gleichgewichtsstörung eines Tieres kann wieder hergestellt werden:

1. durch Versetzen der Pfoten,

2. durch Stellungsänderung von Kopf und Hals, durch Krümmung und Drehung des Rumpfes,

3. durch Streckung und Beugung, ferner durch Ab- und Adduction einer oder mehrerer Pfoten, ohne daß diese versetzt werden.

---

[1] Wie dringend nötig diese Feststellungen sind, zeigte sich auch auf der Versammlung der deutschen Physiologen in Düsseldorf (1926), wo als Hauptthema „Gleichgewicht und Gleichgewichtsstörungen" verhandelt wurde. Aus den Vorträgen über die verschiedenen Reaktionen und Störungen, wie u. a. kompensatorische Augenbewegungen, Störungen der Augenbewegungen, Nystagmus usw. war deutlich zu erkennen, daß man sich über den Begriff der Gleichgewichtsreaktionen und -störungen ganz und gar nicht klar war.

Jede dieser Reaktionen stellt eine Bewegung dar. Man könnte sich jedoch auch denken, daß die Erhaltung des Gleichgewichts durch isometrische Muskelkontraktionen bewirkt würde. Fällt z. B. bei einem auf seinen vier Pfoten stehenden Tier die Schwerpunktslinie innerhalb des Dreiecks, das durch die Stützpunkte der beiden Vorderpfoten und der linken Hinterpfote gebildet wird, so ist das Gleichgewicht nicht gestört, wenn das Tier die rechte Hinterpfote hebt. Dabei werden aber die drei übrigen Pfoten mehr belastet. Hat nun die rechte Vorderpfote keinen genügenden Stütztonus, so wird die Pfote einknicken, das Tier wird das Gleichgewicht doch verlieren und auf die rechte Seite fallen. Durch eine Anspannung. der die Vorderpfotengelenke fixierenden Muskeln, d. h. durch Zunahme des Stütztonus, kann das Umfallen vermieden und das Gleichgewicht, ohne daß das Tier eine Bewegung macht, erhalten werden. Diese Anspannungen (siehe Kapitel V), die eine Anpassung des Stütztonus an die Belastung bedingen und auch bei kleinhirnlosen Tieren vorkommen, werden jedoch nicht zu den Gleichgewichtsreaktionen gerechnet.

Durch die Untersuchungen an kleinhirnlosen Tieren über vorhandene bzw. fehlende Gleichgewichtsreaktionen ist die Frage, welche Rolle das Kleinhirn normalerweise bei Erhaltung und Wiederherstellung des Gleichgewichts spielt, natürlich nicht gelöst, denn die Beobachtungen an kleinhirnlosen Tieren geben doch eigentlich nur Aufschluß über die Funktionen der erhaltenen Gehirnteile, des Zentralnervensystems ohne Kleinhirn. Zeigt ein kleinhirnloses Tier eine bestimmte Reaktion, so beweist das nur, daß das Zentrum dieser Reaktion in den erhaltenen Gehirnteilen liegt, aber nicht, daß Kleinhirnfunktionen normalerweise daran nicht beteiligt sind, denn die Möglichkeit ist nicht auszuschließen, daß diese Reaktion beim intakten Tier auf zwei Wegen zustande kommen kann, von denen einer über das Kleinhirn führt, der andere aber das Kleinhirn umgeht. Ebensowenig ist auch der Ausfall einer Reaktion nach Exstirpation ein Beweis dafür, daß das Zentrum normalerweise im Kleinhirn liegt, oder daß die ab- und zuführenden Bahnen über das Kleinhirn verlaufen, denn nach einem so großen Eingriff können doch auch außerhalb des Kleinhirns gelegene Zentren ihre Funktionsfähigkeit vorübergehend oder dauernd einbüßen.

Bei Berücksichtigung dieser verschiedenen Deutungsmöglichkeiten ist man meines Erachtens nur dann einigermaßen berechtigt, im Kleinhirn ein Gleichgewichtszentrum anzunehmen, wenn der konstante dauernde Ausfall einer oder mehrerer Gleichgewichtsreaktionen sichergestellt ist. Außerdem wird durch die Feststellung des konstanten Fehlens einer Gleichgewichtsreaktion bei einer großen Anzahl von kleinhirnlosen Tieren nicht nur die Abhängigkeit dieser Reaktion vom Kleinhirn wahrscheinlich gemacht, sondern es ist damit auch der Möglichkeit stattgegeben, durch partielle Exstirpationen und Läsionen die eventuelle Abhängigkeit dieser Reaktion vom Kleinhirn zu beweisen und zu erforschen, in welchem Teil des Kleinhirns das Zentrum dieser Reaktion gelegen ist.

A. Das Verhalten der Stellreflexe bei kleinhirnlosen Tieren.

Ein großhirnloses Tier, sowohl Thalamus- wie Mittelhirntier, vermag aus allen Lagen reflektorisch seine „Grund- oder Normalstellung“ einzunehmen. An dieser Stellfunktion beteiligen sich, wie Magnus gezeigt hat, fünf Gruppen von Reflexen, deren Reize von den Labyrinthen, den tieferen Halsteilen, der Körperoberfläche und, jedoch nur bei intakten Tieren, von den Augen ausgehen. Durch die Stellreflexe wird der Körper auch aus Lagen mit gestörtem Gleichgewicht in die Normalstellung zurückgeführt, sie stellen dann also Gleichgewichtsreaktionen dar. Die Stellreflexe sind jedoch nicht nur Gleichgewichtsreaktionen, sie leisten noch mehr und bringen auch den Körper aus der Seitenlage in die Normalstellung, also aus einer Gleichgewichtslage in die andere, und auch in der Luft kann ein Tier, wenn es also ganz ohne Stützfläche ist, durch die Stellreflexe aus jeder Lage wieder die Normalstellung einnehmen.

Da die Stellreflexe unter gewissen Umständen Gleichgewichtsreaktionen darstellen, wurde ihr Vorhandensein nach Kleinhirnexstirpation geprüft. Bereits früher war dies von MAGNUS und DE KLEYN (146) bei kleinhirnlosen Katzen,

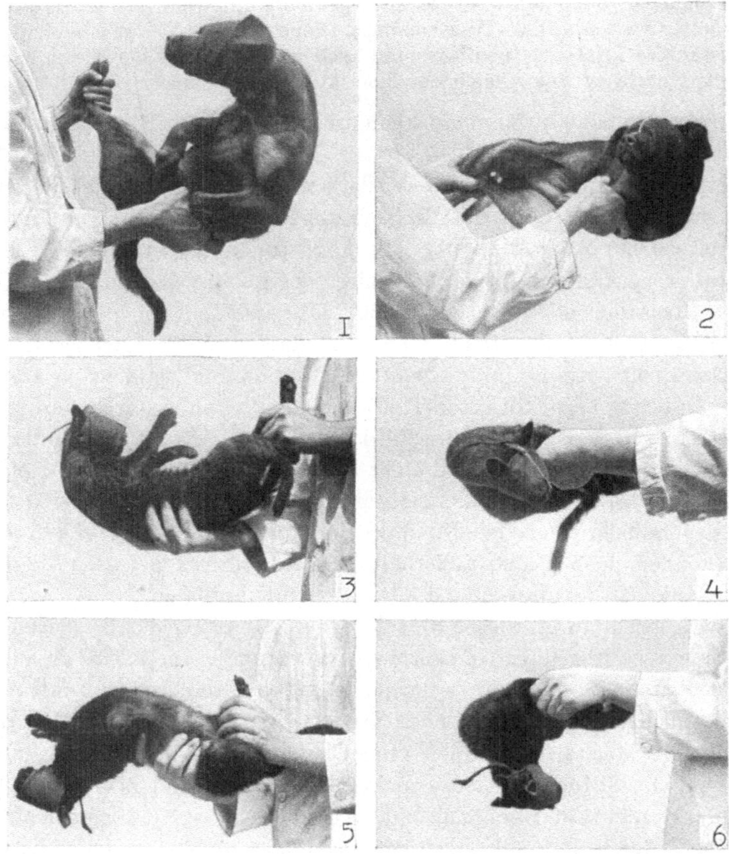

Abb. 223. 1. u. 2. Kleinhirnloser Hund Moor, mit Kopfkappe, in Rückenlage (1) bzw. in linker Seitenlage (2) in der Luft gehalten. In beiden Lagen Kopf in Normalstellung. 3. u. 4. Kleinhirnlose Katze Pierrette, mit Kopfkappe, in Rückenlage bzw. in rechter Seitenlage in der Luft gehalten, ebenfalls Kopf in Normalstellung. 5. u. 6. Labyrinthlose Katze Peggy (3 Wochen nach doppelseitiger Labyrinthektomie), mit Kopfkappe, in der Luft gehalten, läßt sowohl in Rückenlage wie in Seitenlage den Kopf herabhängen, ohne ihn in Normalstellung zu führen.

jedoch nur in akuten Versuchen (die Tiere wurden höchstens einige Tage am Leben erhalten) nachgeprüft. Ferner untersuchten MAGNUS und DUSSER DE BARENNE zwei kleinhirnlose Hunde, welche noch $5^1/_2$ bzw. 9 Monate nach der Exstirpation am Leben waren, auf ihre Stellreflexe. Die Untersuchungsergebnisse werden später im Zusammenhang mit unseren Befunden besprochen.

1. Die Labyrinthstellreflexe.

Die Labyrinthstellreflexe bedingen die Erhaltung und Wiederherstellung der Normalstellung des Kopfes. *Sie sind ausnahmslos bei allen kleinhirnlosen Tieren vorhanden* und ermöglichen allen mit verschlossenen Augen in der Luft gehaltenen Tieren, sowohl bei linker wie rechter Seitenlage, bei Rückenlage, Hängelage mit dem Kopf oben oder unten, prompt den Kopf in die Normalstellung zurückzuführen (Abb. 223).

Die Labyrinthstellreflexe sind meistens bald nach der Kleinhirnexstirpation wieder zu beobachten, jedoch läßt sich kein Termin für ihr Wiederauftreten angeben, da die Tiere in den ersten Tagen nach der Operation in Ruhe gelassen werden. Bei einigen Tieren, u. a. bei den Hunden Pim und Susanne, wurde das Aufrichten des Kopfes aus Seitenlage in der Luft bereits innerhalb der ersten 48 Stunden nach der Exstirpation beobachtet, dagegen richtet sich der Kopf aus Rückenlage durch Ventralflexion meistens erst viel später wieder auf, weil hierzu eine stärkere Anstrengung erforderlich ist. Ferner zeigen die meisten Tiere (nicht alle!) in den ersten Tagen post operationem eine erhöhte Anspannung der Nackenheber, welche gerade bei Rückenlage infolge Wirkung der tonischen Labyrinthreflexe am stärksten ist und der Ventralflexion des Nackens entgegenwirkt. Mehrere dieser Tiere brachten den Kopf durch Drehung um 90—180^0 in Normalstellung, andere kleinhirnlose Tiere vermochten aber doch schon innerhalb der ersten Wochen den Kopf durch Ventralflexion aufzurichten (Hund Susanne am ersten, Hund Pim am zweiten, Hund Däumling am vierten, Hund Tommy am fünften Tag nach der Exstirpation).

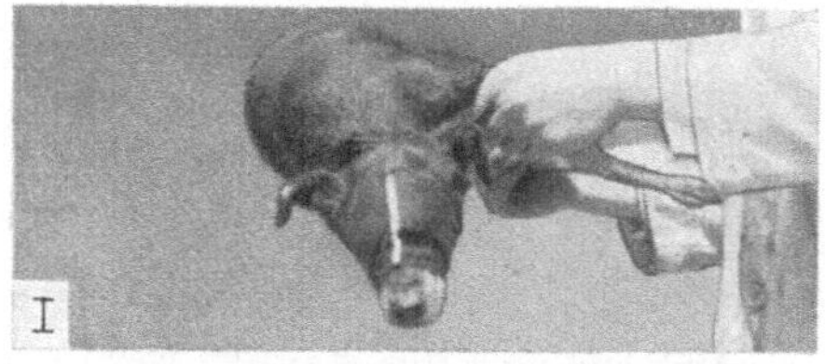

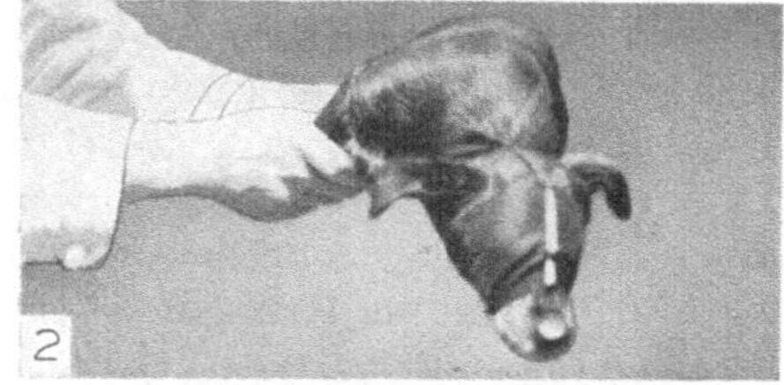

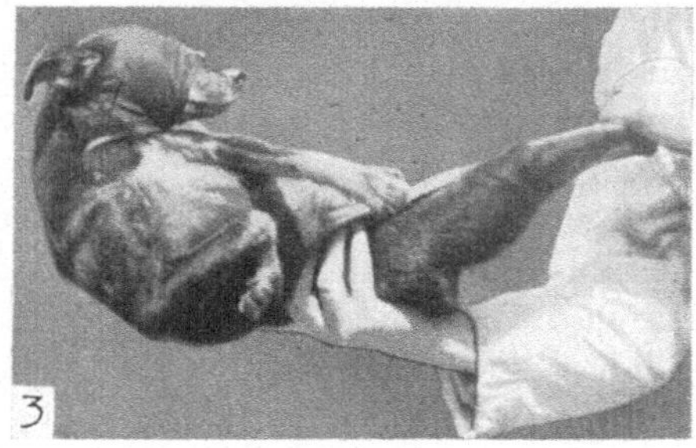

Abb. 224. Labyrinthstellreflexe beim Hunde Vici nach Exstirpation des Kleinhirns und der rechten Großhirnhälfte. 1. Bei rechter Seitenlage in der Luft; 2. bei linker Seitenlage in der Luft; 3. bei Rückenlage in der Luft.

Diese Beobachtungen stimmen mit denen von Magnus und de Kleyn überein, die bei einer kleinhirnlosen Katze (Präparat III) Labyrinthstellreflexe in Seitenlage am Tag der Exstirpation, in Rückenlage am ersten Tag danach, beobachten konnten; ebenso stellte Dusser de Barenne an seinen kleinhirnlosen Hunden Labyrinthstellreflexe fest.

Auch bei halbseitig kleinhirnlosen Tieren sind die Labyrinthstellreflexe aus allen Lagen in der Luft vorhanden, ebenso bei den drei Tieren (Katze Esperance, Hunde Vici und Däumling), denen außer dem Kleinhirn auch die rechte Großhirnhemisphäre entfernt worden ist (Abb. 224), während bei dem groß- und kleinhirnlosen Hunde Robbie sich die Labyrinthstellreflexe nur aus beiden Seitenlagen zeigen (bei Rückenlage zeigte das Tier während der 6 Wochen seines Lebens keine Labyrinthstellreflexe, sondern eine besonders starke Zwangshaltung des Kopfes nach hinten).

Die Beobachtungen am Hunde Robbie beweisen, daß nach Kleinhirnexstirpation die Labyrinthstellreflexe in Seitenlage ohne kompensierende Wirkung des Großhirns wieder auftreten können.

Kleinhirnlose Tiere zeigen beim Stehen und auch manchmal, wenn sie im Liegen den Kopf aktiv heben, ein typisches Schütteln, Zittern oder Wackeln des Kopfes, das bei den in der Luft gehaltenen Tieren nicht aufzutreten pflegt, auch dann nicht, wenn die Tiere bei Rückenlage den Kopf in Normalstellung halten und die Ventralflektoren des Halses und der Wirbelsäule infolge der Labyrinthstellreflexe stark gespannt sind (Abb. 223, Nr. 1 und 3, Abb. 141).

Über die Rolle der Labyrinthstellreflexe bei der Anpassung der Pfotenstellung an die Stellung der Unterlage, siehe Kapitel VII. Im folgenden werden wir sehen, daß sie sich auch noch an dem Zustandekommen einer speziellen Gleichgewichtsreaktion, der Aufziehreaktion, beteiligen.

2. Die Halsstellreflexe.

Bei Drehung des Kopfes werden Reize in den tieferen Halsteilen ausgelöst, die eine Drehung der Hals-, Brust- und Lendenwirbelsäule bedingen. Bei intakten und großhirnlosen Tieren gehen Rumpf und Becken in Normalstellung, sowie der Kopf in diese Stellung gelangt ist. Beim Seitwärtsfallen der Tiere bringen die Labyrinthstellreflexe den Kopf in Normalstellung zurück, und darauf stellen die anschließenden Halsstellreflexe das Gleichgewicht des Rumpfes wieder her[1].

Die Drehung der Hals-, Brust- und Lendenwirbelsäule infolge aktiver oder passiver Kopfdrehung tritt bei intakten und großhirnlosen Tieren je nach der Ausgangslage verschieden stark auf. Wird bei Seitenlage des Tieres der Kopf aus dieser Lage in Normalstellung gedreht, dann erfolgt die Drehung prompt; Rumpf und Becken gehen sofort in Bauchlage, da die Wirkung der Halsstellreflexe dabei durch die der Körperstellreflexe auf den Körper gefördert wird. Wird dagegen bei Stehstellung oder Bauchlage der Kopf in Seitenlage gedreht, so geht der Rumpf nicht in Seitenlage, da jetzt die Wirkung der Halsstellreflexe durch die Körperstellreflexe auf den Körper, die Stemmbeinreaktionen usw. verhindert wird. Bei Drehung des Kopfes aus Rückenlage in Seitenlage geht der Rumpf in Seitenlage mit, da hier die Wirkung der Halsstellreflexe keinem fördernden oder hemmenden Einfluß anderer Reaktionen unterliegt. Dreht man dagegen den Kopf wieder in Rückenlage zurück (z. B. aus linker Seitenlage in Rückenlage), so folgt der Rumpf nur unvollständig, und zwar nur mit dem vorderen Teil, weil jetzt wieder die Körperstellreflexe auf den Körper im entgegengesetzten Sinne wie die Halsstellreflexe den Rumpf in Normalstellung zu führen versuchen. Bei weiterer Drehung des Kopfes bis in die andere, rechte Seitenlage gewinnen jedoch die Halsstellreflexe den Einfluß über die Schwerkraft und die Körperstellreflexe auf den Körper, und der Rumpf geht plötzlich zuerst in Rücken- und dann in rechte Seitenlage. Das Verhalten der Halsstellreflexe ist also am besten zu prüfen, wenn der Kopf aus Rückenlage passiv in Seitenlage gedreht wird, da hierbei die Halsstellreflexe ihre Wirkung unbeeinflußt von anderen Reaktionen entfalten können.

Bei allen kleinhirnlosen Tieren sind die Halsstellreflexe vorhanden und sind

---

[1] Außerdem beteiligen sich dabei die Labyrinthreaktionen infolge Drehung um die Längsachse.

schon meistens am Operationstag wieder nachzuweisen. In der ersten Zeit nach der Kleinhirnexstirpation, wenn die Körperstellreflexe auf den Körper noch fehlen, ist der Einfluß der Halsstellreflexe sogar abnorm groß, ganz besonders bei den Tieren, die keine Streckstarre der Extremitäten zeigen[1]. Bei diesen Tieren gehen auf Drehung des Kopfes aus Normalstellung in Seitenlage Rumpf und Becken sofort in Seitenlage über; wenn der Kopf aus einer Seitenlage über die Normalstellung in die andere Seitenlage gedreht wird, folgt der Rumpf prompt und rollt von der einen Seite über die Bauchlage auf die andere (Abb. 225)[1].

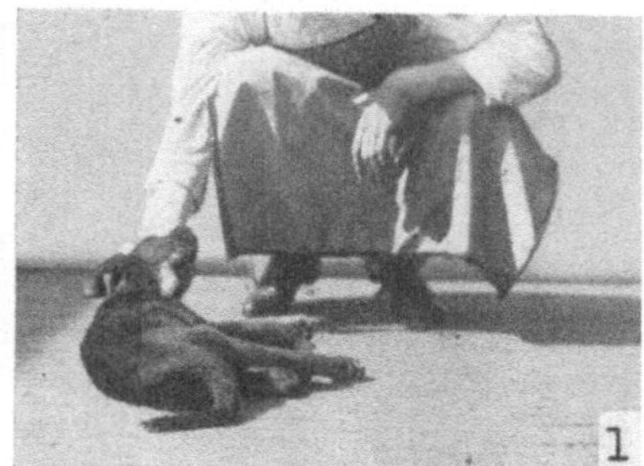

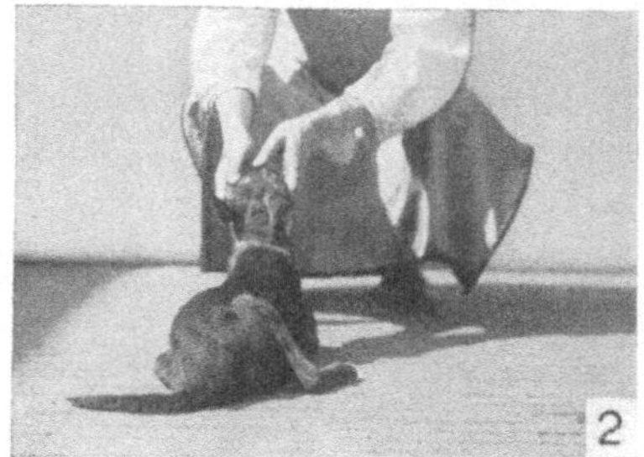

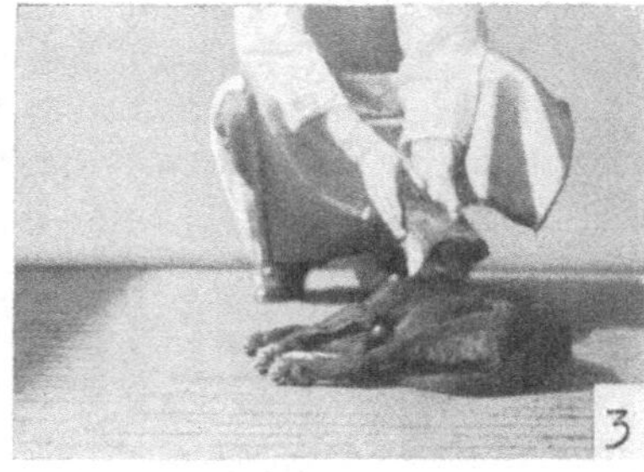

Abb. 225. 1. Kleinhirnloser Hund, 3 Wochen nach Kleinhirnexstirpation, in linker Seitenlage. 2. Auf Drehung des Kopfes in Normalstellung geht Vorderkörper in Brustlage, das Becken dreht sich 45° nach rechts. 3. Auf Drehung des Kopfes in rechte Seitenlage geht der ganze Rumpf in diese Seitenlage.

Nicht nur durch Drehung, sondern auch durch Wendung des Kopfes ist in diesem Stadium die Lage des Rumpfes fast automatisch regulierbar. Liegt das Tier z. B. auf der linken Seite, dann geht bei Wendung des aufrecht gehaltenen Kopfes nach links der Hinterkörper erst in Bauch- und dann in rechte Seitenlage (Abb. 226), während bei Rückwendung des Kopfes nach rechts der Hinterkörper über die Bauchlage wieder in linke Seitenlage rollt.

Im Stadium der Dauerstörung sind die Halsstellreflexe besonders bei Drehung des Kopfes eines auf dem Rücken liegenden Tieres noch besonders stark nachweisbar, jedoch hat dann der Einfluß der Halsstellreflexe bei Stehstellung und Bauchlage infolge des Wiederauftretens der Stemmbeinreaktionen und der Körperstellreflexe auf den Körper deutlich abgenommen. Die kleinhirnlosen Tiere sind dann, ebensowenig wie intakte, durch eine passive Drehung des Kopfes aus diesen Stellungen in Seitenlage zu bringen, und auch der Hinterkörper rollt nicht mehr auf Wendung des Kopfes über die Bauchlage von der einen in die andere Seitenlage.

Dreht man bei einem solchen stehenden oder auf dem Bauche liegenden kleinhirnlosen Hunde den Kopf mit dem Schädeldach nach rechts, so stemmen sich die rechten Pfoten, und die Dorsalseite des Beckens dreht sich nach links, also entgegengesetzt dem Einfluß der Halsstellreflexe (Abb. 101). Dasselbe ist bei intakten Hunden in Stehstellung oder Bauchlage der Fall. Die normale Synergie auf Kopfdrehung nach rechts besteht also bei Stehstellung in einer Drehung der Dorsalseite des Beckens nach links. Wird dagegen bei kleinhirnlosen

[1] Bei den starren Tieren wird die Mitdrehung des Rumpfes durch die Streckstellung der steifen Pfoten verhindert.

Tieren im Stadium der fehlenden Stemmbeinreaktionen und Körperstellreflexe auf den Körper der Kopf bei Stehstellung oder Bauchlage der Tiere nach rechts gedreht, so drehen sich Rumpf und Becken unter der alleinigen Wirkung der

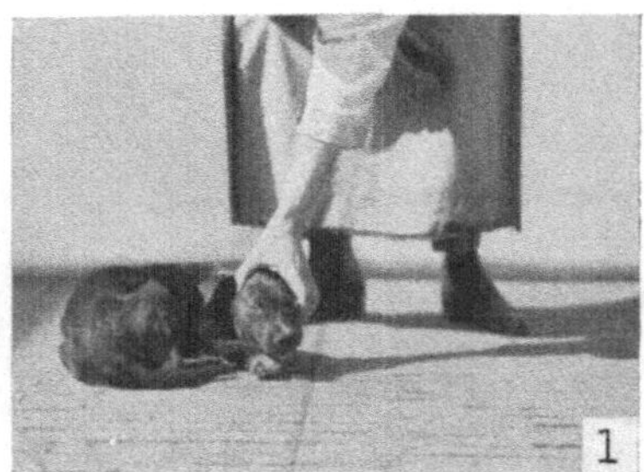

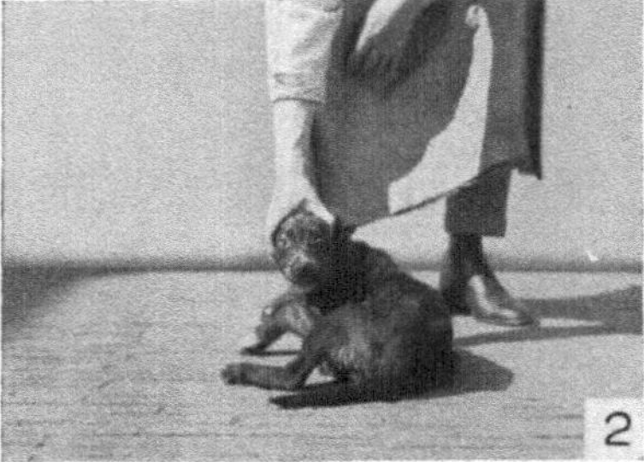

Abb. 226. Kleinhirnloser Hund, 3 Wochen nach Kleinhirnexstirpation. 1. Das Tier liegt mit dem Hinterkörper in linker Seitenlage, der Kopf in Bauchlage nach rechts gewendet. 2. Auf passive Wendung des Kopfes nach links geht der Hinterkörper erst in Bauch-, dann in rechte Seitenlage.

Halsstellreflexe mit nach rechts und das Tier fällt auf die rechte Seite. Es besteht also dann eine Asynergie, oder besser gesagt, Dyssynergie, welche dadurch zustande kommt, daß die normalen Synergien der Halsstellreflexe nicht in normaler Weise von den Stemmbeinreaktionen und Körperstellreflexen auf den Körper entgegengewirkt werden.

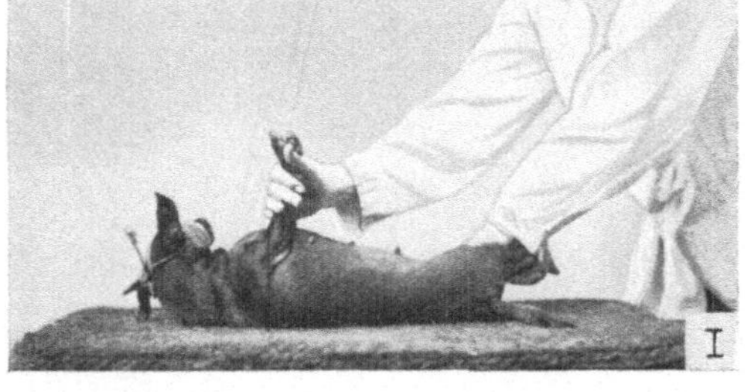

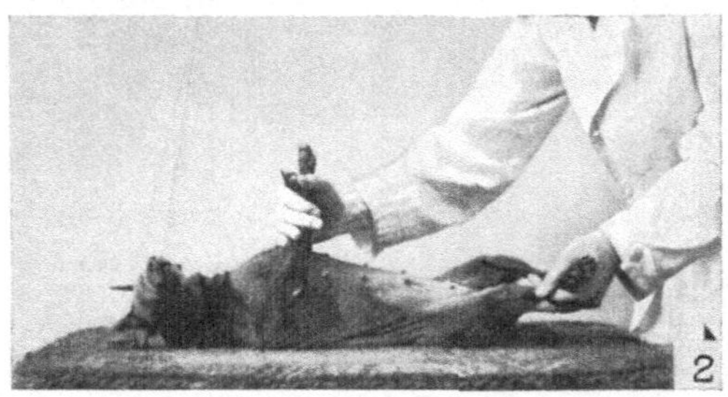

Abb. 227. Kleinhirnloser Hund Piccolino, mit Kopfkappe, in Rückenlage. Vorderkörper an den Vorderpfoten soviel wie möglich fixiert. 1. Auf Drehung des Beckens in linke Seitenlage ist auch der Kopf in diese Seitenlage gegangen. 2. Drehung des Beckens in die rechte Seitenlage bedingt rechte Seitenlage des Kopfes.

Wie bereits früher erwähnt, bedingt die passive Kopfdrehung kleinhirnloser Hunde im Stadium der Dauerstörung bei Stehstellung eine so starke Drehung und Krümmung der Wirbelsäule und eine so erhebliche Stellungsänderung des Beckens, daß die Tiere meistens nur durch Versetzen der Pfoten das Gleichgewicht des Rumpfes aufrecht erhalten können (Hypersynergie, Abb. 245).

Der Halsstellreflex ist ein Kettenreflex, d. h. er breitet sich von den oralen auf die caudal gelegenen Teile der Wirbelsäule aus. Umgekehrt ist durch eine passive Beckendrehung auch eine entgegengesetzte Aufeinanderfolge auszulösen. Dreht man bei einem in rechter Seitenlage liegenden Hunde das Becken zuerst in Rücken-, dann in linke Seitenlage, so drehen Rumpf und Kopf mit und gehen ebenfalls in linke Seitenlage, der Kopf sogar auch dann, wenn der Vorderkörper an den Vorderpfoten fixiert wird (Abb. 227). Diese Reaktionen treten bei verschlossenen Augen des Versuchstieres deutlicher auf, abgesehen davon, daß die

Kopfdrehungen bei kleinhirnlosen Hunden konstanter und ausgiebiger zu beobachten sind als bei intakten Tieren.

Die Beobachtungen von PEIPER und ISBERT (Abb. 228) lehren, daß sich auch Säuglinge durch Drehung des Beckens aus einer Seitenlage über die Rückenlage in die andere Seitenlage bewegen können (Abb. 228, Nr. 1—3). Bei Fixierung des Thorax mit einer Hand bedingt die Beckendrehung auch eine Drehung des Kopfes, jedoch im Gegensatz zu den Beobachtungen an Hunden in entgegengesetzter Richtung (die rechte Seitenlage des Beckens wird von linker Seitenlage des Kopfes begleitet) (Abb. 228, Nr. 4 und 5). Bei erwachsenen intakten Menschen ist kein deutlicher Einfluß der Beckenstellung auf die Kopfstellung zu beobachten. Unter pathologischen Verhältnissen kann jedoch, wie ein Fall von STENVERS (293) zeigt, eine passive Drehung des Beckens aus Rückenlage in Seitenlage sofort eine brüske Drehung des Kopfes nach derselben Seite hervorrufen. Auch wenn die Schultern fixiert sind, hat Drehung des Beckens in rechte Seitenlage noch,

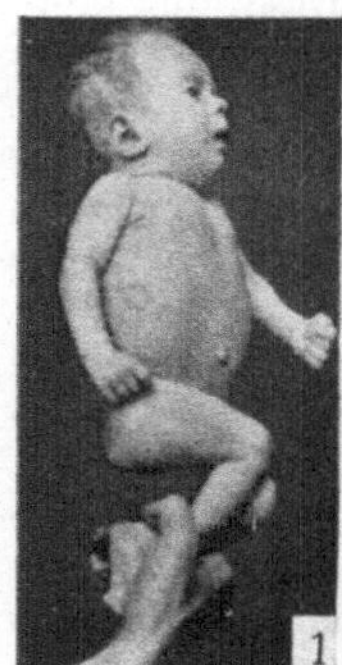

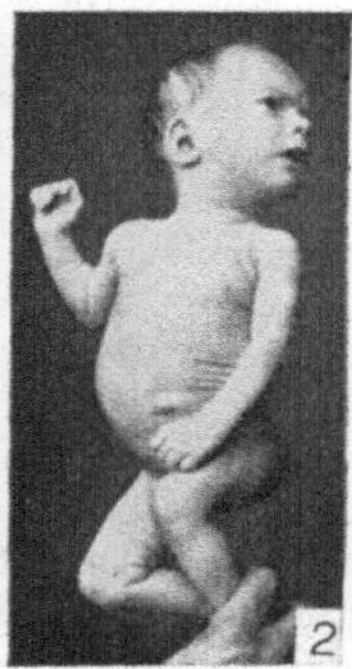

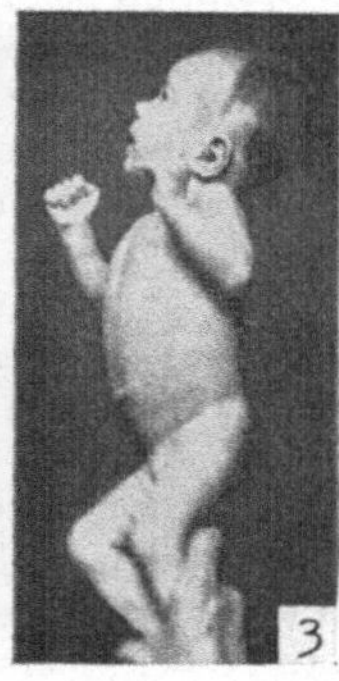

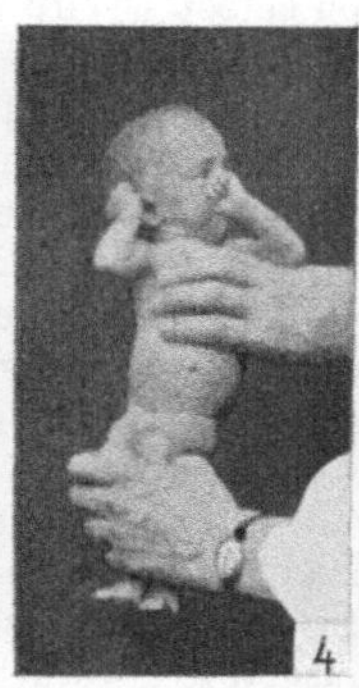

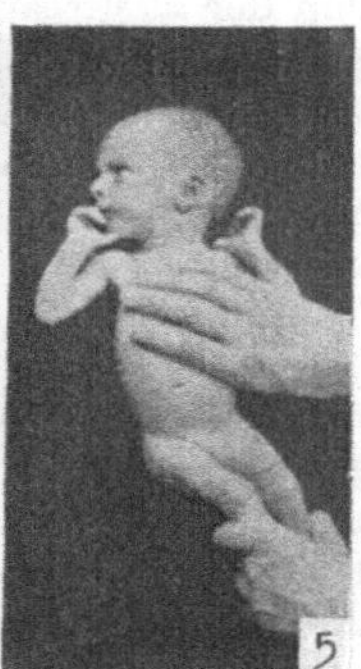

Abb. 228. Einfluß der Beckenstellung auf die Stellung von Kopf und Rumpf beim Säugling, 1. bis 3. bei freiem Brustkorb, 4. u. 5. bei fixiertem Brustkorb. 1. Ausgangslage. 2. Becken passiv in Rückenlage gedreht. Rumpf in Rückenlage. 3. Becken in rechte Seitenlage gedreht. Kopf und Rumpf in gleicher Seitenlage. 4. u. 5. Bei fixiertem Brustkorb werden die Beckendrehungen von entgegengesetzten Kopfdrehungen begleitet. Nach A. PEIPER u. H. ISBERT: Über die Körperstellung des Säuglings. Jb. Kinderheilk. Bd. 115, 158, 159 (1927).

entsprechend den Beobachtungen bei Tieren, eine Drehung des Kopfes in rechte Seitenlage zur Folge.

Schließlich seien noch die Mitteilungen von GOLDSTEIN u. RIESE, ZINGERLE, HOFF und SCHILDER erwähnt, nach denen Cerebellarkranke auf passive Kopfdrehung besonders starke Halsstellreflexe zeigen können. (Bei einigen dieser Kranken trat auf passive Drehung eines Beines nach außen ebenfalls eine Drehung des Rumpfes und des Kopfes in Seitenlage auf.)

3. Die Körperstellreflexe auf den Körper.

Wenn man ein großhirnloses Tier in Seitenlage auf eine Unterlage legt und den Kopf in Seitenlage festhält, so richtet das Tier den Rumpf entgegen der Wirkung der Halsstellreflexe und der Schwerkraft sofort auf. Der hierzu erforderliche Reiz wird geliefert durch die asymmetrische Reizung der sensiblen Körpernerven durch den Druck der Unterlage. Auch diese Reflexe können sich unter Umständen, z. B. wenn beim Straucheln ein Teil des Rumpfes in Seitenlage fällt, an der Wiederherstellung des Gleichgewichts beteiligen.

Auch alle kleinhirnlosen Tiere — Hunde, Katzen und ein Affe — vermögen den Rumpf aus Seitenlage bei in dieser Lage fixiertem Kopfe in Normalstellung zu bringen, sie zeigen alle ohne Ausnahme Körperstellreflexe auf den Körper.

Dieser Befund stimmt mit den Beobachtungen von DUSSER DE BARENNE überein, dagegen fehlten die Körperstellreflexe auf den Körper bei den kleinhirnlosen Katzen von MAGNUS und DE KLEYN (akute Versuche!).

Die Körperstellreflexe auf den Körper kehren post operationem meistens später wieder als die Labyrinth- und Halsstellreflexe. Ihr Wiederauftreten läßt bei den verschiedenen Tieren verschieden lange auf sich warten. Bei der Katze Karolus wurden sie nach 14 Tagen, bei der Katze Pierrette nach 20, bei der Katze Fridel nach 31 Tagen beobachtet, während sie sich bei Hund Pim nach 3, Hund Tommy nach 4, Hund Däumling nach 5 Tagen, bei den Hunden Moor und Piccolino nach 1 Monat, bei Hund Erik nach 2 und bei Caesar erst nach 3 Monaten wieder zeigten.

Die Dauer der Zwischenperiode hängt von verschiedenen Faktoren ab, in erster Linie von der Exstirpation selbst. Wird die Operation schnell, ohne starke Blutung und große Manipulation ausgeführt, so ist die Rekonvaleszenz kürzer, der Shock geringer und die verschiedenen Reflexe sind wieder früher nachweisbar. Ferner sind interkurrente Krankheiten während der Rekonvaleszenz, Drahteiterungen, Diarrhöen durch Milchfütterung usw. von großem Einfluß. Die zuerst operierten Hunde bekamen alle eine starke Conjunctivitis, eine Wirkung des Narkoseäthers. Später gelang es, dieser durch vorheriges Einreiben der Augen mit Borvaseline vorzubeugen, wodurch die Rekonvaleszenz sehr verkürzt wurde und die Reflexe wesentlich eher wiederauftraten. Bei den Tieren, die nach der Exstirpation eine Zwangshaltung des Nackens nach hinten und Streckstarre der Vorderpfoten zeigten, blieben die Körperstellreflexe auf den Körper länger aus als bei den Tieren, die diese Strecktendenz nicht hatten, denn die gestreckten Pfoten bilden an sich schon ein Hindernis für das Aufrichten des Tieres aus Bauchlage. Hinzukommt, daß die erhöhte Anspannung der Streckmuskeln fast nur bei den Tieren auftritt, bei denen die Operation weniger schonend ausgeführt worden ist. Ferner spielt das Alter der Tiere eine Rolle. Die Hunde Pim, Tommy und Däumling, die bereits innerhalb der ersten 5 Tage nach der Exstirpation die Körperstellreflexe auf den Körper zeigen, sind junge Hunde, die bekanntlich an sich weniger der „Shock"-Wirkung ausgesetzt sind als ältere. Auch Rasse und Charakter der Tiere sind von Einfluß. Hunde mit langen Pfoten kommen später wieder zum Aufstehen und Laufen als kurzbeinige, bei scheuen Tieren sind manchmal die verschiedenen Reflexe schwerer hervorzurufen, was man ja auch bei intakten Hunden beobachten kann. Manche bleiben, auf die Seite gelegt, „wie tot" liegen, auch wenn man sie hin- und herschüttelt oder lassen sich sogar, wenn man sie anfassen will, zusammengekrümmt in Seitenlage fallen. Bei widerspenstigen Tieren werden die Körperstellreflexe auf den Körper weniger durch Großhirneinflüsse gehemmt. Wenn man bedenkt, daß diese Reflexe den Rumpf aus Seitenlage mit in dieser Lage fixiertem Kopf in Normalstellung bringen müssen, also entgegen der Wirkung der Halsstellreflexe und der Schwerkraft, und zwar dies noch bei Tieren mit abnormer Muskeltonusverteilung, so ist es nicht verwunderlich, daß die Tiere in der ersten Zeit nach einem so großen Eingriff wie der Kleinhirnexstirpation, dazu nicht imstande sind, eher ist es erstaunlich, daß die anderen Stellreflexe bald wieder auftreten.

Im Anschluß an die *halbseitige Kleinhirnexstirpation* fehlen die Körperstellreflexe auf den Körper aus beiden Seitenlagen, bald nur beim Liegen auf der Exstirpationsseite. Schließlich sind sie jedoch bei allen halbseitig kleinhirnlosen Tieren aus beiden Seitenlagen lebhaft vorhanden (beim Hunde Peter bereits am zehnten Tag).

Auch bei den drei Tieren (Katze Espérance, Hunde Vici und Däumling), denen *außer dem Kleinhirn auch die rechte Großhirnhälfte* exstirpiert ist, zeigen sich die Körperstellreflexe auf den Körper aus beiden Seitenlagen, wenn auch ungleich stark und schnell. Aus rechter Seitenlage mit fixiertem Kopf bringen die Tiere den Rumpf sofort in Bauchlage und verharren zuweilen in dieser

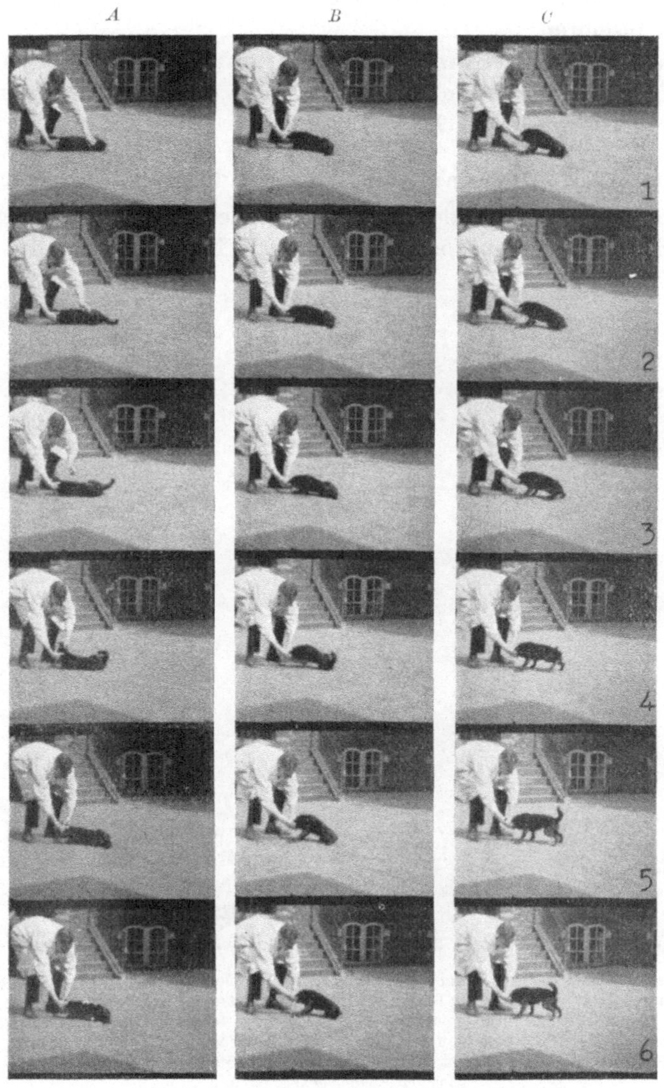

Abb. 229. Kinematographische Aufnahme der Körperstellreflexe auf den Körper beim kleinhirnlosen Hunde Erik, 5 Monate nach der Kleinhirnexstirpation. A 1. u. 2. Das Tier wird in rechte Seitenlage gelegt. A 3. u. 4. Der Rumpf losgelassen, dagegen bleibt der Kopf mit beiden Händen in Seitenlage fixiert. A 5. bis B 3. Trotz dieser Kopfstellung dreht sich der Rumpf in Brust-Bauchlage (Körperstellreflexe auf den Körper). B 4. bis C 2. Darauf geht erst der Vorderkörper in Stehstellung (Stützreaktionen der Vorderpfoten) und, C 3. bis C 6., bald darauf steht auch der Hinterkörper auf (Stützreaktionen der Hinterpfoten).

Stellung, zuweilen aber dreht sich der Rumpf bis in linke Seitenlage weiter. Aus linker Seitenlage mit fixiertem Kopfe gelingt es den Tieren meistens nur vorübergehend, den Rumpf in Bauchlage zu führen, im allgemeinen rollt der Rumpf bald wieder zurück, manchmal fällt er dabei auch auf die rechte Seite.

Die Tiere sind also nicht imstande, den Rumpf bei in linker Seitenlage fixiertem Kopf in Normalstellung zu halten. Man muß aber dabei bedenken, daß die linken Pfoten eine abnorme Tonusverteilung haben, keine deutlichen Stemmbeinreaktionen zeigen und alle Bewegungen besonders brüsk, hypermetrisch und ungeschickt ausführen.

Bei dem *groß- und kleinhirnlosen Hunde* Robbie sind die Körperstellreflexe auf den Körper in den 5 Wochen, die er nach der Kleinhirnexstirpation am Leben blieb, nicht wiedergekehrt.

4. Körperstellreflexe auf den Kopf und optische Stellreflexe.

Asymmetrische Reize von der Körperoberfläche bringen nicht nur den Rumpf, sondern auch den Kopf in Normalstellung. Die Normalstellung des Kopfes ist

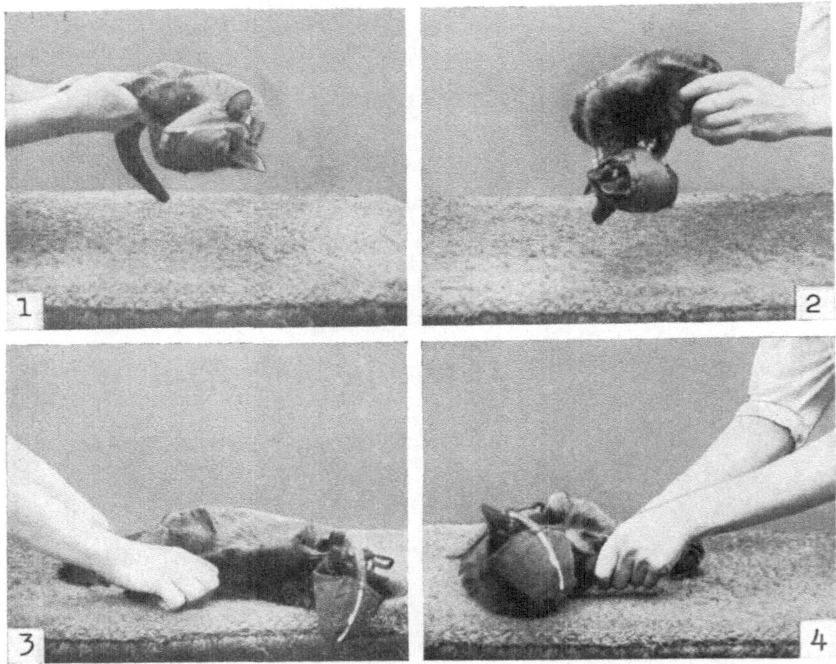

Abb. 230. Körperstellreflexe auf den Kopf bei der labyrinth- und kleinhirnlosen Katze Peggy mit Kopfkappe. 1. u. 2. In Seitenlage in der Luft gehalten läßt das Tier den Kopf entweder in Seitenlage (1) oder mit nach unten gerichtetem Schädeldach, also in Rückenlage hängen. Infolge der fehlenden Labyrinthstellreflexe keine Spur von Stellfunktion des Kopfes. 3. u. 4. Auf Berührung einer Seitenfläche des Rumpfes mit einer Unterlage wird der Kopf sofort in Normalstellung gedreht (Körperstellreflexe auf den Kopf). Photographiert am zweiten Tag nach der Kleinhirnexstirpation.

bei intakten Tieren durch drei Mechanismen gesichert, durch die Labyrinthstellreflexe, durch die Körperstellreflexe auf den Kopf und durch optische Stellreflexe.

Das Vorhandensein der Körperstellreflexe auf den Kopf kann mit Sicherheit nur bei labyrinthlosen Tieren mit verschlossenen Augen festgestellt werden. Daher hat de Kleyn einer Katze (Peggy) beide Labyrinthe exstirpiert, wonach das Tier keinen einzigen Labyrinthreflex mehr zeigte. 3 Wochen später, nach Abklingen der akuten Störungen, wird das Kleinhirn exstirpiert, und bereits 2 Tage danach sind Körperstellreflexe auf den Kopf wieder vorhanden. Mit einer Kopfkappe vor den Augen ist das Tier im Raume vollständig desorientiert und läßt, in der Luft gehalten, den Kopf herabhängen; auf Berührung mit einer Unterlage dagegen richtet es den Kopf sofort gerade auf (Abb. 230).

Wird dem Tier die Kopfkappe in der Luft entfernt, so nimmt der Kopf ebenfalls sofort seine Normalstellung ein, es sind also auch optische Stellreflexe vorhanden (Abb. 231).

Die Sektion der Katze Peggy ergab ein völliges Fehlen des Kleinhirns (Abb. 294).

Bei einem Hunde, dem Dusser de Barenne das Kleinhirn (bei Erhaltung eines Teiles des Lob. ant.) entfernt hatte und von de Kleyn beide Labyrinthe exstirpiert waren, sind die Körperstellreflexe auf den Kopf anfangs nur träge, nach 12 Tagen dagegen vollständig normal vorhanden. Mit Kopfkappe in der Luft gehalten, ließ auch dieses Tier den Kopf herabhängen, richtete ihn aber

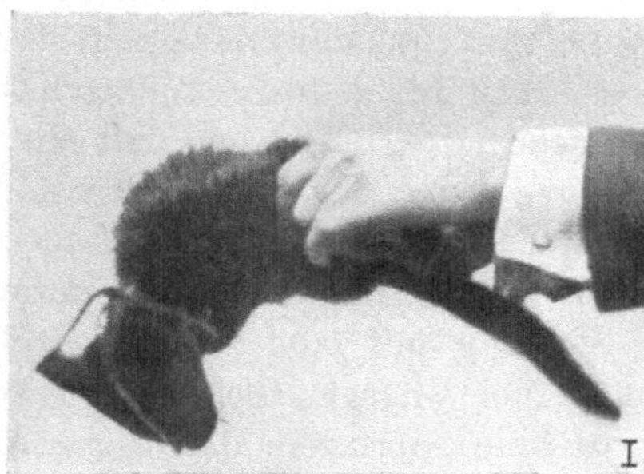

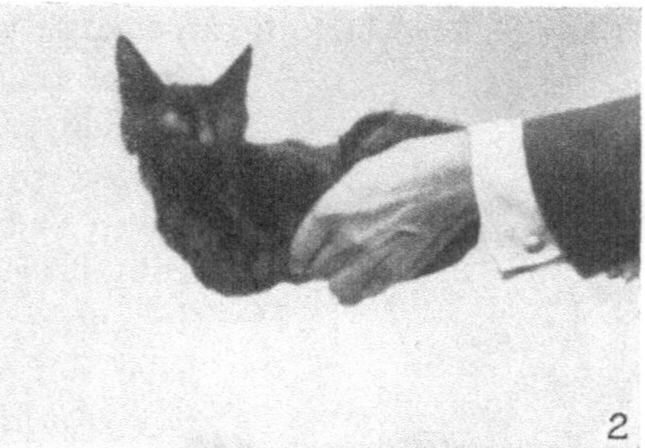

Abb. 231. Optische Stellreflexe bei der labyrinth- und kleinhirnlosen Katze Peggy. 1. Tier mit Kopfkappe in rechter Seitenlage in der Luft gehalten, den Kopf mit dem Schädeldach nach unten hängend. 2. Auf Fortnahme der Kopfkappe wird der Kopf in Normalstellung aufgerichtet.

sowohl auf Berührung mit einer Unterlage wie auf Fortnahme der Kopfkappe sofort auf.

Aus diesen Beobachtungen folgt, daß die Körperstellreflexe auf den Kopf und die optischen Stellreflexe auch nach vollständiger Fortnahme des Kleinhirns auftreten können.

Fällt ein intaktes Tier in Seitenlage, so bringen vier Mechanismen den Kopf wieder in Normalstellung zurück und beteiligen sich dadurch an der Wiederherstellung des Gleichgewichts:

1. Die Labyrinthstellreflexe,
2. die Körperstellreflexe auf den Kopf,
3. die optischen Stellreflexe,
4. die labyrinthäre Drehreaktion des Kopfes (fällt z. B. das Tier nach rechts um, dann macht es eine Drehung um die Längsachse nach rechts, wodurch eine Drehung des Kopfes nach links ausgelöst wird).

Wenn die kleinhirnlosen Tiere Kopf und Vorderkörper wieder gut in Normalstellung zu bringen vermögen, und auch Labyrinthstellreflexe und labyrinthäre Drehreaktionen wieder vorhanden sind, die Tiere jedoch beim Fortbewegen noch fortwährend umfallen, schlägt der Kopf dabei meistens mit laut hörbarem Schlag auf dem Boden auf. Ob das Aufschlagen des Kopfes durch die Nackenstarre oder infolge der nicht vollständig wiedergekehrten Körperstellreflexe auf den Kopf oder des verspäteten Auftretens der übrigen Reaktionen oder aber durch das sehr brüske und schnelle Fallen bedingt wird, ist bis jetzt nicht bekannt.

B. Das Verhalten der Labyrinthreflexe bei kleinhirnlosen Tieren.

Als Gleichgewichtsreaktionen können funktionieren:

1. die Labyrinthstellreflexe,
2. die Kopfwendung, ausgelöst durch Drehung um die dorsoventrale Achse,
3. die Kopfdrehung, ausgelöst durch Drehung um die Längsachse,
4. die Extremitätenreaktionen, ausgelöst durch Drehung um die Längsachse (siehe Kapitel IX),
5. die Extremitätenreaktionen, ausgelöst durch Drehung um die bitemporale Achse (siehe Kapitel IX),
6. die Beugung der Pfoten, bedingt durch die Liftreaktion.

Wie aus Abb. 232 ersichtlich ist, vermag auch eine Beugung der Pfoten das Gleichgewicht wiederherzustellen.

Die Labyrinthreflexe dienen der Gleichgewichtserhaltung, wenn die Tiere auf Unterlagen stehen, die an einer Seite schnell auf- und abwärts bewegt werden, ferner tragen sie dazu bei, daß die objektive Orientierung im Raume erhalten bleibt und daß ein Tier, sei es ein intaktes oder ein großhirnloses, beim freien Fall aus der Luft, also aus einer Lage ohne Stützfläche, wieder die Normalstellung einnimmt und in aufrechter Stellung mit labiler Gleichgewichtslage auf den Boden gelangt. Gleiches leisten die Labyrinthreflexe beim Springen, d. h. beim Übergehen aus einer Lage mit labilem Gleichgewicht durch eine Lage ohne Stützfläche in eine neue Stellung mit labilem Gleichgewicht. Es ist daher durchaus begreiflich, daß die Labyrinthe in den besprochenen Kleinhirn-Gleichgewichtstheorien, unter anderem in der von INGVAR, eine große Rolle spielen.

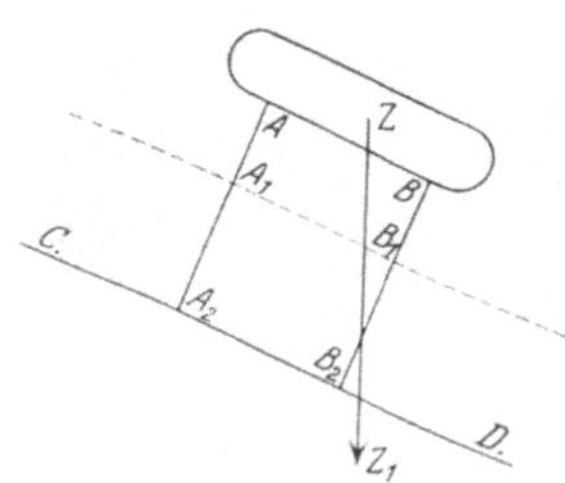

Abb. 232. Ein Tier (Z) mit gestreckten Pfoten (AA 2 und BB 2) auf einer schief gestellten Unterlage CD. Schwerlinie ZZ 1 fällt außerhalb der Stützfläche. Durch Beugung der Pfoten, z. B. infolge der Liftreaktion, wodurch diese eine Länge AA 1 bzw. BB 1 bekommen, wird das Gleichgewicht hergestellt.

Daß jedoch die Labyrinthreflexe nicht unter allen Umständen die Erhaltung des Gleichgewichts fördern, sieht man, wenn man einen labyrinthlosen und einen intakten Hund auf eine Drehscheibe setzt, deren Drehgeschwindigkeit fortwährend plötzlich zu- und abnimmt, oder deren Drehrichtung plötzlich geändert wird. Das labyrinthlose Tier ist dann besser imstande, sein Gleichgewicht zu erhalten als das intakte.

Wie die Untersuchung an kleinhirnlosen Tieren ergibt, *können nach Fortnahme des Kleinhirns alle Labyrinthreflexe vorhanden sein*, nämlich:

a) Die Augendrehreaktionen mit -nachreaktionen, -nystagmus und -nachnystagmus,

b) die Kopfdrehreaktionen mit -nachreaktionen, -nystagmus und -nachnystagmus,

c) die kompensatorischen Augenabweichungen,

d) die calorischen Augenabweichungen und Augennystagmus,

e) die Liftreaktion,

f) die Sprungbereitschaft,

g) die tonischen Labyrinthreflexe (siehe Kapitel IX),

h) die Labyrinthstellreflexe,

i) die Extremitätenreaktionen auf Drehung um die Längsachse (siehe Kapitel IX),

j) die Extremitätenreaktionen auf Drehung um die bitemporale Achse (siehe Kapitel IX).

Diese Befunde stimmen mit denen von MAGNUS, DE KLEYN und DUSSER DE BARENNE überein, die auch alle Labyrinthreflexe bei kleinhirnlosen Tieren auftreten sahen. Die Augenreaktionen (a und c) sind fast immer, ebenso wie die Kopfreaktionen (b) am ersten Tag nach der Exstirpation wieder vorhanden, manchmal sind auch schon tonische Labyrinthreflexe am ersten Tag zu beobachten. Die Sprungbereitschaft und die durch Drehung ausgelösten Extremitätenreaktionen, desgleichen die Labyrinthstellreflexe aus Rückenlage bleiben dagegen meistens geraume Zeit aus.

Bereits 1873 hat LÖVENBERG angegeben, daß bei Tauben Bogengangsreaktionen (Kopfbewegungen durch Labyrinthreizung) nach Kleinhirnexstirpation bestehen bleiben. SPAMER (1880) sah nach nahezu vollständiger Kleinhirnexstirpation bei Tauben noch die typischen Reaktionen auf lokale galvanische Labyrinthreizung auftreten. HÖGYES fand nach unvollständiger Kleinhirnexstirpation bei Kaninchen Augendrehreaktionen und Augendrehnystagmus erhalten. WILSON und PIKE konnten beim Hunde nach Kleinhirnexstirpation durch Spülung des Gehörganges mit heißem Wasser Augendeviationen und Nystagmus hervorrufen. BARANY, REICH und ROTHMANN beobachteten nach unvollständiger Kleinhirnexstirpation labyrinthäre Kopfdrehreaktionen nach vorn und hinten.

Diese Beobachtungen zeigen, daß die Behauptung BECHTEREWS: „Nach Ausschaltung des Kleinhirns erweisen sich doch alle Momente, die sonst auf den Labyrinthbogen wirksam sind, nunmehr als wirkungslos, d. h. sie rufen nicht mehr die gewöhnlichen Folgeerscheinungen hervor“, bestimmt nicht richtig ist. Damit fällt eine der wichtigsten Stützen seiner Kleinhirntheorie, und man kann aus all dem Gesagten nicht umhin, nun endgültig, wie es MAGNUS und DE KLEYN bereits getan haben, mit der Vorstellung zu brechen, daß das Kleinhirn der Zentralapparat für die Labyrinthe sei. Die Labyrinthreflexe müssen Reflexbogen haben, deren zu- sowie abführende Bahnen nicht über das Kleinhirn laufen.

Bei dem *groß- und kleinhirnlosen Hunde* Robbie sind die verschiedenen Labyrinthreflexe zwar nicht systematisch untersucht worden, immerhin waren Labyrinthstellreflexe aus Seitenlage, Augendrehreaktionen, Augendrehnystagmus und tonische Labyrinthreflexe mit Sicherheit vorhanden, ein Beweis dafür, daß diese Reflexe Reflexbögen haben müssen, die sowohl das Großhirn wie das Kleinhirn umgehen.

Natürlich ist mit der Ablehnung der oben besprochenen Kleinhirntheorie nicht gesagt, daß das Kleinhirn überhaupt nicht an diesen Reflexen beteiligt ist. Die Frage, ob die Labyrinthreflexe bei kleinhirnlosen Hunden in ganz normaler Weise auftreten oder nicht doch irgendwelche Abweichungen zeigen, im Sinne eines verspäteten, gehemmten oder abnorm lebhaften Auftretens, ist außerordentlich schwierig zu beantworten, beweist doch das Nichtkonstatieren einer Abweichung niemals, und ganz besonders nicht in diesem Falle, daß die Reflexe wirklich normal ablaufen. Auf der anderen Seite beweist die Feststellung einer Abweichung nichts für eine eventuelle Veränderung des zentralen Mechanismus der Labyrinthreflexe, denn sie kann ja auch unter anderem auf einer veränderten Muskeltonusverteilung beruhen. Auch folgende Beobachtungen, die meines Erachtens in keinerlei Weise für die Frage der Beziehungen zwischen Labyrinth und Kleinhirn zu verwerten sind, zeigen deutlich, daß es nicht möglich ist, sichere Unterschiede in den Untersuchungsbefunden bei intakten und kleinhirnlosen Tieren zu konstatieren.

Die Augendrehreaktionen mit Nachreaktionen, Nystagmus und Nachnystagmus treten bei kleinhirnlosen Tieren stets lebhaft und bereits bei einer Drehung um einen ziemlich kleinen Winkel auf, aber auch bei intakten Tieren sind diese Reaktionen mit wechselnder Intensität und Dauer nachzuweisen. Zusammen mit DE KLEYN haben wir bei kleinhirnlosen Katzen und einer Anzahl intakter Tiere die Zahl der Nachnystagmusschläge nach zehnfacher Drehung um 360° bestimmt. So zeigt eine intakte Katze nach zehnfacher Drehung in 15 Sekunden 4, eine andere 6, wieder eine andere 22 Nachnystagmusschläge, während nach gleicher Drehung bei der kleinhirnlosen Katze Pierrette 17, bei der kleinhirnlosen Katze Nikker 18 Schläge auftreten. Bei dem kleinhirnlosen Kater Carolus, der sich während der Drehung fortwährend zu befreien versucht, treten die Nachnystagmusschläge unregelmäßig auf, so zeigt er nach zehnfacher Drehung in der Richtung des Uhrzeigers erst 4 horizontale Schläge nach links, dann 10 nach rechts, nach zehnmaliger Drehung entgegen der Richtung des Uhrzeigers erst 4 Schläge nach rechts, dann 16 Schläge nach links. Konstante deutliche Unterschiede zwischen intakten und kleinhirnlosen Katzen lassen sich also nicht feststellen.

Auch bei der Katze Joséphine wurde $2^1/_2$ Jahr nach Exstirpation der rechten Kleinhirnhälfte die Zahl der Nachnystagmusschläge sowohl nach Drehung in Richtung (i.U.) wie nach Drehung entgegen der Richtung des Uhrzeigers (g.U.) bestimmt.

Katze Joséphine:

10 m.	Drehung	g.U.	in 16	Sek.	6 Nachnystagmusschläge
10 „	„	„	„ 16	„	8 „
10 „	„	„	„ 16	„	8 „
10 „	„	i.U.	„ 16	„	15 „
10 „	„	„	„ 15	„	13 „
10 „	„	„	„ 18	„	18 „

Nach der Drehung entgegen der Richtung des Uhrzeigers treten nur wenige, jedoch regelmäßige, nach der Drehung in Richtung des Uhrzeigers mehrere, jedoch unregelmäßig gruppenweise auftretende Nachnystagmusschläge auf.

Nach BAUER und LEIDLER (17) ist der Augendrehnystagmus nach Exstirpation des Wurmes gesteigert.

Die Kopfdrehreaktionen mit anschließender Seitwärtskrümmung der Wirbelsäule sind bei kleinhirnlosen Tieren sehr stark. Man hat den Eindruck, daß die Wendung des Kopfes bereits bei einer geringeren Drehung der Scheibe auftritt als bei intakten Tieren, und daß die anschließende Seitwärtskrümmung der Wirbelsäule abnorm stark ist. Auch nach Aufhören der Drehung sind die Reaktionen (die Uhrzeigerbewegungen) bei kleinhirnlosen Tieren, besonders bei kleinhirnlosen Katzen, auffallend ausgiebig. Es ist aber nicht sicher, ob diese Erscheinungen auf eine Enthemmung in der Labyrinthwirkung oder auf eine anormale Muskeltonusverteilung zurückzuführen sind. Jedenfalls ist die besonders starke seitliche Wirbelsäulenkrümmung mit Sicherheit durch letztere bedingt, da sie sich auch bei passiver Kopfwendung zeigt.

Die *kompensatorischen Augenabweichungen* sind ebenso wie die *Labyrinthstellreflexe* in normaler Weise vorhanden.

Die *Sprungbereitschaft* ist bei kleinhirnlosen Tieren immer lebhaft. Hängt man die Tiere mit Kopfkappe in die Luft, Kopf unten, dann genügt bereits eine geringe Abwärtsbewegung, um eine starke Streckung der Vorderpfoten mit Spreizung der Finger hervorzurufen, und ebenfalls wird bei Hängelage, Kopf oben, eine geringe Abwärtsbewegung von einer deutlichen Streckung der Hinterpfoten und Spreizung der Zehen begleitet (Abbild. 233, B). An den Vorderpfoten ist die Streckung meistens übermäßig stark, wie es auf kinematographischen Aufnahmen von nach unten springenden oder fallenden kleinhirnlosen Tieren (Abb. 233) deutlich zu sehen ist. Die übermäßige Streckung kann natürlich sowohl auf einer ungehemmten Labyrinthwirkung wie auf einer leichteren Ansprechbarkeit der Streckmuskeln beruhen.

Die Liftreaktion ist bei kleinhirnlosen Tieren im allgemeinen schwer zu untersuchen, da sie sich meistens bei jeder Bewegung der Unterlage platt auf Brust und Bauch legen, besonders wenn die Augen verschlossen sind. Manchmal aber ist doch eine deutliche Liftreaktion zu beobachten, und bei Aufhören der Aufwärtsbewegung ist oft eine ausgiebige, sogar übertriebene Streckung nachzuweisen.

Besonders war dies bei einigen Kaninchen mit lädiertem Kleinhirn der Fall, die nach Aufhören der aufwärts gerichteten Liftbewegung kurze Zeit wie auf Stelzen standen.

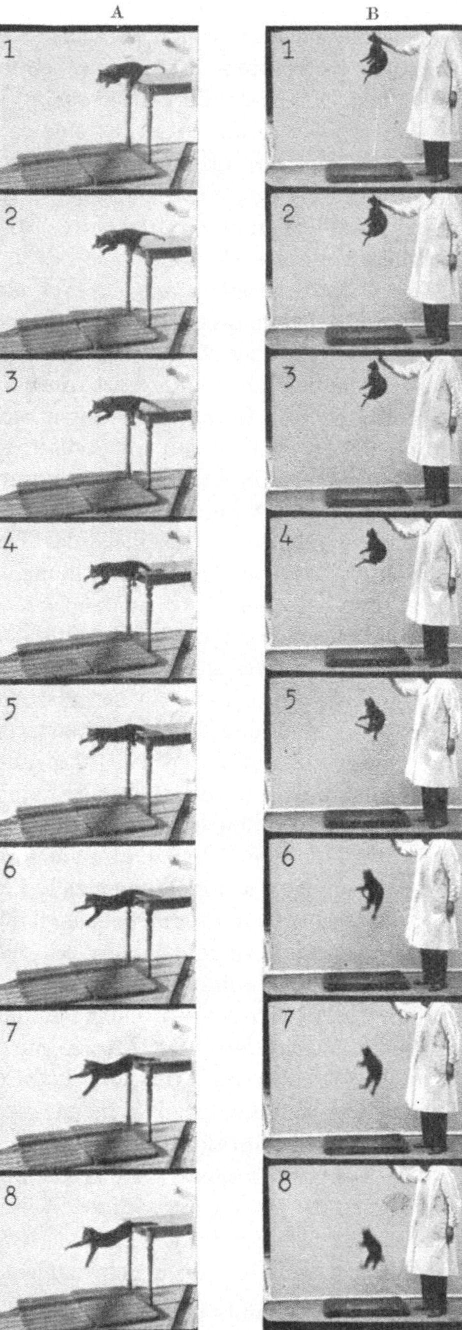

Abb. 233. A. Kleinhirnloser Kater Carolus von einem Tisch herabspringend. Aufnahme mit der Zeitlupe. Beachte die starke Streckung der Vorderpfoten infolge der Sprungbereitschaft (7. u. 8.). B. Kleinhirnlose Katze Pierrette fällt aus Hängelage, Kopf oben. Kinematographische Aufnahme mit gewöhnlicher Schnelligkeit. Die Sprungbereitschaft bedingt starke Streckung der Hinterpfoten (6. bis 8.).

Die Beugung am Ende der abwärtsgerichteten Liftbewegung geht nicht so elastisch vor sich wie bei intakten Tieren und ist manchmal sehr brüsk, so daß die Tiere den

Eindruck machen, als fielen sie in Bauchlage, andererseits kann sie aber auch an den stark gestreckten Pfoten, wie bei einigen Hunden, ganz gering sein. Bei diesen Tieren bedingt die Liftbewegung (im Anfang der Abwärts- und am Ende der Aufwärtsbewegung) also nur eine deutliche Zunahme der Streckstellung.

Werden die Tiere an Nacken- und Rückenhaut in Bauchlage in der Luft auf- und abwärts bewegt, so zeigen alle vier nicht statisch beanspruchte Pfoten bei der Abwärtsbewegung eine lebhafte Streckung, bei der Aufwärtsbewegung ein Anziehen in Beugestellung.

Die Untersuchungen über das Verhalten der *tonischen Labyrinthreflexe* sind besonders bemerkenswert, da sie die große Bedeutung der Muskeltonusverteilung für das Auftreten bzw. Ausbleiben der Labyrinthreflexe beweisen. Bei den Tieren, die im Anschluß an die Exstirpation eine Starre zeigen, sind an den steifen Extremitäten fast immer sofort deutliche tonische Labyrinthreflexe zu beobachten, die bei den Tieren mit schlaffen Pfoten nicht nachzuweisen sind. Am stärksten treten die tonischen Labyrinthreflexe aber meistens erst dann auf, wenn die Starre etwas abgeklungen ist, dann zeigen die nicht statisch beanspruchten Pfoten bei Rückenlage des Kopfes, die Schnauze $\pm 45^0$ oberhalb der Horizontalen, eine starke Streckstellung, bei Bauchlage des Kopfes, die Schnauze $\pm 45^0$ unterhalb der Horizontalen, eine Beugestellung. Längere Zeit nach der Exstirpation, im sogenannten Stadium der Dauerstörung, sind dagegen bei kleinhirnlosen, ebensowenig wie bei intakten und großhirnlosen Tieren deutliche tonische Labyrinthreflexe an den nicht statisch beanspruchten Pfoten zu beobachten. Bei Änderung der Muskeltonusverteilung durch statische Beanspruchung sind jedoch die Reflexe wieder vorhanden, so daß eine Stellungsänderung des Kopfes im Raum von deutlichen Stütztonusänderungen begleitet wird. Wie wir in Kapitel IX gesehen haben, treten diese Änderungen bei kleinhirnlosen Tieren konstanter und deutlicher als bei intakten Hunden auf, wohl weil hier die Versuchsbedingungen weniger hemmend einwirken.

Beim Stehen auf einem Schaukelbrett, das an einer Seite schnell gehoben und gesenkt wird, zeigen die statisch beanspruchten Pfoten intakter und kleinhirnloser Hunde lebhafte *labyrinthäre Drehreaktionen*. Dagegen bedingt eine Drehung bei Rücken- und Seitenlage der Tiere deutliche Stellungs- und Stütztonusänderungen der vier Pfoten nur bei den kleinhirnlosen Tieren (siehe Kapitel IX). Also auch die labyrinthären Extremitätenreaktionen auf Drehung werden bei kleinhirnlosen Hunden weniger durch die Versuchsbedingungen gehemmt als bei intakten.

Die Labyrinthreflexe treten bei kleinhirnlosen Tieren zur Erhaltung des Gleichgewichtes in *zweckmäßiger* Weise auf. Labyrinthlose Hunde sind im Wasser desorientiert und ertrinken (Ewald, Thomas), dagegen vermögen sich kleinhirnlose Hunde durch Schwimmen zu retten (Luciani, Thomas u. a.).

Magnus hat bereits darauf hingewiesen, daß die Körperstellreflexe auf den Körper, die durch asymmetrische Reizung der Körperoberfläche ausgelöst werden, beim Schwimmen nicht in Wirkung treten können, und daß also das Schwimmen kleinhirnloser Tiere als ein Beweis für das vorzügliche Funktionieren der Labyrinthreflexe anzusehen ist.

Kleinhirnlose Tauben können gut fliegen (Lange), labyrinthlose dagegen gar nicht.

Läßt man ein labyrinthloses Tier mit Kopfkappe aus der Luft in Rückenlage fallen, so fällt es wie eine tote Masse herunter und schlägt mit Hinterhaupt und Rücken auf dem Boden auf. Ein kleinhirnloses Tier dreht sich dagegen beim

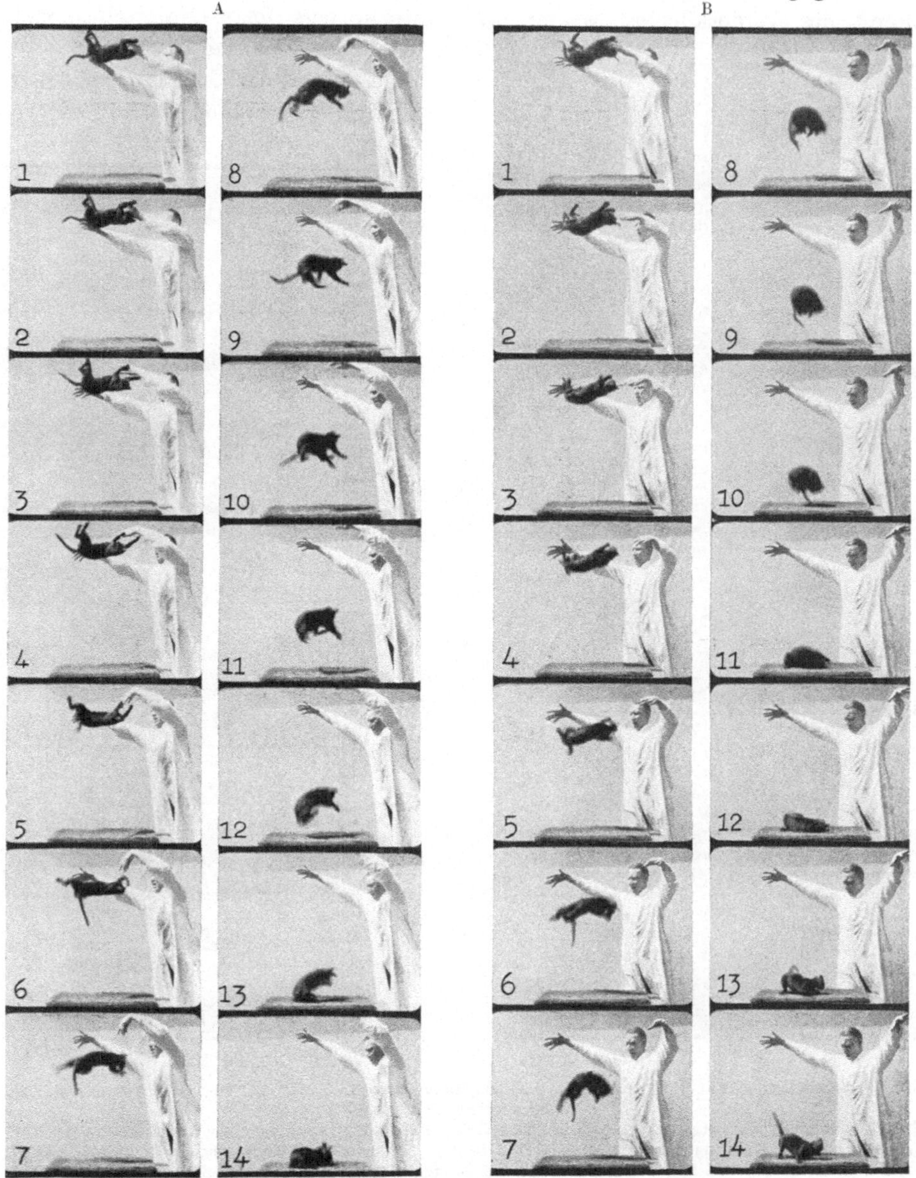

Abb. 234. A. Kleinhirnlose Katze Pierrette in Rückenlage in der Luft (1) wird fallen gelassen (2). Infolge der Labyrinthstellreflexe dreht der Kopf sich in Normalstellung (4—5); eine Drehung zuerst des Vorder- (6), dann des Hinterkörpers (7—8) schließen sich an (Halsstellreflexe), sodaß das Tier in Bauchlage weiter fällt. Dabei strecken sich die Pfoten infolge der Sprungbereitschaft (9—10), schließlich kommt es in Bauchlage auf dem Boden an. B. Dieselbe Katze mit einer Kopfkappe vor den Augen aus Rückenlage fallend. Auch jetzt drehen sich zuerst Kopf (6), dann Vorder- und Hinterkörper (7) in Bauchlage, sodaß sie in dieser Lage auf dem Boden ankommt.

Fall in der Luft um und kommt in Bauchlage, auf seinen vier Pfoten, auf dem Boden an (Abb. 234).

Die kinematographische Aufnahme zeigt, wie sich erst der Kopf in Normalstellung dreht (Labyrinthstellreflexe) und dann eine Drehung des Rumpfes, zuerst des Vorderkörpers, später des Hinterkörpers folgt (Halsstellreflexe). Während des weiteren Falles ist eine durch die Sprungbereitschaft bedingte Streckung der Pfoten zu

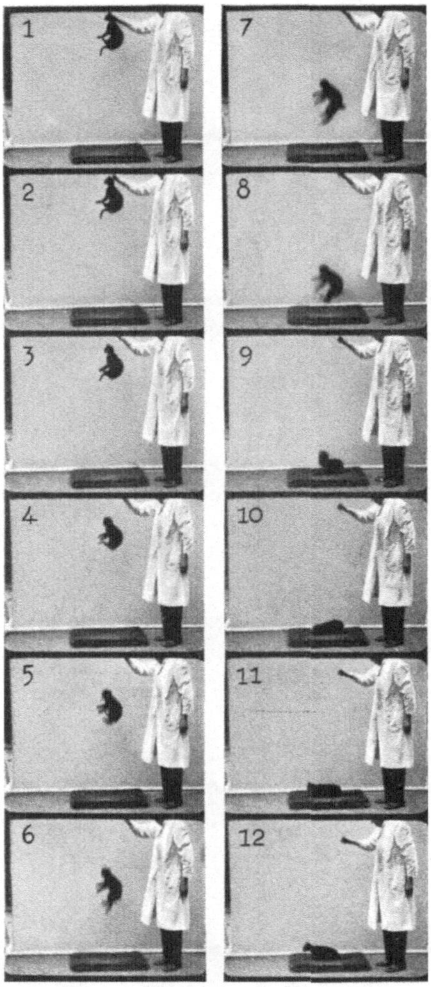

Abb. 235.

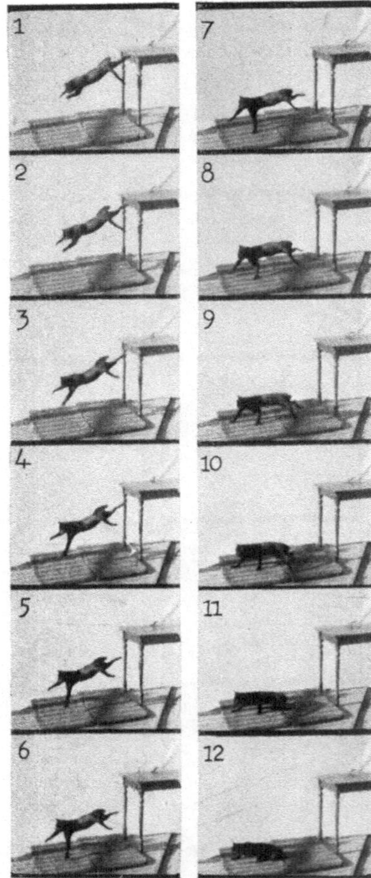

Abb. 236.

Abb. 235. Kleinhirnlose Katze Pierrette beim Fall aus Hängelage, Kopf oben (1). Das Tier kommt mit den Pfoten auf dem Boden an.

Abb. 236. Kleinhirnlose Katze Carolus, Zeitlupenaufnahme, während eines Sprunges von einem Tisch. Das Tier springt in schräger Richtung herunter (1), streckt stark die Vorderpfoten (2—4, Sprungbereitschaft), hält den Kopf zum Rumpf gehoben (Labyrinthstellreflexe und Liftreaktion) und landet schließlich richtig auf seinen Pfoten (9). Danach wird der Kopf ventralflektiert, und die Pfoten werden gebeugt (Liftreaktion durch Aufhören der Liftbewegung).

beobachten. Schließlich gelangt das Tier mit allen vier Pfoten auf den Boden, indem die vier Pfoten entweder gleichzeitig oder bald die Vorder-, bald die Hinterpfoten zuerst auf dem Boden anlangen.

Bei kleinhirnlosen Tieren tritt das Umdrehen in der Luft auch bei verschlossenen Augen prompt auf, so daß sie nicht wie labyrinthlose Tiere in Rücken- sondern in Bauchlage auf den Boden gelangen. Ebenso fallen kleinhirnlose Tiere aus Hängelage, Kopf oben (Abb. 235), mit und ohne Kopfkappe, auf ihre Pfoten, während labyrinthlose Tiere in Rückenlage mit Rücken und Kopf hart aufschlagen.

Wenn die Augen der Tiere mit einer Kopfkappe verschlossen werden, ist das Auftreten der verschiedenen Reaktionen während des Falles mehr oder weniger gestört, und zwar nicht nur bei kleinhirnlosen, sondern auch bei intakten Tieren. Auch auf andere Reaktionen wirkt ein Verschluß der Augen oft stark hemmend. Außerdem versuchen Katzen fast stets, während des Falles die Kopfkappe abzureißen, indem sie die Krallen in die Kopfkappe schlagen (Abb. 234 B, 8—9) und sich mit Kopf und Körper hin- und herwälzen, um den Kopf aus der Kopfkappe zu ziehen.

Auch beim Fallen aus Hängelage, Kopf unten, und beim Herunterspringen, z. B. von einem Tisch, unterscheiden sich kleinhirnlose Tiere deutlich von labyrinthlosen Tieren. Kleinhirnlose Katzen kommen beim Herunterspringen (bis aus $1^3/_4$ m Höhe) richtig auf ihren Pfoten an (Abb. 236) mit der Schwerpunktslinie innerhalb der Stützfläche. Auch der kleinhirnlose Hund Piccolino sprang manchmal von einem Stuhl herab und kam richtig auf seine Pfoten zu stehen; die anderen Hunde weigerten sich zu springen.

Auch mit verschlossenen Augen kommen kleinhirnlose Katzen, sowohl beim Herunterspringen wie beim Fallen aus Hängelage, Kopf unten, auf ihren Pfoten an im Gegensatz zu labyrinthlosen Tieren, die im allgemeinen das Herunterspringen von Stuhl und Tisch mit offenen Augen wieder lernen, aber mit verschlossenen Augen beim Fall aus Hängelage, Kopf unten, oder Herabspringen stets zuerst mit dem Kopf auf dem Boden ankommen, hart aufschlagen und vornüberpurzeln.

Stellt man ein labyrinthloses Tier auf ein Schaukelbrett und hebt das Brett schnell an einer der Seiten, so schlägt das Tier auf schnelle Hebung des Kopfendes einen Purzelbaum hintenüber, auf schnelle Hebung des Schwanzendes vornüber, wobei Kopf und Schultern hörbar aufschlagen, während es auf schnelle Hebung der rechten Seite sofort in rechte Seitenlage geschleudert wird und über den Rücken vom Brett rollt. Das kleinhirnlose Tier ist dagegen imstande, sein Gleichgewicht in Stehstellung und Bauchlage aufrecht zu erhalten.

Natürlich wird durch besonders brüske und schnelle Hebung auch bei kleinhirnlosen, ebenso wie bei intakten Tieren das Gleichgewicht gestört. Bei schneller ausgiebiger Hebung an der rechten Seite gehen kleinhirnlose, ebenso wie intakte Tiere aber in rechte Seitenlage.

Nach Bogumil Langes Beobachtungen können Tauben mit größtenteils zerstörtem Kleinhirn nicht nur gut fliegen, sondern sind auch imstande, ihren Flug zu hemmen und sich auf einer Stange niederzulassen. Ferner gehen die Tiere nach Art eines Seiltänzers auf einer Stange entlang, stehen auf einem Bein und halten geschickt das Gleichgewicht, wenn man sie auf dem Finger hält und durch Bewegungen zum Fallen zu bringen versucht. Wenn die Labyrinthreflexe nicht in erforderlicher Weise funktionsfähig wären, würden die Tiere zu diesen komplizierten Stellungen und Bewegungen gewiß nicht imstande sein. Die Labyrinthreflexe sind also bei kleinhirnlosen Tieren nicht nur vorhanden, sondern treten besonders lebhaft und in zweckmäßiger Weise auf, womit natürlich nicht gesagt ist, daß ihr Auftreten ganz normal ist und daß kleinhirnlose Tiere, beim Fallen, Herunterspringen und Stehen auf dem Schaukelbrett überhaupt keine Störungen zeigen.

Während intakte Katzen fast vertikal von einem Tisch herunterspringen und dicht neben dem Tisch ankommen, springen kleinhirnlose Katzen schräg. Sie springen zu rücksichtslos und mit einem zu großen Sprung, so daß sie weit ab vom Tisch auf dem Boden landen, manchmal an dort stehende Gegenstände anstoßen und meistens geräuschvoll mit dem Hinterkörper auf dem Boden aufschlagen. Ob dieses Aufschlagen vielleicht durch den fehlenden Strecktonus an den Hinterpfoten bei hintenübergehaltenem Kopf, oder durch eine zu brüske Beugung der Hinterpfoten am Ende der Abwärtsbewegung, oder durch ein verspätetes Auftreten der Stützreaktionen bedingt ist, läßt sich schwer sagen. In diesem Zusammenhang sei die Beobachtung an der rechtsseitig kleinhirnlosen Katze Joséphine erwähnt, die beim Landen nach einem Sprung von einem Tisch mit der rechten Hinterpfote mehr einknickt als mit der linken, so daß es manchmal zu einem Umfallen des Hinterkörpers nach der rechten Seite kommt, meistens kann das Tier aber ein Umfallen vermeiden. Die Katze sprang zweimal und der kleinhirnlose Affe Corrie einmal aus 7 m Höhe zum Fenster hinaus auf einen Steinboden; leider wurde nicht beobachtet, wie die Tiere auf dem Boden anlangten. Unten angekommen liefen sie sofort weg und zeigten keinerlei Störungen nach dem Sprung. Auch beim Fall aus Rückenlage dreht sich die halbseitig kleinhirnlose Katze Joséphine gut in der Luft herum und kommt auf ihren Pfoten unten an.

Kleinhirnlose Tiere machen, z. B. im Begriff zu fliehen, auch horizontale Sprünge und kommen dann gut nieder, aber niemals ist bei ihnen, auch nicht bei dem Affen Corrie, ein Springen von einem Gegenstand auf einen anderen, vom Tisch auf einen Stuhl, von einem Käfig zu einem anderen, beobachtet worden. Ebensowenig springen sie jemals über einen Gegenstand weg auf irgendeinen anderen, nie z. B. vom Boden auf einen Stuhl, was labyrinthlose Tiere wieder erlernen können.

Ein anderer Unterschied zwischen doppelseitig labyrinthektomierten und total kleinhirnexstirpierten Tieren besteht darin, daß labyrinthlose Tiere ziemlich gut das Treppensteigen wieder erlernen, kleinhirnlose dagegen nur sehr mangelhaft. Ferner benehmen sie sich auf der Drehscheibe ganz verschieden; beim Stehen zeigen sie eine ganz verschiedene Muskeltonusverteilung; die labyrinthlosen Tiere zeigen nicht die „unbeherrschten“ Bewegungen der Kleinhirnlosen usw.

Die noch immer sehr verbreitete Theorie, daß das Kleinhirn der Zentralapparat für die Labyrinthe sei, beruht hauptsächlich auf der angeblichen Übereinstimmung der Erscheinungen nach einseitiger Kleinhirnläsion, besonders nach halbseitiger Exstirpation oder einseitiger Durchschneidung der Kleinhirnstiele, mit jenen nach einseitiger Labyrinthexstirpation. Nach Hemiexstirpation des Kleinhirns zeigen die Tiere manchmal in den ersten Tagen Rollbewegungen, Deviation der Augen und Augennystagmus. Bereits Pourfour du Petit beschrieb im Jahre 1766 Zwangsbewegungen nach Kleinhirnläsionen. Magendie (1825) beobachtete Rollbewegungen und Augendeviationen nach einseitiger Durchschneidung der Kleinhirnstiele, besonders wenn diese dicht an ihrer Ursprungsstelle am Hirnstamm durchtrennt wurden. Flourens wies als erster auf die Ähnlichkeit dieser Erscheinungen mit denen nach Bogengangsverletzungen hin und deutete die Symptome nach Bogengangsverletzungen als Kleinhirnerscheinungen. Aus demselben Grunde nahmen auch Luciani und viele andere Autoren an, daß die Labyrinthe ihren Einfluß über das Kleinhirn ausüben.

Einige meiner Tiere zeigten im Anschluß an halbseitige Kleinhirnexstirpation ebenfalls Rollbewegungen um die Längsachse[1], Augendeviationen, und Nystagmus ganz genau so wie nach Exstirpation des homolateralen Labyrinthes. *Immerhin waren nicht alle Symptome nach halbseitiger Kleinhirnexstirpation analog denen nach einseitiger Labyrinthexstirpation.* Erstens verhält sich die Muskeltonusverteilung nach beiden Operationen verschieden. Legt man ein halbseitig kleinhirnloses Tier auf den Rücken, den Kopf symmetrisch zum Rumpf fixiert, dann hält es die der Exstirpation homolateralen Pfoten gestreckt, die kontralateralen Pfoten mehr oder weniger gebeugt, wobei die homolateralen Pfoten beim Umfassen und passiven Beugen mehr Widerstand bieten. Nach einseitiger Labyrinthektomie halten dagegen die Tiere bei gleicher Versuchsanordnung (also bei Rückenlage mit symmetrisch zum Rumpf fixiertem Kopf) alle vier Pfoten gebeugt und zeigen nach Angabe mancher Autoren sogar an den homolateralen Pfoten den geringeren Strecktonus.

Ein zweiter Unterschied ergibt sich bei der Prüfung der Labyrinthstellreflexe. Hält man ein rechtsseitig labyrinthektomiertes Tier, mit verschlossenen Augen, in rechter Seitenlage in der Luft, dann hält es den Kopf, auch noch lange Zeit nach der Labyrinthexstirpation, nicht in Normalstellung, sondern infolge der gestörten Labyrinthstellreflexe in Seitenlage. Hält man nach einigen Tagen nach der halbseitigen Kleinhirnexstirpation die Tiere mit verschlossenen Augen in der Luft, dann richten sie bei beiden Seitenlagen den Kopf auf und halten ihn in Normalstellung.

Auch bei Hängelage in der Luft, Kopf unten, die Augen verschlossen, zeigen die Tiere nach beiden Operationen ein sehr verschiedenes Verhalten. Das einseitig labyrinthlose Tier hält den Kopf mit dem Schädeldach dauernd nach der ope-

[1] Die Richtung der Rollbewegungen nach halbseitiger Kleinhirnexstirpation ist eine alte Streitfrage. Einige Autoren schreiben „von der gesunden Seite nach der kranken", andere geben an „von der kranken Seite nach der gesunden". Diese Angaben sind, ebenso wie die Angaben über Rollbewegungen nach rechts und links unzweckmäßig, da jedes rollende Tier von der linken Seite auf die rechte und von der rechten Seite wieder auf die linke rollt, also bei beiden Drehrichtungen sowohl von der gesunden auf die kranke, wie von der kranken auf die gesunde Seite usw. übergeht. Von Bedeutung ist vor allem nach Verfassers Beobachtung die Ausgangslage, die Ruhelage der Tiere. Von drei rechtsseitig kleinhirnlosen Tieren lagen zwei mit dem Rumpf auf der rechten Seite, ein drittes aber auf der linken Seite. Die ersten zwei Tiere ertrugen die linke Seitenlage nicht; auf die linke Seite gelegt gingen sie sofort in Bauchlage und dann in rechte Seitenlage, den Kopf mit dem Schädeldach halb nach unten gedreht. Das dritte Tier ertrug die rechte Seitenlage nicht; auf die rechte Seite gelegt, drehte es den Kopf mit dem Schädeldach ganz nach unten in Rückenlage, dann machte das Tier Strampelbewegungen, der Kopf drehte weiter, der Rumpf folgte und drehte über den Rücken auf die linke Seite. Das Tier blieb dann mit dem Rumpf in linker Seitenlage, den Kopf platt mit dem Unterkiefer auf dem Boden, die Längsachsen von Schnauze und Hals fast senkrecht auf der Längsachse des Rumpfes. Ein viertes Tier, bei dem auch die rechte Kleinhirnhälfte exstirpiert war, konnte merkwürdigerweise in den ersten 2 Tagen nicht die rechte, in den folgenden Tagen nicht die linke Seitenlage ertragen. Obwohl bei allen Tieren die rechte Kleinhirnhälfte entfernt war, so war die Ausgangslage der Rollbewegungen bei den verschiedenen Tieren nicht die gleiche. Nichtsdestoweniger war die Aufeinanderfolge dagegen wohl bei allen dieselbe, nämlich: Bauchlage — rechte Seitenlage — Rückenlage — linke Seitenlage usw. Die Drehrichtung der Rollbewegungen war also bei allen dieselbe trotz verschiedener Ausgangslage (Über die Ursache der verschiedenen Ausgangslagen, siehe Kapitel XVIII), und war die gleiche, wie sie nach Exstirpation des rechten Labyrinthes beobachtet wird.

rierten Seite hin gedreht (Grunddrehung), während das halbseitig kleinhirnlose Tier schon einige Wochen nach der Exstirpation den Kopf ganz oder fast symmetrisch zum Rumpf fixiert hält. Nach einseitiger Labyrinthektomie treten also Symptome auf, welche nach halbseitiger Kleinhirnexstirpation fehlen, und umgekehrt ist auch letztere von Störungen, wie unter anderem der Hypermetrie der Bewegungen der homolateralen Pfoten begleitet, welche nicht nach Labyrinthektomie beobachtet werden. Ebenso wie nach doppelseitiger Labyrinthektomie und vollständiger Kleinhirnexstirpation sind auch die Krankheitsbilder nach einseitiger Labyrinthektomie und halbseitiger Kleinhirnexstirpation ganz verschieden.

Die halbseitige Exstirpation des Kleinhirns wird manchmal, jedoch *nicht konstant* von Labyrinthsymptomen gefolgt. Nach zwei halbseitigen Kleinhirnexstirpationen (Hund Peter und Katze Joséphine) konnte ich weder Rollbewegungen, Augendeviationen noch Nystagmus beobachten, die ja auch nach totaler Exstirpation fast stets zu fehlen pflegen.

Schon Risien Russell (264) und Munk (214) gaben an, daß beim Affen (*Macacus rhesus*) und Hunde Strabismus und Augennystagmus nach Totalexstirpation des Kleinhirns fehlen und nur bei Versuchen auftreten, die durch Blutungen, Nebenverletzungen oder Entzündungen beeinträchtigt werden. Dusser de Barenne hat mehrmals sowohl halbseitige wie totale Kleinhirnexstirpationen bei Hunden und Katzen ausgeführt, ohne auch nur eine Spur von Augenabweichung und Augennystagmus beobachtet zu haben. Wodurch die manchmal nach Hemiexstirpation auftretenden Labyrinthsymptome erklärt werden müssen, ist vorläufig nicht zu entscheiden, es mag sein, daß die Durchtrennung der vom Kleinhirn zu den Vestibulariskernen gehenden Fasern und der dadurch bedingte Fortfall von Reizen das gleichseitige Vestibularissystem vorübergehend einmal unwirksam machen, ein anderes Mal nicht, oder aber ob die vorübergehende Unwirksamkeit der Vestibulariskerne durch die veränderte Blutzirkulation, durch Druck von Blutgerinnseln, Austrocknen u. a. schädliche Einflüsse während der Operation, oder durch leichte Läsionen, geringe Hämorrhagien in und um die Vestibulariskerne bedingt wird, ist schwer zu sagen. Wahrscheinlich werden mehrere dieser Faktoren eine Rolle spielen. Jedenfalls ist so viel sicher, daß die Labyrinthsymptome nur fehlen, wenn die Hemiexstirpation sehr vorsichtig und ohne starke Blutungen und vieles Herumtupfen ausgeführt wird.

Wenn das Kleinhirn der Zentralapparat der Labyrinthreflexe wäre, so müßte die Labyrinthexstirpation bei kleinhirnlosen Tieren keine Labyrinthsymptome mehr bedingen. Magnus u. de Kleyn haben aber gezeigt, daß einseitige Labyrinthektomie beim kleinhirnlosen Tier dieselben Symptome wie beim intakten: Kopfdrehung und Kopfwendung, Rollen, Augendeviation, Nystagmus und Tonusabnahme der Extremitätenmuskeln auf der Seite der Labyrinthexstirpation auszulösen vermag. Gleichfalls haben sie die Bechterewkompensation nach Exstirpation des zweiten Labyrinthes mit großer Deutlichkeit nachweisen können; dieser letzte Befund wurde neuerdings von Spiegel bestätigt. Umgekehrt hat auch die Kleinhirnexstirpation bei labyrinthlosen Tieren gleiche Störungen wie bei intakten zur Folge. Bei der Katze Peggy, der de Kleyn beide Labyrinthe entfernt hatte, habe ich, nachdem das Tier sich soweit wieder erholt hatte, daß es ziemlich normal umherlief und aus seinem Käfig (d. h. aus einer Höhe von 1 m) gut auf den Boden sprang, 3 Wochen später das Kleinhirn exstirpiert. Danach zeigte das Tier eine viel stärkere „zerebellare Ataxie“ als die ausschließlich kleinhirnlosen Katzen, die auch nicht durch Verschluß der Augen verringert wird. Es schlägt beim Versuch zu kriechen, sich aufzurichten, oder zu fressen stets so stark mit dem Kopf auf den Boden, daß die ganze Schnauze wund wird. Im ersten Monat ist das Tier so hilflos, daß ihm das Futter ins Maul gesteckt werden muß. Später gelingt das Fressen nur bei seitlicher Unterstützung des Tieres, aber auch dann nur mit übermäßigen Kopfbewegungen und fortwährendem Fehlgreifen. Das Trinken gelingt ganz und gar nicht ohne Hilfe, ebensowenig das Laufen. Beim Kriechen rollt es stets von der einen Seite über den Bauch auf die andere, wobei der Kopf hart auf dem Boden aufschlägt.

Übereinstimmende Beobachtungen machte Bogumil Lange bei Tauben. Auch er sah, daß sowohl die Labyrinthexstirpation bei kleinhirnlosen, wie die Kleinhirnexstirpation bei labyrinthlosen Tauben nicht nur die für diese Exstirpationen typischen Folgeerscheinungen auslöst, sondern auch daß die Symptome nach Kleinhirnexstirpation bei labyrinthlosen Tauben heftiger sind und weniger Neigung zum Rückgang zeigen als nach Kleinhirnexstirpation bei intakten Tieren.

Alle diese Beobachtungen sprechen also dagegen, daß das Kleinhirn der Zentralapparat der Labyrinthreflexe ist.

Zusammenfassend ergeben die Untersuchungen über das Verhalten der Labyrinthreflexe bei total und halbseitig kleinhirnlosen Tieren:

1. daß bei vollständig kleinhirnlosen Tieren alle Labyrinthreflexe, auch diejenigen, welche Gleichgewichtsreaktionen darstellen, vorhanden sind, und lebhaft sowie zweckmäßig auftreten;

2. daß die Krankheitssymptome nach halbseitiger und vollständiger Kleinhirnexstirpation sich in vielen Punkten scharf von denen nach ein- und doppelseitiger Labyrinthektomie unterscheiden;

3. daß nach halbseitiger und vollständiger Kleinhirnexstirpation Labyrinthsymptome wie Augendeviationen, Augennystagmus und Rollbewegungen ganz fehlen können;

4. daß ein- und doppelseitige Labyrinthexstirpation auch bei kleinhirnlosen Tieren Labyrinthsymptome auslösen, und daß andererseits die Kleinhirnexstirpation bei labyrinthlosen Tieren typische, sogar sehr heftige zerebellare Störungen bedingt.

C. Die Aufzieh- und Aufstemmreaktionen der Vorderpfoten.

Gleitet eine Katze beim Laufen auf einer Dachrinne mit den Hinterpfoten aus, so daß der Hinterkörper herunterfällt, dann hält sie sich mit den Krallen fest, zieht den Hinterkörper mit den Vorderpfoten empor, bis der Schwerpunkt des Rumpfes oberhalb der Stützfläche der Vorderpfoten liegt und setzt dann die Hinterpfoten dicht neben die Vorderpfoten auf die Dachrinne. Das Tier stellt also das Gleichgewicht durch einen komplizierten Reaktionskomplex wieder her. In gleicher Weise vermögen auch kleinhirnlose Katzen, mit und ohne Kopfkappe, wenn sie z. B. mit den Vorderpfoten an einem Tischrande hängen, das Gleichgewicht wieder herzustellen (Abb. 237).

Auch großhirnlose Katzen ziehen unter gleichen Umständen den Rumpf empor, setzen aber infolge Fehlens der Stehbereitschaft die Hinterpfoten nicht auf die Unterlage. Das Aufziehen des Rumpfes kommt also rein reflektorisch zustande. Es erhebt sich nun die Frage, wodurch die Aufziehreaktion ausgelöst wird. Hebt man einen großhirnlosen Hund an den Vorderpfoten empor, so wird der Rumpf ebenfalls durch Beugung der Vorderpfoten in Schulter- und Ellenbogengelenken emporgezogen (Abb. 238, Nr. 2). Bei der passiven Hebung des Tieres vom Boden werden die Nachhintenbeweger der Oberarme und die Beuger der Ellenbogengelenke mehr und mehr gedehnt (Abb. 238, Nr. 1), so daß die Aufziehreaktion möglicherweise durch myotatische Reflexe, durch Dehnungsreflexe dieser Muskeln, zustande kommt.

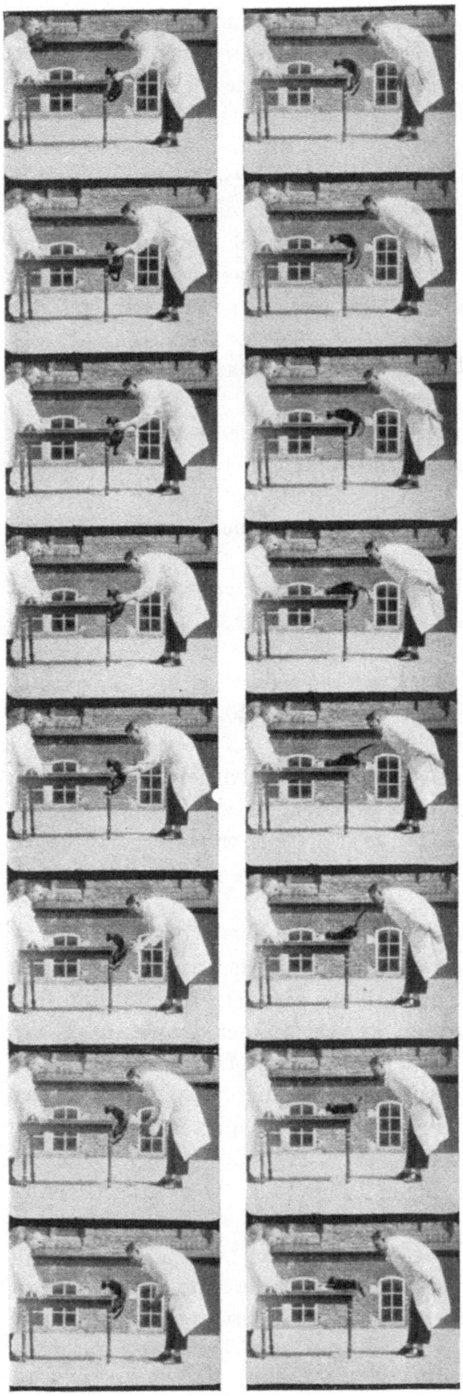

Diese Hypothese wird durch folgende Beobachtung in ihrer Richtigkeit bestätigt. Umfaßt man die Vorderpfoten und hält sie während der Hebung nach hinten gerichtet, so werden dabei die Schulter- und Ellenbogengelenke passiv mehr gebeugt, die Nachvornbeweger der Oberarme und die Ellenbogenstrecker mehr gedehnt (Abb. 239, Nr. 4). Auch jetzt bewegt das Tier, sobald die Hinterpfoten den Boden verlassen, den Rumpf empor; diese Bewegung findet aber nun nicht durch Beugung, sondern im Einklang mit der Dehnung der Streckmuskeln durch Streckung der Schulter- und Ellenbogengelenke statt (Aufstemmreaktion, Abb. 239, Nr. 5). Aufstemmreaktionen der Vorderpfoten zeigen intakte, kleinhirn- und großhirnlose Hunde.

Es ist jedoch auffallend, daß die aktive Anspannung der Schulter- und Ellenbogengelenkmuskeln nicht sofort bei passiver Streckung bzw. Beugung dieser Gelenke auftritt, sondern erst dann, wenn der Kontakt der Hinterpfoten mit der Unterlage aufgehoben wird. Es sieht also so aus, als ob die statische Beanspruchung der Hinterpfoten die Dehnungsreflexe der Vorderpfotenmuskeln hemmt. Dem-

Abb. 237. Kleinhirnlose Katze Pierrette. Das Tier hängt mit den Vorderpfoten an einem Tischrande (1.), zieht, wenn es losgelassen wird (2.) mit den Vorderpfoten den Vorderkörper auf den Tisch (4.—11.) und setzt dann erst die rechte (12.) und darauf auch die linke Hinterpfote (13. u. 14.) auf den Tisch.

entsprechend läßt die Anspannung der Schulter- und Ellenbogengelenkbeuger (Abb. 239, Nr. 3) bzw. Strecker (Abb. 239, Nr. 6) nach, wenn die Hinterpfotensohlen der in der Luft hängenden Tiere mit zwei Fingern statisch beansprucht oder berührt werden.

Wie die weitere Beobachtung ergibt, sind auch noch andere Faktoren an diesen Reaktionen beteiligt. Hebt man ein Tier an den Vorderpfoten vom Boden, so wird der Hinterkörper, sobald die Hinterpfoten die Unterlage verlassen haben, durch die Schwerkraft ventralwärts bewegt (Abb. 238); wird dieser Bewegung entgegengewirkt, so bleibt das Aufziehen des Rumpfes aus (Abb. 240).

Die Aufziehreaktion tritt aber sofort auf, wenn der Hinterkörper losgelassen oder langsam ventralbewegt wird. Dabei wird der Kopf passiv hintenübergedreht, wodurch Labyrinthstellreflexe und labyrinthäre Reaktionen infolge Drehung um die bitemporale Achse ausgelöst werden, die den Kopf zum Rumpf ventralwärts

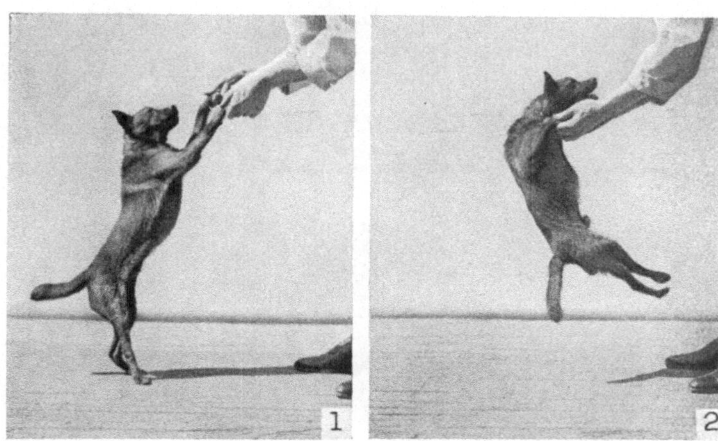

Abb. 238. Thalamushund Fuchs. 1. Tier an den Vorderpfoten emporgezogen, wobei Schulter- und Ellenbogengelenke passiv gestreckt, die Nachhintenbeweger der Oberarme und die Beuger der Ellenbogengelenke also stets mehr gedehnt werden. 2. Sobald die Hinterpfoten den Boden verlassen, wird der Rumpf durch Beugung der Vorderpfoten in den Schulter- und Ellenbogengelenken emporgezogen.

bewegen (Abb. 238 und 240). Diese Stellungsänderung des Kopfes zum Rumpf bedingt bekanntlich wiederum tonische Halsreflexe. Außerdem wird der Kopf in die Minimumstellung der tonischen Labyrinthreflexe zurückgeführt.

Da entsprechend mit der Wirkung der tonischen Halsreflexe die Vorderpfoten zugleich mit der Ventralflexion des Kopfes in Beugestellung angezogen werden, so ist es wahrscheinlich, daß sich auch diese Reflexe an der Aufziehreaktion beteiligen. Diese Annahme wird durch die zwei folgenden Beobachtungen bestätigt. Erstens läßt die Beugung der Schulter- und Ellenbogengelenke sofort nach, wenn der Kopf passiv dorsalwärts bewegt wird (Abb. 241), und zweitens bleibt die Aufziehreaktion bei labyrinthlosen Hunden mit verschlossenen Augen, da sie den Kopf nicht in Ventralflexion aufrichten, aus (Abb. 242, Nr. 2). Dagegen tritt die Beugung von Schulter- und Ellenbogengelenken auch bei den labyrinthlosen Hunden sofort auf, wenn der Kopf passiv ventralflektiert wird (Abb. 242, Nr. 3), und ebenfalls wenn der Kopf nach Entfernung der Kopfkappe sich durch optische Stellreflexe aktiv aufrichtet. Die Stellung des Kopfes zum Rumpf spielt also gewiß eine Rolle beim Auftreten der Aufziehreaktion. Die Stellungsänderungen der Vorderpfotengelenke stehen dabei im Einklang mit den von MAGNUS u. DE KLEYN beim decerebrierten Tier auf Ventralflexion des Kopfes infolge der tonischen Halsreflexe beobachteten Tonusänderungen (Strecktonusab- bzw. Beuge-

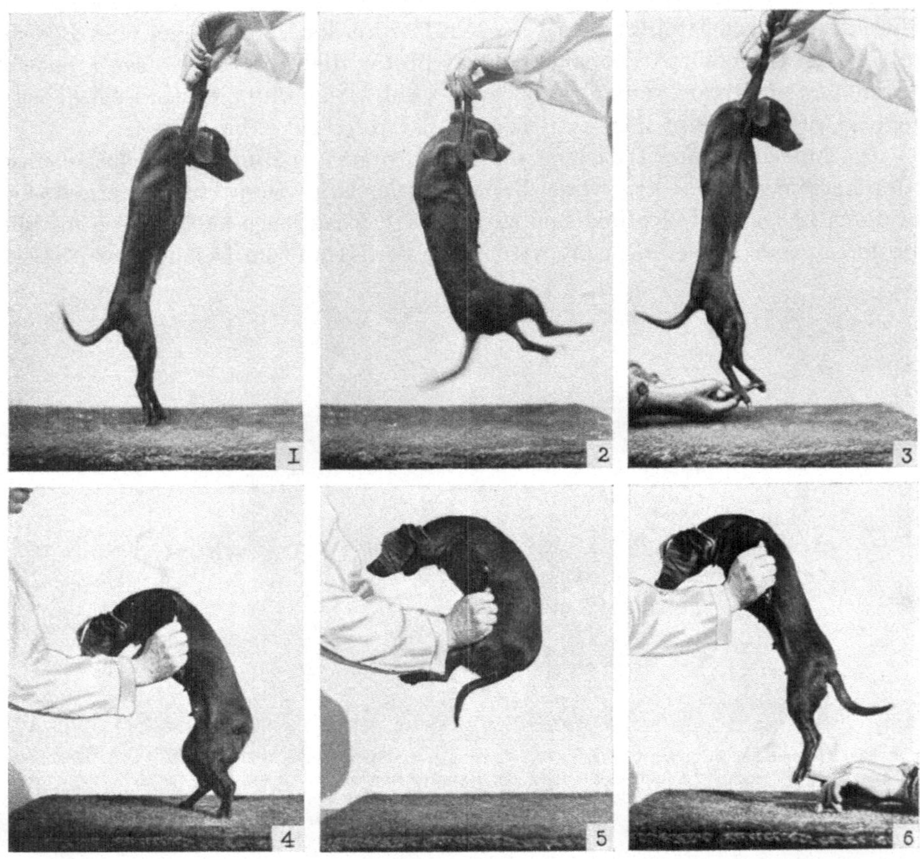

Abb. 239. Aufzieh- (1. bis 3.) und Aufstemmreaktionen (4. bis 6.) beim kleinhirnlosen Hunde Piccolino. 1. Tier an den Vorderpfoten emporgezogen. Schulter- und Ellenbogengelenke passiv maximal gestreckt. 2. Sobald der Kontakt der Hinterpfoten mit der Unterlage aufgehoben wird, Rumpf durch Beugung in den Schulter- und Ellenbogengelenken emporgezogen (Aufziehreaktion). — 3. Auf Berührung der Hinterpfotensohlen mit zwei Fingern läßt die Beugung dieser Gelenke nach, der Rumpf sinkt herab, bis Schulter- und Ellenbogengelenke wieder maximal gestreckt sind. 4. Bei dem auf den Hinterpfoten stehenden Tier Vorderpfoten mit zwei Händen, welche die Vorderarme umfassen, passiv erst nach hinten und dann mehr nach oben bewegt. Durch die Aufwärtsbewegung werden Schulter- und Ellenbogengelenke passiv mehr gebeugt, die Nachvornbeweger der Oberarme und die Ellenbogenstrecker mehr gedehnt. 5. Sobald die Berührung der Hinterpfoten mit der Unterlage unterbrochen wird, Rumpf emporgezogen, jedoch nicht durch Beugung, sondern durch Streckung der Schulter- und Ellenbogengelenke (Aufstemmreaktion). 6. Auf Berührung der Hinterpfotensohlen mit zwei Fingern läßt die Streckung dieser Gelenke nach, und der Rumpf sinkt herunter. Die Reaktionen treten sowohl mit (4. bis 6.) wie ohne (1. bis 3.) Kopfkappe auf. Siehe auch die Abb. 35 u. 36.

tonuszunahme). Auch die Aufstemmreaktion (Streckung der Schulter- und Ellenbogengelenke) wird aber, sowohl bei intakten wie großhirnlosen Hunden von einer Ventralflexion des Kopfes zum Rumpf begleitet und auf passive Hintenüberbewegung des Kopfes läßt sie ebenfalls nach, während sie auch bei labyrinthlosen Hunden mit Kopfkappe ausbleibt. Also auch bei der Aufstemmreaktion spielen die tonischen Halsreflexe eine Rolle, nur bedingt die ventralwärtsgerichtete

Stellungsänderung des Kopfes zum Rumpf dabei nicht eine Beugetonuszunahme, sondern eine Strecktonuszunahme. Wir haben hier also ein Beispiel der SHERRINGTONschen Reflexumkehr, der wahrscheinlich durch den verschiedenen Dehnungszustand bedingten MAGNUSschen Schaltung. Bei der Aufziehreaktion

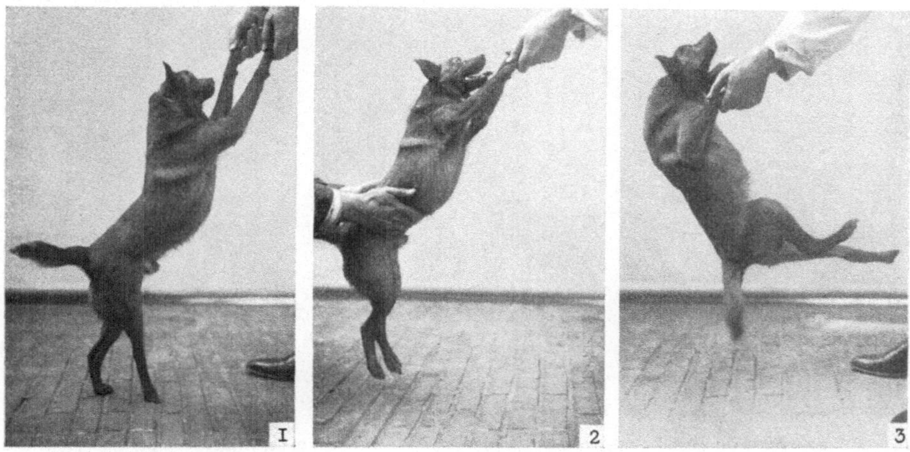

Abb. 240. Thalamushund Fuchs. 1. u. 2. Tier an den Vorderpfoten emporgezogen bis die Hinterpfoten den Boden verlassen. Dabei wird die Ventralbewegung des Rumpfes infolge der Schwerkraft mit zwei Händen verhindert. Unter diesen Umständen keine Beugung der Schulter- und Ellenbogengelenke, Rumpf wird aktiv nicht emporgezogen. 3. Dagegen sofort Beugung der Vorderpfotengelenke und Aufziehen des Rumpfes, wenn der Hinterkörper, losgelassen, sich ventralwärts bewegt. Dabei nicht nur Beugung der Vorderpfotengelenke, sondern auch Kopf und Hals werden zum Rumpf ventralflektiert (siehe auch Abb. 35).

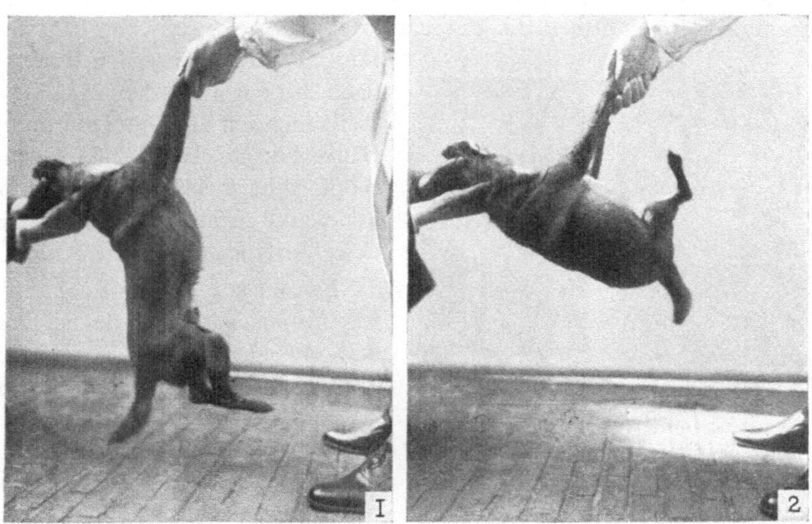

Abb. 241. 1. Nach Auftreten der Aufziehreaktion wird der Kopf passiv zum Rumpf dorsalwärts bewegt. Darauf Nachlassen der Beugung der Schulter- und Ellenbogengelenke und Heruntersinken des Rumpfes. 2. Dies ist auch noch der Fall, wenn durch die Hintenüberbewegung des Kopfes der Hinterkörper mehr ventralwärts bewegt wird.

bedingen die tonischen Halsreflexe infolge Ventralflexion des Kopfes eine Anspannung der passiv gedehnten Beuger, bei der Aufstemmreaktion der passiv gedehnten Strecker der Schulter- und Ellenbogengelenke.

Wie wir sahen, läßt die Aufzieh- und Aufstemmreaktion auf Berührung und statische Beanspruchung der Hinterpfotensohlen nach. Manchmal hat Berührung der Schwanzspitze oder der Sitzfläche mit einer Unterlage den gleichen Erfolg. Dies ist nur bei Tieren mit intaktem Großhirn der Fall; das Nachlassen der Reaktionen unter diesen Umständen ist die Folge einer „bedingten" Großhirnhemmung. Wird aber ein großhirnloses Tier abwärts bewegt, bis zuerst die Hinterpfotensohlen und die Fersen auf eine Unterlage kommen, und dann die Hinterpfoten passiv durch die Unterlage nach vorn bewegt werden, so treten Hinkebeinreaktionen der Hinterpfoten nach hinten auf (Abb. 211), das Tier stellt sich auf die Hinterpfoten und der Hinterkörper läuft rückwärts, der Kopf geht dabei zum Rumpf hintenüber, und dadurch lassen die Aufzieh- bzw. Aufstemmreaktionen nach.

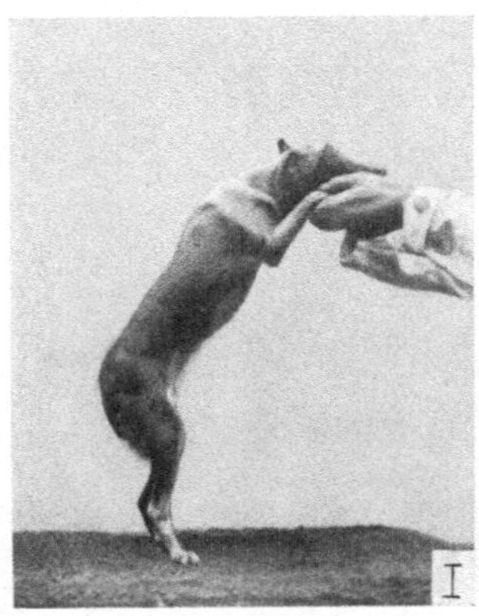

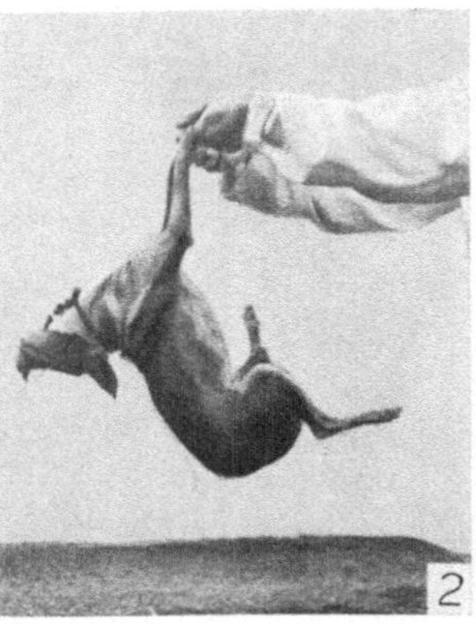

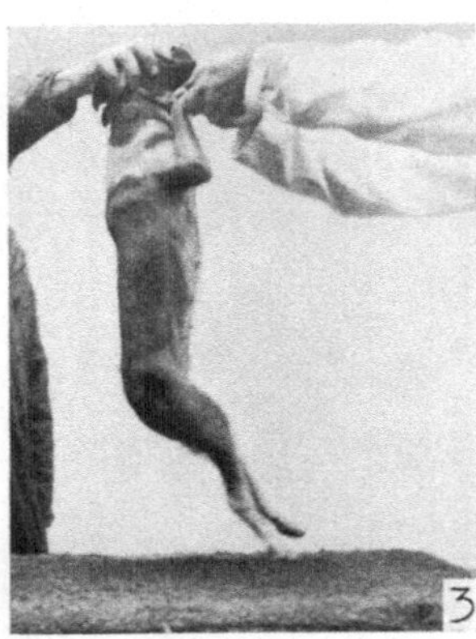

Abb. 242. Labyrinthloser Hund Jenny mit Kopfkappe. 1. Das Tier an den Vorderpfoten emporgezogen. 2. Sobald die Hinterpfoten den Boden verlassen, geht der Hinterkörper infolge Wirkung der Schwerkraft ventralwärts, der Kopf dorsalwärts. Durch das Fehlen der Labyrinthreflexe bleibt der Kopf hintenüber gerichtet, und die Aufziehreaktion bleibt aus. 3. Auf passive Ventralflexion des Kopfes zum Rumpf tritt infolge der tonischen Halsreflexe Beugung von Schulter- und Ellenbogengelenken auf, wobei der Rumpf emporgezogen wird.

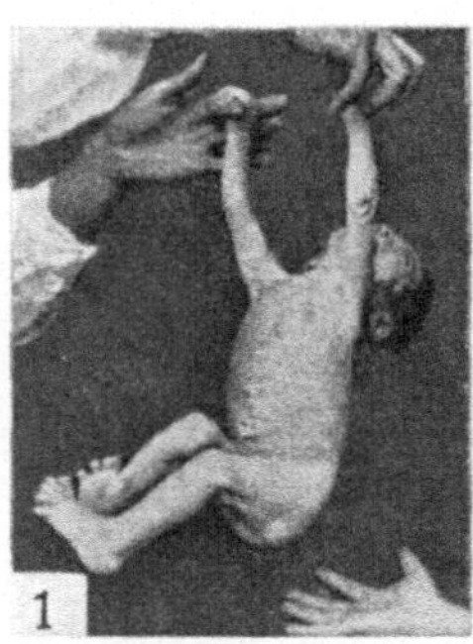

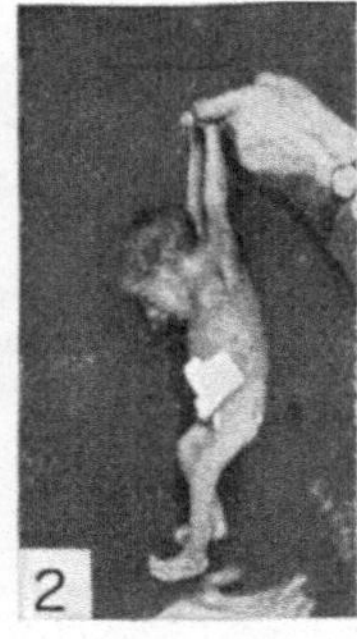

Abb. 243. Beachte das Fehlen der Aufziehreaktion und der Labyrinthstellreflexe. „Tonischer Handreflex bei Neugeborenen." Nach A. PEIPER u. H. ISBERT: Über die Körperstellung des Säuglings. Jb. Kinderheilk. Bd. 115, 160 (1927).

Fassen wir unsere Beobachtungen zusammen, so sehen wir bei intakten Katzen unter gewissen Umständen, d. h. beim Herunterfallen des Hinterkörpers, eine komplizierte Gleichgewichtsreaktion auftreten, an der sich Greifreflex-, Aufzieh- bzw. Aufstemmreaktionen der Vorderpfoten und Stehbereitschaft der Hinterpfoten beteiligen. Die Aufzieh- bzw. Aufstemmreaktion kommt dabei durch Zusammenwirkung der folgenden Faktoren zustande:

1. der Fortfall eines hemmenden Einflusses infolge Aufhebung der Hinterpfotensohlenberührung mit der Unterlage,

2. die Einschaltung der Beuger- bzw. Strecker der Schulter- und Ellenbogengelenke infolge passiver Dehnung,

3. die Ventralflexion von Kopf und Hals infolge Labyrinthreflexe ausgelöst durch die passive Hintenüberbewegung des Tieres durch die Schwerkraft (eventuell auch infolge optischer Stellreflexe),

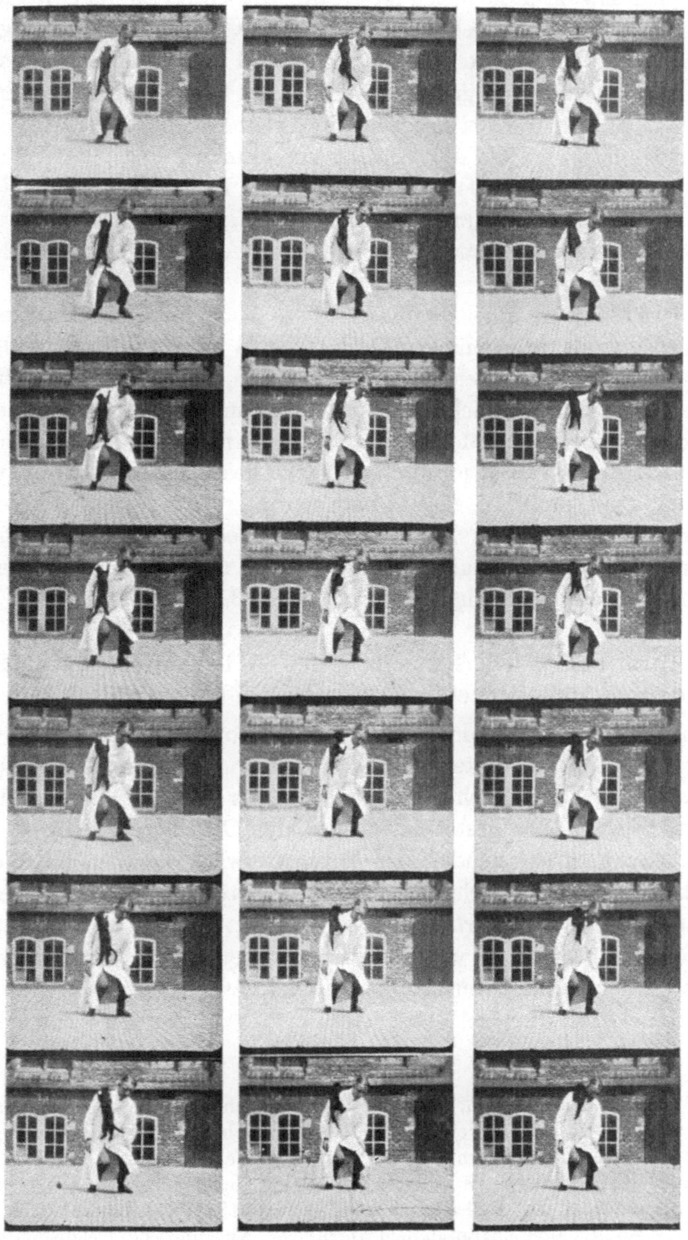

Abb. 244. Kleinhirnlose Katze Pierrette. Das Tier hängt am Operationsrock des Experimentators, klettert sofort am Rock hinauf und setzt sich auf die Schulter des Untersuchers.

4. die Anspannung der eingeschalteten Muskeln infolge der Stellungsänderung des Kopfes zum Rumpf.

Die komplizierte Gleichgewichtsreaktion zeigt sich vollständig bei normalen und ebenso bei kleinhirnlosen Katzen, dagegen tritt sie bei großhirnlosen Katzen infolge Fehlens der Stehbereitschaft unvollständig auf. An den Vorderpfoten hängend ziehen bzw. stemmen sich die großhirnlosen Katen wohl auf, die Hinterpfoten werden aber nicht neben die Vorderpfoten auf die Unterlage gesetzt. Hunden fehlt der Greifreflex. Die Aufzieh- und Aufstemmreaktionen sind bei intakten, kleinhirnlosen und großhirnlosen Tieren vorhanden, fehlen dagegen bei decerebrierten Tieren und bei neugeborenen Hunden, bei labyrinthlosen Tieren treten sie nur auf, wenn die Augen nicht verschlossen sind. Bei neugeborenen Kindern ist nur der Greifreflex (nach PEIPER u. ISBERT: tonischer Handreflex) vorhanden, Aufziehreaktion und Labyrinthstellreflexe fehlen, wie dies sehr schön auf den von PEIPER u. ISBERT veröffentlichten Abbildungen (Abb. 243) zu erkennen ist.

Die Aufziehreaktion spielt wahrscheinlich auch beim Klettern eine Rolle. Hängt eine Thalamuskatze mit den Vorderpfoten an einem Tischrande, so sieht man, daß sie außer der Aufziehbewegung meistens zugleich mit den Hinterpfoten alternierende Bewegungen macht, die als Kletterversuche gedeutet werden können. Auch die gebeugten Vorderpfoten werden dabei meistens alternierend gehoben und wieder mit den Krallen in die Tischplatte geschlagen. Kleinhirnlose Affen können auch, zwar nicht so elegant und schnell wie intakte Tiere, an Stangen und Gittern hinaufklettern (siehe den kleinhirnlosen Affen Corrie), und führen die Kletterbewegungen absolut zweckmäßig und sinngemäß aus. Kleinhirnlose Katzen können ebenfalls noch klettern. (Abb. 237 und 244).

D. Die Erhaltung und Wiederherstellung des Gleichgewichts durch Schunkel-, Stemmbein- und Hinkebeinreaktionen bei kleinhirnlosen Tieren.

Wird ein Tier, das eine oder beide rechten Pfoten vom Boden gehoben hält, nach rechts gestoßen, so treten Schunkelreaktionen auf, die das Gleichgewicht erhalten, bzw. wiederherstellen. Wird dagegen das auf allen Vieren stehende Tier nach rechts gezogen oder gestoßen, so wird das Gleichgewicht durch Auswärtsstemmen (Stemmbeinreaktionen) oder durch Auswärtsversetzen (Hinkebeinreaktionen nach außen), also durch eine *Abductionsbewegung* aufrechterhalten. Gleitet dagegen eine Pfote lateralwärts aus, so verhindert das Tier das Umfallen durch schnelle Hebung, *Adduction* und Nachinnenversetzen der ausgleitenden Pfote (Hinkebeinreaktionen nach innen). Das Gleichgewicht kann also je nach den Umständen entweder durch Ab- oder Adductionsbewegungen wieder hergestellt werden[1].

[1] Nach THOMAS und INGVAR wird ein Fallen nach der rechten Seite, außer durch Rotation der Wirbelsäule und Neigung des Kopfes nach der anderen, linken Seite durch Hebung und Adduction der rechten Pfoten verhindert. Nach halbseitiger Kleinhirnexstirpation fehlt ihrer Meinung nach die Adductionsreaktion der der Exstirpation homolateralen Extremitäten, wodurch ein Fallen nach der Exstirpationsseite begünstigt wird. Nach INGVAR sind die Adductionszentren in dem lateralsten Abschnitt des gleichseitigen Lobulus ansiformis, die Abductionszentren im medialen Teil der Crura lobuli ansiformis gelegen, und er behauptet, daß Läsionen in den lateralen Teilen der Crura daher ein Fallen nach der Seite der Läsion, Zerstörung der medialen Teile ein entgegengesetztes Fallen nach sich ziehen. Wie wir jedoch gesehen haben, wird ein Umfallen nach der Exstirpationsseite fast stets durch Auswärtsstemmen oder durch Auswärtsversetzen, also durch Abductionen

Hinsichtlich des Verhaltens der Schunkel-, Stemmbein und Hinkebeinreaktionen nach totaler Kleinhirnexstirpation sahen wir:

1. daß Schunkel-, Stemmbein- und Hinkebeinreaktionen in der ersten Zeit fehlen, später jedoch wieder vorhanden sind;

2. daß die Schunkelreaktionen lebhaft und brüsk auftreten und von ausgiebigen Beuge- und Streckbewegungen begleitet werden (ein verspätetes oder verfrühtes Auftreten konnte nicht mit Sicherheit festgestellt werden);

3. daß die Stemmbeinreaktionen nach vorn, hinten und außen konstant lebhaft und stark auftreten (auch hier konnte keine Verspätung oder Verfrühung des Auftretens mit Sicherheit festgestellt werden);

4. daß die Hinkebeinreaktionen ebenfalls brüsk auftreten, die Pfoten dabei abnorm hoch gehoben werden und abnorm große Schritte machen, die Reaktionen aber verspätet aufzutreten pflegen.

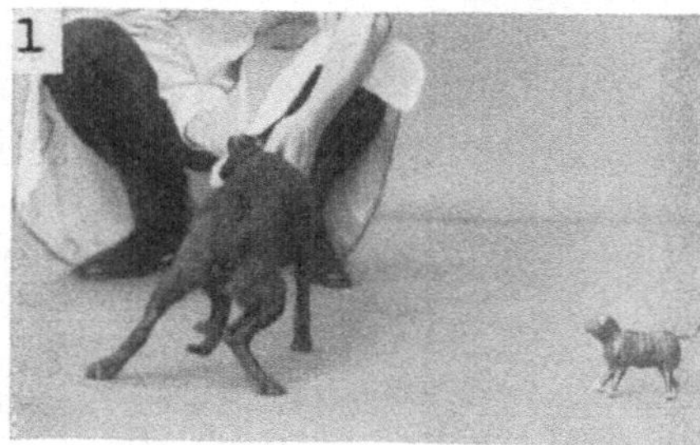

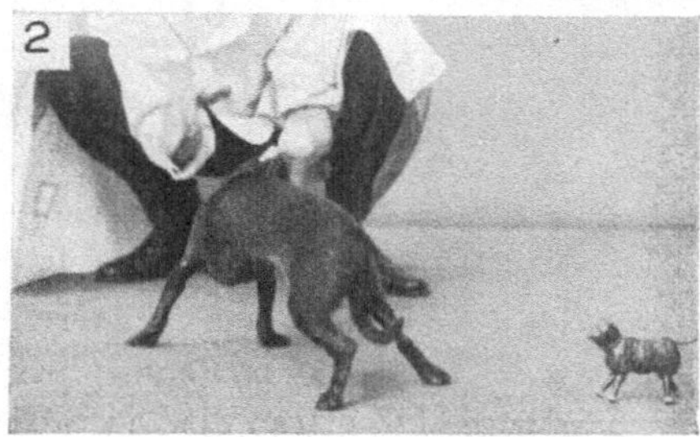

Abb. 245. Kleinhirnloser Hund Piccolino. 1. Kopf in linker Seitenlage; durch Auswärtsstemmen der linken Pfoten wird Umfallen auf die linke Seite verhindert. 2. Kopf auf einmal aus linker in rechte Seitenlage gedreht; dadurch so starke Drehung von Wirbelsäule und Becken, daß das Tier nur durch Versetzen der Hinterpfoten nach rechts mit anschließendem Auswärtsstemmen dieser Pfoten ein Umfallen des Rumpfes vermeiden kann.

Es erhebt sich nun die Frage, inwieweit diese Reaktionen zur Erhaltung des Gleichgewichts zweckmäßig ausgeführt werden und bei welchen Anforderungen an die Gleichgewichtsregulation sie den kleinhirnlosen Tieren die Aufrechterhaltung des Gleichgewichts gewährleisten.

Kleinhirnlose Tiere sind durch starkes Drehen, Zerren und Wenden des Kopfes so gut wie nicht zum Umfallen zu bringen, was um so merkwürdiger ist, da beim stehenden kleinhirnlosen Tier jede Kopfdrehung von so ausgiebigen Stellungsänderungen des Beckens begleitet wird (Abb. 245), daß dadurch fast stets der Hinterkörper umzufallen droht.

Auch wenn man den Vorderkörper am Kopf vom Boden hebt, so daß das Tier nur auf den Hinterpfoten steht und dann den Rumpf hin- und herzieht, so gelingt es fast nicht, den Hinterkörper umzuwerfen, denn das Fallen wird durch rechtzeitige Stellungsänderung der Hinterpfoten vermieden. Ebenso mißglückt der Versuch, durch plötzliches Nachhintenziehen des Kopfes das Tier einen Purzelbaum hintenüberschlagen zu lassen, denn der Hinterkörper erhält entweder durch schnelles seitliches Ausweichen oder durch schnelles Rückwärtslaufen seine Stehstellung. Selbst wenn man das Tier am Kopf in die Luft schleudert und dann ver-

---

der der Exstirpation homolateralen Pfoten vermieden und nur in seltenen Fällen, wie z. B. beim seitlichen Ausgleiten, durch Adduction. Das Fehlen der Abductionszentren der homolateralen Pfoten würde also im Gegensatz zu INGVARs Behauptung gerade ein Fallen auf die Operationsseite begünstigen. Übrigens ist auch die Behauptung nicht richtig, daß nach halbseitiger Kleinhirnexstirpation die Adductionsreaktionen an den homolateralen Pfoten fehlen.

sucht, durch Drehung und Abwärtsziehen des Kopfes das Tier in Seitenlage auf den Boden zu legen (Abb. 246), gelingt dies meistens nicht.

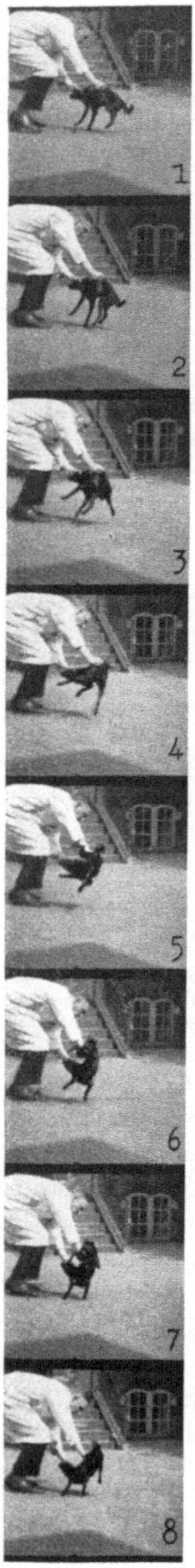

Nicht nur auf horizontalen, unbewegten Unterlagen, sondern auch auf schiefen Ebenen und auf der Drehscheibe sind die kleinhirnlosen Tiere, wenn der Kopf passiv gezerrt und gedreht wird, imstande, durch Stemmen und Versetzen der Pfoten ihr Gleichgewicht zu erhalten (Abb. 247).

Ebensowenig verlieren die kleinhirnlosen Tiere ihr Gleichgewicht auf Zug am Schwanz nach rechts und links, vorn und hinten, oder bei schneller Drehung am Schwanz um die dorsoventrale Achse. Auch wenn man den Hinterkörper am Schwanze hochhebt und hin- und herzieht, erhält der Vorderkörper durch promptes Versetzen der Vorderpfoten die Stehstellung. Desgleichen gelingt es nicht, die Tiere durch plötzlichen Zug am Schwanz nach oben und vorn zu ziehen, einen Purzelbaum nach vorn schlagen zu lassen oder durch Stoßen oder Ziehen an der Haut nach vorn, hinten oder seitwärts zu Fall zu bringen.

Verschiebt man bei einem kleinhirnlosen Hunde eine Pfote langsam nach vorn, hinten, außen oder innen, so wird die Pfote zuerst gehoben und dann mehr nach hinten bzw. vorn, innen oder außen niedergesetzt. Obwohl diese Reaktionen, besonders das Innenversetzen[1], verspätet auftreten, verliert das Tier sein Gleichgewicht nicht. Auch wenn man während des Laufens plötzlich ein oder zwei Pfoten wegzieht, korrigieren die Tiere dies meistens noch zur rechten Zeit, so daß es nicht zum Hinstürzen kommt (Abb. 248).

Beim Stehen auf einer Unterlage, die nach vorn, hinten oder seitwärts verschoben wird, zeigen kleinhirnlose Tiere ebenfalls prompt Stemmbein- und Hinkebeinreaktionen, die der Erhaltung ihres Gleichgewichts dienen. Auch bei langsamer Schiefstellung der Unterlage verlieren sie, infolge dieser Reaktionen, nicht ihr Gleichgewicht (Abb. 249), und fallen sogar bei einer Neigung der Unterlage von 45° nicht um (Abb. 249), trotzdem sie durch fortwährende unbeherrschte Bewegungen nur sehr unruhig stehen können.

Setzt man kleinhirnlose Tiere mit einer Vorderpfote auf die Drehscheibe, so geschieht das Versetzen der Pfote auch

Abb. 246. Kleinhirnloser Hund Erick. Kopf erst in rechte Seitenlage gedreht (1.), dann Tier an Kopf und Rückenhaut in rechter Seitenlage in die Luft geschleudert (2. bis 5.) und versucht in rechte Seitenlage auf den Boden zu legen. Sobald die rechte Vorderpfote den Boden berührt (7.), stemmt sie sich nach außen, und der Rumpf wird, obwohl der Kopf noch in rechter Seitenlage festgehalten wird, in Normalstellung gedreht (7. u. 8.).

[1] Auch bei intakten Tieren tritt die Hinkebeinreaktion nach innen manchmal spät auf; genau so gelingt auch beim Menschen die Korrektion durch Adduction viel schwerer als durch Abduction.

bei erheblicher Drehgeschwindigkeit so schnell, daß Kopf und Vorderkörper nicht auf der Scheibe aufschlagen.

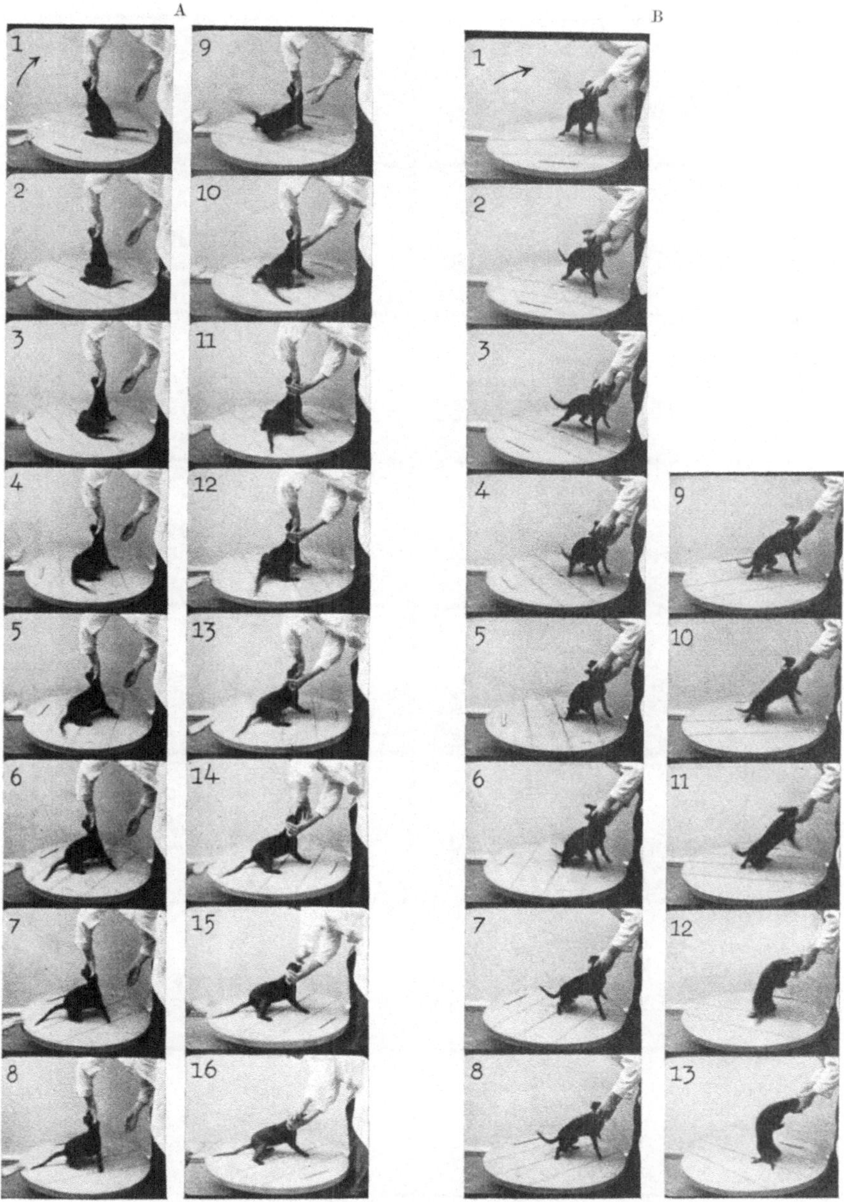

Abb. 247. Kleinhirnlose Katze Pierrette und kleinhirnloser Hund Piccolino auf der Drehscheibe. Während der Drehung der Scheibe wird durch passive Drehung des Kopfes versucht, den Rumpf der Tiere in Seitenlage zu bringen, was jedoch, auch wenn der Vorderkörper am Kopf von der Scheibe gehoben wird (B 9—13) nicht gelingt.

Zusammenfassend läßt sich sagen, daß die Schunkel-, Stemmbein- und Hinkebeinreaktionen bei kleinhirnlosen Tieren zur Erhaltung des Gleichgewichts in zweckmäßigster Weise ausgeführt werden.

In Bezug auf diese Beobachtungen sind die Befunde von ANDRÉ THOMAS bemerkenswert, daß Kranke mit Zerebellaratrophie trotz hochgradiger Zerebellar-

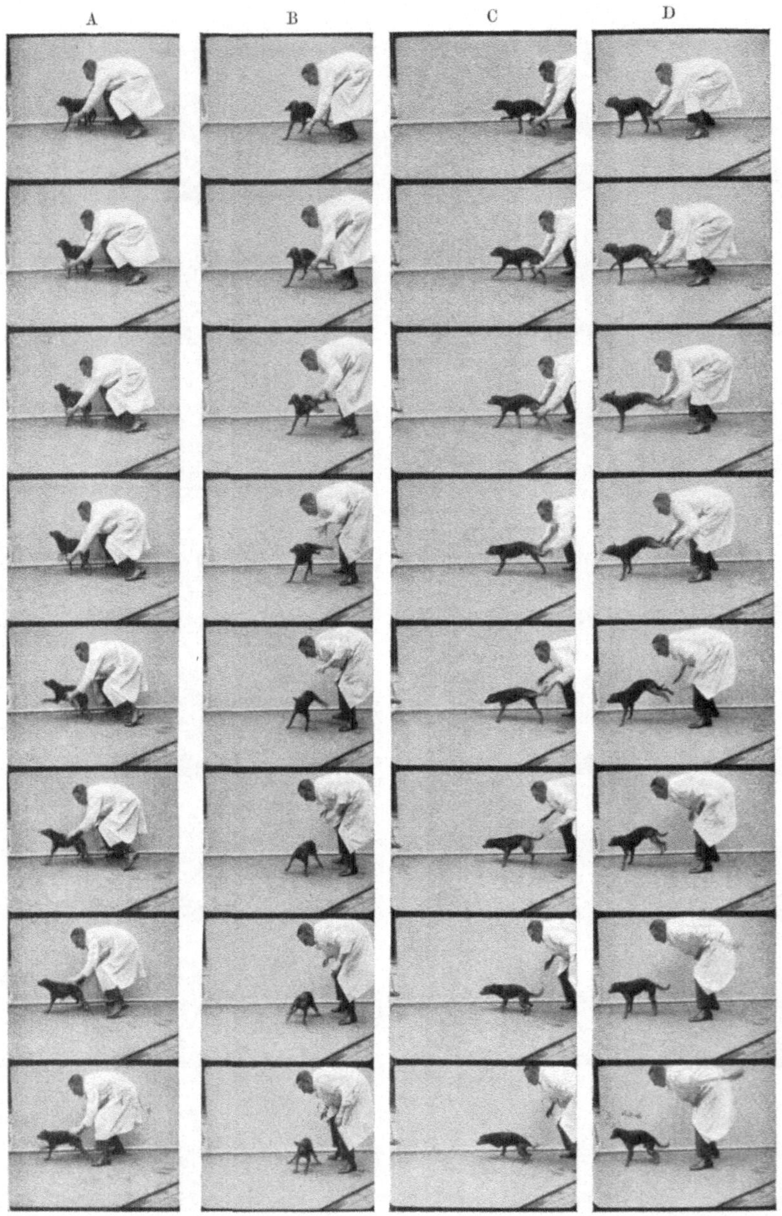

Abb. 248. Kleinhirnloser Hund Moor. Während des Laufens werden bald eine, bald zwei Pfoten schnell unter dem Tier weggezogen, das Tier stürzt nicht hin. A 5. Während der Hebung der rechten Vorderpfote linke plötzlich nach hinten gezogen. B 2. bis 4. Beide rechte Pfoten stark nach rechts gezogen. C 4. u. 5. Linke Hinterpfote nach hinten gezogen. C 3. u. 4. Während der Hebung der rechten Vorderpfote beide Hinterpfoten nach hinten gezogen.

ataxie beim Laufen gegen Zerrung und Stoß relativ guten Widerstand bieten, so daß weder ein Fall, noch Pro-, Retro- oder Lateropulsion aufzutreten pflegen.

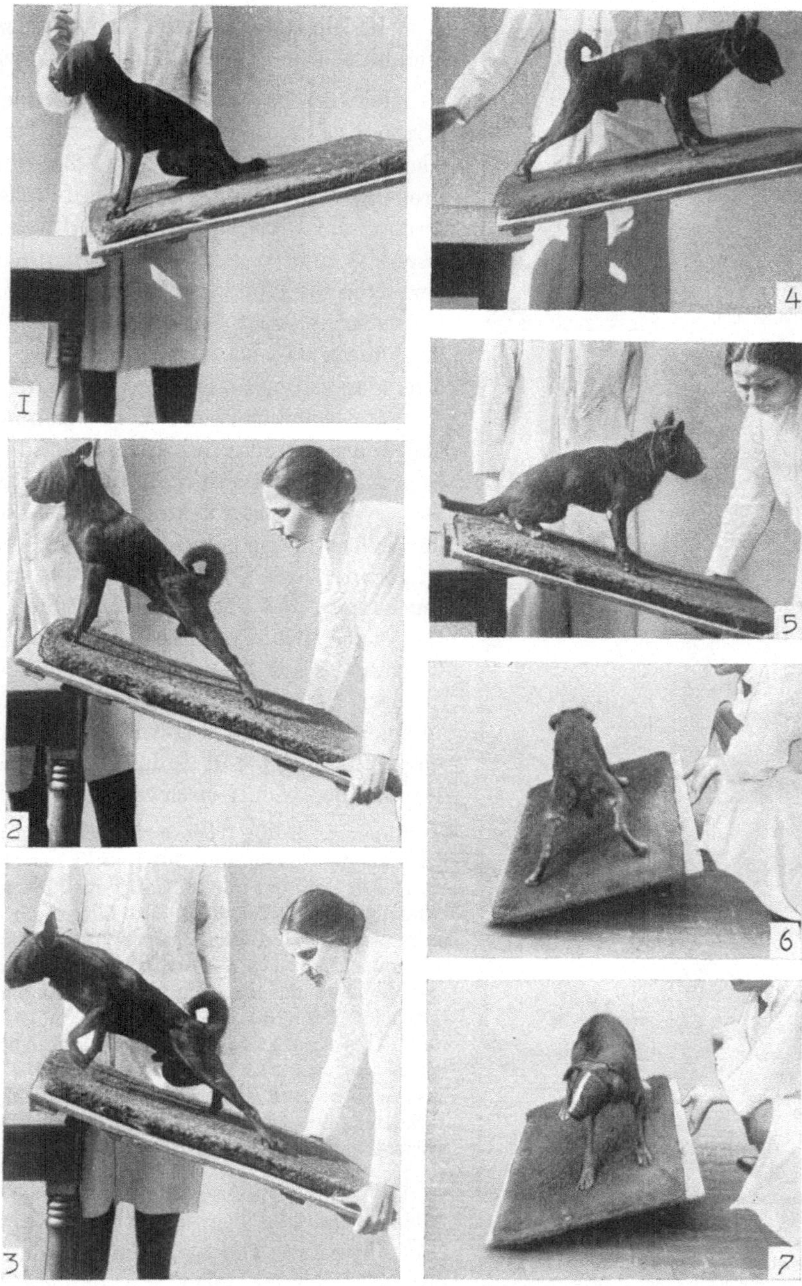

Abb. 249. 1. bis 5. Kleinhirnloser Hund Erik, mit Kopfkappe auf einem Brett, das am Schwanzende gehoben und gesenkt wird. 1. Auf Hebung des Schwanzendes stemmen sich die Vorderpfoten prompt nach vorn, während die Hinterpfoten einknicken. 2. Auf Senkung des Schwanzendes stemmen sich die vier Pfoten prompt nach hinten. 3. Bei weiterer Senkung Hinkebeinreaktionen, Tier läuft nach vorn. 4. u. 5. Auf Hebung und Senkung des Kopfendes die gleichen Reaktionen. 6. u. 7. Kleinhirnloser Hund Moor, mit Kopfkappe, auf einem Brett, das an der rechten bzw. linken Seite gehoben wird. 6. Auf Hebung des Brettes an der rechten Seite stemmen die linken Pfoten sich prompt nach außen, während die rechten einknicken. 7. Auf Hebung des Brettes an der linken Seite an den rechten Pfoten Stemmbeinreaktionen, die linken knicken mehr oder weniger ein. Beachte auch die Drehung des Rumpfes und des Beckens auf Nr. 6.

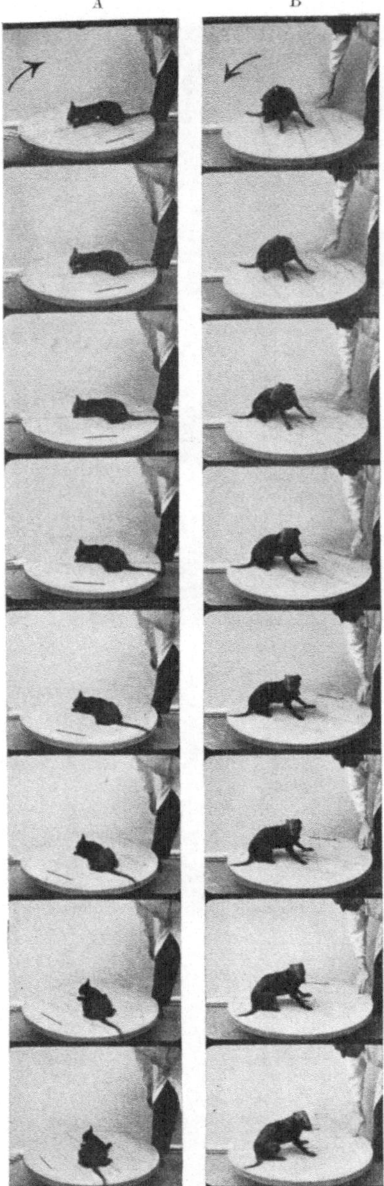

Abb. 250. A. Kleinhirnlose Katze Pierrette mit Kopfkappe auf einer Scheibe, die in der Richtung des Uhrzeigers gedreht wird. Das Tier fällt nicht um. Die Drehung bedingt eine Wendung des Kopfes nach links mit anschließender starker, nach links konkaver Krümmung der Wirbelsäule. B. Kleinhirnloser Hund Piccolino, ebenfalls mit Kopfkappe, auf einer Scheibe, die entgegen der Richtung des Uhrzeigers gedreht wird. Auch er fällt nicht um, sondern kann die Sitzstellung beibehalten. Die Drehung bedingt jetzt eine Wendung des Kopfes nach rechts mit einer nach rechts konkaven Krümmung der Brustwirbelsäule.

E. Die Gleichgewichtserhaltung kleinhirnloser Tiere auf der Drehscheibe.

Kleinhirnlose Katzen und Hunde vermögen ihr Gleichgewicht auch auf der Drehscheibe, sowohl bei plötzlicher Änderung der Drehgeschwindigkeit wie bei plötzlicher Änderung der Drehrichtung mit offenen und geschlossenen Augen durch Stemmen und Versetzen der Pfoten zu erhalten (Abb. 250). Bei verschlossenen Augen bleiben jedoch die Tiere meistens nicht stehen, sondern setzen sich oder nehmen die Bauchlage ein.

Die kleinhirnlosen Tiere können ihr Gleichgewicht also erhalten, trotzdem die Drehung eine starke Wendung des Kopfes bedingt, an die sich sekundär eine besonders starke und brüsk auftretende Wirbelsäulenkrümmung und Stellungs- und Stütztonusänderungen der Pfoten anschließen. Durch diese Extremitätenreaktionen wird den durch Trägheit und Zentrifugalkraft hervorgerufenen Stemm- und Hinkebeinreaktionen unter Umständen, wie wir gesehen haben, entgegengewirkt und dadurch die Erhaltung des Gleichgewichts erschwert.

Steht z. B. ein Tier auf einem Radius der Scheibe, den Kopf zum Mittelpunkt gerichtet, so wird bei Drehung der Scheibe in Richtung des Uhrzeigers die Trägheit das Tier nach rechts ziehen und *ein Auswärtsstemmen, also eine Abduction der rechten Pfoten* auslösen, andererseits hat die Drehung eine Wendung des Kopfes nach links zur Folge, an die sich eine nach links konkave Krümmung der Wirbelsäule, eine Abduction der linken und *eine Adduction der rechten* Pfoten anschließen, und diese Adduction wird dem zur Erhaltung des Gleichgewichts erforderlichen Auswärtsstemmen entgegenwirken.

Hierdurch erklärt es sich, warum die Regulation des Gleichgewichts bei kleinhirnlosen und intakten Tieren in Stehstellung auf der Drehscheibe nicht das gleiche leisten kann, wie bei labyrinthlosen Tieren. Bei zu schnellem Wechsel der Drehgeschwindigkeit oder der Drehrichtung verlieren die kleinhirnlosen Tiere das Gleichgewicht eher als labyrinthlose Tiere. Immerhin ist man erstaunt, was die Gleichgewichtserhaltung trotz der unbeherrschten Wackelbewegungen und der starken labyrinthären Drehreaktionen auf der Drehscheibe bei kleinhirnlosen Tieren leisten kann. Wie bereits erwähnt, sind auch kleinhirnlose Tiere durch Drehen und Zerren am Kopf (Abb. 251, siehe auch Abb. 247), Schwanz oder Rückenhaut auf der Drehscheibe fast nicht in Seitenlage zu bringen.

Auch sind kleinhirnlose Tiere fähig, während der Drehung ihre Normalstellung wiederherzustellen. Legt man sie in Seitenlage auf die Scheibe, dann richten sie sich sogar mit verschlossenen Augen sofort auf (Abb. 252, A) und setzen den Rumpf gerade auf, auch wenn

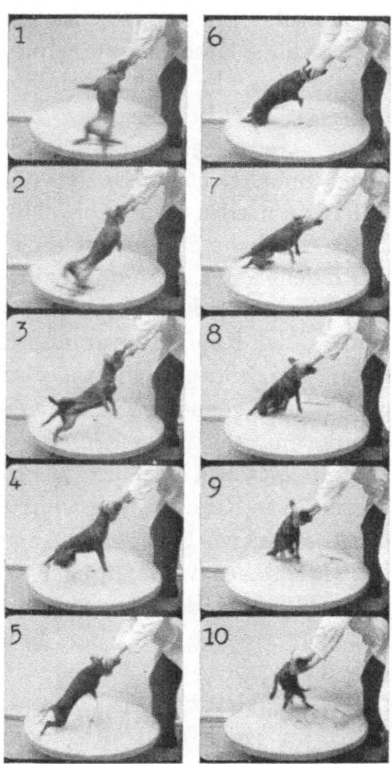

Abb. 251.

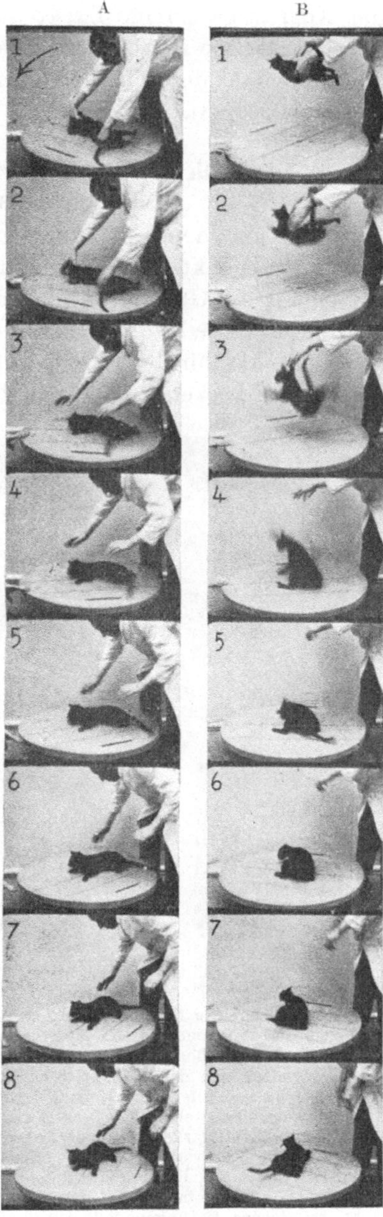

Abb. 252.

Abb. 251. Kleinhirnloser Hund Piccolino, auf einer in der Richtung des Uhrzeigers drehenden Scheibe. Tier mit zwei Händen am Kopf gefaßt, um zu versuchen, das Tier entgegen der Drehrichtung hintenüber zu ziehen (1.). (Auf Abb. 1 sieht man die Bauchseite des Tieres.) Das Tier weiß jedoch durch Drehung des Rumpfes zum Kopf den Hinterkörper wieder in Normalstellung zu bringen (2. u. 3.) und diese Stellung auch bei Drehung des Kopfes nach rechts (5.) und bei Kopfwendung nach links (10.) beizubehalten.

Abb. 252. A. Kleinhirnlose Katze Pierrette, mit Kopfkappe, in Seitenlage auf die rotierende Scheibe gelegt (A 1). Tier richtet sofort zuerst den Kopf (A 2), dann den Rumpf (A 4) auf. B. Dieselbe Katze, ebenfalls mit Kopfkappe, in Seitenlage in der Luft gehalten (B 1), dann oberhalb der Scheibe losgelassen (B 2). Tier dreht sich in der Luft (B 3), sodaß es mit seinen Pfoten auf die Scheibe kommt (B 4 u. B 5). Beim Niederkommen ist es sofort imstande, sein Gleichgewicht zu erhalten.

der Kopf in Seitenlage fixiert ist. Läßt man kleinhirnlose Katzen aus Seiten- oder Rückenlage in der Luft auf die Scheibe fallen, so kommen sie richtig mit den Pfoten auf der Scheibe an und behalten auch sofort die aufrechte Stellung bei (Abb. 252, B).

F. Die Reaktionen von Wirbelsäule und Becken zur Erhaltung des Gleichgewichts bei kleinhirnlosen Tieren.

Munk und André Thomas behaupten, daß bei kleinhirnlosen Tieren die Kompensationsakte der Wirbelsäule und des Beckens zur Erhaltung und Wiederherstellung des Gleichgewichts gestört sind.

Wir haben jedoch gesehen:

1. daß kleinhirnlose Tiere, in Seitenlage gebracht, ebenso wie intakte Tiere Rumpf und Becken, auch wenn der Kopf in Seitenlage festgehalten wird, sofort in Bauchlage drehen (Abb. 229, Körperstellreflexe auf den Körper);

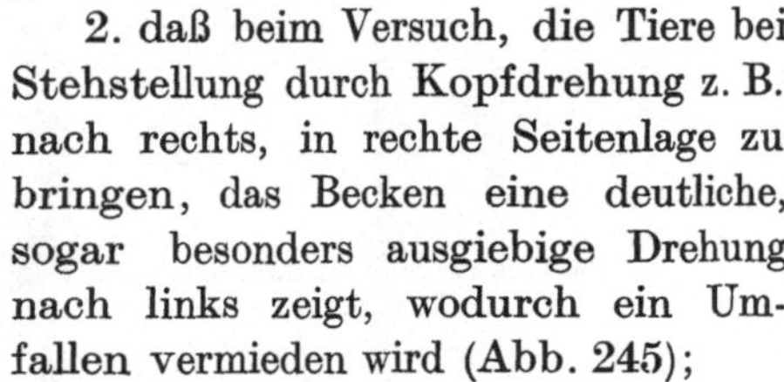

2. daß beim Versuch, die Tiere bei Stehstellung durch Kopfdrehung z. B. nach rechts, in rechte Seitenlage zu bringen, das Becken eine deutliche, sogar besonders ausgiebige Drehung nach links zeigt, wodurch ein Umfallen vermieden wird (Abb. 245);

3. daß beim Stehen auf einer schiefen Ebene (die z. B. an der rechten Seite gehoben wird), kleinhirnlose sowie intakte Tiere Kopf, Rumpf und Becken nach der gehobenen Seite, also nach rechts drehen und zu gleicher Zeit eine Konkavität der Wirbelsäule nach links zeigen (Abb. 249, Nr. 6 und 7), und zwar treten diese Reaktionen sowohl bei verschlossenen wie geöffneten Augen auf, bei langsamer wie schneller Hebung oder Senkung der Unterlage, sowohl bei Stehstellung wie bei Bauchlage der Tiere;

4. daß kleinhirnlose Tiere auf Zug, z. B. an einer Hautfalte, nach seitwärts (Abb. 183, Nr. 6) und bei seitlicher Verschiebung der Unterlage ebenfalls deutliche Beckendrehungen zeigen.

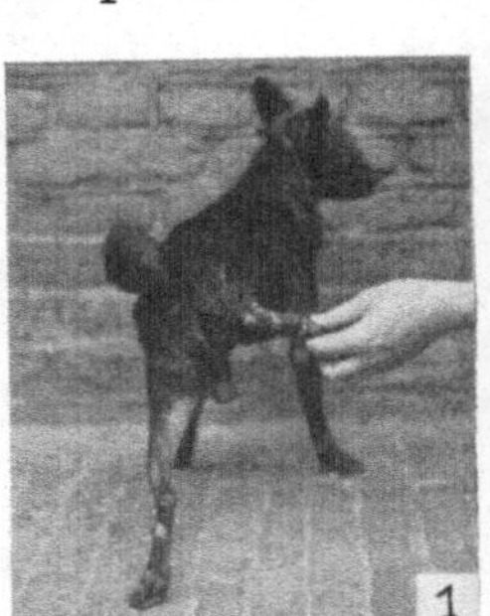

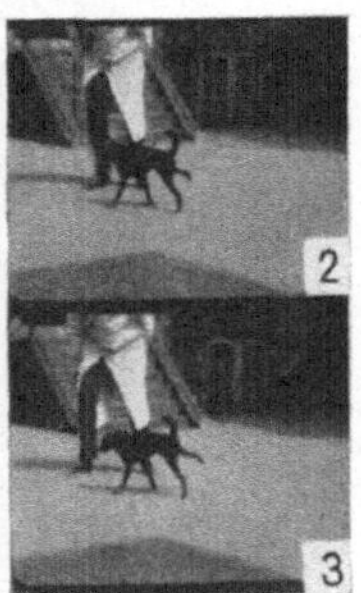

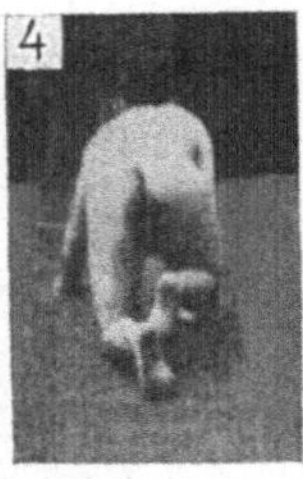

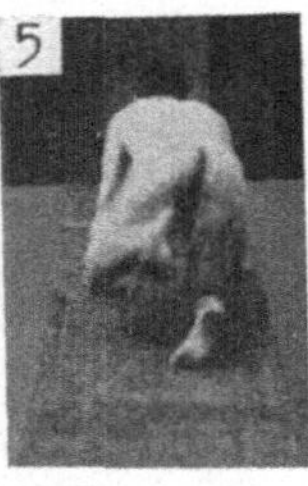

Abb. 253. Kleinhirnloser Hund Erik. 1. Auf Anfassen der Zehen einer Hinterpfote zieht das Tier diese an und stützt sich auf die übrigen drei. Dabei dreht sich das Becken stark nach der anderen Seite. 2. u. 3. Auch während des Laufens bei Hebung der rechten Hinterpfote deutliche Drehung des Beckens nach links. 4. und 5. Kranke mit starker Läsion der linken Kleinhirnhälfte nach Schußverletzung auf allen Vieren kriechend. Sowohl bei Hebung des linken wie des rechten Beines Becken nach der anderen Seite gedreht, bei Hebung des linken Beines sogar abnorm stark. Nach André Thomas: Etude sur les blessures du cervelet. Paris: Vigot frères, 1918.

Faßt man bei einem stehenden kleinhirnlosen Hunde die Zehen einer Hinterpfote, so zieht das Tier sofort die Pfote an und macht dabei eine deutliche Drehung des Beckens (Abb. 253, Nr. 1). Auch auf Spontanhebung der Hinterpfote beim Urinieren oder während des Laufens tritt die Drehung des Beckens bei kleinhirnlosen Tieren, im allgemeinen sogar auffallend stark, auf (Abb. 253, Nr. 2 und 3).

Bemerkenswert ist, daß André Thomas, in Übereinstimmung mit diesen

Befunden bei Tieren, bei Kranken mit Kleinhirnverletzungen beobachten konnte, daß diese beim Kriechen auf Händen und Knien ebenfalls deutliche Beckendrehungen zeigen, und daß die Drehung bei Hebung des Beines der verletzten Seite abnorm stark ist (Abb. 253, Nr. 4 u. 5). Bei kleinhirnlosen Katzen fallen während des Laufens nicht nur die starken Beckenbewegungen, sondern außerdem auch noch die übermäßigen Kompensationsbewegungen des Schwanzes auf (Abb. 254).

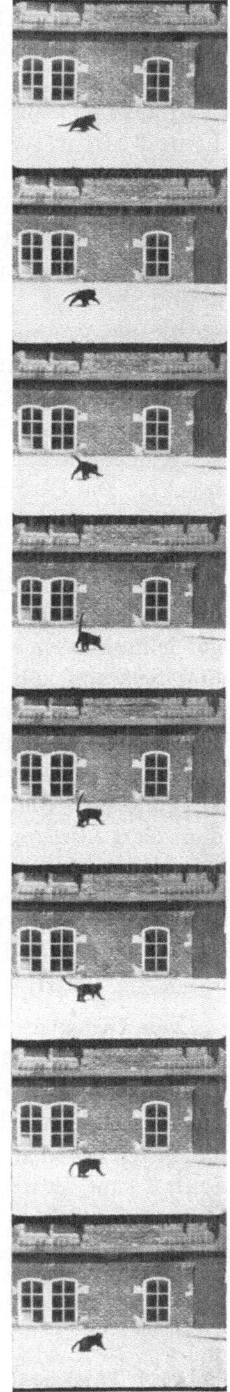

Abb. 254. Kleinhirnlose Katze Pierrette im Laufen. Beachte die übermäßigen Kompensationsbewegungen des Schwanzes.

Zusammenfassend ergeben also unsere Untersuchungen, *daß weder bei kleinhirnlosen Katzen noch bei kleinhirnlosen Hunden je ein konstanter, dauernder Ausfall einer einzigen Gleichgewichtsreaktion, der Stellreflexe oder Labyrinthreflexe zu verzeichnen gewesen ist.*

Daraus kann man jedenfalls soviel schließen, daß bisher kein Grund für die Annahme besteht, das Kleinhirn als den Zentralapparat der Gleichgewichtsregulation, der Stellfunktion und der Labyrinthreflexe zu betrachten, und daß die Gleichgewichtsreaktionen, die Stell- und Labyrinthreflexe sowohl außerhalb des Kleinhirns gelegene Zentren als auch das Kleinhirn umgehende zu- und abführende Bahnen haben müssen.

Der in der ersten Zeit nach Kleinhirnexstirpation festgestellte Ausfall fast aller Gleichgewichtsreaktionen braucht keinesfalls auf Verlust der Kleinhirnfunktionen zu beruhen, sondern kann als eine Shockwirkung erhaltener Zentren aufgefaßt werden und dies um so mehr, weil die verschiedenen Reaktionen manchmal schon innerhalb der ersten Woche nach der Exstirpation wieder vorhanden sind.

Mit Thomas behaupten viele andere Autoren, daß die Wiederherstellung des Vermögens, das Gleichgewicht aufrechtzuerhalten, bei kleinhirnlosen Tieren durch Kompensationsakte des Großhirns zustande komme. Die Möglichkeit der Richtigkeit dieser Auffassung ist nicht auszuschließen, jedoch ergeben die Beobachtungen an dem kleinhirnlosen Thalamushunde Robbie, der bereits 5 Wochen nach der Kleinhirnexstirpation wieder Labyrinthstellreflexe aus Seitenlage und Hinkebeinreaktionen der Hinterpfoten nach auswärts und hinten zeigt, daß diese Reaktionen auch ohne kompensierenden Einfluß des Großhirns zustande kommen können.

Ebenso sind auch Änderungen der Muskeltonusverteilung, die der Gleichgewichtserhaltung dienen und ein Umfallen vermeiden, bei kleinhirnlosen Tieren beobachtet worden. So treten bei Hebung einer Pfote, bei passiver

Drehung und Wendung des Kopfes, bei Schrägstellung und horizontaler Verschiebung der Unterlage, bei passivem Seitwärtsziehen, Schunkeln und Hin- und Herwirbeln der Tiere, Muskelspannungsänderungen mit großer Deutlichkeit auf. Ebensowenig ist also die Annahme von André Thomas begründet, daß im Kleinhirn die Zentren für eine spezielle Tonussynergie zur Regulation des Gleichgewichts liegen.

Damit ist natürlich nicht gesagt, daß das Kleinhirn normalerweise gar keinen Einfluß auf die Gleichgewichtsreaktionen, Stell- und Labyrinthreflexe ausübt, ebensowenig, daß bei kleinhirnlosen Tieren die Gleichgewichtsreaktionen ganz normal verlaufen, und daß diese Tiere ein ebenso stabiles Gleichgewicht haben wie intakte. Wie wir schon gesehen haben, treten die Gleichgewichtsreaktionen besonders brüsk und hypermetrisch, die Hinkebeinreaktionen außerdem verspätet auf.

Ob diese Abweichungen auf dem Ausfall von Einflüssen beruhen, welche das Kleinhirn bei intakten Tieren auf den zentralen Mechanismus dieser Reaktionen ausübt, oder ob sie durch die abnorme Tonusverteilung usw. zustande kommen, ist noch ganz unklar.

Kleinhirnlose Tiere fallen häufiger und verlieren öfters ihr Gleichgewicht als intakte. Die Ursache dafür braucht aber nicht der Ausfall einer Gleichgewichtsreaktion zu sein, denn beobachtet man kleinhirnlose Tiere beim Laufen, dann sieht man, wie sie durch die „zerebellare Ataxie", durch die brüsken, übermäßig ausfahrenden Bewegungen in außergewöhnliche Stellungen geraten und dadurch eher hinzufallen drohen, jedoch fast stets durch zweckmäßig ausgeführte Gleichgewichtsreaktionen, an denen sich Kopf, Hals, Brustwirbelsäule, Pfoten, Becken und Schwanz beteiligen, das Gleichgewicht wiederherzustellen vermögen.

Ganz ähnliche Beobachtungen findet man gehäuft in der Literatur bei Menschen mit geheilten Kleinhirnabscessen, Kleinhirnverletzungen und Kleinhirnatrophien (Oppenheim, v. Monakow, André Thomas, Gordon Holmes und viele andere). Die Behauptung Ingvars: „Der Patient ohne Kleinhirn gehorcht denselben mechanischen Gesetzen wie die Puppe", ist für unkomplizierte Fälle mit Sicherheit als unrichtig abzulehnen.

XVI. Allgemeines über den Muskeltonus, speziell über sein Verhalten bei kleinhirnlosen Tieren[1].

Der Gedanke, daß das Kleinhirn die Muskelkraft weitgehend beeinflußt, wurde zum ersten Male fast gleichzeitig von Klinikern und Physiologen geäußert. Im Jahre 1861 kamen Leven u. Olliver (164) auf Grund von Beobachtungen bei 76 Fällen von Kleinhirnerkrankung zu der Annahme, daß die Bewegungsstörungen bei Kleinhirnkranken auf einer Muskelschwäche beruhen. Zu gleichem Schluß kam 1864 Luys an Hand eines Materials von 100 Fällen. Er führt die Hauptsymptome der Kleinhirnerkrankung auf einen allgemeinen Schwächezustand und eine progressive Abnahme der Muskelkraft zurück. „Keine Läh-

[1] Ausführliche Darstellungen über den gegenwärtigen Stand der verschiedenen Tonusprobleme siehe die ausgezeichneten Monographien von S. Cobb (46), J. F. Fulton (87) und von E. A. Spiegel (288), ferner Bd. 8 des Handbuches der normalen und pathologischen Physiologie. Berlin 1926.

mung, sondern Asthenie." Im selben Jahre gibt POINCARÉ (227) eine ganz ähnliche Beschreibung der Kleinhirnsymptome und vergleicht die Muskel- und Körperschwäche dieser Kranken mit derjenigen bei progressiver Paralyse. Unter den Experimentatoren hat als erster DALTON (1861) auf das Zurückbleiben einer allgemeinen Schwäche nach partieller Kleinhirnexstirpation, auch wenn die starken Motilitätsstörungen schon geschwunden sind, hingewiesen. WEIR-MITCHELL (325) setzte die Untersuchungen DALTONS fort, machte bei einer großen Anzahl Tauben partielle Kleinhirnexstirpationen, injizierte Quecksilber ins Kleinhirn und bepinselte die Kleinhirnoberfläche mit Eisenchlorid, Kantharidentinktur usw. Auf seine Beobachtungen gestützt kam er zu der Auffassung, daß das Kleinhirn ein Verstärkungsorgan sei, eine Energiequelle für Spinalzentren hinsichtlich der willkürlichen und unwillkürlichen Bewegungen. Diese Theorie hat sich jedoch erst durch die schönen Untersuchungen LUCIANIS an Hunden und Affen viele Anhänger erworben. Nach LUCIANI äußert sich der Funktionsausfall des Kleinhirns in drei verschiedenen Störungen, und zwar in neuro-muskulären asthenischen, atonischen, und astatischen Erscheinungen; mithin sei nach seiner Meinung der Schluß erlaubt, daß der Einfluß, den das Kleinhirn normalerweise auf das übrige Zentralnervensystem ausübe, „in sthenischer, tonischer und statischer Nervenmuskeltätigkeit" zu suchen sei, d. h. in einer komplizierten Tätigkeit, durch welche:

a) *das Kraftvermögen* (energia potenziale), über das die Nervenmuskelapparate verfügen, erhöht wird (sthenische Tätigkeit);

b) *der Grad ihrer Spannung* während der Funktionspausen wächst (tonische Tätigkeit);

c) *der Rhythmus der elementaren Impulse* während der Funktion beschleunigt wird und der normale Übergang und die regelmäßige Stetigkeit der Handlungen zustande kommt (statische Tätigkeit).

Außerdem schreibt LUCIANI dem Kleinhirn noch eine trophische Funktion zu.

„Da jeder auf lebende Elemente wirkende funktionelle Reiz sich notwendig mit einer Änderung ihrer Nahrungsbewegung verbindet, so ist es auch klar, daß die genannte komplizierte Tätigkeit, die das Kleinhirn durch seine Viae efferentes ausübt, mit direkter oder indirekter trophischer Tätigkeit innig zusammenhängt. Die *direkte* trophische Einwirkung ist genügend erwiesen durch die deutlichen Degenerations- und sklerotischen Zustände im Gehirn, die im Gefolge der Kleinhirnabtragung eintreten, die *indirekte* durch die langsam verlaufende Muskel- und Hautentartung, durch die verschiedenen allgemeinen und örtlichen dystrophischen Formen, durch das langsamere Wachstum und den verminderten Widerstand gegen äußere schädliche Eingriffe, wodurch das Tier leichter erkrankt und verhältnismäßig kürzere Zeit am Leben bleibt."

Das Kleinhirn ist ja nach LUCIANI nur ein Hilfs- oder Verstärkungssystem und besitzt kein eigenes, d. h. ausschließlich ihm vorbehaltenes Wirkungsfeld, das nicht durch Zentren des Cerebrospinalsystems beeinflußt wird. Die verstärkende Wirkung ist gleichmäßig über das Kleinhirn verteilt, dessen einzelne Abschnitte die gleiche Funktion haben wie das Ganze, nur versorgt bzw. beeinflußt jede Kleinhirnhälfte vorwiegend die Muskulatur der homolateralen Seite.

Auch MUNK, PROBST, VON BECHTEREW, ANDRÉ THOMAS u. a. neigen auf Grund von Experimenten zu der Meinung, daß ein Ausfall der Kleinhirnfunktion Atonie und Asthenie der Muskeln bedinge, jedoch sehen sie in der verstärkenden Wirkung nicht eine spezifische Wirkung des Kleinhirns und glauben nicht, die verschiedenen Erscheinungen nach Kleinhirnexstirpation mit dem Ausfall dieser Wirkung völlig erklären zu können.

Nach LUCIANI beruhen alle diese Erscheinungen *ausschließlich* auf dem Ausfall „eines unterstützenden oder verstärkenden Einflusses, infolgedessen der Grad der Spannung wächst, in der sich die neuromuskulären Apparate während der Funktionspause oder *der Ruhe* befinden (tonische Wirkung); die Energie zunimmt, welche sie bei den verschiedenen willkürlichen, automatischen und reflektorischen Tätigkeiten aufwenden (sthenische Wirkung); der Rhythmus der Einzelimpulse beschleunigt wird, durch welche diese Tätigkeiten zusammenwirken und die normale Verschmelzung und die regelmäßige Kontinuität derselben zustande kommt (statische Wirkung)".

LUCIANI unterscheidet Tonus und Kraft eines Muskels. „Der Muskeltonus ist die *aktive* Spannung, in der sich die Muskeln *während der Ruhe* befinden; die Muskelkraft ist die Energie, welche die Muskeln bei den verschiedenen, willkürlichen, automatischen und reflektorischen Tätigkeiten aufwenden."

Diese Unterscheidung erscheint zunächst gut und rationell, obwohl eine *aktive* Spannung während der *Ruhe* gewissermaßen eine Contradictio in terminis ist. Jedoch was ist ein Muskel in Ruhe? Diese Frage ist um so mehr berechtigt, wenn man erkennt, was LUCIANI unter dem Bestehen einer Atonie und Asthenie versteht. So schließt er die Atonie der gleichseitigen Muskeln nach halbseitiger Kleinhirnexstirpation aus folgenden vier Erscheinungen:

1. „Wenn man die der rechten Kleinhirnhälfte beraubte Hündin in die Luft hob, indem man sie an den Flanken hielt, so sah man, daß die Muskeln der rechten Hinterextremität mehr erschlafft waren als die der Gegenseite";

2. „wenn man mit der flachen Hand die Fußsohlen des Tieres aufhob, so bemerkte man, daß das Bein der gesunden Seite der passiven Beugung einen größeren Widerstand entgegensetzte als das Bein der operierten Seite";

3. „untersuchte man die Hündin während sie fraß, wobei sie sich mit zur Verbreiterung der Standfläche auseinander gespreizten Beinen aufrecht hielt, und während ihre Aufmerksamkeit ganz auf das Futter gerichtet war, so beobachtete man oft nacheinander, daß die Glieder der geschädigten Seite nach und nach langsam einknickten";

4. „aus dem häufigen Fallen des Tieres nach der operierten Seite in der ersten Zeit nach der halbseitigen Exstirpation, da das Fallen von einer Muskelerschlaffung abhängt, die das Tier noch nicht durch geeignete Kompensationsakte auszugleichen weiß'".

„Auf diesen Erscheinungskomplex", sagt LUCIANI, „habe ich die allgemein angenommene Bezeichnung Atonie angewendet".

Nach LUCIANI sind also die Extremitätenmuskeln in Ruhe, wenn die Pfoten herabhängen (1), ferner wenn sie passiv bewegt werden (2) und bei Stehstellung (3 und 4) der Tiere.

Von Asthenie spricht LUCIANI bei folgenden drei Erscheinungen eines halbseitig kleinhirnlosen Tieres:

1. „Hält man Futter in einer gewissen Höhe oberhalb des Kopfes, so erhebt sich das Tier zur aufrechten Stellung, fällt aber sogleich durch das Einknicken der einen Hinterextremität um.

2. Wenn man das Tier ein Gewicht schleppen läßt, das man am Schweif befestigt, so veranlaßt das ein häufiges Fallen nach der geschädigten Seite.

3. Wenn man am Ohr der intakten Seite eine Klemmpinzette anlegt, so vermag das Tier durch geeignete Bewegungen der gleichseitigen Vorderextremität sie zu entfernen, legt man die Pinzette am anderen Ohr an, so versucht das Tier nicht einmal, das Bein dieser Seite zu verwenden, sondern beschränkt sich darauf, heftig den Kopf zu schütteln, wodurch es das Gleichgewicht verliert und auf die operierte Seite fällt."

Wenn also das fressende Tier auf seinen vier Beinen stehend umfällt, so geschieht dies infolge Atonie der Muskulatur, wenn es auf zwei Beinen stehend hinfällt, infolge Asthenie. Wenn das Tier durch sein eigenes Körpergewicht in Seitenlage gezogen wird, besteht Atonie; wird es durch ein Gewicht am Schwanze gezogen und fällt hin, so ist Asthenie die Ursache. Ich nehme an, daß es mir nach dieser Betrachtungsweise niemand übel deuten wird, wenn ich die Unterscheidung zwischen Muskelatonie und Muskelasthenie im Sinne LUCIANIS nicht mit übernehme.

Die Definition: Muskeltonus ist der Spannungszustand eines sich in Ruhe befindenden Muskels, ist auch noch heute in der Physiologie und Neurologie durchaus üblich [siehe WERTHEIM-SALOMONSON (329), DUSSER DE BARENNE (60B), SPIEGEL (288) u. v. a.]. Jedoch wann befindet sich ein Muskel in Ruhe, und wie kann man den Spannungszustand untersuchen, ohne ihn vorher aus der Ruhelage zu bringen? Bedingt ein Muskel eine Bewegung von Körperteilen, so ist er bestimmt nicht in Ruhe, ist er wohl bei passiven Bewegungen, die bekanntlich reflektorische Anspannungen auslösen, in einem Ruhezustand? Wenn die Spannung des Biceps willkürlich, ohne den Ellenbogen zu beugen, erhöht wird, ist dieser Muskel dann in Ruhe? Heben reflektorisch bedingte isometrische Anspannungen die Ruhe auf? Bei Bauch- und Rückenlage wird die Spannung der Extremitätenmuskeln durch Erregungsvorgänge der Labyrinthe und Körperoberfläche verschieden beeinflußt; bei welcher Lage des Rumpfes, bei welcher Kopfstellung sind die Muskeln in Ruhe und wo sind sie es nicht? Sind die Muskeln während des Schlafes, obwohl sie auch da noch auf manche Reize reagieren, in Ruhe und wie verhält sich der Ruhezustand der Muskeln bei Pferden bzw. Tieren, welche im Stehen schlafen? Temperaturveränderungen der Umgebung, akustische und optische Impulse, Erregungen von den Labyrinthen, von der Körperoberfläche, von den tieferen Halsteilen, von den übrigen Muskeln, von den inneren Organen können Spannungsänderungen, also Bewegungen der Muskelfasern bedingen. Welche von diesen Reizen müssen ausgeschaltet werden, um den Ruhezustand der Muskeln herzustellen? Selbst bei tiefster Narkose gelingt es niemals, *alle* reflektorischen Einflüsse ganz aufzuheben; machen doch Hunde während der allertiefsten Narkose mit ihren Pfoten alternierende Beuge- und Streckbewegungen (GRAHAM BROWN). Es erscheint uns darum mehr als fraglich, ob sich ein Muskel während des Lebens überhaupt jemals in Ruhe befinden kann. Fibrilläres Zittern und wellenförmig sich fortbewegende Anspannungen werden auch noch einige Zeit nach Eintreten des Todes beobachtet; mechanische, elektrische, thermische und chemische Reize sowie Feuchtigkeitsänderungen der Umgebung rufen auch noch an herausgeschnittenen Muskeln Bewegungen der Muskelfasern hervor.

Praktisch wird der Muskeltonus durch Messung des Muskelwiderstandes bei passiven Stellungsänderungen der Körperteile zueinander bestimmt[1].

Im folgenden wird unter Muskeltonus die Spannung verstanden, mit der die Muskeln einer passiven Stellungsänderung der Körperteile Widerstand leisten[2]. *Unter Muskelkraft verstehe ich die maximale Kraft, mit der die Muskeln eine Bewegung ausführen können; sie wird durch Bestimmung der Kraft, die diese Bewegung zu verhindern vermag, gemessen.*

Auch andere Autoren geben eine ähnliche Definition für den Muskeltonus, jedoch mit dem Unterschiede, daß sie unter Muskeltonus nur die unwillkürliche Spannung, den unwillkürlichen Widerstand verstehen. Diese Einschränkung ist meines Erachtens unrichtig, denn zwischen willkürlichen und unwillkürlichen Anspannungen gibt es keinen objektiv wahrnehmbaren Unterschied. Abgesehen davon, daß es sehr fraglich ist, ob man bei Tieren überhaupt von einem Willen, und von willkürlichen Handlungen und Muskelanspannungen reden darf (bedingte Reflexe von PAVLOV!), werden auch beim Menschen bestimmte Muskelanspannungen oft ohne Grund, manchmal bestimmt fälschlicherweise, als willkürliche bezeichnet.

Die Bauchdeckenmuskeln können sich z. B. bei erregbaren Personen auf Palpation reflektorisch so stark anspannen, daß eine Untersuchung der Bauchorgane ganz unmöglich wird. Auf energisches Zureden und Befehl, die Bauchdecken nicht steif zu machen, läßt die Anspannung oft nach. Der Kliniker sagt in diesem Falle, daß die Untersuchung im Anfang durch willkürliche Anspannungen erschwert wurde, obwohl doch der Kranke die Untersuchung wünschte und nicht im geringsten den Willen hatte, diese durch Anspannung der Bauchmuskeln zu verhindern und wahrscheinlich gerade umgekehrt die Aufhebung der Anspannungen zu bewerkstelligen suchte[3].

Ob durch energisches Zureden und bei dem Versuch, durch „Ableitung der Gedanken“ die Willkür auszuschalten, hemmende oder fördernde Großhirneinflüsse aus- oder eingeschaltet werden, ist noch ganz unbekannt. Durch „Ableitung der Gedanken“ sind manche Reflexe, u. a. die Patellarreflexe lebhafter auslösbar, während andere, wie z. B. die Anspannung der Bauchwandmuskeln auf Palpieren, die Anspannungen der Extremitätenmuskeln auf passive Bewegungen der Extremitäten an Stärke abnehmen. Dazu kommt, daß durch „Ableitung der Gedanken“ die Affekte manchmal verändert werden, die ja auch in vielen Fällen auf den Reflexablauf einen Einfluß auszuüben scheinen. Die durch Affekte (z. B. durch Angst oder Nervosität während der Untersuchung) bedingten Muskelspannungsänderungen werden fast stets als willkürliche gedeutet, obwohl wir durch die pseudo-affektiven Reflexe großhirnloser Tiere (SHERRINGTON) wissen, daß sie nicht über das Großhirn zustande zu kommen brauchen. Auch bei großhirnlosen Hunden, die durch Kneifen „wütend“ gemacht werden, sind Reflexe und reflektorische Muskelanspannungen gesteigert. Außerdem werden durch Zureden Großhirnreaktionen (Antworten, usw.) ausgelöst, und wir wissen durch die Versuche PAVLOVS, daß bedingte Reize, wenn sie Großhirnreaktionen auslösen, zu gleicher Zeit subcorticale Reaktionen hemmen.

Letzten Endes ist jede Willkürreaktion durch vorhergegangene Reize bedingt, und der Übergang von willkürlicher zu unwillkürlicher Reaktion ist ein so allmählicher, daß man in Bezug auf die Muskelspannungen meines Erachtens willkürliche und unwillkürliche Reaktionen nicht scharf auseinander halten kann.

[1] Über die Härte eines Muskels und über ihre Bestimmungsmethoden, siehe RIESSER (245).

[2] Der Tonus (der Widerstand) ist dabei die Summe der Muskelelastizität und einer Spannung, die vom Zentralnervensystem abhängig ist.

[3] Auch großhirnlose Hunde zeigen in Rückenlage beim Palpieren eine starke Spannung der Bauchmuskeln.

Hinzu kommt noch, daß jede willkürliche Muskelanspannung stets von reflektorischen Spannungsänderungen anderer Muskeln begleitet wird.

Beim Menschen spricht man im allgemeinen nur von einer willkürlichen Anspannung, wenn der Wille zur Anspannung vorher angekündigt wird, oder wenn die Anspannung auf Befehl stattfindet. Wie oft beobachtet man aber bei Kindern, Geisteskranken usw., daß sie eine Handlung ankündigen, ohne daß diese folgt, oder sogar die entgegengesetzte Handlung stattfindet. Haben sie denn diese oder die angekündigte Handlung gewollt? Auf den Befehl wird bald nicht, bald mit der befohlenen Handlung, bald auf ganz andere Weise reagiert. Ist im letzten Falle die Reaktion doch eine willkürliche? Außerdem können die Reaktionen auf Befehl (unbedingte) akustische Reflexe darstellen, großhirnlose Tiere zeigen doch auch noch Reaktionen auf akustische Reize. Außerdem sei an die bedingten Reflexe auf akustische Reize und an die Reaktionen dressierter Tiere auf Befehl erinnert.

Hypertonie ist erhöhter, Hypotonie herabgesetzter Muskelspannungswiderstand gegen passive Stellungsänderungen der Körperteile zueinander.

Hypertonie und Hypotonie sind also entgegengesetzte Zustände. Hypertonie ist eine positive Erscheinung, d. h. ihr Auftreten beweist, daß ein zentraler Reflexmechanismus vorhanden sein muß, während Hypotonie auf einem völligen Ausfall dieser Mechanismen beruhen kann. Gemeinsam ist aber beiden, daß sie Ausfallsphänomene darstellen[1]. Der Übergang von Hypo- in Hypertonie findet nicht über den normalen Muskeltonus statt, sondern der normale Muskeltonus geht infolge Ausfall zentraler Mechanismen bald in Hypo-, bald in Hypertonie über. Die Aufeinanderfolge der verschiedenen Tonusstadien ist Atonie → Hypotonie oder Hypertonie → normaler Muskeltonus. Hypo- und Hypertonie sind denn auch ursächlich sehr nahverwandte Erscheinungen und gehen manchmal ineinander über, eine Hypotonie in eine Hypertonie und umgekehrt, so z. B. nach einer Apoplexie. Dabei zeigt sich kein Zwischenstadium mit normalem Muskeltonus, der erst nach vollständiger Heilung auftritt.

Hypertonie ist erhöhter Muskelspannungswiderstand gegen passive Stellungsänderungen. Dieser erhöhte Widerstand ist aber nur relativ. Die Stärke des Widerstandes gegen passive Beugung der steifen Vorderpfote eines decerebrierten Tieres ist nicht größer als die Stütztonusstärke dieser Pfote vor der Decerebration (siehe S. 122) oder der Vorderpfote eines gleich großen Thalamushundes. Der Widerstand gegen passive Beugung des hypertonischen, nicht kontrakturierten Beines eines Hemiplegikers ist nicht größer als der Widerstand des gesunden gegenüberliegenden Beines bei Stehstellung. *Hypertonie ist das Andauern von starken Muskelanspannungen unter Umständen, die normalerweise* (unter anderem infolge von reflektorischen Einflüssen) *diese aufheben.*

Bei Unwirksamkeit aller zentralen Mechanismen, wie nach Durchtrennung der motorischen Nerven, besteht eine reine Hypotonie der Muskulatur. Schon beim alleinigen Erhaltenbleiben der spinalen Mechanismen, so nach Querdurchtrennung des Rückenmarks, zeigt sich beim Menschen manchmal neben der Hypotonie besonders an den Adductoren, am Quadriceps und an den Wadenmuskeln eine Hypertonie, ein erhöhter tonischer Widerstand gegen passive Verlängerung (RIDDOCH 244, LHERMITTE 171). Ähnliche Erscheinungen sind beim spinalen Tier zu beobachten.

[1] Hypertonie ist also zugleich eine Ausfall- und eine positive Erscheinung.

Da nach Fortfall aller Erregungen der oral vom Rückenmark gelegenen Zentren sowohl Hypo- wie Hypertonie vorhanden sein können, ist der Schluß erlaubt, daß eine vollständige Zerstörung des Großhirns, des Kleinhirns oder der roten Kerne oder anderer Hirnstammzentren weder Hypertonie noch Hypotonie ausschließt.

In einer früheren Arbeit habe ich gezeigt, daß das Auftreten der Enthirnungsstarre in erster Linie auf einem Funktionsausfall der roten Kerne beruht. Damit ist aber nicht gesagt, daß eine Zerstörung dieser Kerne eine Hypotonie infolge gleichzeitiger Unwirksamkeit mehr kaudal gelegener Zentren ausschließt. Die Annahme, daß Kleinhirnläsionen, gleichgültig ob das Kleinhirn einen tonusfördernden oder -herabsetzenden Einfluß hat, weder das Auftreten einer Hypo- noch einer Hypertonie ausschließt, wird durch zahlreiche, in der Literatur beschriebene Fälle von Kleinhirnerkrankung, die teils Hypotonie, teils Hypertonie der Muskulatur aufzuweisen haben, bestätigt. Bei Kleinhirntumoren und -abszessen, bei Schuß- und anderen Verletzungen des Kleinhirns (besonders bei sekundär infizierten), kommt im allgemeinen Hypotonie zur Beobachtung. Es sind jedoch auch mehrere Fälle von Blutungen, Abscessen, Tumoren und Erweichungen des Kleinhirns beschrieben worden, bei denen eine deutliche Hypertonie vorhanden war. So beschreiben unter anderen GUILLAIN, ALAJOUANINE und MARQUIS einen Kranken mit mandelgroßer Blutung in der rechten Kleinhirnhemisphäre, der tonische Krämpfe und Rigidität der Beine zeigte. Auch ANDRÉ THOMAS hat bei seinen Fällen von Kleinhirnatrophie keine Hypotonie gesehen. LEY (165), GUILLAIN, MATHIEU und BERTRAND (113) beschreiben Fälle von Kleinhirnatrophie, bei denen die Kranken ein typisches Parkinsonsyndrom mit maximaler Rigidität und Plastizität zeigen[1].

Hinzu kommen die in der Literatur erwähnten zahlreichen Fälle von Kleinhirnabscessen, bei denen nach der Operation fast gar keine Störungen, auch nicht von seiten des Muskeltonus zu beobachten waren.

Experimentelle Untersuchungen zur Frage der Beteiligung verschiedener Teile des Zentralnervensystems an der Erhaltung der normalen Muskeltonusverteilung sind äußerst schwierig und nur mit großer Vorsicht zu verwerten, denn es ist oft kaum zu entscheiden, ob die Tonusverteilung eine normale ist oder ob Übergänge zu Hypo- oder Hypertonie bestehen. Außerdem beweist eine nach partieller Exstirpation des Zentralnervensystems auftretende Hyper- oder Hypotonie keineswegs, daß im exstirpierten Teil die Zentren der normalen Muskeltonusverteilung gelegen haben, da Hypertonie und Hypotonie beide Ausfallserscheinungen sind, und also durch Shock, Diaschysis usw. von noch erhaltenen Zentren bedingt können sein. Ferner braucht eine abnorme Muskeltonusverteilung ja nicht stets zentral bedingt zu sein, wie die Beobachtungen SHERRINGTONS an einem Hunde

[1] Der von LEY beschriebene Kranke wurde auch von PIERRE MARIE untersucht. Auf Grund dieser Untersuchung kam PIERRE MARIE zu folgender Schlußfolgerung: „Si les symptomes que l'on donne comme caractéristiques du syndrome lenticulaire sont exacts, ce malade présente un syndrome lenticulaire tout à fait typique ou bien il faut renoncer à diagnostiquer cette affection.“ Bei der mikroskopischen Untersuchung des Gehirns wurden aber keine Abweichungen im Corpus striatum und in der Substantia nigra gefunden. Auch in dem von GUILLAIN, MATHIEU und BERTRAND beschriebenen Falle wurden im Corpus striatum und in der Substantia nigra jegliche Veränderungen vermißt.

mit durchtrenntem Rückenmark lehren; der Hund hielt stets die eine Pfote in Beuge-, die andere in Streckstellung, und zwar infolge einer Decubituswunde an der gebeugt gehaltenen Pfote.

In gleicher Weise halten Thalamushunde manchmal eine wundgelaufene Pfote während des Laufens in Beugestellung angezogen.

Auch fieberhafte Krankheiten, unter anderem Cystitis und Decubituswunden an den verschiedensten Körperstellen, vermögen einen gewissen Einfluß auf den Muskeltonus auszuüben. So verhindern sie manchmal nach Durchtrennung des Rückenmarks das Wiederauftreten des Muskeltonus und der verschiedenen spinalen Reflexe, oder aber bringen die bereits wiedergekehrten Tonus und Reflexe erneut zum Verschwinden. Bei den Tieren, die im Anschluß an die Kleinhirnexstirpation steif sind, verschwindet die Starre nicht so schnell, wenn Drahteiterungen, eitrige Conjunktivitis und Rhinitis usw. auftreten, während diese Komplikationen bei den Tieren, welche im Anschluß an die Exstirpation schlaff geworden sind, die Wiederkehr des Muskeltonus verzögern. Auch im Stadium der Dauerstörung kann eine infektiös fieberhafte Erkrankung den Stütztonus bei kleinhirnlosen Tieren stark herabsetzen. Daß auch Menschen während und nach dem Auftreten von Fieber oft kaum auf ihren Beinen zu stehen vermögen, ist jedem Kliniker bekannt, ebenso wie das Auftreten von abnormen Muskelspannungen durch Gelenkentzündungen, Analfissuren, intestinalen Erkrankungen wie Magengeschwür, Gallen-, Nieren- und Harnblasensteinen, Bauchfellentzündung usw. Bei Durchsicht der Literatur über die Ursachen der Muskeltonusveränderungen, insbesondere der Streck- und Beugekontrakturen gewann ich trotzdem den Eindruck, daß dem Einfluß eventuell bestehender Decubituswunden, Cystitis usw. auf die Muskeltonusänderung oft zu wenig Beachtung geschenkt worden ist, und die Ursachen zu ausschließlich im Zentralnervensystem gesucht werden, obwohl Pierre Marie u. Foix (199) bei Paraplegikern und Fällen von Querschnittsmyelitiden gezeigt haben, daß exterozeptive Reize beim Menschen ebenso wie beim Tier, je nach der Angriffsfläche[1] bald eine tonische Streckung, bald eine tonische Beugung bedingen können. Die irrige Auffassung von Bastian u. a., daß Querdurchtrennung des Rückenmarks stets eine absolut schlaffe Lähmung zur Folge habe, beruhte wohl auf Beobachtungen bei Fällen von Geschwülsten, Entzündungsprozessen des Rückenmarks usw.

Schließlich wird die Untersuchung über den zentralen Mechanismus der Muskeltonusverteilung noch dadurch erschwert, daß zur Feststellung einer eventuellen Hyper- oder Hypotonie intakte Tiere herangezogen werden müssen, deren Muskeltonusverteilung infolge der Großhirneinflüsse stets stark wechselt. Untersucht man den Extremitätenmuskeltonus bei einer Anzahl intakter Hunde, so sieht man, daß sich ein Teil der Tiere, sobald man sie anfaßt, wie „tot“ hinlegt, zusammenfährt und die Pfoten in Beugestellung anzieht (bei Katzen ist das fast stets der Fall). Die Pfoten zeigen dann nur einen starken Beugetonus, während der Strecktonus fehlt. Andere lassen sich ruhig in Rückenlage bringen, und leisten gegen passive Beugung und Streckung äußerst geringen Widerstand. Wieder andere sind widerspenstig, machen Abwehrbewegungen und zeigen bald einen

[1] Nach Foerster (71) hängt es in erster Linie von der Reizstärke ab, ob Beugung oder Streckung auftreten.

besonders starken Streck-, bald einen besonders starken Beugetonus. Auffallend ist auch, wie sich durch Verschluß der Augen mit einer Kopfkappe die Tonusverteilung ändern kann.

Menschen können die Muskelspannung willkürlich entweder so stark herabsetzen, daß die passiven Bewegungen fast auf gar keinen Widerstand stoßen, oder aber so stark erhöhen, daß die passive Bewegung einen Widerstand zu überwinden hat, der nicht geringer ist als der maximale Widerstand eines Hypertonikers gegen diese Bewegung. Die Großhirneinflüsse fehlen natürlich bei spinalen, decerebrierten und großhirnlosen Tieren[1]. Auch bei den meisten Erkrankungen des Menschen, die mit Hyper- und Hypotonie einhergehen, ist ihre Wirkung stark herabgesetzt. Dagegen gelten alle vorhergehenden Ausführungen, auch bezüglich der Großhirneinflüsse, für die Muskeltonusverteilung bei total oder partiell kleinhirnlosen Tieren. Es ist daher auch nicht zu verwundern, daß die Meinungen über den Einfluß des Kleinhirns auf den Muskeltonus so sehr auseinander gehen. Die Ansicht LUCIANIS, daß das Kleinhirn auf den Muskeltonus einen verstärkenden Einfluß ausübe, der sich auch MUNK, LEWANDOWSKY u. a. anschlossen, wurde zum ersten Male von LABORDE bestritten. LABORDE sah, daß Hähne nach Fortnahme des Kleinhirns noch imstande waren, die an ihre Pfoten gehängten Gewichte zu heben, und daß die Pfoten beim Anfassen mit starker Kraft angezogen wurden. Ebensowenig fanden FERRIER und TURNER bei kleinhirnexstirpierten Affen Atonie und Asthenie. Die Affen griffen mit ihren Extremitäten energisch zu, kletterten vortrefflich, und ihr Muskeltonus war eher erhöht als herabgesetzt. Auch BICKEL konnte Atonie und Asthenie nicht als Folge der Kleinhirnexstirpation anerkennen, ebensowenig DUSSER DE BARENNE auf Grund seiner Beobachtungen, daß die Symptome seiner kleinhirnlosen Hunde in direktem Gegensatz zu Atonie und Asthenie der Muskulatur standen. Nach ANDRÉ THOMAS bedingt eine partielle Kleinhirnzerstörung „Anisosthenie der Antagonisten“, d. h. die Muskeln, die in einer bestimmten Richtung wirken, zeigen bei passiven Stellungsänderungen Hyposthenie (herabgesetzten Widerstand), die Muskeln, die in entgegengesetzter Richtung wirken, dagegen Hypersthenie (erhöhten Widerstand).

Unter Muskeltonus versteht man den durch Muskelspannung bedingten Widerstand bei passiver Stellungsänderung der Körperteile zueinander. Dieser Widerstand kommt normalerweise zustande:

1. durch die Eigenspannung der Muskelsubstanz, d. h. durch die Spannung, welche auch bei denervierten Muskeln noch nachzuweisen ist;

2. durch reflektorische Spannungen, das sind durch subcorticale Reize ausgelöste Spannungen;

3. durch die Spannung, die durch Großhirneinflüsse (bedingte und unbedingte corticale Reflexe) ausgelöst wird.

Beugetonus ist der Muskelwiderstand gegen eine passive Streckbewegung, Strecktonus der Muskelwiderstand gegen eine passive Beugebewegung. Bei einer passiven Streckbewegung werden die Beugemuskeln, bei einer passiven Beugebewegung die Streckmuskeln gedehnt und je nach Reaktion der Muskeln auf Dehnung wird der Tonus, der Muskelwiderstand gegen diese passiven Bewegungen

[1] Über Großhirneinflüsse auf den Tonus und auf die Kontraktionen von Extremitätenmuskeln nach Durchtrennung der Hinterwurzeln, siehe außer MOTT, SHERRINGTON (276), MUNK (214) (Versuchen an Affen), besonders FOERSTER (71).

ein sehr verschiedener sein. Eine Untersuchung des Widerstandes gegen passive Bewegung ist also in erster Linie eine Untersuchung des Verhaltens der verschiedenen Dehnungsreflexe[1].

Die Dehnungsreflexe lassen sich scheiden in:

1. *Dehnungsreflexe 1. Ordnung, das sind die reflektorischen Anspannungen der gedehnten Muskeln selber* (die myotatischen Reflexe nach LIDDELL u. SHERRINGTON, die Eigenreflexe nach HOFFMANN).

Die Dehnungsreflexe 1. Ordnung sind bei Tieren am besten an sogenannten Sherringtonpräparaten (von ihrer Insertion gelöste Muskeln) zu untersuchen. Derartige Untersuchungen (LIDDELL u. SHERRINGTON) haben ergeben, daß *beim decerebrierten* Tier an den Streckmuskeln des Knies besonders starke und, bei Aufrechterhaltung des gedehnten Zustandes, lang anhaltende Dehnungsreflexe 1. Ordnung auftreten. Sowohl die phasische wie die posturale Anspannung sind hier besonders stark ausgeprägt.

LIDDELL und SHERRINGTON beobachteten bei decerebrierten Katzen am Quadriceps u. a. Spannungszunahmen bis zu $3^1/_2$ kg bei einer Dehnung von 8 mm, von 2,5 kg bei einer Dehnung von 4 mm und sogar von mehr als 2 kg bei einer Dehnung von weniger als 1 mm, während sich auch bei einer Dehnung von $^1/_2$ mm bereits eine deutliche reflektorische Anspannung zeigte. An dem 116 mm langen Rectus femoris wurden bei einer Dehnung von noch nicht 1 mm ebenfalls deutliche reflektorische Anspannungen beobachtet.

Die Dehnungsreflexe der Kniestrecker treten also bei decerebrierten Katzen sehr stark, lang anhaltend und bereits bei geringer Dehnung und nach kurzer Latenz (20σ) auf. Sie sind um so stärker, je stärker die Dehnung ist. Ob die Anspannung bei den verschiedenen Längenzunahmen stärker ist als bei intakten Tieren, ist bisher nicht untersucht worden.

Wie bereits erwähnt, können die Pfoten decerebrierter Hunde keine stärkere Schulter- bzw. Beckenbelastung als intakte Hunde ertragen, ohne zusammenzubrechen. LIDDELL und SHERRINGTON untersuchten die Dehnungsreflexe bei Rückenlage, bei der die Pfoten decerebrierter Tiere mehr Widerstand gegen Sohlendruck zeigen als die intakter Tiere.

Im Gegensatz zu den Kniestreckern zeigen die Kniebeuger bei decerebrierten Tieren keine Dehnungsreflexe 1. Ordnung.

Nach Durchtrennung der zu den Pfoten gehörigen hinteren Wurzeln sind keine Dehnungsreflexe 1. Ordnung, weder an den Beuge- noch an den Streckmuskeln, vorhanden.

Nach Querdurchtrennung des Rückenmarks beobachteten LIDDELL u. SHERRINGTON eine Herabsetzung der posturalen Spannungszunahme der Kniestrecker; bei Andauern des gedehnten Zustandes hielt die reflektorische Anspannung nicht an. Bei Hunden, denen 2—3 Monate zuvor das Rückenmark in Höhe von D 12 durchtrennt war, fanden DENNY BROWN u. LIDDELL (52), daß der Gastrocnemius dagegen (Länge 12—14 mm) bei einer Dehnung von physiologischer Größe (4 mm und weniger) nicht nur eine „phasische", sondern auch eine „tonische", „statische" oder „posturale" reflektorische Spannungszunahme zeigte, welche solange anhielt, wie der Muskel in gedehntem Zustande gehalten wurde, dabei wurden eine reflektorische Spannungszunahme von $1^1/_4$ kg und eine Total-

[1] Über die Rolle der Dehnungsreflexe bei schlaffen und spastischen Lähmungen siehe die bei Abschluß dieses Buches erschienene Publikation von O. FOERSTER: Schlaffe und spastische Lähmung, in Bd. 10 des Handbuches der normalen und pathologischen Physiologie, S. 893. Berlin: Julius Springer 1927.

spannung von 2,1 kg wahrgenommen. (Auch bei diesen Hunden bedingten eine Dehnung des Quadriceps oder des Tibialis ant. niemals eine reflektorische tonische Spannungszunahme; diese Muskeln zeigten bei brüsker, schneller Dehnung nur eine phasische Zunahme („Pluckreflex").

Beim Mittelhirn- oder Subthalamustier (d. h. nach Querdurchtrennung 4 bis 5 mm oberhalb der Corpora quadrigemina anteriora) zeigt der Quadrizeps auf Dehnung starke und lebhaft auftretende reflektorische Anspannungen mit tonischer Dauer (LIDDELL u. SHERRINGTON), die bei den Kniebeugemuskeln nicht nachzuweisen sind.

Bei der Thalamuskatze beobachtete SCHOEN am Flexor digit. prof. der Vorderpfote tonische Dehnungsreflexe 1. Ordnung, während der Triceps brachii auf Dehnung nur eine phasische Anspannung zeigte. An der Hinterpfote hat die Dehnung der Achillessehnenmuskeln eine tonische Anspannung zur Folge (PRITCHARD).

Auch beim Menschen sind an zahlreichen Muskeln deutliche Dehnungsreflexe 1. Ordnung zu beobachten. Auf Dehnung mit folgender Aufrechterhaltung des gedehnten Zustandes zeigen die Muskeln des Menschen bald eine phasische, bald eine tonische Anspannung, zuweilen sogar, unter pathologischen Umständen, klonische Anspannungen. Dies wechselnde Verhalten ist nicht immer von pathologischen Zuständen abhängig. Auch beim normalen Menschen mit intaktem Zentralnervensystem kann ein Muskel bald mit einer phasischen, bald mit einer tonischen Anspannung reagieren. So reagieren bestimmte Muskeln bei Stehstellung mit einer tonischen, bei Rückenlage mit einer phasischen Reaktion. Obwohl bis jetzt systematische Untersuchungen über das Verhalten der Dehnungsreflexe 1. Ordnung beim Menschen fehlen, möchte ich es nicht unterlassen, einige diesbezügliche interessante Beobachtungen hier mitzuteilen.

Die Dehnungsreflexe 1. Ordnung des M. quadriceps werden durch passive Beugung des Kniegelenkes, durch passive Distalwärtsbewegung der Patella und durch Beklopfen der Patellarsehne[1] untersucht. Unter pathologischen Umständen kommt es bei diesen Untersuchungsmethoden in Rückenlage bekanntlich manchmal zu tonischen und klonischen Anspannungen der Kniestrecker, wo bei normalen Menschen in gleicher Lage meistens nur phasische Anspannungen ausgelöst werden. Beim Stehen mit gestreckten Knien und etwas vornübergebeugtem Oberkörper ist der Quadriceps meistens ganz schlaff. Wird nun das Kniegelenk passiv gebeugt, so reagiert der Quadriceps dagegen mit einer tonischen Anspannung.

Die Dehnungsreflexe 1. Ordnung der Kniebeuger sind am deutlichsten zu sehen, wenn bei Bauchlage die Füße zuerst passiv bis zur rechtwinkligen Beugung der Kniegelenke gehoben und darauf plötzlich losgelassen werden. Es kommt dann beim Herunterfallen zu einer Dehnung der Kniebeuger. Normalerweise gehen die Unterschenkel zuerst um $\pm$ 25^0 abwärts, bis durch plötzliche Anspannung der gedehnten Kniebeuger dem Herunterfallen Einhalt geboten wird, wobei sich die Sehnen des Gracilis und Semitendinosus deutlich hervorwölben, dann senken sich die Unterschenkel allmählich bis auf die Unterlage. Bei herabgesetzten Dehnungs-

[1] Nach LIDDELL und SHERRINGTON und nach HOFFMANN sind die Sehnenreflexe typische Dehnungsreflexe. Ob jedoch die Reaktionen auf Beklopfen der Patellarsehne ausschließlich auf Dehnung des Quadriceps beruhen, wird von FOERSTER bezweifelt.

reflexen fällt dagegen der Unterschenkel wie eine tote Masse herunter und schlägt auf die Unterlage auf. Treten die Dehnungsreflexe verspätet auf, so tritt die Anspannung der Beugemuskeln erst auf, wenn die Füße die Unterlage berührt haben, und danach erst federt der Unterschenkel unter deutlich sichtbarer Anspannung der Beugemuskeln wie eine Gummimasse zurück. Diese Beobachtung wurde mehrmals bei Hemiplegikern an dem gelähmten Bein gemacht.

Die Dehnungsreflexe 1. Ordnung der Wadenmuskeln werden durch passive Dorsalflexion des Fußes und Beklopfen der Achillessehne hervorgerufen. Unter pathologischen Umständen kommt es auch hier bei Rückenlage der Kranken zu deutlich tonischen und zuweilen auch klonischen Anspannungen. Werden diese Muskeln bei Stehstellung durch Vornüberbewegung des Körpers in den Sprunggelenken gedehnt, so spannen sie sich unter normalen und pathologischen Verhältnissen tonisch an, wodurch sich die Fersen vom Boden erheben.

Dehnungsreflexe 1. Ordnung der Fußgelenkbeuger und Zehenstrecker treten bei passiver Plantarflexion des Fußes auf. Bei Rückenlage bedingt diese Bewegung normalerweise meistens nur geringe phasische Anspannungen, die unter pathologischen Umständen oft zu tonischen und klonischen werden können. Bei tonischer Anspannung stößt weitere Plantarflexion des Fußes auf starken Widerstand, die Zehen werden dorsalflektiert, und die Sehnen der Zehenstrecker wölben sich deutlich unter der Haut des Fußrückens hervor. Die Anspannungen der Fußgelenkbeuger und Zehenstrecker sind am deutlichsten bei Stehstellung zu beobachten, wenn sie durch passive Dorsalbewegung des Körpers in den Sprunggelenken gedehnt werden. Dabei heben sich die Zehenballen vom Boden, während die Zehen dorsalwärts gerichtet werden und die Muskelsehnen unter der Haut des Fußrückens hervorspringen.

Auch an den Armmuskeln sind Dehnungsreflexe 1. Ordnung zu beobachten. Unter pathologischen Umständen sind tonische Anspannungen der Ellenbogenstrecker auf passive Beugung, der Ellenbogenbeuger auf passive Streckung des Ellenbogens deutlich sichtbar. (André Thomas wies zum erstenmal auf eine tonische Anspannung des Triceps bei passiver Beugung des Ellenbogens hin.) Passive und aktive Vornüberbewegung des Oberkörpers bedingt normalerweise bei Sitz- und Stehstellung eine deutliche tonische Anspannung der Mm. sacrolumbales (wodurch ein Vornüberfallen des Oberkörpers verhindert wird; équilibre de suspension de Foix), während Bewegung des Oberkörpers nach rechts von einer tonischen Anspannung der linken, nach links von einer tonischen Anspannung der rechten M. sacrolumbales begleitet ist.

Von Babinski u. Jarkowski wurde unter dem Namen „phénomène des antagonistes“ die tonische Anspannung des M. deltoideus beschrieben, die auftritt, wenn der Arm passiv gehoben und dann auf einmal losgelassen wird, eine Erscheinung, die wahrscheinlich auch als Dehnungsreflex 1. Ordnung aufzufassen ist.

Die Dehnungsreflexe 1. Ordnung treten im allgemeinen bei spastischen Lähmungen besonders lebhaft, ungehemmt, tonisch und kräftig, *in fast allen Lagen und Stellungen* der Kranken auf; bei schlaffer Lähmung ist ihr Auftreten dagegen schwach, verspätet oder fehlt ganz.

Foerster behauptet sogar: „Wenn eine Lähmung mit Aufhebung des Dehnungswiderstandes einhergeht, sprechen wir von schlaffer Lähmung, und wenn er abnorm erhöht ist, von spastischer.“ Obwohl diese Behauptung an sich richtig ist, so kann sie doch zu Mißverständnissen Anlaß geben, denn bei einer spastischen Hemiplegie sind doch nicht Dehnungswiderstand und Dehnungsreflexe 1. Ordnung *aller* Muskeln der gelähmten Glieder erhöht, sondern nur ein Teil, die der anderen, wie z. B. des Tibialis ant. und der Kniebeuger sind meistens sogar herabgesetzt.

2. Dehnungsreflexe 2. Ordnung, das sind durch Dehnung eines bestimmten Muskels ausgelöste reflektorische Anspannungen von Muskeln mit gleichgerichteter Wirkung.

LIDDELL u. SHERRINGTON beobachteten, daß bei decerebrierten Katzen auf Dehnung eines Kniestreckers nur der gedehnte Muskel eine reflektorische Spannungszunahme zeigte. Wurde nach Längsspaltung eines Muskels nur ein Teil gedehnt, so zeigte nur dieser Teil eine Anspannung.

Demgegenüber stehen die Beobachtungen von SCHOEN u. PRITCHARD an Sherringtonpräparaten von intakten Katzen in leichter Äthernarkose und Thalamuskatzen. Dehnung des M. flex. digit. prof. der Vorderpfote, der sowohl Finger- wie Handgelenkbeuger ist, bedingt auch eine reflektorische Anspannung des Flex. carpi ulnaris und des Flex. carpi radialis, welche ebenfalls Handgelenkbeuger sind (SCHOEN), und Dehnung des Gastrocnemius (Fußgelenkstrecker) ruft eine Anspannung des Soleus (ebenfalls Fußgelenkstrecker) hervor (PRITCHARD).

Auch nach Längsspaltung dieser Muskeln löst Dehnung eines Teiles reflektorische Anspannung des anderen Teiles aus. So tritt bei Dehnung eines der drei Tricepsköpfe eine Übertragung auf die zwei anderen auf, die allerdings nur eine phasische Anspannung zeigen (SCHOEN). Dehnung des Biceps bedingt bei der decerebrierten Katze starke Aktionsströme des M. brachialis (HOOGERWERF und RADEMAKER).

3. *Dehnungsreflexe 3. Ordnung, das sind reflektorische Muskelanspannungen, ausgelöst durch Dehnung der Antagonisten.*

Bei decerebrierten Katzen hat die Dehnung eines Kniestreckers keine reflektorischen Anspannungen der Kniebeuger zur Folge, ebensowenig löst die Dehnung eines Kniebeugers eine Anspannung der Kniestrecker aus. Die Dehnung der Kniebeuger hebt sogar die Dehnungskontraktionen der Kniestrecker auf (LIDDELL u. SHERRINGTON). Dagegen beobachtet man, daß sich bei den Stützreaktionen die verschiedenen Beuge- und Streckmuskeln der Extremitäten bei intakten, groß- und kleinhirnlosen Tieren zu gleicher Zeit anspannen. PRITCHARD u. SCHOEN kamen bei ihren diesbezüglichen Untersuchungen an SHERRINGTON-Präparaten von intakten Katzen in leichter Äthernarkose und Thalamuskatzen zu folgenden Ergebnissen:

1. Dehnung des Flexor digit. prof. der Vorderpfote (Finger- und Handgelenkbeuger) bewirkt tonische reflektorische Anspannungen

des Ext. digit. comm.
des Ext. digit. lat.
des Ext. carpi uln.
des Ext. carpi. uln. (SCHOEN);

2. Dehnung der Ellenbogenbeuger eine tonische Anspannung des Triceps (SCHOEN);

3. Dehnung des Triceps brachii eine tonische Anspannung des Biceps (SCHOEN)[1];

[1] Dehnung des Triceps brachii hat bei der decerebrierten Katze das Auftreten von starken Aktionsströmen des M. biceps zur Folge (HOOGERWERF und RADEMAKER).

4. Dehnung des Achillessehnenmuskels eine tonische Anspannung
des Ext. digit. long.
des Tibialis ant.
des Peroneus (PRITCHARD);

5. Dehnung des Quadriceps eine tonische Anspannung
des Semitendinosus
des Biceps (PRITCHARD).

Die Dehnung eines Muskels kann also tonische reflektorische Anspannungen der antagonistisch wirkenden Muskeln auslösen.

Beim Menschen verhalten sich wahrscheinlich die Dinge ähnlich, wie unter anderem aus den von FOIX u. THÉVENARD beobachteten Erscheinungen, die sie unter dem Namen von „Réflexes de posture" zusammenfassen, hervorgeht. Bewegt man bei einer normalen Versuchsperson in Rückenlage den Fuß immer mehr dorsalwärts und rollt ihn dabei nach innen (so daß unter anderem die Flexores digit., die Achillessehnenmuskeln und die Peronei gedehnt werden), dann kontrahieren sich die entdehnten Muskeln, der Extensor digit. long., der Extensor hallucis longus und der Tibialis ant. und die Sehnen dieser Muskeln springen deutlich unter der Haut des Fußrückens hervor (paradoxe Kontraktion von WESTPHAL). Bei ausschließlicher Dorsalflexion des Fußes spannen sich nur der Ext. digit. long. und der Ext. hallucis long. an, bei ausschließlicher Innenrotation des Fußes (Dehnung der Peronei und Entdehnung des Tibialis ant.) zeigt sich nur eine Anspannung des Tibialis ant., während ausschließliche Außenrotation (Dehnung des M. tibialis ant., Entdehnung der Peronei) eine Anspannung der Peronei bewirkt.

Da bei den durch Dorsalbewegung des Fußes ausgelösten Anspannungen, wahrscheinlich die Dehnung der Flexores digit. eine auslösende Rolle spielt, sind folgende Beobachtungen von SCHOEN erwähnenswert. SCHOEN sah an SHERRINGTON-Präparaten von Katzen, daß passive Dehnung des lateralen und medialen Teiles des M. flex. digit. prof. der Vorderpfote verschiedene reflektorische Anspannungen bedingt, so löst z. B. Dehnung des lateralen Teiles wohl eine Anspannung des Flex. carpi radialis, dagegen nicht des Flex. carpi ulnaris aus, während Dehnung des medialen Teiles gerade umgekehrt eine Anspannung des letzteren, aber nicht des ersteren zur Folge hat.

Auch an den Knie- und Ellenbogengelenken des Menschen sind bei passiver Bewegung Muskelanspannungen zu beobachten, die wahrscheinlich als Dehnungsreflexe 3. Ordnung gedeutet werden müssen. Starke Beugung des Knies (wobei der Quadriceps gedehnt wird) ruft eine starke Anspannung der Kniebeuger, starke passive Streckung eine Anspannung der Kniestrecker hervor (also entsprechend den Beobachtungen PRITCHARDS an Katzen (siehe oben). Starke passive Beugung des Ellenbogens bedingt eine Anspannung des Biceps, starke passive Streckung eine solche des Triceps (vgl. oben die übereinstimmenden Beobachtungen SCHOENS an Katzen).

Ob diese Anspannungen beim Menschen wirklich durch Dehnung des Antagonisten verursacht werden, ist noch nicht bewiesen. FOIX u. THÉVENARD wollen sie als „shortening reactions" von SHERRINGTON deuten. Bekanntlich tritt die „shortening reaction" des M. quadriceps bei decerebrierten Katzen in Rückenlage auf, wenn dieser Muskel durch passive Hebung des Unterschenkels passiv verkürzt wird; beim Loslassen des Unterschenkels dauert dann der verkürzte Zustand des Muskels an und der Unterschenkel fällt nicht herunter. Beim Loslassen des Unterschenkels wird aber der M. quadriceps passiv gedehnt; die Shorteningreaktion stellt also wahrscheinlich einen Dehnungsreflex 1. Ordnung dar (siehe auch

SHERRINGTON 278, FULTON 87, SAMOJLOFF u. KISSELEFF 264 b). Bei den erwähnten Erscheinungen beim Menschen dagegen sind die reflektorischen Anspannungen der passiv verkürzten Muskeln auch zu beobachten, wenn der verkürzte Zustand aufrecht erhalten wird und man den Fuß bzw. Unterarm nicht losläßt. Sie sind dann wahrscheinlich durch die passive Dehnung der Antagonisten bedingt und stellen daher vermutlich Dehnungsreflexe 3. Ordnung dar.

Die „shortening reactions" des Quadriceps treten beim decerebrierten Tier noch deutlich auf, wenn alle übrigen Muskeln der beiden hinteren Extremitäten abgeschnitten oder durchtrennt sind, dagegen fehlen die von SCHOEN u. PRITCHARD bei passiver Verkürzung beobachteten reflektorischen tonischen Anspannungen der Finger- und Handgelenkstrecker, des Biceps usw. nach Lösung der Antagonisten von ihrer Insertion. Diese Anspannungen sind also durch Dehnung der Antagonisten bedingt und sind also bestimmt Dehnungsreflexe 3. Ordnung. Ob die beim Menschen beobachteten „réflexes de posture" auch nach Durchtrennung der Antagonisten noch vorhanden sind, ist nicht bekannt.

Die Dehnungsreflexe 3. Ordnung sind vorhanden bei intakten und großhirnlosen Katzen. Bei decerebrierten Katzen bedingt die passive Beugung des Ellenbogengelenkes das Auftreten von sehr starken Aktionsströmen des Biceps, die nach Exstirpation der Streckmuskeln ausbleiben; sie zeigen also auch diese Dehnungsreflexe.

Die „Réflexes de posture" sind nach FOIX und THÉVENARD aufgehoben oder herabgesetzt bei Hemiplegie, Paraplegie, Neuritis, Tabes, Poliomyelitis, Muskelatrophien und Muskeldystrophien, Kleinhirnerkrankungen, FRIEDREICHscher Krankheit, oft auch bei Syringomyelie, multipler Sklerose usw., treten dagegen übertrieben lebhaft bei Paralysis agitans, postencephalitischem Parkinsonismus, WILSONscher Krankheit und Pseudosklerose auf.

Auch GOLDFLAM (96) beobachtete bei diesen letzten Krankheiten eine starke paradoxe Kontraktion von WESTPHAL und wies daraufhin, daß die Anspannung des Tibialis ant. sich jedoch meistens erst deutlich zeigt, wenn man den passiv dorsalwärts bewegten Fuß auf einmal losläßt, und dieser mehr oder weniger plantarwärts herabfällt. Die von GOLDFLAM beobachteten Anspannungen des Tibialis ant., Ext. digit., und Ext. hallucis long. sind also wahrscheinlich Dehnungsreflexe 1.O. In Übereinstimmung mit dieser Behauptung fand DELMAS MARSALET (50) bei der Untersuchung der WESTPHALschen paradoxen Kontraktion zwei reflektorische Anspannungen, eine bei passiver Dorsalwärtsbewegung (wahrscheinlich Dehnungsreflex 3.O.) und eine beim Loslassen des Fußes (wahrscheinlich Dehnungsreflexe 1.O.). GOLDFLAM glaubt die WESTPHALsche paradoxe Kontraktion des Tibialis ant. der Anspannung der Kniebeuger gleichstellen zu müssen, die auftritt, wenn man bei Bauchlage der Versuchsperson die Unterschenkel passiv hebt und dann losläßt (unseres Erachtens Dehnungsreflex 1.O.).

Nach GOLDFLAM ist sowohl die Anspannung des Tib. ant. bei Loslassen des Fußes wie die Anspannung der Kniebeuger bei Loslassen der Unterschenkel verstärkt bei Paralysis agitans, dagegen herabgesetzt bei den sogenannten Pyramidenbahnerkrankungen, ferner bei Tabes und Chorea minor.

4. *Dehnungsreflexe 4. Ordnung, das sind durch Dehnung eines bestimmten Muskels ausgelöste reflektorische Anspannungen von Muskeln, die weder eine gleichgerichtete, noch eine entgegengesetzte Wirkung haben.*

Bei der Untersuchung der Stützreaktionen intakter, groß- und kleinhirnloser Hunde findet sich auf statische Beanspruchung der Sohlen, auch wenn der Einfluß exterozeptiver Reize ausgeschaltet ist, eine reflektorische Anspannung fast aller Extremitätenmuskeln, desgleichen der Schulterblatt-, Wirbelsäule- und Beckenmuskulatur.

Bei weiterer Untersuchung und Prüfung dieser Reaktionen an SHERRINGTON-Präparaten ergibt sich:

1. daß eine Dehnung des Flex. digit. prof. (SCHOEN) reflektorische Anspannungen bedingen kann bei den Mm.:

Flexor digit. prof.	Finger- und Handgelenkbeuger	Dehungsreflex	1.O.
Palmaris longus.		,,	2.O.
Flexor carp. uln.	Handgelenkbeuger	,,	2.O.
Flexor carp. rad.		,,	2.O.
Ext. digit. comm.	Finger- und Handgelenkstrecker	,,	3.O.
Ext. digit. lat.		,,	3.O.
Ext. carpi uln.	Handgelenkstrecker	,,	3.O.
Ext. carpi. rad.		,,	3.O.
Triceps	Ellenbogenstrecker	,,	4.O.
Biceps	Ellenbogenbeuger	,,	4.O.
Supraspinatus	Schulterstrecker	,,	4.O.
Clavobrachialis		,,	4.O.
Teres major	Schulterbeuger	,,	4.O.
Deltoideus		,,	4.O.
Latissimus dorsi		,,	4.O.
Pectoralis major	Adductor des Oberarmes	,,	4.O.
Serratus ant.	Schulterblattmuskeln	,,	4.O.
Levator scapulae		,,	4.O.
Trapecius		,,	4.O.
Rhomboideus		,,	4.O.,

2. daß eine Dehnung des Biceps (SCHOEN) reflektorische Anspannungen auslösen kann bei den Mm.:

Pectoralis major	Dehnungsreflex	4.O.
Teres major	,,	4.O. und 3.O.[1]
Latissimus dorsi	,,	4.O. und 3.O.[1],

3. daß eine Dehnung des Triceps (SCHOEN) eine reflektorische Anspannung verursachen kann unter anderen bei den Mm.:

Pectoralis major	Dehnungsreflex	4.O.
Supraspinatus	,,	4.O. und 3.O.[2],

4. daß eine Dehnung der Streckmuskeln von Handgelenk und Fingern (SCHOEN) reflektorische Anspannung zur Folge haben kann bei den Mm.:

Pectoralis major	Dehnungsreflex	4.O.
Latissimus dorsi	,,	4.O.
Teres major	,,	4.O.,

5. daß eine Dehnung der Achillessehnenmuskeln (PRITCHARD) eine reflektorische Anspannung hervorrufen kann bei den Mm.:

[1] Der Biceps ist außer Ellenbogenbeuger auch Schulterstrecker, während Teres major und Latissimus dorsi Schulterbeuger, also gewissermaßen Antagonisten des Biceps sind.

[2] Ebenfalls ist der Supraspinatus, der Schulterstrecker ist, gewissermaßen der Antagonist des Triceps, der außer Ellenbogenstrecker auch Schulterbeuger ist.

Flexor digitorum longus	Dehnungsreflex	2.O.	
Extensor digitorum longus	„	3.O.	
Soleus	„	1.O.	und 2.O.
Gastrocnemius	„	1.O.	und 2.O.
Tibialis anticus	„	3.O.	und 4.O.
Peroneus	„	3.O.	und 4.O.
Quadriceps	„	3.O.[1]	und 4.O.
Semitendinosus	„	2.O.[1]	und 4.O.
Semimembranosus	„	2.O.[1]	und 4.O.
Biceps femoris	„	2.O.[1]	und 4.O.
Adductor longus	„	4.O.	
Glutaeus maximus	„	4.O.,	

6. daß eine Dehnung des Quadriceps nach PRITCHARD eine reflektorische Anspannung des Glutaeus maximus bedingen kann, nach LIDDELL u. SHERRINGTON auch eine reflektorische Anspannung des Quadriceps der gegenüberliegenden Pfoten auszulösen vermag (Dehnungsreflexe 4 .Ordnung).

Außer den propriozeptiven positiven und negativen Stützreaktionen stellen wahrscheinlich auch die tonischen Halsreflexe, die Stemmbeinreaktionen, die Schunkelreaktionen, die Stütztonuszunahme der Hinterpfoten auf passive Bewegung der Vorderpfoten nach vorn usw. Dehnungsreflexe 4. Ordnung dar.

Durchschneidet man die zu einer Pfote gehörigen hinteren Wurzeln, so löst Dehnung eines Muskels dieser Extremität keine Dehnungsreflexe 1.—4. Ordnung mehr aus. Wohl können diese Muskeln dann noch an Dehnungsreflexen 4. Ordnung beteiligt sein, da sie reflektorische Anspannungen bei Dehnung von Muskeln anderer Körperteile zeigen, so sehen wir unter anderem bei einer Pfote, deren zugehörige hintere Wurzeln durchtrennt sind, deutliche Beuge- und Streckbewegungen auf Ad- und Abduktion der gegenüberliegenden Pfoten (Schunkelreaktionen).

Auch *beim Menschen* sind sehr wahrscheinlich Dehnungsreflexe 4. Ordnung vorhanden. Vermutlich müssen erstens die Muskeltonusverteilung in Stehstellung, zweitens die unter pathologischen Umständen bei Rückenlage der Kranken auftretenden negativen und positiven Stützreaktionen (siehe Kapitel V), drittens die Anspannung des linken und rechten Sacrolumbalis, wenn man sich abwechselnd auf das rechte oder linke Bein stützt, viertens die Anspannung der Wadenmuskeln, wodurch bei Hintenüberbewegung des Oberkörpers die Fersen vom Boden gehoben werden, als Dehnungsreflexe 4. Ordnung gedeutet werden.

5. *Dehnungsreflexe 5. Ordnung, das sind durch Dehnungszunahme bedingte entgegengesetzte Reflexe.*

Wie wir in den vorhergehenden Kapiteln gesehen haben, hat eine starke (aber noch physiologische) Dehnung eines Muskels oft die entgegengesetzten Reaktionen zur Folge als eine mittelstarke Dehnung. So bedingt unter anderem eine mäßige Dehnung der Fingerbeuger Streckung und Auftreten von Stütztonus an der Vorderpfote, Überstreckung der Finger dagegen Verschwinden des Stütztonus und Beugung, während Fixation in dieser Stellung abwechselnde Beuge- und Streckbewegungen der Vorderpfote auslöst.

Genau so verhalten sich die Reaktionen an der Hinterpfote bei mäßiger und starker passiver Dorsalbewegung der Zehen.

---

[1] Die Achillessehnenmuskeln sind außer Fußgelenkstreckern auch Kniegelenkbeuger.

Passive Plantarflexion der Finger oder Zehen bedingt Stütztonusabnahme und Beugung der Pfote, während starke Beugung von Finger oder Zehen zuerst Streckung und dann abwechselnde Beuge- Streckbewegungen hervorruft. Geringe Adductionsbewegung einer Pfote aus Abductionsstellung geht mit Stütztonuszunahme und Streckung einher (Stemmbeinreaktion), starke bewirkt ein Verschwinden des Stütztonus und Hebung der Pfote (Hinkebeinreaktion), bei Fixation in dieser Stellung zeigen sich auch wieder Beuge- und Streckbewegungen. Dieselben Erscheinungen treten auch auf, wenn die Pfote aus nach vorn gerichteter Stellung wenig und stark nach hinten, oder aus nach hinten gerichteter Stellung wenig und stark nach vorne bewegt wird. Bei Belastung der Pfote nimmt der Stütztonus zu, bei Überbelastung hat die starke Dehnung, unter anderem der Finger- bzw. Zehenbeuger, ein Verschwinden des Stütztonus und Hebung der Pfote zur Folge. Außerdem ergibt sich noch bei Prüfung der Schunkelreaktionen, daß mäßige Adduction einer Pfote aus Mittelstellung an der gegenüberliegenden Pfote Beugung und Stütztonusabnahme, starke Adduction dagegen Streckung und Stütztonuszunahme hervorruft (Abb. 161).

Ob die entgegengesetzten Reaktionen wirklich auf der Dehnungszunahme beruhen und also echte Dehnungsreflexe darstellen, ist noch nicht erwiesen.

Bei decerebrierten Katzen mit ausgesprochener Enthirnungsstarre zeigen Triceps und Biceps der Vorderpfote lebhafte Aktionsströme; die Tricepsströme sind die stärkeren. Auf passive Dorsalbewegung der Finger werden die Aktionsströme von Triceps und Biceps deutlich stärker (positive Stützreaktion?); bei weiterer Bewegung dagegen verschwinden zuerst die Aktionsströme des Biceps und sodann auch die des Triceps (Nachlassen des Stütztonus bzw. der Streckstarre; erste Komponente der Hinkebeinreaktion), während bei noch weiterer Bewegung auf einmal sehr starke Aktionsströme des Biceps auftreten, der Triceps dagegen stromlos bleibt oder nur schwache Aktionsströme aufweist (Beugung der Pfote; entgegengesetzte Reaktion; zweite Komponente der Hinkebeinreaktion oder gleichseitiger Beugreflex).

Geringe Dorsalbewegung der Finger bedingt also Zunahme der Aktionsströme des Biceps und besonders der Tricepsströme, starke Dorsalbewegung das Auftreten von besonders starken Aktionsströmen des Biceps, während der Triceps dabei keine oder nur schwache Aktionsströme zeigt (Hoogerwerf und Rademaker).

6. *Dehnungserschlaffung.*

Die bisher mitgeteilten Beobachtungen nach Muskeldehnung beschränkten sich nur auf die Auslösung einer reflektorischen Spannungszunahme bei gewissen Muskeln. Jedoch kann die Dehnung eines Muskels auch den Spannungszustand anderer Muskeln herabsetzen und damit den Widerstand gegen passive Stellungsänderungen der verschiedenen Körperteile zueinander weitgehend ändern. Bei der negativen Stützreaktion nimmt der Widerstand gegen passive Beugung der proximalen Gelenke auf passive Beugung der Finger bzw. Zehen ab. Wie Schoen an Sherrington-Präparaten von Thalamuskatzen nachgewiesen hat, kommt diese Widerstandsabnahme nicht nur durch reflektorische Anspannungen von Beugemuskeln (siehe Dehnungsreflexe 4. Ordnung, Nr. 4) zustande, sondern auch durch Erschlaffung von Muskeln. So ruft Dehnung der Finger- und Handgelenkstrecker Erschlaffung u. a. des Triceps brachii, des Serratus ant. und des Levator scapulae hervor, die beiden letzten Muskeln erschlaffen ebenfalls auf Dehnung des Triceps. Damit ist bewiesen, daß die Muskelerschlaffungen bei der negativen Stützreaktion nicht nur auf dem Fortfall von den Reizen der positiven Stützreaktion beruhen, sondern daß die Beugung der Endglieder die Anspannung anderer Muskeln reflektorisch aufzuheben vermag. Auch sei hier an die Beobachtung von LIDDELL u. SHERRINGTON erinnert, daß bei decerebrierten Katzen die Dehnungsanspannung der Kniestrecker auf Dehnung der Kniebeuger nachläßt.

Ferner sahen LIDDELL u. SHERRINGTON, daß die reflektorische Anspannung eines Muskels auf Dehnung stärker wird bei Zunahme der Dehnung, jedoch nur innerhalb gewisser Grenzen. Bei sehr starker Dehnung wird die Anspannung schwächer und läßt schließlich nach.

Wie wir bereits sahen, bedingt mäßige Dorsalbewegung der Finger bei der decerebrierten Katze ein Stärkerwerden der Aktionsströme von Biceps und Triceps, starke Dorsalbewegung, wahrscheinlich infolge der starken Dehnung der Fingerbeuger, das Verschwinden dieser Ströme.

7. *Abwechselnde Anspannung und Erschlaffung infolge Muskeldehnung, Dehnungsreflexe 6. Ordnung.*

In den vorhergehenden Kapiteln wurden zahlreiche Beobachtungen erwähnt, wobei das Aufrechterhalten von starken passiven Stellungsänderungen der Extremitätengelenke abwechselnde Beuge- und Streckbewegungen der Extremität(en) bedingt, und es wurde die Vermutung ausgesprochen, daß diese Bewegungen infolge des stark gedehnten Zustandes bestimmter Muskeln auftreten. LIDDELL u. SHERRINGTON teilen mit, daß Dehnung eines Muskels bisweilen abwechselnd Anspannung und Erschlaffung dieses Muskels bewirken kann[1]. Ebenso wie bei intakten Tieren zeigt auch die Vorderpfote decerebrierter Katzen auf Fixation der Finger in dorsalwärts gerichteter Stellung abwechselnde Beuge- und Streckbewegungen. Die Untersuchung mit dem Saitengalvanometer (in Zusammenwirkung mit Dr. HOOGERWERF) hat ergeben, daß dabei ein abwechselndes Auftreten und Verschwinden von starken Aktionsströmen des Biceps zu beobachten ist, während der Triceps stromlos ist oder nur sehr schwache Aktionsströme zeigt. Die Beugebewegungen kommen also durch intermittierende Anspannungen des Biceps zustande, während die Streckbewegungen beim Nachlassen der Bicepsanspannung durch die Elastizität des durch die Beugebewegung passiv gedehnten stromlosen Triceps zustande kommt (bisweilen ist dabei, wie schwache Aktionsströme zeigen, auch Tricepstonus beteiligt). Ob die Beuge-Streckbewegungen infolge Fixation der Finger in stark dorsalwärts gerichteter Stellung beim decerebrierten Tier durch den stark gedehnten Zustand der Fingerbeuger ausgelöst werden, ist noch nicht endgültig bewiesen (bekanntlich treten die Beuge-Streckbewegungen auch auf Kneifen und starke Plantarflexion der Finger auf).

Progressive Dorsalbewegung der Finger bedingt also beim decerebrierten Tier nacheinander:

1. Zunahme der Aktionsströme von Biceps und Triceps, besonders der Tricepsströme;
2. Verschwinden zuerst der Biceps- , sodann auch der Tricepsströme;
3. Auftreten von besonders starken Aktionsströmen des Biceps, während der Triceps stromlos bleibt oder schwache Ströme aufweist;
4. bei Fixation der Finger in stark dorsalwärts gerichteter Stellung, abwechselnd Verschwinden und Wiederauftreten der Aktionsströme des Biceps; der Triceps bleibt dabei stromlos oder zeigt ganz schwache Aktionsströme.

---

[1] Nach einer persönlichen Mitteilung von LIDDELL hat eine besonders stark und schnell ausgeführte Dehnung manchmal abwechselnd Anspannung und Erschlaffung zur Folge.

In diese Gruppe gehören wahrscheinlich auch der Fuß- und Patellarklonus, die oft beim Menschen unter pathologischen Umständen nachweisbar sind.

Aus den vorhergehenden Beobachtungen ergibt sich, daß die Stärke des Muskeltonus, des Widerstandes gegen passive Bewegung, in erster Linie durch die verschiedenen Dehnungsreflexe bestimmt wird. Wie wir in den vorigen Kapiteln sahen, wird das Auftreten und die Stärke der Dehnungsreflexe durch Labyrinthreize (tonische Labyrinthreflexe), durch Reize von der Körperoberfläche (Berührung der Fußsohle, Einfluß von Rücken- und Seitenlage usw.) und durch die Großhirnwirkung (bedingte Hemmungen) beeinflußt.

FOERSTER (71) unterscheidet Dehnungs-, Adaptations- und Fixationsreflexe. Der Adaptationsreflex ist die reflektorische Anspannung eines Muskels bei Annäherung seiner Insertionspunkte, er entspricht also dem „Réflexe de posture“ von FOIX und THÉVENARD. Bei dieser Anspannung spielt erstens die Muskelviscosität, wie der degenerierte Muskel zeigt, eine Rolle, zweitens aber auch die Dehnung des Antagonisten (Dehnungsreflex 3.O.). Drittens können noch, wenn die Annäherung nicht länger passiv fixiert wird, Dehnungsreflex 1.O. (SHORTENING-Reaktion) in Wirkung treten. FOERSTER und ebenso WACHHOLDER (316) nehmen an, daß von einem passiv verkürzten Muskel, ebenso wie von einem gedehnten, Erregungen ausgehen, die eine reflektorische Anspannung des Muskels bedingen (Adaptationstonus, Verkürzungs- oder Adaptationsreflex). Das Bestehen des Verkürzungsreflexes ist aber meines Erachtens nicht endgültig bewiesen. Der Fixationsreflex bewirkt nach FOERSTER, daß „der Muskel den Kontraktionszustand, welchen er während der passiven Annäherung seiner Insertionspunkte annimmt, eine Weile bewahren kann, wodurch das Glied in der Stellung, in welche es passiv geführt worden ist, festgehalten wird“. Der Fixationsreflex entspricht also dem tonischen Andauern des Adaptationsreflexes.

GOLDFLAM beschreibt unter dem Namen „Dehnungskontraktion der Antagonisten“ folgende Erscheinung: Setzt man bei Gesunden einer intendierten Bewegung eines Gliedabschnittes Widerstand entgegen und unterbricht diesen plötzlich, dann setzt das betreffende Segment die Bewegung in intendierter Richtung eine gewisse Strecke fort, bis Einhalt erfolgt, die intendierte Bewegung wird manchmal nach deutlichem Rückschlag im Sinne der Antagonisten unterbrochen. Hierbei werden also die Antagonisten durch eine intendierte Anspannung der Agonisten gedehnt und reagieren darauf mit einer reflektorischen Anspannung (Dehnungsreflex 1.O.). Wie GOLDFLAM und bereits vor ihm BABINSKI und JARKOWSKI beobachtet haben, ist diese Anspannung bei Kranken mit Parkinsonsyndrom hochgradig gesteigert, bei Cerebellarkranken dagegen, wie zum ersten Male besonders von STEWART und GORDON HOLMES betont wurde, herabgesetzt.

Neuerdings haben MAYER und REISCH mitgeteilt, daß bei Hemiplegie auf der nicht gelähmten Seite auf passiven Zug an den Gliedmaßen und bei passiven Beugungsversuchen ein gesteigerter tonischer Widerstand auftreten kann. Sie bezeichnen diese Anspannungen, die wahrscheinlich Dehnungsreflexe 1.O. darstellen, als Zug- und Stauchreaktionen.

Interessant ist ferner ihre Beobachtung, daß beim Menschen unter pathologischen Umständen auf Beklopfen einer Muskelsehne nicht der beklopfte Muskel, sondern der Antagonist mit einer Anspannung reagiert. Die Erscheinung, daß also der Antagonist (Dehnungsreflex 3.O.) eine Anspannung zeigt, der Dehnungsreflex 1.O. dafür ausbleibt, ist von anderen Autoren (siehe u. a. BENEDEK u. THURZO 19) als paradoxer Reflex beschrieben worden.

An dem Muskelwiderstand gegen passive Stellungsänderungen der verschiedenen Körperteile zueinander beteiligen sich also außer der Muskelelastizität (des denervierten Muskels) folgende Faktoren:

1. Spannungsänderungen, ausgelöst durch Dehnung (Dehnungsreflexe 1. bis 5. Ordnung und Muskelerschlaffung auf Dehnung);
2. Spannungsänderungen durch Labyrintherregung;

3. Spannungsänderungen durch Erregung von der Körperoberfläche;
4. Spannungsänderungen durch Großhirneinflüsse (bedingte Reflexe und Hemmungen auf optische und akustische Impulse usw.).

Hierzu können noch Einflüsse von Periostreizen und von Reizen der Gelenkoberflächen (siehe unter anderen STERNBERG und FOERSTER), der Bauchorgane usw. kommen.

Ob auch von Muskeln, die nicht infolge passiver Dehnung, sondern infolge anderer Reize, wie z. B. Großhirnimpulse, Labyrintherregungen gespannt sind, Erregungen ausgehen, die den Spannungszustand von anderen Muskeln beeinflussen, ist noch nicht analysiert.

Um ein richtiges Bild von dem Zustand der Muskeltonusregulation, z. B. nach Läsionen des Zentralnervensystems, zu bekommen, muß vor allem das Verhalten der verschiedenen Dehnungsreflexe und die Beeinflussung der Dehnungsreaktionen durch Labyrinthreize, Reize von der Körperoberfläche (unter anderem das Verhalten der Reflexe bei verschiedenen Lagen) berücksichtigt werden. Wahrscheinlich wird ein Vergleich des Verhaltens dieser Reflexe bei intakten, großhirnlosen und kleinhirnlosen Tieren die Erklärung für mehrere der Störungen geben, die kleinhirnlose Tiere aufweisen. Leider ist der Mechanismus dieser Reflexe ungenügend analysiert, die Latenzzeit, Stärke sowie Dauer der Anspannungen auf verschieden starke Dehnung bei intakten, großhirnlosen und kleinhirnlosen Tieren noch ungenügend untersucht.

Das Verhalten des Muskeltonus nach totaler und halbseitiger Kleinhirnexstirpation.

Nach Kleinhirnexstirpation verhält sich der Muskeltonus sehr verschieden, je nachdem, wie lange die Exstirpation zurückliegt. Die in der ersten Zeit nach der Exstirpation vorkommenden Muskeltonusänderungen, die wahrscheinlich als Folge der Diaschisis oder eines Shockes der Hirnstammzentren aufzufassen sind, beweisen, daß auch beim Tier ein Ausfall der Kleinhirnfunktion weder eine Hyper- noch eine Hypotonie ausschließt.

Ebenso werden die Tonusänderungen bei Abscessen, Tumoren, großen Blutungen usw. im Kleinhirn auch nicht allein durch den Ausfall der Kleinhirnfunktion bedingt sein, sondern müssen wahrscheinlich als Folge der Diaschisis oder des Shocks oder einer Mitläsion der Hirnstammzentren angesehen werden.

So ist es meines Erachtens auch wohl verständlich, daß Kleinhirnkranke manchmal eine Muskeltonusverteilung zeigen, die mit derjenigen beim Tier unmittelbar nach der Kleinhirnexstirpation mehr oder weniger übereinstimmt.

Einige Tiere sind im Anschluß an die Kleinhirnexstirpation ganz steif und liegen, aus der Narkose erwacht, wie SHERRINGTONS enthirnte Tiere da, so z. B. die Hunde Caesar, Erik, Piccolino und Wolf, während Hund Moor, der ein subcutanes Hämatom hat, nur seinen Nacken etwas steif hält. Die vier ersten Tiere halten den Nacken genau wie bei Enthirnungsstarre steif und hintenübergestreckt, und passive Ventralbewegung des Kopfes (in den Atlantooccipitalgelenken) und Halses stößt auf starken Widerstand. Wird die passive Bewegung durchgeführt, so läßt der Widerstand wie beim enthirnten Tier auf einmal nach, dabei treten zuweilen Schmerzäußerungen und Schreien auf. Werden Kopf und Hals dann losgelassen, so verharren sie kurze Zeit in Beugestellung, um jedoch den Nacken bald auf irgendeinen Reiz hin wieder hintenüber zu bewegen und aufs neue steif zu machen. An den Vorderpfoten sind die Ellenbogen- und Handgelenke maximal gestreckt und fixiert, die Oberarme in den Schultergelenken etwas nach hinten gerichtet, die Finger stehen in Mittel- oder leichter Beugestellung. Bei passiver Bewegung der steifen Vorderpfote im Schultergelenk nach vorn und hinten ist ein deutlicher, elastischer Widerstand zu fühlen, und die Pfote federt beim Loslassen sofort in die Ausgangsstellung zurück. Versucht man durch Bewegung des umfaßten Unterarmes den Ellenbogen zu beugen, so stößt man auf kaum zu überwindenden Widerstand. Passive Beugung des Handgelenkes gelingt leichter, obwohl der Widerstand auch gegen maximale Beugung erheblich ist, und die Hand beim Loslassen sofort wieder in Streckstellung zurückfedert. Die maximale passive Beugung des Handgelenkes ist stets von einer „Mitbeugung" des Ellenbogens begleitet, führt aber auch nicht bei passiver Beugung der Finger zum Verschwinden des Strecktonus. Jedoch gelingt es meistens, nach passiver Beugung des Handgelenkes, auch Ellenbogen- und Schultergelenk ganz in Beugestellung zu bringen, wobei der Strecktonus auf einmal nachläßt, entsprechend dem für die Enthirnungsstarre typischen „clasp knife phenomenon". Die losgelassene Pfote bleibt dann meistens in Beugestellung, bis irgendein Reiz wieder eine brüske Streckung auslöst[1]. Der Strecktonus zeigt also typische Plastizität. Manchmal treten auch bei diesen passiven Beugungsversuchen Schmerzäußerungen auf.

Die Finger zeigen eine elastische Fixation. Der Rücken ist steif, bei einigen Tieren dorsal konvex gekrümmt, bei anderen zeigt er Opisthotonus. Die Stellung der Hinterpfoten ist, wie nach Decerebration, bei den steifen Tieren verschieden, bei den Tieren mit Opisthotonus werden die Hinterpfoten semiflektiert, bei denen mit konvex gekrümmtem Rücken ganz gestreckt gehalten. Die semiflektierten Hinterpfoten bieten geringen Widerstand gegen passive Beugung, zeigen dagegen oft deutlichen Beugetonus, d. h. deutlichen Widerstand gegen passive Streckung. Bei den Tieren mit gestreckten Hinterpfoten ist der Strecktonus stark erhöht und zeigt typische Plastizität.

Die Stellung der Hinterpfoten ist bei den starren Tieren von der Stellung des Kopfes, Halses und der Brustwirbelsäule abhängig. Ventralstellung des Kopfes und Halses bedingt an den Hinterpfoten eine Strecktonuszunahme, Dorsalstellung eine Strecktonusabnahme (tonische Halsreflexe).

Der dorsal konvexe Rücken ist von starkem Strecktonus, der dorsal konkave von Beugetonus begleitet. Die Ursache der verschiedenen Rückenkrümmungen ist unbekannt. Wohl sahen wir in Kapitel X, daß Dorsalbewegung des Kopfes bei Hunden zuerst ein Hohlwerden des Rückens mit Stütztonusabnahme bedingt, daß dagegen bei weiterer übertriebener Hintenüberbewegung eine Konvexität des Rückens, begleitet von einer Ventralflexion des Beckens und Streckung der Hinterpfoten auftritt.

Die starren kleinhirnlosen Tiere zeigen also genau die gleiche Muskeltonusverteilung wie enthirnte Tiere. Auch bei ihnen nimmt die Starre auf irgendeinen Reiz, wie Schwanzkneifen, Hin- und Herschütteln des Tieres usw. plötzlich sehr stark zu, im Gegensatz zu decerebrierten Tieren jedoch auch noch auf optische Impulse. Gleichseitiger Beuge- und gekreuzter Streckreflex sind bei ihnen vorhanden und zeigen typische „Afterdischarge", auch tonische Hals- und Labyrinthreflexe sind deutlich zu beobachten. Der Einfluß der tonischen Halsreflexe zeigt sich bei allen Stellungsänderungen (Hebung, Drehung und Wendung) des Kopfes zum Rumpf, der Einfluß der Labyrinthreflexe beim Übergehen aus

[1] Bisweilen tritt die Streckung stoßweise synchron mit den Atembewegungen auf, oft auch federt sie sofort in Streckstellung zurück.

Bauch- in Rückenlage, wenn der Kopf zum Rumpf fixiert ist, wobei eine deutliche Zunahme der Starre am Hals sowie an den Extremitäten nachzuweisen ist.

Der Einfluß der tonischen Hals- und Labyrinthreflexe ist meistens am deutlichsten einige Tage nach der Kleinhirnexstirpation nachweisbar, wenn die Starre schon etwas abgeklungen ist. In den ersten Tagen werden die Tiere, sobald man sie anfaßt, maximal steif und verbleiben bei allen Kopfstellungen im Raum und zum Rumpf in diesem Zustand.

In den ersten 5 Tagen machen sie keine Versuche, sich aufzurichten, und es fehlen ihnen wie decerebrierten Tieren die Stellreflexe auf den Kopf und den Körper. Auch der Kopf wird nicht in Normalstellung gehalten, trotzdem die Tiere sehen können. (Manchmal wedeln sie mit dem Schwanz, wenn jemand an den Käfig kommt oder verfolgen ihn mit den Augen.) Die optischen Impulse können weder ein Stellen des Kopfes noch eine Stehbereitschaft der Pfoten bedingen (Abb. 14, Nr. 1). Die Pfoten können den Rumpf tragen und knicken nicht unter dem Rumpfgewicht ein. Wird das Tier nicht seitwärts gestützt, so fällt es sofort um, ohne auch nur im geringsten den Versuch zu machen, ein Hinfallen zu vermeiden. Auch bei Schiefstellung der Unterlage fallen die Tiere infolge Fehlens der Anpassungsreaktionen sofort um, wie den decerebrierten Tieren fehlen ihnen die Stehbereitschaft, die Schunkel-, Hinkebein- und Stemmbeinreaktionen, die extero- und propriozeptiven Korrektionsbewegungen.

Eine gleiche Starre trat auch bei dem großhirnlosen Hunde Robbie nach Kleinhirnexstirpation in Erscheinung.

Die Starre hält im allgemeinen 3—8 Tage an, dann nimmt sie gleichzeitig mit der Wiederkehr der Labyrinth- und Körperstellreflexe allmählich ab. Infektion der Operationswunde oder interkurrente Krankheiten, wie eitrige Conjunctivitis, Rhinitis, Diarrhoe usw. können dazu beitragen, daß sie länger anhält. (Borvaseline auf die Augen während der Narkose, gute Pflege, Vorsicht mit Milchfütterung usw.)

Aus diesen Beobachtungen ergibt sich also:

1. daß die Kleinhirnexstirpation sowohl bei intakten wie bei großhirnlosen Hunden eine Starre mit erhöhtem Strecktonus bedingen kann,

2. daß ein Ausfall von Kleinhirnfunktionen weder Hypertonie noch plastischen Tonus, Statotonus oder posturalen Tonus ausschließt,

3. daß die Muskelstarre nach Kleinhirnexstirpation alle für Enthirnungsstarre typischen Charakteristika zeigt, obwohl die Wirkung des Großhirns, wie bestimmte Reaktionen auf optische, akustische und Geruchsimpulse beweisen, nicht ganz aufgehoben ist,

4. daß die Großhirnwirkung aber nicht imstande ist, die Starre aufzuheben, und daß sie (infolge der abnormen Muskeltonusverteilung?) keine optische Stehbereitschaft und optische Stellreflexe, ebensowenig wie zahlreiche andere bedingte Reflexe auszulösen vermag.

Die Starre nach Kleinhirnexstirpation ist LUCIANI, MUNK, THOMAS, SHERRINGTON, THIELE und verschiedenen anderen bekannt gewesen, während MAGNUS und BERITOFF beobachten konnten, daß auch eine durch Decerebrierung hervorgerufene Starre nicht durch Kleinhirnexstirpation verschwand, sondern noch 8 Stunden lang weiter fortbestand.

Es erhebt sich nun die Frage, ob die Starre nach Kleinhirnexstirpation ebenso wie die Enthirnungsstarre auf Ausfall der roten Kernfunktionen beruht, und ob dieser Funktionsausfall durch Shock, Diaschisis oder Hemmung zustande kommt. Das gleichzeitige Fehlen der Labyrinthstellreflexe und Körperstellreflexe auf den Körper spricht für einen Funktionsausfall der roten Kerne, das inkonstante Auftreten der Starre für eine Shockwirkung. Für letztere spricht auch noch, daß die Starre nur bei einem Teil der Tiere auftritt und zwar vor allem dann, wenn die Exstirpation unter starker Blutung ausgeführt worden ist oder sonst irgendwie kompliziert ist. (Katzen, bei denen die Kleinhirnexstirpation ohne großen Blutverlust ausgeführt werden kann, zeigen viel seltener das Bild der Starre post operat.). Damit ist natürlich Diaschisis als Ursache der Starre nicht auszuschließen, ja es ist sogar mehr als wahrscheinlich, daß die Durchtrennung der zahlreichen Fasern, welche vom Kleinhirn zu den roten Kernen gehen, und der dadurch bedingte Ausfall von Erregungen die Funktionsfähigkeit der roten Kerne beeinflussen wird. Diese Betrachtungen sind natürlich nur rein spekulativ zu werten.

Cobb, Bailey u. Holtz (45) und Bremer (29) nehmen auf Grund ihrer Untersuchungen an, daß das Kleinhirn normalerweise einen Strecktonus hemmenden Einfluß über die roten Kerne auf die Muskeln ausübt. Sie beobachteten, daß eine Streckstarre, die nach Querdurchtrennung des Mittelhirns vor den roten Kernen auftrat, auf elektrische Kleinhirnreizung verschwand[1], daß dagegen eine Starre, ausgelöst durch einen Decerebrationsschnitt hinter den roten Kernen durch diese Reizung nicht beeinflußt wurde. Cobb, Bailey und Holtz nehmen an, daß die den Strecktonus hemmenden Reize nicht von der Kleinhirnrinde, sondern vom Nucleus dentatus ausgehen und über die Brachii conjunctivi und roten Kerne die Muskeln erreichen.

Nach Bremer gehen von den Muskeln propriozeptive Reize aus, welche über die Rinde des Lobus anterior cerebelli, Nuclei fastigii, fastigiorubrale Bahnen der Bindearme, rote Kerne und rubrospinale Bahnen normalerweise eine Selbstregulation des Strecktonus hervorrufen. Die Frage, warum das intakte Kleinhirn nur bei elektrischer Reizung imstande ist, die Starre aufzuheben, wird nicht weiter erörtert. Bremer (30, 31) beobachtete bei intakten und Thalamustauben, daß auf einseitige Reizung der Rinde des Lobus ant. cerebelli eine Strecktonuszunahme an den Extremitäten der kontralateralen, eine Strecktonusabnahme an den Extremitäten der homolateralen Seite auftritt und daß eine halbseitige Zerstörung des Lobus ant. genau dieselben Erscheinungen bedingt! Im Gegensatz zu Cobb, Bailey, Holtz und Bremer sahen Spiegel u. Bernis (288), daß elektrische Reizung des Lobus ant. auch nach Decerebrierung hinter den roten Kernen noch Beugebewegungen der Vorderextremitäten hervorruft. Diese widersprechenden Befunde lehren am deutlichsten, wieweit wir noch von der Lösung der Frage nach der Wirkung von normalerweise aus dem Kleinhirn über die roten Kerne zu den Muskeln gehenden Erregungen entfernt sind.

Wie wir gesehen haben, zeigen die Hunde Däumling, Pim, die Katzen Fridel, Karolus, Pierrette und der Affe Corrie im Anschluß an die Kleinhirnexstirpation keine Spur von Starre, sondern Hypotonie. Nach dem Erwachen aus der Narkose liegen die Tiere mit ventralflektiertem Kopf und gebeugten, schlaffen Pfoten da. Passive Bewegungen des Kopfes und der Pfoten stoßen kaum auf Widerstand, auf passive Streckung und statische Beanspruchung mit einer Hand knicken sie bereits bei geringem Druck ein, desgleichen wenn man die Tiere auf die Pfoten setzt (Abb. 65, 262). Berührung der Pfote und statische Beanspruchung bedingen keine Streckung der gebeugten Pfoten und lösen keine deutlichen reflektorischen

[1] Bereits Horsley und Löwenthal, Sherrington, Weed, Miller und Banting haben beobachtet, daß elektrische Reizung des Lob. ant. cerebelli zu einer Hemmung der Enthirnungsstarre führen kann.

Muskelspannungen aus. Im allgemeinen ist der Widerstand minimal, wenn man die Pfoten abnorm weit in den Schulter- und Hüftgelenken bewegt, und bei passiver Hin- und Herbewegung der Tiere in der Luft nach vorn, hinten oder seitwärts zeigen Kopf und Pfoten manchmal infolge ihrer herabgesetzten Fixation eine abnorme Schleuderbewegung (Passivité nach THOMAS u. DURUPT). An nach vorne gerichteten Hinterpfoten in der Luft gehalten, ließen die Tiere den Vorderkörper herabhängen, eine deutliche Fixation der Wirbelsäule tritt dann nicht auf. Beim Übergang von Bauch- in Rückenlage ist kein deutlicher Einfluß der tonischen Labyrinthreflexe auf die Extremitäten zu beobachten, und sowohl bei Rückenlage in der Luft wie auf einer Unterlage werden die Pfoten ganz gebeugt gehalten. Diese Pfotenstellung ändert sich nicht auf Stellungsänderungen des Kopfes zum Rumpf, ein deutlicher Einfluß der tonischen Halsreflexe auf die Extremitäten ist also ebensowenig vorhanden. Ebenso wie den starren Tieren fehlen auch den schlaffen Tieren die Stemmbein-, Hinkebein-, Aufstemm- und Aufziehreaktionen, und die propriozeptiven Korrektionsbewegungen. Die schlaffen Tiere zeigen also eine starke Herabsetzung aller Dehnungsreflexe 1. bis 5. Ordnung, während bei den starren Tieren die Dehnungsreflexe 1. Ordnung an den Streckmuskeln lebhaft vorhanden sind, die übrigen Dehnungsreflexe dagegen auch Störungen aufweisen.

Bei der im Anschluß an die Kleinhirnexstirpation beobachteten Hypotonie sind die Muskeln meistens nicht ganz atonisch, bei Hin- und Herschütteln der Tiere kann eine Streckung der Pfoten mit deutlichem Widerstand gegen passive Beugung auftreten, die Patellarreflexe können vorhanden sein, beim Umfassen und besonders beim Kneifen der Pfoten versuchen die Tiere mit ziemlich großer Kraft loszukommen, ferner bedingt passive Bewegung der Vorderpfoten in den Schultergelenken nach vorn bzw. der Hinterpfoten in den Hüftgelenken nach hinten, eine Streckung und deutliche Fixation der übrigen distalen Extremitätengelenke.

Die Hypotonie bessert sich meistens schnell, und auf statische Beanspruchung der passiv gestreckten Pfote zeigt sich bald wieder ein deutlicher, durch reflektorische Muskelspannungen bedingter Widerstand. Die schlaffen Tiere vermögen merkwürdigerweise meist schon innerhalb der ersten 24 Stunden p. op. Kopf und Vorderkörper in Normalstellung zu bringen. Schon am ersten Tage nach der Exstirpation liegen sie im allgemeinen mit Vorder- und Hinterkörper in Bauchlage und halten den Kopf gerade, sei es in der Luft, sei es mit dem Unterkiefer platt auf der Unterlage, manchmal nehmen sie auch die typische aufgerollte Lage intakter Hunde ein (Abb. 262, Nr. 2). Für das Entstehen der vorübergehenden Hypotonie sind verschiedene Möglichkeiten zu erwägen. Erstens können durch eine erhebliche Shockwirkung außer den roten Kernen vielleicht auch die strecktonusfördernden Zentren, wie die Zentren der Enthirnungsstarre, ausgeschaltet werden, wodurch eine Tonusverteilung wie nach Dekapitation oder nach Durchtrennung des Rückenmarks zustande kommt. Zweitens wäre es möglich, daß die Shockwirkung der roten Kerne nur gering wäre, dagegen um so stärker an den starre- und anderen strecktonusfördernden Zentren aufträte. Eine dritte Möglichkeit ist, daß der Funktionsausfall der tonusregulierenden Zentren bei den schlaffen Tieren nicht durch Shock, sondern durch Diaschisis bedingt ist, im Sinne einer Herabsetzung der Erregbarkeit der verschiedenen tonusregulierenden Zentren, wie das im Anschluß an Großhirnexstirpationen auch oft der Fall ist.

Für das Entstehen der Hypotonie bei geringerem Shockzustand der roten Kerne spricht, daß die Stellfunktion der roten Kerne sehr bald wieder in Erscheinung tritt, ferner daß die Hypotonie sich besonders bei Tieren zeigt, bei denen die Exstirpation ohne starke Blutungen verlaufen ist, und daß sich die schlaffen Tiere schneller erholen und eher wieder imstande sind, ohne Unterstützung herumzulaufen als die steifen Tiere. Manchmal zeigen die schlaffen Tiere ja schon am Operationstag wieder Labyrinthstellreflexe und sind einen Tag später bereits wieder imstande, Kopf und Rumpf aus Seitenlage in Normalstellung — Bauchlage — zu führen, und vermögen innerhalb der ersten Woche den Rumpf aus Seitenlage mit in dieser Lage fixiertem Kopf aufzurichten. Die über die roten Kerne zustande kommenden Körperstellreflexe auf den Körper können also bereits innerhalb der ersten Woche wieder die antagonistischen Einflüsse der Schwerkraft und Halsstellreflexe überwinden.

Bei den schlaffen Tieren nimmt der Muskeltonus allmählich an Stärke zu, gleichzeitig kehren die verschiedenen, den Tonus beeinflussenden Reflexe (unter anderen die Dehnungsreflexe 1.—5. Ordnung, wie aus dem Wiederauftreten der Stützreaktionen, Schunkelreaktionen, Hinkebeinreaktionen, Stemmbeinreaktionen usw. hervorgeht) wieder.

Bei den steifen Tieren dagegen nimmt die Hypertonie der Streckmuskeln allmählich ab, der Einfluß der tonischen Labyrinthreflexe auf die Streckmuskeln wird weniger deutlich, während die Dehnungsreflexe 2.—5. Ordnung wiederkehren, wodurch auch bei den zuvor steifen Tieren wieder positive und negative Stützreaktionen, Schunkel-, Hinkebein-, Stemmbein-, Aufzieh- und Aufstemmreaktionen usw. auftreten. Ebenso üben auch wieder Reize von der Körperoberfläche, wie sich beim Umlegen der Tiere in Rücken- oder Seitenlage, bei Berührung der Sohlen usw. zeigt, einen deutlichen Einfluß aus. Die verschiedenen reflektorischen Muskelreaktionen treten also alle, sowohl bei den zuvor schlaffen wie starren Tieren, wieder auf, werden aber niemals wieder ganz normal. Wohl nehmen die Abweichungen dieser Reaktionen in den ersten Wochen ständig ab, ohne aber je ganz zu verschwinden, sie sind auch noch im Stadium der Dauerstörung, sechs und mehr Monate nach der Kleinhirnexstirpation, deutlich vorhanden.

Im Stadium der Dauerstörung zeigen die kleinhirnlosen Tiere eine eigenartige Muskeltonusverteilung, welche sowohl den im Anschluß an die Exstirpation schlaffen wie steifen Tieren gemeinsam ist. Diese Muskeltonusverteilung stellt keine typische Hypertonie, noch viel weniger eine Atonie dar. In diesem Stadium halten die Tiere bei Rückenlage auf einer Unterlage oder in der Luft die Pfoten ganz gebeugt, die bei passiver, nicht statischer Beugung einen ganz geringen, bei passiver Streckung einen etwas stärkeren Widerstand bieten. Dieser Widerstand gegen passive Streck-Beugebewegungen ist nicht stark, aber auch nicht herabgesetzt; ist er doch auch bei intakten und großhirnlosen Hunden unter gleichen Umständen gering und manchmal nur bei der passiven Streckung zu fühlen.

Die Patellarreflexe sind stets lebhaft. Passive Bewegungen von Kopf und Hals wie Hebung, Senkung, Wendung und Drehung stoßen besonders bei Stehstellung, jedoch auch bei Bauch- und Rückenlage der Tiere auf einen erheblichen, sicher nicht verminderten Widerstand. Auffallend ist, daß dieser Widerstand bei kleinhirnlosen Hunden stets erheblich ist, während er bei intakten Hunden bald stark, bald sehr gering ist. Ein intakter Hund bietet manchmal einer passiven

Bewegung des Kopfes keinerlei Widerstand, bei einem kleinhirnlosen stößt man dabei regelmäßig sofort auf lebhaften Widerstand (Abb. 68).

Wenn man die Tiere an Becken und Hinterpfoten in Rückenlage in der Luft hält, so wird der Vorderkörper gehoben und dann durch starke tonische Muskelanspannungen in gehobener Stellung fixiert (Abb. 270). Auch hier ist also keine Spur von Atonie nachweisbar.

Beim Halten der Tiere in Rückenlage in der Luft werden die Ventralflektoren von Kopf- Hals und Oberkörper infolge der Schwerkraft passiv gedehnt, und diese gedehnten Muskeln zeigen bei der aktiven Hebung und Ventralflexion der genannten Körperteile eine Anspannung. An dieser Hebung sind also wahrscheinlich Dehnungsreflexe 1. O. beteiligt. Diese Anspannungen treten jedoch nur bei Hunden mit intakten Labyrinthen auf, bei denen die Labyrinthstellreflexe den Kopf durch Ventralflexion in Normalstellung bringen. Die Hebung von Kopf, Hals und Oberkörper kommt also wahrscheinlich durch eine Kombination von Dehnungsreflexen 1. O., Labyrinthstellreflexen und tonischen Halsreflexen zustande.

Auch wenn man die Tiere an den passiv nach vorn gerichteten Oberschenkeln in Bauchlage in der Luft hält, sind sie imstande, den Vorderkörper durch Anspannung der Wirbelsäulenmuskeln (Dehnungsreflexe 1. Ordnung) aktiv emporzuhalten, was ja bei einer Muskelatonie unmöglich wäre (Abb. 133, 134, 270).

Hebt man kleinhirnlose Tiere an den Vorderpfoten von der Unterlage, so ziehen sie sich kräftig auf, zeigen also kräftige Aufzieh- und Aufstemmreaktionen (Abb. 239).

Wie im Kapitel XV besprochen, kommen auch diese Reaktionen durch eine Kombination von Dehnungsreflexen 1. O., Labyrinthstellreflexen und tonischen Halsreflexen zustande.

Alle diese Beobachtungen weisen darauf hin, daß die Dehnungsreflexe 1. Ordnung bei kleinhirnlosen Tieren im Stadium der Dauerstörung nicht abnorm schwach sind.

Die reflektorischen Muskelanspannungen auf Dehnung der Antagonisten (Dehnungsreflexe 3. Ordnung) sind bei Hunden und Katzen schwer zu prüfen. Sie sind eigentlich nur an Sherrington-Präparaten gut zu untersuchen, doch fehlen bis jetzt solche Untersuchungen von kleinhirnlosen Tieren im Stadium der Dauerstörung. Vielleicht können uns aber doch einige Beobachtungen über das Verhalten dieser Reflexe bei kleinhirnlosen Tieren bis zu einem gewissen Grade Aufschluß geben. So ist bei diesen Tieren auf starke passive Beugung des Ellenbogens manchmal ein deutliches Hartwerden des Biceps zu fühlen. Ferner bedingt die Streckung der Endglieder einer Vorderpfote (Streckung des Handgelenkes mit Dorsalbewegung der Finger) wie bereits erwähnt, besonders ausgiebige und kräftige Anspannungen aller Muskeln dieser Extremität und der Schulterblatt- und Wirbelsäulenmuskeln (Dehnungsreflexe 1., 2., 3. und 4. Ordnung). Auf Dorsalbewegung der Zehen und Beugung des Fußgelenkes (Dehnung der Zehenbeuger und Achillessehnenmuskeln) treten ebenfalls besonders ausgiebige reflektorische Verkürzungsanspannungen aller Muskeln der Hinterpfote und außerdem der Becken- und Wirbelsäulenmuskulatur auf (ebenfalls Dehnungsreflexe 1.—4. Ordnung). Diese Beobachtungen sprechen also sehr für ein Vorhandensein von Dehnungsreflexen 3. Ordnung und den übrigen Dehnungsreflexen.

Bei den Reaktionen der Vorder- und Hinterpfote auf Streckung der Endglieder sind besonders deutliche, ausgiebige Verkürzungskontraktionen der Ellenbogenstrecker, der Kniegelenkstrecker und der Wirbelsäulenmuskeln (Dehnungsreflex 4. Ordnung) nachweisbar. Für ein Vorhandensein der Dehnungsreflexe 4. Ordnung (und der Dehnungsreflexe 1. Ordnung) spricht ebenfalls das Auftreten von Stemmbeinreaktionen; denn die Streckung und starke Fixation in Streckstellung der sich stemmenden Pfoten sind wahrscheinlich durch Dehnungsreflexe 4. Ordnung bedingt. Passive Beugung der Extremitätenendglieder (Dehnung der Endgliederstrecker) hat, ebenso wie bei intakten, auch bei kleinhirnlosen Tieren ein sofortiges Nachlassen des Stütztonus (Dehnungserschlaffung) zur Folge, und löst außerdem Anspannungen bestimmter Beugemuskeln aus (Dehnungsreflexe 4. Ordnung). Diese Anspannungen treten bei kleinhirnlosen Tieren manchmal so kräftig auf, daß die Pfote durch Verkürzungskontraktion der Beugemuskeln entgegen der Wirkung der Schwerkraft in Beugestellung angezogen wird.

Starke Streckung der Endglieder löst auch bei kleinhirnlosen Tieren im Gegensatz zu mäßiger Streckung zuerst eine Beugung (Dehnungsreflexe 5. Ordnung) und dann abwechselnde Beuge-Streckbewegungen aus. Für ein Erhaltensein der Dehnungsreflexe 5. Ordnung sprechen ferner gleiche Bewegungen auf forcierte Beugung der Endglieder und die vorhandenen Hinkebeinreaktionen.

Fassen wir alle mitgeteilten Beobachtungen über Muskeltonusregulation und Muskeltonusverteilung der kleinhirnlosen Tiere in den verschiedenen Lagen in der Luft, in Rücken- und Seitenlage auf einer Unterlage zusammen, so ergibt sich:

daß kleinhirnlose Tiere im Stadium der Dauerstörung keine Zeichen einer Hypotonie aufweisen;

daß der posturale und der der Schwerkraft entgegenwirkende Tonus stark und ungeschwächt vorhanden sind;

daß die Dehnungsreflexe 1.—5. Ordnung vorhanden sind, wenn auch ihr spezielles Verhalten im Stadium der Dauerstörung noch eingehend an SHERRINGTON-Präparaten untersucht werden muß;

daß die Aufrechterhaltung des gedehnten Zustandes bestimmter Muskeln auch bei kleinhirnlosen Tieren sowohl *tonische* Dehnungsreflexe 1.—4. Ordnung, als auch abwechselnde Anspannungen und Erschlaffungen (Beuge-Streckbewegungen) auslösen kann.

Aus dieser Zusammenfassung geht aber nicht hervor, daß die Regulation des Muskeltonus bei kleinhirnlosen Tieren eine ganz normale ist, sie zeigt im Gegenteil sehr deutliche und erhebliche Abweichungen.

Erstens bedingen die reflektorisch hervorgerufenen Anspannungen meistens übermäßige Verkürzungskontraktionen (Hypermetrie), und zwar sowohl die durch exterozeptive Erregungen (besonders ausgiebige Streckung der Hinterpfote auf Berührung der Fußsohle) als auch die durch propriozeptive Reize ausgelösten Anspannungen (übermäßige Ausführung der Schunkelreaktionen, Hinkebeinreaktionen usw.). Zweitens treten die Muskelreaktionen auf propriozeptive Erregungen, wie z. B. bei den Hinkebeinreaktionen, oft verspätet auf. Drittens unterliegen die Muskelanspannungen bestimmten Einflüssen in viel geringerem Maße als die intakter Hunde (z. B. die geringere Abschwächung der Magnet- und Stützreaktionen bei Rückenlage der Tiere, der geringere Einfluß der Versuchsanordnungen auf die tonischen Labyrinthreflexe, auf labyrinthäre Drehreaktionen der Extremitäten usw.).

Die eigenartigen, für kleinhirnlose Tiere charakteristischen, sogenannten „unbeherrschten Bewegungen“ werden im Kapitel XIX näher besprochen werden.

Nach halbseitiger Kleinhirnexstirpation sind die Tiere oft zuerst genau so steif wie nach totaler Exstirpation. Diese Tonusverteilung ändert sich jedoch innerhalb der ersten Tage, und dann zeigen die meisten halbseitig kleinhirnlosen Tiere folgende Erscheinungen:

In Rückenlage auf einer Unterlage, den Kopf symmetrisch zum Rumpf, die Schnauze nach oben gerichtet, *halten sie die der Exstirpation gleichseitigen Pfoten ganz gestreckt*, die gegenüberliegenden mehr oder weniger gebeugt, erstere zeigen einen erheblichen Strecktonus, letztere einen Beugetonus.

Eine ähnliche Stellung zeigen die Pfoten, wenn die Tiere auf der Exstirpationsseite liegend in dieser Lage (auch der Kopf) festgehalten werden. Dagegen werden beim Liegen auf der kontralateralen Seite (Seite der intakten Kleinhirnhälfte) alle vier Pfoten in Beugestellung angezogen gehalten.

Wie wir im Kapitel XIV gesehen haben, halten die im Anschluß an halbseitige Kleinhirnexstirpation steifen Tiere zuerst bei beiden Seitenlagen alle vier Pfoten gestreckt; aber schon sehr bald verschwindet die Streckstellung beim Liegen auf der Seite der erhaltenen Kleinhirnhälfte, einige Tage später auch die Streckstellung der der Exstirpation gegenüberliegenden Pfoten beim Liegen auf der Exstirpationsseite. In diesem Stadium treten beim Liegen auf der Seite der intakten Kleinhirnhälfte die Körperstellreflexe auf den Körper lebhaft auf, während sie aus der anderen Seitenlage noch fehlen. Schließlich verschwindet auch die Streckstellung der homolateralen Pfoten beim Liegen auf dieser Seite und die Körperstellreflexe auf den Körper sind dann wieder aus beiden Seitenlagen vorhanden.

Auch wenn die Tiere mit Unterstützung des Thorax in Bauchlage in der Luft gehalten werden, werden die homolateralen Pfoten gestreckt, die kontralateralen mehr oder weniger gebeugt gehalten. Die homolateralen Pfoten zeigen also bei Rückenlage auf einer Unterlage, beim Liegen auf der Exstirpationsseite und bei Bauchlage in der Luft eine erhöhte Neigung zur Streckstellung und bieten unter diesen Umständen, wenn man sie seitlich anfaßt und zu beugen versucht, einen starken Widerstand, einen erhöhten Strecktonus, der an den kontralateralen Pfoten fehlt.

Der erhöhte Strecktonus der homolateralen Pfoten wechselt stark auf Stellungsänderungen des Kopfes im Raum und zum Rumpf, die homolateralen Pfoten zeigen also deutliche tonische Hals- und Labyrinthreflexe, die an den kontralateralen Pfoten meistens nicht zu beobachten sind. Der erhöhte Strecktonus nimmt ab, wenn die gegenüberliegenden Pfoten statisch beansprucht werden und bleibt während der Dauer der statischen Beanspruchung vermindert (Abb. 70).

In diesem Stadium zeigen nicht nur die Strecker der homolateralen Pfoten, *sondern auch die der Exstirpation gleichseitigen Wirbelsäulenmuskeln eine erhöhte Anspannung*, worauf bereits Munk hingewiesen hat. Am deutlichsten ist die erhöhte Anspannung zu beobachten, wenn die Tiere, am Thorax unterstützt, in Bauchlage in der Luft gehalten werden. Das Tier hält dann den Kopf, besonders bei verschlossenen Augen, stark nach der operierten Seite gewendet, *während die Brustwirbelsäule eine starke Konkavität nach derselben Seite zeigt*. Ein Versuch, die seitliche Krümmung von Hals- und Brustwirbelsäule aufzuheben, stößt auf starken Widerstand, und die Konkavität der Brustwirbelsäule verschwindet nur wenig, wenn der Kopf zum Vorderkörper symmetrisch gestellt wird. Auch bei

Rückenlage in der Luft und auf einer Unterlage ist die erhöhte Anspannung der der Exstirpation gleichseitigen Wirbelsäulenmuskeln deutlich zu beobachten, ebenfalls zeigt sich die Konkavität der Wirbelsäule an der Exstirpationsseite bei Hängelage, Kopf unten und Augen verschlossen, doch tritt dabei gleichzeitig eine Drehung der Wirbelsäule auf, wodurch die Dorsalseite der Schulter und des Schädeldaches nach der Operationsseite gerichtet werden. Hält man die Tiere an den Vorderpfoten in Hängelage, Kopf oben, so sind ebenfalls Konkavität und Drehung der Wirbelsäule nachweisbar, die Schnauze des Tieres ist dann nach rechts, die Dorsalseite des Beckens nach links gerichtet; und auch jetzt werden weder Drehung noch Konkavität der Wirbelsäule aufgehoben, wenn der Kopf symmetrisch zu den Schultern gestellt wird (Abb. 255, siehe auch Abb. 184).

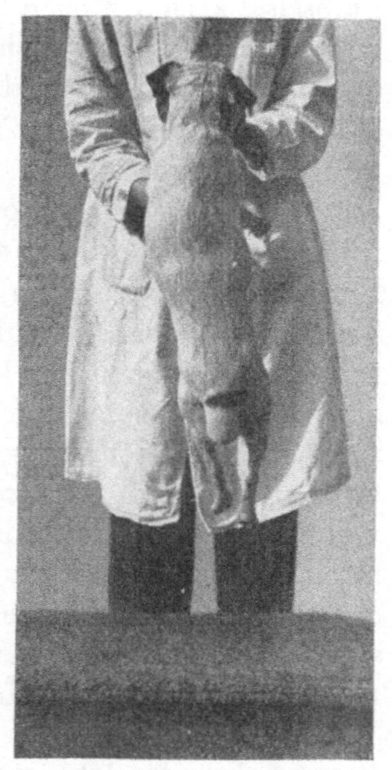

Abb. 255. Hund Fox, nach Exstirpation der rechten Kleinhirnhälfte, an den Vorderpfoten in Hängelage, Kopf oben, in der Luft gehalten. Kopf symmetrisch zu den Schultern gehalten. Die Wirbelsäule zeigt eine Konkavität nach rechts, das Becken zeigt dadurch entgegen der Wirkung der Schwerkraft eine Abweichung nach rechts, nach der Operationsseite. Außerdem zeigt die Wirbelsäule eine Drehung, die die Dorsalseite des Beckens etwas nach links führt.

Diese Erscheinungen, die sofort im Anschluß an halbseitige Kleinhirnexstirpation nachweisbar sind, stehen also ganz im Widerspruch zu der Behauptung Lucianis *und anderer Autoren, daß die halbseitige Exstirpation eine allgemeine Hypotonie der gleichseitigen Muskeln bedinge.*

In der ersten Zeit nach halbseitiger Kleinhirnexstirpation fehlen die Magnet- und Stützreaktionen an den homolateralen Pfoten, jedenfalls rufen sie keine deutlichen reflektorischen Anspannungen hervor; der Strecktonus, der Widerstand gegen passive Beugung, nimmt aber wohl beim Ausüben von Druckstößen auf die Sohlen deutlich zu (Dehnungsreflexe 1. Ordnung, myotatische Reflexe der Streckmuskeln auf brüske schnelle Dehnung). Auch fehlen den homolateralen Pfoten in der ersten Zeit die Schunkel-, Stemmbein , Hinkebein-, Aufstemm- und Aufziehreaktionen, ebenso auch die propriozeptiven Korrektionsbewegungen; die verschiedenen propriozeptiven Muskelreaktionen sind also in erheblichem Maße gestört.

In den folgenden Wochen nimmt die erhöhte Anspannung der gleichseitigen Extremitätenstrecker und Wirbelsäulenmuskeln allmählich ab, gleichzeitig kehren die soeben erwähnten Reaktionen wieder. Im Stadium der Dauerstörung halten die Tiere bei Rückenlage alle vier Pfoten gebeugt und zeigen bei der Widerstandsprüfung gegen passive Beugung und Streckung an rechten und linken Pfoten keinen deutlichen Unterschied. Die Patellarreflexe sind beiderseits lebhaft vorhanden, und rechts und links stark auslösbar.

Bei intakten Hunden können die Patellarreflexe sehr verschieden stark sein, da sie durch Versuchsbedingungen, Lage der Tiere, Ausgangsstellung der Pfoten beeinflußt werden. Die verschiedenen Abweichungen, die die Patellarreflexe beim Menschen unter pathologischen Umständen aufweisen, sind bei Hunden nicht zu beobachten. Dies ist auch gewiß der Grund, warum sich in den Publikationen der verschiedenen Untersucher wie Luciani, Munk u. a. kaum Angaben über das Verhalten der Patellarreflexe finden.

Bei Stellungsänderung des Kopfes auf dem Rücken liegender Tiere bleiben die Pfoten gebeugt; die tonischen Labyrinth- und Halsreflexe bedingen keine deutlichen Stellungsänderungen der nicht statisch beanspruchten Pfoten mehr. Auch bei beiden Seitenlagen zeigen jetzt alle vier Pfoten Beugestellung, während bei Stehstellung die Pfoten beider Seiten einen gleichstarken Stütztonus aufweisen.

Über das Verhalten der Stütztonusstärke in den verschiedenen Stadien, siehe Kapitel VI.

Wie exakte Untersuchungen ergeben haben, zeigt die Tonusverteilung bei halbseitig kleinhirnlosen Tieren im Stadium der Dauerstörung doch einige Abweichungen. So läßt sich meistens bei Hängelage, Kopf oben oder unten, und ebenso bei Bauchlage in der Luft, *noch eine erhöhte Anspannung der gleichseitigen Wirbelsäulenmuskeln nachweisen*, desgleichen besteht häufig, wenn auch nicht konstant, eine noch etwas erhöhte Streckneigung der homolateralen Pfoten bei Rückenlage, die sich besonders beim Hin- und Herschütteln der Tiere zeigt. Auffallend ist ferner die bei allen halbseitig kleinhirnlosen Hunden maximale Streckung beider Hinterpfoten, wenn die Sohlen, bei Rückenlage der Tiere (die Schnauze vertikal nach oben), berührt oder statisch beansprucht werden. Während bei intakten und großhirnlosen Hunden in Rückenlage auf Berührung und statische Beanspruchung der Sohlen meistens keine deutliche Streckung der Hinterpfoten folgt, zeigt sich diese bei halbseitig kleinhirnlosen Hunden an der homo- sowie an der kontralateralen Hinterpfote sofort und lebhaft mit einem deutlichen Stütztonus. Der Stütztonus ist dabei im allgemeinen, jedoch nicht konstant, an der homolateralen Hinterpfote stärker als an der kontralateralen. (Über die Stütztonusstärke der Hinterpfoten bei Rückenlage siehe ebenfalls Kapitel VI.) Auch sind an den statisch beanspruchten Pfoten auf Stellungsänderung des Kopfes deutliche tonische Hals- und Labyrinthreflexe zu beobachten.

Ob die starke Reaktion der kontralateralen Hinterpfote auf Berührung und statische Beanspruchung der Sohle bei Rückenlage der Tiere auf einer Mitläsion der anderen Kleinhirnhälfte beruht, ist nicht sichergestellt.

Dann zeigen die homolateralen Pfoten übertrieben ausgeführte, außerdem verspätet auftretende Hinkebeinreaktionen, desgleichen wird die Korrektion abnormer Pfotenstellungen durch diese Pfoten mit übermäßiger Hebung und auch verspätet ausgeführt. Die Stemmbeinreaktionen, die sich bei total kleinhirnlosen Hunden an beiden Seiten besonders kräftig zeigen, sind bei halbseitig kleinhirnlosen Hunden an den kontralateralen Pfoten auffallend kräftig, an den homolateralen Pfoten dagegen bei weitem nicht so stark, sogar meistens deutlich abgeschwächt.

Wenn man sieht, wie kleinhirnlose Hunde auf einem Rasen im Freien stundenlang miteinander spielen und hintereinander herlaufen, so kann man schwerlich an eine ausgesprochene Asthenie denken, um so weniger, da durch die „zerebellare Ataxie", die übermäßigen Bewegungen usw., das Laufen noch besonders erschwert wird. Ferner können kleinhirnlose Tiere nicht nur Lasten von der Schwere des Körpergewichtes auf dem Rücken tragen, ohne einzuknicken, sondern sie vermögen auch noch mit schweren Lasten auf dem Rücken große Strecken, oft mit erheblicher Geschwindigkeit, zu laufen (Abb. 256, siehe auch die Abb. 265).

Die Kraft der Bewegungen ist also jedenfalls nicht erheblich herabgesetzt,

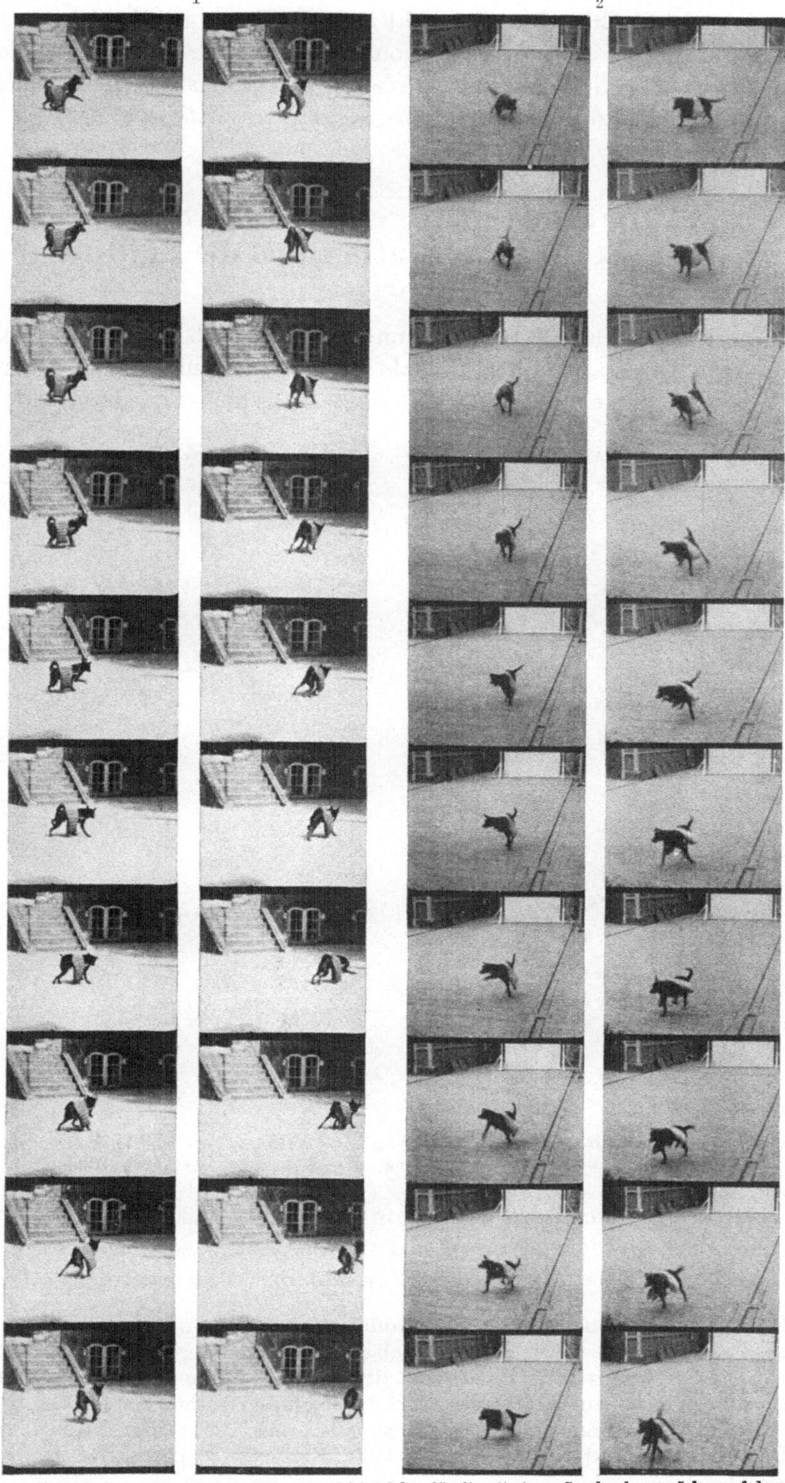

Abb. 256. 1. Kleinhirnloser Hund Erik, Körpergewicht 5,3 kg, läuft mit einem Sandsack von 5 kg auf dem Rücken weg. 2. Kleinhirnloser Hund Moor mit einem Sandsack von 5 kg auf dem Rücken im Lauf.

ebensowenig wie die Ermüdbarkeit erhöht ist. Die Hunde und Katzen, die bereits 2—4 Jahre nach der Kleinhirnexstirpation am Leben sind, sind kräftig, dick und gesund, ohne je besonders starken Haarausfall, Hautanomalien oder irgendwelche Hautkrankheiten zu zeigen. *Muskelasthenie oder konstitutionelle Asthenie ist bei diesen Tieren in keiner Weise nachzuweisen.*

XVII. Untersuchungen über das Stehen, die Muskeltonusregulation und die Motilität großhirnloser Tiere[1].

Großhirnlose Hunde können stehen und laufen, bei oberflächlicher Beobachtung gewinnt man sogar den Eindruck, als ob das Stehen und Laufen in ganz normaler Weise, mit einer anscheinend normalen Muskeltonusverteilung, stattfindet

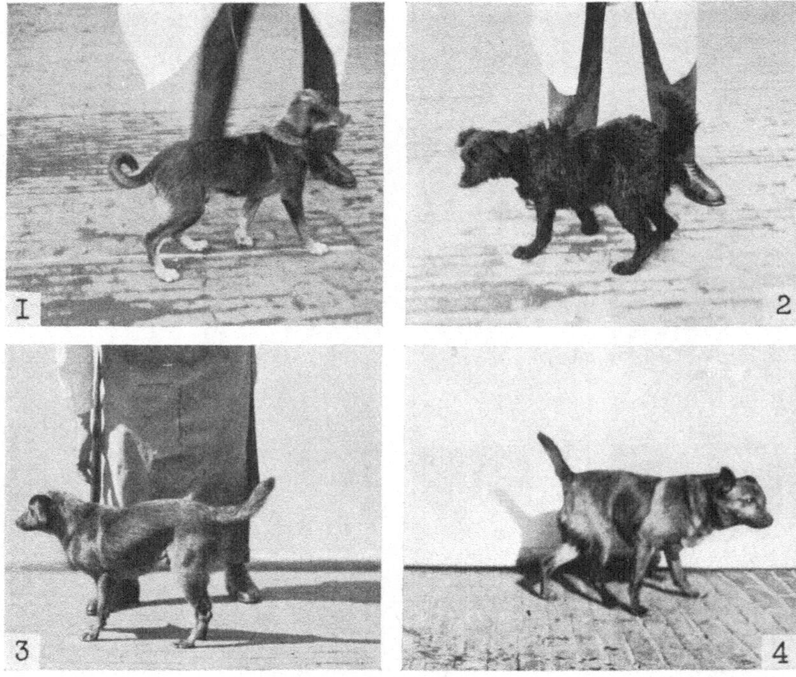

Abb. 257. 1. Großhirnloser Hund Miesel, in Stehstellung. 2. Großhirnloser Hund Robbie, in Stehstellung. 3. Großhirnloser Hund Fuchs, in Stehstellung. 4. Großhirnloser Hund Fuchs, laufend.

(Abb. 257). Beim Stehen zeigt die Stellung von Rumpf und Pfoten keine Störungen, beim Laufen werden die Pfoten in normaler Aufeinanderfolge versetzt und in erforderlicher Weise, mit den Fußsohlen auf dem Boden, niedergesetzt. Die

[1] Bei den verschiedenen beobachteten großhirnlosen Tieren war ein- oder beiderseitig das Corpus striatum mehr oder weniger erhalten. Inwieweit ein mehr oder weniger Erhaltensein der Corpora striata den Zustand der in den vorigen Kapiteln besprochenen Reaktionen beeinflußt, wurde noch nicht systematisch untersucht. Für ausfürhliche Beschreibungen des Verhaltens großhirnloser Tiere siehe u. a. Goltz (107), Rothmann (254, 262), Dusser de Barenne (60a), Magnus (196), Zeliony (336), Graham Brown (37), Dresel (56) u. a.

großhirnlosen Hunde machen keine Fehltritte, fallen nicht um, und zeigen eine prompte Stellfunktion. Außer den optischen sind alle übrigen Stellreflexe (Labyrinthstellreflexe, Halsstellreflexe, Körperstellreflexe auf Kopf und Körper) erhalten.

Untersucht man aber die verschiedenen Reaktionen, welche sich am normalen Stehen beteiligen näher, so sind doch manche Störungen nachzuweisen. Erstens fehlt die Stehbereitschaft, sowohl diejenige auf optische Reize, wie diejenige auf Reize von der Körperoberfläche. Das Fehlen der Stehbereitschaft hat zur Folge, daß die Korrektion abnormer Pfotenstellungen bei großhirnlosen Tieren bestimmte Störungen, wie z. B. das Ausbleiben der Korrektion von zwischen Gitter durchgetretenen oder über einem Tischrande herabhängenden Pfoten, aufweist (Abb. 258).

Da die Stehbereitschaft bei intakten Tieren die Charakteristika der „bedingten“ Reflexe zeigt, und außerdem nach halbseitiger Großhirnexstirpation stets in asymmetrischer Weise gestört ist, so darf man die Schlußfolgerungen ziehen, daß sie normalerweise über das Großhirn zustande kommt.

Über die Störungen der Stehbereitschaft nach ein- und doppelseitiger Großhirnexstirpation siehe ferner Kapitel IV.

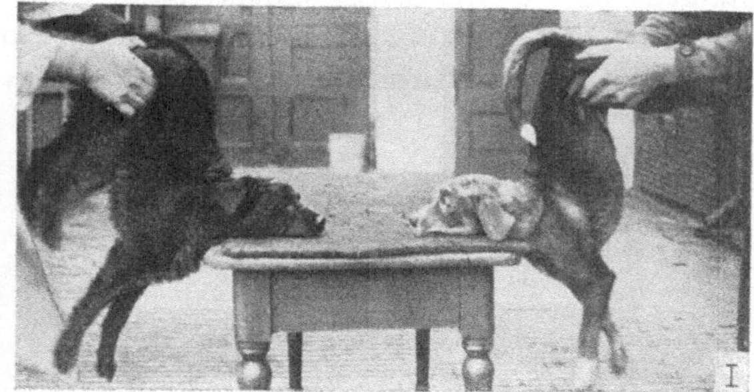

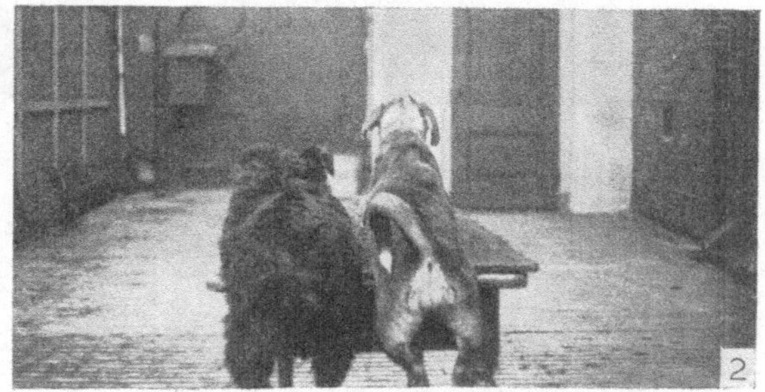

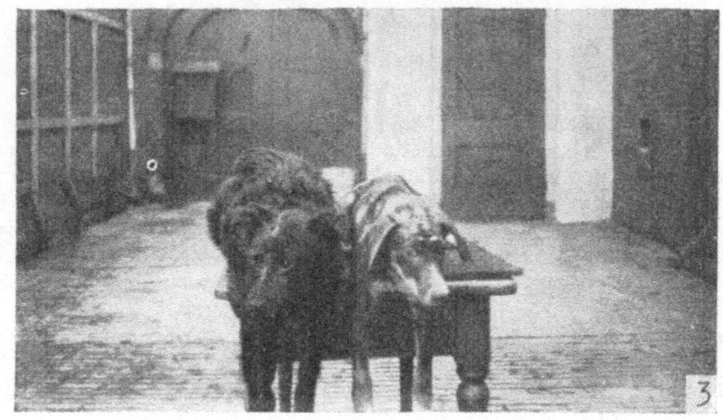

Abb. 258. Fehlen der Stehbereitschaft auf Reize von der Körperoberfläche bei den großhirnlosen Hunden Miesel und Robbie.

Zweitens zeigen großhirnlose Hunde Störungen der Magnetreaktion (exterozeptive Stützreaktion). Weder bei Rückenlage auf einer Unterlage noch bei Bauchlage in der Luft löst Berührung der Sohlen eine deutliche Streckung mit Fixation in Streckstelllung aus (Abb. 259, Nr. 1).

Über das Verhalten der Magnetreaktion nach halb- und doppelseitiger Großhirnexstirpation siehe ferner Kapitel V.

Eine dritte Abweichung ergibt sich bei der Untersuchung der propriozeptiven Stützreaktionen der Hinterpfoten. Legt man einen großhirnlosen Hund auf den Rücken, so hält er die vier Pfoten bei allen Kopfstellungen gebeugt und weder Berührung noch statische Beanspruchung der Sohlen rufen unter diesen Umständen eine deutliche Streckung mit Fixation an den Hinterpfoten hervor. Dies ist aber bei gleichen Versuchsbedingungen auch bei intakten Hunden oft der Fall (Kapitel V und XIV). Dagegen besteht ein deutlicher Unterschied bei Bauchlage in der Luft. Wohl bedingt die statische Beanspruchung der Hinterpfoten dann auch bei großhirnlosen Hunden eine Streckung mit Fixation, jedoch ist diese Fixation bedeutend schwächer als bei intakten und bei kleinhirnlosen Hunden im Stadium der Dauerstörung. Unmittelbar im Anschluß an die Großhirnexstirpation ist die Stütztonusstärke an allen vier Pfoten deutlich herabgesetzt, und die propriozeptiven Stützreaktionen sind an allen vier Pfoten deutlich geschwächt.

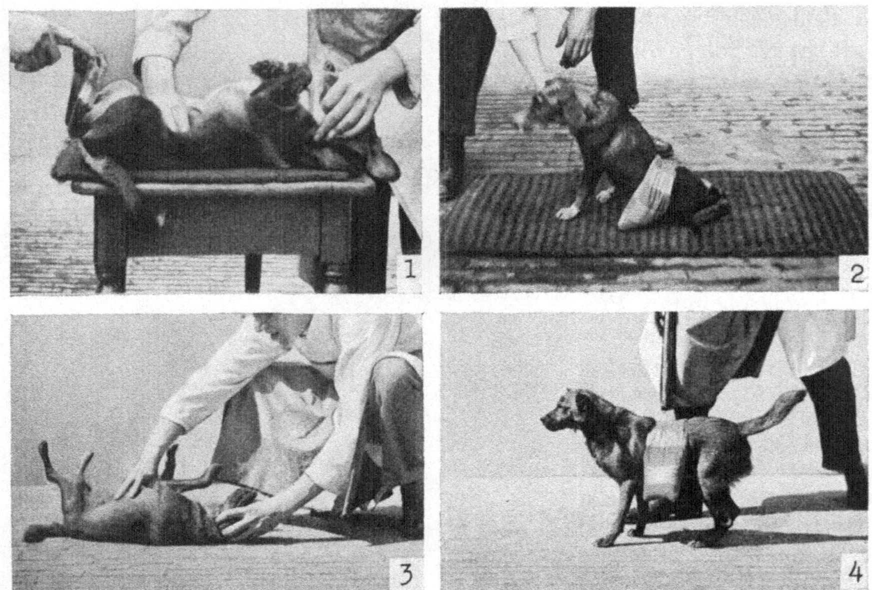

Abb. 259. 1. Großhirnloser Hund Miesel in Rückenlage, die Schnauze vertikal nach oben. Das Tier hält die vier Pfoten ganz gebeugt. Berührung der Sohle bedingt keine Streckung der Hinterpfote. 2. Derselbe Hund. Dem stehenden Tier wurde ein Sandsack von 1,7 kg auf den Rücken gelegt. Durch die herabgesetzte Stütztonusstärke sind die Hinterpfoten sofort zusammengeklappt. Körpergewicht des Tieres 6,7 kg. 3. Großhirnloser Hund Fuchs in Rückenlage. 4. Derselbe Hund in Stehstellung mit einem Sandsack von 1,7 kg auf der Rückenmitte. Die Hinterpfoten können diese Belastung gerade noch ertragen. (Beim Legen des Sandsackes auf den caudalen Teil des Rückens knicken sie dagegen ein.) Körpergewicht des Tieres 8,5 kg.

Während aber die Stütztonusstärke sich an den Vorderpfoten ganz erholt, bleibt sie dagegen an den Hinterpfoten fast stets (mit Ausnahme vom Hunde Bob) gering (Abb. 259, Nr. 2). Auch Goltz (107) war bereits die abnorme Schwäche der Hinterpfoten seiner großhirnlosen Hunde beim Stehen aufgefallen.

Eine ausführliche Besprechung der Störungen der extero- und propriozeptiven Stützreaktionen und des Verhaltens der Stütztonusstärke nach vollständiger und halbseitiger Großhirnexstirpation findet man in den Kapiteln VI und VII.

Die herabgesetzte Stütztonusstärke der Hinterpfoten spricht dafür, daß die propriozeptiven Muskelreaktionen an diesen Pfoten nicht in ganz normaler Weise stattfinden.

Auf Störungen der propriozeptiven Muskelreaktionen, ausgelöst durch Dehnung, beruhen wahrscheinlich auch die Abweichungen, die sich bei der Untersuchung der Hinkebeinreaktionen ergeben haben. Letztere treten, wie wir im

Kapitel XIII sahen, bei den großhirnlosen Tieren verspätet auf und werden außerdem etwas hypermetrisch ausgeführt; das Hinkebein wird etwas zu hoch gehoben und abnorm weit versetzt, so daß die Hinkebeinschritte abnorm groß sind (Abb. 210). Die Ausführung der Reaktionen geschieht viel weniger brüsk als bei den kleinhirnlosen Tieren.

Am stärksten zeigt sich meistens die Hinkebeinreaktion nach innen gestört. Sowohl die Anspannung der Adductoren wie die Hebung und das Einwärtsversetzen der Pfoten tritt dabei besonders spät auf. Die verspätete Anspannung der gedehnten Adductoren ist wahrscheinlich die Ursache, daß die Pfoten großhirnloser Tiere auf glattem Boden so leicht und ausgiebig lateralwärts ausgleiten. *Die Störungen der Hinkebeinreaktionen sind an den Hinterpfoten stets deutlicher ausgeprägt als an den Vorderpfoten* (siehe ferner Kapitel XIII).

Auf einem Gestörtsein der Dehnungsreflexe beruhen ferner wahrscheinlich auch die Störungen, die sich bei den propriozeptiven Korrektionsbewegungen zeigen (Abb. 213). Auch diese treten verspätet auf und werden hypermetrisch ausgeführt. Wohl nimmt diese Verspätung allmählich stark ab, so daß die Tiere bereits ziemlich bald nach der Großhirnexstirpation niemals abnorme Pfotenstellungen zeigen, sie verschwindet jedoch, wenigstens an den Hinterpfoten, nicht ganz.

An den Vorderpfoten lösen längere Zeit nach der Exstirpation ganz kleine passive Stellungsänderungen, besonders wenn die Tiere durch Kneifen usw. aufgeregt sind, sofort Korrektionsbewegungen aus. Die Tiere machen dann manchmal sogar den Eindruck übererregbar zu sein (siehe ferner Kapitel IV und XIII).

Von den übrigen, jedenfalls in der Hauptsache auf Dehnungsreflexen beruhenden Reaktionen, zeigen auch die Stemmbein- und Schunkelreaktionen Störungen.

Die Stemmbeinreaktionen fehlen bei den großhirnlosen Tieren nicht, sie sind sowohl an den Vorder- wie an den Hinterpfoten vorhanden (Abb. 182). Während sie aber an den Vorderpfoten keine, jedenfalls nicht erhebliche, Abweichungen zeigen, sind sie an den Hinterpfoten meistens deutlich gestört, d. h. sie treten spät[1] auf und die Kraft, mit der die Hinterpfoten sich nach hinten oder auswärts stemmen, ist bedeutend herabgesetzt. Diese Störungen der Stemmbeinreaktionen verursachen, daß bei großhirnlosen Hunden, wenn sie auf einer Unterlage stehen, die an einer Seite langsam gehoben wird, die Anpassung der Pfotenstellung an die Stellung der Unterlage weniger prompt stattfindet als bei intakten (siehe ferner Kapitel XIII).

Auch bei den Schunkelreaktionen der Hinterpfoten wird die Streckung des Spielbeins auf Abduction des Standbeins mit bedeutend weniger Kraft als bei intakten Hunden ausgeführt (Kapitel XI).

Dagegen sind an den Aufzieh- und Aufstemmreaktionen der Vorderpfoten (Abb. 35 und 238) keine deutlichen Störungen zu beobachten. Beugung der Extremitätenendglieder bedingt typische negative Stützreaktionen, während die Überstreckung der Endglieder auch bei den großhirnlosen Tieren, von einem Anziehen der Pfoten und, bei Fixation in Überstreckstellung, von abwechselnden Beuge- und Streckbewegungen begleitet wird.

[1] Ob diese Reaktionen verspätet auftreten, ist besonders darum so außerordentlich schwierig festzustellen, weil sie bei intakten Hunden bei der Untersuchung durch „bedingte Großhirnhemmung" manchmal sogar ganz ausbleiben. Das Auftreten der Reaktionen erfolgte aber bei den großhirnlosen Hunden manchmal an allen Vieren, jedoch besonders an den Hinterpfoten, auffallend spät.

Zusammenfassend kann man also sagen, daß bei den großhirnlosen Tieren wahrscheinlich wohl alle Dehnungsreflexe 1.—6. Ordnung vorhanden sind, diese Reflexe jedoch, besonders an den Hinterpfoten, nicht ganz in normaler Weise ablaufen und, wie das verspätete Auftreten der Hinkebeinreaktionen zeigt, oft erst bei abnorm starker Dehnung auftreten.

Was die Beeinflussung der Muskeltonusverteilung durch die Stellung des Kopfes, durch tonische Hals- (Dehnung der Halsmuskeln?) und Labyrinthreflexe betrifft, so hat die Untersuchung nur bei Stehstellung der Tiere einen deutlichen Einfluß dieser Reflexe ergeben. Bei dieser Stellung bedingt Hebung und Senkung des Kopfes auch bei den großhirnlosen Tieren deutliche und typische Stütztonuszu- und -abnahmen, während dagegen bei Rückenlage die vier Pfoten bei allen Kopfstellungen, auch wenn man die Sohlen statisch beansprucht, in mehr oder weniger starker Beugestellung verharren (siehe Kapitel VII und VIII).

Stütztonusänderungen infolge labyrinthärer Drehreaktionen, ausgelöst durch Drehung um die Längs- oder bitemporale Achse des Kopfes, fehlen, gleichwie bei intakten Hunden, bei Rückenlage der Tiere, dagegen treten sie bei Bauchlage und Stehstellung auf und zwar in typischer Weise, allerdings weniger prompt. Ihr Auftreten ist, besonders an den Hinterpfoten, meistens deutlich verspätet. Auch beim Stehen auf einer Unterlage, welche an einer der vier Seiten *schnell* gehoben oder gesenkt wird, ist die durch diese Reaktionen bedingte Anpassung der Pfotenstellung nicht so prompt wie bei Hunden mit intaktem Großhirn (Kapitel IX). Zusammenfassend sind bei großhirnlosen Tieren von den am normalen Stehen beteiligten Reaktionen folgende gestört:

A. Reaktionen auf Erregungen von der Körperoberfläche.

1. *Die Stehbereitschaft* und die Korrektion abnormer Pfotenstellungen auf Reize von der Körperoberfläche (ebenso wie die MUNKschen Berührungsreflexe) fehlen.
2. *Die Magnetreaktionen* fehlen oder sind jedenfalls stark abgeschwächt.

B. Reaktionen auf propriozeptive Erregungen, ausgelöst durch Muskeldehnung:

1. *Die Stützreaktionen* bedingen an den Hinterpfoten einen nur schwachen Stütztonus; die Stütztonusstärke der Hinterpfoten ist erheblich herabgesetzt (mit Ausnahme vom Hunde Bob).
2. *Die Hinkebeinreaktionen* treten verspätet auf und werden etwas hypermetrisch ausgeführt.
3. *Die propriozeptiven Korrektionsbewegungen*, jedenfalls diejenigen der Hinterpfoten, zeigen die gleichen Störungen wie die Hinkebeinreaktionen.
4. *Die Stemmbeinreaktionen der Hinterpfoten*, infolge Stellungsänderung der Unterlage, treten spät auf und werden weniger kräftig ausgeführt[1].
5. Bestimmte Extremitätenreaktionen auf Labyrinthreize ausgelöst durch Bewegung, treten, besonders an den Hinterpfoten, weniger prompt auf.

Die Untersuchung der Reaktionen auf Erregungen von der Körperoberfläche hat, außer den beschriebenen Störungen (A 1—2), noch die folgenden erwähnenswerten Beobachtungen ergeben. Ebenso wie bei intakten bedingt auch bei großhirnlosen Tieren der Gegendruck der Unterlage beim Bringen der Tiere in Rücken- oder Seitenlage ein Nachlassen des Stütztonus und ein Anziehen der Pfoten in Beugestellung (bei Seitenlage außerdem Körperstellreflexe auf den Körper). Ein

[1] Die Stemmbeinreaktionen der Hinterpfoten infolge Schwanzkneifen treten viel lebhafter und kräftiger auf.

gleiches Nachlassen des Stütztonus an allen vier Pfoten zeigt sich bei den großhirnlosen Tieren auch auf Anfassen einer großen Falte der Rückenhaut (Abb. 219), während beim Anfassen einer Hautfalte oberhalb des Beckens nur die Hinterpfoten einknicken und die Tiere sich in Hockstellung setzen, und Anfassen einer Hautfalte oberhalb der Schultern von einem Zusammenklappen nur der Vorderpfoten begleitet wird. Merkwürdigerweise bedingt ein Streicheln der Rückenhaut entgegen der Richtung der Haare gerade umgekehrt fast stets eine besonders ausgiebige Streckung von allen vier Pfoten, Streicheln der Haut oberhalb des Beckens nur eine solche der Hinterpfoten. Diese Streckreaktion ist bei großhirnlosen Katzen, manchmal auch bei intakten, besonders ausgeprägt (SHERRINGTON).

Beim großhirnlosen Hunde Fuchs zeigten sich ferner noch die folgenden, durch Erregungen von der Körperoberfläche verursachten Erscheinungen.

Bei diesem Tiere wurde zuerst die linke Großhirnhälfte entfernt, wonach es, wie fast stets in der ersten Zeit nach einer solchen Exstirpation, die Neigung hatte, den Kopf nach links zu wenden und im Kreise nach links, entgegen der Richtung des Uhrzeigers, herumzulaufen. Nach Fortnahme der zweiten, rechten Großhirnhälfte zeigte es, ebenfalls in üblicher Weise, in der ersten Zeit Wendung des Kopfes und Kreisbewegungen nach rechts. Einige Zeit später lief das Tier aber gut gerade aus, bis es eines Tages plötzlich wieder anfing nach links im Kreis herumzulaufen, was die nächstfolgenden Tage andauerte. Die Untersuchung ergab, daß die Ursache der Kopfwendung und der Kreisbewegungen nach *links* jetzt von einem Ekzem an der *rechten* Ohrmuschel herrührte. Sobald das Ekzem geheilt war, lief das Tier auch wieder gut gerade aus. Wurde nun aber eine Klemme an das rechte Ohr gehängt, so zeigte es sofort wieder die Kopfwendung und die Kreisbewegungen nach links (Abb. 260, Nr. 1). Dies war auch der Fall, wenn die Klemme an der rechten Kopfseite oder am vorderen Teil der rechten Halsseite befestigt wurde, dagegen traten, wenn man die Klemme gleichfalls an der rechten Seite, jedoch an dem hinteren Teil des Halses oder an die Haut des Rumpfes hängte, Kopfwendung und Kreisbewegungen nach rechts auf. Die Umschlagstelle befand sich dabei ungefähr in der Mitte der Halslänge. Hing die Pinzette an der linken Seite, so traten die entgegengesetzten Erscheinungen auf (Abb. 260, Nr. 2 und 4).

Befestigte man je eine Klemme an beiden Ohren oder wurden beide Ohren mit den Händen angefaßt, so bewegte sich der Kopf ventralwärts, während sich die vier Pfoten nach vorne stemmten und das Tier rückwärts zu laufen anfing (Abb. 261, Nr. 1). Das Nachvornstemmen der Pfoten und das Rückwärtslaufen traten ebenfalls auf, wenn die Schnauze mit einer Hand angefaßt wurde (Abb. 261, Nr. 2) und ebenso wenn eine Pinzette an der Haut der vorderen Brustseite hing (Abb. 261, Nr. 3). Dagegen stemmten die vier Pfoten sich sofort nach hinten und das Tier fing an vorwärts zu laufen, wenn man eine Klemme an dem Schwanz befestigte (Abb. 261, Nr. 4) oder den Schwanz mit einer Hand anfaßte (Abb. 261, Nr. 5).

Wir haben bereits gesehen (Kapitel XIII), daß ein Nachhintenziehen bei großhirnlosen Tieren Stemmbeinreaktionen nach hinten, Nachvornziehen ein Stemmen der vier Pfoten nach vorne bedingt (Abb. 182). Dies ist aber nur der Fall, wenn der Zug am Rumpf angreift. Greift die ziehende Kraft am Schwanze an, so treten immer Stemmbeinreaktionen nach hinten auf, sowohl wenn man das Tier am Schwanze nach vorn wie nach hinten zieht. Umgekehrt löst sowohl

Vorwärtsziehen wie Rückwärtsdrängen an der mit einer Hand angefaßten Schnauze stets ein Stemmen der vier Pfoten nach vorn und Rückwärtslaufen aus.

Wird an die Fußhaut einer Pfote eine Klemme angebracht, so wird diese Pfote angezogen und das Tier läuft auf den drei übrigen Pfoten; das gleiche ist der Fall, wenn die Sohle einer Pfote wundgelaufen ist. Auf Befestigen der Klemme an der Haut unterhalb des Schambeines hebt sich manchmal der Hinterkörper vom Boden auf, so daß das Tier nur auf den Vorderpfoten steht, während bei Befestigen

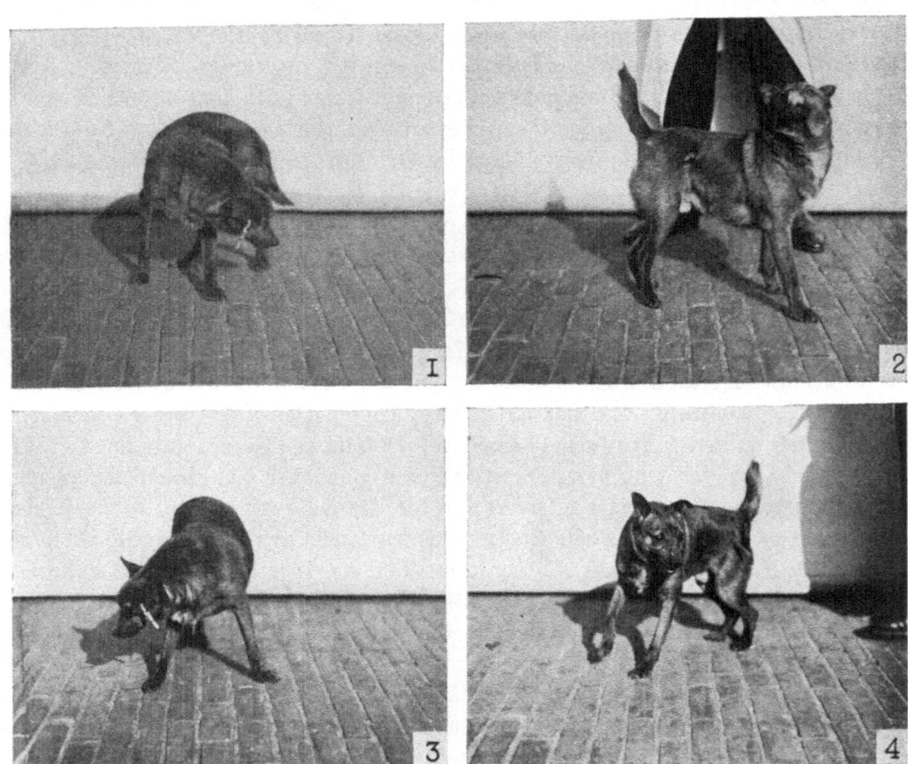

Abb. 260. Großhirnloser Hund Fuchs. 1. An der *rechten* Ohrmuschel ist eine Pinzette befestigt; das Tier zeigt Kopfwendung und Kreisbewegungen nach *links*. 2. Die Pinzette ist an der Haut der *rechten* Flanke befestigt; das Tier zeigt jetzt Kopfwendung nach rechts und weicht beim Laufen nach *rechts* ab. 3.—4. Beim Anhängen der Pinzette an die linke Seite treten die entgegengesetzten Reaktionen auf, d. h. beim Hängen an die linke Ohrmuschel Kopfwendung und Kreisbewegungen nach rechts (3.), beim Anhängen an die linke Flanke Kopfwendung und Kreisbewegungen nach links (4.).

der Klemme an der Haut oberhalb des Beckens die Hinterpfoten einknicken und der Hinterkörper sich niedersetzt.

Außer diesen Stellungsänderungen löst das Befestigen der Klemme an verschiedenen Hautstellen noch andere Reaktionen aus. So reagieren die Tiere bisweilen mit Schmerzäußerungen darauf, ähnlich wie auf Kneifen der Haut. Die an die Ohrmuschel angehängte Klemme bedingt oft ein Kopfschütteln, als ob das Tier die Klemme abschleudern will.

Ein ähnliches Kopfschütteln zeigt sich bei Bespritzen der Kopfhaut mit Wasser. Wird das Tier ganz benetzt, so macht es genau wie ein intakter Hund Schüttelbewegungen des ganzen Rumpfes, ebenso wird eine Pfote, die in Wasser tritt, in typischer Weise geschüttelt.

Auf Befestigung der Klemme an der Rumpfhaut zeigt das Tier manchmal nicht nur die beschriebene Kopfwendung, sondern beißt auch, wobei die Schnauze wohl bisweilen die Klemme berührt, diese jedoch nicht ins Maul genommen und abgerissen wird wie bei intakten Hunden. Wenn die Klemme an bestimmten Stellen der Brusthaut hängt, ~~hebt~~ das Tier manchmal die gleichseitige Hinterpfote und führt mit dieser Bewegungen aus, als ob es die Klemme abstreichen will (Kratzbewegungen), was aber nicht gelingt.

Auch von den Reaktionen auf andere Erregungen sind noch einige erwähnens-

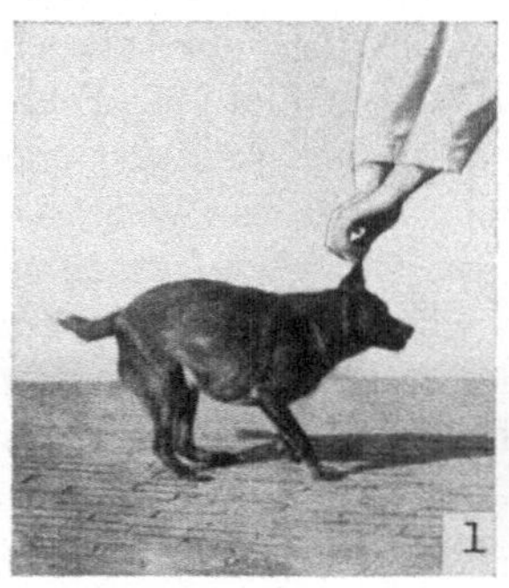

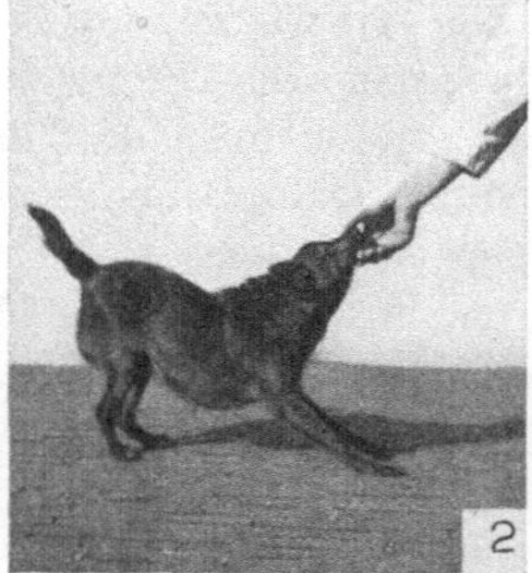

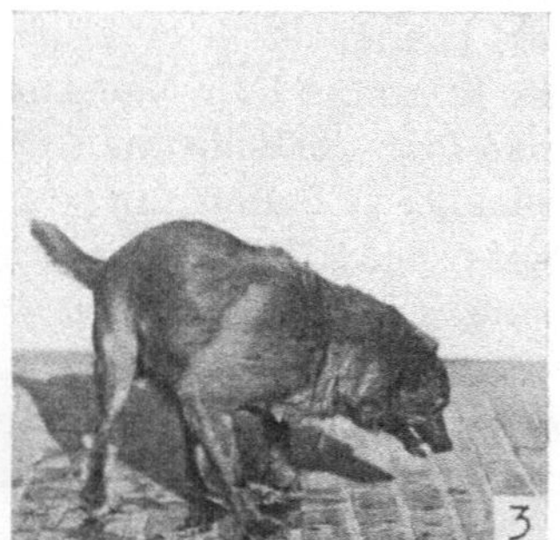

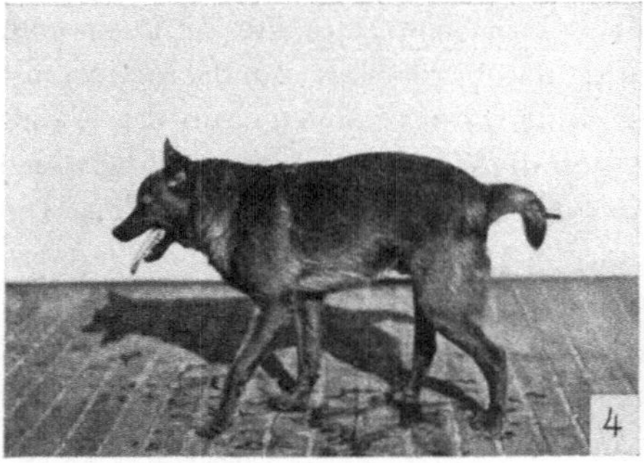

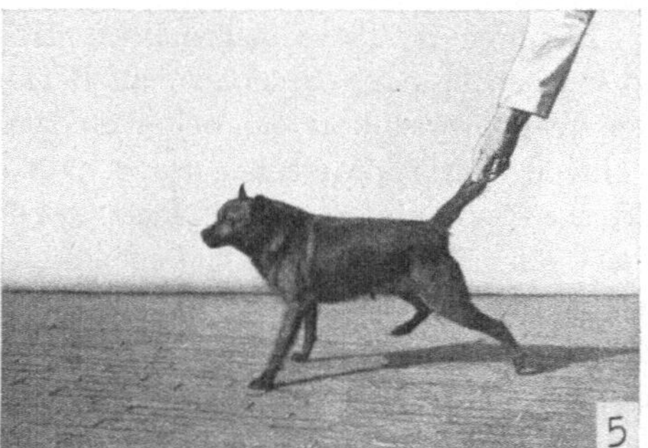

Abb. 261. Großhirnloser Hund Fuchs. 1. Beide Ohren des Tieres je mit einer Hand angefaßt. Das Tier versucht den Kopf durch Ventralwärtsziehen zu befreien und stemmt außerdem die vier Pfoten nach vorn. 2. Auch wenn die Schnauze mit einer Hand angefaßt wird, stemmen sich die vier Pfoten nach vorn, und das Tier versucht durch Rückwärtsziehen den Kopf zu befreien. 3. Beim Anhängen einer Klemme in der Medianlinie der vorderen Brustseite stemmen sich die vier Pfoten erst ebenfalls nach vorn und sodann fängt das Tier an rückwärts zu laufen 4. Dagegen bedingt das Befestigen einer Klemme am Schwanze ein Nachhintenstemmen der vier Pfoten, gefolgt von einem Vorwärtslaufen. 5. Dieselben Reaktionen zeigen sich auf Anfassen des Schwanzes mit einer Hand.

wert. Kneifen der Zehen bedingt lebhafte, manchmal von Schmerzensäußerungen begleitete, gleichseitige Beuge- und gekreuzte Streckreflexe, während bei Andauern des Kneifens die gekniffene Pfote alternierende Beuge- und Streckbewegungen ausführt, als ob sie sich zu befreien sucht.

Benetzt man die Nase eines großhirnlosen Hundes, so wird diese sofort abgeleckt. Auch wenn die Schnauze der Tiere mit einer kalten Glasscheibe in Berührung kommt, so fangen sie manchmal zu lecken an. Der großhirnlose Hund Miesel fing sofort an zu lecken und zu essen, wenn die Schnauze passiv in feuchtes Futter gesteckt wurde.

Mehrmals wurde auch beobachtet, daß dieses Tier sich Rumpf und Pfoten sauber leckte.

Hält man die Tiere, während des Laufens, mit einer Hand an der Oberseite der Schnauze entgegen, so beugen sie den Kopf ventralwärts und kriechen unter der Hand durch. Beim Zurückhalten mit einer Hand an der Unterseite der Schnauze wird der Kopf gehoben, und bei weiterem Zurückhalten erhebt sich das Tier auf die Hinterpfoten. Auch wenn es beim Laufen in eine Ecke des Zimmers gerät und weder nach vorn noch nach rechts oder links ausweichen kann, erhebt es sich auf die Hinterpfoten, fängt dann an alternierend mit den Vorderpfoten an der Wand zu kratzen, genau wie ein intakter Hund, der vor einer verschlossenen Tür steht, hebt abwechselnd die linke und rechte Hinterpfote und brummt und knurrt, als ob er wütend sei. Wie wir gesehen haben, bedingt ein Anfassen des Schwanzes ein Nachhintenstemmen der Pfoten und Vorwärtslaufen. Fährt man fort, den Schwanz festzuhalten, so fängt das Tier an immer schneller und schneller zu laufen um schließlich in Galopp überzugehen. Wird das Vorwärtslaufen durch Ziehen am Schwanz verhindert, so fängt das Tier ebenfalls an zu springen oder zu galoppieren, und brummt und winselt außerdem dabei wie ein wütender Hund. Dies ist in noch viel stärkerem Maße der Fall, wenn zu gleicher Zeit in den Schwanz gekniffen wird, während die Tiere auf Loslassen des Schwanzes oft schwanzwedelnd, gleichsam erfreut[1], fortlaufen.

Bisweilen tritt auf Loslassen des Schwanzes ein Rückwärtslaufen auf. Warum die Tiere bald vorwärts, bald rückwärts laufen, konnte nicht ermittelt werden.

Berühren die Tiere beim Laufen mit der rechten Kopfseite die Zimmerwand, so weichen sie nach links aus, auf Berührung der Vorderseite der Schnauze mit der Wand versuchen sie weiter zu laufen und drängen sich gegen die Wand, während kräftiges Anstoßen der Schnauze gegen die Wand die Tiere veranlaßt, eine Strecke rückwärts zu laufen. Passives Öffnen des Maules löst oft Gähnen aus. Die Tiere gähnen auch manchmal spontan, besonders wenn sie aus dem Schlafe geweckt werden[2]. Die Tiere zeigen abwechselnd Perioden von Wachsein und Schlafen. In einem stark geheizten Zimmer sind sie viel schläfriger als in einem kalten. Vor dem Essen sind sie unruhig, nach dem Essen schläfrig. Gibt man dem Tier den ganzen Tag kein Futter, so wird es immer unruhiger und fängt schließlich manchmal an zu heulen, wie ein Hund, der in der Nacht vor der verschlossenen Haustür steht.

Ins Maul gestecktes Futter wird gekaut und hinuntergeschluckt, harte und trockene Stückchen altes Brot aber herausgeworfen, auch wenn man diese mit gehacktem Fleisch gemischt gibt. Kitzeln der Nasenschleimhaut bedingt Niesen. Helles, starkes Licht löst Pupillenverengerung und oft Blinzeln mit den Augenlidern aus. Auf bestimmte Geräusche wird zuweilen mit Ohrenspitzen und Hebung des Kopfes reagiert. Wie aus diesen Beobachtungen ersichtlich, werden bei großhirnlosen Tieren durch exterozeptive Erregungen je nach der Art (Temperatur-,

---

[1] Verschiedene Autoren, u. a. Dusser de Barenne, behaupten, daß großhirnlose Tiere nur negative Affektäußerungen zeigen. Eine meiner großhirnlosen Katzen fing aber auf sanftes Bestreichen der Haut sofort zu schnurren an, während einige großhirnlose Hunde auf Bestreichen der Haut Schwanzwedeln zeigten.

[2] Sehr merkwürdig war, daß die großhirnlosen Hunde fast niemals das Heu ihrer Käfige beschmutzten. Wurden sie aus dem Käfig herausgenommen und auf den Fußboden gesetzt, so fingen sie sofort an zu urinieren und zu defäzieren, nachdem sie in typischer Weise erst einige Male im Kreis herumgelaufen waren. Ob dies durch den kälteren Boden oder durch andere Ursachen bedingt ist, konnte nicht festgestellt werden.

Berührungs-, Schmerz- und andere Reize), nach der Stärke, nach der Dauer und nach der Angriffsstelle dieser Erregungen sehr verschiedene Haltungen, motorische Reaktionen, und pseudo-affektive Reflexe (wütendes und schmerzhaftes Winseln, Brummen, Knurren, Bellen, Schreien, Heulen usw.) ausgelöst. Ferner lehren die Beobachtungen, daß großhirnlose Tiere mit Hilfe von Labyrinthreizen, von Reizen aus den Muskeln und inneren Organen, und von Reizen der Körperoberfläche, wenn diese in erforderlicher Weise und an erforderlicher Stelle ausgeübt werden, jede, auch noch so komplizierte Handlung, ausführen können, und daß mit Hilfe dieser Reize jede Haltung (Stehstellung, Stehen auf den Hinterpfoten, Stehen auf den Vorderpfoten, Hockstellung, Bauchlage) hervorgerufen werden kann.

Die großhirnlosen Tiere unterscheiden sich von den intakten, *erstens dadurch, daß bei ersteren eine geringere Anzahl von Reizen wirksam ist.* Da bei der Exstirpation des Großhirns die Riechnerven durchschnitten werden, sind alle olfaktorischen Reize unwirksam. Von den optischen Reizen bedingt nur das Einfallen von hellem Licht auf die Augen Reaktionen (Pupillenverengerung und Blinzeln). Auf Bewegungen einer Hand vor den Augen, auf das Zeigen von Futter wird nicht mehr reagiert. Auch von den akustischen Reizen lösen nur einige deutlich wahrnehmbare Reaktionen aus. Merkwürdig ist, daß die Tiere besonders auf das typische scharfe Geräusch reagieren, mit dem man Hunde gewöhnlich anruft und das ausgelöst wird, indem man Luft durch aufeinander geklemmte Lippen einsaugt, während GOLTZ bei ihnen noch Reaktionen (Erwachen) beobachtet hat auf den „fürchterlichen Ton eines Instrumentes, welches den Radfahrern empfohlen ist, um harmlos ihnen in den Weg kommende Wanderer zu warnen". Großhirnlose Katzen reagieren oft auf das Geräusch, das entsteht, wenn man mit der Schuhsohle auf einem steinernen Fußboden hin- und herreibt. Auf Anruf und zahlreiche andere akustische Reize reagiert dagegen das großhirnlose Tier nicht.

Ein zweiter Unterschied ist, daß bei den großhirnlosen Tieren die bedingten Reflexe, ausgelöst durch Reize von der Körperoberfläche (wie die Stehbereitschaft, die MUNKschen Berührungsreflexe usw.), *durch Gesichts-, Gehör- und Geruchsimpulse, fehlen.* Auf einen bestimmten Reiz, wie z. B. auf Anfassen des Schwanzes, reagiert das intakte Tier bald wie das großhirnlose, also mit Nachhintenstemmen der vier Pfoten und Vorwärtslaufen, bald ganz anders, z. B. mit Wenden des Kopfes und Lecken oder Beißen der den Schwanz anfassenden Hand. *Die subcorticalen Reaktionen, welche die großhirnlosen Tiere zeigen, werden also bei den intakten oft gehemmt und durch bedingte Großhirnreflexe ersetzt.*

Ein dritter Unterschied besteht darin, daß bei den großhirnlosen Tieren bestimmte unbedingte Reaktionen Störungen zeigen, so besteht

a) eine Schwächung der Magnetreaktionen,

b) eine Herabsetzung der Stütztonusstärke an den Hinterpfoten, was auf einer Störung der positiven propriozeptiven Stützreaktionen beruht,

c) ein verspätetes, d. h. erst bei abnorm starker Stellungsänderung, Auftreten der Hinkebeinreaktionen und der propriozeptiven Korrektionsbewegungen,

d) ein weniger kräftiges Auftreten von den Stemmbeinreaktionen der Hinterpfoten,

e) ein weniger promptes Auftreten, besonders an den Hinterpfoten, von bestimmten Extremitätenreaktionen infolge Labyrintherregungen.

Die Extremitätenmuskeln, besonders diejenigen der Hinterpfoten, reagieren also bei den großhirnlosen Tieren nicht ganz normal. Es macht den Eindruck, als ob diese Muskeln sowohl auf exterozeptive (a), wie auf propriozeptive Reize, ausgelöst durch Muskeldehnung (b—d), und ebenso auf Labyrinthreize weniger leicht ansprechen und sich weniger kräftig anspannen. Ob diese Störungen der Muskelreaktionen wirklich auf einem Ausfall von Großhirnfunktionen beruhen, bedarf noch weiterer Klärung.

Ein decerebriertes Tier unterscheidet sich von einem großhirnlosen:

1. durch die übertriebene Streckstellung der Pfoten, durch die Steifheit des Nackens und des Rückens in den Perioden der manifesten Starre,

2. dadurch, daß beim decerebrierten Tier in Stehstellung der Strecktonus allmählich geringer wird, so daß die Pfoten nach einiger Zeit, meistens innerhalb von 10 Minuten einknicken, während beim großhirnlosen Tier die statisch beanspruchten Pfoten den Rumpf stundenlang tragen können,

3. durch das nicht voll Ausgebildetsein der negativen Stützreaktionen,

4. durch das Fehlen von Labyrinth- und Körperstellreflexen,

5. durch das Fehlen der Schunkelreaktion, der Hinkebeinreaktionen, der Stemmbeinreaktionen, der Aufziehreaktionen und der Aufstemmreaktionen,

6. durch das Fehlen des hemmenden Einflusses der Rückenlage auf die Reaktionen der Extremitätenmuskeln. Während bei großhirnlosen Tieren in Rückenlage fast kein Stütztonus hervorzurufen ist, sind bei den decerebrierten Tieren die Extremitäten, unter dem Einfluß der tonischen Labyrinthreflexe, bei Rückenlage sogar besonders steif, und die Dehnungsreflexe (myotatische Reflexe von Liddell und Sherrington) der Extremitätenmuskeln besonders kräftig und ausgeprägt vorhanden.

XVIII. Die Störungen der Steh- und Stellfunktion nach halbseitiger Kleinhirnexstirpation.

Die Beobachtungen bei einer Anzahl von Tieren, bei denen halbseitig das Kleinhirn entfernt worden war[1], haben folgendes ergeben:

1. daß die Erscheinungen unmittelbar im Anschluß an die Exstirpation bei fast jedem Tier verschieden sind,

2. daß jedoch auch in diesem Stadium eine Anzahl von Ausfallserscheinungen bei allen Tieren konstant zu beobachten ist und daß unter anderem keines der Tiere imstande ist, sich hinzustellen und ungestützt zu stehen,

3. daß im Stadium der Dauerstörung die Erscheinungen, im Gegensatz zu denjenigen des Shockstadiums, bei den verschiedenen Tieren fast keine Unterschiede zeigen und daß die Tiere sich in diesem Stadium wieder hinstellen, frei stehen und laufen können.

Ein Teil der Tiere zeigt im Anschluß an halbseitige Kleinhirnexstirpation Rollbewegungen, während diese bei anderen fehlen. Die Richtung dieser Rollbewegungen ist bei den verschiedenen Tieren stets die gleiche, nach Exstirpation der rechten Kleinhirnhälfte sind sie stets nach rechts (d. h. in der Aufeinanderfolge: Bauchlage — rechte Seitenlage — Rückenlage — linke Seitenlage usw.) nach Exstirpation der linken Kleinhirnhälfte stets nach links (also Bauchlage — linke Seitenlage — Rückenlage — rechte Seitenlage usw.) gerichtet. Obwohl bei

[1] Außer bei den vier Hunden Peter, Rollmops, Fox und Tip und der Katze Joséphine, die längere Zeit nach der halbseitigen Kleinhirnexstirpation am Leben blieben (siehe S. 2), wurden noch Beobachtungen bei einer Anzahl anderer Tiere gemacht, die nur kurze Zeit am Leben erhalten wurden.

allen Tieren, bei denen die gleiche Kleinhirnhälfte entfernt worden ist, die Richtung der Rollbewegungen stets dieselbe ist, so stimmen diese Bewegungen im übrigen doch nicht immer ganz überein. Nach Exstirpation der rechten Kleinhirnhälfte fingen bei einem Teil der Tiere die Rollbewegungen mit dem Übergang *aus rechter Seitenlage* über den Rücken in linke Seitenlage an, während sie bei anderen mit dem Übergang *aus linker Seitenlage* über den Bauch in rechte Seitenlage begannen. Dieser Unterschied wird durch die Verschiedenheit der Ruhelagen, in denen sich die Tiere am Anfang der Rollbewegungen befanden, verursacht (Kapitel XV).

Im Kapitel XV wurde bereits ausführlich die Frage erörtert, ob vielleicht eine Mitläsion oder Shock von Vestibulariszentren die zentrale Ursache dieser Bewegungen bildet. Ebenso wurde da die große Rolle, welche diese Bewegungen in den verschiedenen Kleinhirn-Gleichgewichtstheorien spielen, besprochen. In diesen Theorien wird angenommen, daß die Rollbewegungen auf einem Ausfall von Gleichgewichtsreaktionen beruhen.

Daher möge hier etwas näher auf den Mechanismus der Rollbewegungen eingegangen und besprochen werden, inwieweit diese Annahme begründet ist.

Die Rollbewegungen, welche sich nach einseitiger Läsion des Vestibularissystems zeigen, sind u. a. von EWALD (65), WINKLER (335) und von MAGNUS und DE KLEYN (143, 196) analysiert worden. Die beiden letzten Autoren kamen auf Grund von kinematographischen Aufnahmen der Rollbewegungen nach einseitiger Labyrinthektomie bei Kaninchen zu der Schlußfolgerung, daß die Bewegungen „aufzufassen sind als Lauf- und Sprungbewegungen von Tieren, deren Körper spiralig gedreht ist". Bei der Drehung aus einer Seitenlage in die andere kann man, wie MAGNUS und DE KLEYN betonen, zwei Phasen unterscheiden: in der ersten Phase tritt eine stets zunehmende Drehung des Kopfes mit anschließender spiraliger Drehung des Rumpfes, in der zweiten eine Progressivbewegung (Sprungbewegung) auf. Bei dieser Sprungbewegung wird die spiralige Drehung ganz oder teilweise aufgehoben.

Nach linksseitiger Labyrinthektomie liegt das Tier in linker Seitenlage. Zu Beginn der Rollbewegung drehen sich erst der Kopf und Vorderkörper nach links, also in Rückenlage, sodann tritt die Sprungbewegung auf, wobei das ganze Tier über den Rücken in rechte Seitenlage rollt. Dann fangen Kopf und Vorderkörper aufs neue an sich nach links zu drehen und auch auf diese Drehung folgt eine Sprungbewegung, wobei das Tier über den Bauch in linke Seitenlage rollt. Eine ganze Rollung um die Längsachse kommt also durch zwei Sprünge zustande, von denen der eine das Tier über seinen Rücken, der andere über seinen Bauch um 180° dreht. „Es handelt sich also um sehr starke Laufbewegungen eines Tieres, dessen Körper spiralig gedreht ist, und welches indessen nicht vorwärts kommt, sondern sich beim Laufen durch den Raum schraubt." Wie MAGNUS und DE KLEYN betonen, muß jeder Erklärungsversuch der Rollbewegungen von der Tatsache ausgehen, daß die einseitig labyrinthlosen Kaninchen nach der Operation nicht ununterbrochen rollen, sondern daß diese Bewegungen anfallsweise auftreten, und sie betrachten darum das Rollen als eine Kombination von Ausfallerscheinungen und anfallsweise auftretenden Reizerscheinungen. Die spiralige Drehung des Körpers ist eine Ausfallerscheinung, bedingt durch den einseitigen Ausfall der Labyrinthstellreflexe und der tonischen Labyrinthreflexe auf die Halsmuskeln. Der einseitige Ausfall dieser Reflexe löst die Kopfdrehung und, unter dem Einfluß der anschließenden Halsstellreflexe, die Spiraldrehung des ganzen Rumpfes aus. Die Lauf- und Sprungbewegungen sind, ihrer Meinung nach, dagegen Reizerscheinungen. Sie begründen ihre Auffassung mit der Tatsache, daß Lauf- und Sprungbewegungen stets, auch beim intakten Tier, auf Reize eintreten, und ferner mit ihrer Beobachtung, daß die Rollbewegungen um so heftiger auftreten und um so länger andauern, je mehr bei der Labyrinthexstirpation der Octavusstamm mißhandelt worden ist, je größere Blutung dabei aufgetreten ist usw. Mit zunehmender Übung in der Operationstechnik wurde das Rollen immer geringer und schließlich gelang es DE KLEYN bei Kaninchen die einseitige Labyrinthexstirpation so schonend auszuführen, daß die Tiere nur wenige oder gar keine Rollbewegungen machten. (Manchmal treten bei Kaninchen die Rollbewegungen nicht unmittelbar, sondern erst einige Tage nach der einseitigen Labyrinthektomie auf.)

Die Behauptung von MAGNUS und DE KLEYN, daß sich an der Auslösung der Rollbewegungen die Spiraldrehung des Rumpfes und die durch irgendeinen Reiz ausgelösten Progressivbewegungen beteiligen, ist natürlich richtig, und auch die Beteiligung von Reizen, ausgehend von der Operationswunde, ist nicht nur möglich, sondern sogar wahrscheinlich. Jedoch scheint mir die Erklärung von MAGNUS und DE KLEYN nicht ganz ausreichend, denn Rollbewegungen zeigen sich doch auch auf Cocainisierung eines Ohres. Ferner können längere Zeit nach der einseitigen Labyrinthexstirpation auch diejenigen Kaninchen, bei welchen die Grunddrehung nicht zurückgegangen ist und die daher bei Stehstellung eine besonders starke Kopfdrehung zeigen, wieder laufen und springen, ohne daß Rollbewegungen auftreten. Diese Bewegungen bleiben sogar auch dann aus, wenn man Progressivbewegungen durch starkes Schwanzkneifen auslöst und sie deshalb sehr kräftig und brüsk ausgeführt werden. Diese Beobachtungen beweisen, daß die Rollbewegungen nicht ausschließlich auf Progressivbewegungen eines spiralig gedrehten Körpers beruhen können, sondern daß auch noch andere Faktoren daran beteiligt sein müssen.

Bringt man ein *intaktes* Kaninchen in linke Seitenlage und versucht dann, das Tier durch Drehung des Kopfes nach links über den Rücken in rechte Seitenlage zu rollen, so gelingt das ziemlich leicht. Zur Auslösung dieser halben Rollbewegung reicht also das Hervorrufen einer Kopfdrehung aus, obwohl die Körperstellreflexe auf den Körper aus linker Seitenlage den Rumpf in Bauchlage zu drehen versuchen und also der halben Rollbewegung entgegenwirken. Selbstverständlich wird daher ein Abgeschwächt- oder Erloschensein dieser Stellreflexe die Drehung des Rumpfes über den Rücken erleichtern. Die Untersuchung ergibt nun, daß im Anschluß an eine linksseitige Labyrinthektomie (Rollbewegungen nach links) die Körperstellreflexe auf den Körper aus linker Seitenlage wirklich geschwächt sind. Legt man nämlich die Tiere nach der linksseitigen Labyrinthektomie auf die linke Seite und hält den Kopf in dieser Lage fest, so richten sie den Rumpf nicht auf. Auch MAGNUS und DE KLEYN erwähnen, daß im Anschluß an einseitige Labyrinthexstirpation die Körperstellreflexe auf den Körper beim Liegen auf der Exstirpationsseite geschwächt sind. Betrachten wir nun die zweite halbe Rollbewegung, aus rechter Seitenlage *über den Bauch* in linke Seitenlage. Legt man ein intaktes Kaninchen in rechte Seitenlage und dreht passiv den Kopf wieder nach links, so geht der Rumpf wohl in Bauchlage über, jedoch gelingt es nicht, den Rumpf weiter bis in linke Seitenlage zu drehen; dies wird durch Stemmbein- und Hinkebeinreaktionen der linken Pfoten und durch die Körperstellreflexe aus linker Seitenlage verhindert. Für diese halbe Rollbewegung reicht also die Kopfdrehung nicht aus, auch nicht wenn die Tiere zu gleicher Zeit Strampelbewegungen machen, sondern dazu ist außerdem ein Herabgesetzt- oder Erloschensein der soeben genannten Reaktionen nötig. Das Geschwächtsein der Körperstellreflexe aus linker Seitenlage nach linksseitiger Labyrinthektomie haben wir bereits gesehen. Speziell dafür angestellte Versuche haben ergeben, daß nach linksseitiger Labyrinthektomie auch die Hinkebein- und Stemmbeinreaktionen der linken Pfoten in starkem Maße gestört sind. Auch wenn man bei Meerschweinchen durch Einspritzung von 20%iger Cocainlösung ins Mittelohr oder durch Einträufeln von Chloroform in den äußeren Gehörgang die Funktionen des linken Labyrinthes aufhebt, zeigen die Hinkebein- und Stemmbeinreaktionen der linken Pfoten starke Störungen, d. h. die Stemmbeinreaktionen nach auswärts sind verschwunden, während die Hinkebeinreaktionen entweder fehlen oder so verspätet auftreten, daß sie ganz unzweckmäßig sind. Außerdem halten die Tiere die linken Pfoten fortwährend in Adductionsstellung (auch wenn der Kopf passiv symmetrisch zum Rumpf gestellt wird), wodurch ebenfalls das Umfallen in linke Seitenlage gefördert wird. Auch MAGNUS und DE KLEYN ist es bereits aufgefallen, daß nach linksseitiger Labyrinthektomie die Tiere leicht nach links straucheln. Ferner zeigen linksseitig labyrinthlose Kaninchen im Stadium der Rollbewegungen manchmal noch die folgende Erscheinung. Legt man die Tiere in rechte Seitenlage und fixiert den Kopf in Normalstellung (bitemporale Achse horizontal), so sieht man fast stets, daß dann der Rumpf sich nicht nur wie beim intakten Tier aufrichtet, sondern sich darauf weiter bis in linke Seitenlage (also entgegen dem Einfluß der Halsstellreflexe) dreht. Nach einseitiger Labyrinthexstirpation macht also der Rumpf auch dann noch manchmal die halbe Rollbewegung über den Bauch, wenn die

Kopfdrehung zurückgehalten wird. Diese halbe Rollbewegung beruht also nicht auf der Kombination von Kopfdrehung + Progressivbewegungen, sondern das Umfallen des Rumpfes aus Bauchlage in linke Seitenlage wird dann ausschließlich durch das Gestörtsein derjenigen Reaktionen, wie Stemmbeinreaktionen usw. verursacht, welche normalerweise das Umfallen verhindern. Meines Erachtens sind also die Rollbewegungen nach einseitiger Labyrinthexstirpation aufzufassen als Progressivbewegungen eines Tieres, dessen Körper spiralig gedreht ist und bei dem bestimmte Reaktionen einseitig, an der Seite der Labyrinthexstirpation gestört sind, mit anderen Worten als Progressivbewegungen eines Tieres, bei welchem die tonischen Labyrinthreflexe und Labyrinthstellreflexe einseitig aufgehoben, die Stemmbein- und Hinkebeinreaktionen und die Körperstellreflexe auf den Körper an der gleichen Seite mehr oder weniger gestört sind. Die einseitige Labyrinthektomie bedingt also nicht nur eine einseitige Aufhebung von Labyrinthfunktionen, sondern auch vorübergehende Störungen von Reflexen (wie von den Körperstellreflexen auf den Körper), welche nichts mit dem Vestibularissystem zu tun haben[1]. Diese Störungen beruhen wahrscheinlich auf Shock. Die Beobachtung von MAGNUS und DE KLEYN, daß die Rollbewegungen nach schonender Operation, bei welcher der Stamm des Octavus nach Fortnahme des Vestibulum möglichst unberührt gelassen wurde, gering waren, läßt durch die obigen Feststellungen eine andere als die von diesen Untersuchern gegebene Erklärung zu. Eine schonende Operation wird doch einen geringeren Shock der Hirnstammzentren und geringere Störungen der erwähnten Reflexe bedingen, als eine Operation, bei welcher der Octavusstamm mißhandelt wird. Mit dieser Behauptung ist natürlich nicht gesagt, daß sich an den Rollbewegungen keine Wundreize beteiligen können. Auf die verschiedenen Beobachtungen bezüglich der Rollbewegungen einseitig labyrinthektomierter Tiere wurde deshalb so ausführlich eingegangen, weil im Anschluß an halbseitige Kleinhirnexstirpation, außer einer vorübergehenden Kopfdrehung, und außer vorübergehenden und inkonstant auftretenden Störungen der Labyrinthfunktionen (Kapitel XV), auch die Hinkebein- und Stemmbeinreaktionen, ebensowie die Körperstellreflexe auf den Körper, wie wir sofort sehen werden, Störungen aufweisen, welche sich an den inkonstant auftretenden Rollbewegungen beteiligen.

Im Anschluß an die halbseitige Kleinhirnexstirpation (also in den ersten 1—3 Tagen) zeigen die Tiere *konstant* die folgenden Störungen:

1. Eine abnorme Tonusverteilung der Extremitäten-, Hals- und Rückenwirbelsäulenmuskeln an der der Exstirpation homolateralen Seite. Die homolateralen Pfoten zeigen eine erhöhte Streckneigung (Abb. 102), auch die Hals- und Wirbelsäulenmuskeln der Exstirpationsseite sind besonders stark gespannt und lösen beim Halten der Tiere in Bauchlage in der Luft eine Wendung des Kopfes nach der Operationsseite und eine Konkavität des Rückens nach dieser Seite aus.

Die erhöhte Streckneigung der homolateralen Pfoten ist bei den verschiedenen Hängelagen in der Luft (Hängelage Kopf oben und unten, Rückenlage, Bauchlage, Seitenlage), bei Rückenlage auf einer Unterlage, und auch beim Liegen auf der Operationsseite zu beobachten, fehlt dagegen manchmal beim Liegen auf der nicht operierten, anderen Seite.

2. Ein Fehlen der Stehbereitschaft und der Magnetreaktionen an den homolateralen Pfoten.

3. Störungen der Stützreaktionen der homolateralen Pfoten, ähnlich wie die Störungen nach Decerebration.

4. Fehlen der Hinkebein-, Stemmbein- und Schunkelreaktionen an den homolateralen Pfoten.

5. Fehlen der Körperstellreflexe auf den Körper beim Liegen auf der Exstirpationsseite.

[1] Obwohl die Körperstellreflexe auf den Körper über dieselben Kerne (die roten Kerne) zustande kommen, wie die aufgehobenen Labyrinthstellreflexe.

Inkonstant treten auf:

1. Eine Drehung des Kopfes mit dem Schädeldach nach der Exstirpationsseite.

Nach Exstirpation der rechten Kleinhirnhälfte zeigten einige Tiere bei Hängelage mit dem Kopf nach unten (die Augen verschlossen) eine starke, andere eine geringe Grunddrehung nach rechts, während bei wieder anderen keine oder sogar etwas Drehung nach links zu beobachten war. Auch wurde beobachtet, daß beim Erwachen aus der Narkose der Kopf eine Wendung nach links, einige Stunden später eine Wendung nach rechts zeigte. *Nach dem Erwachen zeigten aber alle Tiere konstant und dauernd, wenn sie mit verschlossenen Augen in Bauchlage in der Luft gehalten wurden, eine erhöhte Neigung zur Kopfwendung nach der Operationsseite.*

2. Störungen der Labyrinthstellreflexe.

In einigen Fällen waren diese Reflexe im unmittelbaren Anschluß an die Exstirpation, sowohl aus beiden Seitenlagen wie aus Rückenlage aufgehoben, bisweilen war dies nur in einer Seitenlage (nach Exstirpation der rechten Kleinhirnhälfte aus rechter Seitenlage) der Fall. Manchmal waren sie auch bald nach dem Erwachen wieder bei beiden Seitenlagen vorhanden. Die Störungen der Labyrinthstellreflexe zeigten sich, ebenso wie andere inkonstant auftretende Labyrintherscheinungen, wie Augendeviationen, Nystagmus, stets nur vorübergehend und verschwanden schnell.

3. Störungen der Körperstellreflexe auf den Körper beim Liegen auf der Seite der intakten Kleinhirnhälfte.

Auch aus dieser Seitenlage blieben die Körperstellreflexe auf den Körper manchmal am ersten Tage aus. Aus keiner der Seitenlagen mit fixiertem Kopf wurde dann also der Rumpf in Bauchlage aufgerichtet. Wenn die Körperstellreflexe auf den Körper beim Liegen auf der Seite der erhaltenen Kleinhirnhälfte wieder vorhanden waren, war in dieser Seitenlage meistens auch keine erhöhte Neigung zur Streckstellung der homolateralen Pfoten mehr zu beobachten.

4. Störungen der Magnet-, positiven Stütz-, Hinkebein-, Stemmbein- und Schunkelreaktionen an den der Exstirpation *gegenüberliegenden* Pfoten.

Die inkonstant auftretenden Störungen sind die Ursache dafür, daß der unmittelbar nach der halbseitigen Kleinhirnexstirpation auftretende Symptomenkomplex so große Unterschiede zeigt. So war Hund Peter nach der Exstirpation der rechten Kleinhirnhälfte bereits am Operationstag schon wieder imstande, den Kopf zu stellen und den Vorderkörper in Bauchlage zu führen. Der Hinterkörper blieb aber in rechter Seitenlage liegen und kehrte sofort in diese zurück, wenn er passiv in Bauchlage oder linke Seitenlage gebracht wurde. Das Tier zeigte keine deutliche Grunddrehung und, im Einklang damit, keine Rollbewegungen. Es konnte den Hinterkörper nicht aus rechter Seitenlage aufrichten, was durch das Fehlen der Körperstellreflexe auf den Körper bei dieser Seitenlage und durch das Fehlen der Magnet-, Stütz-, Stemmbein- und Hinkebeinreaktionen an den rechten Pfoten verursacht wurde. Dagegen rollte der Hinterkörper aus linker Seitenlage, wie wir sahen, sofort über den Bauch in rechte Seitenlage. Hierbei wurde das Aufrichten in Bauchlage durch das gute Funktionieren der Körperstellreflexe aus linker Seitenlage bewirkt, während das anschließende Umfallen in rechte Seitenlage durch das Fehlen der obengenannten Extremitätenreaktionen an den rechten, gepaart mit dem lebhaften Auftreten dieser Reaktionen an den linken Pfoten, verursacht wurde. Fast ganz ähnliche Erscheinungen zeigte der Hund Fox, bei dem ebenfalls die rechte Kleinhirnhälfte exstirpiert worden war. Auch bei diesem Tier ertrug der Rumpf nicht die linke Seitenlage und ging, sogar wenn der Kopf in dieser Seitenlage fixiert wurde, sofort über den Bauch in rechte Seitenlage über, und auch jetzt kam dies dadurch zustande, daß die Körperstellreflexe auf den Körper bei linker Seitenlage ebenso wie die verschiedenen Extremitätenreaktionen der linken Pfoten lebhaft auftraten, während die Körperstellreflexe aus rechter Seitenlage ebenso wie die Reaktionen der rechten Pfoten fehlten (siehe die Abb. 185 und 187).

Lagen also die Hunde Fox und Peter stets bald ganz, bald nur mit dem Hinterkörper in rechter Seitenlage, so wurde dagegen der Hund Tip in den ersten Tagen nach der Exstirpation der rechten Kleinhirnhälfte stets mit dem Rumpf in linker Seitenlage angetroffen. Dabei hielt er den Kopf platt mit dem Unterkiefer auf dem Boden des Käfigs, also in Bezug auf den Rumpf 90° nach rechts gedreht. Ferner zeigte dieses Tier im Gegensatz zu den zwei vorigen Rollbewegungen, dann bei Hängelage mit dem Kopf nach unten eine deutliche Grunddrehung, Gestörtsein der Labyrinthstellreflexe besonders aus rechter Seitenlage, ein Fehlen der Körperstellreflexe auf den Körper aus *beiden* Seitenlagen und, außer einem Fehlen der Extremitätenreaktionen an den rechten Pfoten, auch ein in erheblichem Maße Gestörtsein dieser Reaktionen an den linken Pfoten. Durch die Grunddrehung nach rechts gepaart mit dem Fehlen der Labyrinthstellreflexe und der Körperstellreflexe aus rechter Seitenlage konnte das Tier nicht auf der rechten Seite liegen bleiben. Wurde das Tier passiv auf diese Seite gelegt, so drehte der Kopf sich sofort immer mehr nach rechts, ging dadurch erst in Rückenlage (Schädeldachlage) über, wobei der Vorderkörper folgte und schließlich rollte der ganze Rumpf, wenn der Kopf noch mehr nach rechts gedreht war, über den Rücken in linke Seitenlage. Meistens folgte darauf die zweite halbe Rollbewegung, da durch das Fehlen der Stemmbeinreaktionen der rechten Pfoten sich an die aufs neue auftretende Kopfdrehung eine Drehung des Rumpfes über den Bauch anschließen konnte. Nachdem das Tier mehrere von diesen vollständigen Rollbewegungen gemacht hatte, verharrte es schließlich stets in linker Seitenlage, und die halbe Rollbewegung über den Bauch blieb also aus. Es gelang dann dem Tier diese Bewegung zu verhindern, indem es mit dem Unterkiefer fest gegen den Käfigboden drückte, wodurch das Fortschreiten der Kopfdrehung verhindert wurde. Da bei diesem Tier, in Gegensatz zu den Hunden Peter und Rollmops, die Körperstellreflexe auch aus linker Seitenlage fehlten, konnte der Rumpf auf der linken Seite liegen bleiben.

An diesem Verharren in linker Seitenlage nach Aufhören der Rollbewegungen, beteiligten sich wahrscheinlich noch mehrere andere Faktoren. So wird u. a. die linke Seitenlage durch die Wendung des Kopfes nach rechts, welche die Tiere fast stets zeigen, gefördert (Abb. 226). Auch kann durch Streckung der Pfoten ein Rollen über den Bauch verhindert werden. Ferner tritt die Kopfdrehung, wenn die Tiere durch die heftigen Rollbewegungen erschöpft sind, weniger stürmisch auf, und die einseitig vorhandenen Körperstell- und Extremitätenreflexe sind dann ebenfalls gehemmt. (Ähnliche Hemmung ist auch bei erschöpften und schläfrigen großhirnlosen Tieren zu beobachten.) Schließlich ergab sich, daß die Kopfdrehung bei bestimmten Lagen des Rumpfes weniger stark ist oder vielleicht besser durch das sich ruhig verhaltende Tier verhindert wird. So zeigten die Tiere, wenn sie in Hängelage mit dem Kopf nach unten gehalten wurden, manchmal eine starke Drehung des Kopfes zum Rumpf, oft gepaart mit eigenartigen, stürmischen Rotationsbewegungen von Kopf und Vorderkörper, während bei Bauchlage in der Luft der Kopf ganz ruhig gehalten wurde und nur eine Wendung nach der Exstirpationsseite zeigte.

Erschrak aber das Tier durch irgendeinen Reiz, wie z. B. durch ein lautes Geräusch, und wurde dadurch eine brüske Hebung des Kopfes gepaart, mit Pfotenbewegungen bedingt, so rollte es sofort wieder über den Bauch in rechte Seitenlage, worauf stets die zweite halbe Rollbewegung über den Rücken folgte, und sich manchmal mehrere vollständige Rollbewegungen anschlossen.

Beim Hunde Rollmops, bei dem auch die rechte Kleinhirnhälfte exstirpiert war, zeigten sich wieder andere Erscheinungen. Wohl zeigte dieses Tier ebenso wie Hund Tip Rollbewegungen und wohl waren auch diese nach rechts gerichtet, jedoch fingen sie während der ersten zwei Stunden nach der Exstirpation mit einer Rollung aus rechter über den Rücken in linke Seitenlage an, und nach Beendigung der Rollbewegungen blieb das Tier in *rechter* Seitenlage liegen. In linke Seitenlage gebracht konnte es nicht liegen bleiben, rollte sofort über den Bauch auf die rechte Seite. Diese Erscheinungen dauerten nur zwei Stunden und wurden leider nicht genau analysiert. Später zeigte das Tier ganz dieselben Erscheinungen wie der Hund Tip, die Rollbewegungen fingen nun aus linker Seitenlage an, endeten auch in dieser Lage, während jetzt die rechte Seitenlage nicht ertragen werden konnte.

Wir sehen also, daß im Anschluß an die halbseitige Kleinhirnexstirpation das Symptomenbild sehr wechseln kann, bald treten Rollbewegungen auf, bald fehlen diese ganz; sie zeigen sich nur, wenn die Exstirpation, außer einer deutlichen Kopfdrehung, auch Störungen der Körperstellreflexe auf den Körper und der Extremitätenreaktionen, unter anderem der Stemmbeinreaktionen, bedingt hat.

Das Symptomenbild ändert sich bereits innerhalb der ersten Woche bedeutend in der Weise, daß am Ende dieser Woche die verschiedenen Tiere ein vielmehr übereinstimmendes Verhalten zeigen. Dies kommt dadurch zustande, daß die inkonstant auftretenden Störungen meistens zuerst zurückgehen. Die Tiere zeigen keine Rollbewegungen mehr und sind wieder imstande, den Kopf zu stellen und diesen frei in der Luft gehoben zu halten; die Stellreflexe auf den Kopf sind jetzt wieder aus beiden Seitenlagen vorhanden. Die rechtsseitig kleinhirnlosen Tiere zeigen wieder Körperstellreflexe auf den Körper aus linker Seitenlage, und an den linken Pfoten sind wieder die Magnet-, Stütz-, Hinkebein- und Stemmbeinreaktionen, mehrere dieser Reaktionen sogar selbst in auffallend brüsker Weise, zu beobachten. In diesem Stadium können aber die Tiere noch nicht frei stehen. Auf ihre Pfoten gestellt und sodann losgelassen fallen sie sofort in rechte Seitenlage um. Dies ist auch noch der Fall, wenn beim Stellen der Tiere ausschließlich auf die rechten Pfoten, diese zum Tragen des Rumpfes einen genügenden Tonus zeigen und bei dieser Versuchsanordnung nicht mehr unter dem Gewicht des Rumpfes einknicken (siehe Kapitel VI).

Nicht statisch beansprucht zeigen die rechten Pfoten sogar eine erhöhte Streckneigung und Hypertonie, einen erhöhten Widerstand gegen passive Beugung.

Das Umfallen auf die rechte Seite ist dadurch bedingt:

1. daß beim Stellen der Tiere auf alle Viere wohl die linken Pfoten sich strecken und stark in Streckstellung fixiert werden, an den rechten aber dabei zu gleicher Zeit eine Streck- bzw. Stütztonusabnahme auftritt. Manchmal werden sogar die rechten Pfoten, beim Stützen auf die linken, etwas in Beugestellung angezogen (Abb. 187, Nr. 1 und 2);

2. daß die linken Pfoten sich bei der Streckung zu gleicher Zeit besonders stark nach auswärts stemmen, wodurch der Rumpf nach rechts gedrängt wird und die

rechten Pfoten mehr und mehr in Adduction übergehen. Dadurch nimmt der Stütztonus der rechten Pfoten noch weiter ab (Abb. 187, Nr. 3);

3. daß die passive Adduction der rechten Pfoten weder Stemmbein- noch auswärtsgerichtete Hinkebeinreaktionen dieser Pfoten bedingt, und also das Umfallen nicht, wie normalerweise, durch ein Auftreten dieser Reaktionen verhindert wird (Abb. 187);

4. daß die Schunkelreaktionen der rechten Pfoten gestört sind, wodurch das immer stärkere Auswärtsstemmen (abduzieren) der linken Pfoten keine Streckung und Stütztonuszunahme an den rechten Pfoten auslöst.

Merkwürdig ist, daß der Hinterkörper auch jetzt noch aus linker Seitenlage stets über den Bauch in rechte Seitenlage übergeht. Legt man die Tiere in linke Seitenlage, so richten sie den Kopf auf und es dreht sich zuerst der Vorderkörper und sodann der ganze Rumpf in Bauchlage. Sobald dabei die Sohlen der linken Pfoten auf die Unterlage gelangen, werden diese Pfoten auf einmal brüsk gestreckt und nach auswärts gestemmt, wodurch das Tier in rechte Seitenlage geworfen wird. Aus dieser Lage richten sich wohl der Kopf und der Vorderkörper (durch Labyrinth- und Halsstellreflexe) auf, der Hinterkörper bleibt dagegen auf der rechten Seite liegen infolge des Fehlens der Körperstellreflexe auf den Körper aus rechter Seitenlage. Sogar wenn man bei dem auf die linke Seite gelegten Tier den Kopf in dieser Seitenlage fixiert, so wird noch der Rumpf, nachdem er erst wieder durch die Körperstellreflexe aus linker Seitenlage in Bauchlage gebracht ist, durch die brüske Streckung und das starke Auswärtsstemmen der linken Hinterpfote auf die rechte Seite gedrängt.

Die Untersuchung der rechtsseitig kleinhirnlosen Tiere ergibt also in diesem Stadium, daß wieder vorhanden sind:

1. die Labyrinthstellreflexe aus beiden Seitenlagen,

2. die Körperstellreflexe aus linker Seitenlage,

3. die Magnetreaktionen, die Stützreaktionen, die Stemmbeinreaktionen, die Hinkebeinreaktionen und die Stehbereitschaft der linken Pfoten,

Dagegen fehlen noch oder sind jedenfalls stark gestört:

a) die Körperstellreflexe auf den Körper aus rechter Seitenlage,

b) die Stemmbeinreaktionen, die Hinkebeinreaktionen, die Schunkelreaktionen und die Stehbereitschaft der rechten Pfoten.

Ferner zeigen auch die Magnet- und Stützreaktionen der rechten Pfoten meistens noch deutliche Störungen[1], während die statische Beanspruchung der linken Pfoten noch eine abnorm starke Streck- bzw. Stütztonusabnahme an den rechten hervorruft.

In diesem Stadium fangen die Tiere zu kriechen an, wobei aber der Hinterkörper in rechter Seitenlage verharrt.

Allmählich, meistens in der zweiten Woche, kehren die Körperstellreflexe aus rechter Seitenlage wieder und auch die Magnet- und Stützreaktionen der rechten Pfoten werden immer kräftiger. Die Tiere können nun den Rumpf aus beiden Seitenlagen in Bauchlage bringen, und auch beim Kriechen nimmt der Hinterkörper diese Lage ein, fällt jedoch dann durch das starke Auswärtsstemmen der

[1] Beim abwechselnden Stellen auf die rechten und linken Pfoten zeigen erstere noch einen deutlich schwächeren Stütztonus (S. 111).

linken Pfoten noch jedesmal auf die rechte Seite um. Die Tiere können auch jetzt noch nicht ungestützt stehen, sie sind sogar dann noch nicht dazu imstande, wenn die Schunkel-, Stemmbein- und Hinkebeinreaktionen an den rechten Pfoten wiedergekehrt sind, weil die Hinkebeinreaktionen noch zu verspätet auftreten, um ein Umfallen zu verhindern.

Frei stehen und laufen ist erst möglich, wenn das verspätete Auftreten der Hinkebeinreaktionen der rechten Pfoten soweit zurückgegangen ist, daß diese Reaktionen gerade noch rechtzeitig auftreten, um ein Umfallen zu verhindern.

Setzt man nun, wenn die Störungen so weit zurückgegangen sind, die Tiere aus Bauchlage in der Luft auf eine Unterlage, so zeigen sich folgende Erscheinungen. Die linken Pfoten stemmen sich besonders stark nach auswärts und drängen den Rumpf nach rechts. Dadurch werden Hinkebeinreaktionen der rechten Pfoten nach auswärts ausgelöst, diese Pfoten werden gehoben und viel mehr lateralwärts niedergesetzt, so daß das Tier schließlich sehr breitbeinig, mit allen vier Pfoten in starker Abductionsstellung steht.

Im Stadium der Dauerstörung sind die Tiere wieder imstande, frei zu stehen und zu laufen und können sogar einen Sandsack von nahezu dem Gewicht des eigenen Körpers auf dem Rücken herumtragen (Abb. 105). Die verschiedenen an der Stellfunktion und am Stehen beteiligten Reaktionen sind alle wieder beiderseits vorhanden, und beim abwechselnden Hinstellen der Tiere auf jede der vier Pfoten ergibt sich, daß die Stütztonusstärke an beiden Seiten gleich stark geworden ist (Kapitel VI).

Jedoch zeigten die verschiedenen Reaktionen noch manche Störungen. Die Hinkebeinreaktionen werden von den der Exstirpation homolateralen Pfoten abnorm ausgeführt. *Sie treten erstens noch stets verspätet, d. h. erst bei abnorm starker Stellungsänderung auf und zweitens werden sie hypermetrisch ausgeführt; die Pfoten werden abnorm stark gehoben und abnorm weit, auch von der Mittelstellung ab gerechnet, versetzt, so daß die Hinkebeinschritte fast die doppelte Größe haben wie bei intakten Hunden* (Abb. 203).

Die Stemmbeinreaktionen bleiben an beiden Seiten ungleich stark und zwar an den kontralateralen Pfoten deutlich kräftiger als an den homolateralen. Dieser Unterschied ist an den Hinterpfoten stets besonders deutlich zu beobachten. *Es macht dabei den Eindruck, als ob die Stemmbeinreaktionen an den kontralateralen Pfoten gesteigert, an den homolateralen Pfoten etwas herabgesetzt sind*[1]. Diese Störungen der Stemmbeinreaktionen bedingen folgende Erscheinungen: Erstens, daß die Tiere, wenn sie passiv seitwärts gezogen werden, beim Ziehen nach der Exstirpationsseite einen geringeren Widerstand bieten als beim Ziehen nach der anderen Seite (Abb. 195, Nr. 1 und 4). Zweitens, daß beim Stellen der Tiere auf ein Brett, das an der linken oder rechten Seite des Tieres gehoben oder gesenkt wird, eine promptere Anpassung der Pfotenstellung auftritt, wenn das Brett an der Exstirpationsseite gehoben wird (bzw. an der intakten Seite gesenkt wird)

[1] Bei den Stemmbeinreaktionen nach auswärts tritt erstens eine Abduction der Pfote zum Rumpf und zweitens eine Zunahme der Fixation in Streckstellung, manchmal gepaart mit einer Zunahme der Streckung, auf. Bisweilen, besonders nach halbseitiger *Großhirn*exstirpation an den kontralateralen Pfoten, sieht man, daß die erste Komponente, die Abduction, besonders ausgiebig auftritt, die Fixation in Streckstellung aber nicht so stark wird wie bei den Stemmbeinreaktionen der Pfoten der anderen Seite.

als bei Hebung des Brettes an der Seite der intakten Kleinhirnhälfte (bzw. Senkung an der Exstirpationsseite, Abb. 195, Nr. 3 und 6). Und drittens sind diese Störungen der Grund dafür, daß beim Laufen der Rumpf, ganz besonders der Hinterkörper, fortwährend nach der Operationsseite abweicht (Abb. 188). Beobachtet man halbseitig kleinhirnlose Tiere beim Laufen von hinten, dann sieht man deutlich, wie die kontralaterale Hinterpfote sich beim Niedersetzen jedesmal stark nach auswärts stemmt und den Hinterkörper nach der Exstirpationsseite drängt. Infolge dieser Verdrängung wird die gehobene homolaterale Hinterpfote nicht wie normalerweise nur nach vorn, sondern auch lateralwärts von der Ausgangsstelle niedergesetzt. Da der Hinterkörper beim Niedersetzen der homolateralen Hinterpfote nicht in gleichem Maße zurückgedrängt wird, steht der Hinterkörper schließlich fast senkrecht zur Laufrichtung (Abb. 188). Wahrscheinlich ist an diesem Vorgang auch die asymmetrische Anspannung der Wirbelsäulenmuskeln beteiligt.

Wenn die Tiere versuchen, schnell und sprungartig fortzulaufen, kann man sogar manchmal sehen, daß die kontralateralen Pfoten sich so brüsk und kräftig auswärtsstemmen, daß nur durch nachgerichtete Hinkebeinschritte der homolateralen Pfoten ein Umfallen verhindert wird. Bisweilen tritt unter solchen Umständen, auch noch im Stadium der Dauerstörung, der Hinkebeinschritt zu spät auf, so daß der Hinterkörper auf die Exstirpationsseite fällt, wobei die stark adduzierte Hinterpfote dieser Seite zusammenklappt und unter dem Bauch zu liegen kommt. Ferner bedingt die besonders starke Anspannung der Abductoren beim Niedersetzen der kontralateralen Hinterpfote oft eine deutlich wahrnehmbare, abnorm starke Drehung des Beckens nach der Seite der intakten Kleinhirnhälfte, wodurch die homolaterale Beckenhälfte und Hinterpfote abnorm weit in die Höhe gehen. Die Asymmetrie der Stemmbeinreaktionen zeigt sich auch besonders deutlich, wenn man die Tiere nur auf die Hinterpfoten stellt und dann abwechselnd nach links und rechts bewegt. Die Asymmetrie bedingt dann, wie ausführlich in Kapitel XIV, S. 250 besprochen, daß beim Ziehen der Tiere nach der Exstirpationsseite ein viel stärkerer Widerstand zu fühlen ist, und die Pfoten in einen ganz anderen Rhythmus versetzt werden als bei Bewegung nach der anderen Seite. *Bei der Bewegung nach der Exstirpationsseite machen die Hinterpfoten Laufbewegungen nach seitwärts, bei der Bewegung nach der intakten Seite stemmt die der Exstirpation kontralaterale Hinterpfote sich zuerst auffallend kräftig und macht dann einen Hinkebeinschritt.* Durch das auffallend lebhafte Auftreten der Stemmbeinreaktionen an der kontralateralen Seite werden die Hinterpfoten beim Ziehen nach der Seite der intakten Kleinhirnhälfte in gleicher Weise versetzt, wie es die vollständig kleinhirnlosen (und auch sehr widerspenstige normale) Hunde, jedoch dann beim Ziehen nach beiden Seiten, tun.

Beim Laufen sind noch mehrere andere Störungen zu beobachten, so werden die homolateralen Pfoten bei der Hebung abnorm stark gebeugt, die Hinterpfote zu gleicher Zeit abnorm stark nach auswärts, die Vorderpfote abnorm stark nach einwärts bewegt.

Im Stadium der Dauerstörung zeigen die Pfoten beider Seiten wieder Stehbereitschaft, sowohl auf Reize von der Körperoberfläche wie auf optische Reize. Auch die Magnet- und positiven Stützreaktionen sind jetzt, im Stadium der Dauerstörungen, an beiden Seiten lebhaft vorhanden. Erwähnenswert ist, daß, während bei intakten und großhirnlosen Hunden in Rückenlage meistens keine deutlichen Magnet- und Stützreaktionen zu beobachten sind, *diese bei halbseitig kleinhirnlosen Hunden auch bei Rückenlage, und nicht nur an den homolateralen, sondern auch an den kontralateralen Pfoten, besonders lebhaft auftreten.* Beide Hinterpfoten zeigen bei Rückenlage, die Schnauze nach oben gerichtet, sowohl auf Berührung der Sohlen wie auf statische Beanspruchung eine lebhafte Streckung und erhebliche Fixation in Streckstellung. (Das Verhalten der Stütztonusstärke der homo- und kontralateralen Hinterpfote bei Rückenlage wurde ausführlich in Kapitel VI besprochen.)

Was die Muskeltonusverteilung in diesem Stadium betrifft, so ergibt sich, daß die erhöhte Neigung zur Streckstellung der homolateralen Pfoten meistens ganz zurückgegangen ist. Auf den Rücken gelegt, halten die Tiere jetzt die vier Pfoten meistens ganz gebeugt, und bei passiver Bewegung der nicht statisch beanspruchten Pfoten ist kein deutlicher Unterschied im Widerstand zwischen links und rechts zu fühlen. Bisweilen ist aber bei Hin- und Herschütteln der Tiere noch eine leichte erhöhte Streckneigung an den homolateralen Pfoten nachweisbar. Die Patellarreflexe zeigen keinen deutlichen Unterschied.

Stellungsänderungen des Kopfes zum Rumpf oder im Raum bedingen an den nicht statisch beanspruchten Pfoten keine deutlichen Stellungsänderungen mehr; die Pfoten zeigen also keine typischen tonischen Hals- und Labyrinthreflexe (während diese, wie wir sahen, in den ersten Stadien nach der Exstirpation an den homolateralen Pfoten wohl nachweisbar sind). *Eine deutliche Störung der Muskeltonusverteilung ergibt sich aber, wenn man die Tiere, mit Kopfkappe, an der Ventralseite unterstützt in Bauchlage in der Luft hält. Der Kopf zeigt dann noch stets eine Wendung nach der Operationsseite, während an der Rückenwirbelsäule eine Konkavität nach dieser Seite vorhanden ist. Die Spannung der Hals- und Rückenwirbelsäule ist also bei dieser Lage an der Exstirpationsseite noch immer stärker als an der anderen Seite.* Auch bei Hängelage mit dem Kopf nach oben oder unten ist die asymmetrische Anspannung der Wirbelsäulenmuskeln zu sehen.

Wie in den Kapiteln VII und VIII besprochen wurde, bedingen Stellungsänderungen des Kopfes zum Rumpf bei Rückenlage der Tiere wohl noch deutliche Tonusänderungen, wenn die Pfoten statisch beansprucht sind, und auch bei Stehstellung ist dies der Fall. Besonders die Stütztonusab- und -zunahme an den Hinterpfoten auf Hebung bzw. Senkung des Kopfes sind stark ausgeprägt, und können auch manchmal während des Laufens beobachtet werden.

Bei den halbseitig kleinhirnlosen Tieren zeigen also, wie aus dem vorhergehenden ersichtlich ist, mehrere Reaktionen, welche am Stehen und Laufen beteiligt sind, deutliche Störungen. Fast allgemein wird angenommen, daß jede Kleinhirnhälfte nur die Muskeln der gleichseitigen Körperhälfte beeinflußt. Diese Annahme wird durch die erwähnten Beobachtungen nicht widerlegt. *Dagegen stehen sie nicht im Einklang mit der Behauptung, daß halbseitige Kleinhirnexstirpation nur Störungen an der Operationsseite hervorruft.* Wohl sind auch bei meinen Tieren die Störungen an der Exstirpationsseite viel prägnanter und leichter zu beobachten, jedoch zeigen auch bestimmte Reaktionen der kontralateralen Pfoten Abweichungen, und nicht nur in den Anfangsstadien, sondern auch im Stadium der Dauerstörung. Diese müssen vielleicht Mitläsionen der erhaltenen Kleinhirnhälfte zugeschrieben werden, da eine halbseitige Kleinhirnexstirpation nicht ohne irgendeine Mitläsion der anderen Kleinhirnhälfte ausführbar ist. Außerdem werden auch Nachblutungen, Thromben in den durchtrennten Gefäßen, Zersetzungsprodukte, welche sich in den Blutergüssen bilden, Vernarbungsprozesse usw. eine schädliche Wirkung auf die erhaltene Kleinhirnhälfte ausüben. Ferner wäre es auch möglich, daß die Funktionsfähigkeit der erhaltenen Kleinhirnhälfte durch den Fortfall der Reize, welche ihr normalerweise aus der anderen Kleinhirnhälfte zugehen, beeinträchtigt wird.

Aber auch bei ganz normaler Funktion der übriggebliebenen Kleinhirnhälfte ist a priori nicht zu erwarten, daß die der Exstirpation kontralateralen Pfoten ganz normale Reaktionen zeigen werden, haben wir doch gesehen, daß mehrere Reaktionen dieser Pfoten durch Reize bedingt sind, welche von den Muskeln der gegenüberliegenden Seite ausgehen, und es ist anzunehmen, daß die in abnormer Weise funktionierenden homolateralen Pfoten einen abnormen Einfluß auf die kontralateralen ausüben werden, und dadurch abweichende Reaktionen dieser Pfoten bedingen.

Die Erscheinungen nach halbseitiger Großhirnexstirpation beweisen, daß diese Annahme durchaus berechtigt ist. Nach Entfernung einer Großhirnhälfte zeigen nur die der Exstirpationsseite kontralateralen Pfoten deutliche Störungen (Fehlen der Stehbereitschaft, Stütztonusschwäche), die homolateralen nicht. Werden die Tiere auf die homolaterale gesunde Hinterpfote gesetzt und dann hin- und herbewegt, so treten prompte Schunkelreaktionen auf und die kranke, kontralaterale Hinterpfote zeigt lebhafte Beuge-Streckbewegungen. Die kranke, kontralaterale Pfote reagiert also lebhaft auf Erregungen ausgehend von der gesunden Pfote. Dagegen bedingt Schunkeln auf der kranken Hinterpfote keine oder nur schwache Reaktionen der gesunden, homolateralen Pfote. Die kranke Pfote sendet beim Schunkeln keine oder nur schwache Reize aus, wodurch die gesunde, homolaterale Pfote keine oder nur schwache Reaktionen zeigt. In Übereinstimmung hiermit findet auch nach halbseitiger Kleinhirnexstirpation das Auftreten der Schunkelreaktionen an beiden Seiten nicht in genau gleicher Weise statt.

Schließlich sei noch darauf hingewiesen, daß die Störungen, welche halbseitig kleinhirnlose Tiere aufweisen, sehr verschiedener Art sind. Bei einigen Reaktionen, wie z. B. bei der Hebung der homolateralen Pfoten während des Laufens, findet die Ausführung *besonders ausgiebig, hypermetrisch statt*. Bei wieder anderen Reaktionen, wie z.B. bei den Hinkebeinreaktionen der homolateralen Pfoten, ist sowohl eine deutliche Hypermetrie, wie *ein deutlich verspätetes Auftreten* zu beobachten, während schließlich wieder andere, wie z. B. die Stemmbeinreaktionen der kontralateralen Pfoten, ein besonders *lebhaftes, ungehemmtes Auftreten* zeigen. Letzteres trifft bei Rückenlage der Tiere auch für die Magnet- und Stützreaktionen zu. Während die Magnet- und Stützreaktionen bei großhirnlosen und meistens auch bei intakten Tieren bei Rückenlage ganz gehemmt sind, ist dies bei den halbseitig kleinhirnlosen Tieren nicht der Fall. Wir sehen also die sonderbare Kombination von verspätetem Auftreten, ungehemmtem Auftreten und übermäßiger Ausführung. Dazu kommt noch eine asymmetrische Muskeltonusverteilung, die sich besonders zeigt, wenn man die Tiere in Bauchlage in der Luft hält.

Die auffälligsten Abweichungen im Stadium der Dauerstörungen sind also:

1. die übermäßige Ausführung von fast allen Bewegungen der Extremitäten der Exstirpationsseite,

2. das verspätete Auftreten und die übermäßige Ausführung der Hinkebeinreaktionen der gleichen Extremitäten,

3. das ungehemmte Auftreten der Magnet- und Stützreaktionen an beiden Hinterpfoten bei Rückenlage,

4. das besonders starke Ausgeprägtsein der Stemmbeinreaktionen an den Pfoten der der Exstirpation gegenüberliegenden Seite,

5. das Abgeschwächtsein der Stemmbeinreaktionen an den Pfoten der Exstirpationsseite.

6. die stärkere Anspannung der Wirbelsäulenmuskeln der Exstirpationsseite bei den verschiedenen Hängelagen in der Luft.

XIX. Die Stehstörungen und die sogenannte „Cerebellare Ataxie“ kleinhirnloser Tiere.

Im Anschluß an die vollständige Kleinhirnexstirpation tritt bei einem Teil der Tiere Starre auf, während andere eine ausgeprägte Hypotonie zeigen.

Bei den *starren* Tieren zeigen die Stützreaktionen die gleichen Störungen wie beim decerebrierten Tier. Übrigens ist auch das Verhalten der Tiere ähnlich wie nach der typischen SHERRINGTONschen Decerebrierung. Sie zeigen eine ähnliche Muskeltonusverteilung, eine ausgesprochene Streckstarre und eine ganz aufgehobene Stellfunktion. Die Tiere liegen fortwährend in Seitenlage und können nicht einmal den Kopf aufrichten. Dies ist besonders darum merkwürdig, weil die Tiere im Gegensatz zu den decerebrierten Tieren sehen und auf optische Impulse mit Augenbewegungen, Schwanzwedeln usw. reagieren. Sie sind aber nicht imstande, mit Hilfe dieser Impulse den Kopf zu stellen; die Halsmuskeln reagieren auf optische Erregungen nicht mit den zum Stellen des Kopfes erforderlichen Anspannungen. Ebensowenig reagieren die Extremitätenmuskeln auf optische Impulse mit einem Stellen der Pfoten, d. h. die optische Stehbereitschaft (Abb. 14, Nr. 1) ist gestört. Stellt man die Tiere auf ihre Pfoten, dann knicken diese nicht ein, sondern sind, wie beim decerebrierten Tier, imstande, den Rumpf zu tragen. Die Pfoten zeigen auf Stellungsänderungen des Kopfes typische tonische Hals- und Labyrinthreflexe. Manchmal aber sind diese Reflexe erst einige Tage nach der Exstirpation, wenn die Starre etwas abgeklungen ist, zu beobachten; unmittelbar im Anschluß an die Exstirpation ist bei diesen Tieren die Streckstarre der Pfoten bei allen Kopfstellungen maximal stark.

Die *schlaffen* Tiere zeigen eine ganz andere Muskeltonusverteilung. Sie liegen mit schlaffen, gebeugten Pfoten im Käfig. Die schlaffen Halsmuskeln sind meistens nicht imstande, den Kopf frei in der Luft zu halten. Wohl wird der Kopf meistens bereits am Operationstag gut in Normalstellung gedreht, so daß derselbe bei diesen Tieren nicht wie bei den starren Tieren auf der Seite liegt, sondern mit dem Unterkiefer platt auf dem Boden ruht. Auch wenn man die Tiere in Seitenlage in der Luft hält, so stellen sie den Kopf; die Labyrinthstellreflexe sind meistens schon am Operationstag deutlich nachweisbar. Stellungsänderungen des Kopfes bedingen keine wahrnehmbaren tonischen Hals- und Labyrinthreflexe. Ebensowenig löst statische Beanspruchung deutliche Spannungsänderungen der Extremitätenmuskeln aus, und wenn das Tier in Stehstellung gebracht wird, so klappen die Pfoten sofort unter dem Rumpfgewicht zusammen (Abb. 262).

Im Anschluß an die vollständige Kleinhirnexstirpation treten also außerordentlich verschiedene Symptomenbilder auf. Jedoch stimmen die starren und schlaffen Tiere darin miteinander überein, daß bei beiden die Körperstellreflexe auf den Körper, ferner die Magnet-, Stemmbein- und Hinkebeinreaktionen, die Stehbereitschaft und auch die Schunkelreaktionen fehlen, während bei beiden die Halsstellreflexe vorhanden sind.

Durch das Vorhandensein der Halsstellreflexe können die schlaffen Tiere bereits am ersten oder zweiten Tag nach der Exstirpation im Anschluß an das Stellen des Kopfes auch den Vorderkörper in Brustlage drehen (Abb. 262, Nr. 1), während der Hinterkörper infolge des Fehlens der Körperstellreflexe in Seitenlage verharrt.

Bei den schlaffen Tieren kehren die Stehbereitschaft, Magnet- und Stützreaktionen zuerst wieder; die Stütztonusstärke nimmt schnell zu, so daß bald, zuerst die Vorder- und sodann auch die Hinterpfoten den Rumpf tragen können (Abb. 65 und 59).

Die Wiederkehr der Stützreaktionen geschieht allmählich und dabei kann man manchmal folgende Aufeinanderfolge beobachten. Zuerst zeigen die Pfoten nur

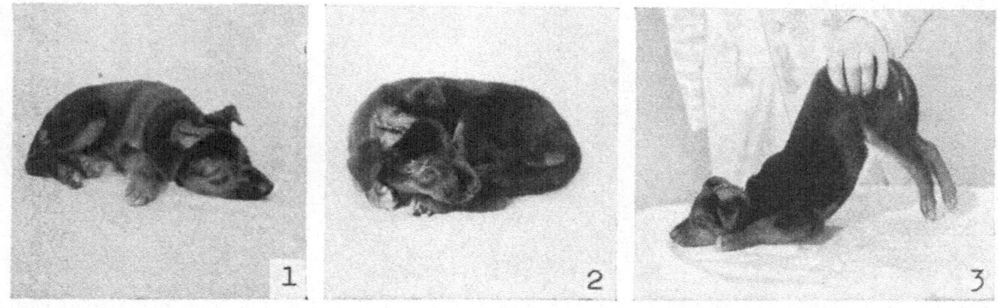

Abb. 262. Hund Pim am zweiten Tag nach der Kleinhirnexstirpation. 1.—2. Ruhig liegend. Der Kopf aktiv in Normalstellung gedreht, die schlaffen Pfoten liegen gebeugt unter dem Rumpfe. 3. Beim Versuch, das Tier auf die Vorderpfoten zu stellen, knicken diese sofort ein.

deutliche Spannungsänderungen und Fixationszunahme, wenn sie vor der statischen Beanspruchung passiv gestreckt werden. Die passiv gestreckten Pfoten können dann den Rumpf tragen und bieten einem auf die Sohlen ausgeübten Druck deutlichen Widerstand. Beansprucht man aber die Pfoten statisch, während sie gebeugt sind, so gehen sie nicht in Streckstellung über, ebensowenig heben sie den Rumpf empor, wenn man die Tiere mit den Sohlen der gebeugten Pfoten auf eine Unterlage stellt. In den nächsten Tagen sieht man, daß Ausüben von Druckstößen Streckung der gebeugten Pfoten auslöst, und bald darauf erfolgt dasselbe auch auf einfache statische Beanspruchung, ebenso wie auf Berührung der Sohlen (Abb. 65). Setzt man jetzt die Sohlen einer gebeugten Pfote auf eine Unterlage, so streckt die Pfote sich sofort und hebt den Rumpf empor. Bei den steifen Tieren nimmt die Streckstarre allmählich ab, bis schließlich die Pfoten bei Seiten- und Rückenlage Beugestellung zeigen. Stellungsänderungen des Kopfes lösen dann keine deutlichen tonischen Hals- und Labyrinthreflexe mehr aus. Zu gleicher Zeit mit dem Abklingen der Streckstarre kehren die Labyrinthstellreflexe wieder und die Tiere können den Kopf, und bald darauf auch den Vorderkörper, in Normalstellung drehen. Auch treten, sobald die Pfoten weniger steif werden, wieder typische Magnet- und Stützreaktionen auf.

Durch diese Änderungen ähneln sich die Krankheitsbilder der steifen und schlaffen Tiere immer stärker. Während aber die schlaffen Tiere bereits innerhalb der ersten Woche dieses Bild zeigen, ist das bei den steifen meistens erst in der zweiten bis vierten Woche der Fall. In diesem Stadium fangen die Tiere zu kriechen an, auch versuchen sie zuweilen sich auf ihre Pfoten zu erheben, sie fallen dann aber sofort um, weil die Stemm- und Hinkebeinreaktionen und die Körperstellreflexe auf den Körper noch fehlen. Die Tiere halten beim Kriechen die Pfoten ganz gebeugt und machen dadurch und durch das Fallen einen atonischen Eindruck. Setzt man aber die Tiere auf ihre Pfoten, so fühlt man bei Druck auf die Schultern bzw. das Becken, daß bereits wieder ein erheblicher Stütztonus vorhanden ist, und daß es nicht dem Zustand des Stütztonus zugeschrieben werden kann, daß die Tiere noch nicht frei stehen und laufen können. Durch das fortwährende Fallen und Stoßen, wobei sie manchmal laut auf dem Boden aufschlagen, hören sie oft ganz auf einen Versuch zu machen sich zu erheben. (Die

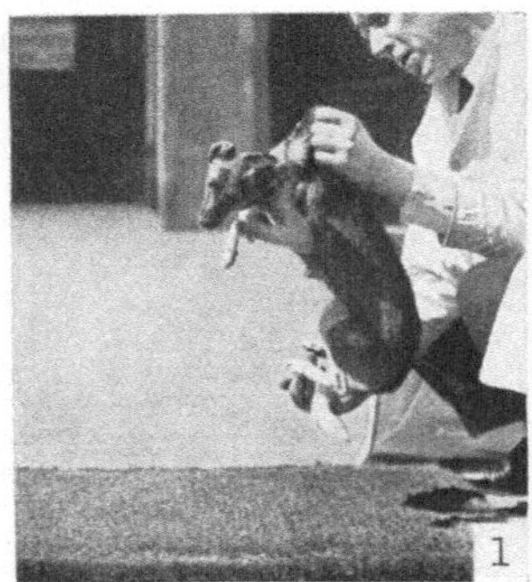

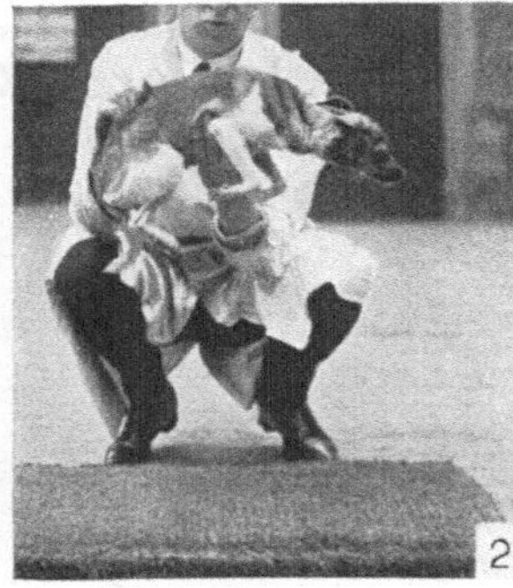

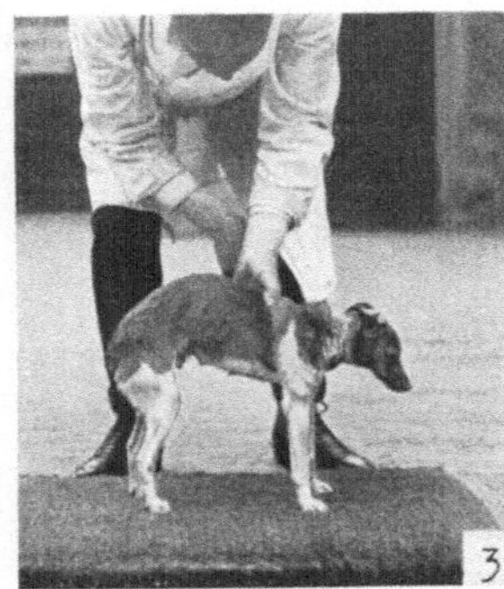

Abb. 263. **Hündin Suzanne, 2 Wochen nach Kleinhirnexstirpation.** Das Tier kann noch nicht frei stehen und laufen und macht beim Kriechen den Eindruck, als ob ihm die Kraft, sich zu erheben, fehlt. **1.—2.** Auch wenn das Tier in Bauchlage in der Luft gehalten wird, macht es einen atonischen und asthenischen Eindruck. **3.** Wird das auf dem Boden liegende Tier aber an einer Hautfalte gefaßt, so erhebt es sich, und die Pfoten gehen sofort in sogar sehr übertriebene Streckstellung über, während sich der Rücken krümmt und steif wird.

Streckung der Pfoten wird dann durch Großhirneinflüsse gehemmt, wie die folgenden Beobachtungen zeigen. Einige Tiere, die beim Kriechen und auch wenn sie in der Luft gehalten wurden, einen so atonischen Eindruck machten [Abb. 263, Nr. 1], daß man sie für unfähig halten würde zu stehen, erhoben sich sofort auf ihre Pfoten, wenn man nur eine Hautfalte anfaßte und sie so gegen Umfallen schützte. Sie zeigten dann sogar eine übermäßige Streckung und Fixation, während beim Loslassen die Pfoten wieder in Beugung übergingen [Abb. 263, Nr. 2]. Andere erhoben sich, sobald sie sich an einer Seite gegen eine Wand lehnen konnten. Auch wagten sie es sich eher zu erheben, wenn sie sich auf einem weichen Boden, z. B. einen Rasen, befanden als auf einer harten oder glatten Unterlage.) In der ersten Zeit bleibt der Hinterkörper beim Kriechen infolge des Fehlens der Körperstellreflexe in Seitenlage liegen. Jedoch kehren allmählich auch diese Reflexe zurück und der Hinterkörper wird in Bauchlage geführt. Da aber die Körperstellreflexe noch schwach sind und die Stemmbeinreaktionen noch fehlen, so haben die Halsstellreflexe freies Spiel, und jede starke Wendung oder Drehung des Kopfes bedingt ein Umfallen. Die Wendung nach rechts hat ein Umfallen des Hinterkörpers in linke, die Kopfdrehung nach rechts dagegen ein

Umfallen in rechte Seitenlage zur Folge. Das Umrollen des Hinterkörpers wird ferner durch die brüske Ausführung der Kopf- und Extremitätenbewegungen gefördert.

Bringt man die Tiere jetzt in Stehstellung und läßt sie dann los, so fangen sie an zu wackeln und zu schwanken; jede Kopfbewegung bedingt starke Mitbewegungen des Rumpfes, welche nicht durch Stemmbeinreaktionen verhindert werden, so daß schließlich eine oder beide Pfoten einer Seite in starke Adduction geraten, was noch keine Hinkebeinreaktionen, sondern nur ein Nachlassen des Stütztonus bedingt. Die Pfoten klappen zusammen, das Tier fällt auf die Seite, wobei Kopf und Rumpf manchmal laut aufschlagen. Zuweilen fällt nur der Hinterkörper, wobei die in Adductionsstellung zusammengeklappte Hinterpfote unter den Bauch zu liegen kommt.

Allmählich kehren aber, ebenso wie die Körperstellreflexe, auch die Stemm- und Hinkebeinreaktionen wieder. Die Tiere versuchen dann immer mehr, sich auf ihre Pfoten zu erheben und zu laufen. Aber auch jetzt fallen sie noch fortwährend auf die Seite oder stürzen vornüber, was durch die folgenden Faktoren verursacht wird:

1. durch das besonders brüske und hypermetrische Ausführen von allen Bewegungen,
2. durch die übertriebene Streckstellung der Pfoten und die abnorme Dorsalwärtskrümmung des Rückens, die ein viel labileres Gleichgewicht bedingen,
3. durch die abnorm starke Fixation von Pfoten und Wirbelsäule,
4. durch die abnorm ausgiebigen und brüsk auftretenden Stütztonusänderungen und die übertriebenen Mitbewegungen des Beckens, welche sich aktiven Bewegungen des Kopfes anschließen,
5. durch die motorische Unruhe, die „unbeherrschten Bewegungen“, die bei freier Stehstellung auftreten,
6. durch das Fehlen oder Gestörtsein der Stemmbeinreaktionen, und
7. durch die Störungen der Hinkebeinreaktionen.

Die Hinkebeinreaktionen sind jetzt wohl vorhanden und werden auch zweckgemäß ausgeführt, sie treten jedoch noch zu verspätet auf, um ein Umfallen verhindern zu können.

Bei einigen Tieren kann man in diesem Stadium beobachten, daß beim Niedersetzen der Hinterpfoten der Vorderkörper plötzlich vom Boden gehoben wird und die Tiere zuweilen sogar einen richtigen Purzelbaum hintenüberschlagen. Dies ist der Fall, wenn die Hinterpfoten zu viel nach vorn niedergesetzt werden oder nach vorn ausgleiten.

Die Ursache dafür ist, daß bei den kleinhirnlosen Tieren die statische Beanspruchung der Hinterpfoten eine abnorm starke Anspannung und Verkürzung der Lendenmuskeln bedingt (Abb. 31), die noch sehr brüsk zunehmen, wenn die Hinterpfoten nach vorn bewegt werden (Abb. 60). Diese übertriebene Anspannung, durch welche der Vorderkörper vom Boden gehoben und hintenübergezogen wird, so daß die Tiere manchmal hintenüberpurzeln, ist besonders dann zu sehen, wenn die Tiere zu galoppieren oder über einen Gegenstand, wie z. B. über den Rand des Käfigs, zu springen versuchen.

In diesem Stadium sehen wir also die Tiere in einem fortwährenden Wechsel von aufstehen, fallen, auf den Boden aufschlagen, von nach vorn, seitwärts und rückwärts straucheln, stürzen und purzeln. Am deutlichsten sind diese Erscheinungen bei nervösen, wilden Hunden zu beobachten, welche infolge ihres Charakters fast ohne Aufhören sich zu erheben und zu laufen trachten. Allmählich werden die Stemmbeinreaktionen kräftiger, die Hinkebeinreaktionen treten mit weniger Verspätung auf, so daß ein Fallen mehr und mehr vermieden wird. Wohl straucheln die Tiere noch oft, wodurch sie erheblich aus der Laufrichtung abweichen, um schließlich, nachdem sie mehrere Hinkebeinschritte gemacht haben, entweder zu fallen oder ihr Gleichgewicht wieder zu gewinnen. Sie können jetzt noch nicht geradewegs auf ihr Ziel loslaufen, schließlich erreichen sie dasselbe jedoch, wobei sie ihr Gleichgewicht fortwährend mit rück-, vor- und seitwärts gerichteten Hinkebeinschritten wiederherstellen.

Nun bessert sich auch der Zustand noch allmählich immer mehr; die Stemmbeinreaktionen werden so kräftig, die Hinkebeinreaktionen treten so wenig verspätet auf, daß die Tiere kaum mehr fallen und meistens mit *einem* zweckmäßig ausgeführten Hinkebeinschritt, ein drohendes Fallen verhindern können.

Die Abweichungen gehen nicht mehr zurück, und die Tiere haben (3 bis 6 Monate nach der Exstirpation) das Stadium der Dauerstörungen erreicht und zeigen die typischen Erscheinungen, welche man meistens unter dem Namen der „cerebellaren Ataxie“ zusammenfaßt.

Die Erscheinungen im Stadium der Dauerstörung.

Im Gegensatz zu dem Verhalten in den anderen Stadien ist in diesem Stadium das Symptomenbild bei den verschiedenen Hunden bzw. Katzen, genau dasselbe.

Obwohl das Symptomenbild bei Hunden und bei Katzen im großen und ganzen übereinstimmt, so sind doch, wie wir später sehen werden, einige Unterschiede vorhanden, und es stimmt nicht ganz so überein, wie bei Tieren von derselben Art.

In diesem Stadium zeigen die Tiere eine prompte (siehe Kapitel IV) Stehbereitschaft sowohl auf optische Impulse wie auf Reize von der Körperoberfläche, und auch bei der Korrektion abnormer Pfotenstellungen auf exterozeptive Reize sind keine deutlichen Abweichungen mehr zu beobachten.

Dagegen zeigt eine Anzahl anderer Reaktionen deutliche und dauernde Störungen:

A. Die Störungen der Magnet- und Stützreaktionen.

Sowohl die Berührung der Sohlen wie die statische Beanspruchung bedingen *eine abnorm ausgiebige Streckung der Pfoten* mit starker Fixation in Streckstellung und lösen außerdem *eine abnorme Verkürzungsanspannung von bestimmten Wirbelsäulenmuskeln aus* (Abb. 27, 31, 33, 41, 60). Das abweichende Verhalten dieser Reaktionen ist die Ursache dafür, daß kleinhirnlose Tiere mit übertrieben gestreckten Pfoten und mit einer abnormen Dorsalkonvexität der Rückenwirbelsäule stehen (Abb. 1 und 44). Da außerdem Extremitäten, Hals und Rücken fortwährend stark fixiert sind, machen die kleinhirnlosen Tiere beim Stehen und Laufen einen rigiden, hypertonischen Eindruck, und ihre Stehstellung gleicht mehr oder weniger derjenigen von auf ihren Pfoten gestellten decerebrierten Tieren (Abb. 264).

Ferner hat die übertriebene Streckstellung der Pfoten und die Dorsalkonvexität der Rückenwirbelsäule zur Folge, daß der Schwerpunkt der Tiere abnorm hoch oberhalb der Unterstützungsfläche gelegen ist, und daß deshalb eine geringere

Verschiebung des Rumpfes genügt, um die Schwerpunktslinie außerhalb der Stützfläche zu verlegen. Das kleinhirnlose Tier hat also bei Stehstellung ein mehr labiles Gleichgewicht, zur Erhaltung ihres Gleichgewichts bedarf es eines frühzeitigeren Versetzens der Pfoten, eines frühzeitigeren Auftretens von Hinkebeinreaktionen, als das intakte Tier. Schließlich ist die abnorme Anspannung der Wirbelsäulenmuskeln wahrscheinlich auch an den übermäßigen Mitbewegungen des Beckens auf Stellungsänderungen des Kopfes beteiligt.

Bei kleinhirnlosen Tieren bedingt also sowohl die Berührung der Sohlen wie die Stellungsänderung der Endglieder (Dehnungsreflexe 1.—4. Ordnung) eine abnorm ausgiebige Verkürzung von Extremitätenstreckern und Wirbelsäulenmuskeln. Die abnorme Verkürzung tritt also sowohl auf extero- wie auf proprioceptive Reize auf.

Wie wir im Kapitel V gesehen haben, reagieren bei den Magnet- und Stützreaktionen kleinhirnloser Tiere nicht nur die Streckmuskeln, sondern, wie bei intakten Tieren, auch die übrigen Extremitätenmuskeln mit einer Anspannung. Obwohl bei den frei und unbelastet stehenden kleinhirnlosen Hunden die an-

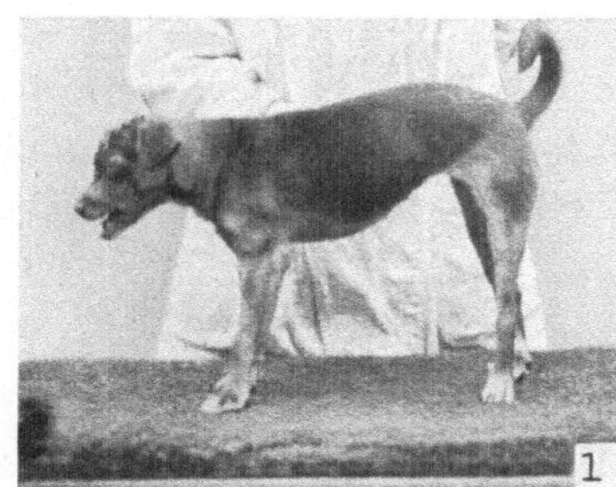

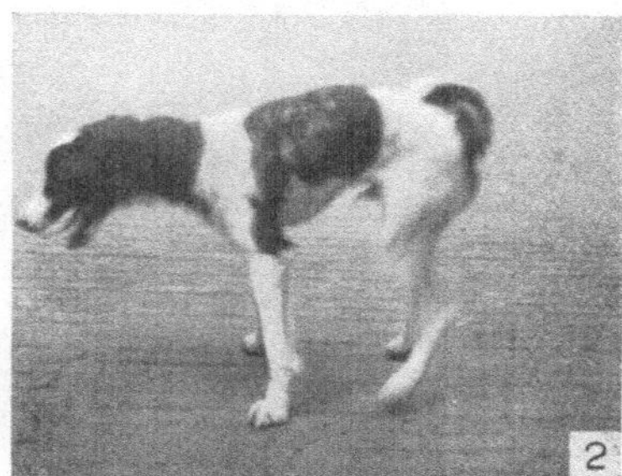

Abb. 264. 1. Auf seine Pfoten gestellter decerebrierter Hund. 2. Hund Wolf, 2 Jahre nach Kleinhirnexstirpation, in Stehstellung.

dauernde starke Fixation der verschiedenen Gelenke besonders auffallend ist und den Eindruck macht, erhöht zu sein, so ergibt doch bei Belastung der Tiere das Fixationsmaximum kein deutlich abweichendes Verhalten. Wohl ist die Stütztonusstärke nicht geringer als bei intakten Tieren (Kapitel VI), ebenso wie diese können die kleinhirnlosen Lasten von mehr als der Schwere des Körpergewichtes tragen; eine erhebliche Vermehrung der Stütztonusstärke ist aber auch nicht zu konstatieren.

Die Untersuchung der Magnet- und Stützreaktionen hat, außer den besprochenen, noch eine andere Abweichung ergeben. Während in Rückenlage mit nach oben gerichteter Schnauze bei großhirnlosen, und auch bei den meisten intakten Hunden, weder Berührung der Sohlen noch statische Beanspruchung deutliche Reaktionen bedingen, *so treten bei kleinhirnlosen Tieren auch bei dieser Lage lebhafte und ausgiebige Streckung der Pfoten und erhebliche Fixation in Streckstellung auf* (Abb. 28, 67), die solange anhalten wie die Berührung bzw. statische Beanspruchung andauert (45 Minuten und länger). *Die Rückenlage bedingt also bei kleinhirnlosen Tieren eine geringere Hemmung der Magnet- und Stützreaktionen als bei großhirnlosen und intakten.*

Eine Änderung der Latenzzeit oder ein verspätetes oder verfrühtes Auftreten

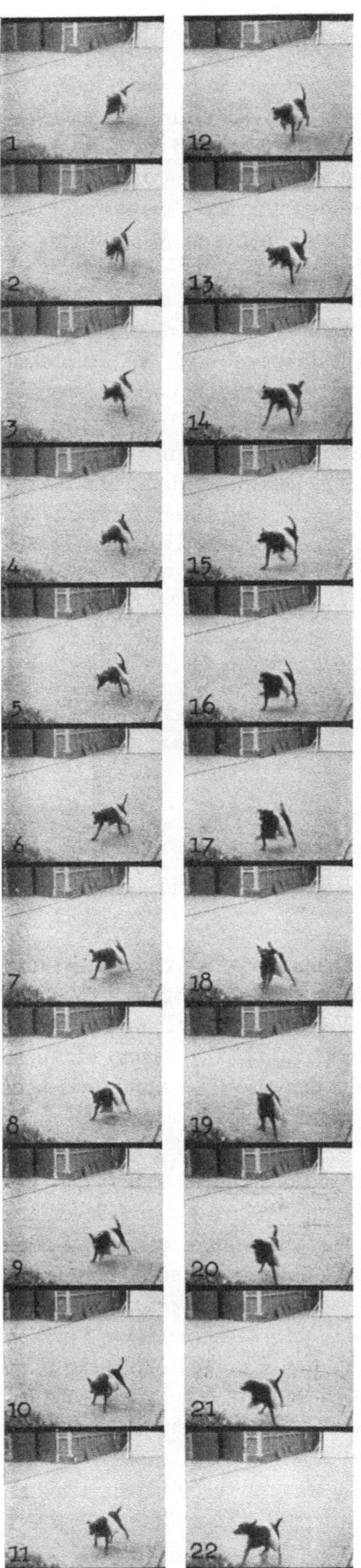

durch andere Ursachen konnte bei den Magnet- und Stützreaktionen kleinhirnloser Tiere nicht festgestellt werden, womit natürlich nicht gesagt wird, daß das Auftreten innerhalb ganz normaler Zeit stattfindet. Infolge der Versuchsbedingungen (Großhirnhemmung) ist bei intakten Tieren die Schnelligkeit des Auftretens dieser Reaktionen so stark verschieden, daß eine normale Latenzzeit nicht gemessen werden kann.

Daß die negativen Stützreaktionen bei kleinhirnlosen Tieren nicht nur Erschlaffung der Pfote, sondern manchmal auch ausgiebige Muskelverkürzung bedingen, die Beugung der Endglieder manchmal lebhafte Hebung der Pfote und Anziehen in Beugestellung auslöst, wurde in Kapitel V ausführlich besprochen.

B. Die Störungen der Stemmbeinreaktionen.

Bei kleinhirnlosen Tieren zeigen die Pfoten beider Seiten eine auffallend starke Neigung

Abb. 265. Kleinhirnloser Hund Moor, 1 Jahr nach Exstirpation des Kleinhirns, laufend mit einem Sandsack von 5,3 kg auf dem Rücken. 2. Das Tier setzt die linke Vorderpfote nieder, während es die rechte hebt. 3.—5. Das Tier stemmt die linke Vorderpfote immer mehr auswärts, wodurch der Vorderkörper mehr und mehr nach rechts bewegt wird und das Tier sich nach rechts richtet. Vergleiche die Laufrichtung auf 1 mit derjenigen auf 4 und 5. 4.—5. Die linke Hinterpfote wird niedergesetzt. 6.—9. Die linke Hinterpfote wird stets mehr nach auswärts gestemmt und dadurch der Hinterkörper nach rechts gedrängt. 5.—6. Die rechte Vorderpfote wird niedergesetzt, also etwas später als die linke Hinterpfote, und 7.—9. dann ebenfalls auswärts gestemmt, sodaß der Vorderkörper nach links geht. Durch die Bewegung des Hinterkörpers nach rechts (6.—9.) und des Vorderkörpers nach links (7.—9.) ist die Laufrichtung wieder mehr nach links gerichtet (8.—9.) und nahezu dieselbe wie auf 1. 10.—13. Die linke Vorder- und die rechte Hinterpfote werden niedergesetzt und darauf auswärts gestemmt, sodaß die Laufrichtung wieder nach rechts abweicht (13). 14.—18. Die rechte Vorder- und linke Hinterpfote werden niedergesetzt und sodann auswärts gestemmt, sodaß das Tier wieder nach links läuft (18.—19.). Diese kinematographische Aufnahme zeigt also in typischer Weise das durch das abwechselnde Auswärtsstemmen der linken und rechten Pfoten bedingte Zickzacklaufen kleinhirnloser Tiere. Auch die übrigen charakteristischen Störungen des Laufens, wie u. a. die Hypermetrie der Extremitätenbewegungen, sind deutlich zu beobachten. So ist auf 3, 4, 7, 13, 14 u. 20 das abnorm hohe Emporheben der Vorderpfoten, auf 16 u. 20 die besonders starke Adduction während der Hebung zu sehen. Ferner zeigt die Aufnahme die starken kompensatorischen Bewegungen von Schwanz und Kopf. Der Schwanz ist bald ganz nach links (1, 2, 3, 6, 10, 11, 14, 21, 22), bald nach rechts (5, 7, 8, 15, 16, 17, 18, 19) gerichtet, während der Kopf abwechselnd ebenfalls nach links (8—10, 17—19) und rechts (1—6, 12—15, 20—22) gewendet wird. Schließlich ist zu sehen, daß bei diesem Tier keine Spur von Asthenie zu beobachten ist.

sich auswärts, die Vorderpfoten sich außerdem nach vorn, die Hinterpfoten nach hinten zu stemmen.

Setzt man einen kleinhirnlosen Hund aus Bauchlage in der Luft auf eine Unterlage, so versetzt er, sobald er losgelassen wird, die Pfoten derart, daß die Vorderpfoten nach außen, die Hinterpfoten nach hinten und außen gerichtet sind (Abb. 44). Versucht man darauf das Tier zu verschieben, *so treten sofort besonders starke Stemmbeinreaktionen auf*, und wenn er ein Stück, z. B. nach rechts, gezogen wird, so macht er keine seitwärts gerichteten Laufbewegungen, sondern wie ein widerspenstiger intakter Hund seitliche Hinkebeinschritte mit den rechten Pfoten.

Der vollständig kleinhirnlose Hund zeigt also beim Seitwärtsziehen die gleichen Pfotenreaktionen wie ein halbseitig kleinhirnloser Hund, der nach der Seite der intakten Kleinhirnhälfte gezogen wird.

Auch während des Laufens ist die abnorm starke Neigung zum Auswärtsstemmen der Pfoten stets zu beobachten. An das Niedersetzen einer Vorder- oder Hinterpfote schließt sich dann jedesmal ein starkes Auswärtsstemmen dieser Pfoten an, wodurch der Rumpf abwechselnd abnorm weit nach rechts und links gedrängt wird (Abb. 265) und das Tier mehr oder weniger im Zickzack läuft. Von hinten gesehen macht es durch das abwechselnde Niedersetzen und darauffolgende übertriebene Auswärts- und Nachhintenstemmen der linken und rechten Hinterfote den Eindruck, als ob es Schlittschuh läuft (Abb. 265, A 8, B 6, B 9—11).

Da kleinhirnlose, ebenso wie intakte Tiere, sich meistens zu gleicher Zeit mit der rechten Hinter- und linken Vorderpfote niedersetzen, so wird zugleich damit der Hinterkörper abnorm weit nach links, der Vorderkörper abnorm weit nach rechts gedrängt, und der Rumpf macht dadurch beim Laufen starke Drehbewegungen um eine dorsoventrale Achse.

Kleinhirnlose Hunde zeigen also eine erhöhte Neigung zum Auswärtsstemmen der Pfoten, ferner geschieht das Stemmen der Pfoten meist in übertriebener Weise. Die maximale Kraft, mit der die Tiere die Pfoten auswärts stemmen können, scheint aber, wenn auch gewiß nicht herabgesetzt, so doch auch nicht vermehrt zu sein.

C. Die Störungen des Laufens.

Beobachtet man das Laufen intakter Tiere, so sieht man, daß die Vorderpfote bei der Hebung gleichzeitig adduziert wird, während die Hebung der Hinterpfote von einer Abduction und außerdem von einer Drehung des Beckens nach der anderen Seite begleitet ist.

Kleinhirnlose Tiere heben beim Laufen die Pfoten zu hoch. Die Hebung der Vorderpfote ist von einer zu starken Adduction (Abb. 265, Nr. 16 und 20), diejenige der Hinterpfote von einer zu starken Abduction und einer zu ausgiebigen Beckendrehung (Abb. 267) begleitet. Ferner werden die Pfoten zu kräftig und laut hörbar niedergesetzt, während sie sich nach dem Niedersetzen zuviel strecken und abduzieren. Manchmal, besonders bei kleinhirnlosen Katzen, zeigt die Hinterpfote beim Niedersetzen zuerst ein Einknicken und dann erst die übermäßige Streckung. Der Hinterkörper macht dann, außer den Bewegungen nach rechts und links, starke auf- und niedergehende Bewegungen (Abb. 266). Das Einknicken der Hinterpfote tritt besonders dann auf, wenn diese, durch das Auswärtsstemmen der gegenüberliegenden Pfote, beim Niedersetzen erst etwas in Adductionsstellung gedrängt wird.

Was die Aufeinanderfolge der Pfotenbewegungen beim Laufen betrifft, so hat

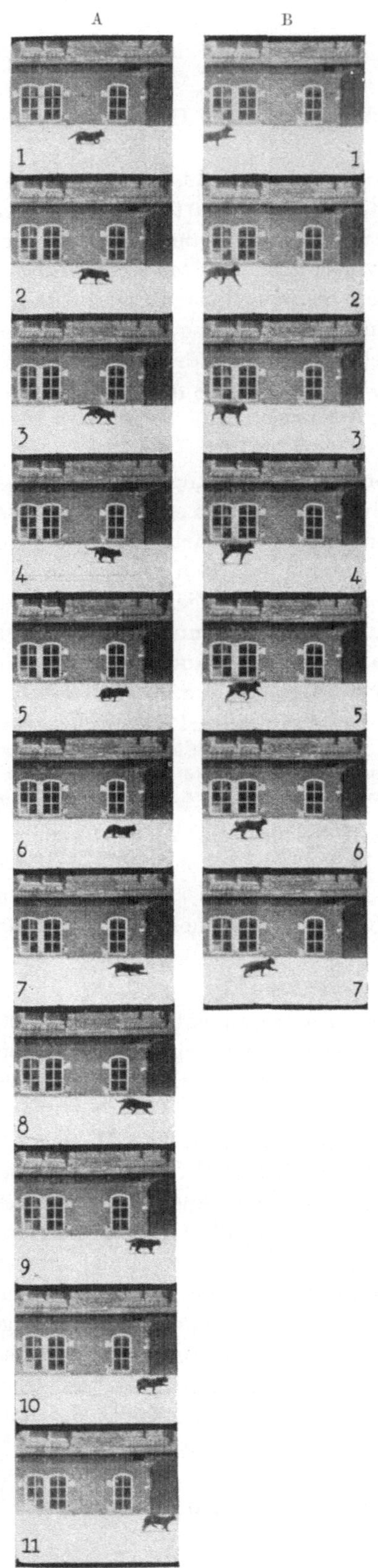

Abb. 266.

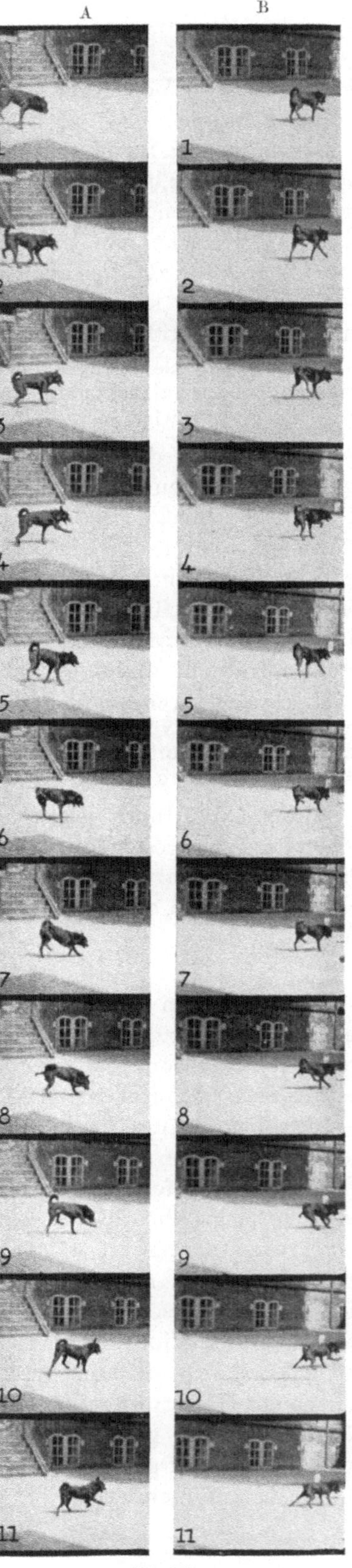

Abb. 267.

die Beobachtung ergeben, daß diese bald die gleiche ist wie bei intakten Tieren, bald aber auch eine ganz unregelmäßige sein kann (Abb. 267). Letzteres ist besonders der Fall, wenn die Tiere wild und aufgeregt sind, und schnell fortzulaufen versuchen, ferner wenn sie auf unebenem Boden laufen usw.

Es erhebt sich nun die Frage, wie diese Störungen der Laufbewegungen zu erklären sind. Untersuchungen von GRAHAM BROWN haben es wahrscheinlich gemacht, daß sich im Rückenmark spezielle Zentren für die Laufbewegungen befinden. Die Vermutung liegt nahe, daß die Extremitätenmuskeln, so wie auf andere Reize, auch auf Erregungen, welche von diesen Zentren ausgehen, nicht in normaler Weise, sondern übertrieben und eventuell außerdem verspätet reagieren, aber gewiß werden auch die übertriebene Streckung auf statische Beanspruchung, die starke Verkürzung bestimmter Beugemuskeln bei den negativen Stützreaktionen, und das übermäßige Nachaußenstemmen der Vorderpfoten, Nachaußen- und Hintenstemmen der Hinterpfoten daran beteiligt sein, daß das Laufen in so abnormer Weise geschieht. Ferner werden wir im folgenden noch mehrere andere Störungen kennenlernen, welche ebenfalls dazu beitragen, daß das Laufen in einer ganz absonderlichen Weise stattfindet.

Die Hypermetrie und die übrigen Störungen der Laufbewegungen treten nicht nur beim Vorwärts-, sondern auch beim Seit- und Rückwärtslaufen auf, wie besonders deutlich zu beobachten ist, wenn man die Tiere nur mit den Vorder- oder nur mit den Hinterpfoten so auf eine Drehscheibe setzt, daß sie die Pfoten rück- oder seitwärts versetzen müssen.

D. Die Störungen der Hinkebeinreaktionen.

Auch die Hinkebeinschritte werden, wie wir im Kapitel XIII sahen, *hypermetrisch ausgeführt*, die Pfote wird abnorm hochgehoben und abnorm weit von der Mittelstellung niedergesetzt. Da außerdem das Versetzen der Pfote *verspätet* auftritt, d. h. erst stattfindet, wenn die Pfote abnorm weit von der Mittelstellung steht, so sind die Hinkebeinschritte meistens fast doppelt so groß wie vor der Kleinhirnexstirpation.

Obwohl die Hinkebeinschritte verzögert, verspätet auftreten, so werden sie doch so zweckmäßig ausgeführt, daß sie fast immer ein Umfallen oder Stürzen

Abb. 266. Katze Carolus, mehr als 1 Jahr nach der Kleinhirnexstirpation, laufend. A. Beachte die stark auf- (A 2—3, 8) und niedergehenden (A 1, 5, 10) Bewegungen des Hinterkörpers. B. Das Tier versucht schnell fortzulaufen. Beachte die übertriebene Streckstellung der Pfoten.

Abb. 267. Hund Erik, $1^1/_2$ Jahr nach Kleinhirnexstirpation, laufend. A 1—2. Wie bei einem normalen Hund werden erst gleichzeitig die rechte Hinter- und linke Vorderpfote (1) und sodann die linke Hinter- und rechte Vorderpfote (2) gehoben. A 6. Auch jetzt werden die rechte Hinter- und linke Vorderpfote, jedoch in stark hypermetrischer Weise, gleichzeitig gehoben. A 7. Die rechte Hinterpfote wird aber zu spät niedergesetzt, so daß sie noch gehoben ist, während die linke Vorderpfote bereits wieder auf dem Boden steht und die rechte Vorderpfote in die Luft hochgegangen ist. Die beiden rechten Pfoten werden also jetzt zu gleicher Zeit gehoben gehalten. A 9. In normaler Weise findet wieder gleichzeitige Hebung der linken und rechten Vorderpfote statt. A 10. Die rechte Vorderpfote ist nun wieder niedergesetzt und gleichzeitig die linke gehoben. Das Niedersetzen der linken Hinterpfote ist aber wieder verspätet, sodaß jetzt beide linke Pfoten vom Boden gehoben sind. A 11. Das Tier hebt jetzt gleichzeitig beide Vorderpfoten. B 1. Das Tier hebt in normaler Weise zu gleicher Zeit die rechte Hinter- und die linke Vorderpfote. B 2. Während die linke Vorderpfote wieder abwärts bewegt wird, geht die rechte Hinterpfote noch weiter empor. B 3. Beim Niedersetzen der linken Vorderpfote werden zu gleicher Zeit die rechte Vorder- und linke Hinterpfote gehoben, und da auch die rechte Hinterpfote noch etwas gebeugt ist, stützt das Tier sich nur auf die linke Vorderpfote, während die *drei* anderen in der Luft gehalten werden. B 8. Beide Hinterpfoten gleichzeitig emporgehoben. Auf A 6, A 8, B 2, B 6, B 9 sind deutlich die übermäßigen Beckendrehungen zu beobachten. Auf A 8, B 6, B 9—11 ist zu sehen, wie die Bewegungen der Hinterextremitäten denjenigen eines Schlittschuhläufers gleichen.

verhindern. Dies ist um so merkwürdiger, weil bei kleinhirnlosen Tieren die Schwerpunktslinie infolge der hohen Lage des Schwerpunktes bereits bei geringeren Stellungsänderungen außerhalb der Stützfläche fällt. Daß die Hinkebeinreaktionen aber doch das Gleichgewicht rechtzeitig wiederherstellen können, kommt dadurch zustande, daß die unzweckmäßige Verspätung durch die Vergrößerung der Schritte kompensiert wird.

Das Auftreten der Hinkebeinreaktionen mit anschließenden Stemmbeinreaktionen bedingt, daß kleinhirnlose Tiere fast nicht, weder durch Drehen und Zerren am Kopf, noch durch Ziehen am Schwanz oder an der Rumpfhaut und ebensowenig durch Stoßen, zum Fallen gebracht werden können (Abb. 247, 248).

Während des Laufens ist manchmal zu beobachten, daß das brüske, übermäßige Auswärtsstemmen der gerade auf den Boden gesetzten Pfote die Schwerpunktslinie außerhalb der Stützfläche führt und dann eine Hinkebeinreaktion der gegenüberliegenden Pfote auslöst, wodurch sich das Gleichgewicht fast stets wiederherstellt. Durch das wiederholte Auftreten von seitwärts gerichteten Hinkebeinreaktionen und durch die eigenartige Ausführung dieser Reaktionen sieht das Laufen noch anormaler, ataktischer aus.

Die Analyse der Störungen, welche die Hinkebeinreaktionen zeigen, scheint mir für die Kleinhirnphysiologie äußerst wichtig. Eine Anzahl von Reaktionen, wie die Magnetreaktionen, die durch Labyrinthdrehung ausgelösten Extremitätenreaktionen, treten bei kleinhirnlosen Tieren besonders lebhaft, ungehemmt, und besonders ausgiebig auf. Ob diese Reaktionen rechtzeitig oder verspätet auftreten, konnte nicht festgestellt werden.

Auch die Hinkebeinreaktionen werden übermäßig ausgeführt, aber zeigen außerdem im Gegensatz zu den vorigen eine deutliche Verspätung.

Es erhebt sich nun die Frage, wie diese Verspätung zustande kommt: ob durch verlängerte Latenzzeit oder auf andere Weise? Eine verlängerte Latenzzeit kann das verzögerte Auftreten der Hinkebeinreaktionen nicht völlig erklären, denn stellt man ein kleinhirnloses Tier mit einer Pfote auf die Drehscheibe, und dreht diese schneller und schneller, so werden die Hinkebeinschritte auch schneller ausgeführt und folgen immer schneller aufeinander, so daß sie schließlich mit einer größeren Schnelligkeit gemacht werden als von einem intakten Tier, das mit einer Pfote auf einer weniger schnell drehenden Scheibe steht. Unter gleichen Umständen, bei gleicher Drehgeschwindigkeit macht das kleinhirnlose Tier bei jeder Drehung von 360° weniger Schritte als das intakte, und deshalb wird jeder Schritt langsamer ausgeführt. Dies ist auch bei großer Drehgeschwindigkeit der Fall, obwohl die kleinhirnlosen Tiere dann die Schritte auch sehr schnell machen. Dies ist dadurch bedingt, daß der Hinkebeinschritt beim kleinhirnlosen Tier erst auftritt, wenn die Pfote durch die Scheibe abnorm weit aus der Mittelstellung geführt ist. Für das Auftreten der Hinkebeinschritte erst bei abnorm starker Stellungsänderung sind drei Erklärungsmöglichkeiten gegeben.

Bei zunehmender Stellungsänderung werden bestimmte Muskeln immer mehr gedehnt, und von diesen Muskeln werden immer stärkere Reize ausgehen. Man kann sich nun vorstellen, daß die Pfotenheber bei kleinhirnlosen Tieren schwieriger ansprechen und erst auf stärkere Reize (und dann mit einer übermäßigen Verkürzung) reagieren als bei intakten. Die zweite Möglichkeit ist, daß bei kleinhirnlosen Tieren in den gedehnten Muskeln bei einer bestimmten Dehnung weniger kräftige Reize ausgelöst werden, und daß erst bei besonders starker Dehnung die Reize dieselbe Stärke erreichen, wie bei intakten Tieren bei mäßiger Dehnung, und daß auf diese Reize die Heber in übermäßiger Weise reagieren.

Die dritte Möglichkeit ist, daß die Ursache in der abnorm starken Anspannung der Streckmuskeln der stützenden Pfote liegt, und daß die Aufhebung dieser abnormen Anspannung stärkere Reize erfordert, und daher erst bei stärkerer Stellungsänderung stattfindet. Die stärkeren Reize geben dann zu gleicher Zeit die Erklärung für die abnorm starke Beugung nach der Aufhebung der Streckerspannung.

Jedenfalls machen die Störungen der Hinkebeinreaktionen (Dehnungsreflexe 4. Ordnung) es wahrscheinlich, daß nach Kleinhirnexstirpation die durch Muskeldehnung ausgelösten Reflexe nicht in normaler Weise auftreten können.

E. Die Störungen der Reaktionen auf Stellungsänderungen des Kopfes.

Auch die durch Stellungsänderungen des Kopfes ausgelösten Reaktionen zeigen bei kleinhirnlosen Tieren Störungen. Hebung des Kopfes bedingt bei ihnen eine besonders brüsk auftretende und starke Stütztonusabnahme der Hinterpfoten, so daß diese einknicken, während Senkung des Kopfes eine brüske, manchmal fast sprungartige Streckung der Hinterpfoten zur Folge hat (Abb. 88 und 93).

Drehungen und Wendungen des Kopfes verursachen bei den kleinhirnlosen Tieren abnorm ausgiebige Mitbewegungen des Beckens und des ganzen Hinterkörpers. Manchmal sind diese Bewegungen so stark, daß sie Hinkebeinreaktionen der Hinterpfoten nach seitwärts auslösen, die ein sonst sicheres Umfallen des Hinterkörpers verhindern. Bei sehr starken und brüsken Kopfwendungen treten die Hinkebeinreaktionen zuweilen zu spät auf und der Hinterkörper fällt um. Auch die tonischen Labyrinthreflexe treten an den statisch beanspruchten Pfoten kleinhirnloser Tiere besonders ungehemmt auf (Abb. 115—119). Ferner bedingen Labyrinthreize, ausgelöst durch schnelle Drehungen des Kopfes um die Längsachse oder bitemporale Achse, ebenfalls besonders brüsk auftretende Änderungen des Stütztonus und der Anspannungen der Wirbelsäulenmuskeln (Kapitel IX, Abb. 122, 123, 128) und auch diese Reaktionen werden bei kleinhirnlosen Tieren nicht durch Rückenlage aufgehoben.

Daß die brüsken Stütztonusänderungen und die übermäßigen Bewegungen des Beckens auf Stellungsänderungen des Kopfes dazu beitragen, daß das Laufen ungeschickt und das Symptomenbild während des Laufens noch mehr kompliziert wird, ist ohne weiteres deutlich.

Bei starkem Hin- und Herschütteln des Kopfes, z. B. beim Abschütteln des auf den Kopf gespritzten Wassers, ist manchmal zu beobachten, daß sich alle vier Pfoten abduzieren und beugen, und auf diese Weise einem Umfallen vorgebeugt wird. Zuweilen geht die Beugung so weit, daß das Tier sich in Bauchlage hinlegt. Diese Reaktionen, welche bei kleinhirnlosen Tieren sehr auffallend hervortreten, sind auch bei intakten und ebenso bei großhirnlosen Tieren zu beobachten. Es sind also keine „bedingten" Reaktionen. Wie die gleichzeitige Beugung, ob eventuell durch Labyrinth- oder andere Reize, zustande kommt, konnte noch nicht festgestellt werden.

Zusammenfassend tragen also folgende Faktoren dazu bei, daß das Laufen kleinhirnloser Tiere in anormaler Weise stattfindet:

1. die übertriebene Streckung, die jedesmal auftritt, wenn eine Pfote niedergesetzt wird (übermäßige Magnet- und positive propriozeptive Stützreaktionen),

2. die abnorme Dorsalkonvexität und starke Fixation des Rückens, welche ausgelöst werden, sobald sich das Tier auf eine oder mehrere Pfoten stützt,

3. die übermäßige Hebung der Pfoten,

4. die übermäßige Adduction der Vorder- und die übermäßige Abduction der Hinterpfoten während der Hebung dieser Pfoten,

5. das übertriebene Auswärtsstemmen der niedergesetzten Pfoten und die dadurch bedingten Zickzackbewegungen des Rumpfes,

6. das übertriebene Nachhintenbewegen und Nachhintenstemmen der Hinterpfoten,

7. die zu brüsk und ungehemmt auftretenden Stütztonusänderungen und die übermäßigen Mitbewegungen des Beckens auf Stellungsänderungen des Kopfes,

8. die Unterbrechung des Laufens durch Hinkebeinreaktionen, welche durch zu brüskes Auswärtsstemmen der gegenüberliegenden Pfoten oder durch zu starke Mitbewegungen des Hinterkörpers ausgelöst werden,

9. die abnorme Ausführung der in dieser Weise ausgelösten Hinkebeinreaktionen.

Außer diesen spielen noch andere Faktoren eine Rolle. Bei der Besprechung der Schunkelreaktionen (Kapitel XI) haben wir gesehen, daß bei kleinhirnlosen Tieren die Ab- und Adduction des Standbeins besonders lebhafte Beugungen und Streckungen des gegenüberliegenden Spielbeins bedingt, und daß die Beugung des Spielbeins auf Adduction des Standbeins deutlich übermäßig stattfindet. Ähnliche Erscheinungen zeigt das Spielbein, wenn das Standbein zum Rumpf vor- oder rückwärts bewegt wird (Abb. 163). Ferner löst die passive Bewegung der statisch beanspruchten Vorderpfoten nach vorn und hinten besonders ungehemmt auftretende (auch bei Rückenlage!) Zu- und Abnahmen des Stütztonus der Hinterpfoten aus (Abb. 169, 170 und 171).

Auch durch diese ungehemmte, und zu übertriebener Beugung führende, gegenseitige Beeinflussung der Extremitäten wird das Laufen andersartig gestaltet. Besonders deutlich tritt dieser Einfluß zutage, wenn eine der Sohlen verwundet ist. Wie intakte Tiere versuchen sie dann auf drei Pfoten zu laufen und die verwundete Pfote angezogen zu halten. Dies gelingt aber nur schlecht, denn fortwährend macht die angezogene Pfote Mitbewegungen, wobei sie bald auf den Boden gesetzt wird, bald nur Streck- und Beugebewegungen in der Luft ausführt.

Außerdem zeigen kleinhirnlose Tiere noch eine andere Störung, welche sowohl das Stehen wie das Laufen in abnormer Weise beeinflußt, nämlich das Auftreten von „unbeherrschten Bewegungen“.

F. Die unbeherrschten Bewegungen.

a) Tremor,

b) die eigentlichen, unbeherrschten Bewegungen.

Kleinhirnlose Tiere können nicht ruhig frei stehen, sondern zeigen beim Stehen eine fortwährende motorische Unruhe. Der Kopf zeigt ein fortwährendes Schütteln und Wackeln, bald macht er leichte Schwankungen von links nach rechts, bald geht er etwas auf und nieder, oder führt leichte rotierende Zitterbewegungen um die Längs- oder dorsoventrale Achse aus. Auch der Rumpf wird bald auf und nieder, bald nach vorn und hinten, bald seitwärts hin und herbewegt. Die Pfoten zeigen ein abwechselndes Strecken und geringes Einknicken, abgelöst von leichten

Ab- und Adductionsbewegungen. Oft werden sie auch etwas gehoben und wieder an gleicher Stelle niedergesetzt, oft etwas versetzt und bald darauf wieder zurückgezogen. Auch in den Interphalangeal- und Metacarpophalangealgelenken sind manchmal abwechselnde Beuge- und Streckbewegungen zu beobachten, wodurch die Finger und Zehen eigenartige Bewegungen ausführen. Besonders wenn die Tiere auf einem harten, z. B. steinernen Boden stehen, sind diese Bewegungen stark ausgeprägt, so daß es aussieht als ob sie tanzen.

Diese Erscheinungen hat auch bereits LUCIANI beobachtet, der sie mit dem Namen „Astasie“ bezeichnete. Seiner Meinung nach beruhen diese Bewegungen auf einer Verlangsamung des Rhythmus der Einzelimpulse. Nach LUCIANI beschleunigt das Kleinhirn normalerweise „den Rhythmus der Einzelimpulse, durch welche die verschiedenen willkürlichen, automatischen und reflektorischen Tätigkeiten zusammenwirken und die normale Verschmelzung und die regelmäßige Kontinuität derselben zustande kommt (statische Wirkung)“.

Da diese Bewegungen weder willkürlich bedingt sind, noch anscheinend willkürlich gehemmt werden können, so wurden sie von uns „unbeherrschte Bewegungen“ genannt.

Bei kleinhirnlosen Hunden sind zwei Arten von unbeherrschten Bewegungen zu beobachten, erstens der Tremor, zweitens gröbere Bewegungen mit größeren Ausschlägen und ganz anderem Rhythmus, die eigentlichen unbeherrschten Bewegungen, welche von anderen Autoren manchmal als Intentionswackeln oder Intentionszittern bezeichnet werden.

a) Tremor.

Der Besprechung des Tremors kleinhirnloser Tiere seien hier erst einige Bemerkungen über Tremor im allgemeinen vorausgeschickt. Bekanntlich ist beim Menschen das Auftreten eines Tremors nicht immer eine pathologische Erscheinung. Auch unter physiologischen Umständen, unter anderem durch Schreck, durch physiologische Aufregungszustände, durch Aufenthalt in einer kalten Umgebung (Kältezittern), kann Tremor auftreten. Auch zeigt er sich, wenn man z. B. den Arm sehr kräftig, *durch gleichzeitige kräftige Anspannung der A- und Antagonisten*, in einer bestimmten Stellung zu fixieren versucht.

Bei Tieren ist ein ähnlicher physiologischer Tremor zu beobachten. Jedoch ist die Tremorbereitschaft bei verschiedenen Tierarten sehr verschieden stark ausgeprägt. Bei Hunden ist sie in hohem Grade vorhanden. Läßt man intakte Hunde einige Zeit herumlaufen oder spielt mit ihnen, so daß sie etwas aufgeregt werden, und legt sie dann auf den Rücken, so zeigt sich bei einem großen Prozentsatz ein typischer Tremor der Pfoten. Auch bei Kaninchen in Rückenlage ist manchmal, obwohl viel weniger frequent, ein Tremor der Pfoten nachweisbar. Dagegen ist dies bei intakten Katzen nicht oder jedenfalls äußerst selten [1] der Fall. Katzen sind also zu Untersuchungen über den zentralen Mechanismus des Tremors wenig geeignet.

Bei einigen intakten Hunden, welche bei Rückenlage einen deutlichen Tremor

[1] Obwohl regelmäßig darauf untersucht wurde, gelang es mir niemals einen deutlichen Tremor bei Katzen zu konstatieren. KINNIER WILSON gibt an, daß er bei einer Katze, die durch BAZET und PENFIELD halbseitig decerebriert war, einen deutlichen Tremor an einer der Vorderpfoten beobachten konnte.

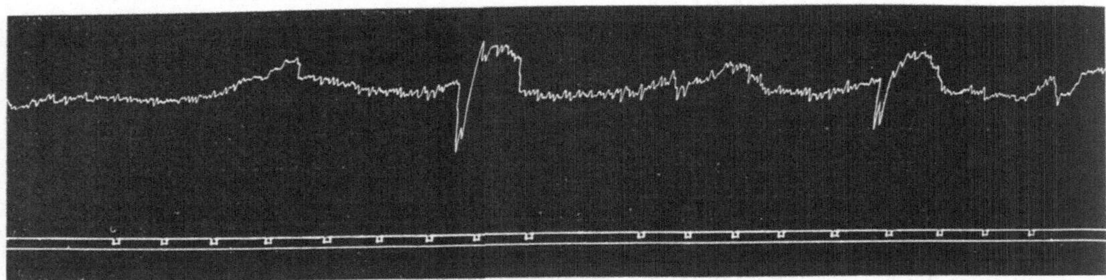

Abb. 268 A.

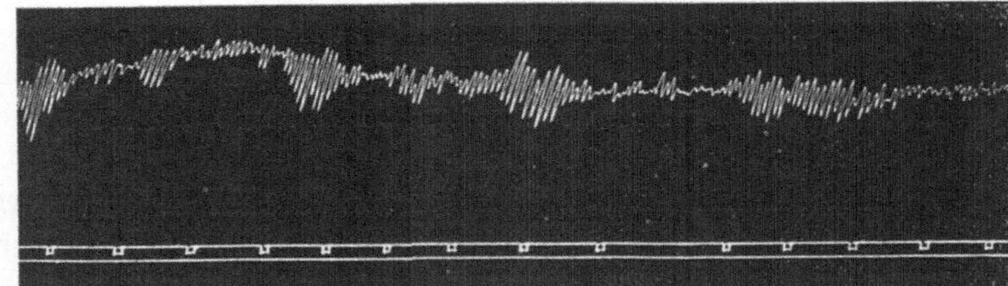

Abb. 268 B.

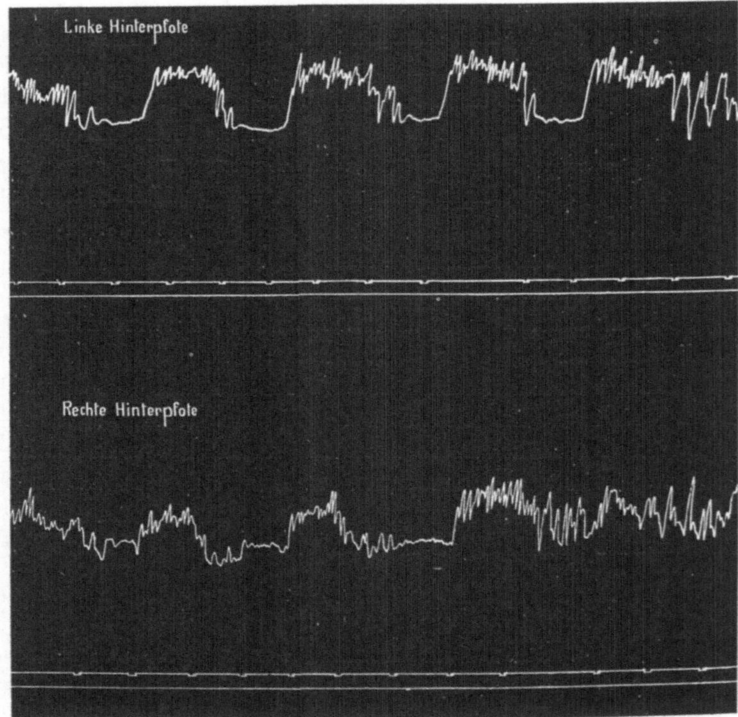

Abb. 268 C.

der Hinterpfoten zeigten, wurde das Großhirn exstirpiert. Der Tremor blieb bei diesen Tieren fortbestehen. Sogar nach einer totalen Querdurchtrennung des Mittelhirns gerade vor den Austrittsstellen der Nervi oculomotorii, wobei also die roten Kerne[1] sicher beschädigt, jedoch nicht ganz entfernt waren, wurde noch das Fortbestehen des Tremors beobachtet. Bei diesem Tier wurde darauf auch der caudale Teil des Mittelhirns durch einen caudal von den roten Kernen gelegten Querschnitt entfernt, wonach der Tremor ganz verschwunden war.

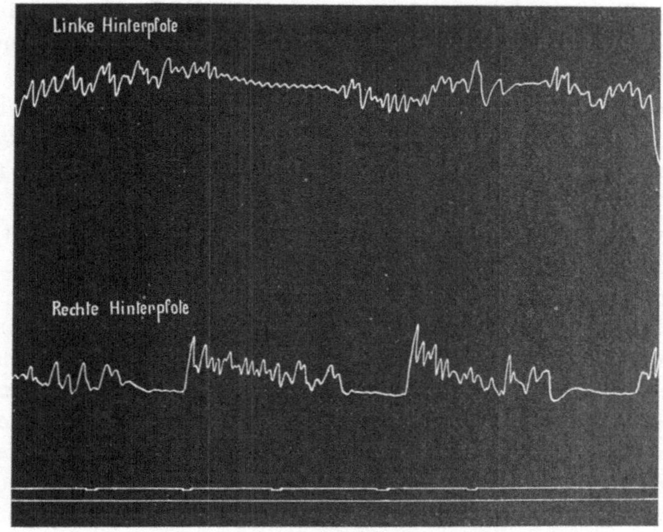

Abb. 268 D.

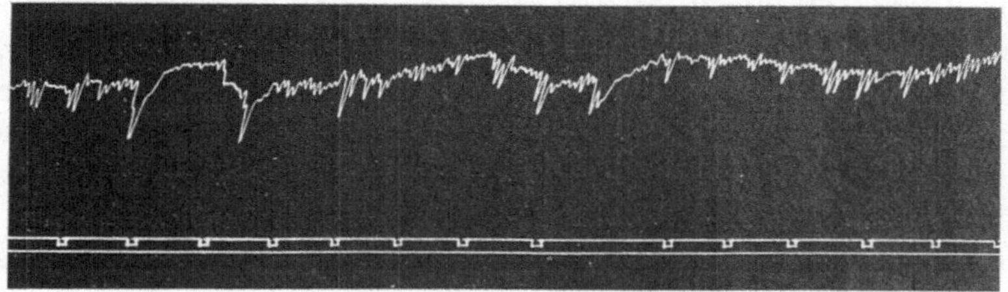

Abb. 268 E.

Abb. 268 A—E. Tremor bei intaktem, halbseitig großhirnlosem, vollständig großhirnlosem und kleinhirnlosem Hunde in Rückenlage, die Schnauze vertikal nach oben. A. Intakter Hund. Tremor der Hinterpfote mit gleichmäßigem Charakter. B. Intakter Hund. Tremor der Hinterpfoten mit intermittierendem Charakter. C. Hund Schwarzweißer, 3 Monate nach Exstirpation der *linken* Großhirnhemisphäre. Tremor der linken und rechten Hinterpfote. D. Hund Fuchs, 3 Monate nach totaler Großhirnexstirpation. Tremor beider Hinterpfoten. E. Hund Piccolino, 2 Jahre nach Kleinhirnexstirpation. Tremor der Hinterpfote.

Nach dem ersten Querschnitt zeigte das Tier nur eine schwache, nach der zweiten eine sehr ausgesprochene Enthirnungsstarre.

Auch bei anderen in typischer Weise, also caudal von den roten Kernen, decerebrierten Tieren wurde der Tremor stets vermißt.

[1] Die Rolle, welche Gordon Holmes, Kleist u. a. den roten Kernen bei der Auslösung von Tremor zuschreiben, wurde in einer früheren Publikation (234) ausführlich besprochen.

In den ersten Tage nach Kleinhirnexstirpation fehlte der Tremor ebenfalls stets. Dies war sowohl bei den starren wie bei den schlaffen Tieren der Fall.

Dagegen zeigten sie in diesem Stadium wohl manchmal ein heftiges Kälte- und Fieberzittern des ganzen Rumpfes und der Pfoten. Auch bei den starren Tieren wurde dieses mehrmals beobachtet.

Im Gegensatz zu dem Verhalten im ersten Stadium nach Kleinhirnexstirpation scheint dagegen im Stadium der Dauerstörung die Tremorbereitschaft erhöht zu sein. In diesem Stadium ist bei allen kleinhirnlosen Hunden ohne Ausnahme ein deutlicher Tremor zu beobachten. Ferner tritt der Tremor bei diesen Tieren mehr generalisiert auf und ist außer an den Pfoten, oft auch am Kopf und Schwanz nachweisbar.

Ebenso wie bei intakten Tieren ist der Tremor bald intermittierend, bald mehr gleichmäßig. Im ersten Fall wechseln Anfälle von gröberen Ausschlägen mit Anfällen von feineren ab, während im zweiten Fall die Ausschläge mehr gleichmäßig groß sind (Abb. 268 A und B).

Der Tremor ist aber auch bei den kleinhirnlosen Hunden nicht stets und unter allen Umständen vorhanden.

Der Hinterpfotentremor ist am deutlichsten vorhanden, wenn man die Tiere in Rückenlage bringt und die Schnauze vertikal nach oben oder ventralwärts gerichtet hält. Wie erwähnt, zeigen die Pfoten bei dieser Lage Beugestellung, diese ist jedoch meistens nicht maximal, die Pfoten liegen nicht schlaff auf dem Rumpf, sondern sind passiv noch weiter zu beugen. Dies ist besonders der Fall, wenn die Tiere mehr oder weniger erregt sind, und dann zeigt sich auch der Tremor am lebhaftesten. Verhalten die Tiere sich dagegen ganz ruhig und liegen schlaff da, so ist manchmal keine Spur von Tremor sichtbar. Werden die Pfoten, sei es durch Berührung, sei es durch statische Beanspruchung, in Streckstellung geführt, so hört der Tremor stets auf. Auch durch Stellungsänderungen des Kopfes wird der Hinterpfotentremor beeinflußt. Bei ventralwärts oder vertikal nach oben ($\pm 90^0$) gerichteter Schnauze ist er lebhaft und zeigt große Ausschläge; auf Dorsalwärtsbewegung des Kopfes nimmt er ab, so daß er, wenn schließlich die Schnauze nach unten gerichtet ist, entweder ganz fehlt oder nur sehr geringfügig ist, und ganz kleine Ausschläge zeigt (Abb. 269). Diese Beobachtungen lassen darauf schließen, daß der Tremor nur bei bestimmter Tonusverteilung auftritt.

Der Pfotentremor fehlt, wenn die Tiere ruhig mit Kopf und Rumpf auf der Seite liegen. Auch wenn die Tiere an der Ventralseite unterstützt, in der Luft gehalten werden, ist er niemals, weder bei gestreckten noch bei in Beugestellung angezogenen Pfoten zu beobachten. Ob er bei Stehstellung vorhanden ist, läßt sich wegen der groben Tanzbewegungen schwer feststellen. Während des Schlafens fehlt er stets.

Der Kopftremor zeigt sich am deutlichsten, wenn die Tiere auf dem Bauche mit gehobenem Kopf liegen und irgendeinen Gegenstand fixieren. Der Kopf zeigt dann manchmal ein feinschlägiges Zittern um die dorsoventrale Achse.

Auch bei normalen Jagdhunden tritt manchmal dieses Zittern auf, wenn sie z. B. gespannt die Bewegungen eines Kaninchens verfolgen.

Im Gegensatz zu intakten zeigen kleinhirnlose Hunde auch zuweilen einen Tremor des Schwanzes. Dieser Tremor ist aber nicht bei allen vorhanden. Wie der Pfotentremor ist auch der Schwanztremor meistens bei Rückenlage der Tiere am besten zu beobachten, jedoch nicht dann, wenn der Schwanz platt auf der Unterlage ruht, sondern nur wenn er aktiv in der Luft gehalten wird. Bisweilen ist auch, wenn man die Tiere in Bauchlage in der Luft hält, ein deutlicher feinschlägiger Tremor des Schwanzes zu sehen.

Bei Kaninchen ist nach Läsionen des Kleinhirns oft ebenfalls ein auffallend lebhafter Tremor der Hinterpfoten nachweisbar. Dagegen wird jeder Tremor bei kleinhirnlosen Katzen, ebenso wie bei intakten, vermißt.

Es macht also den Eindruck, als ob die Kleinhirnexstirpation bei Hunden und Kaninchen eine erhöhte Tremorbereitschaft bedingt.

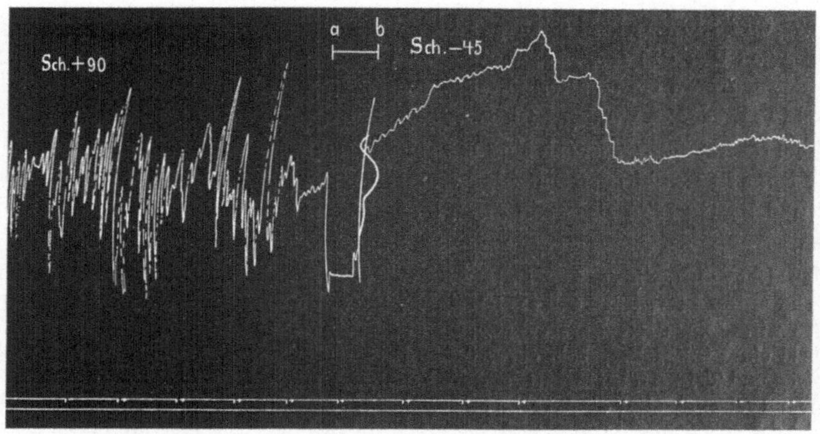

Abb. 269. Einfluß der Kopfstellung auf den Tremor der Hinterpfote. Kleinhirnloser Hund Erik in Rückenlage. Die Schnauze wird erst vertikal nach oben gehalten (+90°). Die Hinterpfote zeigt einen Tremor mit großen Ausschlägen. Sodann wird der Kopf hintenüber bewegt, bis die Schnauze 45° unter der Horizontalen steht (a—b). Bei dieser Lage des Kopfes zeigt die Hinterpfote nur noch einen feinschlägigen Tremor.

b) Die eigentlichen unbeherrschten Bewegungen.

Auch diese Bewegungen treten nicht sofort im Anschluß an die Kleinhirnexstirpation auf; in den ersten Tagen fehlen sie, sowohl bei den schlaffen wie bei den steifen Tieren. Auch wenn die Tiere in diesem Stadium passiv in Stehstellung gebracht werden, sind keine typischen „unbeherrschten“ Bewegungen zu beobachten. Diese zeigen sich erst, wenn die Tiere anfangen, den Kopf frei in der Luft zu halten und die Stütz- und Magnetreaktionen wiedergekehrt sind. Am stärksten sind sie zu beobachten, wenn die Tiere anfangen sich vom Boden zu erheben und wagen sich in Stehstellung aufzurichten. Die Bewegungen sind dann besonders stark, brüsk und ungehemmt.

In diesem Stadium zeigt sich manchmal eine merkwürdige Erscheinung, welche später nicht mehr auftritt, nämlich daß, sobald das Tier sich in Stehstellung aufgerichtet hat, die ganz gestreckten Vorderpfoten anfangen, sich gleichzeitig heftig seitwärts hin- und herzubewegen. Die Bewegung der Pfoten ist dabei gleichgerichtet, beide Vorderpfoten gehen zusammen abwechselnd nach links und rechts, und die Krallen der Pfoten kratzen dabei hörbar auf dem Boden. Diese Bewegungen werden wahrscheinlich durch alternierende Anspannungen der linken und rechten Rumpfmuskulatur verursacht. Später sind diese Anspannungen zwar auch noch zu beobachten, da aber dann die Vorderpfotensohlen mehr am Boden kleben und die Tiere nicht mehr so ausschließlich auf den Zehenspitzen stehen, bedingen sie keine Verschiebung der Pfoten mehr, sondern eine Seitwärtsbewegung des Rumpfes zur Stützfläche. Hebt man jetzt die Tiere am Kopf (mit einer Hand am

Unterkiefer) und Schwanz vom Boden empor, so sind manchmal wieder die hin- und hergehenden Bewegungen der Pfoten zu beobachten. Der Rumpf macht dann oft eigenartige rotierende Bewegungen, wodurch die Pfoten, abwechselnd nach links und rechts, mitbewegt werden. Auch wenn man mit einer Hand am Unterkiefer nur den Vorderkörper vom Boden hebt (wie auf Abb. 68), so daß sich das Tier nur auf die Hinterpfoten stellt, zeigt der Vorderkörper manchmal die rotierende Bewegung, wodurch die Vorderpfoten wieder seitwärts hin- und herbewegt werden.

Im Stadium der Dauerstörung sind die verschiedenen „unbeherrschten“ Bewegungen noch stets deutlich, obwohl etwas weniger heftig, *bei allen kleinhirnlosen Tieren, auch bei kleinhirnlosen Katzen,* zu beobachten. Beim Stehen treten sie sogar *konstant* auf. Kopf und Hals zeigen ein typisches Wackeln und werden bald auf und nieder, bald seitwärts hin- und herbewegt, oder führen rotierende Bewegungen um die Längsachse aus. Bei Palpation ist deutlich zu fühlen, daß diese Bewegungen durch alternierende Anspannung der linken und rechten Halsmuskeln verursacht werden. Diese Wackelbewegungen von Kopf und Hals sind stark bei Stehstellung, jedoch sind sie manchmal auch deutlich vorhanden, wenn beim Liegen in Bauch- und Seitenlage der Kopf gehoben gehalten wird. Besonders stark und heftig sind sie, wenn die Tiere stehend zu essen oder zu trinken versuchen.

Man sieht dann, wie der Kopf heftig hin- und herschwankt, sich abwechselnd stark nach oben und unten bewegt, so daß die Schnauze in das Futter getaucht und wieder zurückgezogen wird. Da diese Kopfbewegungen außerdem starke Mitbewegungen des Beckens und bald ein Einknicken, bald ein brüskes Strecken der Pfoten verursachen, so gelingt das Essen und Trinken bei Stehstellung fast nicht. Wenn sich die Tiere mit einer Seite an eine Wand lehnen, sind die Wackelbewegungen des Kopfes etwas geringer, jedoch auch dann ist das Essen und Trinken meistens nicht möglich, und das Tier fällt noch oft vornüber auf den Futternapf. Daher gewöhnen die Tiere sich schließlich an, sich vor dem Futternapf in Bauchlage hinzulegen. Die Wackelbewegungen von Kopf und Hals sind dann, obwohl noch deutlich vorhanden, geringer, so daß die Tiere essen und trinken können. Dies gilt aber nur für das Stadium der Dauerstörung. In den Rekonvaleszenzstadien gelingt das Essen auch bei Bauchlage manchmal nicht. Der Kopf schwankt dann auch bei dieser Lage so heftig seitwärts hin und her, daß bereits ergriffene Futterstücke wieder aus dem Maul geschleudert werden und das Tier fortwährend umfällt. Ferner taucht auch jetzt die Schnauze ins Futter hinein oder stößt heftig gegen den Rand des Futternapfes, so daß sie oft wund wird[1]. Im postoperativem Stadium gelingt das Essen nur, wenn das Tier ganz, auch mit dem Kopf, in Seitenlage liegt, und das Futter gerade vor die Schnauze geschoben wird. Beim Essen zeigen kleinhirnlose Tiere also besonders starke Wackelbewegungen des Kopfes, während die intendierten Kopfbewegungen stark hypermetrisch ausgeführt werden.

Auch an der Rückenwirbelsäule sind beim stehenden kleinhirnlosen Tier manchmal unbeherrschte Bewegungen, bald rotierende Bewegungen, bald das abwechselnde Auftreten einer links- und rechtsseitigen Konkavität zu beobachten, und auch diese Bewegungen gehen mit einem alternierenden Anspannen der linken und rechten Wirbelsäulenmuskeln einher. An den Pfoten sind, wenn die Tiere in aktiver Seitenlage (mit gehobenem Kopf) liegen, oft kleine abwechselnde Beuge- und Streckbewegungen zu sehen. Die gebeugt gehaltenen Pfoten werden dann abwechselnd etwas gestreckt und wieder gebeugt. Auch bei Steh-

[1] Kleinhirnlose Katzen zeigen auch in diesem Stadium manchmal ein heftiges Kopfhämmern, wobei die Nase auf den Boden stößt, wenn sie aus Seitenlage in Bauchlage übergehen. Besonders heftig traten diese Erscheinungen auf bei der Katze Peggy, bei der zuerst beide Labyrinthe und später das Kleinhirn exstirpiert wurden.

stellung zeigen die Pfoten ähnliche Bewegungen, die ganz gestreckt gehaltenen Pfoten knicken dann fortwährend etwas ein, um sofort darauf wieder in maximale Streckstellung überzugehen.

Ferner werden die Pfoten in den Schulter- bzw. Hüftgelenken zum Rumpf abwechselnd ab- und adduziert, nach vorn und hinten bewegt. Auch werden sie manchmal gehoben und wieder, bald an gleicher, bald an anderer Stelle, niedergesetzt. Ob diese letzteren Bewegungen auch als primäre unbeherrschte Bewegungen aufgefaßt werden müssen, ist aber nicht sicher. Wir sahen, daß kleinhirnlose Hunde mit maximal gestreckten und stark nach hinten gerichteten Hinterpfoten stehen, und daß diese Pfoten fortwährend etwas einknicken und wieder gestreckt werden.

Durch diese brüsk ausgeführten Beuge- und Streckbewegungen wird der Rumpf abwechselnd nach hinten und vorn bewegt, und hierdurch können sekundär Hinkebeinreaktionen, d. h. Heben und Niedersetzen, von einer oder beiden Vorderpfoten, verursacht werden. Ferner ist jede Kopfbewegung von starken Mitbewegungen des Hinterkörpers und von eventuell dadurch bedingten Hinkebeinreaktionen der Hinterpfoten begleitet.

Bereits wenn man beim stehenden kleinhirnlosen Hund mit den Händen abwechselnd entlang die linke und rechte Seite des Halses reibt, macht das Becken so starke seitwärts gerichtete Hin- und Herbewegungen, daß die Hinterpfoten abwechselnd nach links und rechts versetzt werden und der Hinterkörper nach rechts und links tanzt.

Wie wir gesehen haben, treten die unbeherrschten Bewegungen konstant und stark auf, wenn die Tiere auf allen vier Pfoten stehen. Noch stärker sind sie, wenn die Tiere eine der Hinterpfoten, wie z. B. beim Urinieren, gehoben halten. Sie werden sehr gesteigert, wenn man die Zehen passiv auf der Unterlage fixiert; beim Festhalten der Vorderpfotenzehen werden die Beuge-Streckbewegungen der Hinterpfoten oft so brüsk ausgeführt, daß der Hinterkörper bei der Streckbewegung vom Boden hochfährt. Die unbeherrschten Bewegungen werden durch Verschluß der Augen nicht aufgehoben oder verringert, und ebensowenig deutlich verstärkt. Auch bei Belastung des Rückens verschwinden sie nicht, ebenso treten sie noch lebhaft auf, wenn man den Kopf oder das Becken mit beiden Händen unbeweglich fixiert (wenn Kopf und Becken beide zugleich fixiert werden, sind sie wohl geringer). Schließlich sind sie auch noch deutlich vorhanden, wenn man passiv den Vorder- oder Hinterkörper vom Boden hebt, so daß das Tier nur auf den Hinter- bzw. Vorderpfoten steht.

Merkwürdig ist, daß die unbeherrschten Bewegungen auch durch optische Reize ausgelöst werden können. Hält man einen kleinhirnlosen Hund, am Thorax unterstützt, in Bauchlage in der Luft, so hängt er ganz ruhig, und keine unbeherrschten Bewegungen sind zu beobachten. Bewegt man aber jetzt das Tier langsam abwärts, dann sieht man, daß es, sobald es sich dem Boden nähert, unruhig wird, mit dem Kopf zu wackeln anfängt und an dem Schultergürtel rotierende Bewegungen auftreten, wodurch die Vorderpfoten hin- und herbewegt werden. Bei verschlossenen Augen ist dies nicht der Fall, dann zeigen die unbeherrschten Bewegungen sich erst, wenn die Pfoten den Boden berühren.

Die unbeherrschten Bewegungen waren bei der Katze Peggy, bei der sowohl die Labyrinthe wie das Kleinhirn entfernt waren, viel stärker und heftiger als bei den ausschließlich kleinhirnlosen Katzen. Es macht also den Eindruck, als ob sie durch Labyrinthexstirpation gesteigert werden.

Die unbeherrschten Bewegungen sind geringer, wenn die Tiere sich beim Stehen an eine Wand anlehnen. Auch beim Liegen in aktiver Bauch- und Seitenlage sind sie, obwohl manchmal noch deutlich zu beobachten, viel weniger stark. Beim stehenden Tier nehmen sie deutlich ab oder verschwinden manchmal ganz, wenn man eine große Hautfalte der Rückenhaut mit beiden Händen kräftig anfaßt. Ob die unbeherrschten Bewegungen dann direkt durch die Hautreize gehemmt werden oder ob das Verschwinden nur eine indirekte Folge ist und durch die Herabsetzung der Stütztonusstärke (Abb. 219) verursacht wird, steht nicht fest. Durch Kneifen an anderen Stellen, wie z. B. durch Kneifen des Schwanzes, der Ohren usw., werden die unbeherrschten Bewegungen nicht gehemmt. Dagegen werden sie auffallend geringer, wenn man den Kopf passiv hebt und dabei den Rumpf caudalwärts drängt, so daß der Stütztonus der Hinterpfoten abnimmt und diese einknicken.

Die unbeherrschten Bewegungen fehlen: erstens unmittelbar im Anschluß an die Kleinhirnexstirpation, zweitens während des Schlafens, drittens wenn die Tiere ruhig, ganz passiv, mit Kopf und Rumpf platt auf der Unterlage liegen.

Während bei Hunden die Ruhestellung entweder die Seitenlage oder die aufgerollte Lage mit platt auf der Unterlage liegendem Kopf ist, nehmen Katzen manchmal zum Ausruhen die Bauchlage ein. Sie halten dabei wohl den Kopf gehoben, jedoch mit stark eingezogenem Hals. Auch bei dieser Stellung treten meistens noch deutliche unbeherrschte Bewegungen auf. Dies ist wahrscheinlich der Grund, warum kleinhirnlose Katzen zum Ausruhen sich fast stets gegen eine Wand oder mit dem Hinterkörper in eine Ecke des Zimmers in Bauchlage so hinlegen, daß das Becken an beiden Seiten fixiert ist. Wenn die Tiere eingeschlafen sind, fehlen die unbeherrschten Bewegungen auch bei dieser Lage völlig.

Viertens fehlen die unbeherrschten Bewegungen, wenn man die Tiere in der Luft hält, auch dann, wenn die Tiere am Hinterkörper in Rückenlage (wie auf Abb. 270, Nr. 2—4) gehalten werden.

Dies ist deshalb merkwürdig, weil unter diesen Umständen die Labyrinthstellreflexe ein Anspannen der Ventralwärtsbeweger von Kopf und Vorderkörper bedingen, so daß die Körperteile ventralwärts bewegt und aktiv gehoben gehalten werden. Nichtsdestoweniger wird doch der Kopf ruhig gehalten und zeigt keine unbeherrschten Wackelbewegungen. Auch wenn man die Tiere an den Hinterpfoten emporhebt und in Bauchlage in der Luft hält (Abb. 270, Nr. 1), sind keine unbeherrschten Bewegungen vorhanden, obwohl auch dann Kopf und Vorderkörper gehoben gehalten werden infolge Anspannung der dorsalen Wirbelsäulenmuskeln.

Fünftens fehlen die unbeherrschten Bewegungen, wenn man die Tiere in Rückenlage auf eine Unterlage legt. An den gebeugt gehaltenen Pfoten sind dann wohl manchmal Tremor, aber nicht die typischen groben, unbeherrschten Bewegungen zu beobachten. Merkwürdig ist ferner, daß diese Bewegungen auch ausbleiben, wenn die Pfoten durch Berührung oder statische Beanspruchung der Sohlen in Streckstellung geführt werden, oder wenn man die Verhältnisse bei Stehstellung so viel wie möglich nachahmt und auf die Sohlen der vier gestreckten Pfoten ein beschwertes Brett legt. Auch dann werden die Pfoten unter dem Brett ganz ruhig gehalten. Warum die unbeherrschten Bewegungen unter diesen Umständen ausbleiben, ist unbekannt. Man könnte sich dies vielleicht so erklären, daß der Gegendruck, welchen die Unterlage auf die Rückenhaut ausübt, Reize auslöst, welche die unbeherrschten Bewegungen direkt hemmen oder indirekt durch Herabsetzung der Stütztonusstärke. Wie wir gesehen haben, ist unter Einfluß des Gegendruckes die Stütztonusstärke der Pfoten bei Rückenlage niemals so groß wie bei Stehstellung. Daß Reize von der Rückenhaut wirklich die unbeherrschten Bewegungen verringern und aufheben können, haben wir beim Anfassen einer großen Falte der Rückenhaut des stehenden Tieres beobachtet, auch dann sind die unbeherrschten Bewegungen gering oder verschwinden. Jedoch darf nicht vergessen werden, daß bei der freien Stehstellung nur die Sohlen mehr oder weniger durch die Unterlage fixiert sind, und daß bei Rückenlage und belasteten Pfoten eine passive Fixation von Kopf, Rücken und Sohlen stattfindet.

Kleinhirnlose Tiere zeigen also grobe unbeherrschte Bewegungen, welche mit alternierenden Anspannungen von A- und Antagonisten einhergehen, und welche nur auftreten, wenn die Tiere in Tätigkeit sind, Bewegungen ausführen oder Körperteile in aktiven Stellungen zu fixieren versuchen.

Wie kommen diese unbeherrschten Bewegungen zustande und wodurch wird besonders das tanzende Stehen verursacht? Hierüber können nur Vermutungen geäußert werden. Aus dem Fehlen der Bewegungen bei aktiven Haltungen in der Luft folgt, daß sie nicht, wie LUCIANI behauptete, auf einer Unfähigkeit, die Muskeln tonisch (tetanisch) anzuspannen, beruhen. Normalen Menschen und Tieren gelingt es nicht eine Extremität ganz unbeweglich gestreckt in der Luft zu halten, und ebensowenig ganz unbeweglich zu stehen. Ein normaler Mensch, der aufrecht steht, zeigt stets geringe Schwankungen des Rumpfes, bei welchen die Unterschenkel in den Fußgelenken abwechselnd nach vorn und hinten gehen. Diese Bewegungen werden hintenangehalten durch abwechselnde Anspannungen der Fußgelenkstrecker (die Wadenmuskeln) und der Fußgelenkbeuger (M. tibialis ant., Mm. ext. digit. und M. ext. hallucis longus). Bei der Bewegung nach hinten werden die Fußgelenkbeuger gedehnt und es tritt eine reflektorische Anspannung dieser Muskeln auf, wodurch die rückwärts gerichtete Bewegung gebremst und der Unterschenkel zurück zur Mittelstellung gezogen wird. Das Einhalten der Bewegungen wird also wahrscheinlich durch Dehnungsreflexe 1. Ordnung der Fußgelenkbeuger und -strecker verursacht.

Bei Kranken mit Zerebellaratrophie treten, wenn sie versuchen stillzustehen, die abwechselnden Bewegungen des Körpers nach vorn und hinten manchmal in abnorm starker Weise auf (siehe unter anderem THÉVENARD, 298) und sind von abnorm starken alternierenden Verkürzungskontraktionen der Streck- und Beugemuskeln des Fußgelenkes begleitet. Bei der Körperbewegung nach hinten spannen die passiv gedehnten Fußgelenkbeuger sich bei diesen Kranken so stark an, daß die Muskelsehnen unter der Haut hervortreten, die Zehen dorsalwärts bewegt werden und sogar der vordere Teil der Füße vom Boden gehoben wird. Durch diese Anspannung wird der Körper nach vorn gezogen und die Bewegung nach vorn findet so brüsk und stark statt, daß der Körper durch die Mittelstellung vornüber geht. Bei dieser Bewegung nach vorn spannen sich die passiv gedehnten Wadenmuskeln so stark an, daß ihre Muskelbäuche sich unter der Wadenhaut stark emporwölben und die Fersen vom Boden gehoben werden. Auch darauf tritt wieder eine übermäßige Bewegung in entgegengesetzter Richtung auf. Zuweilen bleibt diese letzte Bewegung aus und der Körper geht in der ursprünglichen Richtung weiter, bis schließlich die Beine versetzt werden (Hinkebeinreaktionen) und dadurch ein Fallen vermieden wird.

Wir sehen also, daß bei normalen, stehenden Menschen Schwankungen auftreten, welche durch Anspannung und Verkürzung der passiv gedehnten Muskeln (Dehnungsreflex 1. Ordnung) hintenangehalten und in eine Bewegung in entgegengesetzter Richtung, d. h. zur Mittelstellung hin, verwandelt werden. Bei den Kranken mit Cerebellaratrophie tritt die Bewegung in entgegengesetzter Richtung verspätet auf, d. h. erst dann, wenn der Körper abnorm weit aus der Mittelstellung gegangen ist, ferner findet die Bewegung in entgegengesetzter Richtung in übertriebener und besonders brüsker Weise statt.

Es zeigen sich hierbei also ähnliche Störungen wie bei den Hinkebeinreaktionen: ein verspätetes Auftreten von einer übermäßigen Ausführung der Bewegung gefolgt.

Vermutlich beruhen die unbeherrschten Bewegungen kleinhirnloser Tiere auf ähnlichen Störungen. Jedenfalls gewinnt man den Eindruck, erstens daß die unbeherrschten Bewegungen bei den kleinhirnlosen Tieren nur dann auftreten, wenn Körperteile durch gleichzeitige Anspannung von A- und Antagonisten in einer bestimmten Stellung fixiert sind, und diese Stellung durch alternierende Zu- und Abnahme von den Spannungen der A- und Antagonisten aufrecht erhalten wird; und zweitens, daß die unbeherrschten Bewegungen um so stärker sind, je stärker die gleichzeitige Anspannung ist.

Beim stehenden kleinhirnlosen Tier sind alle Extremitätenmuskeln, Agonisten und Antagonisten, abnorm stark gespannt. Wahrscheinlich reagieren bei den physiologischen Hin- und Herbewegungen des Rumpfes die passiv gedehnten Muskeln mit einer übertriebenen Verkürzung, die zudem verspätet auftritt.

Bei den Hin- und Herbewegungen geht die Dehnung von bestimmten Muskeln mit Entdehnung und dadurch bedingter Erschlaffung der Antagonisten einher. Vielleicht tritt diese Erschlaffung bei den mit abnorm stark gespannten Muskeln stehenden kleinhirnlosen Tieren zu spät oder ungenügend auf, und wird dadurch die Bewegung in der entgegengesetzten Richtung verzögert.

Natürlich können diese Auffassungen bezüglich der Ursachen der unbeherrschten Bewegungen keineswegs durch die verschiedenen erwähnten Beobachtungen als absolut bewiesen gelten; der Mechanismus der unbeherrschten Bewegungen bedarf noch zahlreicher näherer Untersuchungen, wobei diese Auffassungen eventuell als Arbeitshypothese dienen können.

Was die unbeherrschten Bewegungen beim Stehen anbetrifft, so werden diese gewiß durch die übertriebene Streckstellung der Pfoten und durch die Dorsalkonvexität des stark fixierten Rückens, indem sie das Gleichgewicht labiler machen, gefördert.

Die kleinhirnlosen Hunde machen den Eindruck, als ob sie auf Stelzen stehen. Dieser Eindruck ist um so stärker, da auch der Stelzengänger, beim Versuch stillzustehen, stark schwankt, und zur Erhaltung des Gleichgewichts gezwungen ist, die Stelzen fortwährend zu versetzen.

Ferner werden auch die starken Mitbewegungen des Beckens auf Drehung und Wendung des Kopfes, die starken Stütztonusänderungen an den Hinterpfoten auf Hebung und Senkung des Kopfes, ebenso wie die Mitbewegungen und Stütztonusänderungen der übrigen Pfoten bei Bewegung einer der Pfoten, das Auftreten der unbeherrschten Bewegungen und der motorischen Unruhe beim Stehen fördern.

Zusammenfassend zeigen kleinhirnlose Tiere also die folgenden Störungen:

1. *eine erhöhte Tremorbereitschaft* (bei Hunden und Kaninchen, dagegen nicht bei Katzen),
2. *unbeherrschte Bewegungen,* jedoch nur unter bestimmten Umständen,
3. *eine abnorme Muskeltonusverteilung beim Stehen,*
4. *eine von der Norm abweichende Ausführung fast aller Bewegungen und Handlungen, sowohl der cortical wie der subcortical ausgeführten.*

Diese Störungen sind, jedenfalls zum Teil, bedingt:

a) *durch das Herabgesetztsein des hemmenden Einflusses verschiedener Faktoren,* wie z. B. des hemmenden Einflusses der Rückenlage auf Magnet- und Stützreaktionen, auf labyrinthäre Extremitätenreaktionen usw.,

b) *durch ein verspätetes Auftreten bestimmter Reaktionen,* wie z. B. der Hinkebeinreaktionen,

c) *durch die abnorm ausgiebigen Muskelverkürzungen auf verschiedene, sowohl corticale wie subcorticale Erregungen,* sowie die abnorm ausgiebige Verkürzung der Wirbelsäulenmuskeln und der Extremitätenstrecker auf Berührung und statische Beanspruchung der Sohlen, wodurch die Dorsalwärtskrümmung des Rückens und die übertriebene Streckstellung der Pfoten beim Stehen bedingt wird; die abnorm ausgiebige Verkürzung der Extremitätenbeuger, wodurch die Pfoten beim Laufen, bei den Hinkebein-, Schunkel- u. a. Reaktionen abnorm hoch gehoben werden; die abnorm ausgiebige Verkürzung der Handöffner auf optische Reize, wie es die Äffin Corrie beim Greifen eines Gegenstandes zeigte,

d) *durch die besonders starke Spannungserhöhung verschiedener Muskeln auf bestimmte Erregungen,* sowie die besonders starke Anspannung von allen Extremitätenmuskeln, sowohl A- wie Antagonisten, und der Wirbelsäulenmuskeln auf Berührung und statische Beanspruchung der Sohlen.

Durch die Faktoren a—d läßt sich das Auftreten der unbeherrschten Bewegungen, des Tremors und der abnorm starken Mitbewegungen, die sich unter anderem auf Hebung und Senkung, Wendung und Drehung des Kopfes zeigen, erklären.

Die nach Kleinhirnexstirpation beobachteten Störungen haben zur Folge gehabt, daß zwischen den verschiedenen Kleinhirnforschern ein heftiger Streit über die Frage entbrannte, ob das Kleinhirn ein Koordinationsorgan sei.

Die Auffassung, daß das Kleinhirn ein Koordinationsorgan darstelle, wurde zuerst von FLOURENS ausgesprochen und neuerdings wieder von BECHTEREW, BOLK, JELGERSMA, HULSHOFF, POL, BÁRÁNY und DUSSER DE BARENNE verteidigt, dagegen von LUCIANI, RYNBERK u. a. stark bestritten. Beim Studium der Veröffentlichungen für und wider diese Auffassung fällt es auf, daß es sich bei dieser Meinungsverschiedenheit weder um die Funktionen des Kleinhirns noch um die Störungen, welche Kleinhirnexstirpation zur Folge hat, sondern nur um die folgenden drei Fragen handelt: 1. Was ist ein Koordinationsorgan, 2. welche sind die Folgen der Zerstörung eines Koordinationsorgans und 3. durch welche Kennzeichen kann man das Unkoordiniertsein einer Bewegung mit Bestimmtheit feststellen, oder mit anderen Worten, was ist die Definition einer *un*koordinierten Bewegung?

FLOURENS (1822) beobachtete, daß kleinhirnlose Tiere noch imstande waren Muskelkontraktionen und komplizierte Bewegungen auszuführen, jedoch nicht ungestützt stehen, und ebensowenig laufen und springen konnten. Daher zog er die Schlußfolgerung, daß „die Fähigkeit Muskelkontraktionen anzuregen und dieselben zu verbinden im Rückenmark sitzt, die Fähigkeit diese Bewegungen zum Gehen, Springen, Fliegen oder Stehen zu koordinieren, dagegen ausschließlich vom Kleinhirn ausgeht. FLOURENS betrachtet also Gehen, Springen usw. als koordinierte Bewegungen, und schließt aus dem Ausfall dieser Bewegungen, daß das Kleinhirn ein Koordinationsorgan sei.

Damit war das Wort „Koordination“ in die Kleinhirnphysiologie eingeführt, um nicht mehr daraus zu verschwinden, auch nicht, nachdem gezeigt wurde, daß kleinhirnlose Tiere noch sehr wohl imstande sind zu stehen, laufen und zu springen.

Bei den übrigen Forschern beruht die Auffassung des Kleinhirns als eines Koordinationsorgans nicht auf der Beobachtung eines Ausfalles, sondern auf der Wahrnehmung der abnormen Ausführung verschiedener Bewegungen. Nach Hulshoff Pol sind die abnormen Laufbewegungen, welche sich nach Kleinhirnläsionen zeigen, wie der Parade- und Hahnentritt keine unkoordinierten Bewegungen, weil diese Bewegungen, obwohl ungewollt und anormal, untereinander regelmäßig sind und stets in gleicher Weise ausgeführt werden. Inkoordination besteht nach Hulshoff Pol nur dann, wenn die *gegen den Willen in abnormer Weise ausgeführten Bewegungen stets untereinander verschieden sind.* Daher ist, nach ihm, auch das „Neinschütteln“ des Kopfes keine Äußerung von Inkoordination. Da aber Hulshoff Pol bei Hunden, bei denen er einen bestimmten Teil (nämlich den Sublobulus c des Lobulus med. post. Bolk) des Kleinhirns zerstört hatte, beobachtete, daß sie beim Springen abnorme Bewegungen mit der Hinterpfote ausführten, welche jedesmal verschieden waren, so nimmt er doch an, daß das Kleinhirn ein Koordinationsorgan ist.

Die Beobachtung, daß eine einzige Bewegung unter ganz bestimmten Umständen (beim Springen) unkoordiniert ausgeführt wird, genügt also nach Hulshoff Pol, auch wenn andere Bewegungen koordiniert sind für die Annahme, daß das Kleinhirn ein Koordinationsorgan ist. Nach Luciani und ebenso nach Rynberk, ist das Kleinhirn kein Koordinationsorgan, weil die abnorme Ausführung der Bewegungen sich ganz durch Atonie, Asthenie und Astasie erklären läßt. Ferner betrachten diese Autoren die Beobachtung, daß kleinhirnlose Tiere gut (nach Dusser de Barenne jedoch nicht ganz normal) schwimmen können, als das Experimentum crucis, daß die Koordination bei kleinhirnlosen Tieren nicht gestört ist, und daß das Kleinhirn kein Koordinationsorgan darstellt.

Ein Koordinationsorgan ist also, nach diesen Autoren, ein Organ, das auf andere Weise als durch tonische, sthenische und statische Wirkung den normalen Ablauf von Bewegungen reguliert. Ferner übt nach ihnen ein Koordinationsorgan Einfluß auf alle Handlungen aus, und die Beobachtung, daß eine einzige Handlung in normaler Weise ausgeführt wird, schließt nach ihnen aus, daß die Koordination aufgehoben ist und daß ein Koordinationsorgan entfernt ist.

Auch v. Bechterew betrachtet das Kleinhirn als ein Koordinationsorgan. Auf Grund der beobachteten Bewegungsstörungen glaubt er annehmen zu müssen, daß die Harmonie der einzelnen Bewegungen mit der Lage des Körpers gestört ist (siehe S. 5). Nach ihm, hat ein Koordinationsorgan also die meines Erachtens undeutlich definierte Funktion, die Harmonie der Bewegungen mit der Lage des Körpers aufrecht zu erhalten. Auch Jelgersma hält das Kleinhirn für ein Koordinationsorgan, d. h. nach seiner Definition, ein Organ, das bestimmte Handlungen korrigiert. Jelgersma ist der einzige, welcher genau angibt, wie er sich den Mechanismus der Kleinhirnkoordination vorstellt. Seiner Meinung nach werden durch das Kleinhirn nur die *angelernten, über das Großhirn zustande kommenden höheren Koordinationen*, wie Sprechen, Laufen, Stehen, Springen, Schwimmen, Klettern usw. korrigiert. Diese höheren Koordinationen werden unter dem Einfluß von bewußten optischen, akustischen und Hauterregungen erlernt, gehen jedoch später durch unbewußte Erregungen aus den Muskeln (unbewußte Muskelsensibilität), Gelenken und Labyrinthen von statten. Durch diese unbewußten Erregungen werden die Bewegungen normalerweise fortwährend korrigiert und diese Korrektion kommt nach Jelgersma über das Kleinhirn zustande.

Bei den niedrigen Tieren, mit wenig entwickeltem Kleinhirn, gehen die „unbewußten Muskel- und Labyrinthreize“ zum Kleinhirn und von dort auf zentrifugalen Bahnen wieder zu den motorischen Zentren im Rückenmark. Dieser Mechanismus bleibt auch bei den höheren Säugetieren bestehen. Daneben haben diese aber ein cerebro-zerebelläres Koordinationssystem, wobei die unbewußten Erregungen nach Jelgersma erst zum Kleinhirn, dann durch die Pedunculi superiores cerebelli zum Großhirn gehen, um durch die Pedunculi cerebri und über den Pons zum Kleinhirn zurückzukehren und von dort schließlich zu den motorischen Zentren ins Rückenmark geleitet zu werden.

Gegen diese Behauptungen JELGERSMAS sind nicht nur mehrere Einwände[1] zu erheben, sondern es fehlt auch ganz die Angabe, aus welchen Gründen JELGERSMA ein Gestörtsein der Koordination annimmt, und warum er die Laufbewegungen kleinhirnkranker und kleinhirnloser Tiere als unkoordinierte Bewegungen betrachtet.

Oder will JELGERSMA mit seiner Angabe, daß Laufen, Springen usw. höhere Koordinationen sind, zu gleicher Zeit behaupten, daß jede Störung dieser Funktionen, d. h. jede Störung dieser höheren Koordinationen, eine Koordinationsstörung ist, auch wenn die Funktionsstörung z. B. auf Hypotonie oder einer anderen abnormen Muskelverteilung beruht?

Wie aus der obigen Übersicht hervorgeht, hat also jeder Autor, der das Kleinhirn als ein Koordinationsorgan betrachtet, seine eigenen Auffassungen über die Funktionen und Wirkungsweisen eines Koordinationsorgans und über die Frage, was unter einer unkoordinierten Bewegung zu verstehen sei; Auffassungen, die von den Auffassungen der anderen Autoren bedeutend abweichen. Der Streit über die Koordinationsfrage ist also vorwiegend ein Streit über Definitionen. Es ist nicht meine Absicht zu diesem Streite Stellung zu nehmen, um so weniger als meines Erachtens die Kleinhirnphysiologie durch die Bezeichnung des Kleinhirns als eines Koordinationsorgans nur wenig gefördert wird.

Ob man die abnorm starke Magnetreaktion bei Rückenlage, die übertriebene Streckstellung der Pfoten beim Stehen, und die übrigen Störungen als Koordinationsstörungen oder als Folgen von Dystonie (DUSSER DE BARENNE) oder von Anisosthénie (ANDRÉ THOMAS) auffaßt, ist nur Geschmacks- oder Nomenklatursache. Solange man aber so wenig darüber einig ist, welche Ausfallerscheinungen die Zerstörung eines Koordinationsorgans unbedingt zur Folge haben *muß*, und durch welche Kennzeichen eine unkoordinierte von einer gestörten, jedoch noch koordinierten Bewegung mit Bestimmtheit unterschieden werden kann, hat meines Erachtens die Bezeichnung Koordinationsorgan wenig Sinn.

Außerdem zeigen die Tiere nicht nur Störungen beim Ausführen von Bewegungen, sondern auch beim Stehen (unkoordiniertes Stehen?). Und ferner sei noch daran erinnert, daß, wie auch bereits MUNK betonte, verschiedene Bewegungen kleinhirnloser Tiere unter bestimmten Umständen viel weniger Abweichungen zeigen und viel zweckmäßiger ausgeführt werden als unter andersartigen Umständen. Bei freier Stehstellung führen sie eine Anzahl von Bewegungen ungeschickt und unzweckmäßig aus, z. B. werden Kratzbewegungen dann oft, ohne die Haut zu berühren, in der Luft gemacht, während diese Bewegungen, wenn sich die Tiere beim Stehen gegen eine Wand anlehnen oder auf dem Boden liegen, fast ganz normal sind. Übereinstimmende Beobachtungen beim stehend und liegend Essen und Trinken wurden bereits ausführlich erwähnt.

Wie v. NOTHNAGEL, v. MONAKOW, STRÜMPELL, ANDRÉ THOMAS und mehrere andere Autoren angeben, vollziehen sich auch bei Kleinhirnkranken manchmal Bewegungen, welche sie stehend fast nicht oder nur sehr anormal ausführen können, beim Liegen in Rückenlage mit Schnelligkeit und Sicherheit.

In Bezug auf die Behauptung JELGERSMAS, daß das Kleinhirn besonders bei der Koordination der Sprache eine Rolle spielt, sei noch erwähnt, daß kleinhirnlose Hunde bellen, brummen, winseln usw. können, und daß von kleinhirnlosen Katzen spinnen, schnurren, zischen, schreien und miauen in verschiedenen Tonarten gehört wurde. Mit dieser Erwahnung wird natürlich nicht versucht, diese Äußerungen dem menschlichen Sprechen

[1] Diese Einwände sind:

1. daß großhirnlose Tiere noch gut laufen können, und das Laufen also, wenigstens bei Tieren, keine über das Großhirn zustande kommende Koordination ist,

2. daß bei kleinhirnlosen Tieren, wie wir sahen, zahlreiche andere, bestimmt nicht über das Großhirn zustande kommende Reaktionen gestört sind,

3. daß Kleinhirnexstirpation auch bei großhirnlosen Tieren starke Störungen hervorruft,

4. daß bei kleinhirnlosen Tieren die verschiedenen Labyrinthreflexe noch lebhaft vorhanden sind,

5. daß bei kleinhirnlosen Tieren auch die Korrektion, ausgelöst durch propriozeptive „unbewußte Muskelreize", nicht fehlt; lösen doch diese Reize lebhafte, sogar übermäßige Korrektionsbewegungen bei diesen Tieren aus.

gleichzustellen, noch weniger behauptet, daß das Kleinhirn normalerweise das Sprechen nicht beeinflußt; darüber können uns Tierexperimente natürlich nichts aussagen.

Durch die besprochene Analyse der Erscheinungen werden dagegen wohl die Auffassungen von Luciani widerlegt.

Daß kleinhirnlose Tiere weder Atonie noch Asthenie zeigen, wurde in den vorigen Kapiteln ausführlich besprochen. Die verschiedenen Störungen können also nicht, wie Luciani behauptet hat, auf Atonie und Asthenie beruhen. Die Tiere zeigen nicht nur beim Stehen und Laufen (Abb. 1, 44, 256, 265—267) keine Atonie, sondern auch nicht bei Bauch- und Rückenlage in der Luft (Abb. 270) und ebensowenig bei Rückenlage auf einer Unterlage (Abb. 67).

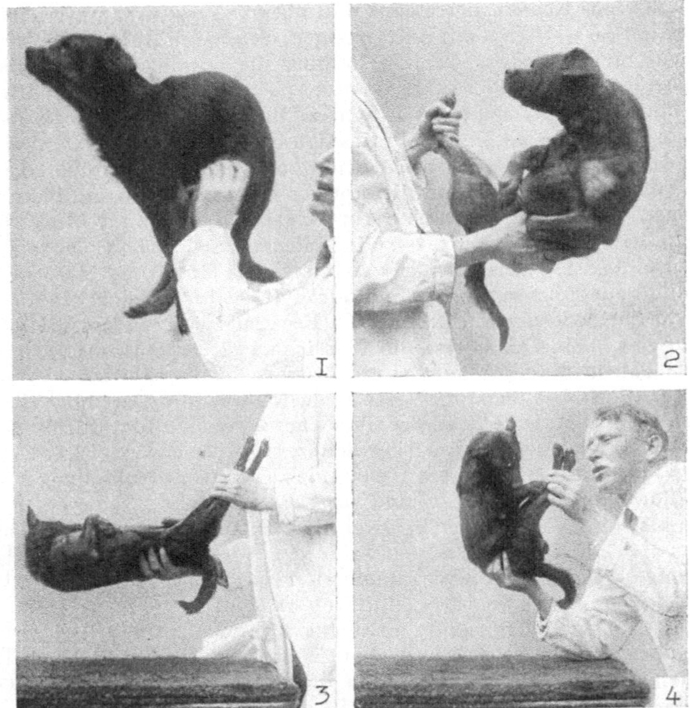

Abb. 270. 1. Kleinhirnloser Hund Moor, an den Hinterpfoten in Bauchlage in der Luft gehalten. 2.—4. Kleinhirnloser Hund Moor (2.) und kleinhirnloser Hund Erik (3. u. 4.) in Rückenlage in der Luft gehalten. Die Tiere halten den Rumpf aktiv gehoben und zeigen keine Spur von Atonie.

Da die Tiere, wenn sie an den Hinterpfoten in Bauch- oder Rückenlage in der Luft gehalten werden, nicht nur Kopf und Vorderkörper aktiv heben, sondern diese auch *ganz ruhig*, ohne unbeherrschte Bewegungen zu machen, frei gehoben halten, so müssen die Muskeln, welche diese Stellungen fixieren, tonisch (tetanisch) gespannt sein. Unter diesen Umständen ist also „von einer Verlangsamung des Rhythmus der Einzelimpulse“ keine Rede, und die Fähigkeit Muskeln tonisch anzuspannen ist gewiß nicht aufgehoben.

Inwieweit stimmen die Beobachtungen an kleinhirnlosen Tieren mit denjenigen an Zerebellarkranken überein?

Asynergie.

Nach Babinski zeigen Kleinhirnkranke Asynergie. Wir sahen, daß bei Tieren in den ersten Stadien nach der Kleinhirnexstirpation die Mitbewegungen in abnormer Weise auftreten. Wird z. B. in den ersten Tagen nach Kleinhirnexstirpation bei Bauchlage der Tiere der Kopf nach rechts gedreht, so geht der ganze

Rumpf prompt mit in rechte Seitenlage über (Abb. 225), während unter gleichen Umständen bei intakten Tieren, und ebenso bei kleinhirnlosen Tieren im Stadium der Dauerstörung eine Drehung des Beckens nach links auftritt. In den ersten Tagen gehorcht der Rumpf, infolge Fehlens der Körperstellreflexe auf den Körper und der Stemmbeinreaktionen, ganz den Halsstellreflexen. Die Tiere zeigen dann also gewissermaßen eine Asynergie oder Dyssynergie, d. h. sie zeigen durch das Fehlen von bestimmten Reaktionen das unbehinderte Auftreten von anderen, physiologischen Mitbewegungen, nämlich von den Halsstellreflexen. Später, wenn die Stemmbeinreaktionen wiedergekehrt sind, hat dagegen die Drehung des Kopfes bei Bauchlage der Tiere das Inwirkungtreten dieser letzten Reaktionen zur Folge, welche die Mitbewegungen der Halsstellreflexe verhindern. Die kleinhirnlosen Tiere zeigen dann auf Kopfdrehung die gleichen Synergien wie die intakten, d. h. eine Spiraldrehung des Rumpfes und die typischen Pfotenreaktionen, welche ein Umfallen des Rumpfes verhindern (Abb. 101). Aber auch jetzt treten diese Synergien nicht in normaler, sondern in abnorm starker, übermäßiger Weise auf.

Auch bei anderen Reaktionen, wie z. B. bei den Schunkelreaktionen, wird eine übermäßige Ausführung der Mitbewegungen beobachtet. Kleinhirnlose Tiere zeigen also im Stadium der Dauerstörung keine Asynergie, sondern gewissermaßen eine Hypersynergie.

Daraus darf aber meines Erachtens nicht ohne weiteres auf ein Nichtübereinstimmen der Erscheinungen geschlossen werden. Wie ausführlich (S. 213) erörtert wurde, ist es doch nicht unzweideutig bewiesen, daß die Erscheinungen, welche Babinski als Äußerungen von Asynergie betrachtet, wirklich auf Asynergie und nicht auf Hypersynergie beruhen.

Adiadochokinese.

Die Fähigkeit schnell hintereinander gegensinnige Bewegungen aktiv auszuführen ist bei Tieren natürlich schwer zu prüfen. Bewegt man aber vor der Schnauze der Tiere ein Stück Fleisch hin und her, so macht es den Eindruck, als ob die Tiere besonders bei Stehstellung nicht so schnell den Kopf abwechselnd nach links und rechts bewegen können wie intakte.

Zerebelläre Katalepsie.

Babinski beschreibt diese Störung folgendermaßen. Hält ein Kleinhirnkranker in Rückenlage die Beine so in die Luft empor, daß die Hüft- und Kniegelenke +90° gebeugt sind, dann zeigen die Beine keine Schwankungen, während dagegen bei Normalen unter gleichen Umständen bald, mit Eintreten der Ermüdung, allmählich größer werdende Schwankungen zu beobachten sind. Von anderen Untersuchern (siehe unter anderem A. Thomas) ist aber diese sogenannte zerebelläre Katalepsie niemals bei Kleinhirnkranken beobachtet worden, und Babinski erkannte später auch selber das seltene Vorkommen der Katalepsie in dieser Ausbildung. Jedoch fügte er hinzu, daß oft wahrgenommen wird, daß die Schwankungen der Beine bei Kleinhirnkranken in der oben beschriebenen Haltung keineswegs stärker sind als bei normalen Menschen, obwohl sie beim Stehen und anderen Handlungen stets starke Schwankungen zeigen, und daß der Unterschied in dem Verhalten eines Kleinhirnkranken und eines Tabikers unter diesen Umständen stark und sehr bezeichnend ist, so daß seiner Meinung nach, also doch oft eine relative Katalepsie nachweisbar ist. Bei dem Kleinhirnkranken Babinskis, der die

Katalepsie in voller Ausbildung zeigte, ergab die Obduktion, daß außer der Kleinhirnerkrankung ein Tumor im Pons vorhanden war, der unter anderem teilweise die Pyramidenbahnen zerstört hatte.

Da es nicht gelang den Tieren beizubringen, die Pfoten bei Rückenlage auf Befehl emporzuheben, so ist die Versuchsanordnung Babinskis nicht genau nachzuahmen. Jedoch hat die Untersuchung vollständig und halbseitig kleinhirnloser Tiere einige Beobachtungen ergeben, welche mir in Bezug auf die cerebellare Katalepsie wichtig erscheinen. Wie wir gesehen haben, ist unmittelbar im Anschluß an die Kleinhirnexstirpation ein Teil der Tiere steif. Legt man diese Tiere mit nach oben gerichteter Schnauze auf den Rücken, so halten sie die Pfoten gestreckt in die Luft empor. Die Pfoten zeigen dann keine Schwankungen und die Ermüdung bleibt jedenfalls sehr lange aus. Nach halbseitiger Entfernung des Kleinhirns zeigen nur die der Exstirpation homolateralen Pfoten dieselben Erscheinungen (Abb. 70). Jedoch können diese Ergebnisse nicht den Befunden von Babinski gleichgestellt werden, da die Tiere in den ersten Stadien nach der Exstirpation auch dann keine Schwankungen zeigen, wenn man sie auf ihre Pfoten setzt.

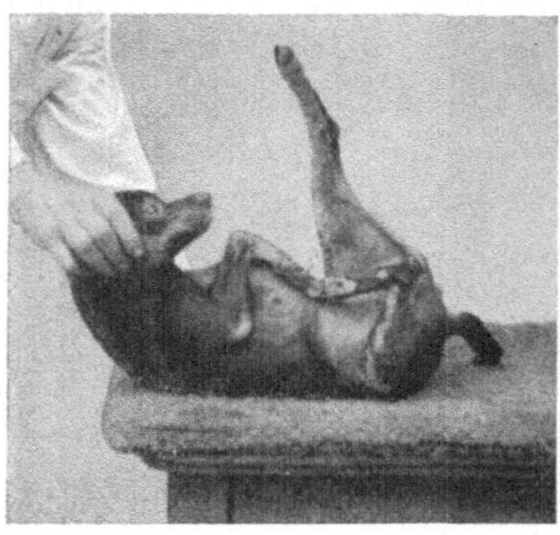

Abb. 271. Kleinhirnloser, rechtsseitig großhirnloser Hund Vici. Bei Rückenlage mit ventralwärts gerichteter Schnauze wird die linke Hinterpfote gestreckt in die Luft emporgehalten. Die Pfote zeigt dabei keine Schwankungen und jedenfalls sehr lange Zeit keine Ermüdungserscheinungen. Cerebelläre Katalepsie?

Wichtiger sind daher die Beobachtungen im Stadium der Dauerstörung, wenn beim Stehen starke Schwankungen eintreten. Bei Rückenlage halten die Tiere dann die Pfoten mehr oder weniger gebeugt und diese zeigen wohl manchmal einen leichten Tremor, jedoch keine groben Schwankungen. Werden darauf die Pfoten durch leise Berührung der Sohlen in Streckstellung versetzt, so bleiben diese gestreckt, solange die Sohlen berührt werden und sogar wenn diese Berührung 45 Minuten und länger dauert, werden die Pfoten noch ganz ruhig gehalten und zeigen weder Tremor noch Schwankungen. Auch bei Belastung der Sohlen mit einem beschwerten Brett bleibt die Ermüdung sehr lange aus und sind keine Schwankungen nachweisbar (Abb. 67), während bei intakten Hunden die passiv gestreckten Pfoten bei Belastung unter gleichen Umständen fast stets sofort nachgeben.

Diese Erscheinungen stimmen also bereits viel mehr mit den von Babinski beschriebenen überein. Noch mehr ist das der Fall bei den Erscheinungen, welche sich beim Hunde Vici, bei dem außer dem Kleinhirn auch die rechte Großhirnhälfte exstirpiert war, zeigten (vgl. die Obduktionsbefunde bei dem Kranken von Babinski!).

Dieses Tier hielt bei Rückenlage und bestimmter Stellung des Kopfes die linke Hinterpfote ganz gestreckt und die Streckstellung dauerte an, solange die Stellung des Kopfes nicht geändert wurde, und dabei fehlte jede Schwankung (Abb. 271).

Hypermetrie.

Eine andere bei Kleinhirnkranken beobachtete Störung ist die Hypermetrie der Bewegungen. Daß diese Störung auch bei den Bewegungen und Reaktionen kleinhirnloser Tiere, bei den Laufbewegungen, Hinkebeinreaktionen, Schunkelreaktionen usw. zu beobachten ist, wurde ausführlich besprochen. Hier sei noch eine Beobachtung von Hypermetrie erwähnt, welche genau mit den Beobachtungen am Menschen übereinstimmt. ANDRÉ THOMAS und JUMENTIÉ geben an, daß Kleinhirnkranke, wenn sie einen Gegenstand, z. B. ein Trinkglas, fassen

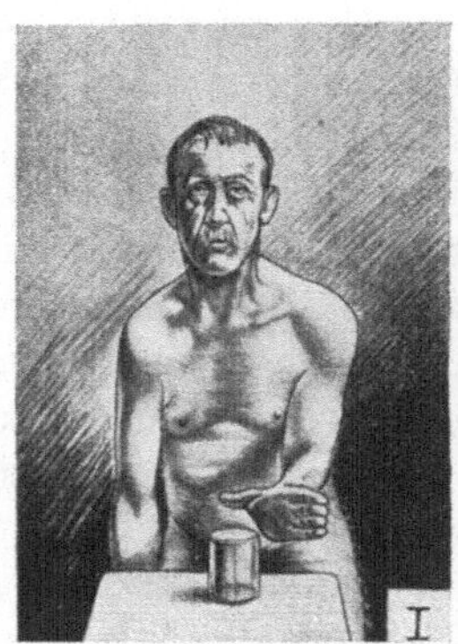

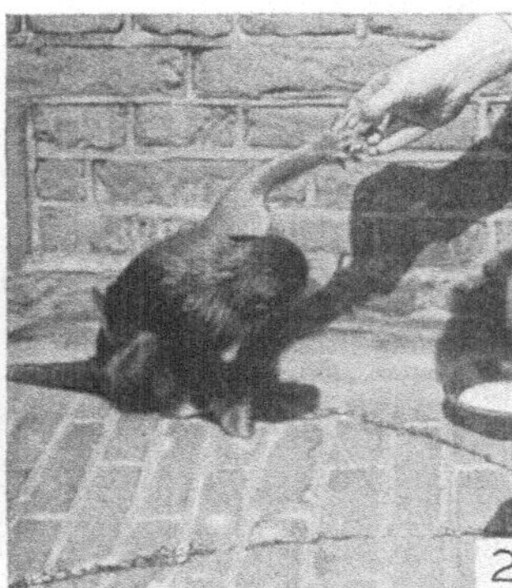

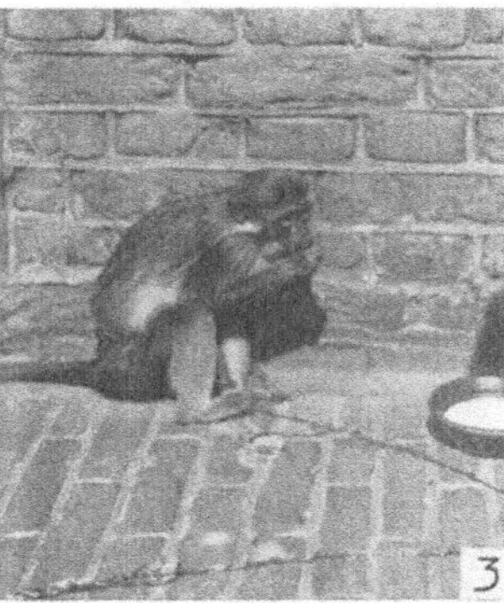

Abb. 272. 1. Epreuve de la préhension bei einem Kleinhirnkranken. Die Hand wird übermäßig geöffnet. Aus: H. CLAUDE und LÉVY-VALENSI, Maladies du Cervelet, Abb. 27. 2. Kleinhirnlose Äffin Corrie. Das Tier versucht ein vorgehaltenes Stückchen Kuchen zu ergreifen. Auch das Tier öffnet die Hand viel zu weit. 3. Das Tier ißt den mit beiden Händen festgehaltenen Kuchen auf.

wollen, dazu die Hand vor dem Fassen zu weit öffnen (épreuve de la préhension, Abb. 272, Nr. 1). Genau dieselbe Erscheinung war manchmal bei der kleinhirnlosen Äffin Corrie zu sehen (Abb. 272, Nr. 2). Aus dieser Beobachtung ergibt sich, abgesehen von der Übereinstimmung der Erscheinungen, daß die Muskeln nach Kleinhirnexstirpation auch auf Großhirnreize, auf optische Impulse, in übermäßiger Weise reagieren.

Verlangsamte Ausführung der verschiedenen Bewegungen.

Von Kleinhirnkranken wird angegeben, daß sie die verschiedenen Bewegungen, wie unter anderen die Laufbewegungen, verlangsamt ausführen. Setzt man ein kleinhirnloses Tier mit einer Pfote auf eine Drehscheibe, so macht es bei jeder Drehung der Scheibe um 360° weniger Schritte als das intakte. Bei gleicher Drehgeschwindigkeit der Scheibe führt es also die Schritte langsamer aus. Läßt man aber die Drehgeschwindigkeit der Scheibe immer mehr zunehmen, so werden die Schritte auch von den kleinhirnlosen Tieren immer schneller gemacht, so daß sie schließlich sehr schnell ausgeführt werden. Dies ist auch der Fall, wenn man die Tiere mit beiden Vorder- oder beiden Hinterpfoten auf die Scheibe setzt, und sie vor-, rück- oder seitwärts laufen läßt. Kleinhirnlose Tiere können also Bewegungen auch sehr schnell ausführen. Jedoch gewinnt man den Eindruck, als ob die maximale Schnelligkeit, womit sie diese Bewegungen machen können, nicht ganz so groß ist wie bei intakten. Ferner machen die Tiere beim freien Laufen die Bewegungen meistens viel langsamer als unter den oben beschriebenen Umständen. Besonders ist das der Fall, wenn sie auf einem harten oder glatten Boden laufen. Laufen die Tiere aber fort, um nicht gefangen zu werden, so laufen sie sehr schnell und es gelingt kaum sie zu greifen. Auch wenn sie zusammen spielen oder hinter einem Kaninchen herjagen, sind ihre Bewegungen sehr schnell. Bei der Verlangsamung der Bewegungen spielen also gewiß „bedingte" Großhirneinflüsse eine große Rolle,

Das Symptom von STEWART *und* HOLMES.

Heißt man einen Patienten mit Cerebellarerkrankung den Ellbogen so kräftig als möglich beugen, während man den Unterarm gegenhält, und läßt man dann diesen auf einmal los, so wird die Beugebewegung nicht, wie bei normalen, fast sofort angehalten, sondern Hand und Unterarm schnellen noch weiter, so daß sich der Patient manchmal mit der Hand ins Gesicht schlägt. Bei der Beugebewegung, welche nach dem Loslassen auftritt, werden die Ellbogenstrecker passiv gedehnt. Bei den Kleinhirnkranken reagieren diese gedehnten Muskeln also zu spät mit einer Anspannung. Bei Fassen und Loslassen einer Pfote während eines Befreiungsversuches ergab sich diese Erscheinung nicht. Wurden die kleinhirnlosen Tiere am Schwanz gefaßt, und versuchten sie sich durch Vorwärtsziehen zu befreien, so konnten sie beim plötzlichen Loslassen des Schwanzes die Bewegungen nach vorwärts nicht so schnell hemmen wie intakte Tiere.

Das Symptom von STEWART und HOLMES beruht wahrscheinlich auf einer Verspätung der Tricepsanspannung. Wie wir gesehen haben, ist auch bei kleinhirnlosen Tieren ein verspätetes Auftreten von bestimmten Reaktionen mit Sicherheit festzustellen.

Passivité.

Passivité nennt ANDRÉ THOMAS das Herabgesetztsein des Widerstandes gegen passive Bewegungen durch „Hyposthénie" der Antagonisten. Die „Passivité" zeigt sich nach ANDRÉ THOMAS unter anderem in folgenden Störungen:

1. in den abnorm starken Schleuderbewegungen der Arme, wenn der Rumpf bei Stehstellung passiv abwechselnd nach links und rechts gedreht wird,

2. in den abnorm starken Schleuderbewegungen der Arme, wenn diese erst passiv nach vorn gehoben und dann auf einmal nach hinten geworfen werden,

3. in den abnorm starken Schleuderbewegungen der Hände in den Handgelenken, wenn die Unterarme passiv auf und nieder bewegt werden,

4. in der Erscheinung, welche sich zeigt, wenn man die passiv seitwärts gehobenen Arme auf einmal losläßt. Bei Kleinhirnkranken federt dann der Arm, wie ein inerter Körper, einige Male gegen den Oberschenkel zurück, bevor er ganz ruhig gehalten wird,

5. in den pendelnden Patellarreflexen,

6. in dem herabgesetzten Widerstand gegen passive abwechselnde Bewegungen des Kopfes, nach vorn und hinten, nach rechts und links,

7. in dem zu ausgiebigen Anziehen des Beines auf Kitzeln der Fußsohle.

Diese Erscheinung beruht meines Erachtens auf einer übermäßigen Verkürzungsanspannung der Knie- und Hüftgelenkbeuger und hat nichts mit einer Hyposthenie der Antagonisten zu tun.

8. In dem Symptom von STEWART-GORDON HOLMES.

(Wie bereits besprochen, beruht diese Erscheinung meines Erachtens wahrscheinlich auf einer verspäteten Anspannung der Ellbogenstrecker, welche beim Loslassen des Unterarmes gedehnt werden),

9. in den Erscheinungen, die sich zeigen, wenn ein Korb mit der Hand bei rechtwinklig gebeugtem Ellbogengelenk festgehalten wird, und in diesen auf einmal ein Gewicht von 1 kg geworfen wird. Bei einem Gesunden bewegt sich dann der Unterarm nicht oder fast nicht, während er sich bei einem Kleinhirnkranken erst deutlich abwärts senkt, um sodann wieder die ursprüngliche Stellung einzunehmen.

Meines Erachtens beruht diese Erscheinung wahrscheinlich auf einem verspäteten Auftreten der reflektorischen Anspannung der passiv gedehnten Ellenbogenbeuger (Dehnungsreflexe 1. O.).

Wir sehen also eine Anzahl sehr verschiedenartiger Störungen, welche ANDRÉ THOMAS alle auf *eine* Ursache zurückführt. Diese Auffassung scheint mir zum wenigsten sehr anfechtbar.

Von diesen Erscheinungen ist nur ein Teil bei kleinhirnlosen Tieren im Stadium der Dauerstörung vorhanden, die meisten fehlen. So halten unter anderem die Tiere, wenn man sie in der Luft in Hängelage Kopf oben hält, und dann abwechsend den Rumpf nach links und rechts dreht, die Pfoten kräftig gegen den Rumpf angezogen, und diese zeigen keine abnorm starken Schleuderbewegungen (1). Ebensowenig schleudern die Hände in abnorm starker Weise, wenn die Unterarme passiv hin- und herbewegt werden (3). Auch gelingt es nicht, die Pfoten in Pendelbewegungen zu versetzen und diese kräftig nach hinten oder nach vorn zu schleudern (2). Desgleichen fehlen Pendelbewegungen auf Beklopfen der Patellarsehne (5) und passive Bewegungen des Kopfes stoßen, besonders bei Stehstellung der Tiere, auf sehr kräftigen Widerstand (6).

Besonders ausgiebige Reaktionen auf Kneifen und Berühren der Fußsohle sind dagegen wohl vorhanden (7) und, wie wir bereits sahen, auch Erscheinungen, welche mit dem Symptom von STEWART-GORDON HOLMES mehr oder weniger übereinstimmen (8).

Hier zeigen sich also wichtige Unterschiede. Jedoch muß man bedenken, daß diese Erscheinungen keineswegs bei allen Kleinhirnkranken zur Beobachtung kommen. Auch gibt ANDRÉ THOMAS an, daß bei lokalisierten Kleinhirnläsionen der herabgesetzte Widerstand von bestimmten Muskeln oft mit einem erhöhten Widerstand von anderen Muskeln, von den Antagonisten, einhergeht (anisosthénie), was mit mehreren der von ihm erwähnten Erscheinungen nicht im Einklang steht.

Jedenfalls sind die erwähnten Störungen, solange nicht absolut sichergestellt ist, daß sie auf unkomplizierten, shockfreien Kleinhirnläsionen beruhen, kein Beweis dafür, daß die Ergebnisse der experimentellen Kleinhirnexstirpation nicht auf die menschliche Pathophysiologie übertragen werden können. Auch scheint mir von mehreren der von ANDRÉ THOMAS angegebenen Störungen nicht unzweideutig erwiesen, daß sie wirklich auf „passivité", d. h. auf herabgesetztem Muskelwiderstand, und nicht auf einem verspäteten Auftreten von Reaktionen oder auf Hypermetrie oder Hypersynergie beruhen.

Astasie.

Wie wir sahen, waren auch bei den kleinhirnlosen Tieren deutliche unbeherrschte Bewegungen vorhanden, wodurch die Tiere nicht imstande waren ruhig zu stehen.

Nystagmus.

Der sogenannte „spontane“ Nystagmus fehlt bei den kleinhirnlosen Tieren im Stadium der Dauerstörung stets (siehe auch Kapitel XV: B).

Das Vorbeizeigen.

Dies und ähnliche Störungen sind natürlich bei Tieren schwer zu prüfen. Die kleinhirnlose Äffin Corrie zeigte während der ersten Stadien manchmal ein deutliches Fehlgreifen, später war das aber nicht mehr zu beobachten.

Laufstörungen.

Die Störungen des Laufens ähneln in mancher Beziehung denjenigen, welche bei Kleinhirnkranken angegeben werden.

Atonie und Asthenie.

Diese Erscheinungen fehlen bei den kleinhirnlosen Tieren ganz. Wie wir sahen, wird Hypotonie auch bei Kleinhirnkranken oft vermißt, bisweilen zeigen sie sogar hochgradige Hypertonie und Rigidität.

Diese Erscheinungen, welche sich bei den vollständig und halbseitig kleinhirnlosen Tieren zeigen, stimmen also in manchem mit den bei Kleinhirnkranken beobachteten überein, jedoch ergeben sich auch erhebliche Unterschiede. Die Übereinstimmung zeigt sich vor allem in der Hypermetrie der Bewegungen, dem cerebellarataktischen Laufen und dem Auftreten von unbeherrschten Bewegungen, welche sich sowohl beim Menschen wie beim Tier nach Kleinhirnläsionen zeigen.

Was die Unterschiede anbetrifft, so muß hervorgehoben werden, daß erstens Fälle von unkomplizierter Kleinhirnerkrankung oder Verletzung äußerst selten sind, und zweitens, daß Fälle von Tumoren, Entzündungen, Abscessen, Blutergüssen, nicht mit kleinhirnlosen Tieren im Stadium der Dauerstörungen zu vergleichen sind. Bei diesen Kranken sind fast stets Druck- und Shockerscheinungen vorhanden, wodurch das Krankheitsbild geändert wird und so manchmal mehr dem Symptomenbild ähnlich ist, das man in der ersten Zeit nach Kleinhirnexstirpation bei Tieren sieht. In dieser Zeit sind die Tiere, wie wir gesehen haben, manchmal sehr schlaff und zeigen hochgradige Hypotonie. Auch die Fälle von Kleinhirnverletzung, bei denen Fisteleiterungen oder interkurrente Krankheiten vorhanden sind, dürfen nicht damit verglichen werden. Bei den kleinhirnlosen Tieren wurde oft wahrgenommen, wie unbedeutende Komplikationen, sowie eine Drahteiterung, eine eiterige Conjunctivitis oder Rhinitis, die Wiederkehr der verschiedenen Funktionen stark verzögern können. Auch wurde mehrmals gesehen, daß durch das Auftreten einer von Fieber begleiteten Krankheit zahlreiche Symptome, wie unter anderem die übermäßige Streckung und Fixation der Pfoten und die abnorme Dorsalkrümmung des Rückens auf statische Beanspruchung der Sohlen, verschwanden. Ferner darf nicht vergessen werden, daß bei vielen Kleinhirnkranken die Großhirnfunktion ganz intakt ist, und daß sie dadurch, ebenso wie die kleinhirnlosen Tiere, imstande sind zahlreiche Erscheinungen zu hemmen. Wir sahen, wie kleinhirnlose Tiere sich auf einem glatten Boden manchmal nicht wie auf einem Rasen mit überstreckten, sondern mit stark gebeugten Pfoten, den Bauch dicht oberhalb des Bodens, fortbewegten.

Diese verschiedenen Faktoren machen es begreiflich, daß man in der Literatur Beschreibungen von Fällen von Kleinhirnerkrankung findet, wobei die Patienten eine ausgesprochene Hypertonie, sogar eine Rigidität und ein Symptomenbild genau wie bei der PARKINSONschen Krankheit zeigten, in anderen Fällen dagegen eine unzweideutige Hypotonie festgestellt wurde, während in wieder anderen Fällen, besonders von geheilten Kleinhirnabscessen, die große Teile des Kleinhirns vernichtet hatten, keine oder fast keine Symptome zu beobachten waren.

XX. Die Erscheinungen nach kombinierter Exstirpation von Klein- und Großhirn.

A. Das kleinhirnlose halbseitig großhirnlose Tier.

Beim Hunde Vici, bei dem gleichzeitig das Kleinhirn und die *rechte* Großhirnhälfte exstirpiert wurde, zeigte sich im Anschluß an diese kombinierte Exstirpation eine Streckstarre genau wie nach einer typischen Decerebration. Jedoch

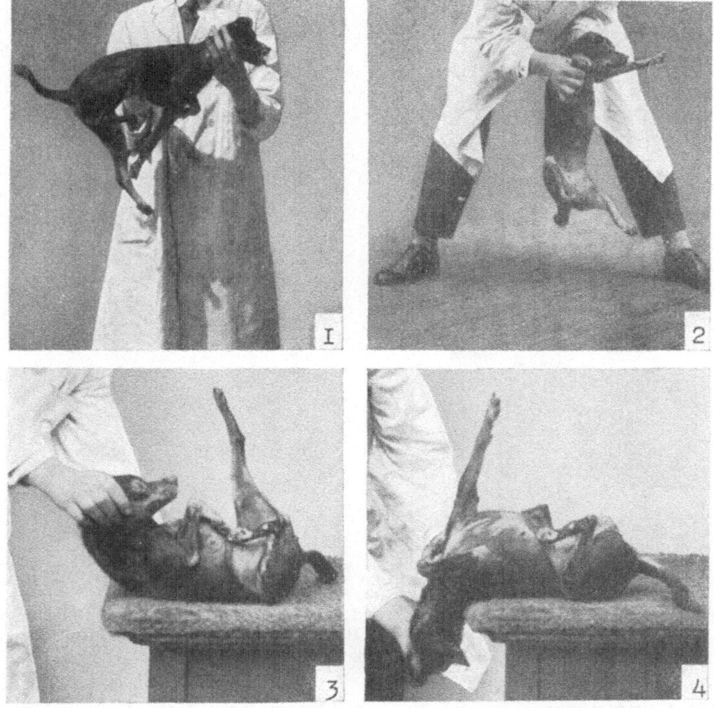

Abb. 273. Hund Vici nach Exstirpation des Kleinhirns und der *rechten* Großhirnhälfte. 1. Bei Bauchlage in der Luft hält das Tier die *linken* Pfoten gestreckt, die rechten gebeugt. 2. Ebenso bei Hängelage mit dem Kopf nach oben. 3. u. 4. Bei Rückenlage mit ventralwärts gerichteter Schnauze wird die linke Vorderpfote, bei dorsalwärts gerichteter Schnauze die linke Hinterpfote in die Luft gestreckt emporgehalten.

änderte sich dieser Zustand allmählich. Zuerst verschwand die Streckstarre der rechten Pfoten, während die linken viel länger steif blieben und sogar im Stadium der Dauerstörung, sowohl bei den verschiedenen Lagen in der Luft (Abb. 273), als bei Rückenlage auf einer Unterlage, noch eine erhöhte Neigung zur Streckstellung zeigten.

Auch am Halse war die Muskeltonusverteilung eine asymmetrische. Bei Hängelage mit dem Kopf nach unten (die Augen verschlossen) hatte die asymmetrische Anspannung der Halsmuskeln meistens eine geringe Wendung und Drehung des Kopfes nach links zur Folge, während bei Rückenlage durch eine kräftige Anspannung der linken Halsmuskeln eine Konkavität des Halses nach links auftrat.

Im Stadium der Dauerstörung war eine typische Kombination von den Erscheinungen, welche sich nach ausschließlicher halbseitiger Großhirnexstirpation und nach ausschließlicher Kleinhirnexstirpation zeigen, zu beobachten. Wir sahen, daß sowohl nach der Großhirn als nach der Kleinhirnexstirpation die Hinkebeinreaktionen verspätet, erst bei stärkerer Stellungsänderung, auftreten. Im Einklang damit waren beim Hunde Vici die Hinkebeinreaktionen an den linken Pfoten viel stärker gestört als an den rechten, obwohl sie auch an letzteren deut-

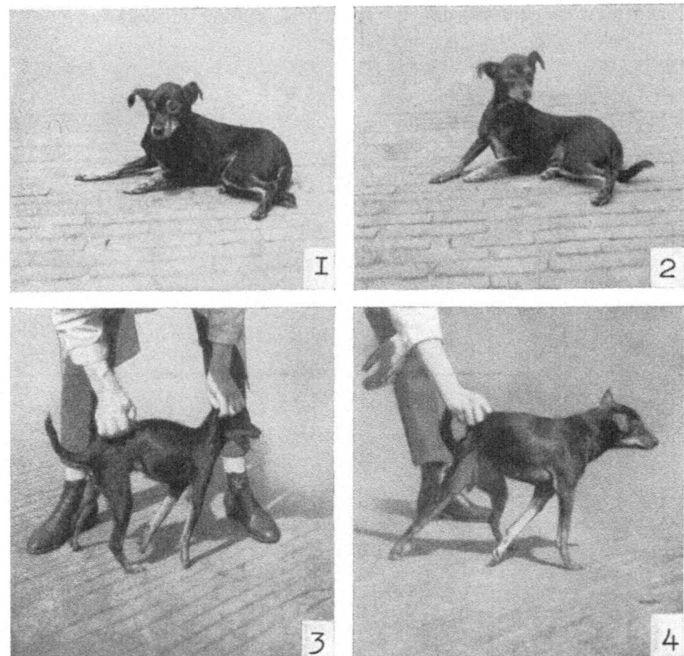

Abb. 274. Kleinhirnloser, rechtsseitig großhirnloser Hund Vici. 1., 2. Das Tier in seiner üblichen Stellung: Kopf frei gehoben in der Luft, Vorderkörper in Bauchlage, Hinterkörper in rechter Seitenlage. 3.—4. Das Tier in Stehstellung gehalten.

lich verspätet auftraten. An den linken Pfoten war diese Verspätung sogar so stark, daß die Hinkebeinreaktionen dieser Pfoten zur Erhaltung und Wiederherstellung des Gleichgewichts ganz unzweckmäßig waren, was zur Folge hatte, daß das Tier niemals frei zu stehen und zu laufen lernte.

Wohl erhob es sich manchmal mit einer Sprungbewegung auf seine vier Pfoten, um jedoch bald, nachdem es schnell einige Schritte gemacht hatte, umzufallen. Das Tier stürzte dann vornüber, weil die Vorderpfoten nicht genügend schnell und genügend weit nach vorn versetzt wurden. Gleichzeitig fiel es dabei fast stets auf die linke, zuweilen aber auf die rechte Seite.

Aus der Seitenlage hob es den Kopf sofort wieder frei in die Luft empor, drehte den Vorderkörper in Brustlage, während der Hinterkörper in Seitenlage verharrte. Wenn der Hinterkörper auf der linken Seite lag, so wurde er fast stets nach einiger Zeit, unter Wendung des Kopfes nach links, über den Bauch in rechte Seitenlage geführt. Die übliche Stellung des Tieres war also: Hinterkörper in rechter Seitenlage, Vorderkörper in Bauchlage, Kopf frei gehoben in der Luft und meistens etwas nach links gewendet (Abb. 274). Das Tier konnte aber auch den Kopf geradeaus halten, und ihn nach links und rechts, vorn- und hintenüber bewegen.

In dieser Haltung kroch das Tier fortwährend im Zimmer herum, auch über Gegenstände hin, und wußte dabei ein Ziel, das es sich gesetzt hatte, wie z. B. den Futter- oder Trinknapf, zu erreichen.

Infolge der Exstirpation der rechten Großhirnhälfte zeigte das Tier die folgenden Erscheinungen:

1. Hemianopsie.

2. Fehlen der Stehbereitschaft, sowohl auf optische Impulse wie auf Reize von

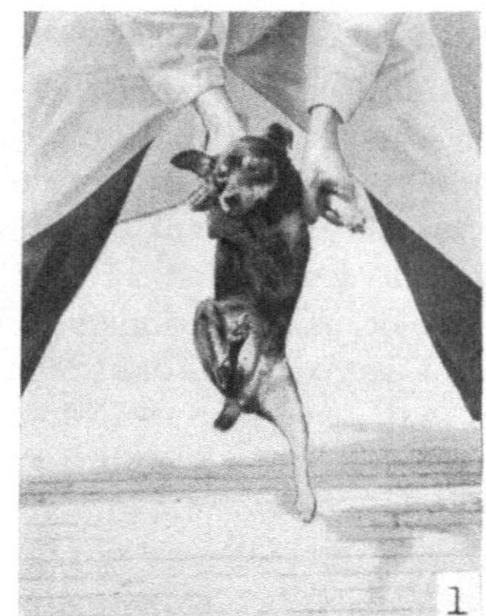

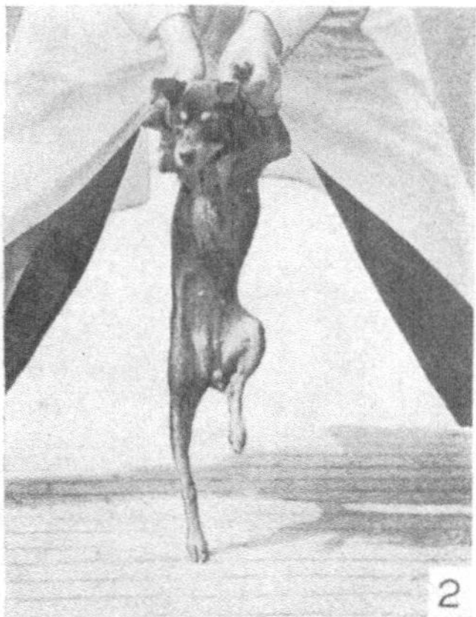

Abb. 275. Kleinhirnloser, rechtsseitig großhirnloser Hund Vici. 1. In Hängelage, Kopf oben. Das Tier hält die linke Hinterpfote gestreckt, die rechte in Beugestellung angezogen. 2. Auf Berührung des Hinterkörpers mit dem Boden hat das Tier nur die rechte Hinterpfote in Stehstellung gesetzt, nur die rechte Hinterpfote zeigt also Stehbereitschaft. (Beachte die Stellungsänderungen der linken Hinterpfote.)

der Körperoberfläche, an den *linken* Pfoten. Auf Berührung des Unterkiefers mit einem Tischrande wurde nur die rechte Vorderpfote auf den Tisch gesetzt, während die linke nach hinten gerichtet, mit gestrecktem Ellbogen- und Handgelenk, in der Luft hängen blieb (Abb. 16).

Wurde das Tier auf ein Gitterdach gelegt und die Pfoten zwischen dem Gitter durchgezogen, so wurden nur die linken Pfoten zurückgezogen und mit den Sohlen auf die Gitterstäbe gesetzt. Und ebenso brachte das Tier nur die rechte Hinterpfote in Stehstellung (Abb. 275), wenn es aus Hängelage, Kopf oben, abwärts bewegt wurde bis die Schwanzspitze oder der Hinterkörper den Boden berührte.

3. Herabgesetztsein der Stütztonusstärke der *linken* Pfoten. Obwohl die linken Pfoten eine erhöhte Neigung zur Streckstellung zeigten, und z. B. bei Hängelage, Kopf oben, einen deutlichen Strecktonus, die rechten dagegen einen deutlichen Beugetonus aufwiesen, so war doch die Stütztonusstärke der linken Pfoten viel geringer als diejenige der rechten. Wurde das Tier nur mit der rechten Vorderpfote auf eine Unterlage gesetzt, so gab diese Pfote bei einer Schulterbelastung

von 5 kg noch nicht nach, während die linke Vorderpfote in entsprechender Stellung schon bei einer Schulterbelastung von 1 kg einknickte.

4. Viel stärkeres Gestörtsein der Hinkebeinreaktionen und der propriozeptiven Korrektionsbewegungen an den linken als an den rechten Pfoten.

An den linken Pfoten traten diese Reaktionen erst bei viel ausgiebigeren Stellungsänderungen auf als an den rechten. Dieser Unterschied muß als eine Folge der halbseitigen Großhirnexstirpation gedeutet werden, da sich ein ähnlicher Unterschied auch nach ausschließlicher halbseitiger Großhirnexstirpation zeigt. Daß aber die Störungen an den linken Pfoten so besonders stark waren, viel stärker als es nach halbseitiger Großhirnexstirpation üblich ist, und daß diese Reaktionen auch an den rechten Pfoten (Abb. 276) deutlich verspätet auftraten, muß dagegen durch die Kleinhirnexstirpation verursacht sein.

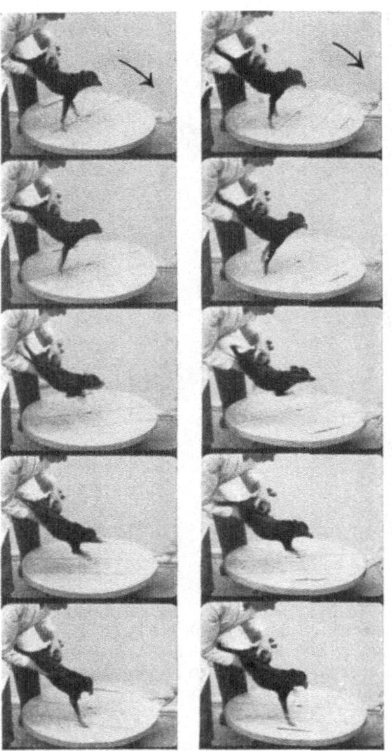

Abb. 276. Hinkebeinreaktionen der rechten Vorderpfote. Beachte das verspätete Auftreten und die hypermetrische Ausführung dieser Reaktionen. (Siehe auch Abb. 201.)

5. Muß auch als eine Folge der rechtsseitigen Großhirnexstirpation gedeutet werden, daß beim Hin- und Herschunkeln des Tieres, wenn es sich auf die linken Pfoten stützte, an den rechten Pfoten keine oder fast keine Schunkelreaktionen zu beobachten waren. Dagegen löste das Schunkeln beim Stehen auf den rechten Pfoten besonders übermäßige (Folge der Kleinhirnexstirpation!) Beuge- und Streckbewegungen der linken Pfoten aus (Abb. 161).

Als Folgen der Kleinhirnexstirpation zeigte das Tier ferner:

a) unbeherrschte Bewegungen, wie Kopf- und Rumpfwackeln, besonders wenn es auf seine Pfoten gesetzt wurde,

b) eine ausgesprochene Hypermetrie aller Bewegungen, sowohl des Kopfes wie der Extremitäten (Abb. 276),

c) ein besonders lebhaftes Auftreten, *auch bei Rückenlage,* der Magnet- und Stützreaktionen an allen vier Pfoten.

Das lebhafte Auftreten der Magnetreaktion an den linken Pfoten ist besonders darum merkwürdig, weil diese Reaktion bei Tieren, bei denen ausschließlich die rechte Großhirnhälfte exstirpiert war, an den linken Pfoten entweder ganz fehlte oder nur schwach angedeutet war. Beim Hunde Vici bedingte aber Berührung der Sohlen der linken Pfoten sofort eine lebhafte Streckung mit deutlicher Fixation in Streckstellung. Der verstärkende Einfluß der Kleinhirnexstirpation kompensierte also nicht nur den abschwächenden Einfluß der Großhirnexstirpation, sondern bedingte sogar noch ein abnorm lebhaftes, ungehemmtes Auftreten dieser Reaktion (Abb. 277, Nr. 2).

Auf dem kombinierten Ausfall der Klein- und Großhirnfunktionen beruht wahrscheinlich die Streckstellung, welche die linken Pfoten, auch ohne daß sie statisch beansprucht waren, bei Rückenlage und anderen Lagen zeigten. Ebenso beruht darauf vermutlich auch die besonders starke und automatische Beeinflussung des Muskeltonus der linken Pfoten durch Stellungsänderungen des Kopfes, der kontralateralen Pfoten, des Beckens usw. Wir haben gesehen, daß bei Rückenlage, die Schnauze ventralwärts gerichtet, die linke Hinterpfote ganz gestreckt war (Abb. 273) und deutlichen Widerstand gegen passive, nicht statische Beugung bot. Diese Streckstellung und der Widerstand verschwanden unter anderem:

auf dorsalwärtsgerichtete Stellungsänderung des Kopfes (Abb. 278, Nr. 1 und 2),

auf Kneifen des Schwanzes,

auf Bewegung des Beckens dorsalwärts in den Lumbalgelenken,

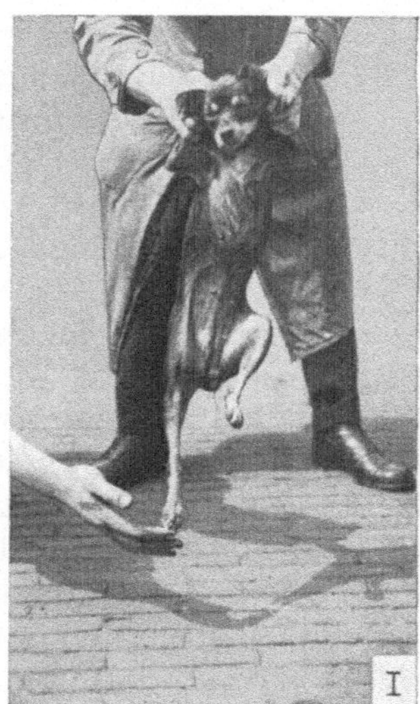

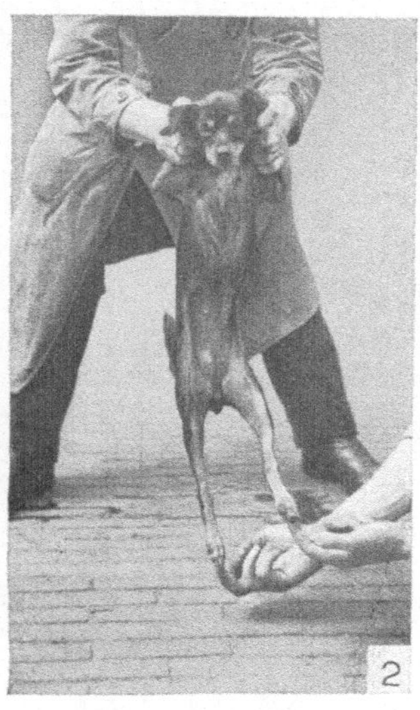

Abb. 277. Kleinhirnloser, rechtsseitig großhirnloser Hund Vici. Magnetreaktion der linken Pfoten. 1. Das Tier in Hängelage, Kopf oben. Auf Berührung der Sohle der rechten Hinterpfote hat diese Pfote sich gestreckt (Magnetreaktion), die andere, linke Hinterpfote sich zu gleicher Zeit gebeugt. 2. Auf anschließende Berührung der Sohle der linken Hinterpfote ist auch diese Pfote in Streckung übergegangen.

auf Bewegung der beiden statisch beanspruchten Vorderpfoten nach hinten,

und auf statische Beanspruchung oder Berührung der Sohle der gegenüberliegenden Hinterpfote (Abb. 278, Nr. 2 und 3).

Wurde bei Rückenlage des Tieres die statisch beanspruchte rechte Hinterpfote passiv im Hüftgelenk bewegt, wobei sich das Becken infolge der Fixation mitbewegte, so zeigte die linke Hinterpfote bald Beuge- bald Streckstellung. Auf Abduction der rechten Hinterpfote ging die linke in Streckung über, während sie auf anschließende Adduction der rechten Hinterpfote wieder in Beugestellung zurückkehrte, sich also wie bei den Schunkelreaktionen verhielt. Wurde die rechte Hinterpfote abwechselnd nach vorn und hinten bewegt, so sah man:

beim Passieren der Mittelstellung: Beugung der linken Hinterpfote (Abb. 279, Nr. 2),

bei stark nach hinten gerichteter Stellung: Streckung der linken Hinterpfote (Abb. 279, Nr. 1),

bei stark nach vorn gerichteter Stellung: ebenfalls Streckung der linken Hinterpfote (Abb. 279, Nr. 3).

Wurde auf die Sohle der rechten Hinterpfote ein starker Druck ausgeübt, so daß die Pfote etwas einknickte, so trat Streckung der linken Hinterpfote auf, während bei nach oben ziehen der rechten Hinterpfote die linke in Beugestellung zurückkehrte (Abb. 280).

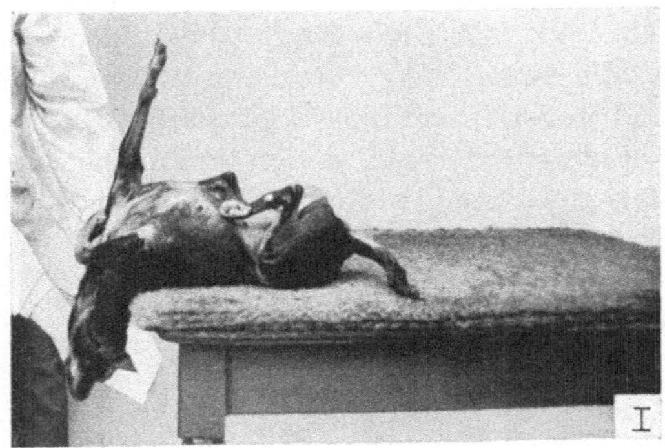

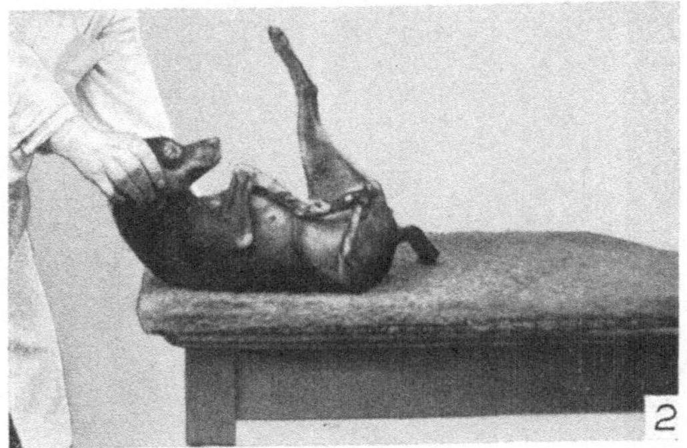

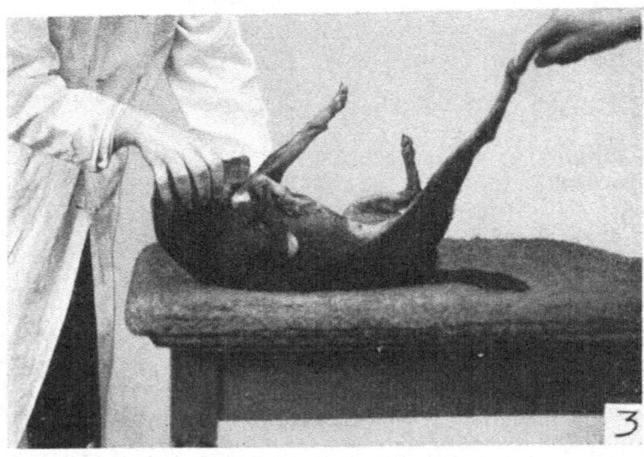

Abb. 278. Kleinhirnloser, rechtsseitig großhirnloser Hund Vici in Rückenlage. 1. Bei dorsalwärts gerichteter Stellung des Kopfes zeigt die linke Hinterpfote Beugestellung (die linke Vorderpfote Streckstellung). 2. Auf Bewegung des Kopfes ventralwärts ist die linke Hinterpfote in Streckstellung übergegangen. 3. Auf Berührung der Sohle der rechten Hinterpfote ist die linke Hinterpfote wieder in Beugestellung zurückgefallen.

Dieselben passiven Bewegungen der linken Hinterpfote lösten keine Stellungsänderungen der rechten aus.

Der Muskeltonus der linken Hinterpfote wurde nicht nur durch Stellungsänderungen des Kopfes, des Beckens, der Vorderpfoten und der gegenüberliegenden Hinterpfote, sondern auch durch Stellungsänderungen der Pfote selber beeinflußt. Wurde die Pfote durch Druck an der Außenseite des Oberschenkels adduziert, so ging sie in Beugung, dagegen bei Abduction durch Druck an der Innenseite in Streckung über.

Die linke Vorderpfote zeigte fast ähnliche Erscheinungen, auch sie ging in Streckung über, wenn die gegenüberliegende Pfote nach hinten bewegt oder abduziert wurde. Auf Stellungsänderungen des Kopfes reagierte sie aber entgegengesetzt wie die Hinterpfote, sie ging doch bei Ventralflexion des Kopfes in Beugung, bei Dorsalbewegung in Streckung über (Abb. 278, Nr. 1 und 2). Erwähnenswert ist ferner, daß die linke Vorderpfote auch in Streckung überging sowohl wenn ein starker Druck auf die Sohle der rechten *Hinter*pfote ausgeübt wurde (Abb. 280), als auch auf starke Bewegung dieser Pfote nach hinten (Abb. 279, Nr. 1).

Wir sehen also, daß nicht nur die Vorderpfoten einen Einfluß auf die Hinterpfoten ausüben, sondern auch die Hinterpfoten die Vorderpfoten beeinflussen!

Beim Hunde Vici war also ein fast nicht entwirrbares Symptomenbild vorhanden, das jedoch durch Vergleich einerseits mit den Tieren, bei denen ausschließlich eine Großhirnhälfte, andererseits mit Tieren, bei denen ausschließlich das Kleinhirn entfernt war, viel verständlicher wurde. Besonders merkwürdig war bei diesem Tier die ganz maschinenmäßige Beeinflussung des Muskeltonus und der Stellung der linken Pfoten durch die Stellung des Kopfes, des Beckens und der rechten Pfoten. Zahlreiche übereinstimmende Beobachtungen sind früher bei den großhirnlosen und kleinhirnlosen Tieren beschrieben worden, jedoch zeigten sich bei diesen Tieren diese Einflüsse nur deutlich, wenn die Pfoten statisch beansprucht waren, beim Hunde Vici traten dagegen die verschiedenen Reaktionen auch deutlich an den frei in der Luft gehaltenen linken Pfoten auf, sogar wenn das Tier auf dem Rücken lag. Die Katze Espérance und der Hund Däumling, denen ebenfalls eine Großhirnhälfte und das Kleinhirn entfernt wurden, zeigten Erscheinungen, die im großen und ganzen mit den oben beschriebenen übereinstimmten.

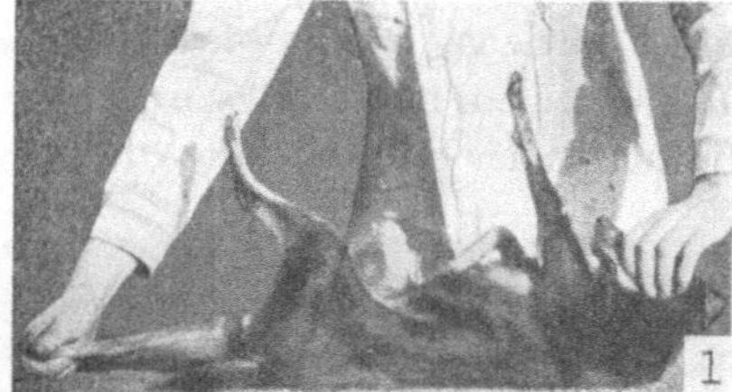

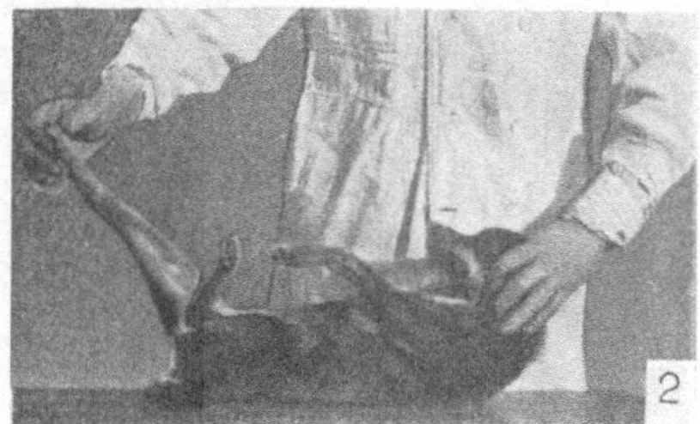

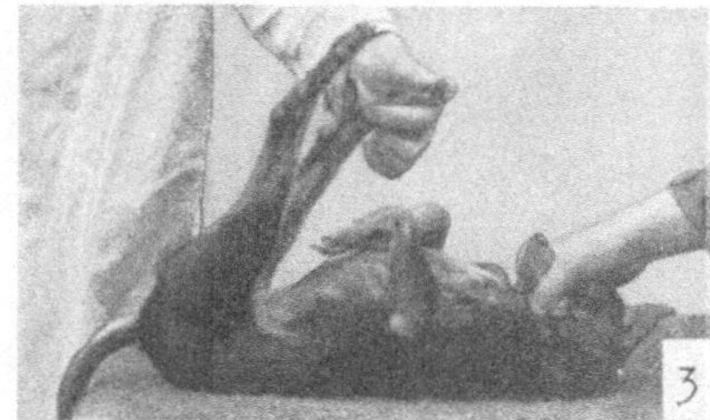

Abb. 279. Kleinhirnloser, rechtsseitig großhirnloser Hund Vici in Rückenlage, die Schnauze ventralwärts gerichtet. 1. Auf Bewegung der gestreckten, rechten Hinterpfote nach hinten ist die linke Hinterpfote in Streckung übergegangen. 2. Bei der Bewegung der rechten Hinterpfote nach vorn fällt, sobald diese Pfote sich der Mittelstellung nähert, die linke in Beugestellung (siehe auch Abb. 277 Nr. 3), um 3. bei nach vorn gerichteter Stellung der rechten Hinterpfote, wobei das Becken auch ventralwärts gerichtet ist, wieder in Streckstellung überzugehen. Beachte auch die Reaktionen der linken Vorderpfote.

B. Der Hund ohne Groß- und Kleinhirn.

Beim Hund Robbie wurden:

am 9. Dezember 1926 die linke Großhirnhälfte, am 29. Dezember 1926 die rechte Großhirnhälfte, und am 7. Februar 1927 das Kleinhirn exstirpiert.

Das Tier starb an einer Staupeencephalitis am 17. März 1927. Bei der Obduktion

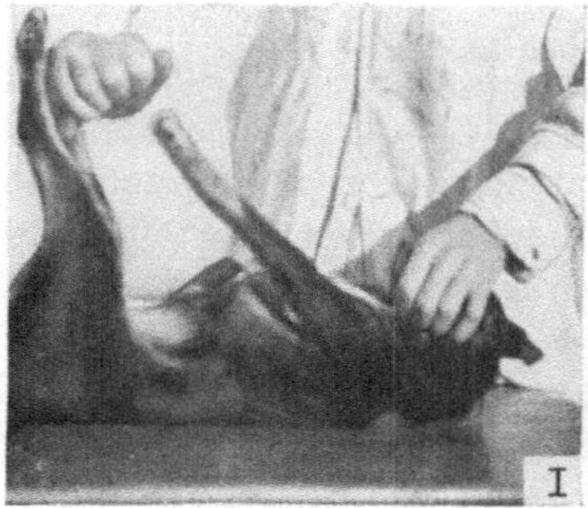

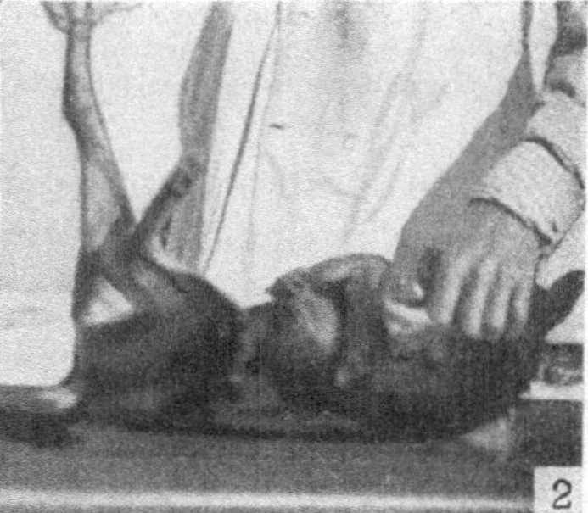

Abb. 280. Kleinhirnloser, rechtsseitig großhirnloser Hund Vici in Rückenlage. 1. Auf die Sohle der rechten Hinterpfote wird starker Druck ausgeübt. Die linke Hinterpfote ist gestreckt. 2. Die rechte Hinterpfote wird nach oben gezogen. Die linke Hinterpfote fällt in Beugestellung.

ergab sich eine purulente Bronchitis und Pneumonie, und ein Empyem des rechten Sinus frontalis.

Nach der Exstirpation der linken Großhirnhälfte zeigte das Tier die üblichen Erscheinungen, wie gestörte Stehbereitschaft an der rechten Seite, Hemianopsie, Imkreislaufen nach links usw. Auch zeigten die rechten Pfoten die typischen Störungen der Hinkebeinreaktionen, und die Stütztonusstärke der rechten Pfoten, besonders der Hinterpfote, war deutlich herabgesetzt.

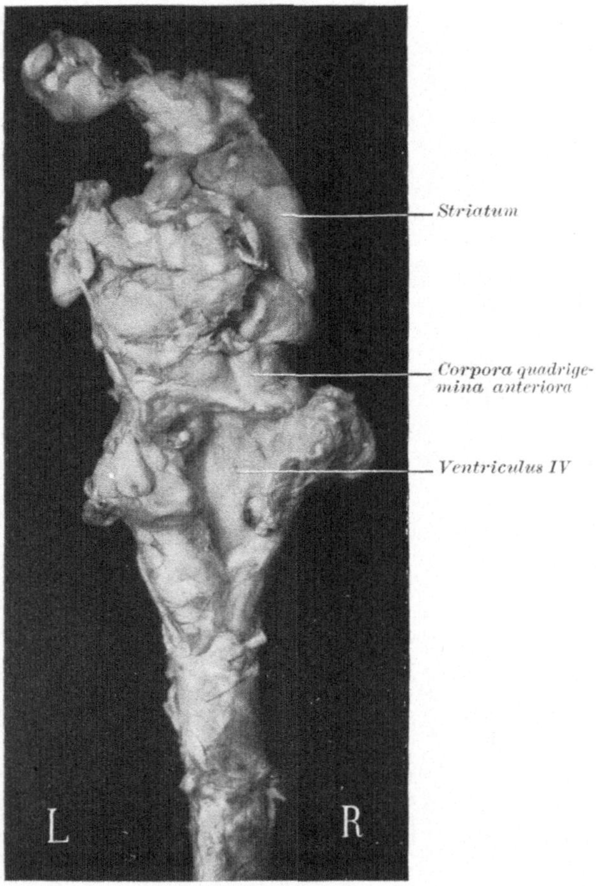

Nach der Exstirpation der zweiten, rechten Großhirnhälfte hielt merkwürdigerweise das Nachlinksherumlaufen an, im Gegensatz zu den anderen Tieren, die danach in der ersten Zeit nach rechts herumliefen.

Das Herumlaufen nach links ist um so merkwürdiger, weil das Tier beim Stillstehen den Kopf fast stets etwas nach rechts wendete und bei Hängelage mit dem Kopf nach unten keine deutliche Grunddrehung zeigte, sondern den Kopf symmetrisch zum Rumpf hielt. Sowie das Tier aber anfing zu laufen, wurde der Kopf nach links gewendet, und diese Stellung wurde beim Nachlinksherumlaufen beibehalten.

Abb. 281. Hund Robbie. Die intakt gebliebenen Teile des Zentralnervensystems von der Dorsalseite gesehen. Für die mikroskopische Untersuchung in Serienschnitten siehe die Nr. 208 u. 240 der Literaturliste.

Später lief das Tier große Strecken geradeaus und zeigte, je nach den Umständen, ein Abweichen bald nach links, bald nach rechts. In diesem Stadium war keine deutliche Asymmetrie mehr zu beobachten, auch nicht seitens der verschiedenen Extremitätenreaktionen, der Muskeltonusverteilung usw. Dies ist besonders deshalb erwähnenswert, weil bei der Großhirnexstirpation das linke Corpus striatum mitentfernt wurde, dagegen das rechte nicht (Abb. 281 und 282).

Das Tier zeigte jetzt die typischen Erscheinungen eines großhirnlosen Hundes. Die Stehbereitschaft fehlte ganz (Abb. 258), ebenso wie die übrigen bedingten Reflexe auf optische und akustische Impulse und auf Erregungen von der Körperoberfläche. Noch einige andere Erscheinungen möchte ich, zum Vergleich mit dem Verhalten nach der darauffolgenden Kleinhirnexstirpation, hier erwähnen.

Das Tier konnte gut laufen und zeigte weder beim Stehen noch beim Laufen eine abnorme Streckstellung der Pfoten (Abb. 257, 283). Passiv gegebene abnorme Pfotenstellungen wurden gut korrigiert, obwohl die „bedingte“ Korrektion auf Reize von der Körperoberfläche fehlte.

Die Korrektion auf propriozeptive Reize trat dagegen deutlich auf. Berührung der Sohlen löste keine deutlichen Magnetreaktionen aus. Die propriozeptiven Stützreaktionen waren aber deutlich vorhanden, und bei Bauchlage des Tieres bedingte die statische Beanspruchung, sowohl an den Vorder- wie an den Hinterpfoten, eine deutliche Fixation in Streckstellung. Jedoch war die Fixation der Hinterpfoten auch bei diesem Tier nicht so stark wie vor der Großhirnexstirpation; die Stütztonusstärke der Hinterpfoten zeigte sich deutlich herabgesetzt.

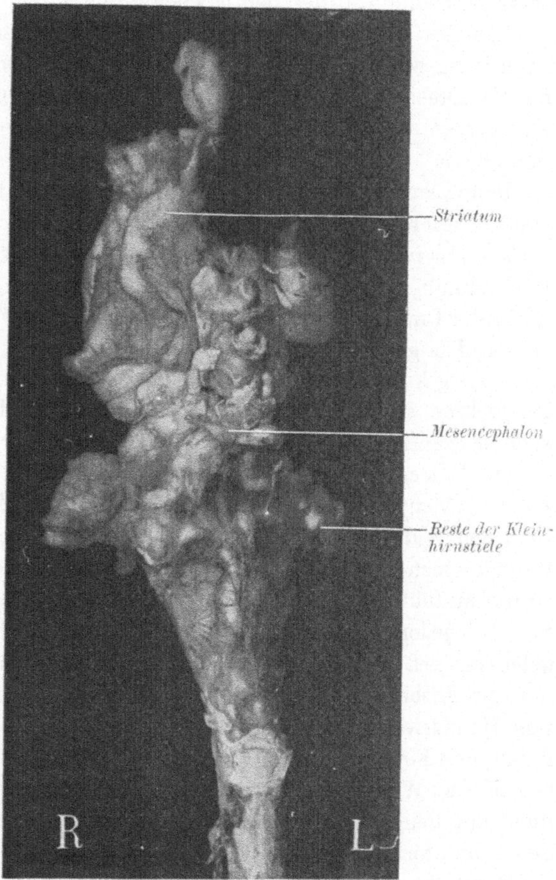

Abb. 282. Hund Robbie. Die intakt gebliebenen Teile des Zentralnervensystems von der Ventralseite gesehen. (Für die mikroskopische Untersuchung an Serienschnitten siehe Nr. 208 und 240 der Literaturliste.)

Sützonusstärke der Pfoten beim Hunde Robbie am 5. Februar 1927, also 38 Tage nach der Großhirnexstirpation:

Körpergewicht des Tieres 6,8 kg,
Stütztonusstärke d. Vorderpfoten $>$14 kg $<$ 16 kg,
Stütztonusstärke d. Hinterpfoten $>$ 3 kg $<$ 4 kg.

Infolge der geringen Stütztonusstärke knickten die Hinterpfoten sofort ein, wenn ein Sandsack von 1,7 kg auf den Rücken des Tieres gelegt wurde. Diese Störungen des Muskeltonus bilden wahrscheinlich auch die Ursache dafür, daß die Hinterpfoten keine deutlichen Schunkelreaktionen zeigten, und daß die Anpassung der Pfotenstellung an die Stellung der Unterlage beim Stehen auf einem Brett, das langsam am Kopf- und Schwanzende auf- und abbewegt wurde, wenig prompt auftrat.

Die Stütztonusstärke der Hinterpfoten war deutlich größer, wenn der Vorderkörper passiv gehoben war, und das Tier sich also allein auf die in den Hüftgelenken stark nach hinten gerichteten Hinterpfoten stützte. Die Hinterpfoten knickten dann nicht ein, obwohl fast das ganze Rumpfgewicht (6,8 kg) auf ihnen ruhte. Das Einknicken blieb ebenfalls aus, wenn das Tier sich auf die Hinterpfoten aktiv gegen eine Wand stellte.

Auf Beugung der Endglieder verschwand der Stütztonus ganz.

Bei Rückenlage des Tieres wurden die Pfoten bei allen Kopfstellungen gebeugt gehalten, und bei dieser Lage bedingte die statische Beanspruchung der Hinterpfotensohlen keine Streckung, und keine oder nur geringe Fixation der passiv gestreckten Hinterpfoten, auch nicht wenn die Schnauze vertikal nach oben oder ventralwärts gerichtet war. Die Rückenlage übte also, wie gewöhnlich auch bei intakten Hunden, einen deutlich hemmenden Einfluß auf die Stützreaktionen aus.

Das Tier zeigte prompte Hinkebeinreaktionen der Vorder- und Hinterpfoten nach vorn, hinten, außen und innen. Auch wenn man das Tier mit einer Pfote auf die Drehscheibe setzte, traten diese Reaktionen lebhaft auf und zeigten nur eine geringe Verspätung. Die verschiedenen Stellreflexe waren ebenfalls lebhaft vorhanden.

Beim Laufen zeigte es eine normale Koordination und die Pfoten wurden dabei stets in erforderlicher Weise auf den Boden gesetzt.

Die Exstirpation des Kleinhirns am 7. Februar 1927 hatte bei dem großhirnlosen Hunde, wie auch oft bei intakten Hunden, das Auftreten des Symptomenbildes der Enthirnungsstarre zur Folge. Im Anschluß an die Kleinhirnexstirpation lag das Tier ganz steif auf der Seite mit starrem, dorsalwärts gezogenem Nacken, aufwärts gekrümmtem Rücken, dorsalwärts gezogenem Schwanze und mit ganz gestreckten, steifen Vorder- und Hinterpfoten. Das Tier machte gar keinen Versuch sich aufzurichten; die Labyrinth- und Körperstellreflexe fehlten.

Die Extremitäten boten starken Widerstand gegen passive Beugung, und der Extremitätentonus zeigte typische Plastizität. Bei der passiven Beugung fühlte man den Widerstand stoßweise nachgeben (Clasp knife phenomenon und Zahnradphänomen). Hielt man die Hand gegen die Sohle der passiv gebeugten Pfote, so war zu fühlen, daß auch das Wiederkehren des Strecktonus stoßweise, manchmal bei jeder Respirationsbewegung, stattfand. Passive Beugung des Handgelenkes stieß auf starken, elastischen Widerstand und bedingte geringes zwangsmäßiges Mitbeugen des Ellbogengelenkes. Jedoch bedingte die passive Beugung von Handgelenk und Fingern kein Nachlassen des Strecktonus; bei gebeugten Hand- und Fingergelenken stieß die passive Beugung des Ellbogens doch noch auf erheblichen Widerstand. Auch an den Hinterpfoten verschwand der Strecktonus nicht auf Beugung der Zehen. Die negativen Stützreaktionen zeigten jetzt also deutliche Störungen.

Durch Ausüben von Druckstößen auf die Sohlen nahm die Steifheit zu. Statische Beanspruchung hatte also noch einen deutlichen Erfolg. Bei dem passiv auf seine Pfoten gestellten Tier zeigten die Pfoten eine übertriebene Streckstellung, während die Schnauze durch die starke Anspannung der Nackenheber nach oben gerichtet in die Luft gehalten wurde. Die Pfoten knickten unter dem Gewicht des Rumpfes nicht ein.

Auch bei Rückenlage waren die Pfoten steif und wurden gestreckt in die Höhe gehalten, und das Ausüben von Druckstößen auf die Sohlen hat auch bei dieser Lage noch eine deutliche Zunahme der Steifheit zur Folge. Die Rückenlage übte also jetzt keinen hemmenden Einfluß mehr aus, weder auf den Strecktonus noch auf die durch statische Beanspruchung ausgelösten Reaktionen.

Die Schunkel-, Stemmbein- und Hinkebeinreaktionen, ebenso die propriozeptiven Korrektionsbewegungen, fehlten. Dagegen waren eine Anzahl von anderen Reflexen lebhaft vorhanden, so bedingte Berührung der Ohrhaare einen lebhaften Ohrmuschelreflex, Berührung des Naseninnern den Niesreflex. Auch der Corneareflex, der Augenlidreflex auf Berührung der Wimper, der gleichseitige Beugereflex und der gekreuzte Streckreflex auf Kneifen der Zehen zeigten sich lebhaft.

Das Tier schluckte gut das ins Maul gesteckte Fleisch (vom dritten Tage ab) und urinierte und defäzierte spontan. Der Harn zeigte keine Abweichungen, enthielt keinen Zucker und kein Albumen, auch nicht am Operationstag und in den ersten Tagen nach der Exstirpation.

Das Tier war anfallsweise unruhig, machte dann alternierende Laufbewegungen, wobei die Bewegungen hauptsächlich in den Schulter- und Hüftgelenken statt-

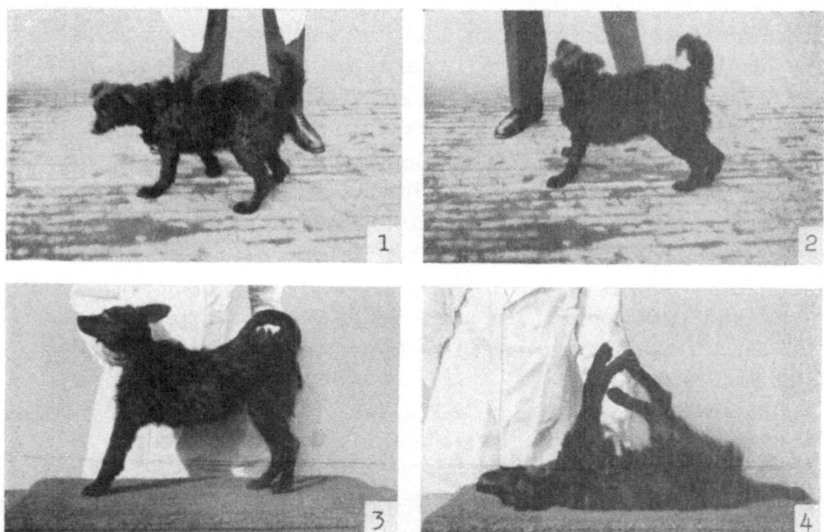

Abb. 283. Hund Robbie. 1.—2. Das Tier, 38 Tage nach der Großhirnexstirpation und 2 Tage *vor der Kleinhirnexstirpation*, freistehend. Die Pfoten zeigen keine übermäßige Streckstellung. 3.—4. Das Tier 6 Tage *nach der Kleinhirnexstirpation*. Es ist noch deutlich steif. Bei Stehstellung (3.) zeigen die Pfoten, besonders die Vorderpfoten, eine übertriebene Streckstellung. Kopf und Schwanz werden aktiv gehoben gehalten. Auch bei Rückenlage (4.) werden die Pfoten jetzt gestreckt in die Höhe gehalten.

fanden, und fast keine Beugung der Ellbogen- und Kniegelenke zu beobachten war.

Die Starre des Tieres nahm allmählich ab, jedoch war am Ende der ersten Woche noch eine deutlich erhöhte Neigung zur Streckstellung vorhanden (Abb. 283, Nr. 3—4).

Auch jetzt noch hielt das Tier bei Rückenlage die Pfoten in die Luft emporgestreckt (Abb. 283, Nr. 4), und es war also noch kein deutlicher hemmender Einfluß der Rückenlage zu beobachten. Es trat sogar meistens, unter dem Einfluß der tonischen Labyrinthreflexe, eine deutliche Zunahme von Nacken- und Extremitätensteifheit beim Umlegen aus Bauch- in Rückenlage auf. Auch wenn bei Seitenlage des Tieres, wobei es jetzt keine maximale Starre mehr zeigte, der Kopf passiv in Rückenlage gedreht wurde, bedingten die tonischen Labyrinthreflexe eine deutliche Zunahme der Streckstellung und der Steifheit an allen vier Extremitäten. Außerdem war dabei ein deutlicher Einfluß der tonischen Halsreflexe zu beobachten (die Zunahme war an den Schädelbeinen geringer als an den Kieferbeinen), jedoch überwog der Einfluß der tonischen Labyrinthreflexe.

Außer den tonischen Hals- und Labyrinthreflexen war jetzt auch ein deutlicher Einfluß der Rückenkrümmung auf den Strecktonus der Hinterpfoten zu beobachten. Wie erwähnt lag das Tier fortwährend in Seitenlage mit gestreckten Hinterpfoten und der Rücken zeigte eine Dorsalkonvexität. Wurden bei dieser Stellung die Pfoten passiv gebeugt, und wurde dabei sorgfältig jede Stellungsänderung des Rückens vermieden, so kehrten die Pfoten beim Loslassen bald wieder in Streckstellung zurück. Wurde dagegen bei der passiven Beugung der Hinterpfoten der Rücken zu gleicher Zeit hohl gemacht, so verharrten die Hinterpfoten nach dem Loslassen in Beugestellung. Obwohl die Starre geringer geworden war, konnten die Pfoten den Rumpf noch tragen (Abb. 283, Nr. 3); die Vorderpfoten knickten sogar noch nicht ein, wenn auf die Schultern ein Sandsack von 5 kg gelegt wurde (Abb. 284, Nr. 1), die Hinterpfoten klappten dagegen jetzt bereits bei ganz geringem Druck auf das Becken sofort zusammen. Auch wenn man den Vorderkörper passiv emporhob, gab der Strecktonus der Hinterpfoten nach; diese Pfoten konnten also nicht mehr allein das Rumpfgewicht tragen, wozu sie beim großhirnlosen Tier vor der Kleinhirnexstirpation noch imstande waren. Wurde das Tier mit den Hinterpfoten auf eine Wage gesetzt und sodann der Vorderkörper gehoben oder auf das Becken ein Druck ausgeübt, so ergab sich, daß die Hinterpfoten bereits bei einem Gegendruck von 2 kg nachgaben (Abb. 284, Nr. 3), während die Vorderpfoten bei einem Gegendruck von 9 kg noch nicht (Abb. 283, Nr. 2), von 11 kg dagegen wohl einknickten.

Stütztonusstärke:

Von beiden Vorderpfoten bei Stehstellung	+ 9 kg	− 11 kg
Von beiden Hinterpfoten bei Stehstellung	+ 1 „	− 2 „
Von beiden Hinterpfoten bei Seitenlage	+ $^1/_2$ „	− 1 „

Die Stütztonusstärke war also jetzt geringer als vor der Kleinhirnexstirpation, obwohl das Tier noch deutlich steif war. Wie wir gesehen haben, war nach Kleinhirnexstirpation bei intakten Tieren auch oft vorübergehend eine Abnahme der Stütztonusstärke zu beobachten.

Wurden die Vorderpfoten vom Hund Robbie mit der Rückseite der Hände auf die Wage gesetzt, so ertrugen die Pfoten wohl einen Gegendruck von 7, dagegen nicht von 8 kg. Bei gebeugtem Handgelenk war der Widerstand der Pfote gegen passive Beugung also etwas geringer, eine typische negative Stützreaktion trat jedoch auch jetzt noch nicht auf.

In der zweiten und dritten Woche nach der Kleinhirnexstirpation nahm die Steifheit allmählich immer mehr ab, und zu gleicher Zeit kehrten die Labyrinthreflexe wieder. In der dritten Woche drehte das Tier den Kopf sowohl aus linker wie aus rechter Seitenlage auf einer Unterlage in Normalstellung, so daß der Kopf jetzt stets mit dem Unterkiefer platt auf der Unterlage lag. Auch brachte es nun manchmal aus rechter Seitenlage den ganzen Vorderkörper in Bauchlage und lag dann unter Wendung des Kopfes nach links zusammengerollt wie ein intakter Hund. Bei dieser Lage hielt das Tier die vier Pfoten gebeugt, jedoch zeigten die Ellbogengelenke meistens noch nicht eine so starke Beugestellung wie bei intakten Hunden in dieser Lage. Oft auch machte das Tier Versuche, sich ganz aus der rechten Seitenlage aufzurichten, jedoch fiel der Hinterkörper, sobald er etwas emporgehoben war, wieder in Seitenlage zurück, so daß die Versuche sich aufzurichten meistens nur Uhrzeigerbewegungen nach links zur Folge hatten. Wenn das Tier aber sehr unruhig war, so machte es zuweilen auf einmal eine Sprungbewegung, wobei sich der ganze Rumpf vom Boden emporhob, um darauf in linke Seitenlage zu fallen.

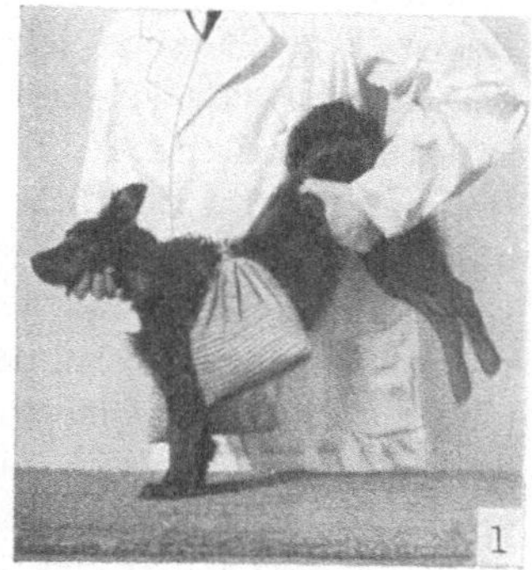

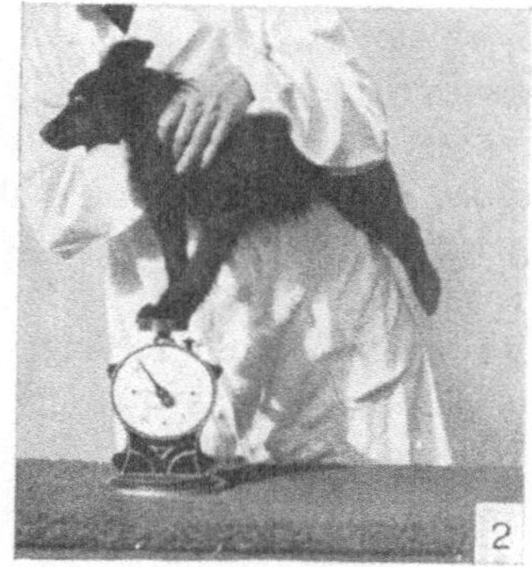

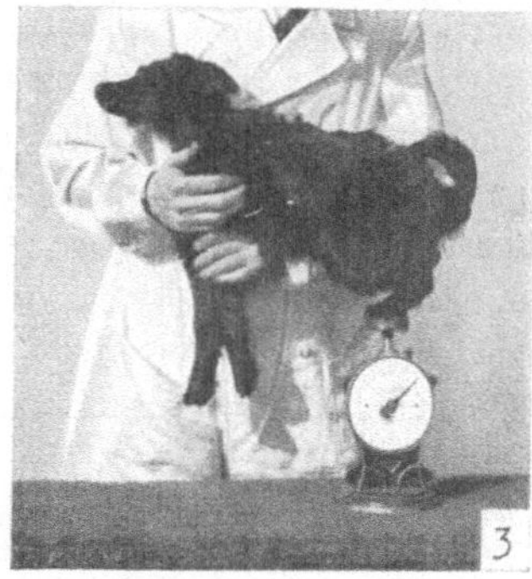

Abb. 284. Kleinhirn-großhirnloser Hund Robbie. 1. Die Vorderpfoten knicken bei Belastung der Schultern mit einem Sandsack von 5 kg nicht ein. 2. Ebensowenig klappen sie zusammen, wenn auf die Sohlen ein Gegendruck von 9 kg ausgeübt wird. 3. Die Hinterpfoten gaben dagegen bei einem Gegendruck von 2 kg bereits nach.

Aus dieser Seitenlage drehte es ebenfalls den Kopf in Normalstellung; an diese Kopfdrehung schloß sich aber keine Drehung des Vorderkörpers in Brustlage an. Auch bei dieser Seitenlage wurden die Pfoten jetzt etwas gebeugt gehalten, jedoch war, besonders an den Vorderpfoten, ein abnormer Strecktonus noch stets vorhanden, und zwar deutlicher ausgeprägt als bei rechter Seitenlage des Tieres.

Die Streckstarre zeigte sich noch in typischer Weise, wenn das Tier auf den Rücken gelegt oder passiv in Bauchlage in die Luft emporgehoben wurde. Der Kopf ging dann sofort hintenüber, die Pfoten streckten sich, das Tier wurde sehr unruhig und fing meistens an heftige Laufbewegungen zu machen. Wenn es emporgehoben wurde, kläffte es auch manchmal wie ein böser, ungeduldiger Hund. Das auf der Seite liegende Tier konnte noch nicht den Kopf ruhig frei in der Luft halten; es hatte den Kopf noch nicht in seiner Gewalt. Der gehobene Kopf wurde nach rechts und links geworfen, hintenübergezogen, dann durch Seitenlage wieder vornübergeführt. Oft folgten diese Bewegungen in gesetzmäßiger Weise aufeinander und so kam es zu sehr komplizierten, eigenartigen rotierenden Bewegungen. Manchmal schlug der Kopf bei diesen Bewegungen auf den Käfigboden auf, oder stieß heftig gegen die Seitenwände, was oft ein wuterfülltes Heulen auslöste.

Diese Kopfbewegungen zeigte das Tier auch, wenn es in der Luft gehalten wurde. Wartete man aber ab bis es ruhig geworden war, so hielt es sowohl bei linker wie bei rechter Seitenlage in der Luft den Kopf 45° zur Normalstellung gedreht (Labyrinthstellreflexe).

In der vierten und fünften Woche nach der Kleinhirnexstirpation hatte die erhöhte Streckneigung noch mehr abgenommen, und das Tier zeigte jetzt typische positive und negative Stützreaktionen.

Bei gebeugten Endgliedern waren nun die Pfoten ganz schlaff, während die statisch beanspruchten Pfoten nur sehr schwer zu beugen waren. Die Stütztonusstärke war deutlich größer geworden. Das zeigte sich auch, wenn man das Tier auf seine Hinterpfoten setzte und den Vorderkörper emporhob. Die Hinterpfoten knickten dann nicht mehr ein und waren also wieder imstande, den Rumpf zu tragen. Jedoch auch jetzt war noch die Stütztonusstärke der Hinterpfoten deutlich schwächer als bei intakten Hunden, zeigte aber keinen deutlichen Unterschied mehr mit der Stütztonusstärke vor der Kleinhirnexstirpation. Dem Tier fehlten auch jetzt deutliche Magnetreaktionen. Bewegte man das auf den Hinterpfoten stehende Tier nach rückwärts, so wurden die Pfoten alternierend rückwärts versetzt, und ebenso trat bei Bewegung des Rumpfes nach links oder rechts Seitwärtslaufen der Hinterpfoten auf. Auch wenn das Tier sich nur mit einer Hinterpfote auf eine Unterlage stützte und sodann passiv in verschiedenen Richtungen bewegt wurde, versetzte es die Hinterpfote nach vorn und hinten, nach außen und innen. Die verschiedenen Hinkebeinreaktionen waren also an den Hinterpfoten wiedergekehrt, ihr Auftreten war aber zur Erhaltung des Gleichgewichts noch zu viel verspätet. An den Vorderpfoten waren diese Reaktionen noch nicht nachweisbar und es war überhaupt sehr schwierig, das Tier auf seine Vorderpfoten zu setzen. Die Vorderpfoten wurden nämlich auf statische Beanspruchung abnorm in den Ellbogengelenken gestreckt und besonders stark in den Schultergelenken nach hinten gezogen, so daß das Tier vornüberstürzte und die Pfoten nach hinten ausglitten. Wenn man das Tier aus Hängelage, Kopf oben, abwärts bewegte bis es ein schiefgestelltes Brett erreichte, dann zeigten die Hinterpfoten erwähnenswerte Anpassungsreaktionen. Bei der Abwärtsbewegung wurden die Hinterpfoten durch das Brett passiv in den Hüftgelenken nach vorn, ventralwärts, bewegt, wodurch Laufbewegungen nach rückwärts ausgelöst wurden, so daß der Hinterkörper, je nach der Stellung des Tieres zur Unterlage, das Brett in rückwärtiger Richtung hinauf- oder hinablief (Abb. 285).

Auffallend war, daß sich die tonischen Labyrinthreflexe auch noch in diesem Stadium so besonders deutlich zeigten. Während weder bei Bauch- und Seitenlage, noch bei den Hängelagen, Kopf oben und unten, eine Steifheit kaum noch zu beobachten war, so hat das Umlegen des Tieres in Rückenlage stets eine lebhafte Streckung der Extremitäten und eine deutliche Anspannung der Nackenheber zur Folge. Die Untersuchung über das Vorhandensein der verschiedenen Reaktionen in diesem Stadium ergab folgende Resultate:

Reaktion	Ergebnis
Stehbereitschaft	−
MUNKsche Berührungsreflexe	−
Korrektionsbewegungen auf Reize von der Körperoberfläche	−
Magnetreaktionen	− (?)
Positive und negative Stützreaktionen	+
Hinkebeinreaktionen	+ (nur an den Hinterpfoten)
Korrektionsbewegungen auf propriozeptive Reize	+ (an den Hinterpfoten)
Stemmbeinreaktionen	−
Halsstellreflexe	+
Körperstellreflexe auf den Körper	−
Labyrinthstellreflexe	+ (aus beiden Seitenlagen)
Tonische Labyrinthreflexe	+
Horizontale Augendrehdeviationen und Augendrehnystagmus	+

Das Tier zeigte abwechselnd Perioden von Unruhe, in denen es sich aufzurichten versuchte, und Perioden, in denen es ganz ruhig war und den Eindruck erweckte, als schliefe es. Es lag dann unbeweglich mit geschlossenen Augen und machte ruhige, regelmäßige Atembewegungen. Schüttelte man es dann hin

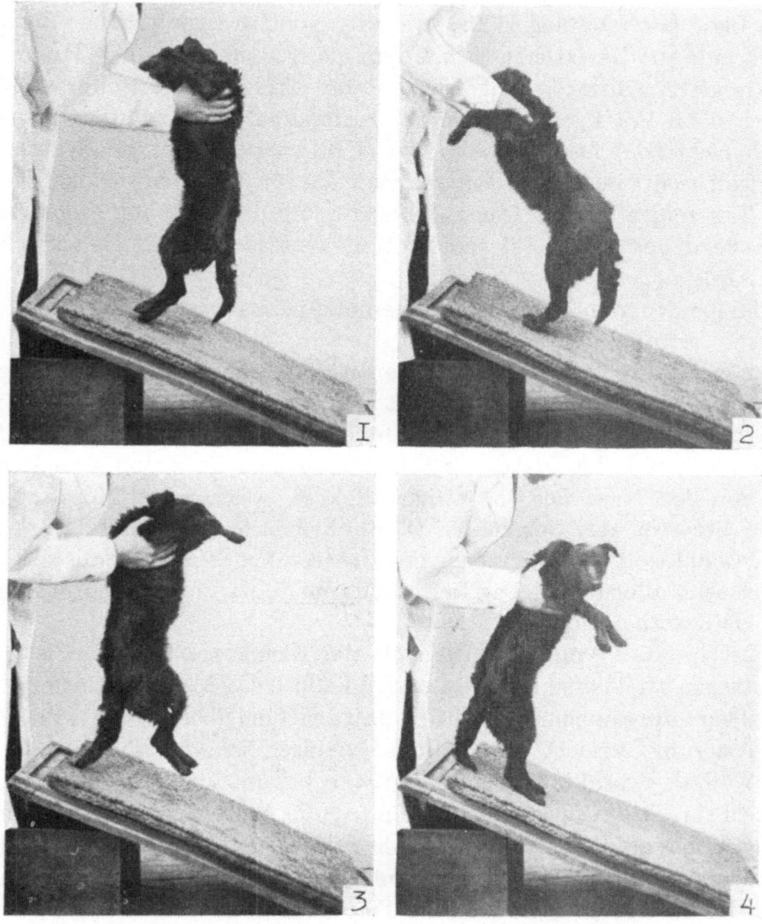

Abb. 285. Kleinhirn-großhirnloser Hund Robbie. 1. Das Tier aus Hängelage, Kopf oben abwärts bewegt, bis die Hinterpfoten ein schiefgestelltes Brett berühren. 2. Bei weiterer Abwartsbewegung hat das Brett die Pfoten passiv ventralwärts gedrängt, wodurch Laufbewegungen nach rückwärts ausgelöst wurden, und der Hinterkörper rückwärts einige Schritte auf dem Brett *abwärts gelaufen* ist. 3. Das Tier wird wieder aus Hängelage, Kopf oben, abwärts bewegt, jedoch jetzt ist die Rückseite nach dem oberen Ende des Brettes zu gerichtet. 4. Auch jetzt sind wieder, sobald die Hinterpfoten durch das Brett ventralwärts gedrängt waren, rückwärts gerichtete Laufbewegungen dieser Pfoten aufgetreten und der Hinterkörper ist einige Schritte rückwärts auf dem Brett *aufwärts gelaufen.*

und her, so machte es den Eindruck, als ob es erwachte. Es öffnete die Augen, gähnte manchmal, und schüttelte sich wie ein erwachender intakter Hund.

Das Tier kaute ins Maul gestecktes Fleisch gut, dagegen spuckte es trockene Stückchen Brot aus, auch wenn diese mit gehacktem Fleich gemischt gegeben wurden, und es das Fleisch hinunterschluckte. Auf Kitzeln der Nasenschleimhaut nieste das Tier und leckte sich darauf die Nase ab. Mit Wasser bespritzt, schüttelte es das Wasser ab und machte mit dem ganzen Rumpf die typischen Schüttelbewegungen wie ein intakter benetzter Hund.

Sehr auffallend war die besonders starke Empfindlichkeit für bestimmte Geräusche. Auf Zwitschern[1] reagierte es nicht nur mit Spitzen der Ohrmuscheln, sondern auch mit Hebung des Kopfes von der Unterlage und Bewegungen der Pfoten. Diese Beobachtung ist aus zweierlei Gründen merkwürdig. Erstens weil das Tier gerade auf dieses Geräusch, mit dem man gewöhnlich intakte Hunde anruft, so stark reagiert, während es auf andere, sogar sehr laute Geräusche, wie z. B. auf das durch einen kräftigen Schlag mit der Hand auf eine Tischplatte ausgelöste Geräusch, nicht oder fast nicht reagierte. Und zweitens, weil die Reaktionen auf das Pfiffgeräusch viel stärker hervortraten als vor der Kleinhirnexstirpation.

Das Tier zeigte keinen Tremor, ebensowenig die typischen unbeherrschten Wackelbewegungen von Kopf und Pfoten, auch nicht wenn es auf alle Viere gesetzt wurde.

Die Temperaturregulation war anscheinend normal und auch der Stoffwechsel zeigte keine auffallenden Störungen.

Das Tier konnte noch nicht frei laufen und stehen. Auf seine Pfoten gesetzt, rollte es, wenn es nicht seitlich gestützt wurde, sofort um. Leider erkrankte es in der sechsten Woche nach der Kleinhirnexstirpation an Staupe. Es fing an zu husten, bekam hohes Fieber mit Schüttelfrost, eitrige Rhinitis und Conjunctivitis. Aus der Nase floß ein eitriges Sekret, welches das Tier fortwährend ableckte. Betasten der Gegend der Stirnhöhlen löste ein schmerzhaftes Heulen aus. Die Obduktion ergab ein Empyem des rechten Sinus frontalis als Ursache dieser Schmerzäußerungen. Das Tier starb am 17. März 1927, also 38 Tage nach der Kleinhirnexstirpation.

Der Lebensdauer von 38 Tagen nach der Kleinhirnexstirpation ist, wie die Beobachtungen an Tieren, bei denen ausschließlich das Kleinhirn entfernt wurde, zeigen, zu kurz um annehmen zu dürfen, daß der Hund Robbie bereits das Stadium der Dauerstörung erreicht hatte. Um so weniger, weil das Tier bereits in der dritten Woche erkrankte und hohes Fieber bekam, wodurch bekanntlich die Wiederkehr von Funktionen stark gehemmt wird. Auch die fast täglich sichtbaren Besserungen, bevor das Tier schwerkrank wurde, sind ein Beweis dafür, daß das Rekonvaleszenzstadium noch nicht vorüber war. Es hat also gewiß nicht das Maximum der Leistungen gezeigt, wozu ein Tier ohne Groß- und Kleinhirn noch imstande ist. Aus dem Unterschied zwischen dem Verhalten dieses Tieres und demjenigen der großhirnlosen Hunde mit intaktem Kleinhirn darf daher auch nicht geschlossen werden, daß dieser Unterschied ausschließlich auf dem Verlust der Kleinhirnfunktionen bei dem ersteren beruht. Obwohl die bei dem Hunde Robbie angestellten Versuche nicht zum erwünschten Abschluß kamen, so haben sich doch aus ihnen gewisse wichtige Feststellungen ergeben:

1. daß die Kleinhirnexstirpation auch bei großhirnlosen Hunden eine Streckstarre mit typischer Plastizität, wie nach einer Decerebrierung, hervorzurufen vermag, und daß diese Starre in voller Ausbildung nahezu eine Woche andauern kann;

---

[1] Wir zwitschern, indem wir bei möglichst festgeschlossenen Lippen und gespitztem Mund, durch Einsaugen von Luft durch eine minimale Spalte ein Geräusch hervorrufen.

2. daß die durch die Kleinhirnexstirpation bedingte Starre auch beim großhirnlosen Hunde allmählich abnimmt und fast ganz verschwinden kann;

3. daß auch beim großhirnlosen Hunde das Abnehmen der Starre von einer Wiederkehr der Stützreaktionen begleitet war, und daß durch diese Wiederkehr die statisch beanspruchten Hinterpfoten eine schwerere Last ertrugen als die steifen gestreckten Hinterpfoten im Starrstadium bei Stehstellung des Tieres;

4. daß die Stütztonusstärke nach der Kleinhirnexstirpation zuerst zwar herabgesetzt war, jedoch auch beim großhirnlosen Hunde dieselbe Größe wieder erreichte wie vor der Kleinhirnexstirpation;

5. daß auch beim großhirnlosen Hunde ein Teil der Reflexe, wie die Labyrinthstellreflexe, die Hinkebeinreaktionen, die in den ersten Tagen nach der Kleinhirnexstirpation vollständig fehlten, allmählich wiederkehrten, und daß also die Wiederkehr der Gleichgewichtsreaktionen nach Kleinhirnexstirpation *jedenfalls nicht ausschließlich auf Kompensationsakten des Großhirns*, wie von einigen Autoren behauptet wird, beruht;

6. daß die wiedergekehrten Hinkebeinreaktionen aber ein besonders verspätetes Auftreten zeigten;

7. daß auch beim großhirnlosen Hunde die Kleinhirnexstirpation eine Abnahme des durch Rückenlage ausgeübten, hemmenden Einflusses auf den Muskeltonus bedingte. (Noch kurz vor dem Tode rief das Umlegen des Tieres in Rückenlage eine, durch tonische Labyrinthreflexe bedingte Zunahme des Strecktonus hervor);

8. daß beim großhirnlosen Hunde Robbie bestimmte Reaktionen nach der Kleinhirnexstirpation lebhafter auftraten als zuvor.

Die Erscheinungen, welche sich beim großhirnlosen Hunde Robbie im Anschluß an die Kleinhirnexstirpation zeigten, stimmten also im großen und ganzen auffallend mit denjenigen Erscheinungen überein, welche nach der gleichen Exstirpation bei intakten Tieren beobachtet wurden.

Verschiedene Autoren haben behauptet, daß das Kleinhirn hauptsächlich über das Großhirn seinen Einfluß ausübe, fast ausschließlich Großhirnreaktionen beeinflusse, und sie vermuten auf Grund dieser Auffassung, daß die Kleinhirnexstirpation weniger Veränderungen beim großhirnlosen als beim intakten Tier verursachen würde.

Andere Autoren haben sogar die Vermutung ausgesprochen, daß das kleinhirnlose Thalamustier weniger Störungen zeigen würde als das kleinhirnlose Tier mit intaktem Großhirn. Nach der Meinung dieser Autoren kommen die verschiedenen Handlungen, wie Laufen usw., bei kleinhirnlosen Tieren willkürlich, durch Großhirnerregungen zustande, da nach ihnen die Kleinhirnexstirpation den subcorticalen Mechanismus, mit welchem normalerweise diese Handlungen ausgeführt werden, zerstört hat. Sie weisen darauf hin, daß Handlungen, wie Radfahren, ganz ungeschickt und mit übermäßigen Bewegungen ausgeführt werden, solange sie mit Hilfe des Großhirns vor sich gehen, dagegen ganz geschickt vonstatten gehen, sobald sie ohne nachzudenken, unterbewußt, subcortical geschehen.

Die Vermutungen und Erwartungen haben sich durch die Beobachtungen am Hunde Robbie, jedenfalls was die akuten Erscheinungen betrifft, nicht als richtig erwiesen. Das wichtigste Ergebnis der Versuche am Hund Robbie ist meines Erachtens die Tatsache, daß ein Hund ohne Großhirn und Kleinhirn, wenn keine interkurrente Krankheit auftritt, länger als 38 Tage leben kann. Damit ist doch die Möglichkeit gegeben, durch Wiederholung dieser Versuche unsere Kenntnis bezüglich der Funktionen des Kleinhirns und des Hirnstammes weiter zu fördern.

Durch die in den drei letzten Kapiteln besprochenen Beobachtungen darf man wohl als sicher annehmen, daß das Kleinhirn einen regulierenden Einfluß auf die verschiedenen Muskelreaktionen ausübt, sowohl auf „bedingte" Muskelreaktionen, welche, ausgelöst durch optische und akustische Impulse und durch Erregungen von der Körperoberfläche, über das Großhirn zustande kommen, wie auf subcorticale Muskelreaktionen, ausgelöst durch extero- und propriozeptive Reize.

Diese Reaktionen waren nach Kleinhirnexstirpation konstant und dauernd gestört, d. h. die verschiedenen Reize bedingten eine abnorm ausgiebige, phasische oder tonische Verkürzungsanspannung der Muskeln, außerdem zeigten mehrere Reaktionen auch ein deutlich verspätetes Auftreten, wobei die Verspätung nicht (jedenfalls nicht ausschließlich) auf einer verlängerten Latenzzeit beruhte.

Außerdem ist nach Kleinhirnexstirpation der hemmende Einfluß, den bestimmte Umstände, wie die Rückenlage, bei intakten und großhirnlosen Tieren auf die Reaktionen der Extremitätenmuskeln ausüben, konstant herabgesetzt.

Anhang.

	Kleinhirnloser Hund	Großhirnloser Hund	Kleinhirnloser Thalamus-Hund	Decerebrierter Hund
Stehbereitschaft	+	–	–	–
Munksche Berührungsreflexe	+	–	–	–
Korrektionsbewegungen auf Hautreize	+	–	–	–
Positive Stützreaktion	+	+	+	+ ?
Negative Stützreaktion	+	+	+	gestört
Korrektionsbewegungen auf propriozeptive Reize	+	+	?	–
Schunkelreaktionen	+	+	?	–
Hinkebeinreaktionen	+	+	+	–
Stemmbeinreaktionen	+	+	?	–
Aufzieh- und Aufstemmreaktionen	+	+	?	–

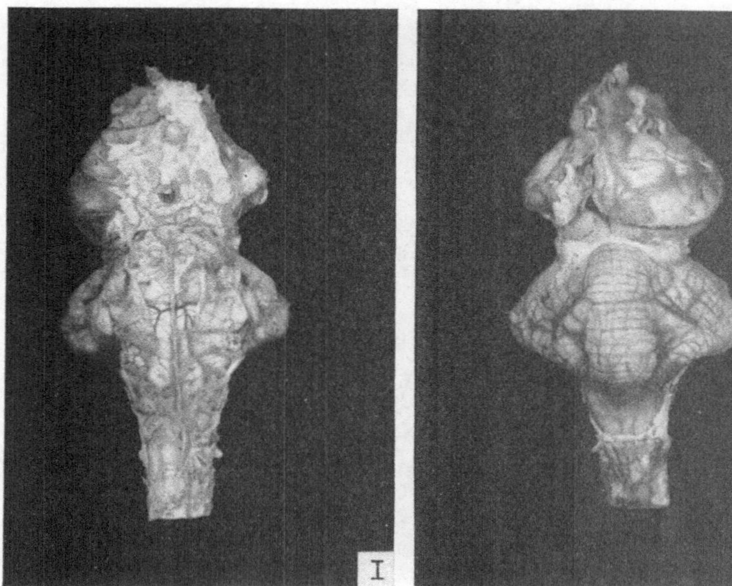

Abb. 286. Sektionsbefund beim großhirnlosen Hunde Fuchs. Exstirpation der linken Großhirnhälfte am 28. Januar 1927, Exstirpation der rechten Großhirnhälfte am 21. Februar 1927, Tod am 8. November 1927. 1. Von der Ventralseite, 2. von der Dorsalseite gesehen.

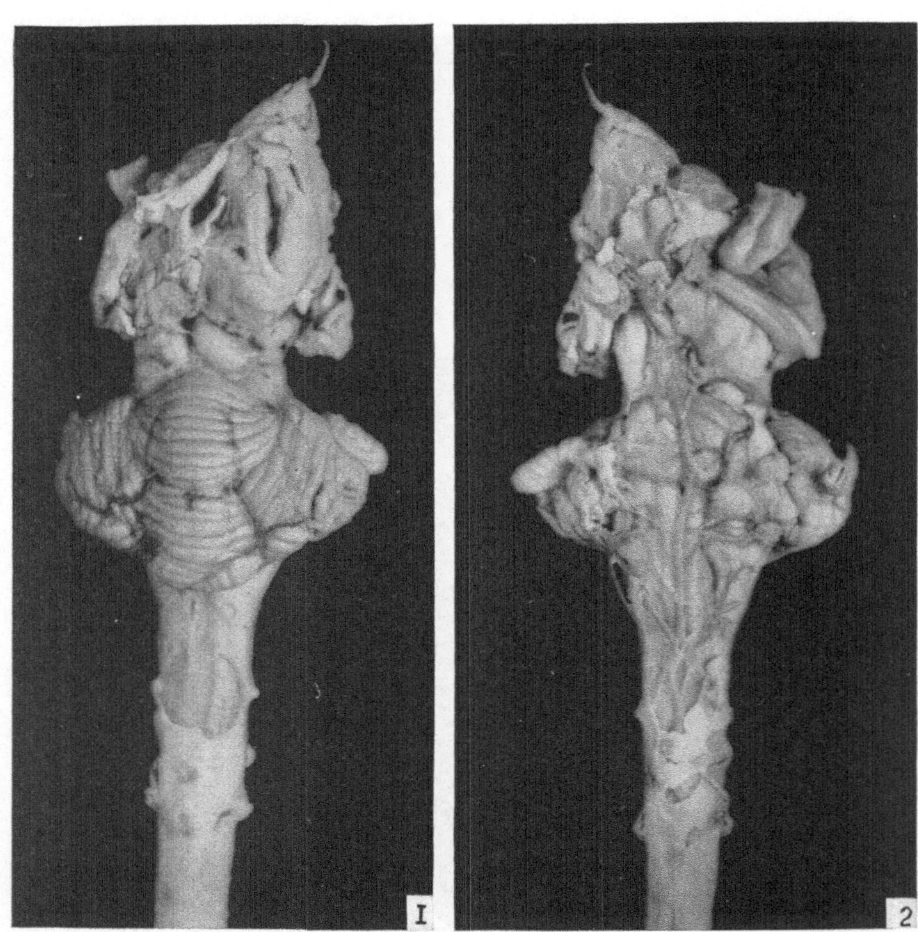

Abb. 287. Sektionsbefund beim großhirnlosen Hunde Miesel. Exstirpation der linken Großhirnhälfte am 18. Dezember 1926, Exstirpation der rechten Großhirnhälfte am 7. Januar 1927, Tod am 8. November 1927. 1. Von der Dorsalseite, 2. von der Ventralseite gesehen.

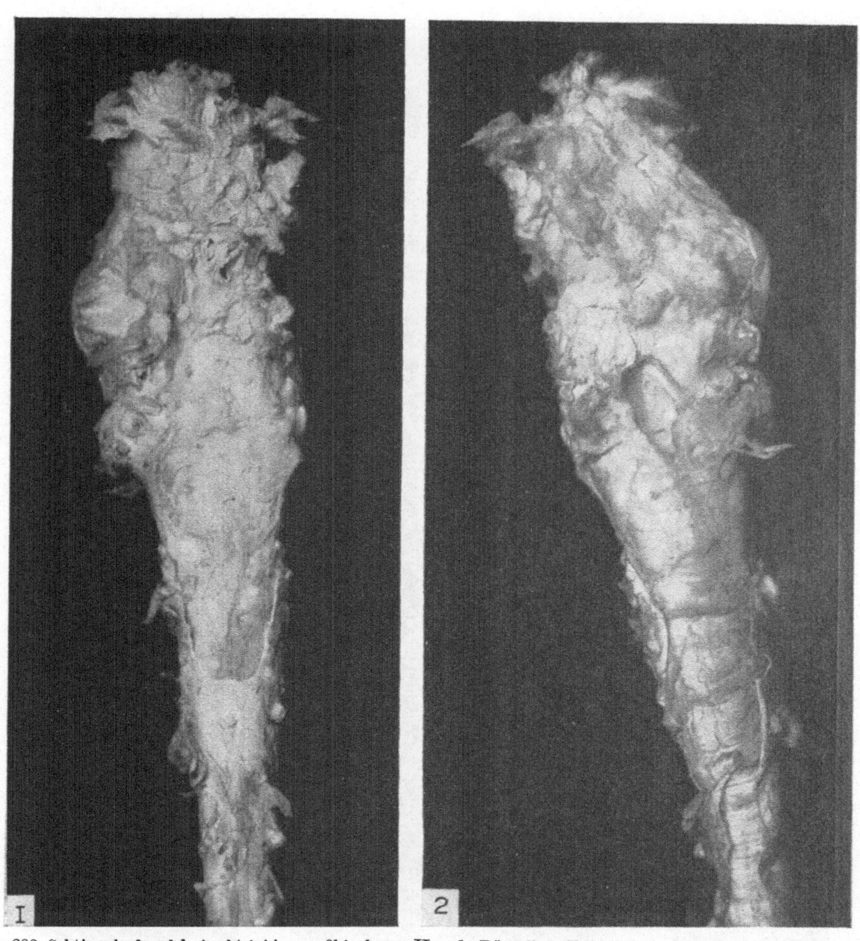

Abb. 288. Sektionsbefund beim kleinhirn-großhirnlosen Hunde Däumling. Kleinhirnexstirpation am 30. Dezember 1925, Exstirpation der rechten Großhirnhälfte am 20. Februar 1926, Exstirpation der linken Großhirnhälfte am 13. Mai 1926, Tod am 10. Juni 1926. 1. Von der Ventralseite, 2. von der Dorsalseite gesehen. Das Kleinhirn und die Großhirnhemisphären sind völlig entfernt. Über die mikroskopische Untersuchung an Serienschnitten iehe Nr. 208 der Literaturliste.

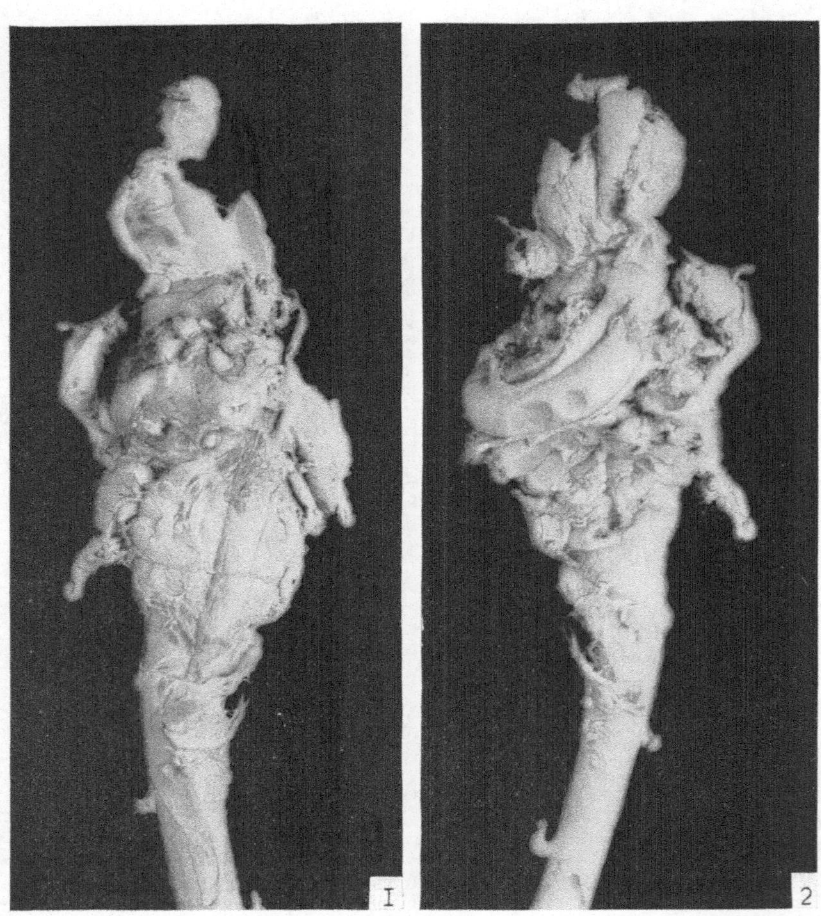

Abb. 289. Sektionsbefund beim Hunde Vici. Exstirpation des Großhirns und der rechten Kleinhirnhälfte am 7. April 1925, Exstirpation der linken Kleinhirnhälfte am 19. Oktober 1926, Tod am 19. Oktober 1926. 1. Von der Ventralseite, 2. von der Dorsalseite gesehen.

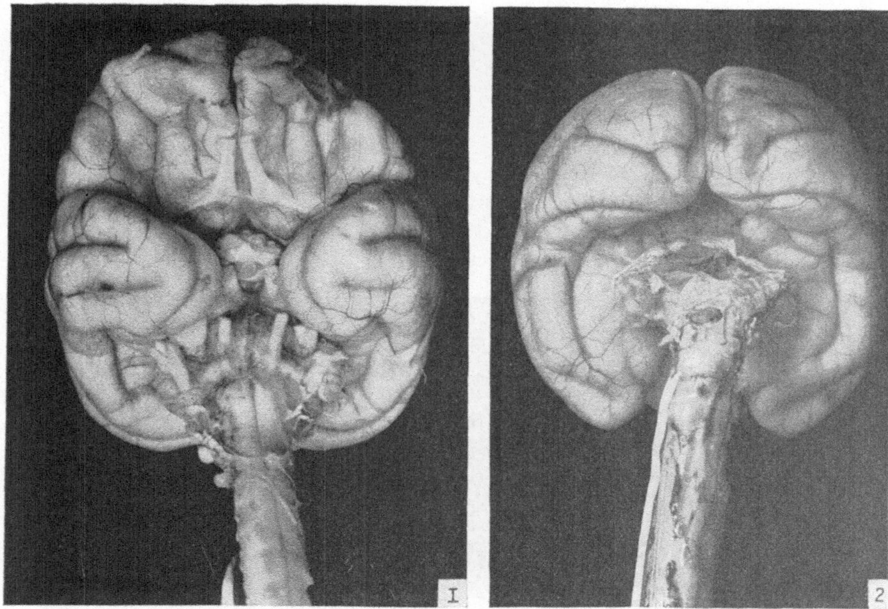

Abb. 290. Sektionsbefund bei der kleinhirnlosen Äffin Corrie. Kleinhirnexstirpation am 13. Januar 1926, gestorben am 20 April 1927. 1. Ventralansicht, 2. Von der Dorsalseite gesehen. Das Kleinhirn ist fast völlig entfernt, nur an der rechten Seite sind einige kleine Lamellen.

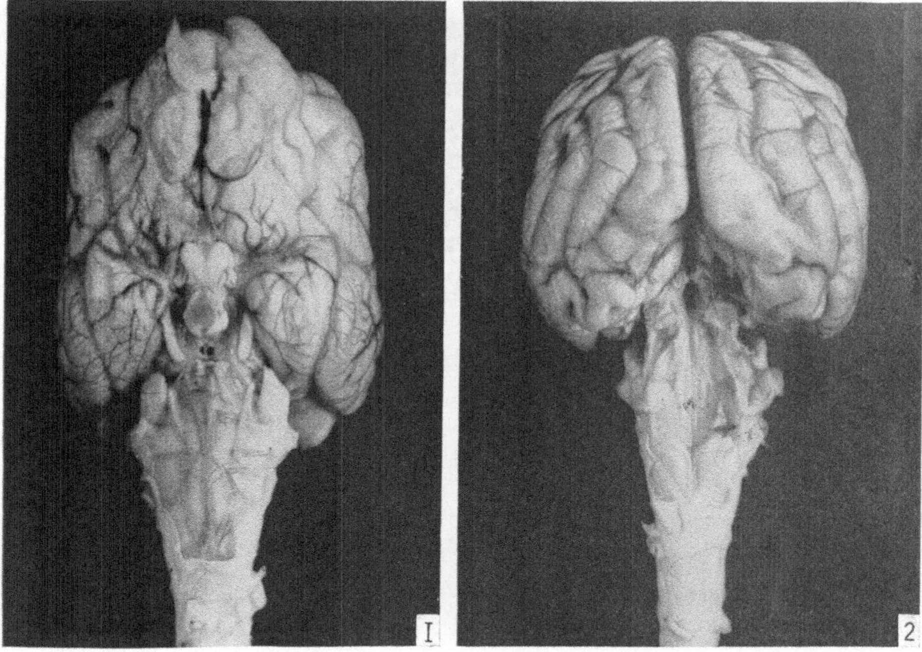

Abb. 291. Sektionsbefund beim kleinhirnlosen Hunde Piccolino. Kleinhirnexstirpation am 24. Dezember 1924, Tod am 7. Januar 1929.

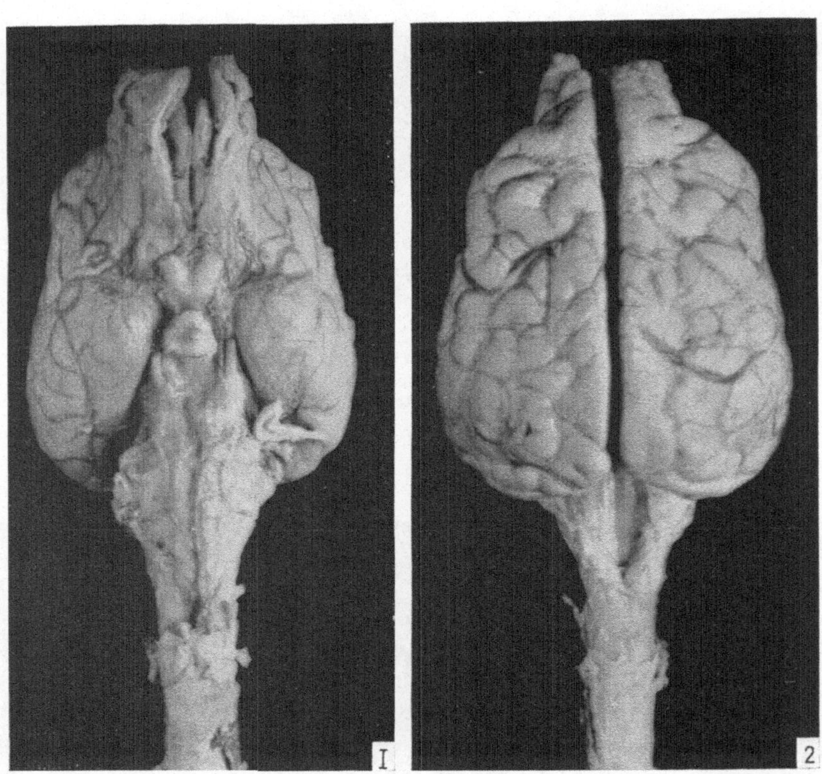

Abb. 292. Sektionsbefund beim kleinhirnlosen Hunde Cäsar. Kleinhirnexstirpation am 3. Februar 1925, Tod am 15. März 1927.

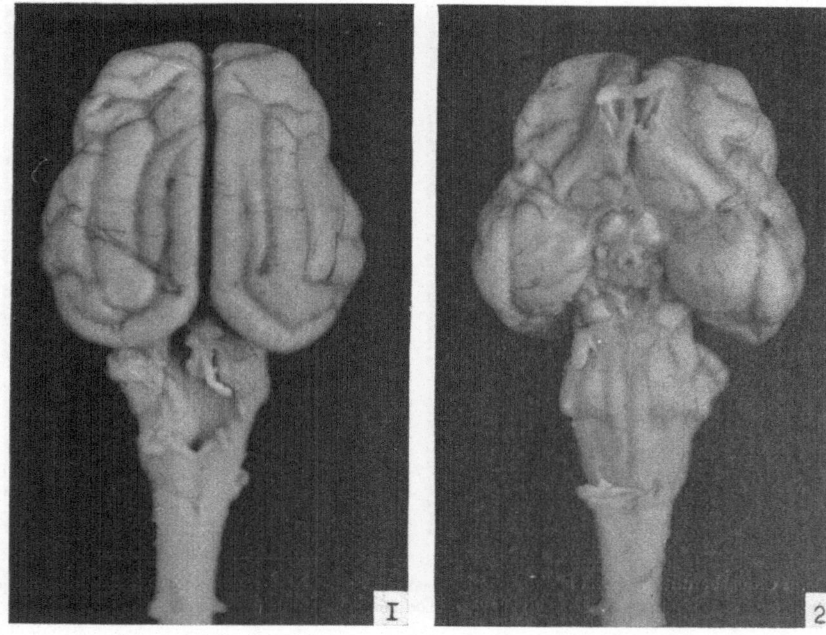

Abb. 293. Sektionsbefund bei der kleinhirnlosen Katze Pierrette. Kleinhirnexstirpation am 27. Februar 1925, Tod am 1. Juni 1928.

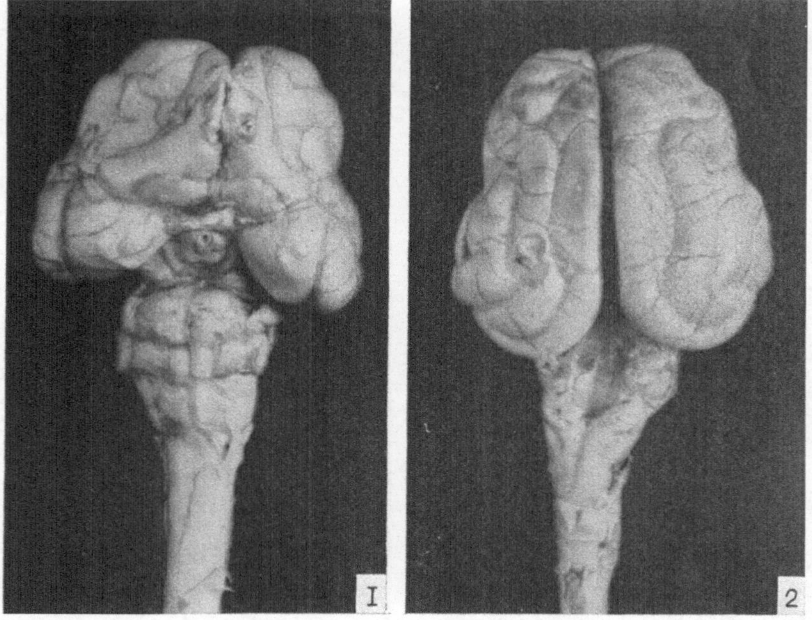

Abb. 294. Sektionsbefund bei der kleinhirnlosen-labyrinthlosen Katze Peggy. Beiderseitige Labyrinthexstirpation am 17. Mai 1926, Kleinhirnexstirpation am 8. Juni 1926, Tod am 13. August 1926.

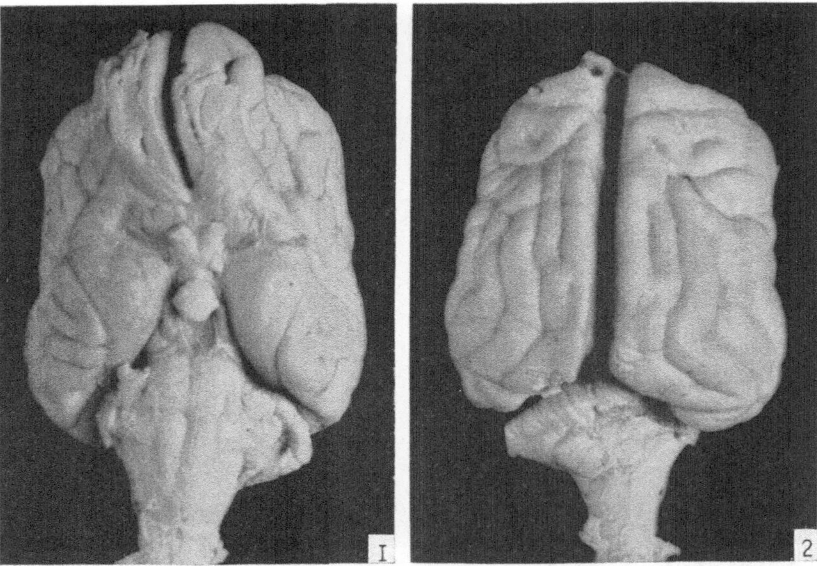

Abb. 295. Sektionsbefund bei dem halbseitig kleinhirnlosen Hunde Mops. Halbseitige Kleinhirnexstirpation am 11. Februar 1926, Tod am 8. September 1926.

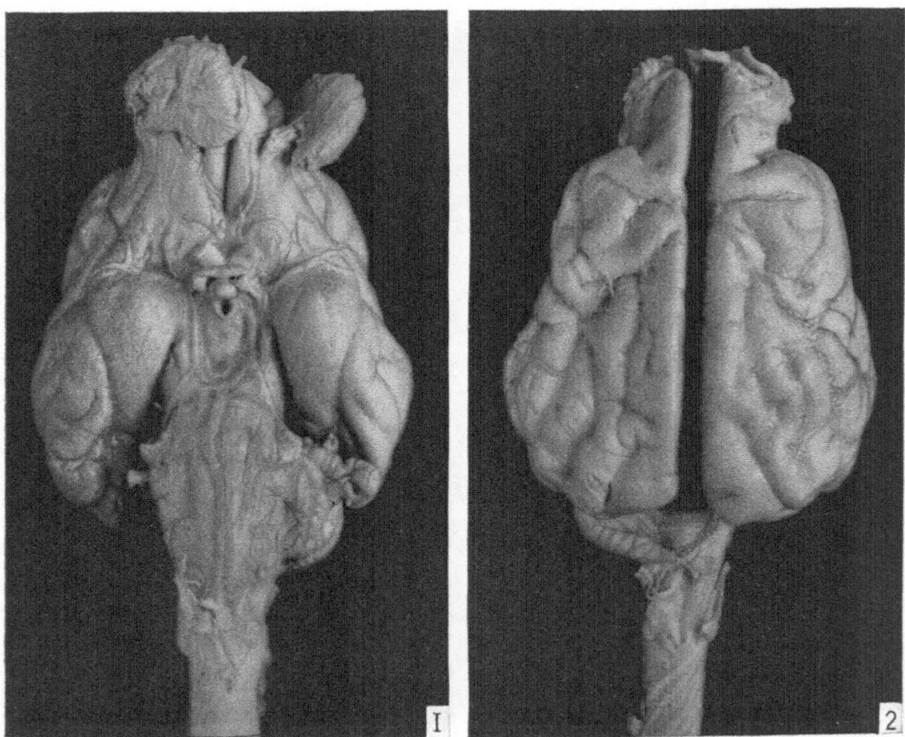

Abb. 296. Sektionsbefund beim halbseitig kleinhirnlosen Hunde Peter. Halbseitige Kleinhirnexstirpation am 4. Februar 1926, Tod am 12. April 1927.

Literaturverzeichnis.

1. ABRAHAMS, E. J.: Hyptokinesis by een tumor in den Aquaeductus sylvii. Diss. Utrecht 1925.
2. ALAJOUANINE u. D. PETIT-DUTAILLIS: Volumineux abcès du cerveau gauche, douze ans après une blessure de guerre. Guérison sans séquelles après intervention. Considérations cliniques et thérapeutiques. Bull. Soc. méd. Hôp. Paris **1926**, Nr 36, 1630.
3. BABINSKI, J.: De l'asynergie cérébelleuse. Revue neur. **1899**, 806; **1901**, 260, 422; **1913**.
4. — Sur le rôle du cervelet dans les actes volitionnels nécessitant une succession rapide de mouvements; adiadococinésie. Ebenda **1902**.
5. — Équilibre volitionnel statique et cinétique. Ebenda **1902**, 470.
6. — Asynergie et inertie cérébelleuse. Ebenda **1906**.
7. — et JARKOWSKI: Étude de la raideur musculaire dans un cas de syndrome parkinsonien consécutif à une encéphalite, réaction des antagonistes. Ebenda **1920**, 564.
8. BARANY, R.: Beziehungen zwischen Bau und Funktion des Kleinhirns nach Untersuchungen am Menschen. Wien. klin. Wschr. **1912**.
9. — Kleinhirnzyste mit Ausfall der vestibulären Zeigereaktion bei den oberen Extremitäten nach abwärts. Ebenda **1912**.
10. — Lokalisation in der Rinde der Kleinhirnhemisphäre des Menschen. Ebenda **1912**, 2033.
11. — L. REICH u. J. ROTHFELD: Experimentelle Untersuchungen über die vestibulären Reaktionsbewegungen an Tieren. Neur. Zbl. **31**, 1139 (1912).
12. — Lokalisation in der Rinde der Kleinhirnhemisphären. Dtsch. med. Wschr. **1913**, 637.
13. — Direkte reizlose, temporäre Ausschaltung der Kleinhirnrinde nach der Methode von TRENDELENBURG, durch den Zeigeversuch nachweisbar. Lokalisation in der Kleinhirnrinde. Mschr. Ohrenheilk. **1916**.

BARENNE, J. G. DUSSER DE: Siehe DUSSER.

BAUM, H.: Siehe ELLENBERGER, W. u. H. BAUM.

14. BASTIAN, CHARLTON: Complete transverse softening involving the mid dorsal region of the spinal cord. Quain's Dictionary of the medicine, S. 1480 (1882).
15. — On the symptomatology of total transverse lesions of the spinal cord with special reference to the condition of the various reflexes. Medical chirurgical translations **73**, 151 (1890) (published by the Roy. Med. a. Chir. Soc. Lond).
16. BAZET, H. C. u. W. G. PENFIELD: A Study of the Sherrington decerebrate animal in the chronic as well in the acute condition. Brain **45**, 185 (1922).
17. BAUER, J. u. R. LEIDLER: Über den Einfluß der Ausschaltung verschiedener Hirnabschnitte auf die vestibulären Augenreflexe. Arb. neur. Inst. Wien **19**, 155 (1911).
18. VON BECHTEREW, W.: Die Funktionen der Nervenzentra. H. II, 763. Kleinhirn und übrige Organe der statischen Koordination. Jena: Gustav Fischer 1909.
19. BENEDEK, L. u. E. DE THURZO: Du réflexe paradoxal des triceps et de sa localisation segmentaire. Revue neur. **2**, 463 (1927).
20. BERITOFF, J. S. u. R. MAGNUS: Pflügers Arch. **159**, 249 (1914).
21. — On the mode of origination of labyrinthine and cervical tonic reflexes and on their part in the reflex reactions of the decerebrate preparation. Quart. J. exper. Physiol. **9**, 199 (1915).
22. BICKEL, A.: Untersuchungen über den Mechanismus der nervösen Bewegungsregulation. Stuttgart: Ferdinand Enke 1903.

23. Böhme, A. u. W. Weiland: Einige Beobachtungen über die Magnusschen Hals- und Labyrinthreflexe beim Menschen. Z. Neur. **44**, 94 (1910).
24. du Bois-Reymond, R.: Spezielle Bewegungslehre mit Überblick über die Physiologie der Gelenke. Nagels Handbuch der Physiologie **4**, 564. Braunschweig 1909.
25. Bolk, L.: Over de physiologische beteekenis van het cerebellum. Haarlem: De Erven Bohn 1903.
26. — Das Cerebellum der Säugetiere, eine vergleichend-anatomische Untersuchung. Jena: Gustav Fischer 1907.
27. — Over functielocalisatie in het cerebellum. Nederl. Tijdschr. Geneesk. **1908**, 1.
28. Bremer, F.: Contribution à l'étude de la physiologie du cervelet. La fonction inhibitrice du paléo-cérébellum. C. r. Soc. Biol. Paris **86**, Nr 16, 29. April 1922.
29. — La fonction inhibitrice du paléo-cérébellum. Arch. internat. Physiol. **19**, H. 2, 189 (1922).
30. — Recherches sur la physiologie du cervelet chez le pigeon. C. r. Soc. Biol. Paris **90**, 381 (1924).
31. — et R. Ley: Recherches sur la physiologie du cervelet chez le pigeon. Bull. Acad. Méd. Belg., Séance du 29. Januar, S. 60.
32. Brondgeest, P. Q.: Onderzoekingen over den tonus der willekeurige spieren. Diss. Utrecht 1860.
33. Brouwer, B. u. L. Coenen: Untersuchungen über das Kleinhirn. Psychiatr. Bl. (holl.) **1921**, 201.
34. — Über Querläsion des Rückenmarks beim Menschen und das Bastiansche Gesetz. Ebenda **19**, 377 (1915).
35. de Bruin, J.: Enkele neurologische gevallen uit de kinderpraktyk. II: Een gecompliceerd geval van Idiotica amaurotica progressiva familiaris infantilis (Tay-Sachs). Nederl. Mschr. Verlosk, Vrouwenziekten en Kindergeneesk. **22**, 167 (1919).
36. Bruns, L.: Über einen Fall traumatischer Zerstörung des Rückenmarkes an der Grenze zwischen Hals- und Dorsalmark. Arch. Psychiatr. u. Neur. **25**, 759 (1893).
Brown: Siehe Denny-Brown.
37. Brown, Graham: Die Großhirnhemisphären. Handbuch der normalen und pathologischen Physiologie **10**, 418. Berlin: Julius Springer 1927.
38. Cajal, Ramon Y: Los ganglios centrales del cerebelo de las aves. Trab. Labor. Invest. biol. Univ. Madrid **6**, 143 (1908).
39. Cate, J.: Zur Frage über die funktionelle Lokalisation im Kleinhirn. Abstracts of Communications to the XII. Physiological Congres held at Stockholm, August 3—6, 1926.
40. Christiani, A.: Zur Physiologie des Gehirnes. S. 14. Berlin: Otto Enslin 1885.
41. Claude, H. et J. Lhermitte: Étude anatomo-pathologique d'un cas de section totale de la moëlle. Recherches sur la réflectivité. Bull. Soc. Méd. Hôp. Paris, 15. Februar 1916. — Ann. Méd. **1916**, H. 4.
42. — — Le tétanos médullaire par effraction. Paris méd., 2. November 1918.
Siehe auch Lhermitte, J.: La section totale de la moëlle dorsale, S. 75. Paris 1919.
43. — — Les paraplégies cérébello-spasmodiques consécutives aux lésions bilatérales des lobules paracentraux par projectiles de guerre. Bull. Soc. méd. Hôp. Paris, 26. Mai 1916.
44. — et Lévy-Valensi: Maladies du cervelet et de l'isthme de l'encéphale. Nouveau Traité de médicine et de thérapeutique, fasc. 32. Paris: J.-B. Baillière et fils 1922.
45. Cobb, S., A. A. Bailey u. P. R. Holtz: On the genesis and inhibition of extensor rigidity. Amer. J. Physiol. **44**, 239 (1917).
46. Cobb, Stanley: Review on the Tonus of skeletal muscle. Physiologic. Rev. **4**, 518 (1925).
47. Dalton, C.: On the cerebellum, as the centre of coordination of the voluntary mouvements. Amer. J. med. Sci. **1861**, 83.
48. Déjérine, J. et A. Thomas: L'atrophie olivo-ponto-cérébelleuse. Nouvelle Iconographie de la Salpétrière, S. 350 (1900).
49. — et A. et J. Mouzon: Sur l'état des réflexes dans les sections complètes de la moëlle épinière. Revue neur. **1915**.

50. Delmas-Marsalet, P.: Les réflexes de posture élémentaires. Paris: Masson et Cie., Éditeurs, 1927.
51. Denny-Brown, D. E. a. E. G. T. Liddell: Observations on the motor twitch and on reflex inhibition of the tendon-jerk of M. supraspinatus. J. of Physiol. **63**, 70 (1927).
52. — — The stretch reflex as a spinal process. Ebenda **63**, 144 (1927).
53. — — Extensor reflexes in the fore-limb. Ebenda **65**, 305 (1928).
54. — On the nature of postural reflexes. Proc. roy. Soc. Lond. (B), **104**, 252 (1929).
55. Dollinger, A.: Zur Klinik der infantilen Form der familiären amaurotischen Idiotie (Tay-Sachs). Z. Kinderheilk. **22**, 167 (1919).
56. Dresel: Die Funktionen eines großhirn- und striatumlosen Hundes. Klin. Wschr. **3**, 2231 (1924).
57. Dreyfuss, R.: Experimenteller Beitrag zur Lehre von den nichtakustischen Funktionen des Ohrlabyrinths. Pfügers Arch. 81, 604 (1900).
57a. Ducceschi e Sergi: I senso musculare nelle lesioni del cerveletto. Arch. di Fisiol. **2**, 233 (1904).
58. Duchenne (de Boulogne), G. B.: Physiologie des mouvements. Paris: J.-B. Baillière et fils 1867.
59. Duchenne, G. B.: Physiologie der Bewegungen. Cassel u. Berlin: Theodor Fischer 1885.
60. Dusser de Barenne, J. G.: Über eine neue Form von vestibulären Reflexen beim Frosch. Psychiatr. Bl. (holl.), Winkler-Festschrift, S. 258. 20. September 1918.
60A. — Recherches expérimentales sur les fonctions du système nerveux central, faites en particulier sur deux chats, dont le néopallium a été enlevé. Arch. néerl. Physiol. **4**, 31 (1920).
60B. — Proefondewindelijke physiologie van het zenuwstelstel. Leerboek der Zenuwziekten Bouman-Brouwer 1 A, 282 (1922). Haarlem: De Erven F. Bohn.
61. — Die Funktionen des Kleinhirns. Handbuch der Neurologie des Ohres. Herausgegeben von G. Alexander u. O. Marburg. Berlin u. Wien: Urban u. Schwarzenberg. 1924, S. 590.
62. Edinger, L.: Über das Kleinhirn und den Statotonus. Zbl. Physiol. **26**, 618 (1912).
63. — u. B. Fischer: Ein Mensch ohne Großhirn. Pflügers Arch. **152**, 1 (1913).
64. Ellenberger, W. u. H. Baum: Anatomie des Hundes. Berlin: Paul Parey 1891.
65. Ewald, R.: Physiologische Untersuchungen über das Endorgan des Nervus octavus. Wiesbaden 1892.
66. Ferrier, D.: The Functions of the Brain (1876). Deutsche Augabe: Braunschweig 1879. Französische Ausgabe: Paris 1878.
67. — a. W. A. Turner: A record of experiments illustrative of the symptomatology and degenerations following lesions of the cerebellum and its peduncles and related structures in monkeys. Philosophic. Trans. roy. Soc. Lond. **85**, 722 (1894)-
68. Fischer, E. u. W. Steinhausen: Allgemeine Physiologie der Wirkung der Muskeln im Körper. Handbuch der normalen und pathologischen Physiologie 8, 619. Berlin: Julius Springer 1925.
69. Fischer, M. H. u. R. H. Kahn: Ein bisher unbekanntes Vestibularisphänomen. Pflügers Arch. **216**, 555 (1927).
70. Foerster, O.: Physiologie und Pathologie der Koordinaten (1902).
71. — Schlaffe und spastische Lähmung. Handbuch der normalen und pathologischen Physiologie **10**, 893. Berlin: Julius Springer 1927.
72. Foix, Ch.: Réflexes toniques de posture. Revue neur. **1921**, 840.
73. — Contracture plastique. Ebenda **1921**, 1130.
74. — L'automatisme médullaire. Questions neurologiques d'actualité. Paris: Masson et Cie. 1922.
75. — et A. Thévenard: Les réflexes tendineux dans la maladie de Parkinson. Inexcitabilité temporaire post-réflexe. Contracture posturéo-réflexe. Tonus de posture et Tonus d'action. Leurs rapports avec les contractures pyramidales et extra-pyramidales. Revue neur. **1922**, 948.
76. — — Les réflexes de posture. Ebenda **1923**, 449.
77. — et Lagrange: Tonus de posture locale. Tonus de posture général ou mieux tonus

d'attitude. Tonus d'action, leur dissociation chez un tabétique hémiplégique. Ebenda **1**, 260 (1924).
78. Foix, Ch.: Sur le tonus et les contractures. Ebenda **2**, 1 (1924).
79. — et A. Thévenard,: Le tonus, les contractures, la contraction musculaire volontaire et réflexe, étudiées par l'électromyographie et la phonomyographie (Courants d'actions, son musculaire). J. Physiol. et Path. gén. **23**, 309, 332 (1925).
80. — — Réflexes de posture et réflexes d'attitude. Posture générale, le phénomène de la poussée, et la posture locale. Presse méd., 30. Dezember 1925.
81. Freeman, Walter u. Paul Morrin: L'influence des réflexes toniques du cou sur les syncinésies. Revue neur. **1923**, 452.
82. — — Réflexes d'automatisme mésencéphaliques. Les syncinésies, les réflexes cervicaux et les réflexes vestibulaires. L'Athétose. Ebenda **1924**, 158.
83. v. Frey, M.: Die Gliederung des Tastsinns. Verhandlungen der Gesellschaft deutscher Nervenärzte, 17. Jahresversammlung gehalten zu Wien vom 15. bis 17. September 1927, S. 71. Leipzig: F. C. W. Vogel 1928.
84. Freund, C. S.: Störung der Schwereempfindung. Jahresversammlung der Gesellschaft deutscher Nervenärzte. Breslau 1913.
85. Freusberg, A.: Siehe Goltz, Fr. u. A. Freusberg.
86. Fulton, J. F. a. E. G. T. Liddell: Electrical Responses of extensor muscles during postural (myotatic) contraction. Proc. roy. Soc. Lond. (B) **98**, 577 (1925).
87. — Muscular contraction and the reflex control of movement. Baltimore: Williams and Wilkins Company 1926.
88. — The mechanism of the postural contraction (tonus) of the skeletal muscle. Proc. Soc. exper. Biol. a. Med. **23**, 700 (1926).
— Siehe J. Pi-Suner u. J. F. Fulton.
89. — a. J. Pi-Suner: A note concerning the probable function of various afferent endorgans in skeletal muscle. Amer. J. Physiol. **83**, 554 (1928).
90. Gamper, Ed.: Klinische Beobachtungen an einem Fall von Arhinenzephalie und Mitteilung des anatomischen Befundes. Verh. Ges. dtsch. Nervenärzte, 14. Jahresvers., gehalten zu Innsbruck 1924, S. 224. Leipzig: F. C. W. Vogel 1925.
91. — Bau und Leistungen eines menschlichen Mittelhirnwesens (Arhinenzephalie mit Encephalocele). Zugleich ein Beitrag zur Teratologie und Fasersystematik. II. Klinischer Teil. Z. Neur. **104**, 117 (1926).
92. van Gehuchten, A.: Les centres nerveux cérébro-spinaux, S. 215 (1908).
93. — Le mécanisme des mouvements réflexes. Compte Rendu des Travaux du I Congrès International de Psychiatrie, Neurologie etc. Amsterdam 1908.
94. Gildenmeister: Z. Biol. **63**, 173 (1913).
95. Girndt, O.: Physiologische Beobachtungen an Thalamuskatzen. Mitt. II: Die phasischen Extremitätenreflexe der Thalamuskatze im akuten Versuch. Pflügers Arch. **213**, 427 (1926).
96. Goldflam, S.: Paradoxe Kontraktion. Z. Neur. **76**, 516 (1922).
97. — Dehnungskontraktion der Antagonisten. Ebenda **76**, 521 (1922).
98. Goldstein, K.: Über Störungen der Schwereempfindung bei gleichseitiger Kleinhirnaffektion. Neur. Zbl. **1913**, 405.
99. — u. F. Reichmann: Beiträge zur Kasuistik und Symptomatologie der Kleinhirnerkrankungen, im besonderen zu den Störungen der Bewegungen, der Gewichts-, Raum- und Zeitschätzung. Arch. f. Psychol. **56** (1916).
100. — Über Halsreflexe beim Menschen. Zbl. Neur. **30**, 413 (1922).
101. — u. W. Riese: Über induzierte Tonusveränderungen beim Menschen. Klin. Wschr. **1923**, 1201.
102. — Über induzierte Tonusveränderungen beim Menschen (sogenannte Halsreflexe, Labyrinthreflexe usw.). II. Mitt. Z. Neur. **89**, 303 (1924).
103. — Neuere Erfahrungen zum Problem der sogenannten induzierten Tonusveränderungen usw. Zbl. Neur. **41**, 715 (1925).
104. — Über die Funktionen des Kleinhirnes. Klin. Wschr. **1924**, 1255.
105. — Das Kleinhirn. Handbuch der normalen und pathologischen Physiologie **10**, 222. Berlin: Julius Springer 1927.

106. GOLTZ, FR. u. A. FREUSBERG: Über die Funktionen des Lendenmarkes des Hundes. Pflügers Arch. 8, 460 (1874).
107. — Der Hund ohne Großhirn. Ebenda **51**, 570 (1892).
108. GRAHE, K.: Bogengangsreflexe auf die Extremitäten beim Kaninchen. Ebenda **204** 421 (1924).
109. — Über den Einfluß von Becken- und Extremitätenbewegungen auf die Stellung der übrigen Körperteile. Z. Hals-, Ohren-, Nasenhlk. **15**, 465 (1926).
110. GROEBBELS, F.: Die Lage- und Bewegungsreflexe der Vögel. Mitt. IX: Die Wirkung von Kleinhirnläsionen und ihre anatomisch-physiologische Analyse. Pflügers Arch. **221**, 15 (1928).
111. — Die Lage- und Bewegungsreflexe der Vögel. Mitt. X: Die Analyse der Beziehungen zwischen Labyrinth und Kleinhirn. Ebenda **221**, 41 (1928).
112. — Die Lage- und Bewegungsreflexe der Vögel. Mitt. XI: Die Analyse der Stützreaktion. Ebenda **221**, 50 (1928).
113. GUILLAIN, GEORGES, P. MATHIEU u. I. BERTRAND: Étude anatomo-clinique sur deux cas d'atrophie olivo-ponto-cérébelleuse avec rigidité. Ann. Méd. **20**, H. 5, 417 (1926).
114. DE HAAN, P.: Otolithenreflexen by den Mensch. Nederl. Tijdschr. Geneesk. **1927**, 2237.
115. HANSEN, K. u. W. RECH: Beziehungen des Kleinhirns zu den Eigenreflexen. Dtsch. Z. Nervenheilk. **87**, 207 (1925).
116. HEAD, HENRY a. G. RIDDOCH: The automatic bladder, excessive sweating and some other reflex conditions in gross injuries of the spinal cord. Brain **40** (1918).
117. HOFF, H. u. P. SCHILDER: Die Lagereflexe des Menschen. Wien: Julius Spiinger 1927.
117a. HOFFMANN, P.: Eigenreflexe. Berlin: Julius Springer 1922.
118. HÖGYES, A.: Über den Nervenmechanismus der assoziierten Augenbewegungen. Mschr. Ohrenheilk. **46**, 809 (1912).
119. HOLMES, GORDON: On certain tremors in organic lesions. Brain **27**, 327 (1904).
120. — The symptoms of acute cerebellar injuries due to gunshot injuries. Ebenda **40**, 461 (1917).
121. — Croonian Lectures on Cerebellum. Lancet **202**, 1177, 1231; **203**, 59, 111 (1922).
122. HOWARD, C. P. a. C. E. ROYCE: Progressive lenticular degeneration associated with cirrhosis of the liver (WILSON's Disease). Arch. int. Med. **24**, 497 (1919).
123. HUNT, J. RAMSAY: Théorie statosynergique de la fonction cérébelleuse. Revue neur. **1927**, II, 445.
124. INGVAR, SVEN: Zur Phylo- und Ontogenese des Kleinhirns nebst einem Versuche zu einheitlicher Erklärung der zerebellaren Funktion und Lokalisation. Haarlem: De Erven Bohn 1918.
125. JACOB, A.: Die extrapyramidalen Erkrankungen. Berlin: Julius Springer 1923.
126. JARKOWSKI, J.: La réaction des antagonistes dans le syndrome parkinsonien. Revue neur. **1921**, 613.
127. — „Kinésie Paradoxale" des Parkinsoniens. Paris: Masson et Cie. 1925.
128. JELGERSMA, G.: De physiologische beteekenis van het Cerebellum. Amsterdam: Scheltema en Holkema's Boekhandel 1904.
129. — De functie der kleine hersenen. Psychiatr. Bl. (holl.) **19**, 214 (1915).
130. DE JONG, H.: Experimente zur Tremorfrage. Verh. Ges. dtsch. Nervenärzte, 16. Jahresvers., gehalten zu Düsseldorf 1926, S. 148.
130a. — Over rhythmische verschijnselen van het normale en het zieke zenuwstelsel. Nederl. Tijdschr. Geneesk. **1**, 2345 (1927).
131. — Weitere Beiträge über rhythmische Erscheinungen im Nervensystem. Dtsch. Z. Nervenheilk. **103**, 1 (1928).
132. — Étude sur les phénomènes oscillatoires dans les perturbations de la fonction cérébelleuse chez l'homme et chez le chien. Proceed. koninkl. Akad. v. Wetensch. Amsterdam, **32**, 1 (1929).
133. JONKHOFF, D. J.: Een geval van halsreflexen van MAGNUS en DE KLEYN bij een mensch en haar belangrijkheid voor de prognose. Nederl. Tijdschr. Geneesk. **1920**, 307.

134. Jonkhoff, D. J.: De Invloed van eenige geneesmiddelen op de labyrinthreflexen van konijnen, caviae en katten. Diss. Utrecht 1921.
Siehe auch: Magnus, R.: Körperstellung, S. 67, 677.

135. Kappers, C. u. U. Ariens: Die vergleichende Anatomie des Nervensystems der Wirbeltiere und des Menschen **2**, 682. Haarlem: De Erven F. Bohn 1921.

136. Karplus, J. P. u. A. Kreidl: Über Totalexstirpation einer oder beider Großhirnhemisphären an Affen (*Macacus rhesus*). Arch. f. Anat. **1914**, 155.

137. Kausch: Über das Verhalten der Sehnenreflexe bei totaler Querschnittsunterbrechung des Rückenmarks. Mitt. Grenzgeb. Med. u. Chir. **7** (1901).

138. Kleist, K.: Gegenhalten (motorischer Negativismus), Zwangsreifen und Thalamus opticus. Mschr. Psychiatr. **65**, 317 (1927).

139. de Kleyn, A. u. R. Magnus: Die Abhängigkeit des Tonus der Extremitätenmuskeln von der Kopfstellung. Pflügers Arch. **145**, 455 (1912).

140. — — Die Abhängigkeit des Tonus der Nackenmuskeln von der Kopfstellung. Ebenda **147**, 403 (1913).

141. — — Die Abhängigkeit der Körperstellung vom Kopfstande beim normalen Kaninchen. Ebenda **154**, 163 (1913).

142. — — Ein weiterer Fall von tonischen Halsreflexen beim Menschen. Münch. med. Wschr. **1913**, Nr 46.

143. — — Analyse der Folgezustände einseitiger Labyrinthexstirpation mit besonderer Berücksichtigung der Rolle der tonischen Halsreflexe. Pflügers Arch. **154**, 178 (1913).

144. — Zur Analyse der Folgezustände einseitiger Labyrinthexstirpation beim Frosch. Ebenda **159**, 218 (1914).

145. — u. R. Magnus: Weitere Beobachtungen über Hals- und Labyrinthreflexe auf die Gliedermuskeln des Menschen. Ebenda **160**, 429 (1915).

146. — — Über die Unabhängigkeit der Labyrinthreflexe vom Kleinhirn und über die Lage der Zentren für die Labyrinthreflexe im Hirnstamm. Ebenda **178**, 124 (1920).

147. — — Beiträge zum Problem der Körperstellung. Mitt. IV: Optische Stellreflexe bei Hund und Katze. Ebenda **180**, 291 (1920).

148. — — Labyrinthreflexe auf Progressivbewegungen. Ebenda **186**, 39 (1921).

149. Laborde: Les fonctions du cervelet. Études de critique expérimentale. C. r. Soc. Biol. Séance du 25 Janvier, 1890.

150. — Traité élémentaire de physiologie du système nerveux. Kapitel 17 (1892).

151. Landau, A.: Über einen tonischen Lagereflex beim älteren Säugling. Klin. Wschr. **2**, 1253 (1923).

152. — Über motorische Besonderheiten des zweiten Lebenshalbjahres. Mschr. Kinderheilk. **29**, 555 (1925).

153. — Zur Motorik des älteren Säuglings. Zbl. Neur. **40**, 372 (1925).

154. Lange, Bogumil: Inwieweit sind die Symptome, welche nach Zerstörung des Kleinhirns beobachtet werden, auf Verletzungen des Acusticus zurückzuführen? Pflügers Arch. **50**, 615 (1891).

155. Langelaan, J. W.: Over den bouw en de verrichtingen der kleine hersenen. Nederl. Tijdschr. Geneesk. **1907**, 1.

156. — On Congenital Ataxia in a cat. Verh. Kon. Akad. Wetensch. Amsterd., Sectie II, **13**, Nr 3, 1 (1907).

157. Leiri, F.: Beitrag zur Pathophysiologie des Kleinhirns auf Grund eines Falles von Erweichung in der einen Kleinhirnhemisphäre nebst Status lacunaris cerebri. Acta Soc. Medic. fenn. Duodecim **5**, H. 1, 1 (1924).

158. — Über posturale Reflexe. Acta med. scand. (Stockh.) **63**, 184 (1925).

159. — Le cervelet, un organe servant à l'innervation des antagonistes dans l'activité musculaire. Acta oto-laryng. (Stockh.) **6**, 516 (1924).

160. — Einige Beobachtungen über die Beeinflussung der Enthirnungsstarre durch nicht proprioceptive Erregungen. Pflügers Arch. **212**, H. 3/4, 455 (1926).

161. Lejonne, P. et G. Lhermitte: Atrophie olivo-rubro-cérébelleuse. Essai de classification des atrophies du cervelet. L'Encéphale **1909**.

162. Léri, André: Un phénomène réflexe du membre supérieur: Le „signe de l'avant-bras" Revue neur. **25**, I, 277 (1913).
163. — Hémiplégie. Sémiologie Nerveuse, herausgegeben von Ch. Achard, A. Baudoin, Laignel-Lavastine, A. Léri und L. Lévi. Paris: J. B. Baillière et fils 1925.
164. Leven et Olliver: Recherches sur la physiologie et la pathologie du cervelet. Arch. gén. Méd. **1862/1863**.
165. Ley, R. A.: Forme atypique d'atrophie cérébelleuse ayant évolué en syndrome rigide. Arch. internat. Méd. expér. **1**, 277 (1924).
166. — Contribution à l'étude des localisations cérébelleuses et du Syndrome cérébelleux. Ebenda **2**, 5 (1925).
167. Lewandowsky, M.: Über die Verrichtungen des Kleinhirns. Arch. f. Physiol. **1903**, 129.
168. — Die Funktionen des Nervensystems. Jena: Gustav Fischer 1907.
169. — Handbuch der Neurologie, Teil I, S. 358 (1910).
170. Lewy, F. H.: Die Lehre vom Tonus und der Bewegung. Berlin: Julius Springer 1923.
Lhermitte, J.: Siehe Claude, H. u. J. Lhermitte.
171. — La section totale de la moëlle dorsale. Bourges, Tardy-Pigelet et fils 1919.
172. Liddell, E. G. T. a. C. S. Sherrington: A comparison between certain features of the spinal flexor reflex and of the decerebrate extensor reflex respectivily. Proc. roy. Soc. Lond. (B) **95**, 299 (1923).
173. — a. Sir C. Sherrington: Reflexes in response to stretch (myotatic reflexes). Ebenda **96**, 212 (1924).
174. — — Further observations on myotatic reflexes. Ebenda **97**, 267 (1925).
— Siehe D. E. Denny-Brown u. E. G. T. Liddell und J. F. Fulton u. E. G. T. Liddel.
175. Liljestrand, G. u. R. Magnus: Über die Wirkung des Novocains auf den normalen und den tetanusstarren Skelettmuskel und über die Entstehung der lokalen Muskelstarre beim Wundstarrkrampf. Pflügers Arch. **176**, 168 (1919).
176. Longet, F. A.: Traité de Physiologie **3**. Paris 1873.
177. Löwenberg: Über die nach Durchschneidung der Bogengänge des Ohrlabyrinthes auftretenden Bewegungsstörungen. Arch. Ohrenheilk. **3**, 1 (1873).
178. Lotmar, F.: Ein Beitrag zur Pathologie des Kleinhirns. Mschr. Psychiatr. **24**, 217 (1908).
179. — Die Stammganglien und die extrapyramidal-motorischen Syndrome. Berlin: Julius Springer 1926.
180. Löwenthal, M. a. V. Horsley: On the relations between the cerebellum and other centres (namely cerebral and spinal) with special reference to the action of antagonistic muscles. Proc. roy. Soc. Lond. **46**, 20 (1897).
181. Luciani, L.: Das Kleinhirn. Leipzig: Eduard Besold 1893.
182. — Physiologie des Menschen **3**, Kap. VII: Das Hinterhirn, S. 437. Jena: Gustav Fischer 1907.
183. Lussana, F.: Leçons sur les fonctions du cervelet. J. Physiol. de l'Homme **5**, 18 (1862).
184. — Physiopathologie du cervelet. Arch. ital Biol. **7**, 145 (1886).
185. Luys, I.: Études sur l'anatomie, la physiologie et la pathologie du cervelet. Arch. gén. Méd. **22** (1864).
186. Maas, O.: Störung der Schwereempfindung bei Kleinhirnerkrankung. Neur. Zbl. **1913**, 405.
187. Magendie, F.: Précis élémentaire de Physiologie. II. Ausgabe, **1**, 335. Paris 1825.
188. Magnus, R.: Experimentelles und Klinisches über tonische Reflexe. Handelingen v. h. XIIIe Nederl. Natuur- en Geneeskundig Congres, S. 317 (1911).
— Siehe de Kleyn, A. und R. Magnus, Nr. 139.
189. — u. C. G. L. Wolf: Weitere Mitteilungen über den Einfluß der Kopfstellung auf den Gliedertonus. Pflügers Arch. **149**, 447 (1913).
— Siehe de Kleyn, A. u. R. Magnus, Nr. 140—143.
190. — u. W. Storm van Leeuwen: Die akuten und die dauernden Folgen des Ausfalles der tonischen Hals- und Labyrinthreflexe. Pflügers Arch. **159**, 157 (1914).

191. MAGNUS, R.: Welche Teile des Zentralnervensystems müssen für das Zustandekommen der tonischen Hals- und Labyrinthreflexe auf die Körpermuskulatur vorhanden sein? Ebenda **159**, 224 (1914).
— Siehe BERITOFF, J. S. u. R. MAGNUS, Nr. 20.
— Siehe KLEYN, A. DE u. R. MAGNUS, Nr. 144 u. 145.
191a. — Beiträge zum Problem der Körperstellung. Mitt. I: Ebenda **163**, 405 (1916).
192. — Beiträge zum Problem der Körperstellung. Mitt. II. Ebenda **174**, 134 (1919).
193. — u. J. C. DUSSER DE BARENNE: Beiträge zum Problem der Körperstellung. Mitt. III. Ebenda **180**, 75 (1920).
194. — u. A. DE KLEYN: Beiträge zum Problem der Körperstellung. Mitt. IV. Ebenda **180**, 291 (1920).
195. — Körperstellung und Labyrinthreflex beim Affen. Ebenda **193**, 396 (1922).
196. — Körperstellung. Berlin: Julius Springer 1924.
197. — Cameron prize lectures on some results of studies in the physiology of posture. Lancet **1926**, 531, 585.
198. MARIE, PIERRE et CH. FOIX: Deux cas d'hémiplégie cérébelleuse syphilitique avec autopsie. Revue neur. **1912**.
199. — — Les syncinésies des hémiplégiques. Ebenda **1**, 3 (1916); **2**, 145 (1916).
200. — FOIX et ALAJOUANINE: De l'atrophie cérébelleuse tardive à prédominance corticale. Ebenda **1922**, 849, 1082.
201. MARINESCO, G. et A. RADOVICI: Idiotie amaurotique et rigiditée décérebrée. L'Encéphale **18**, 145 (1914).
202. — — Contribution à l'étude des réflexes profonds du cou et des réflexes labyrinthiques. Revue neur. **1924**, 1924.
203. MAYER, C. u. O. REISCH: Über die Widerstandsbereitschaft des Bewegungsapparates (Gegenhalten KLEISTS) und über krankhafte Greifphänomene. Verh. Ges. dtsch. Nervenärzte, 17. Jahresvers., gehalten zu Wien, vom 15. bis 17. September 1927, 258. Leipzig: F. C. W. Vogel 1928.
204. MEYER, G. H.: Die Statik und Mechanik des menschlichen Knochengerüstes (1873).
205. MINKOWSKI, M.: Sur les mouvements, les réflexes et les réactions du foetus humain de 2 à 5 mois et leurs relations avec le système nerveux foetal. Revue neur. **1922**, 1105.
206. — L'état actuel de l'étude des réflexes. Paris: Masson et Cie. 1927.
207. v. MONAKOW, C.: Gehirnpathologie. Nothnagels spezielle Pathologie und Therapie. Wien 1897.
208. MORRISSON, L. R.: Anatomical studies of the central nervous systems of dogs without forebrain or cerebellum. Haarlem: De Erven F. Bohn 1929.
209. MOURGUE, R.: L'activité statique du muscle. Encéphale **1921**, 297.
210. — Un cas typique de spasme de torsion consécutif à l'encéphalite léthargique. Gaz. Sci. méd. Bordeaux **1922**, 254.
211. — Le syndrome clinique de la rigidité de WILSON étudié dans un cas de spasme de torsion censécutif à l'encéphalite épidémique. Arch. Suisses Neurol. et Psychol. **2**, 163 (1922).
212. MUNK, H.: Über Großhirnexstirpation beim Kaninchen. Pflügers Arch. **34**, 470 (1894).
213. — Über die Funktionen des Kleinhirns. Sitzgsber. preuß. Akad. Wiss., 26. April 1096; 17. Januar 1907; 12. März 1908.
214. — Über die Funktionen von Hirn und Rückenmark. Gesammelte Mitteilungen. Neue Folge, Kap. 14: Über die Funktionen des Kleinhirns, 286. Berlin: August Hirschwald 1909.
215. MC NALLY, W. J. a. TAIT, JOHN: Ablation experiments on the labyrinth of the frog. Amer. J. Physiol. **75**, 155 (1925).
— Siehe TAIT, JOHN u. W. J. MCNALLY.
216. OPPENHEIM, H.: Die Geschwülste des Gehirns. Nothnagels Spezielle Pathologie und Therapie **9**, Teil 2. Wien 1896.
217. PAVLOV, I. P.: Die höchste Nerventätigkeit (das Verhalten) von Tieren. München: J. F. Bergmann 1926.

218. PAVLOV, I. P.: Conditioned Reflexes. An investigation of the physiological activity of the cerebral cortex. Oxford University Press: Humphrey Milford 1927.
219. — Les réflexes conditionnels. Étude objective de l'activité nerveuse supérieure des animaux. Paris: Librairie Felix Alcan 1927.
220. — Leçons sur l'activité du cortex cérébral. Paris: Amédée Legrand, Editeur, 1929.
221. PEIPER, A. u. H. ISBERT: Über die Körperstellung des Säuglings. Jb. Kinderheilk. **115**, 142 (1927).
222. PETTE, H.: Klinische und anatomische Studien zum Kapitel der tonischen Hals- und Labyrinthreflexe beim Menschen. Dtsch. Z. Nervenheilk. **86**, 193 (1925).
223. — Die Stützreaktion beim Menschen. Zbl. Neur. **48** (1927).
224. PHILIPPSON, M.: L'autonomie et la centralisation dans le système nerveux des animaux. Bruxelles 1905.
225. PIÉRON, H.: Les formes et le mécanisme nerveux du tonus. Revue neur. **1920**, 986.
226. PI-SUNER, J. a. J. F. FULTON: The influence of the proprioceptive nerves of the hind limbs upon the posture of the fore limbs in decerebrate cats. Amer. J. Physiol. **83**, Nr 2, 548 (1928).
227. POINCARÉ: Leçons sur la physiologie normale et pathologique du système nerveux **2**. Paris 1864.
228. POL D. J. HULSHOFF: Cerebellaire Ataxie. Psychiatr. Bl. (holl.) **13**, 273 (1909).
229. — Cerebellaire functies in verband met hun localisatie. Ebenda **19**, 181 (1915).
230. POURFOUR DU PETIT: Nouveau système du cerveau. Rev. obstétr., anat. et chir. Paris 1766.
231. PRITCHARD, E. A. BLAKE: Die Stützreaktion. Pflügers Arch. **214**, 148 (1926).
232. PROBST, M.: Über Anatomie und Physiologie des Kleinhirns. Arch. f. Psychiatr. **35** (1902).
233. RADEMAKER, G. G. J.: La signification des noyaux rouges et du reste du mésencéphale pour le tonus musculaire, les attitudes normales et les réflexes labyrinthiques. Rev. d'Oto-Neuro-Ocul. **3**, 1 (1925).
234. — Die Bedeutung der roten Kerne und des übrigen Mittelhirns für Muskeltonus, Körperstellung und Labyrinthreflexe. Berlin: Julius Springer 1926. (Holländische Ausgabe: Leiden 1924.)
235. — Démonstration de 2 chats décérebellés, de 2 chiens décérebellés et d'un chien ayant subi l'ablation, outre du cervelet, de la moitié droite du cerveau. Onzième réunion annuelle de physiologistes néerlandais. 12. Dezember 1925.
236. — I. Körperstellung und Statik kleinhirnloser Tiere sechs oder mehr Monate nach der Operation. II. Motilitätsstörungen kleinhirnloser Tiere. Abstracts of communications to the XIIth international physiological Congress held at Stockholm, 3. bis 6. August 1926. Skand. Arch. **49** (1926).
237. — Statik und Motilitätsstörungen kleinhirnloser Tiere. Verh. Ges. dtsch. Nervenärzte, 16. Jahresvers., gehalten zu Düsseldorf vom 24. bis 26. September 1926, S. 144.
238. — Iets over de physiologie en pathologie van het staan. Nederlandsche Algemeene Ziektekundige Vereeniging, 14de algemeene vergadering op 19. Juni 1926. Nederl. Tijdschr. Geneesk. **1927**, H. 13, 1641.
239. — On the physiology of reflex-standing. Proc. Kon. Akad. Wetensch. Amsterd. **30**, H. 7 (1927).
240. — a. C. WINKLER: Annotations on the physiology and the anatomy of a dog, living 38 days without both hemispheres of the cerebrum and without cerebellum. Ebenda **31**, 332 (1928).
241. RAYMOND et RAYMOND CESTAN: Sur un cas d'endothéliome épithélioide du noyau rouge. Revue neur. **10**, 463 (1902).
242. — — Sur un cas de papillome épithéloide du noyau rouge. Ebenda **14**, 81 (1902).
243. RICHTER, C. P. a. L. H. BARTEMEIER: Dcerebrate Rigidity of the Sloth. Brain **49**, 207 (1926).
RIDDOCH, G.: Siehe HEAD, H. und G. RIDDOCH.
244. — The reflex functions of the completely divided cord in man, compared with those associated with less severe lesions. Brain **40**, 264 (1918).

245. Riesser, O.: Der Muskeltonus. Handbuch der normalen und pathologischen Physiologie 8, I, 192. Berlin: Julius Springer 1925.
246. Rijnberk, G. van: Tentativi di localizzazioni funzionali nel cerveletto, .Ia nota preventia. Il lobulus simplex. Arch. di Fisiol. 1, 569 (1904).
247. — Tentativi di localizzazioni funzionali nel cerveletto, IIa nota preventia. Il centro per gli anteriori (crura prima lobuli ansiformis Bolk). Ebenda **2**, 18 (1904).
248. — Over functioneele localisatie in het cerebellum. Nieuwe verhandelingen v. h. Bataafsch Genootschap v. Proefondervindelijke Wijsbegeerte te Rotterdam, IIe Reeks **6**, Teil 2, S. 1 (1906).
249. — Die neueren Beiträge zur Anatomie und Physiologie des Kleinhirns der Säuger. Fol. neurobiol. **1** (1908).
250. — Das Lokalisationsproblem im Kleinhirn. Ergebnisse der Physiologie von Asher u. Spiro, S. 653 (1908).
251. — Weitere Beiträge zum Lokalisationsproblem im Kleinhirn. Fol. neurobiol., Erg.-H. S. 143 (1912).
252. — De jongste onderzoekingen over den bouw der kleine hersenen, vooral in verband met het localisatievraagstuek. Nederl. Tijdschr. Geneesk. **1924**, 516.
253. Rossi, G.: Sulle localizzazioni cerebellari corticali e sul loro significato in rapporto alla funzione del cervelletto. Arch. di Fisiol. **19**, H. 5 (1921).
254. Rothmann, M.: Der Hund ohne Großhirn. Mendels neurol. Zbl. **28**, 1045 (1909).
255. — Demonstrationen zur Lokalisation im Kleinhirn. Neur. Zbl. **28**, 1289 (1909); **29**, 389 (1910); **30**, 168 (1911).
256. — Über die elektrische Erregbarkeit des Kleinhirns und ihre Leitung zum Rückenmark. Ebenda **29**, 1084 (1910).
257. — Zur Funktion des Kleinhirns. Ebenda **29**, 1205 (1910).
258. — Zur Kleinhirnlokalisation. Berl. klin. Wschr. **1913**, 336.
259. — Die Funktion des Mittellappens des Kleinhirns. Mschr. Psychiatr. **35** (1913).
260. — Kleinhirnlokalisation. Neur. Zbl. **1913**, 702.
261. — Demonstration zur Rindenexstirpation des Kleinhirns. Ebenda **33**, 1010 (1914).
262. Rothmann, H.: Zusammenfassender Bericht über den Rothmannschen großhirnlosen Hund nach klinischer und anatomischer Untersuchung. Z. Neur. **87**, 247 (1923).
263. Rousset et Giraud: Destruction du cervelet sans symptômes cérébelleux. Revue neur. **1909**.
264. Russell, J. S. Risien: Experimental researches into the functions of the cerebellum. Philosophic. Trans. roy. Soc. Lond. **185**, 722 (1894).
264a. Samojloff, A. u. M. Kisseleff: Zur Charakteristik der zentralen Hemmungsprozesse. Pflügers Arch. **215**, 699 (1927.).
264b. — — Die Verkürzungs- und Verlängerungsreaktion des Knieextensors der decerebrierten Katze. Ebenda **218**, 268 (1928).
265. Schaltenbrand, G. Normale Bewegungs- und Lagereaktionen bei Kindern. Dtsch. Z. Nervenheilk. **87**, 24 (1925).
266. — Über die Entwicklung des menschlichen Aufstehens und dessen Störungen bei verschiedenen Nervenkrankheiten. Ebenda **89**, 82 (1925).
267. — Enthirnungsstarre. Ebenda **100**, 165 (1927).
268. Schiff, J. M.: Lehrbuch der Physiologie des Menschen **1**, 331 (Lahr 1858/1859).
269. Schoen, R.: Die Stützreaktion. Mitt. I. Pflügers Arch. **214**, 21 (1926). — Mitt. II. Ebenda **214**, 48 (1926).
270. Schwab, Otto: Über Stützreaktionen (Magnus) beim Menschen. Z. Neur. **108**, 585 (1927).
271. Serres, E. R. A.: Anatomie comparée du cerveau, dans les quatres classes des animaux vertébrés, appliquée à la physiologie du système nerveux **2**. Paris 1826.
272. Sherrington, C. S.: Cataleptoid reflexes in the monkey. Proc. roy. Soc. Lond. (B) **60**, 411 (1897).
273. — Decerebrate rigidity and reflex coordination of movements. J. of Physiol. **22**, 319 (1898).

274. SHERRINGTON, C. S.: The parts of the brain below cerebral cortex, viz., medulla oblongata, pons, cerebellum, corpora quadrigemina, and region of thalamus. Sharpey-Schäfer's Textbook of Physiology, **2**, 884 (1900).
275. — On the proprioceptive system, especially in its reflex aspect. Brain **29**, 467 (1906).
276. — The integrative action of the nervous system. I. Ausgabe London: Humphrey Milford 1906; II. Ausgabe London 1920.
277. — Strychnine and reflex inhibition of skeletal muscle. J. of Physiol. **36**, 185 (1907).
278. — On plastic tonus and proprioceptive reflexes. Quart. J. exper. Physiol. **2**, 109 (1909).
279. — Flexion-reflex of the limb, crossed extensionreflex, and reflex stepping and standing. Ebenda **40**, 28 (1910).
280. — Postural activity of muscle and nerve. Brain **38**, 191 (1915).
— Siehe LIDDELL u. SHERRINGTON.
281. — Problems of muscular receptivity. Nature (Lond.) 21 und 28 June 1924.
282. SIMONELLI, G.: Sulla funzioni dei lobi medi del cerveletto; il lobo posteriore (pyramis, uvula, nodulus) secondo Ingvar. Arch. di Fisiol. **19**, H. 5 (1921).
283. — Vérification anatomique des cervelets opérés de destruction du lobus posterior (pyramis, uvula, nodulus) et considérations sur la doctrine cérébelleuse de Ingvar. Revue neur. **1**, 432 (1924).
284. SIMONS, A.: Kopfhaltung und Muskeltonus. Sitzgsber. Berl. Ges. Psych. u. Nervenkrankh. 3. Dezember 1919 und 12. Januar 1920. Ref.: Zbl. Neur. **39**, 132, 256 (1920).
285. — Kopfhaltung und Muskeltonus. Z. Neur. 80, 499 (1923).
286. SPAMER, C.: Experimenteller und kritischer Beitrag zur Physiologie der halbkreisförmigen Kanäle. Pflügers Arch. **21**, 479 (1880).
287. SPATZ, H.: Physiologie und Pathologie der Stammganglien. Handbuch der normalen und pathologischen Physiologie **10**, 318. Berlin: Julius Springer 1927.
288. SPIEGEL, E. A.: Der Tonus der Skelettmuskulatur. Berlin: Julius Springer 1927.
288a. — u. W. J. BERNIS: Arb. neur. Inst. Wien **27**, 197 (1925).
289. STARLING, E. H.: Principles of human physiology. 4. Ausgabe. London: J. u. A. Churchill 1926.
290. STRASSER, H.: Lehrbuch der Muskel- und Gelenkmechanik. Berlin 1908.
291. v. STEIN, ST.: Appareil servant à déterminer les déviations des fonctions statiques du labyrinthe de l'oreille et sa démonstration. Moscou 1893.
292. STENVERS, H. W.: Klinische studie over de functie van het cerebellum en de diagnostiek der cerebellum- en bruggehoektumoren. Diss. Utrecht 1920.
293. — Un „Stellreflex" du bassin chez l'homme. Arch. néerl. Physiol. **2**, 669 (1918).
STEINHAUSEN, W.: Siehe FISCHER, E. u. W. STEINHAUSEN.
294. STERNBERG: Die Sehnenreflexe und ihre Bedeutung für die Pathologie des Nervensystems. Leipzig u. Wien 1893.
295. STEWART, G. u. GORDON, HOLMES: Symptomatology of cerebellar tumours: a study of fourty cases. Brain **1904**.
296. TAIT, JOHN a. W. J. MCNALLY: Rotation and acceleration experiments, mainly on frogs. Amer. J. Physiol. **75**, 140.
— Siehe MC NALLY, W. J. a. JOHN TAIT.
297. — Ablation experiments on the labyrinth of frogs. The Laryngoscope, S. 1. Oktober 1926.
298. THÉVENARD, A.: Les dystonies d'attitude. Paris: Gaston Doin et Cie., Éditeurs, 1926.
299. THIELE, F. H.: On the efferent relationship of the optic thalamus and DEITERS' nucleus to the spinal cord, with special reference to the cerebellar influx of Dr. HUGHLINGS JACKSON and the genesis of the decerebrate rigidity of ORD and SHERRINGTON. J. of Physiol. **32**, 358 (1905).
300. THOMAS, ANDRÉ: Le cervelet, étude anatomique, clinique et physiologique. Paris: Steinheil, Éditeur, 1897.
301. — et JUMENTIÉ: Sur la nature des troubles de la motilité dans les affections du cervelet. Revue neur. **1901**.

302. THOMAS, ANDRÉ et JUMENTIÉ: Atrophie lamellaire des cellules de Purkinje. Ebenda **1905**.
303. — La fonction cérébelleuse. Paris: Octave Doin et fils 1911.
304. — et A. DURUPT: Les localisations cérébelleuses (vérification anatomique). Fonction des centres du lobe latéral. Revue neur. **1913**.
305. — — Recherches expérimentales sur les fonctions cérébelleuses, dysmétrie et localisations. Encéphale **1913**, H. 7.
306. — — Localisations cérébelleuses. Paris: Vigot frères, Éditeurs, 1914.
307. — Étude sur les blessures du cervelet. Paris: Vigot frères, Éditeurs, 1918.
308. — Extensibilité et réflexe antagoniste. Paris méd. **1922**, 323.
310. — Pathologie du Cervelet. Nouveau Traité de Méd., G. H. ROGER, F. WIDAL et P. J. TEISSIER. Vol. 39, P. 755. Paris: Masson et Cie. 1925.
311. TURNER, VIOLET: A case of prolonged hyperpyrexia in a child with a midbrain tumour. Brit. J. Childr. Dis. **13**, 261 (1916). Zitiert nach S. A. K. WILSON, Nr. 332.
312. VON UEXKÜLL, J.: Studien über den Tonus. VI. Die Pilgermuschel. Z. Biol. **58**, 305 (1912).
313. URECHIA, C. I. et S. MIHALESCO: Un cas de rigidité congénitale avec autopsie. Bull. et Mém. Soc. Méd. Hôp. Paris **1926**, Nr 40, 1778.
314. VINCENT, CLOVIS, E. BERNARD et J. DARQUIER: Tumeur cérébelleuse avec rigidité parkinsonienne et lenteur de l'idéation. Revue neur. **2**, 31 (1923).
315. VULPIAN, A.: Leçons sur la physiologie générale et comparée du système nerveux, S. 532. Paris 1866.
316. WACHHOLDER, K.: Erregungsverteilung zwischen Streckern und Beugern in der Enthirnungsstarre. Pflügers Arch. **221**, 66 (1928).
317. WALSHE, F. M. R.: A case of complete decerebrate rigidity in man. Lancet **205**, Nr 13, 644 (1923).
318. — On certain tonic or postural reflexes in hemiplegia with special reference to the so-called „associated movements". Bra in **46**, 1 (1923).
319 — On variations in the form of reflexmovements, notably the Babinski plantar response under different degrees of spasticity and under the influence of MAGNUS and DE KLEYN's tonic neck reflexes. Brain **46**, 281 (1923).
320. — La rigidité décérebrée de SHERRINGTON et ses relations avec la rigidité musculaire d'origine pyramidale et extra-pyramidale chez l'homme. Encéphale **1925**, H. 2, 73.
321. — The Significance of the Voluntary Element in the Genesis of Cerebellar Ataxy. Brain **50** (1927).
322. WEBER, ED. u. W.: Mechanik der menschlichen Gehwerkzeuge. Göttingen 1873.
323. WEED, L. H.: Observations upon decerebrate rigidity. J. of Physiol. **48**, 205 (1914).
324. WEILAND, W.: Münch. med. Wschr. **1912**, 2539.
325. WEIR-MITCHELL, S.: Researches on the physiology of the cerebellum. Amer. J. med Sci. **1869**, 320.
326. WEISENBURG, T. H. a. B. J. ALPERS· Decerebrate rigidity following encephalitis. Arch. of Neur. **1927**.
327. WERTHEIM-SALOMONSON, J. K. A.: On a shortening reflex. Proc. kon. Akad. Wetenschappen Amsterd., 22. Juli 1913.
328. — Tonus and the reflexes. Brain **43**, 369 (1920).
329. — Methoden van onderzoek. Tonus, Reflexen, Evenwicht. Leerboek der Zenuwziekten, Algemeene gedeelte B., S. 128, 171, 303. Haarlem: De Erven F. Bohn 1923
330. WESTPHAL: Arch. f. Psychiatr. **9**, 788 (1878).
331. — Ebenda **14**, 87 (1883).
332. WILSON, S. A. KINNIER: On decerebrate rigidity in man and the occurence of tonic fits. Brain **45**, 220 (1922).
333. — Croonian Lectures on some disorders of motility and of muscle tone, with special reference to the corpus striatum. Lancet, 4., 11. u. 25. Juli; 1. u. 8. August 1925.
334. WILSON, J. G. a. F. H. PIKE: The effects of stimulation and exstirpation of the labyrinth of the ear and their relation to the motor system. Philosophic. Trans. roy. Soc., B, **203**, 127 (1913).

335. WINKLER, C.: The central course of the nervus octavus and its influence on motility. Proc. kon. Akad. Wetensch. Amsterd., II, **14**, Nr 1 (1907).

335a. — Le cervelet. Anatomie du système nerveux **3**. Haarlem: De Erven F. Bohn 1927.

— Siehe G. G. J. RADEMAKER u. C. WINKLER (240) u. C. R. MORRISSON (208).

336. ZELIONY, G. P.: Observations sur des chiens auxquels on a enlevé les hémisphères cérébraux. C. r. Soc. Biol. Paris Jg. 65, **1**, 707 (1913).

337. ZINGERLE, H.: Über Stellreflexe und automatische Lageänderungen des Körpers beim Menschen. Klin. Wschr. **3**, 41 (1924).

338. — Klinische Studie über Haltungs- und Stellreflexe, sowie andere automatische Körperbewegungen beim Menschen. J. f. Psychiatr. **31**, 330 (1926).

Namenverzeichnis.

Sachverzeichnis.